· 执业医师资格考试通关系列 ·

U0652015

中西医结合执业医师资格考试拿分考典

（医学综合）

吴春虎　李　烁　主　编

阿虎医考研究组　组织编写

全国百佳图书出版单位
中国中医药出版社
·北京·

图书在版编目（CIP）数据

中西医结合执业医师资格考试拿分考典/吴春虎，李烁主编．—北京：中国中医药出版社，2022.1

（执业医师资格考试通关系列）

ISBN 978 - 7 - 5132 - 7120 - 2

Ⅰ.①中…　Ⅱ.①吴…　②李…　Ⅲ.①中西医结合 - 资格考试 - 自学参考资料

Ⅳ.①R2 - 031

中国版本图书馆 CIP 数据核字（2021）第 158677 号

中国中医药出版社出版

北京经济技术开发区科创十三街 31 号院二区 8 号楼

邮政编码　100176

传真　010 - 64405721

三河市同力彩印有限公司印刷

各地新华书店经销

开本 787×1092　1/16　印张 35.25　字数 1014 千字

2022 年 1 月第 1 版　2022 年 1 月第 1 次印刷

书号　ISBN 978 - 7 - 5132 - 7120 - 2

定价　159.00 元

网址　www.cptcm.com

服 务 热 线　010 - 64405510

购 书 热 线　010 - 89535836

维 权 打 假　010 - 64405753

微信服务号　zgzyycbs

微商城网址　https://kdt.im/LIdUGr

官 方 微 博　http://e.weibo.com/cptcm

天猫旗舰店网址　https://zgzyycbs.tmall.com

如有印装质量问题请与本社出版部联系(010 - 64405510)

编写说明

国家执业医师资格考试是评价申请医师资格者是否具备从事医师工作所必需的专业知识与技能的行业准入考试。考试分为两级四类，即执业医师和执业助理医师两级，每级分为临床、中医、口腔、公共卫生四类。中医类包括中医、民族医和中西医结合。

执业医师资格考试分为实践技能考试和医学综合笔试两部分。实践技能考试一般在每年的6月举行，医学综合笔试于8月下旬举行，具体时间以国家卫生健康委员会医师资格考试委员会公告时间为准。执业医师考试时间为2天，分4个单元；执业助理医师考试时间为1天，分2个单元。笔试全部采用选择题形式，共有A1、A2、A3、B1四种题型。执业医师资格考试总题量为600题，执业助理医师资格考试总题量为300题。

自2013版《医师资格考试大纲》实施以来，考试加强了对临床题的考核，加强考察考生动手操作能力和综合运用所学知识解决问题的能力。根据国家中医药管理局中医师资格认证中心最新统计数据，2015~2021年全国中医类别执业医师资格考试的通过率不足40%，考试难度逐渐加大。2018年考试加入了A3型题，增加了对临床综合诊疗能力的考察力度和试题难度。2020年，新版大纲颁布，增加了对中医经典的考核，考试难度进一步加大。2021~2022年，大纲又对考点的诸多细节进行了修订，卫生法规部分变动较大。

本书由中国中医药出版社组织权威专家，在系统梳理历年真题3000道，精心研究考试命题规律及特点，并充分收集往届考生的实战经验，全面分析总结高频考点的基础上，精心编写而成，是复习应考的必备辅导书。

本书用星号（☆）标示出历年高频考题出现的单元。在编写结构上分为重点提示和考点集合。重点提示概要分析该单元在历年考试中是否为重要内容，用于把握复习的大方向。考点集合按照2020版大纲的最新要求，加入新大纲要求的考点，将细目全面展开，重点突出，对常考及今后较可能考的知识点详细叙述，标出该考点在既往考试中曾经出现的年份，对需要重点记忆的知识点以下划线形式突出，便于考生进行*应试型复习*，有的放矢，事半功倍，在有限的复习时间里冲刺最好的成绩。

阿虎医考研究组

目　　录

第一篇　中医基础理论

第一单元　中医学理论体系

重点提示

　　本单元主要讲述了中医学理论体系的主要特点，即整体观和辨证论治，整体观念是关于人体自身以及人与环境之间的统一性、完整性和联系性的认识，它贯穿于中医生理、病理、诊法、辨证、治疗等整个理论体系之中，具有重要的指导意义。而辨证论治之中，对于症、证、病的概念及对同病异治和异病同治的理解运用，也是考试的常考点，考生需对这几个概念有深刻理解。

考点集合

中医学理论体系的主要特点

1. 整体观念

（1）概念：人体自身的整体性、人与自然的统一性、人与社会的统一性。

（2）内容：①人体是一个有机的整体；②人与自然环境、社会环境具有统一性（2005，2017）。

2. 辨证论治

（1）病、证、症的概念：病，即疾病；证，即证候（2016，2020）；症，即症状和体征。

（2）辨证论治的概念："辨证"就是把四诊（望诊、闻诊、问诊、切诊）所收集的资料、症状和体征，通过分析、综合，辨清疾病的病因、性质、部位，以及邪正之间的关系，概括、判断为某种性质的证（2004）。论治，又称为"施治"，即根据辨证的结果，确定相应的治疗方法。

（3）同病异治和异病同治

同病异治：即对同一疾病不同阶段出现的不同证候，采用不同的治法。

异病同治：是指不同的疾病在发展过程中出现性质相同的证候，因而可以采用同样的治疗方法（2004）。

第二单元　精气学说

重点提示

　　本单元内容虽然为中医基础理论中一个重要的组成部分，但是历年来出题率比较低，而且章节内容较为简单，复习时带过即可。

一、概念

1. 精的概念　一种充塞于宇宙之中的无形而运动不息的极细微物质，是<u>构成宇宙万物的本原</u>。源于"水地说"。

2. 气的概念　存在于宇宙之中的不断运动且无形可见的极细微物质，是宇宙万物的共同构成本原。源于"云气说"。

3. 精气的概念　精气，又称为"精"。精，首见于《老子》一书。

二、精气学说的基本内容

1. 精气是构成宇宙的本原（2016，2020）　宇宙中的一切事物都是由精或气构成的，宇宙万物的生成皆为精或气自身运动的结果，<u>精或气是构成天地万物包括人类的共同原始物质（2010）</u>。

2. 精气的运动变化

（1）运动：即<u>气机（2021）</u>，具有普遍性，其基本形式是<u>升、降、聚、散</u>。

（2）变化：即气化，指由气的运动产生变化的过程，事物在形态、性能、表现方式上的变化皆是气化的结果。

3. <u>精气是天地万物的中介（2017，2021）</u>　①维系天地万物间的联系；②使万物相互感应。

4. 天地精气化生为人　人是由天地精气结合而成，天地精气是构成人体的本原物质，人的生死过程即气的聚散过程。

第三单元　阴阳学说

重点提示

阴阳学说作为中医理论的重要组成部分，对中医学理论体系的形成和发展，有着极为深刻的影响。所以历年来阴阳学说成为考试的必考内容。特别是对于阴阳各种关系，应熟练掌握。对于对立制约、互根互用、相互转化等关系的运用，要着重于对概念的理解。

一、概念

1. 阴阳的含义　<u>阴阳，是对自然界相互关联的某些事物或现象对立双方属性的概括（2016）</u>。凡是运动的、外向的、上升的、弥散的、温热的、明亮的、兴奋的都属于阳；相对静止的、内守的、下降的、凝聚的、寒冷的、晦暗的、抑制的都属于阴。

2. 事物阴阳属性的绝对性和相对性

（1）绝对性：阴阳属性是普遍存在的。

（2）相对性：阴阳的<u>无限可分性</u>。阴阳在一定条件下可以互相转化。

昼夜阴阳属性：<u>上午属阳中之阳，下午属阳中之阴，前半夜属阴中之阴（2021）</u>，后半夜属阴中之阳。

四季阴阳属性：夏天属太阳（阳中之阳），秋天属少阴（阳中之阴），冬天属太阴（阴中之阴），<u>春天属少阳（阴中之阳）（2013）</u>。

二、基本内容

1. 阴阳对立制约 <u>对立双方的互相斗争、互相制约和互相排斥（2003，2006，2020）</u>。

阴阳对立是指自然界一切事物或现象都存在着相互对立的阴阳两个方面，如上与下、左与右、天与地、动与静、出与入、升与降、昼与夜、明与暗、寒与热、水与火等。

2. 阴阳互根互用 <u>对立的阴阳双方始终具有相互依存、相互为用的关系（2005，2006，2007，2020）</u>。如<u>"孤阴不生，独阳不长"、"阴阳离决，精气乃绝"、"阴在内，阳之守也，阳在外，阴之使也"</u>。

3. 阴阳交感互藏 <u>对立双方在运动中相互感应而交合，相互发生作用，并且都包含对方（2017）</u>。如"天地氤氲，万物化醇，男女构精，万物化生"。

4. 阴阳的消长 <u>对立双方增减、盛衰、进退的运动变化（2002，2006）</u>。

5. 阴阳的转化 <u>对立双方都能在一定条件下向其相反的方向转化（2006，2007，2021）</u>。

6. 阴阳的自和与平衡 对立双方在消长的运动变化之中，保持相对动态的平衡。

三、阴阳学说在中医学中的应用

1. 在组织结构和生理功能方面的应用 人体组织器官的阴阳属性，一脏之中也有阴阳之分。如五脏分阴阳：<u>心属阳中之阳，肺属阳中之阴，肝属阴中之阳，肾属阴中之阴，脾属阴中之至阴（2020）</u>。

2. 在病理方面的应用 阴阳失调是疾病发生的基础。"阳胜则热，阴胜则寒"、"阳胜则阴病，阴胜则阳病"、"阳虚则寒，阴虚则热"。

3. 在疾病诊断方面的应用 阴阳是八纲辨证的总纲。

4. 在疾病治疗方面的应用

（1）指导养生：最根本的原则是"法于阴阳"，"春夏养阳，秋冬养阴"。

（2）确定治疗原则：①阴阳偏盛的治疗原则："实则泻之"。阳偏盛导致实热证，则"热者寒之"。阴偏盛导致的寒实证，则"寒者热之"。②阴阳偏衰的治疗原则："虚则补之"。阴偏衰导致虚热证，则<u>"壮水之主，以制阳光"</u>，即"<u>阳病治阴</u>"。阳偏衰导致虚寒证，则"<u>益火之源，以消阴翳</u>"，即"<u>阴病治阳</u>"。③阴阳互损的治疗原则：阴阳双补。

（3）分析和归纳药物的性能：①四气：寒凉属阴，温热属阳。②五味：辛、甘、淡属阳，酸、苦、咸属阴。③升降浮沉：升浮属阳，沉降属阴。

第四单元 五行学说

重点提示

五行学说与阴阳学说一样，为每年考试的必考内容。五行的特性、五行归类及五行学说的基本内容，是考试的常考点。应尤为注意五行之间的相生相克、制化胜复、相乘相侮及母子相及关系的应用。但因本知识点为基础内容，且历年来题型及考查方式变化不大，稍加留意即可。

━━━━━━ 考点集合 ━━━━━━

一、概念

1. 五行的含义 五行是木、火、土、金、水五种物质的运动变化。

2. 五行的特性和事物与现象的五行归类

（1）特性：木曰曲直；火曰炎上（2003）；土爰稼穑（2018）；金曰从革；水曰润下（2016）。

（2）分类（2006，2020）

自然界							五行	人体						
五音	五味	五色	五化	五气	方位	五季		五脏	六腑	五官	形体	情志	五声	变动
角	酸	青	生	风	东	春	木	肝	胆	目	筋	怒	呼	握
徵	苦	赤	长	暑	南	夏	火	心	小肠	舌	脉	喜	笑	忧
宫	甘	黄	化	湿	中	长夏	土	脾	胃	口	肉	思	歌	哕
商	辛	白	收	燥	西	秋	金	肺	大肠	鼻	皮毛	悲	哭	咳
羽	咸	黑	藏	寒	北	冬	水	肾	膀胱	耳	骨	恐	呻	栗

二、五行学说的基本内容

1. 五行相生与相克

（1）相生：五行之间有序的递相资生、促进的关系。木→火→土→金→水→木（2002，2003，2006）。

在五行相生关系中，任何一行都具有"生我"和"我生"两方面的关系。《难经》将此关系比喻为母子关系："生我"者为母，"我生"者为子。

（2）相克：五行之间有序的递相克制、制约的关系。木→土→水→火→金→木（2002，2003，2004）。

在五行相克关系中，任何一行都具有"克我"和"我克"两方面的关系。《内经》把相克关系称为"所胜""所不胜"关系："克我"者为"所不胜"，"我克"者为"所胜"。

2. 五行制化　相生与相克的结合（2004，2006，2007，2008）。

3. 五行相乘与相侮

（1）相乘：相克太过，超过正常的制约程度（太过、不及）。相乘的次序与相克相同，即木→土→水→火→金→木（2003，2006，2009，2017，2020）。

（2）相侮：反向克制（太过、不及）。相侮的次序：木→金→火→水→土→木（2003，2006）。

4. 五行的母子相及（2020）　五行中的某一行异常，影响其子行，导致母子两行皆异常（子病及母、母病及子）。

三、五行学说在中医学中的应用

1. 在生理方面的应用
（1）说明五脏的生理特点。
（2）构建天人一体的五脏系统。
（3）说明五脏之间的生理联系。

2. 在病理方面的应用
（1）发病：一般是主时之脏首先受邪而发病。
（2）传变：应用五行相生的母子关系和五行相克的乘侮关系，说明脏腑疾病相互影响的传变规律。

3. 在疾病诊断方面的应用　①用于指导四诊；②用于推断病情。

4. 在疾病治疗方面的应用

（1）指导脏腑用药。

（2）控制疾病的传变。

（3）确定治则治法：①运用五行相生规律来治疗疾病，其基本治疗原则是补母和泻子，即"虚则补其母，实则泻其子"。常用滋水涵木法、益火补土法、培土生金法和金水相生法。②运用五行相克规律来治疗疾病，其基本治疗原则是抑强扶弱。常用抑木扶土法、培土制水法、佐金平木法和泻南补北法。

（4）指导针灸取穴。

（5）指导情志疾病的治疗。

第五单元　藏象学说

重点提示

本单元内容为五脏、六腑、奇恒之腑的提要，为中医学最基础的理论部分。出题不多，了解即可。

考点集合

1. 藏象及藏象学说的概念与特点　藏象，近年来又写作"脏象"，是指藏于体内的内脏及其表现于外的生理病理征象及与自然界相通应的事物和现象。"藏"，是藏于体内的内脏，包括五脏、六腑和奇恒之腑。由于五脏是所有内脏的中心，故"藏"之所指，实际上是以五脏为中心的五个生理病理系统。"象"，是这五个生理病理系统的外在现象和比象，其含义有二：一是指表现于外的生理病理征象；二是指内在以五脏为中心的五个生理病理系统与外在自然环境的事物与现象类比所获得的比象。藏象学说的主要特点是以五脏为中心的整体观，主要体现在以五脏为中心的人体自身的整体性及五脏与自然环境的统一性两个方面。

2. 五脏、六腑、奇恒之腑的分类　脏腑分为脏、腑和奇恒之腑三类。脏有五，即心、肺、脾、肝、肾，合称五脏（在经络学说中，心包亦作为脏，故又称"六脏"）。腑有六，即胆、胃、小肠、大肠、膀胱、三焦，合称六腑。奇恒之腑亦有六，即脑、髓、骨、脉、胆、女子胞。中医学以生理特点的不同作为区分脏与腑的主要依据，五脏共同的生理特点是化生和贮藏精气，六腑共同的生理特点是受盛和传化水谷。"所谓五脏者，藏精气而不泻也，故满而不能实；六腑者，传化物而不藏，故实而不能满也。"奇恒之腑在形态上中空有腔与六腑相类，机能上贮藏精气与五脏相同，与五脏和六腑都有明显区别，故称之。

第六单元　五　　脏

☆ 重点提示

本单元为中医基础理论的重点内容，五脏的生理功能与特性及五脏之间的关系为考生必须掌握的内容。本部分也是考试必考点。五脏的关系之中，以心肾、脾肺、肺肾、肝脾和肝肾的内容较为重要，复习时应着重把握。另外，像肺为娇脏、肝为刚脏、脾喜燥恶湿等脏器特性应注意区别记忆。

一、五脏的生理功能与特性

（一）心的生理功能与特性

1. 生理功能

（1）主血脉（2001，2004）：主血体现于行血和生血两方面；主脉体现于心气推动血液运行脉中（2002）。

（2）藏神，又称主神明或主神志（2003，2007，2017，2020）：主宰人的精神、意识、思维活动；主宰人体的整个生命活动。

2. 生理特性　心为阳脏主通明；心气下降。

（二）肺的生理功能与特性

1. 生理功能

（1）主气、司呼吸（2001，2004）：主呼吸之气（宣发、肃降）（2021）；主一身之气（宗气的生成、调节全身气机）。

（2）主行水：肺为水之上源（2010，2020）。

（3）朝百脉，主治节：全身血液通过肺的呼吸完成气体交换。调节呼吸运动、全身气机、血液运行、津液代谢。

2. 生理特性　肺为五脏之华盖；肺为娇脏（2021）。

（三）脾的生理功能与特性

1. 生理功能

（1）主运化（2002，2003，2005，2006，2017，2020）：运化水谷（消化、吸收、转输水谷精微）；运化水液（对水液代谢起调节作用）。

（2）主统血（2021）：统摄血液在脉内运行。

2. 生理特性　脾气上升；喜燥恶湿（2008）。

（四）肝的生理功能与特性

1. 生理功能（2021）

（1）主疏泄（2002）：调节精神情志；促进消化吸收（调节脾胃气机升降）；维持血液运行（气行则血行）；调节水液代谢（肺、脾、肾三脏为主，肝也有关）；调节性与生殖（冲、任二脉与足厥阴肝经相通）。

（2）主藏血（2003）：肝脏具有储存血液、调节血量的作用。

2. 生理特性　肝气升发；肝为刚脏（2001，2021）。

（五）肾的生理功能与特性

1. 生理功能

（1）藏精，主生长发育、生殖与脏腑气化（2017）：储存、封藏人体精气，包括先天之精和后天之精。肾精、肾气促进机体生长发育和生殖机能成熟。

（2）主水：主要依靠肾阳对水液的气化作用来实现（2003）。

（3）主纳气：指肾具有摄纳肺吸入的清气而调节呼吸的作用，主要依赖于肾主封藏作用（2005，2009）。

2. 生理特性　主蛰守位；肾气上升。

（六）命门的概念和功用

命门学说是研究命门的概念、形态、部位、功能，以及与脏腑之间关系的理论。关于命门的功用，有主火、水火共主、非水非火为肾间动气之不同。目前多数医家认为肾阳即命门之火，肾阴即命门之水。肾阴、肾阳，即是真阴、真阳，或元阴、元阳。

二、五脏之间的关系

1. 心与肺的关系　表现在血液运行与呼吸吐纳之间的协同调节关系（2018）。
2. 心与脾的关系　表现在血液生成方面的相互为用及血液运行方面的相互协同（2016）。
3. 心与肝的关系　表现在行血与藏血以及精神调节两个方面。
4. 心与肾的关系　表现为"心肾相交"。心肾相交的机理主要从水火既济、精神互用、君相安位来阐发（2006，2017，2019，2021）。
5. 肺与脾的关系　表现在气的生成与水液代谢两个方面（2006，2009，2013）。
6. 肺与肝的关系　表现在人体气机升降的调节方面。
7. 肺与肾的关系　表现在水液代谢、呼吸运动及阴阳互资三个方面（2004，2008）。
8. 肝与脾的关系　表现在疏泄与运化的相互为用、藏血与统血的相互协调关系（2006）。
9. 肝与肾的关系　表现在精血同源、藏泻互用以及阴阳互滋互制等方面（2003，2007，2017，2018，2021）。
10. 脾与肾的关系　肾为先天之本，脾为后天之本（2018），脾肾二者的关系是先后天相互滋养的关系。脾主运化水液，肾为主水之脏，脾肾的关系还表现在水液代谢方面。

三、五脏与五体、五官九窍、五志五神、五液和季节的关系（2021）

	心	肺	脾（2011）	肝	肾（2011）
五体	脉	皮（2010）	肉	筋	骨
五官九窍	舌	鼻	口	目	耳及二阴
五志	喜	悲（忧）	思	怒	恐
五神	神	魄	意	魂	志
五液	汗	涕	涎（2016）	泪	唾（2016）
外华	面	毛	唇	爪	发
季节	夏	秋（2017）	长夏	春	冬

第七单元　六　　　腑

☆ 重点提示

本单元的重点内容有六腑的生理功能及六腑与五脏之间的关系。其中，六腑的生理功能必须掌握，特别是胃、大肠及小肠，此点在历年考题之中经常出现。另外，六腑与五脏的关系中，应着重注意脾胃之间的关系。胃的一些别称，像太仓、水谷之海，也应顺带记忆。

━━━━━ 考点集合 ━━━━━

一、六腑的生理功能

1. 胆的生理功能　①储藏和排泄胆汁；②主决断。
2. 胃的生理功能和生理特性
（1）生理功能：受纳、腐熟水谷（太仓、水谷之海）（2006，2009，2010）。

（2）生理特性：胃气下降；喜润恶燥（2006）。

3. 小肠的生理功能　①受盛化物（2016，2017）；②泌别清浊；③小肠主液（2004）。

4. 大肠的生理功能　①主津（2002，2007，2021）；②主传导糟粕（2001，2017）。

5. 膀胱的生理功能　①汇聚水液；②储存和排泄尿液。

6. 三焦的概念和生理功能

（1）概念：三焦是分布于胸腹腔的一个大腑，是脏腑间及脏腑内部间隙互相沟通所形成的通道，是上、中、下三焦的合称。

（2）生理功能：①通行诸气；②运行水液（三焦气化）（2003，2017，2020）。

上焦如雾，中焦如沤（2020），下焦如渎。

二、六腑与五脏之间的关系

1. 心与小肠的关系　心与小肠通过手少阴心经及手太阳小肠经互相络属，形成表里关系。

2. 肺与大肠的关系　肺与大肠通过手太阴肺经和手阳明大肠经相络属成为表里关系。肺气肃降可以帮助大肠的传导功能，而大肠传导正常，又有助于肺气的肃降（2020）。

3. 脾与胃的关系　脾与胃通过足太阴脾经和足阳明胃经相络属而构成表里关系。脾主运化，胃主受纳；脾气主升，胃气主降；脾属阴喜燥恶湿，胃属阳喜润恶燥。二者一运一纳，一升一降，一燥一润，相互配合，共同完成食物的消化吸收和水谷精微的转输（2008）。

4. 肝与胆的关系　胆附于肝，肝胆通过足少阳胆经与足厥阴肝经互为络属而形成表里关系。胆汁的排泄依赖于肝的疏泄功能，而胆汁排泄的通畅与否，也会影响肝的疏泄。

5. 肾与膀胱的关系　肾与膀胱通过足少阴肾经和足太阳膀胱经互为络属而成表里关系。膀胱贮尿排尿功能有赖于肾脏的气化。肾气充足，固摄正常，则膀胱开合有度，水液代谢正常。

第八单元　奇恒之腑

重点提示

本单元主要是脑和女子胞两部分，内容较少。主要应熟悉各自生理功能和与脏腑的关系，另注意女子胞与经脉之间的关系，只需把几个基础知识点记忆即可。

═══════════════ 考点集合 ═══════════════

一、脑

1. 脑的生理功能　①主宰生命活动；②主司精神活动；③主管感觉运动。

2. 脑与脏腑精气的关系　脑的生理病理统归于心而分属于五脏，心是君主之官，五脏六腑之大主，神明之所出，故将人的意识、思维及情志统归于心，称之曰"心藏神"（2016）。又把神分为神、魂、魄、意、志五种不同的表现，"心藏神，肺藏魄，肝藏魂，脾藏意，肾藏志。"

二、女子胞

1. 女子胞的生理功能　①主持月经；②孕育胎儿（2020）。

2. 女子胞与脏腑经脉的关系

（1）与脏腑及天癸的关系：肾中精气充盈产生天癸，促进女性生殖器官的发育并维持其生殖功能。月经的排泄，胎儿的孕育，均有赖于血液，而心主血，肝藏血，脾统血而为气血生化之源（2001，2017，2020）。

（2）与经脉的关系：冲为血海，调节十二经气血；任主胞胎。

第九单元　精、气、血、津液、神

☆ 重点提示

　　本单元的重点在于气的功能、分类，气血、精血之间的关系。尤其是元气、宗气及气与血之间的关系，在历年之中经常考查。另外，血和津液的一些基本内容也需要掌握，神的部分考试涉及较少，了解一下即可。

━━━━━━━━━━━━━━━━ 考点集合 ━━━━━━━━━━━━━━━━

一、精

　　1. 人体之精的概念　构成人体的基本物质，也是促进人体生长发育及各种功能活动的物质基础。

　　2. 人体之精的生成　先天之精，禀受于父母，藏于肾；后天之精，来源于饮食水谷，由脾胃运化的水谷精微产生，是人出生后赖以维持生命活动的精微物质。

　　3. 人体之精的功能（2021）　①繁衍生命；②濡养作用；③化血作用（2016）；④化气作用；⑤化神作用。

　　4. 人体之精的分类　①先天之精（与生俱来，禀受于父母，为生命的基础）；②后天之精（来源于水谷精微，由脾化生并灌输于五脏六腑）；③脏腑之精；④生殖之精。

二、气

　　1. 人体之气的概念　气是人体内活力很强、运行不息的极细微物质，是构成人体和维持生命活动的基本物质之一。

　　2. 人体之气的生成（2017）　①先天之精气：受之于父母的先天禀赋之气。其生理功能的发挥有赖于肾藏精气。②水谷之精气：即饮食水谷经脾胃运化后所得的营养物质。③吸入之清气：即由肺吸入的自然界的清气。

　　3. 人体之气的功能

　　（1）推动作用（2003，2005，2016，2017，2018）：①推动人体的生长发育；②推动脏腑经络组织器官的功能活动；③推动津液的生成、输布和排泄；④激发和兴奋精神活动。

　　（2）温煦作用：温暖全身。

　　（3）防御作用（2001）：防御外邪入侵并驱逐侵入体内之病邪。

　　（4）固摄作用（2004，2009，2010，2017，2018）：固护统摄体液。

　　（5）中介作用：感应传导信息以维系机体的整体联系。

　　4. 人体之气的分类

　　（1）元气（2003，2007，2013，2021）：元气又称原气，是人体最根本、最重要的气，是人体生命活动的原动力。

　　（2）宗气（2013，2021）：宗气即胸中之气，由肺吸入之清气和脾胃运化的水谷精气结合而生成。宗气的生理功能主要有走息道以行呼吸、贯心脉以行血气和下蓄丹田以资先天。

　　（3）营气：营气即运行于脉中、具有营养作用的气，主要由脾胃运化的水谷精气（精华部分）所化生（2010，2017）。

　　（4）卫气（2003，2017）：卫气即行于脉外、具有保卫作用的气，与营气一样，也主要是由脾胃运化的水谷精气（慓悍滑利部分）所化生。

5. 人体之气的气化　气的运动而产生的各种变化称为气化。体内精气血津液各自的代谢及其相互转化，是气化的基本形式。

三、血

1. 血的基本概念　血是流行于脉管之中的红色液体，是构成人体和维持人体生命活动的基本物质之一。

2. 血的生成

（1）血液化生之源：①水谷之精化血。②肾精化血。

（2）与血生成相关的脏腑：①脾胃。②心肺。③肾。

3. 血的运行　血液循行于脉管中，周而复始，如环无端。

（1）气的推动作用和固摄作用是血液得以正常运行的保证。

（2）心、肝、脾、肺等脏生理机能的相互协调与密切配合，共同保证了血液的正常运行。

4. 血的功能　①濡养；②化神。

四、津液

1. 基本概念　津液是体内各种正常水液的总称，包括各脏腑组织器官的内在体液及正常的分泌物。与气、血一样，津液也是构成人体和维持人体生命活动的基本物质。

2. 津液的生成输布与排泄　《素问·经脉别论》中说："饮入于胃，游溢精气，上输于脾。脾气散精，上归于肺，通调水道，下输膀胱。水精四布，五经并行，合于四时五脏阴阳，揆度以为常也。"就是对津液的生成、输布、排泄的阐释。

（1）津液的生成：津液来源于饮食水谷，通过脾胃的运化及有关脏腑的生理功能而生成。

（2）津液的输布：津液的输布主要是依靠脾、肺、肾、肝和三焦等完成（2020）。脾气转输布散津液；肺气宣降以行水；肾气蒸腾气化水液；肝气疏泄促水行；三焦决渎利水道。

（3）津液的排泄：津液的排泄主要通过排出尿液和汗液来完成。除此之外，呼气和粪便也带走一些水分。因此，津液的排泄主要与肾、肺、脾的生理功能有关。又以肾脏的生理功能在津液排泄中的地位最为重要。

3. 津液的功能

（1）滋润、濡养（2016，2020）：可以滋润皮毛、肌肤、眼、鼻、口腔，濡养内脏、骨髓及脑髓。

（2）充养血脉：是组成血液的主要成分。

（3）代谢：有助于体温的恒定及体内废物的排出。

五、神

1. 基本概念　生命活动的主宰及其外在表现的总称。

狭义：精神、情志、思维活动。广义：人体生命活动的主宰及其外在表现。

2. 神的生成　以精、气、血、津液为化源，是脏腑精气对外界环境的应答。

3. 神的功能　①调节精、气、血、津液的代谢；②调节脏腑的生理功能；③主宰人体的生命活动。

六、精、气、血、津液之间的关系

1. 气与血的关系

（1）气能生血（2006，2010）：血的化生过程离不开气化。无论是饮食物转化成水谷精微、水谷精微转化成营气和津液、营气和津液转化成血液的过程，还是精转化成血的过程，均需要依靠气的作用。

（2）气能行血（2004，2009，2017）：血液在脉中的循行有赖于气的推动，即所谓"气行则血行，气滞则血瘀"。心气的推动、肺气的宣发布散、肝气的疏泄条达均与血液的运行密切相关，无论哪个环节功能失调，均可导致血行不畅。

（3）气能摄血：气对血液具有统摄作用，使之循行于脉中，而不致外溢。气的统摄作用主要是由脾气来实现的。

（4）血能养气：血液对气的濡养作用，血足则气旺。

（5）血能载气（2006，2016）：气存于血中，依附于血而不致散失，赖血之运载而运行全身。大失血的病人，气亦随之发生大量丧失，导致气的涣散不收、漂浮无根的气脱病变，称为"气随血脱"。

2. 气与津液的关系

（1）气能生津：津液来自于摄入的饮食物，而饮食物化生津液则依赖于脾胃之气。可以说，气是津液化生的动力。

（2）气能行津：津液在体内的输布和排泄依赖于气的升降出入，通过肺、脾、肾、三焦等脏腑共同的气化作用，可以实现气对津液的行津、化水功能。

（3）气能摄津：气对津液具有固摄作用，可以有节律地调节和控制津液的排泄，维持体内津液代谢的平衡。

（4）津能载气：如同血一样，津液也是气的载体，气同样依附津液存在。因此，津液的流失也会使气受损伤。

（5）津能生气：津液在输布过程中受到各脏腑阳气的蒸腾温化，可以化生为气，以敷布于脏腑、组织、形体、官窍，促进正常的生理活动。

3. 精、血、津液之间的关系

（1）精血同源：精和血都是由水谷精气化生和充养，化源相同。

（2）津血同源：血和津液都是由水谷精气所化生而来的，全身组织中的津液渗于脉中即成为血液的组成部分，而血液如渗出脉外，则成为津液。

4. 精、气、神之间的关系 ①气能生精、摄精；②精能化气；③精与气化神；④神驭精气。

第十单元　经　　络

重点提示

本单元的主要内容有经络的概念、组成，十二经脉的走向、交接、分布规律，奇经八脉等。应重点注意手足三阴、三阳的走向、交接及流注次序。对于督脉、任脉、冲脉、带脉也应掌握，尤其是这些经脉的别称。在中西医结合执业医师的考试中，中医基础理论和针灸学的内容都在一个单元，所以此部分在中基的分值比例不大，且考题多较基础、简单，对于经络的详细内容可与针灸学合并复习。

━━━━━━ 考点集合 ━━━━━━

一、经络学说

1. 经络的基本概念　经络是经脉和络脉的总称。经，有路径之意。经脉贯通上下，沟通内外，是经络系统的主干。络，有网络之意。络脉是经脉别出的分支，较经脉细小，纵横交错，遍布全身。经络内属于脏腑，外络于肢节，沟通于脏腑与体表之间，将人体脏腑、组织、器官联结成一个有机的整体，并借此行气血、营阴阳，使人体各部的功能活动得以保持协调和相对平衡。

2. 经络系统的组成

经络系统	经脉	十二经脉（正经）	手三阴经	手太阴肺经 手厥阴心包经 手少阴心经
			手三阳经	手阳明大肠经 手少阳三焦经 手太阳小肠经
			足三阴经	足太阴脾经 足厥阴肝经 足少阴肾经
			足三阳经	足阳明胃经 足少阳胆经 足太阳膀胱经
		奇经八脉 十二经别		
	络脉	别络 孙络 浮络		
	十二经筋			
	十二皮部			

二、十二经脉

1. **十二经脉的走向规律** <u>手之三阴经从胸走手，在手指末端交手三阳经；手之三阳经从手走头，在头面部交足三阳经；足之三阳经从头走足，在足趾末端交足三阴经；足之三阴经从足走腹，在胸中交手三阴经（2006，2008）</u>。

2. 十二经脉的交接规律

（1）相表里的阴经和阳经在四肢末端交接。

（2）<u>同名手足阳经在头面部交接（2017，2020）</u>。

（3）手足阴经在胸部交接。

3. **十二经脉的分布规律** <u>凡属六脏（心、肝、脾、肺、肾和心包）的阴经分布于四肢的内侧和胸腹部，其中分布于上肢内侧的为手三阴经，分布于下肢内侧的为足三阴经。凡属六腑（胆、胃、大肠、小肠、膀胱和三焦）的阳经，多循行于四肢外侧、头面和腰背部，其中分布于上肢外侧的为手三阳经，分布于下肢外侧的为足三阳经。手足三阳经的排列顺序是："阳明"在前，"少阳"居中，"太阳"在后；手足三阴经的排列顺序是："太阴"在前，"厥阴"在中，"少阴"在后（内踝上八寸以下为"厥阴"在前，"太阴"在中，"少阴"在后）</u>（2001，2003，2004，2005，2006，2007，2009）。

4. **十二经脉的表里关系** 手足三阴、三阳，通过经别和别络互相沟通，组成六对"表里相合"的关系。其中，<u>足太阳与足少阴为表里，足少阳与足厥阴为表里，足阳明与足太阴为表里，手太阳与手少阴为表里，手少阳与手厥阴为表里，手阳明与手太阴为表里</u>（2004，2016，2018）。

5. 十二经脉的流注次序　<u>从手太阴肺经开始，依次传至手阳明大肠经，足阳明胃经，足太阴脾经，手少阴心经，手太阳小肠经，足太阳膀胱经，足少阴肾经，手厥阴心包经，手少阳三焦经，足少阳胆经，足厥阴肝经，再回到手太阴肺经</u>（2003）。

三、奇经八脉

1. 奇经八脉的含义及其循行和功能特点

（1）含义：奇经八脉，是督脉、任脉、冲脉、带脉、阴跷脉、阳跷脉、阴维脉、阳维脉的总称。

（2）循行和功能：①密切十二经脉的联系。②调节十二经脉气血。③与某些脏腑关系密切。

2. 任脉、督脉、冲脉、带脉、跷脉和维脉的循行特点和基本功能

（1）任脉：行于腹面正中线，其脉多次与手足三阴及阴维脉交会，能总任一身之阴经，故称"阴脉之海"。任脉起于胞中，<u>与女子妊娠有关</u>（2006），故有"任主胞胎"之说。

（2）督脉：<u>行于背部正中，其脉多次与手足三阳经及阳维脉交会，能总督一身之阳经，故称为"阳脉之海"</u>（2005，2010）。督脉行于脊里，上行入脑，并从脊里分出属肾，它与脑、脊髓、肾又有密切联系。

（3）冲脉：<u>上至于头，下至于足，贯穿全身，成为气血的要冲，能调节十二经气血，故称"十二经脉之海"，又称"血海"</u>（2006，2010，2020）。同妇女的月经及孕育机能有关。

（4）带脉：起于季胁，斜向下行到带脉穴，绕身一周，如腰带，<u>能约束纵行的诸脉</u>（2018），固护胞胎，主司带下。

（5）阴跷脉、阳跷脉：跷，有轻健跷捷之意。有<u>司眼睑开合和下肢运动</u>（2010）的功能。

（6）阴维脉、阳维脉：维，有维系之意。阴维脉的功能是"维络诸阴"；阳维脉的功能是"维络诸阳"。

四、经别、别络、经筋、皮部

1. 经别的概念、特点和生理功能

（1）概念：从十二经别行分出，深入躯体深部，循行于胸腹及头部的重要支脉。

（2）特点：离、入、出、合。

（3）生理功能：①加强十二经脉中相表里的两经在体内的联系；②加强体表与体内、四肢与躯干的向心性联系；③加强十二经脉与头面的联系；④加强足三阴、三阳经与心脏的联系；⑤扩大十二经脉的主治范围。

2. 别络的概念、特点和生理功能

（1）是经脉的分支，多分布于体表，是从经脉分出的支脉。

"十五别络"：十二经脉和任督两脉各别出一络，加上脾之大络，共十五条，称为"十五别络"。

"十六别络"："十五别络"加上胃之大络。

（2）特点

四肢部：从肘、膝关节下分出，各经络脉分别走向与其相表里经脉的阴经或阳经。

躯干部：任脉之络散于腹部；督脉之络行于背，散于头上并别于足太阳经；脾之大络布胸胁。

（3）生理功能：①加强十二经中相表里经脉在体表的联系；②加强人体前、后、侧面统一联系，统率其他络脉；③渗灌气血，营养全身。

3. 经筋的概念、特点和生理功能

（1）概念：是十二经脉之气"结、聚、散、络"于筋肉、关节的体系，是十二经脉的附属部分。

（2）特点：一般都在浅部，从四肢末端走向头身，多结聚于关节和骨骼附近，进入胸腹腔而不络属脏腑。

（3）生理功能：①主司关节运动；②约束骨骼（2016）。

4. 皮部的概念、应用

（1）概念：十二经脉及其所属络脉在体表的分区，由于正经有十二条，所以体表皮肤亦相应地划分为十二个部分，称之为"十二皮部"。

（2）应用：①用于疾病的诊断；②用于疾病的治疗。

五、经络的生理功能和经络学说的应用

1. 经络的生理功能　①沟通联络；②运输气血，灌溉全身；③感应传导；④调节平衡。
2. 经络学说的应用　①阐释病理变化；②指导临床诊断；③指导疾病治疗。

第十一单元　体　　质

重点提示

此单元内容是中医学较为基础的内容，了解即可。

================ 考点集合 ================

1. 体质的概念和构成

（1）体质的概念：体质是指人体生命过程中，在先天禀赋和后天获得的基础上所形成的形态结构、生理功能和心理状态方面综合的相对稳定的固有特质。

（2）体质的构成：体质由形态结构、生理功能和心理状态三个方面的差异性构成。

（3）体质的特点：①先天遗传性；②差异多样性；③形神一体性；④群类趋同性；⑤相对稳定性；⑥动态可变性；⑦连续可测性；⑧后天可调性（2016）。

2. 体质的生理学基础

（1）体质与脏腑精气血津液的关系：①脏腑经络的盛衰偏倾决定体质的差异；②精气血津液是决定体质特征的重要物质基础，其中精的多少优劣是体质差异的根本。

（2）影响体质的因素：①先天禀赋；②年龄因素；③性别差异；④饮食因素；⑤劳逸所伤；⑥情志因素；⑦地理因素；⑧疾病针药及其他因素。

3. 体质学说的应用

（1）体质与病因病机：①说明个体对某些病因的易感性；②阐释病变的从化和传变，即病情随体质而发生的变化。

（2）体质与诊治：①指导辨证；②指导治疗——立法、针药宜忌、善后调理。

（3）体质与养生：调摄时要根据各自不同的体质特征，选择相应的措施和方法。

第十二单元　病　因

☆ 重点提示

本单元为重点内容。其中，六淫的概念及致病特点、七情内伤致病的特点、痰饮的致病特点均为常考知识点。关于六淫的考题几乎每年都有出现，特别是寒邪、湿邪的致病特点，考生应着重把握。另外，五味偏嗜、瘀血、劳逸失度等内容也应掌握，常常结合《黄帝内经》出题。

━━━━考点集合━━━━

一、六淫

1. 六淫的概念　六淫，即风、寒、暑、湿、燥、火，在正常的情况下，称为"六气"。
2. 六淫的共同致病特点　外感性、季节性、地域性、相兼性。
3. 风邪的性质及致病特点　①风为阳邪，其性开泄；②风邪善行数变；③风为百病之长，"风者，百病之始也"；④风性主动（2003，2016，2017，2021）。
4. 寒邪的性质及致病特点　①寒为阴邪，易伤阳气；②寒性凝滞；③寒性收引（2001，2004，2008，2010，2011）。
5. 暑邪的性质及致病特点　①暑为阳邪，其性炎热；②暑性升散，易扰心神，伤津耗气（2020）；③暑多夹湿（2006）。
6. 湿邪的性质及致病特点　①湿性重浊；②湿性黏滞，易阻气机；③湿为阴邪，损伤阳气（2002，2003，2006，2009，2010，2017，2021）。
7. 燥邪的性质及致病特点　①燥性干涩，易伤津液；②燥易伤肺（2006，2013）。
8. 火（热）邪的性质及致病特点　①火热为阳邪，其性燔灼趋上；②火热易扰心神；③火热易伤津耗气（2013，2020）；④火热易生风动血；⑤火邪易致疮痈。

二、疠气

1. 概念　疠气，即疫疠之气，是一类具有强烈传染性的病邪（2002）。在中医文献中，又有"瘟疫""疫毒""戾气""异气""毒气""乖戾之气"等名称。
2. 致病特点　①发病急骤，病情危笃；②传染性强，易于流行；③一气一病，症状相似。

三、七情内伤

1. 基本概念　七情，即喜、怒、忧、思、悲、恐、惊七种情志变化，是机体的精神状态。七情是人体对客观事物的不同反应，在正常的情况下，一般不会使人致病。
2. 七情与脏腑精气的关系　中医认为，人的精神活动与内脏密切相关，如《素问·阴阳应象大论》说："人有五脏化五气，以生喜怒悲忧恐"。可见情志活动必须以五脏精气作为物质基础。又说心"在志为喜"，肝"在志为怒"，脾"在志为思"（2010，2016，2021），肺"在志为忧"（2016），肾"在志为恐"。喜怒思忧恐，简称"五志"。不同的情志变化对各脏腑有不同的影响，而脏腑气血的变化，也会影响情志的变化。
3. 七情内伤致病的特点　①直接伤及内脏（2017）；②影响脏腑气机；③多发为情志病；④影响病情变化。
   怒则气上，喜则气缓，恐则气下，惊则气乱，悲则气消，忧则气聚，思则气结（2006）。

四、饮食失宜

1. 饮食不节　即饥饱失常和饮食规律失常，过饥则气血生化无源，久之则亏虚而为病，过饱则损伤脾胃。

2. 饮食偏嗜　指饮食有所偏颇，或惯食过冷过热之饮食物。

(1) 寒热偏嗜。

(2) 五味偏嗜：多食咸，则脉凝泣而变色；多食苦，则皮槁而毛拔；多食辛，则筋急而爪枯；多食酸，则肉胝胭而唇揭；多食甘，则骨痛而发落（2003，2004）。

(3) 食类偏嗜。

3. 饮食不洁　进食不洁净的食物而导致疾病的发生。病变以肠胃病为主。

五、劳逸失度

1. 过度劳累　包括劳力过度、劳神过度、房劳过度三方面。劳力过度伤气，劳神过度伤心脾，房劳过度伤肾精（2003，2007，2017）。

2. 过度安逸　过逸则易致气机不畅，阳气不振，神气衰弱。

六、痰饮

1. 概念　是人体脏腑功能失调，津液代谢障碍，由津液凝聚而成的病理产物。

2. 痰饮的形成　外邪侵犯肺、脾、肾、肝等脏，使水液敷布、排泄失常，或致三焦水道失畅，影响水液的正常代谢，乃至水湿停聚，酿成痰饮。

3. 痰饮的致病特点　①阻滞气血运行；②影响水液代谢；③易于蒙蔽心神；④致病广泛，变幻多端（2001，2018）。

七、瘀血

1. 概念　是指全身血脉运行不畅或局部血液停滞，或体内存在离经之血未能消散等病理状况。一般是由气虚、气滞、血寒、外伤等原因所致（2002）。

2. 瘀血的形成　气为血之帅，气行则血行。气虚则血行无力，无力则血易停滞，从而产生瘀血；气滞则血凝，凝则成瘀；血寒则气涩，血液乃不畅，不畅则血易凝滞成瘀；外伤则血溢于经，离经之血停聚而成瘀。

3. 瘀血的致病特点　①易于阻滞气机；②影响血脉运行；③影响新血生成；④病位固定，症状多样。

4. 瘀血致病的症状特点　①疼痛；②肿块；③出血；④色紫暗；⑤可出现肌肤甲错，脉涩或脉结代等（2017）。

第十三单元　发　病

重点提示

本单元的内容主要是发病基本原理及影响发病的主要因素。对于正气、邪气应有本质上的了解，各种发病类型的概念也应注意。整体来说本单元重点不多，可以用少量的时间复习，但不可略过。

一、发病基本原理

1. 正气与邪气的概念

（1）正气：是指人体内诸多能够供给人体完成各种功能活动及祛邪抗病、修复损伤的物质。

（2）邪气：泛指各种致病因素，包括存在于外界或人体内产生的种种具有致病作用的因素。

2. 正气不足是疾病发生的基础（2018）　　正气具有抵御外邪入侵、驱邪外出、修复调节、维持脏腑经络功能的协调等作用，正气的强弱可以决定发病的证候性质，正虚则可感邪、生邪而发病。

3. 邪气是发病的重要条件（2017）　　邪气入侵人体可导致生理功能失常，造成脏腑组织的形质损害，改变体质类型等，邪是导致发病的原因，影响发病的性质、部位、类型和特点，某些条件下在发病中起主导作用。

4. 邪正相搏的胜负与发病　　邪气伤人，必然引起邪正相争，而邪正相争的胜负，不仅关系着疾病的发生，还关系疾病全过程病变的发展、变化与转归。而且发病后，邪正相争的状态还决定其证候类型、病变性质、病情轻重。

二、影响发病的主要因素

1. 环境与发病　　①气候因素；②地域因素；③生活工作环境；④社会环境（2002）。
2. 体质与发病　　体质决定对某种病邪的易感性、发病倾向及证候类型。
3. 精神状态与发病　　精神状态好，情志舒畅，气机通畅，气血调和，脏腑机能协调，则正气强盛，邪气难以入侵，或虽受邪也易祛除（2004）。

三、发病类型

1. 感邪即发　　指感邪后立即发病、发病迅速。多见于新感外邪较盛、情志剧变、毒物所伤及外伤等。
2. 徐发　　感邪后缓慢发病，多见于内伤邪气致病。
3. 伏而后发　　感受邪气后，病邪在机体内潜伏一段时间，或在诱因的作用下，过时发病。多见于外感性疾病及某些外伤（2011，2016，2020）。
4. 继发　　在原发疾病的基础上，继而发生新的疾病。
5. 合病与并病　　合病指两经或两个部位以上同时受邪所出现的病证。如太阳与少阳合病，太阳与阳明合病。并病指一经病证未罢又出现另一经病证的发病特点，也可指具体疾病的病后增病，即可视为并发病证，如胃脘痛并发大量出血、腹痛厥脱、反胃等。
6. 复发　　疾病初愈或疾病的缓解阶段，在某些诱因的作用下，引起疾病再度发作或反复发作的一种发病形式。

第十四单元　病　　机

☆ 重点提示

本单元为中医学基础理论的重点内容，每年考试都会涉及，其中邪正盛衰、阴阳失调是常考点，特别是阴阳格拒的内容极易混淆。另外，对于内生五邪、精气血失常的内容也应掌握。

特别是气血失常的表现，会经常合并到诊断及内科当中复合考查。

────────── 考点集合 ──────────

一、邪正盛衰

1. 邪正盛衰与虚实变化
（1）虚实病机：<u>邪气盛则实，精气夺则虚（2001）</u>。
（2）虚实变化：<u>虚实错杂（虚中夹实、实中夹虚）、虚实转化、虚实真假（真实假虚——大实有羸状、真虚假实——至虚有盛候）（2004，2007）</u>。

2. 邪正盛衰与疾病转归
<u>（1）正胜邪退：病势趋于好转或痊愈。</u>
<u>（2）邪胜正衰：病势趋于恶化或危险。</u>
<u>（3）邪正相持：病势处于迁延状态（2005）。</u>
（4）邪去正虚：重病的恢复期，最终的转归是趋向好转、痊愈。
（5）正虚邪恋：病势缠绵难愈。

二、阴阳失调

1. 阴阳偏盛
（1）阳偏胜：阳气病理性偏盛，功能亢奋。
（2）阴偏胜：阴气病理性偏盛，功能抑制。

2. 阴阳偏衰
（1）<u>阳偏衰：即阳虚，多表现为机体阳气不足，阳不制阴，阴气相对偏亢的虚寒证</u>（2006，2010）。
（2）<u>阴偏衰：即阴虚，多由于为阳邪伤阴，或因五志过极，化火伤阴，或久病伤阴所致</u>（2006，2018）。

3. <u>阴阳互损（2010）</u>
（1）阴损及阳：阴虚为主的阴阳两虚状态。
（2）阳损及阴：阳虚为主的阴阳两虚状态。

4. 阴阳格拒
（1）<u>阴盛格阳：真寒假热（2018）</u>。
（2）<u>阳盛格阴：真热假寒（2008）</u>。

5. 阴阳亡失
（1）亡阴：体液大量耗损，阴液严重亏乏而欲竭所表现出的危重证候。
（2）亡阳：体内阳气极度衰微而表现出阳气欲脱的危重证候。

6. 阴阳转化　阴阳转化是指事物或现象的阴阳属性，在一定的条件下，当阴阳两方面的消长运动发展到一定的阶段，其消长变化达到一定的阈值，就可能导致阴阳属性的转化，即阴可以转化为阳，阳也可以转化为阴。

三、精、气、血失常

1. 精的失常
（1）精虚。
（2）精的施泄失常：失精、精瘀。
2. 气的失常　主要包括气的生化不足、耗损过多或气的某些功能减退所导致的气虚，以及气的运行失常，<u>形成气滞、气逆、气陷、气闭或气脱等病理状态（2020，2021）</u>。

3. 血的失常　主要表现在两个方面：一为血的生化不足或耗伤太过，或血的濡养功能减退，从而形成血虚的病理状态；二为血的运行失常，或为血行迟缓，或为血行逆乱，从而导致血瘀、血热，以及出血等病理变化。

4. 精、气、血关系失调

（1）精与气血关系的失调：精气两虚、精血不足、气滞精瘀和血瘀精阻。

（2）气与血关系的失调：<u>气滞血瘀、气虚血瘀、气不摄血、气随血脱、气血两虚</u><u>（2005）</u>。

四、津液代谢失常

1. 津液不足　津液受劫所致的病变证候，多因大汗、出血、吐泻、多尿及燥热灼伤津液等所致。

2. 津液输布、排泄障碍　①湿浊困阻；②痰饮凝聚；③水液潴留。

3. 津液与气血关系失调　①水停气阻；②气随津脱；③津枯血燥；④津亏血瘀；⑤血瘀水停。

五、内生"五邪"

1. 内生"五邪"的概念　内生"五邪"，指在疾病过程中，机体自身由于脏腑功能异常而导致化风、化火、化寒、化燥、化湿的病理变化。分别称为"内风""内寒""内湿""内燥"和"内火"，统称为内生"五邪"。内生"五邪"并不是致病因素，而是由于脏腑经络及精、气、血、津液的功能失调所引起的综合性病机变化。其与外感六淫有一定区别：内生"五邪"属内伤的病机；外感六淫属外感病的病因。

2. 风气内动　<u>肝阳化风、热极生风、阴虚风动、血虚生风、血燥生风</u>。

3. 寒从中生　<u>机体阳气虚衰，温煦气化功能减退，虚寒内生，或阴寒之邪弥漫的病理状</u><u>态（2003）</u>。内寒病机多见于心、脾、肾（2016）。

4. 湿浊内生　由于脾的运化功能和输布津液的功能障碍，引起水湿痰浊蓄积停滞的病理状态。

5. 津伤化燥　津液不足，人体各组织器官和孔窍失其濡润，出现干燥枯竭的病理状态。

6. 火热内生　①实火：阳气过盛化火；外感六淫郁而化火；病理代谢产物和食积、虫积等邪郁化火；情志刺激，气机郁结，气郁日久化火。②虚火：阴气亏虚，不能制阳，阳气相对亢盛而化热化火。

六、疾病传变

1. 疾病传变的形式　病位变化、外感病传变、内伤病传变。

2. 病性转化　<u>寒热转化、虚实转化（2017）</u>。

第十五单元　防治原则

☆ 重点提示

本单元的重点内容为正治与反治、调整阴阳、三因制宜，每年考试必考。未病先防与既病防变亦应掌握，出题趋势逐年上升，其余内容了解即可。

一、预防

预防，就是采取一定的措施，防止疾病的发生与发展，传统称为"治未病"。《千金要方》中提出："古人善为医者，上医医未病之病，中医医欲病之病，下医医已病之病"，将疾病分为未病、欲病、已病三类，这是中医学最早的三级预防概念。治未病，包括未病先防和既病防变两个方面。

1. 未病先防

（1）养生以增强正气：①顺应自然；②养性调神；③护肾保精；④形体锻炼；⑤调理饮食；⑥针灸、推拿、药物调养等。

（2）防止病邪侵害：①避其邪气；②药物预防以防止病邪伤害（2016）。

2. 既病防变

（1）早期诊治。

（2）防止疾病的传变：①阻截病传途径；②先安未受邪之地。

二、治则

1. 正治与反治

（1）正治：是指疾病的临床表现与其本质相一致情况下的治法，采用的方法和药物与疾病的证象是相反的，又称为"逆治"。寒者热之，热者寒之，虚者补之，实者泻之（2003，2007）。

（2）反治：是指疾病的临床表现与其本质不相一致情况下的治法，采用的方法和药物与疾病的证象是相顺从的，又称为"从治"。热因热用，寒因寒用，塞因塞用，通因通用，此皆属于反治之法（2006，2017）。

2. 治标与治本　"标"与"本"是中医治疗疾病时用以分析各种病证的矛盾，分清主次，解决主要矛盾的治疗理论。

（1）急则治其标（2020）：指标病危急，若不及时治疗，会危及患者生命，或影响本病的治疗。

（2）缓则治其本：指标病不甚急的情况下，采取治本的原则，即针对主要病因、病证进行治疗，以解除疾病的根本。

（3）标本兼治（2020）：病变过程中标本错杂并重时，当标本兼治。

3. 扶正与祛邪（2021）

（1）扶正：就是使用扶正的药物或其他方法，以增强体质，提高抗病能力，以达到战胜疾病、恢复健康的目的。

（2）祛邪：就是祛除体内的邪气，达到邪去正复的目的。适用于邪气为主的疾病，是《黄帝内经》"实则泻之"的运用。

4. 调整阴阳　即是根据机体阴阳失调的具体状况，损其偏盛，补其偏衰，促使其恢复相对的协调平衡。

（1）损其有余，即"实则泻之"："阳胜则热"的实热则"热者寒之"；"阴胜则寒"的实寒则"寒者热之"。

（2）补其不足，即"虚则补之"："阴虚则热"的虚热，当"壮水之主，以制阳光"，也可"阳中求阴"。"阳虚则寒"的虚寒则"益火之源，以消阴翳"，也可"阴中求阳（2021）"。

（3）阴阳两补：阳损及阴者，以阳虚为主，则在补阳的基础上辅以补阴；阴损及阳者，以阴虚为主，则应在补阴的基础上辅以补阳。

5. 调理精、气、血、津液

（1）调精：填精、固精、输利精气。

（2）调气：补气、调理气机。

（3）调血：补血、调理血供。

（4）调津液：滋养津液、祛除水湿痰饮。

6. 三因制宜

（1）因时制宜：根据时令气候特点，考虑用药的治则。如"<u>用寒远寒，用凉远凉，用温远温，用热远热，食宜同法</u>。"

（2）因地制宜：根据不同地域环境特点，考虑用药的治则。

（3）因人制宜：根据病人的年龄、性别、体质等不同特点，考虑用药的治则。

第十六单元　养生与寿夭

重点提示

此单元内容主要掌握养生的原则，其余了解即可。

━━━━━━━━━━━━━━━考点集合━━━━━━━━━━━━━━━

养生

1. 养生的原则　①顺应自然；②形神兼养；③调养脾肾；④因人而异（2017）。

2. 养生的方法　①适应自然，避其邪气；②调摄精神，内养真气；③饮食有节，谨和五味；④劳逸结合，不可过劳。⑤和于术数，适当调补。

第二篇　中医诊断学

第一单元　绪　　论

重点提示

本单元内容简单，一般了解即可。

======================考 点 集 合======================

一、中医诊断的基本原理

1. 司外揣内　通过观察外表的病理表现（症状、体征等），可以推测内脏的变化，认识了内在的病理本质。

2. 见微知著　指机体的某些局部，常包含着整体的生理、病理信息，通过观察微小的变化，可以测知整体的情况。

3. 以常衡变　又称以常达变。是指在认识正常的基础上，发现太过或不及的异常变化，从而认识事物的性质及变动的程度。

二、中医诊断的基本原则

1. 整体审查　①人是一个有机整体，内在脏腑与体表形体官窍之间是密切相关的，它们在病理情况下亦相互影响；②人与环境亦是一个有机整体，整个人体受到自然环境和社会环境的影响。

2. 四诊合参　即四诊并重，诸法并用，综合收集病情资料。

3. 病证结合　即辨病与辨证相结合。辨病——重视疾病的基本矛盾。辨证——抓住当前的主要矛盾。

第二单元　望　　诊

☆ 重点提示

本单元中望神、望面色是考试重点，如得神、失神、假神的常见临床表现及意义，常色和病色的区别，五色主病的临床表现等应着重复习。另外，望涕、痰、呕吐物的临床意义，望小儿食指络脉的方法和其病理变化的临床意义也是考点之一。对于形态、头面五官、躯体四肢、皮肤等内容的望诊，熟悉即可。

一、望神

1. 神的常见临床表现及意义

	常见表现（2009）	临床意义
得神	神志清楚，语言清晰，面色荣润（心的精气充足）；两目精采，反应灵敏，动作自如（肝肾精气充足）；呼吸平稳，肌肉不削（脾肺精气充足）	正气充足，精气充盛（健康）；正气未伤，精气未衰（病轻）
失神	精亏神衰而失神：精神萎靡，甚或神识不清，面色无华，语言错乱（心之精气亏虚）（2016）；两目晦暗，反应迟钝，动作艰难（肝肾之精气亏虚）。邪盛神乱而失神：神昏谵语，循衣摸床，撮空理线，猝然昏倒，两手握固，牙关紧急	正气大伤，精气亏虚，机体功能严重衰减，常见于久病、重病。邪气亢盛，热扰神明，浊邪蒙蔽，气机闭塞，肝风夹痰蒙蔽清窍，闭阻经络，多见于急重病人
少神	精神不振，两目乏神，面色少华，肌肉松软，倦怠乏力，少气懒言，动作迟缓等	正气不足，精气轻度损伤，脏腑功能减弱，常见于素体虚弱，或病情较轻、病后恢复期。介于得神与失神之间
假神	精神转佳，目光转亮；言语不休，想见亲人；欲进饮食，两颧泛红如妆（2016）	精气衰竭已极，阴不敛阳，虚阳外越（2005）。古人称之为"回光返照"或"残灯复明"

2. 神乱的常见临床表现及意义　常见于脏躁、癫、狂、痴、痫等。
（1）焦虑恐惧（脏躁）：时时恐惧，焦虑不安，心悸气促，不敢独处——心胆气虚，心神失养。
（2）狂躁不安（狂）：狂躁妄动，胡言乱语，少寐多梦，甚或打人毁物，不避亲疏——气郁化火，痰火扰心神（2020）。
（3）淡漠痴呆（癫、痴呆）：精神抑郁，表情淡漠，神识痴呆，喃喃自语，哭笑无常，悲观失望——痰气郁结，蒙蔽心神，或先天禀赋不足。
（4）猝然昏倒：突然昏倒，不省人事，口吐白沫，目睛上视，四肢抽搐，醒后如常——脏气失调，肝风夹痰上逆，蒙蔽清窍。

二、望面色

（一）常色与病色的分类、临床表现

1. 常色
（1）含义：健康人面部皮肤的色泽。
（2）特点：红黄隐隐，明润含蓄。
（3）分类：①主色（正色）：人之种族皮肤的正常色泽，属个体素质，一生基本不变。
②客色：因外界因素（如季节、昼夜、阴晴、气候等）的不同，或生活条件的差别，而微有相应变化的正常肤色（特别是面色），称为客色。

2. 病色
（1）含义：人体在疾病状态时面部显示的色泽。
（2）特点：晦暗、暴露。
（3）分类：①善色：病人面色虽有异常，但尚有光泽，为"气至"，说明胃气尚存，是新病、轻病、阳证，预后较好。②恶色：指病人面色异常，且枯槁晦暗，说明胃气不能上荣于面，为"气不至"，是久病、重病、阴证，预后较差。

（二）五色主病的临床表现

	所主病证	具体表现
赤色	热证（或戴阳证）	满面通红——外感发热；实热证，里热亢盛 午后两颧潮红娇嫩——虚热证，阴虚阳亢 久病重病面色苍白，但时时泛红如妆，游移不定——戴阳证
白色	气血不足、寒证、失血	淡白无华，唇舌色淡——气血不足 㿠白——阳虚证 突然发生面色苍白——亡阳证，气血暴脱；实寒证，寒凝血滞；大失血
黄色	脾虚、湿证	萎黄（淡黄、枯槁无光）——脾胃气虚 黄胖（面黄虚浮）——脾虚湿蕴（2017） 黄疸（面目一身俱黄） 鲜明如橘子色——阳黄（湿热熏蒸） 晦暗如烟熏——阴黄（寒湿郁阻）（2017） 苍黄（面色青黄）——肝郁脾虚
青色	寒证、肝病、血瘀、疼痛、惊风（2003，2018）	面色淡青——虚寒证 面色青黑——实寒证；剧痛；肝病迁延日久 面色青灰，口唇青紫——心阳虚衰，心血瘀阻，或肺气壅塞 面色青灰，口唇青紫，肢冷脉微——心阳暴脱证
黑色	肾虚、寒证、水饮、瘀血、剧痛	面黑暗淡或黧黑——肾阳虚（2004） 面黑干焦——肾阴精亏 面色黧黑，肌肤甲错——血瘀日久 眼眶周围发黑——肾虚水饮或寒湿带下

（三）面部色诊的意义

判断气血的盛衰；识别病邪的性质；确定疾病的部位（面部分候脏腑：以额部候心，鼻部候脾，左颊候肝，右颊候肺，颏部候肾）（2020）；预测疾病的轻重与转归。

三、望形态

（一）形体强弱胖瘦的临床表现及意义

1. 形体强弱

（1）强壮：胸廓宽厚，骨骼粗大，皮肤润泽，肌肉丰满。

表明内脏坚实，气血旺盛，抗病能力强。

（2）羸弱：胸廓狭窄，骨骼细小，皮肤枯槁，肌肉消瘦。

表明内脏脆弱，气血不足，抗病能力弱。

2. 形体胖瘦

（1）体胖：体重超过正常标准的20%者。

体胖能食，肌肉坚实，神旺有力——形气有余。

体胖食少，肉松皮缓，神疲乏力——形盛气虚，是阳气不足，痰湿内盛的表现。

（2）消瘦：体重明显下降，较标准体重减少10%以上者。

体瘦食多——中焦有火。

体瘦食少，舌淡便溏——中气虚弱。

久病卧床不起，骨瘦如柴——脏腑精气衰竭，气液干枯。

（二）姿态异常（动静姿态、异常动作）的临床表现及意义

1. 动静姿态

动、强、仰、伸——阳证、热证、实证。

静、弱、俯、屈——阴证、寒证、虚证。

（1）坐姿

坐而喜伏——肺虚少气；坐而喜仰——肺实气逆。

但坐不得卧，卧则气逆——咳喘肺胀，或水饮停于胸腹；但卧不得坐，坐则晕眩——夺气失血；坐卧不安——烦躁。

（2）卧姿

侧卧时常向外，身轻能自转侧——阳证、热证、实证；卧时喜向内，身重不能转侧——阴证、寒证、虚证。

仰卧伸足，掀去衣被——实热证；蜷卧缩足，喜加衣被——虚寒证。

2. 异常动作

唇、睑、指、趾颤动——动风先兆或筋脉失养。

颈项强直，两目上视，四肢抽搐，角弓反张——小儿惊风，破伤风，痫病，子痫。

猝然跌倒，不省人事，口眼㖞斜，半身不遂——中风。

猝倒神昏，口吐涎沫，四肢抽搐，醒后如常——痫病。

肢体软弱，行动不灵——痿证（肝肾不足或脾胃气虚或湿热浸淫）。

关节拘挛，屈伸不利——痹证，为风寒湿痹阻筋脉。

四、望头面五官

（一）望头发的主要内容及临床意义

1. 发黄

稀疏易落，或干枯不荣——精血不足（慢性虚损病人或大病之后）。

小儿发黄稀疏，生长迟缓——先天不足，肾精亏损。

小儿发结如穗，枯黄无泽——疳积。

2. 发白

伴耳鸣、腰酸——肾虚。

伴失眠、健忘——劳神伤血。

3. 脱发

片状脱发（斑秃）——血虚受风。

青壮年脱发伴腰酸、健忘、眩晕——肾虚。

有头皮发痒、多屑、多脂——血热化燥。

（二）面肿、腮肿及口眼歪斜的临床表现及意义

1. 面肿

（1）面部浮肿，按之凹陷者，为水肿病，属全身水肿的一部分。

发病迅速——阳水（外感风邪，肺失宣降）。

兼见面色㿠白，发病缓慢——阴水（脾肾阳虚，水湿泛滥）。

兼见面唇青紫，心悸气喘，不能平卧——心肾阳虚，血行瘀滞，水气凌心所致。

（2）面部红肿，多见于热毒证。

头面皮肤掀红灼热，肿胀疼痛，色如涂丹，压之退色——抱头火丹（风热火毒上攻）。

头面掀赤肿痛，头肿大如斗，面目肿盛，目不能开——大头瘟（天行时疫，火毒上攻）。

2. 腮肿

（1）痄腮：一侧或两侧腮部以耳垂为中心肿起，边缘不清，皮色不红，局部灼热疼痛或触痛。因外感温毒所致。多见于儿童，属传染病。

（2）发颐：颧骨之下，腮颌之上，耳前一寸三分，发红肿起，伴有寒热、疼痛。因少阳、阳明经热毒上攻所致。

3. 口眼歪斜　单见口眼歪斜，肌肤不仁，面部肌肉患侧偏缓、健侧紧急，患侧目不能合，口不能闭，不能皱眉鼓腮，饮食言语皆不利——风邪中络所致。兼半身不遂——中风。

（三）目的脏腑分属，望目色、目形、目态的主要内容及临床意义

1. 目的脏腑分属　眼胞为肉轮，属于脾脏；两眦为血轮，属于心脏；白睛为气轮，属于肺脏；黑睛为风轮，属于肝脏；瞳仁为水轮，属于肾脏。

2. 望目色

（1）目赤肿痛：多属实热证。

白睛色红——肺火；外感风热。两眦赤痛——心火上炎。

睑缘赤烂——脾有湿热。全目赤肿——肝经风热上攻。

（2）白睛发黄：多为黄疸病。多因湿热或寒湿内蕴，肝胆疏泄失常，胆汁外溢所致。

（3）目眦淡白：属血虚、失血，血液亏虚不能上荣于目所致。

（4）目胞色黑晦暗：多属肾虚，肾精亏耗，或肾阳虚衰所致。

（5）黑睛灰白混浊：为目翳。多因邪毒侵袭，或肝胆实火上攻，或湿热熏蒸，或阴虚火旺等，使黑睛受伤而致。

3. 望目形

（1）目窠肿：目窠微肿，面有水气之色泽——水肿病；上下眼睑肿，肿势急而色红——脾热；上下眼睑肿，肿势缓而宽软无力——脾虚；下眼睑肿——肾气衰。

（2）眼窠凹陷——吐泻伤津，或气血虚衰。

（3）眼球突出，伴喘者为肺胀；伴颈前肿块，急躁易怒，为瘿病。

（4）胞睑红肿：胞睑边缘肿起结节如麦粒，红肿较轻者——针眼；胞睑漫肿，红肿较重——眼丹。皆因风热邪毒或脾胃蕴热上攻于目所致（2017）。

4. 望目态

（1）瞳孔缩小：可见于川乌、草乌、毒蕈、有机磷类农药及吗啡、氯丙嗪等药物中毒；也可见于出血性中风病，病情危重。

（2）瞳孔散大：可见于颅脑损伤、出血中风病等，提示病情危重；若两侧瞳孔完全散大，对光反射消失则是临床死亡的指征之一。

（3）目睛凝视：指两眼固定，不能转动。

固定上视（戴眼反折）、固定前视（瞪目直视）、固定侧视（横目斜视）——肝风内动或精气衰竭（2005）。

（4）闭目障碍：双目闭合障碍，多为瘿病；单侧闭合障碍，多为风中面络；若小儿睡眠露睛，多由脾气虚弱，气血不足，胞睑失养所致。

（5）眼睑下垂：又称睑废。

双睑下垂者——先天不足，脾肾亏虚（2001，2007）。

单睑下垂者——脾气不足和外伤；中风危候、颅脑病变。

（四）望口、唇、齿、龈的主要内容及临床意义

1. 望口

口角流涎，见于<u>脾虚或中风</u>。

口疮、口糜，多因湿热内蕴，上蒸口腔。

鹅口疮，因感受<u>邪毒，心脾积热</u>，上熏口舌。

麻疹黏膜斑，麻疹将出之兆。

2. 察唇

（1）色泽：红润为正常，枯槁晦暗为病重。

<u>深红——热盛（2018）</u>。红肿而干——热极。青紫——血瘀。<u>青黑——冷极、痛极（2018）</u>。樱桃红——煤气中毒。<u>淡白——血虚或失血（2002，2007）</u>。淡红——血虚或气血两虚。

（2）形态

唇干而裂——津液已伤。嘴唇糜烂——脾胃积热上蒸。

唇内溃烂，色淡红——虚火上炎。唇边生疮，红肿疼痛——心脾积热。

唇角生疗，麻木痒痛——锁口疗。人中部生疗——人中疗。

人中满唇反——脾阳已绝。

3. 察牙齿

（1）牙齿色泽

牙齿干燥——胃阴已伤。

光燥如石——阳明热盛。<u>燥如枯骨——肾阴枯竭（2003）</u>。

齿焦有垢——胃肾热盛，但气液未竭。齿焦无垢——胃肾热盛，气液已竭。

（2）牙齿动态

牙关紧急——风痰阻络或热极动风。

咬牙啮齿——热盛动风。睡中啮齿——胃热、虫积或常人。

4. 望牙龈

淡白——血虚或失血。红肿疼痛——胃火亢盛。

齿衄：齿缝出血，痛而红肿，多为胃热伤络；若不痛不红微肿者，多为气虚，或肾火伤络。牙宣：龈肉萎缩，牙根暴露，牙齿松动，多属肾虚或胃阴不足。

牙疳：牙龈溃烂，流腐臭血水，多因外感疫疠之邪，积毒上攻所致。

（五）望咽喉的主要内容及临床意义

1. 咽喉色泽

红肿灼痛——实热。娇嫩，肿痛不甚——阴虚。

淡红漫肿——为痰湿凝聚。淡红不肿，微痛痒——气阴两虚，虚火上炎。

2. 咽喉形态

（1）喉核红肿：一侧或两侧喉核红肿疼痛，甚者溃烂或有黄白色脓点——乳蛾（肺胃热盛，火毒熏蒸）。

（2）溃烂：咽喉腐烂，周围红肿——实证；溃烂成片或凹陷——火毒壅盛；腐烂分散浅表——肺胃之热尚轻。溃腐日久，周围淡红或苍白——虚证。

（3）成脓：咽喉红肿高突，有波动感，压之柔软凹陷者，多已成脓；压之坚硬则尚未成脓。

（4）伪膜：咽部溃烂处表面覆盖一层白腐，形如白膜者。若伪膜松厚，容易拭去，去后不复生——胃热上壅于咽，病情较轻；若咽部有灰白色伪膜，坚韧不易剥离，重剥则出血，或剥

去随即复生——重证,多为白喉(肺胃热毒伤阴)。

乳蛾与白喉的区别:乳蛾——脓点擦之即去;白喉——脓点擦之不去,重擦出血,随即复生。

五、望躯体四肢

(一)望颈项的主要内容及临床意义

1. 瘿瘤 颈部结喉处有肿块突起,或大或小,或单侧或双侧,可随吞咽运动上下移动(2010)。肝郁气结痰凝或水土失调所致。

2. 瘰疬 发于颈侧颌下,肿块如豆,累累如串珠(2010),故名瘰疬。多因肺肾阴虚,虚火灼津,结成痰核,或因感受风火时毒,夹痰结于颈部所致。

3. 项强 指项部拘急或强硬。

项强兼表证——风寒侵袭太阳经脉,经气不利所致。

项强兼壮热、神昏、抽搐者——火热内盛,燔灼肝经。

睡眠之后,突感项部拘急疼痛,头部转动时尤甚——落枕,睡姿不当、经络气血不利。

4. 项软 见于小儿为先天不足,肾精亏损或脾胃虚弱;若见于久病重病,则为脏腑精气衰竭。

5. 颈脉搏动 肝阳上亢或血虚重证。

6. 颈脉怒张 见于水肿或鼓胀。

(二)望四肢的主要内容及临床意义

1. 外形

(1)四肢萎缩:指四肢或某一肢体肌肉消瘦、萎缩,松软无力。脾胃气虚或经络闭阻,肢体失养所致。

(2)肢体肿胀:兼红肿,为瘀血,热壅血瘀;足跗肿胀,兼全身浮肿,为水肿;下肢肿胀,兼皮肤粗厚如橡皮者,见于丝虫病。

(3)膝部肿大:膝部红肿热痛,见于热痹(2016)。若膝部肿大而股胫消瘦,形如鹤膝,称为"鹤膝风",多因寒湿久留、气血亏虚。

(4)小腿青筋暴露:寒湿内侵,络脉血瘀。

(5)下肢畸形:膝内翻、膝外翻、足内翻、足外翻,皆属先天不足或后天失养。

(6)手指变形:一个或数个手指关节呈梭状畸形,活动受限——梭状指(风湿久蕴,筋脉拘挛,或兼痰瘀阻络)。手指或足趾末端增生肥厚,膨大如杵——杵状指/趾(久病咳喘,心肺虚损,痰瘀互结)。

2. 动态

(1)肢体痿废,痿证。

(2)四肢抽搐,见于肝风内动。

(3)手足拘急,寒邪凝滞,气血亏虚,筋脉失养所致。

(4)手足蠕动,脾胃气虚或阴血亏虚,四肢筋肉失养所致。

(5)手足颤动,血虚筋脉失养或饮酒过多所致;也可为肝风内动之征。

(6)循衣摸床,撮空理线,为失神表现。

六、望皮肤

(一)望皮肤色泽的内容及其临床意义

1. 皮肤发赤 皮肤突然色红成片,如染脂涂丹,灼热肿胀,边界清楚——丹毒(血分火毒）。发于头面——抱头火丹（风热化火）。

发于小腿足部——流火（湿热化火；外伤染毒）（2016）。发于全身，游走不定——赤游丹（心火偏旺，风热乘袭）。

2. 皮肤发黄　皮肤、面、目、爪甲皆黄——黄疸。

黄色鲜明如橘，有汗，尿色深黄如黄柏汁，舌苔黄腻——阳黄（脾胃或肝胆湿热）。

黄色晦暗如烟熏，畏寒，口淡，苔白腻——阴黄（寒湿困脾）。

3. 皮肤白斑　局部皮肤出现点、片状白色改变，大小不等，边界清楚——白癜风或白驳风（风湿侵袭，气血不荣）。

4. 皮肤发黑　皮肤色黑，干枯不荣，多属劳伤肾精，肌肤失养所致；若周身皮肤色黑而晦暗，由肾阳虚衰、失于温运所致。

（二）望斑疹的内容及临床意义

1. 斑　指皮肤出现深红色或青紫色、片状斑块，平摊于皮肤，摸之不应手，压之不退色。

（1）阳斑：皮肤出现色深红或紫红片状斑块，兼身热、面赤、脉数——外感温热邪毒，内迫营血。

（2）阴斑：皮肤出现色淡青或淡紫片状斑块，隐隐稀少，兼神疲、肢凉、脉虚等——脾气虚衰，血失统摄；阳衰寒凝血瘀（2002）。

2. 疹　皮肤出现红色或紫红色粟粒状疹点，高出皮肤，抚之碍手，压之退色的症状。麻疹——外感实邪疫毒。风疹——外感风热实邪。瘾疹——风寒或风热侵袭营卫或过敏（2003，2008）。

七、望排出物

1. 望痰、涕的内容及临床意义

（1）望痰

痰白清稀量多——寒痰（脾虚或寒邪客肺，津凝不化，聚而为痰）（2001）。

痰黄稠有块——热痰（热邪煎熬津液）。

痰少而黏，难于咳出——燥痰（燥邪伤肺或肺阴亏损）。

痰白黏稠量多，滑易咳出——湿痰（脾虚湿蕴，聚而为痰）（2005）。

痰中带血，色鲜红——热伤肺络（肺阴亏虚；肝火犯肺；痰热壅肺）。

咳吐脓血腥臭痰——肺痈（热毒壅肺，腐败酿脓）。

（2）望涕

清涕——外感风寒或阳气虚弱。

浊涕——外感风热或肺胃蕴热。

腥臭脓涕，日久不愈者——鼻渊（温热蕴阻）（2006）。

鼻腔出血——鼻衄（肺胃蕴热，或阴虚肺燥，伤及鼻络）。

2. 望呕吐物的内容及临床意义

清稀无臭——寒呕（胃阳不足，腐熟无力；寒邪犯胃，损伤胃阳，水饮内停）。

秽浊酸臭——热呕（邪热犯胃；肝经郁热）。

呕吐清水痰涎，伴振水声——饮停胃脘、胃失和降。

酸腐，夹杂不消化食物——伤食。

呕吐黄绿色苦水——肝胆湿热或郁热。

暗红有血块；或吐血鲜红，夹有食物残渣——胃有积热；肝火犯胃；胃腑瘀血。

清水痰涎，伴胃脘振水声——痰饮。

八、望小儿食指络脉

1. 望小儿食指络脉的方法及正常表现

（1）方法：向光，医生用左手拇指和食指固定小儿食指，以右手拇指从小儿食指指尖向指根部以轻柔适中的力度推擦几次，观察络脉的形色变化。

（2）正常表现：正常食指络脉在食指掌侧（桡侧）前缘，浅红隐隐或略带紫色，隐现于风关之内，形态为斜形、单支，粗细适中。

2. 小儿食指络脉病理变化的临床表现及意义

（1）三关测轻重

小儿食指按指节分为三关。

食指络脉达于风关——邪气入络，邪浅病轻。

食指络脉达于气关——邪气入经，邪深病重。

食指络脉显于命关——邪入脏腑，病情严重（2006）。

食指络脉直达指端（透关射甲）——病情凶险，预后不良（2006）。

（2）浮沉分表里

食指络脉浮而显露——病邪在表；指纹沉隐不显——病邪在里。

（3）红紫辨寒热

食指络脉鲜红——外感表证、寒证。食指络脉紫红——里热证。

食指络脉青色——疼痛、惊风。食指络脉紫黑——血络郁闭，危重。

食指络脉色淡——脾虚、气血不足等虚证。

食指络脉深浓而暗滞——实邪亢盛；食指络脉浅淡而枯槁不泽——正气虚衰（2016）。

（4）淡滞定虚实

食指络脉浅淡而纤细——虚证。

食指络脉浓滞而增粗——实证。

第三单元　望　　舌

☆ 重点提示

本单元是历年考试的重中之重。舌诊的内容在临床各科都会用到，所以考生在复习时应对各种常见舌质、舌苔全面掌握。对于淡白舌、绛舌、齿痕舌、苔黄腻等临床意义应重点复习。个别病证出现的特殊舌苔也应熟悉了解。舌态变化考查较少，对颤动舌熟悉即可。

=======考点集合=======

一、舌诊原理

舌与脏腑、经络、气血的关系

心——心开窍于舌，可反映心脏和心神的情况。

脾——足太阴脾经连舌本、散舌下，脾开窍于口。

肝——藏血，主津，足厥阴肝经络舌本。

肾——足少阴肾经夹舌本。

二、正常舌象的特点及临床意义

正常舌象：简称"淡红舌、薄白苔"。即舌体柔软灵活，色淡红而润；舌苔薄白均匀，苔

· 30 ·

质干湿适中。说明胃气旺盛，气血津液充盈，脏腑功能正常。

三、望舌质

1. 舌神变化（荣、枯）的特征与临床意义　舌神之荣、枯是衡量机体正气盛衰的标志之一，也是估计疾病的轻重和预后的依据。

（1）荣舌：舌色红活、鲜明、润泽，舌体运动灵敏自如——有神（津液充足，气血充盈，精神健旺；虽病亦属善候）。

（2）枯舌：舌色干枯而晦暗无光、死板而毫无生气，运动失灵——无神（津液匮乏，气血大亏，精神衰败；病凶）（2016）。

2. 舌色变化（淡白、淡红、红、绛、青、紫）的特征与临床意义

（1）淡白舌

舌象特征：舌色较正常人的淡红色浅淡，白色偏多红色偏少。全无血色者，称为枯白舌。

临床意义：气血两亏或阳虚。枯白舌主伤精、脱血夺气。

淡白湿润，而舌体胖嫩——阳虚水泛。淡白光莹瘦薄——气血两虚（2003，2004）。

（2）淡红舌

舌象特征：舌色淡红润泽的表现。

临床意义：为气血调和的征象，多见于健康人，或病之轻者；为心血充足，胃气旺盛的生理状态；若外感病初起，病情轻浅，尚未伤及气血及内脏，舌色仍可保持淡红。

（3）红舌

舌象特征：舌色较正常人的舌色红，甚至呈鲜红色。

临床意义：实热、阴虚内热。

若舌鲜红而起芒刺，或裂纹，兼黄厚苔——实热证。

若鲜红而少苔，或有裂纹或光红无苔——虚热证（2001，2007）。

（4）绛舌

舌象特征：较红舌更深的红色，或略带暗红色。

临床意义：主里热亢盛、阴虚火旺、瘀血。

舌绛有苔，有红点、芒刺——里热炽盛。舌绛少苔或无苔，或有裂纹——阴虚火旺（2002）。

（5）青紫舌

舌象特征：全舌呈均匀青色或紫色，或局部现青紫斑点。

舌淡紫或青紫而湿润——阳气虚衰，阴寒内盛，寒凝血瘀。

舌色淡红中泛现青紫——肺气壅滞，或肝郁血瘀，也可见于先天性心脏病，或某些药物、食物中毒。

舌紫红或绛紫而干枯少津——热盛伤津，气血壅滞。

全舌青紫——全身性瘀血。

舌有紫色斑点——瘀血阻滞于局部，或局部脉络损伤。

舌紫而肿胀——酒毒内蕴。

全舌青——寒邪直中肝肾，阳郁不宣。

舌边青，或口燥而漱水不欲咽——瘀血内阻。

3. 舌形变化（老嫩、胖瘦、点刺、裂纹、齿痕）的特征与临床意义

（1）老、嫩舌

临床意义：老舌属实证，嫩舌属虚证。是辨别虚实的主要指标之一。

（2）胖、瘦舌

舌象特征：舌体比正常舌大而厚，伸舌满口，为胖大舌。舌体肿大满嘴，甚至不能闭口，为肿胀舌。舌体比正常舌瘦小而薄，为瘦薄舌。

临床意义：胖大舌多主水湿痰饮内停。肿胀舌主心脾热盛、外感湿热。瘦薄舌多主气血两虚，阴虚火旺。

舌淡胖大——脾肾阳虚，水湿、痰饮内停；舌红胖大，舌苔黄腻——脾胃湿热；痰热内蕴。

舌红绛肿胀——心脾热盛；外感湿热，热毒上壅（2017）；青紫肿胀——先天性舌血管瘤。

舌体瘦薄而色淡——气血两虚（2017）；舌体瘦薄而色红绛干燥——阴虚火旺，津液耗伤。

（3）点、刺舌

舌象特征：点，指突出于舌面的红色或紫红色星点。大者为星，称红星舌；小者为点，称红点舌。刺，是指舌乳头突起如刺，摸之棘手的红色或黄黑色点刺，称为芒刺舌。点刺多见于舌尖部。

临床意义：脏腑热极，血分热盛之故。据芒刺出现的部位，还可分辨热在何脏。

（4）裂纹舌

舌象特征：舌面上有多少不等、深浅不一、各种形态的裂沟，称裂纹舌。

临床意义：阴血亏损，不能荣润舌面。

红绛而有裂纹——热盛伤津，或阴虚液涸。淡白而有裂纹——血虚不润（2017，2019）。

淡白胖嫩，边有齿痕而又有裂纹——脾虚湿侵（2019）。

（5）齿痕舌

舌象特征：舌体边缘见牙齿的痕迹，称为齿痕舌或称齿印舌。常与胖大舌同见。

临床意义：主脾虚，水湿内盛（2018）。

淡白胖大润而有齿痕——寒湿壅盛或阳虚水湿内停。淡红而有齿痕——脾虚或气虚（2018）。

舌红而肿胀满口，边有齿痕——湿热痰浊壅滞。

4. 舌态变化（痿软、强硬、歪斜、颤动、吐弄、短缩）的特征与临床意义

（1）痿软舌

舌象特征：舌体软弱无力，不能随意伸缩回旋。

临床意义：气血俱虚，热灼津伤，或阴液亏虚。

久病舌淡白而痿——气血俱虚。新病舌干红而痿——热灼津伤。久病舌绛少苔或无苔而痿软——外感病后期，热极伤阴，或内伤杂病，阴虚火旺。

（2）强硬舌

舌象特征：舌体运动不灵活，板硬强直。

临床意义：热入心包，高热伤津，风痰阻络。

外感热入心包，扰乱心神，致舌无主宰；高热伤津，筋脉失养；风痰阻舌之络脉。临床上舌强硬伴舌胖大苔腻为风痰阻络。

（3）歪斜舌

舌象特征：舌体偏于一侧，称"歪斜舌"。

临床意义：主中风或中风先兆。

（4）颤动舌

舌象特征：舌体震颤抖动，不能自主，称为"颤动舌"。

临床意义：肝风内动。

舌淡白而颤动——气血两虚或阳虚（2001）。

舌绛紫而颤动，伴高热惊厥，多属热极生风（2002）。

（5）吐弄舌

舌象特征：舌伸出口外不即回缩者为"吐舌"；舌反复吐而即回，或舌舐口唇四周，掉动不停，称"弄舌"（2007）。

临床意义：两者皆因心、脾二经有热所致（2020）。

吐舌：疫毒攻心或正气已绝，往往全舌色紫。

弄舌：动风先兆，或小儿智能发育不全。

（6）短缩舌

舌象特征：舌体卷短、紧缩、不能伸长，称为"短缩舌"。

临床意义：无论因虚因实，皆属危重证候。

舌短缩，色淡白或青紫而湿润——寒凝筋脉。舌短缩，体胖而苔黏腻——痰浊内阻。

舌短缩，色红绛而干——热盛伤津动风。舌短缩，色淡白胖嫩——气血俱虚。

四、望舌苔

1. 苔质变化（厚薄、润燥、腐腻、剥落、真假）的特征与临床意义

（1）薄、厚苔

舌象特征：苔质的厚薄，以"见底"和"不见底"为标准，即透过舌苔能隐隐见到舌质的为"薄苔"，不能见到舌质者则为"厚苔"。

临床意义：主要反映邪正的盛衰和邪气的深浅。

薄苔主外感表证，或内伤轻病或正常人。厚苔主邪盛入里、痰湿、食积等证（2003）。

（2）润、燥苔

舌象特征：舌面润泽有津，干湿适中为润苔。若水分过多，伸舌欲滴，扪之湿滑，此为"滑苔"。舌苔干燥，扪之无津，甚则干裂，此为"燥苔"。苔质粗糙如砂石，扪之碍手，称为"糙苔"。

临床意义：主要反映体内津液的盈亏和输布情况。

润苔——正常舌苔或津液未伤。滑苔——痰饮、水湿、寒证。

燥苔——热盛伤津、阴液亏耗、燥气伤肺、阳虚气不化津。糙苔——热盛伤津之重症。

（3）腻、腐苔

舌象特征：舌质颗粒细小、质地致密、紧贴舌面，揩之不去，刮之不易脱落，此为"腻苔"。苔质颗粒疏松，粗大而厚，形如豆腐渣堆积舌面，揩之可去，此为"腐苔"。

苔薄腻——食积或脾虚湿困。苔白滑腻——痰浊、寒湿内阻，寒饮、寒食积滞。

苔黏腻、白厚——脾胃湿热。苔黄厚腻，口中发甜——痰热、湿热、暑湿、食热积滞（2002）。

苔厚腻如积粉——时邪夹湿。

霉腐苔——气阴两虚，湿热秽浊之邪泛滥。

脓腐苔——内痈或邪毒内结，是邪盛病重的表现。

（4）剥落苔

舌苔全部退去，以致舌面光洁如镜，称为"光剥舌"，又叫镜面舌。

若舌苔多处剥脱，舌面仅斑驳残存少量舌苔者，称为"花剥苔"。

若不规则地大片脱落，边缘突起界限清楚，形似地图，部位时有转移者又称"地图舌"。

若剥脱处并不光滑，似有新生苔质颗粒叫"类剥苔"。

临床意义：可测胃气、胃阴之存亡。

舌红，剥苔——阴虚。舌淡，剥苔或类剥苔——气血两虚或血虚。

镜面舌红——胃阴枯涸（2010，2020）。舌色白如镜，无血色——营血大虚，阳气虚衰。

剥脱部位与脏腑相应。

（5）真、假苔

病之初、中期，舌见真苔且厚——胃气壅实，病较深重。

久病见真苔——胃气尚存。久病，假苔——胃气匮乏，病情重。

2. 苔色变化（白、黄、灰黑）的特征与临床意义

（1）白苔

苔薄白而润——正常人，表证初起，里证病轻，阳虚内寒。

苔薄白而滑——外感寒湿或脾肾阳虚，水湿内停。

苔薄白而干——外感风热（表热证）或风寒表证化热。

苔白厚腻——湿浊内停，痰饮，食积。

苔白厚而干——痰浊湿热中阻。

苔白厚腻而干——痰、湿、食积化热，或为湿浊中阻，津不上承。

积粉苔（苔白如积粉，扪之不燥）——内痈、瘟疫（2020）。

苔白而燥裂，粗糙如砂石——燥热伤津，阴液亏损。

（2）黄苔

苔薄，白中兼黄（黄白相间）——表邪入里化热。苔薄淡黄——里热轻浅。

苔黄厚干燥，甚至干裂——邪热伤津，燥结腑实。苔黄腻——湿热蕴结、痰饮化热，或食积热腐（2017）。

苔淡黄而滑润多津（黄滑苔）——阳虚寒湿之体，痰饮聚久化热；气血亏虚，复感湿热之邪。

（3）灰黑苔

苔灰黑而润滑——阳虚寒盛或痰饮内停。苔黑而燥裂，甚则生芒刺——热极津枯。

五、舌下络脉

舌下络脉变化的特征与临床意义

（1）正常特征：舌下络脉是指位于舌下舌系带两侧的大络脉，长度不超过舌下肉阜至舌尖的五分之三，淡紫色（2016），少有怒张、迂曲。

（2）异常及临床意义

舌下络脉细而短，色淡红，周围小络脉不明显，舌色和舌下黏膜色偏淡——气血不足。

舌下络脉粗胀，或呈青紫、绛、绛紫、紫黑色，或呈暗红色或紫色网络，或曲张如大小不等紫色珠子——血瘀。

第四单元　闻　　诊

重点提示

本单元内容较少，大多为基础概念。对于独语和郑声的概念、白喉与百日咳的咳声特点应重点掌握。另外几种常见的气味异常，像是臭秽、蒜味、烂苹果味等的临床意义也要牢记。

━━━━━━━━━ 考点集合 ━━━━━━━━━

一、听声音

1. 音哑与失音的临床表现及意义

概念：语声嘶哑者为音哑，语而无声者为失音，或称为"喑"。

意义：新病音哑与失音多为实证，因**外感风寒、风热袭肺**或痰湿壅肺，肺失清肃，邪闭清窍，即"**金实不鸣**"（2006，2020）；久病音哑与失音多为虚证，各种原因所致的阴虚火旺、肺肾精气内伤，即"**金破不鸣**"。

2. 谵语、郑声、独语、错语、狂言、言謇的临床表现及意义

（1）谵语

概念：神识不清，语无伦次，声高有力的症状。

意义：多属**邪热内扰神明**所致，属实证。见于温邪内入心包或阳明实热证、痰热扰乱心神。

（2）郑声

概念：指神识不清，语言重复，时断时续，语声低弱模糊的症状。

意义：久病**心气大伤，心神散乱**，属虚证。见于多种疾病的晚期、危重阶段。

（3）独语

概念：自言自语，喃喃不休，见人语止，首尾不续的症状。

意义：**心气虚弱，神气不足，或气郁痰阻，蒙蔽心神所致**（2001），属阴证。见于癫证、郁病。

（4）错语

概念：病人神识清楚而时有错乱，语后自知言错的症状。

意义：**虚证多因心气虚弱，神气不足所致；实证多为痰湿、瘀血、气滞阻碍心窍所致**（2002）。

（5）狂言

概念：指精神错乱，语无伦次，狂叫骂詈，登高而歌的症状。

意义：多属阳证、实证、热证，多因情志不遂，气郁化火，痰火互结，扰乱神明所致，常见于狂病、伤寒蓄血证。

（6）言謇

概念：指神志清楚、思维正常而吐字困难，或吐字不清，又称语言謇涩。

意义：与舌强并见者，多因风痰阻络所致，为中风之先兆或后遗症。若因习惯而成者，不属病态。

3. 咳嗽、喘、哮的临床表现及意义

（1）咳嗽

指肺气上冲喉间而发出的一种"咳、咳"的声音。

咳声重浊，痰白清稀——外感风寒（风寒束肺，肺失肃降）。

咳有痰声，痰多易咳——痰湿阻肺。

咳声重浊紧闷——实证（寒痰湿浊停聚于肺，肺失肃降）（2001）。

咳声低微——虚证（久病肺气虚，失于宣降）。

咳声不扬，痰稠色黄，不易咳出——热咳（热邪犯肺，肺津被灼）。

干咳，无痰或少痰，不易咳出——燥咳（燥邪犯肺或阴虚肺燥所致）。

咳声短促，呈阵发性、痉挛性，接续不断，咳后有鸡鸣样回声——百日咳（顿咳）（因风邪与痰热搏结所致，见于小儿）（2016）。

咳声如犬吠，伴有声音嘶哑——白喉（肺肾阴虚，疫毒攻喉所致）（2003，2004）。

（2）喘

概念：指呼吸困难、急迫，张口抬肩，甚至鼻翼扇动，难以平卧。

实喘：发病急骤，呼吸深长，息粗声高，呼出为快。风寒袭肺，痰热壅肺，痰饮停肺，肺失宣肃，或水气凌心。

虚喘：病势缓慢，呼吸短浅，急促难续，息微声低，深吸为快，动则喘甚。肺肾亏虚，气失摄纳，心阳气虚所致。

（3）哮

概念：呼吸急促似喘，喉间有哮鸣音，有发作性的症状（2016）。

意义：痰饮内伏，复感外邪所诱发，或久居寒湿之地，过食酸咸生冷所诱发。

4. 短气、少气的临床表现及其意义

（1）短气

虚证短气：兼有形瘦神疲，声低息微等。体质衰弱或元气虚损。

实证短气：常兼有呼吸声粗，或胸部窒闷，或胸腹胀满等。痰饮、胃肠积滞或气滞或瘀阻。

（2）少气

临床意义：属诸虚劳损，多因久病体虚或肺肾气虚所致。

5. 呕吐、呃逆、嗳气的临床表现及意义

（1）呕吐

概念：指饮食物、痰涎从胃中上涌，由口中吐出的症状。

意义：胃失和降，胃气上逆。

吐势徐缓，声音微弱，呕吐物清稀者——虚寒证。

吐势较猛，声高有力，呕吐出黏稠黄水——实热证。

呕吐呈喷射状——热扰神明，或颅压增高；朝食暮吐，暮食朝吐——脾胃阳虚证。

（2）呃逆

概念：从咽喉发出的一种不由自主的冲击声，声短而频，呃呃作响症状。

意义：胃气上逆动膈。

实证：呃声频作，高亢而短，其声有力。虚证：呃声低沉，声弱无力。

（3）嗳气

概念：指胃中气体上出咽喉所发出的一种声长而缓的声音。

表现及意义：嗳气酸腐，兼脘腹胀满者——伤食。嗳气声高而频，胸胁胀满——肝气犯胃。嗳声低沉断续，无酸腐气味，兼见纳呆食少者——脾胃气虚（2017）。

6. 太息的临床表现及意义

概念：指病人在情绪抑郁时，因胸胁胀闷不畅，不自觉地发出的长吁或短叹声，又称叹息。

意义：多为肝气郁结之象。

二、嗅气味

1. 口气　指从口中散发出的异常气味。正常人呼吸或讲话时，口中无异常气味散出。
口气酸臭，并伴食欲不振，脘腹胀满——食积胃肠。口气臭秽——胃热（2005，2007）。
2. 排泄物之气味　包括二便及妇人月经、带下等的异常气味。
大便泄泻臭如败卵，或夹未消化食物——伤食。尿甜并散发烂苹果气味——消渴。
带下臭秽而黄稠——湿热。崩漏或带下奇臭而颜色异常——癌症。病情多危重。
病室有尿臊味——水肿病晚期；病室有烂苹果味——消渴并发症。
病室有大蒜味——有机磷中毒；血腥味——失血；腐臭味——溃腐疮疡。

第五单元　问　　诊

☆ 重点提示

本单元内容较多，也是历年考试的重点之一。从历年考试的趋势上看，本单元考查的基本都为细小的知识点。从寒热到经带，每一部分内容均常涉及，其中问寒热与饮食口味的内容出现频率稍高一点。虽然知识点看似细小而碎，但还是有规律可循的，主要还是结合各科内容联想记忆。对于四诊的内容，应打好坚实的基础，对于其他科目的复习也有很大帮助。

——————————　考点集合　——————————

一、问诊内容

问诊内容主要包括一般情况、主诉、现病史、既往史、个人生活史、家族史等。

1. 主诉的概念与意义

（1）概念：主诉是病人就诊时最感痛苦的症状、体征及持续时间。

（2）意义：①是疾病的主要矛盾所在；②对疾病的范畴和类别、病势的轻重缓急等具有重要的诊断价值。

2. 十问歌　即一问寒热二问汗，三问头身四问便，五问饮食六胸腹，七聋八渴俱当辨，九问旧病十问因，再兼服药参机变，妇女尤必问经期，迟速闭崩皆可见，再添片语告儿科，天花麻疹均占验。

二、问寒热

（一）恶寒发热的临床表现及意义

根据恶寒发热的轻重不同和有关兼证，分三种类型：

1. 恶寒重，发热轻　表寒证，外感寒邪所致（2016）。

2. 发热重，恶寒轻　表热证，外感热邪所致。

3. 发热轻，恶风自汗　伤风表证的特征，外感风邪所致（2016）。如果病人只有恶风，无发热，则可能为外感风邪或肺卫气虚，卫表不固。

（二）但寒不热的临床表现及意义

根据发病的缓急和有关兼症，分为两种类型：

1. 久病畏寒，脉沉迟无力者，属里虚寒证。

2. 新病恶寒，脘腹或其他局部冷痛剧烈，脉沉迟有力者，属里实寒证。因寒邪直接侵入体内，郁遏阳气，肌体失于温煦。

（三）但热不寒（壮热、潮热、微热）的临床表现及意义

1. 壮热

（1）概念：高热（体温39℃以上）持续不退，不恶寒只恶热的症状。常兼有口渴、面赤、汗大出、脉洪大等症（四大症）。

（2）意义：里实热证，多见于伤寒阳明经证和外感温热病气分阶段（病在胸、膈、胃肠、胆等）。

2. 潮热

（1）概念：按时发热或按时热甚，发热如潮汐之有定时。

（2）分型

日晡潮热：日晡（下午3~5时，申时）之时发热明显，或热势更甚，又称阳明潮热，见于胃肠燥热内结。

湿温潮热：午后热甚，伴身热不扬（2019），脘痞身重，舌红苔腻等，见于湿温病。因湿邪困阻，热难透达，湿遏热伏。

阴虚潮热：午后或入夜低热，有热自骨内向外蒸发的感觉，兼有颧红、盗汗等，见于阴虚证。

瘀血潮热：午后和夜间有低热，可兼见肌肤甲错，舌有瘀点瘀斑者，属瘀血积久，郁而化热。

3. 微热

（1）概念：轻度发热，热势偏低，多在37~38℃。

（2）意义：常见于某些内伤病和温热病的后期。

长期微热见于：阴虚潮热、气虚发热、血虚发热、气郁发热、瘀血发热、小儿夏季热。

（四）寒热往来的临床表现及意义

1. 寒热往来无定时

（1）概念：指病人时冷时热，一日发作多次而无时间规律的症状。

（2）意义：见于少阳病。

2. 寒热往来发有定时

（1）概念：恶寒战栗与高热交替发作，每日或2~3日发作1次，发有定时。兼头痛剧烈、口渴、多汗等症状。

（2）意义：常见于疟疾。

三、问汗

（一）特殊汗出（自汗、盗汗、绝汗、战汗）的临床表现及意义

1. 自汗　病人醒时经常汗出，活动尤甚的症状。属气虚证和阳虚证（2002，2021）。

2. 盗汗　病人睡时汗出，醒则汗止，兼见潮热、颧红等症，属阴虚（2002，2021）。

3. 绝汗　指在病情危重的情况下，出现大汗不止的症状。亡阴或亡阳。

（1）亡阳：冷汗淋漓如水，面色苍白，肢冷脉微，为亡阳之汗，阳气亡脱，津随气泄。

（2）亡阴：汗出黏如油，躁扰烦渴，脉细数疾，为亡阴之汗，内热迫津液外泄之象。

4. 战汗　指病人先恶寒战栗而后汗出的症状。为疾病发展的转折点，伤寒或温病，因邪伏不去，一旦正气来复，正邪剧争所致（2003，2004）。

汗出热退，脉静身凉——邪去正复，向愈（2001）。汗出热不退，烦躁不安——恶化。

（二）黄汗的临床表现及其意义

黄汗指病人汗出沾衣，色如黄柏汁的症状。多因风湿热邪交蒸所致（2021）。

（三）局部汗出（头汗、半身汗、手足心汗、阳汗）的临床表现及意义

1. 头汗　病人仅头部或头颈部出汗较多，又称为"但头汗出"。多因上焦邪热或中焦湿热上蒸，或病危虚阳上越所致。

2. 半身汗　病人仅半侧身体有汗，或为左侧，或为右侧，或为下半身，另一侧则经常无汗。属患侧（无汗一侧）经络阻闭，气血运行不周所致。可见于中风、痿证、截瘫等病人。

3. 手足心汗　手足心汗指患者手足心汗出较多的症状。可因阴经郁热熏蒸，或阳明燥热内结，或阴虚阳亢，或中焦湿热郁蒸，或阳气内郁所致。

4. 阴汗　指患者外生殖器及其周围汗出的症状。多因下焦湿热郁蒸所致。

四、问疼痛

（一）疼痛的性质及临床意义

疼痛性质	特点	临床意义
胀痛	痛而且胀	气滞，但头部胀痛或目胀而痛为肝阳上亢或肝火上炎
刺痛	痛如针刺	瘀血（2011）
冷痛	痛有冷感而喜暖	阳气不足或寒邪阻络
灼痛	痛有灼热感而喜凉	火邪窜络，或阴虚阳亢
重痛	痛有沉重感	湿邪困阻气机，但头部重痛，为肝阳上亢
酸痛	痛而有酸软感觉	风湿侵袭，气血运行不畅，或肾虚，气血不足
绞痛	痛势剧烈如刀绞	有形实邪阻闭气机或寒邪凝滞气机（2008）
空痛	痛有空虚感	虚证
隐痛	痛不剧烈，绵绵不休	虚证
走窜痛	疼痛部位游走不定	气滞，行痹
固定痛	疼痛部位固定不移	瘀血、寒湿、湿热阻滞或热壅血瘀
掣痛	抽掣牵扯而痛	筋脉失养或经脉阻滞不通所致

（二）头痛、胸痛、胁痛、胃脘痛、腹痛、腰痛的要点及临床意义

1. 头痛　是指整个头部或头的某一部位疼痛的症状。

（1）根据头痛部位确定病在何经

后头部连项痛：属太阳经头痛。头痛连齿者：属少阴经头痛。

前额部连眉棱骨痛：属阳明经头痛。巅顶痛：属厥阴经头痛。

侧头部痛，痛在两侧太阳穴附近为甚者：属少阳经头痛。

头痛连齿：属少阴经头痛。

全头重痛：属太阴经头痛。

（2）根据头痛性质确定寒热虚实

头痛项强，遇风加重——风寒。头痛、怕热，面红目赤——风热。

头重如裹，肢体困倦——风湿。头痛绵绵，遇劳则甚——气虚。

头痛眩晕，面白无华——血虚。头脑空痛，腰膝酸软——肾虚。

2. 胸痛　指胸部某一部位疼痛的症状。

左胸心前区憋闷、疼痛，痛引肩背——胸痹心痛（心脉痹阻）。

胸痛掣背，面色青灰，手足青至节——真心痛（心脉痹塞）。

胸痛，壮热，喘促，鼻扇——肺热。

胸痛，伴盗汗、潮热、颧赤等——肺阴虚。

胸痛，伴壮热、咳吐脓血腥臭痰——肺痈（痰热郁肺，热壅血瘀）。

3. 胁痛　指胁的一侧或两侧疼痛的症状。

两胁是足厥阴肝经、足少阳胆经循行所过的部位，肝胆又居胁部，所以胁痛与肝胆病变有密切的关系。

胁胀痛易怒，脉弦——肝郁气滞。胁灼痛，伴面红目赤——肝胆火盛。

胸胁胀满，口苦，苔黄腻——肝胆湿热（2007）。

胁痛，咳唾引痛，患侧肋间饱满——悬饮。

胁肋刺痛，或胁下触及肿块，固定而拒按者属肝血瘀阻。

4. 胃脘痛　指上腹部、剑突下，胃之所在部位疼痛的症状。

进食后疼痛缓解——多虚证。进食后疼痛加剧——多实证。

胃脘剧痛暴作，压痛、反跳痛——穿孔。

胃脘疼痛失去规律，痛无休止，消瘦明显——考虑胃癌。

5. 腹痛　指剑突下至耻骨毛际以上（胃脘所在部位除外）的腹部疼痛。

大腹隐痛，喜温喜按——<u>脾胃虚寒</u>。绕脐痛，有包块，按之可移——<u>虫积</u>（2016）。

少腹冷痛，牵及外阴——寒滞肝脉。小腹胀痛或刺痛，随月经而发——胞宫气滞血瘀。

小腹刺痛，小便自利——蓄血（瘀血停留下焦）。

小腹胀满而痛，小便不利——癃闭（膀胱气化不利）。

6. 腰痛　腰部两侧或腰背正中疼痛的症状。

腰部冷痛沉重，寒冷阴雨加剧——<u>寒湿</u>。腰部酸软而痛——肾虚。

腰部刺痛拒按，痛处固定不移——瘀血。腰脊疼痛连及下肢——经络痹阻。

腰部突然剧痛，向少腹部放射，尿血——结石。

五、问头身胸腹

（一）头晕、胸闷、心悸、脘痞、腹胀、麻木、疲乏的要点及临床意义

1. 头晕　头晕是患者自觉头脑有晕旋之感，轻者闭目自止，病重者感觉自身或景物旋转，站立不稳。<u>风、火、痰、瘀、虚</u>导致清窍失养。

头晕而胀，面红目赤，烦躁易怒，脉弦数——肝火上炎。

头晕胀痛，头重脚轻，腰酸耳鸣，脉弦细——肝阳上亢。

头晕目眩，过劳加重，面白倦怠，舌淡，脉细弱——气血亏虚。

头晕耳鸣，腰酸遗精，健忘——肾虚精亏。

<u>头晕且重</u>，如物裹缠，<u>胸闷呕恶，舌苔白腻</u>——痰湿内阻（2005）。

若外伤后头晕刺痛——瘀血阻络，夜间尤甚。

2. 胸闷　胸部有痞塞满闷之感，谓之胸闷，或称胸痞。本症与<u>心、肺</u>等脏气机不畅有密切关系。

<u>胸闷、心悸、气短——心气不足、心阳不足</u>。胸闷痰多——痰饮内停（2017）。

胸闷，壮热，鼻翼扇动——热邪或痰热壅肺。胸闷气喘，畏寒肢冷——寒邪客肺。

胸闷气喘，少气不足以息——肺气虚或肺肾气虚。

3. 心悸　病人自觉心跳不安的症状。多是心神或心脏病变的反映。

由于受惊而致心悸，或心悸易惊，恐惧不安者，称为惊悸。常由外因所引起，多时发时止，病情较轻，心之用病。心跳剧烈，上至心胸，下至脐腹者，谓之怔忡。突受惊吓，气短神疲，惊悸不安——心胆气虚。

心神不安，惊惕不宁，胆怯烦躁，失眠眩晕，呕恶——胆郁痰扰。

心悸，胸闷，气短，精神疲倦，自汗，活动后加剧——心气虚。

心悸怔忡，心胸憋闷或痛，气短，自汗，畏寒肢冷——心阳虚。

心悸，面色无华——心血不足。

心悸，心烦少寐，头晕目眩，五心烦热，盗汗——心阴虚。

心悸怔忡，心胸憋闷疼痛，痛引肩背内臂——心脉痹阻。

心悸，气短，咳喘痰鸣，形寒肢冷，下肢浮肿——肾虚水泛。

心悸，头晕目眩，纳差乏力，失眠多梦——心脾两虚。

4. 脘痞　患者自觉胃脘部窒塞满闷的症状。是脾胃病的表现。

脘痞食少，腹胀便溏——脾胃虚弱。脘痞腹胀，呕恶痰涎——痰湿中阻。

脘痞，嗳腐吞酸——食滞胃脘。脘痞，胃脘有振水声——饮邪停胃。

5. 腹胀 患者自觉腹部胀满，痞塞不舒，甚则如物支撑的症状。

腹胀喜按——虚证（脾胃虚弱，失于健运）。

腹胀拒按者——实证（食积胃肠，或实热内结，阻塞气机）。

6. 麻木 患者皮肤发麻，或肌肤感觉减退，甚至消失的症状。

<u>肌肤麻木，神疲乏力，面舌淡白——气血亏虚（2017）</u>。肢体麻木，眩晕欲仆——肝风内动。半身麻木，兼有口眼歪斜——痰瘀阻络。四肢麻木，伴关节疼痛——寒湿阻滞，痹证。

7. 疲乏 又称疲劳。经常感到倦怠乏力，或精力下降，不耐思虑，甚至伴有活动的减少和功能的下降。

虚证多因元气亏虚，脏腑机能减退；阳气衰微，神失所养；感受暑热，耗气伤津；阴精耗伤所致。实证由湿邪困阻，气机阻滞；过于悲忧，气郁气消所致。

（二）问身重、身痒的要点及其临床意义

1. 身重

身重，脘闷苔腻——湿困脾阳，阻滞经络。

身重，浮肿——水湿泛溢肌肤。

身重，嗜卧，疲乏——脾气虚，不能运化精微布达四肢、肌肉。

热病后期见身重乏力——邪热耗伤气阴，形体失养。

2. 身痒 多见于风疹、瘾疹、疮疥、黄疸等疾患。

六、问耳目

（一）耳鸣、耳聋的临床表现及意义

1. 耳鸣 患者自觉耳内鸣响的症状。

突发耳鸣，声大如潮，按之鸣声不减或加重——实（肝胆火盛，上扰清窍）。

渐觉耳鸣，声小如蝉，按之鸣声减轻或暂停——虚（肝肾阴虚，肝阳上扰，或肾精亏虚，髓海不充，耳失所养，或脾虚气陷）。

2. 耳聋 患者听力减退，甚至听觉完全丧失的症状。

新病暴聋——实证（肝胆火逆，或外邪上袭，蒙蔽清窍）。

久病或年老渐聋——虚证（肝肾亏虚，精气不能上荣清窍）。

（二）目眩的临床表现及意义

1. 概念 <u>视物旋转动荡，如在舟车之上，或眼前如有蚊蝇飞动之感，谓之目眩，或称眼花（2002）</u>。

2. 临床意义

（1）实：肝阳上亢、肝火上炎、肝阳化风及痰湿上蒙清窍所致者，多属实证或本虚标实证。

（2）虚：气虚、血虚、阴精不足所致者。

（三）目昏、雀目的临床表现及意义

1. 视物昏暗不明，模糊不清，称为目昏。

2. 若白昼视力正常，每至黄昏视物不清，如雀之盲，故称雀盲，或称雀目、鸡盲、夜盲。

3. 目昏、雀盲，多由肝肾亏虚，精血不足，目失充养而致。常见于久病或年老、体弱之人。

七、问睡眠

(一) 失眠的临床表现及意义

失眠又称"不寐"，临床上指病人经常不易入睡，或睡后易醒，难以复睡，或时惊醒睡不安宁，甚至彻夜不眠的症状。阳不入阴，心神不安的病理表现。

(1) 虚证：心肝血虚、阴虚火旺、心胆气虚。

(2) 实证：心火、肝火、痰热、食积等。

不易入睡，甚至彻夜不眠，兼心烦不寐——心肾不交（2020）。

夜卧不安，腹胀嗳气——食滞内停。

睡后易醒，不易再睡——心脾两虚（2019）。

时时惊醒，不易安卧——胆郁痰扰。

(二) 嗜睡的临床表现及意义

嗜睡又称"多眠"。临床上以精神疲倦，睡意很浓，经常不自主地入睡为症状。阳虚阴盛，阳不出阴。

兼见头目昏沉、身重脘闷、苔腻脉濡——痰湿困脾（2020）。

饭后困倦易睡，兼见食少纳呆、少气乏力——脾气虚弱。

极度衰惫，神识蒙眬，困倦易睡，肢冷脉微——心肾阳衰。

大病之后，精神疲乏而嗜睡——正气未复。

八、问饮食与口味

(一) 口渴与饮水

1. 口渴多饮　提示津液损伤。

大渴喜冷饮，兼有壮热、面赤、汗出、脉洪大——实热证（里热炽盛，津液大伤）（2003，2007）。

大渴多饮，兼有小便量多，多食易饥，体渐消瘦——消渴。

2. 渴不多饮　有口干或口渴感觉，但又不想喝水或饮水不多，是轻度伤津液或津液输布障碍的表现。

兼见头身困重，身热不扬，脘闷苔腻——湿热证（2008）。

兼身热夜甚，心烦不寐，舌红绛——温病营分证。

口燥咽干而不多饮，兼颧红盗汗、舌红少津者——属阴虚证。

渴喜热饮，饮量不多，或饮入即吐者——属痰饮内停证。

口干但欲漱水而不欲咽，兼面色黧黑，舌紫暗或有瘀斑者——属瘀血内停证。

(二) 食欲与食量

1. 食欲减退　又称为"纳呆"或"纳少"，即病人进食的欲望减退，甚至不想进食的症状。临床常见以下几种：

食少纳呆，兼见消瘦乏力，腹胀便溏，舌淡脉虚——脾胃虚弱。

脘闷纳呆，腹胀，兼见头身困重，便溏苔腻——湿邪困脾。

2. 厌食　指厌恶食物，甚至恶闻食臭的症状。

兼脘腹胀满，舌苔厚腻者——食滞胃脘。厌油腻，肢体困重——湿热蕴脾。厌油腻，胁肋胀痛，口苦泛恶，身目发黄——肝胆湿热。

妇女在妊娠早期，若有短暂择食或厌食反应，乃妊娠引起冲脉之气上逆，影响胃之和降，属生理现象；若长期或反复呕恶，厌食，甚至食入即吐，则属病态，为妊娠恶阻。

3. 消谷善饥　即病人食欲过于旺盛，进食量多，食后不久即感饥饿的症状。

消谷善饥，口臭便干，伴烦躁、口渴、舌红、苔黄厚——**胃火亢盛**。

消谷善饥，兼多饮、多尿、消瘦——**消渴病**。

消谷善饥，兼见大便溏泄——**胃强脾弱**（2018）。

4. 饥不欲食　即病人虽有饥饿感，但不想进食，勉强进食量亦很少的症状。

饥不欲食，胃中灼热感，舌红少苔，脉细数——胃阴不足，虚火内扰所致（2002，2004，2018）。

5. 除中　久病或重病患者，本不欲食，甚至不能食，突然欲食或暴食的症状。除中是假神的表现之一，因胃气败绝所致。

（三）口味

口味	临床意义
口淡	脾胃腐熟运化功能低下，病人食少纳呆，故感口淡乏味，属脾胃气虚（2006，2009）
口甜	脾胃湿热、脾虚
口黏腻	湿浊停滞、痰饮食积
口酸	口中泛酸——属肝胃蕴热（郁久而泛酸）（2005，2007）
	口中酸馊——伤食（因暴饮暴食，损伤脾胃，食停胃中不化，浊气上泛）
口涩	燥热伤津、脏腑热盛
口苦	肝胆火旺、湿热内蕴致胆气上逆、心火上炎
口咸	肾病及寒水上泛皆可使口中味咸，属肾病及寒证

九、问二便

（一）大便异常（便次、便质、排便感觉）的临床表现及意义

1. 便次异常

（1）便秘：大便燥结，排便时间延长，便次减少，或时间虽不延长但排便困难的症状。

便秘可因热结肠道，或津液亏少，或阴血不足，导致肠道燥化太过，肠失濡润，传导不利所致；也可因气虚传送无力，或阳虚寒凝，传化乏力，肠道气机滞塞所致。

（2）泄泻：大便次数增多，便稀薄不成形，甚至呈水样的症状，称为泄泻。

泻下黄糜而臭或下痢脓血——**大肠湿热**。

腹痛肠鸣，泻后痛减，胁胀，每因恼怒紧张而泄泻，脉弦——**肝郁乘脾**。

厌食，嗳腐，腹痛即泻，泻后痛减——**伤食**。

兼见纳少腹胀、大腹隐痛——**脾胃气虚**。

黎明前腹痛作泻，泻后则安，兼见形寒肢冷，腰膝酸软——"**五更泻**"（脾肾阳虚）。

2. 便质异常　大便质地除干燥和稀溏等异常之外，还可见如下几种情况：

（1）完谷不化：大便中夹有未消化的食物，可见于脾虚泄泻及肾虚泄泻（2006）。

（2）溏结不调：指大便时干时稀的症状。可见于肝郁脾虚，若大便先干后溏，多属脾虚。

（3）脓血便：指大便中含有脓血的症状。可见于痢疾或肠癌。

（4）便血：指血自肛门排出，包括血随便出，或便黑如柏油样，或单纯下血的症状。

远血：先便后血，血色暗红或紫黑，或大便色黑如柏油状者，为远血，多为胃脘部位出血。

近血：先血后便，便血鲜红，血附在大便表面或于排便前后滴出者，为近血，多由肛门部位的病变引起，如内痔、肛裂。

3. 排便感觉异常　排便感觉异常是辨证的重要依据，常见以下几种：

（1）肛门灼热：排便时肛门有灼热感，多为**大肠湿热**。

（2）里急后重：排便前腹痛，急迫欲便，便时窘迫不畅，肛门重坠，便意频数的症状。多因湿热内阻，肠道气滞所致，常见于痢疾（2016）。

（3）排便不爽：排便不通畅，有涩滞难尽之感的症状，为肝气乘脾、大肠湿热，食滞肠道所致。

（4）大便失禁：大便不能控制，滑出不禁，甚至便出而不自知的症状。久泻不愈，为脾肾阳虚，肛门失约所致。

（5）肛门重坠：肛门有下坠感，甚则脱肛，多属中气下陷。

（二）小便异常（尿次、尿量、排尿感觉）的临床表现及意义

1. 尿次异常

（1）小便频数

小便频数、短赤而急迫——淋证（膀胱湿热，气化不利）。

小便频数而色清量多，夜间明显——肾阳不足，肾气不固，膀胱失约（2007）。

（2）癃闭：小便不畅，点滴而出为癃；小便不通，点滴不出为闭。

实：瘀血、结石、湿热等。

虚：久病或年老气虚，阳虚，肾气化不利，开合失司。

2. 尿量异常

（1）尿量增多：常见于虚寒证及消渴病。

小便清长、量多——虚寒证（阳虚不能蒸化津液，水湿下流于膀胱，而尿清长）。

口渴、多饮、多尿、消瘦——消渴病（肾阴亏虚，开多合少）。

（2）尿量减少：常见于实热、伤津及水肿。

小便短赤、发热面红——实热证，或汗、吐、下后伤津。

尿少浮肿——水肿病（多与肺失宣通、脾失运化、肾失气化有关）。

3. 排尿感异常

（1）小便涩痛：小便排出不畅而痛，伴有急迫、灼热——淋证（湿热下注，膀胱气化不利）。

（2）余沥不尽：排尿后小便点滴不尽，常见于老年人和久病体衰者——（肾阳亏虚，肾气不固）（2017）。

（3）小便失禁：神志清醒时小便不能随意控制而自遗——肾气不固，膀胱失约；神昏而小便自遗——危重证候。

（4）遗尿：睡眠中不自主排尿——肾气不足，膀胱虚衰。

十、问经带

（一）经期、经量异常的临床表现及意义

1. 经期异常　可分为月经先期、月经后期和月经前后不定期三种。

（1）月经先期：指连续 2 个月经周期出现月经提前 7 天以上的症状。

虚（脾气虚、肾气虚）——冲任不固。

热（肝郁化热、阴虚火旺）——热扰冲任（2006）。

（2）月经后期：指连续 2 个月经周期出现月经延后 7 天以上的症状。

虚：血虚，阳气虚（化源不足）。

实：气滞、寒凝血瘀，冲任受阻（2007）。

（3）月经先后不定期：指月经周期时而提前时而延后达 7 天以上的症状。亦称经期错乱。

虚：脾肾亏虚，冲任失调（血海蓄溢失常）。

实：肝气郁滞，瘀血阻滞。

2. 经量异常

（1）月经过多：月经血量较常量明显增多的症状。因血热、气虚、瘀血所致。

（2）月经过少：月经血量较常量明显减少的症状。因<u>精亏血少、气血亏虚、寒凝、血瘀、痰湿阻滞</u>。

（二）崩漏、闭经、痛经的临床表现及意义

（1）崩漏：非正常行经期间阴道出血的症状。若来势猛，出血量多者，为崩；势缓而量少，淋漓不断者，为漏。二者病机相同。因<u>热盛、瘀血、脾肾气虚</u>等。

（2）闭经：年逾18周岁，月经尚未来潮，或已行经，未受孕、不在哺乳期，而又停经，闭止在3个月以上者，称为闭经。

虚：气血亏虚、肝肾不足、阴虚血燥——血海空虚。

实：痨虫侵及胞宫，气滞血瘀、寒凝痰阻——冲任不通。

（3）痛经：在行经时或行经前后，出现周期性小腹疼痛，或痛引腰骶，甚至剧痛难忍。

经前或经期小腹胀痛或刺痛——气滞或血瘀。经期小腹冷痛，得温痛减——寒凝或阳虚。

经期或经后小腹隐痛、空痛——气血两虚，或肾精不足，胞脉失养。

（三）带下异常（白带、黄带）的临床表现及意义

1. 白带　若带下色白，量多，质清稀，无臭味，淋漓不绝——<u>脾肾阳虚、寒湿下注</u>；若带下色白、质稠、状如凝乳，或呈豆腐渣状，气味酸臭，伴阴部瘙痒——<u>湿浊下注</u>（2016）。

2. 黄带　若带下色黄，质黏稠，味臭秽——<u>湿热下注或湿毒蕴结</u>。

第六单元　脉　诊

☆ 重点提示

　　脉诊亦是历年考试的重中之重，需要记忆内容较多，也是容易失分的题目之一。正常脉象以及各种病理脉象的特征、类比、临床意义均需掌握。出题点常涉及正常脉象胃、神、根的含义，洪、细、濡、弱、滑、涩等几种常见脉象的特征也要重点掌握。对于几种脉象特征的类比熟悉了解即可，虽然考试也有涉及，但考题难度不大，考生只要复习到位就可解答。真脏脉及小儿脉基本不见考查。

=== 考点集合 ===

一、脉诊概说

1. 寸口脉与脏腑的关系

（1）心、脉是形成脉象的主要脏器

①心脏的搏动：宗气和心气的作用下，心脏有规律地跳动。

②脉管的舒缩：脉为血之府，是气血运行的通道，心与脉在组织结构上相互衔接，形成了人体的血液循环系统，在功能上亦相互依存和协调，故称为"心之合"。

③心阴与心阳的协调：心血和心阴是心脏生理活动的物质基础，心气和心阳视作心脏的功能状态。心阳概括了心搏加强，心率加速，气血运行加快，精神情志兴奋等功能状态；心阴概括了心搏减弱，心率减慢和精神情志宁静、抑制等功能状态。

（2）其他脏腑与脉象的关系

肺主气，司呼吸，朝百脉，参与宗气的生成，具有助心行血的功能。

脾胃，气血的盛衰和水谷精微的多寡，表现为脉之"<u>胃气</u>"。脉象中的"胃气"，在切脉时可以感知，主要在切脉的指下具有从容徐和软滑的感觉。

肝藏血，即指肝有贮藏血液、调节血量的作用。

肾藏精，为元气之根，是脏腑功能的动力源泉，亦是全身阴阳的根本。肾气充盛则脉搏重按不绝，尺脉有力，是谓"有根"。

2. 切脉指法

（1）选指：用左手按诊病人的右手，用右手按诊病人的左手。三指应呈弓形，指头平齐，以指腹按触脉体，用指腹感觉较为灵敏。

（2）布指：首先用中指按在掌后高骨内侧关脉部位，接着用食指按关前的寸脉部位，无名指按关后的尺脉部位，布指的疏密要和病人的身长相适应，身高臂长者，布指宜疏，身矮臂短者，布指宜密。

（3）运指：指医生布指之后，运用指力的轻重、挪移及布指变化以体察脉象，常用的指法有举、按、寻、总按和单诊。

3. 寸口"三部九候"的概念

左寸可候：心；右寸可候：肺。

左关可候：肝、胆（2001）；右关可候：脾与胃。

左尺可候：肾；右尺可候：肾。

二、正常脉象

1. 正常脉象的表现　不浮不沉，不大不小，从容和缓，节律一致，不快不慢（一息4~5至，相当于70~80次/分）。胃：从容、和缓、流利。神：柔和有力，节律一致（2020）。根：沉取不绝，应指有力。

2. 正常脉象的特点　脉之胃气，主要反映脾胃运化功能的盛衰、营养状况的优劣和功能的储备状况。脉神之有无，可察精气之盈亏，并与胃气的盛衰有关。脉之有根无根主要说明肾气的盛衰。

三、常见脉象的特征及临床意义

（一）浮、散、芤、革脉

1. 浮脉　轻按即得，重按稍弱。主表证，亦见于虚阳浮越。

2. 散脉　浮取散漫，中候似无，沉取不应，伴节律不齐或脉力不匀。为元气耗散（具体情况具体分析）。

3. 芤脉　浮大中空，如按葱管。失血，伤阴。

4. 革脉　浮而搏指，中空外坚，如按鼓皮。亡血、失精、半产、漏下等。

（二）沉、伏、牢脉

1. 沉脉　轻取不应，重按始得。常见于里证。亦可见于正常人。

脉沉有力——实证；脉沉无力——脏腑虚弱。

2. 伏脉　极重按之，推筋着骨始得。常见于邪闭、厥证和痛极。

3. 牢脉　沉按实大弦长。阴寒内盛，疝气癥瘕之实证。

（三）迟、缓脉

1. 迟脉　脉来缓慢，一息不足四至（少于60次/分）。寒证，亦可见于邪热结聚的实热证。

迟而有力——实寒，迟而无力——虚寒。

2. 缓脉　缓脉有两种意义，一是脉来和缓，一息4至（每分钟60~70次），可见于正常人。亦称为平缓脉，是脉有胃气的一种表现。二是脉势纵缓，缓怠无力。主湿病，脾胃虚弱，或正常人。

（四）数、疾脉

1. 数脉　脉来急促，一息5~7至（每分钟90~120次）。常见于热证，里虚。

2. 疾脉　脉来急疾，一息七八至，每分钟121次以上。阳极阴竭，元气将脱。

（五）虚、实脉

1. 虚脉　三部脉举按皆无力。主虚证，多见于气血两虚。

2. 实脉　三部脉举按皆有力。主实证，亦于常人。

（六）洪、长脉

1. 洪脉　洪大有力，来盛去衰。主气分热盛。

2. 长脉　首尾端直，超过寸、关、尺三部（2004）。主阳证、实证、热证（2017）。亦见于平人。

（七）细、濡、弱、微、短脉

1. 细脉　脉细如线，应指明显。主气血两虚，诸虚劳损，又主湿邪为病。

2. 濡脉　浮细无力而软（2017，2021）。主诸虚或湿证（2006）。

3. 弱脉　沉细无力而软（2006，2021）。主气血两虚、阳气虚衰。

4. 微脉　极细极软，按之欲绝，若有若无。主气血大虚，阳气衰微。

5. 短脉　首尾俱短，不能满部（2011）。气郁或气虚。

（八）滑、涩、动脉

1. 滑脉　往来流利，如盘走珠，应指圆滑。主痰湿、食滞、实热诸证（2001，2007）。

2. 涩脉　细迟短涩，往来艰难，主伤精、血少、气滞血瘀等证。

3. 动脉　滑、数有力，关部明显。多见于惊恐、疼痛之证。

（九）弦、紧脉

1. 弦脉　端直以长，如按琴弦。主肝胆病，诸痛证，痰饮，疟疾等（2005）。

2. 紧脉　脉来绷急弹指，状如牵绳转索（2016）。寒证、痛证和宿食（2001）。

（十）结、代、促脉

1. 结脉　缓而时止，止无定数（2021）。主阳盛气结、寒痰血瘀、气血虚衰（2002）。

2. 代脉　脉来一止，止有定数，良久方还（2021）。主脏气衰微、疼痛、惊恐、跌打损伤。

3. 促脉　数而时止，止无定数（2021）。常见于阳盛实热、气血痰食停滞、脏气衰败。

四、相兼脉

1. 浮缓脉　主风邪犯卫，营卫不和，太阳中风的表虚证（2017）。

2. 浮滑脉　主表证挟痰或风痰，常见于素体痰盛而有感受外邪者（2017）。

3. 沉弦脉　主肝郁气滞、寒滞肝脉或水饮内停（2016）。

4. 弦细脉　主肝肾阴虚、血虚肝郁或肝郁脾虚（2016）。

5. 弦滑数　见于肝郁夹痰、风阳上扰或痰饮内停等证（2019）。

第七单元　按　　诊

重点提示

本单元内容较少，历年考试中出题不多，简单熟悉按诊的方法和按肌肤、腹部的要点即可。

1. 按诊的方法与注意事项

（1）按诊的方法：有<u>触、摸、按、叩</u>四法。

（2）按诊的注意事项

①按诊的体位及触、摸、按、叩四法的选择应有针对性。

②医生举止要大方，态度要严肃认真，手法要轻柔。

③注意争取病人的主动配合。

④要边检查边注意观察病人的反应及表情变化。

⑤要通过谈话了解病情，以转移病人的注意力。

2. <u>按肌肤</u>（2016，2017）

（1）诊寒热：可了解人体阴阳的盛衰、病邪的性质。

（2）诊润燥滑涩：可了解汗出与否及气血津液的盈亏。

（3）诊疼痛：可分辨疾病的虚实。

（4）诊肿胀：可分辨水肿和气肿。

（5）诊疮疡：可判断证之阴阳寒热。

3. **按手足** 通过触摸病人手足部位的冷热程度，以判断病情的寒热虚实及表里内外顺逆。

4. **按腹部辨疼痛、痞满、积聚**

（1）疼痛：凡腹痛，喜按者属虚，拒按者属实。按之局部灼热，痛不可忍者，为内痈。

（2）痞满：痞满是自觉心下或胃脘部痞塞不适和胀满的一种症状。按之柔软，无压痛者，属虚证；按之较硬，有抵抗感和压痛者，为实证。脘部按之有形而胀痛，推之辘辘有声者为胃中有水饮。

（3）积聚：是指腹内的结块，或肿或痛，见症不一。积与聚有别，痛有定处，按之有形而不移的为积，病属血分；<u>痛无定处，按之无形，聚散不定的为聚，病属气分</u>。

5. **按胸部虚里** 内容包括有无搏动，搏动部位及范围，搏动强度和节奏、频率、聚散等，<u>以了解宗气之强弱、疾病之虚实、预后之吉凶</u>（2020）。

6. **按腧穴** 注意穴位上是否有结节或条索状物，有无压痛或其他敏感反应，然后结合望、闻、问诊所得的资料综合判断穴位相对应脏腑的疾病。

第八单元　八纲辨证

☆ 重点提示

本单元内容较为重要，属考试的次重点，需从总体上把握八纲证候的辨证要点，掌握证候相兼与证候错杂及证候真假的辨别要点，对于寒热与虚实的内容应重点把握。另外，真热假寒、真寒假热的机制应重点记忆，考试中常容易混淆。阴虚、阳虚的临床表现及鉴别要了解。

一、概述

八纲，即<u>阴、阳、表、里、寒、热、虚、实</u>（2001）。八纲辨证是从各种辨证方法中概括出来的，用于分析各种疾病共性的辨证方法，是临床各种辨证方法的纲领。

二、表里

1. 表证

主症：恶寒发热，舌苔薄，脉浮。

兼症：头身疼痛，鼻塞流涕，咽喉痒痛，咳嗽气喘。

证候分析：外感早期，外邪袭表，邪从皮毛、口鼻而入，正邪相争所致。

2. 里证

临床表现：里证的范围广，临床表现多种多样，概而言之，凡非表证的证候皆为里证。

证候分析：表证不解，邪传入里；外邪直中脏腑；内伤七情，饮食劳倦，脏腑功能紊乱。

3. 鉴别要点

	表证	里证
病位	浅——皮毛、经络	深——脏腑、气血、骨髓
病史、病程	新病、短，起病急	久病、长，起病缓
主要症状	恶寒、发热同见，发热多无定时	但寒不热，但热不寒或无寒热，发热多有定时
舌苔	苔薄	视病情具体而定
脉	浮	不浮

三、寒热

1. 寒证与热证的概念　寒证指感受寒邪，或阳虚阴盛所表现的证候。热证主要指人体感受温邪、暑气或寒邪化热而引起的热性证候。<u>寒热是辨别疾病性质的两个纲领</u>。其本质为外邪侵袭或阴阳失调。

2. 寒证与热证的临床表现、鉴别要点

（1）寒证：临床表现为恶寒喜暖，面色苍白，四肢厥冷，口淡不渴，安静少言，痰涕清稀，小便清长，大便稀溏，舌淡苔白而润滑，脉迟或紧。

（2）热证：临床表现为恶热喜冷，面红目赤，四肢温热，口渴饮冷，烦躁多言，痰涕黄稠，小便短赤，大便燥结，舌红苔黄而干燥，脉数。

（3）鉴别要点

	寒证	热证
寒热	恶寒喜温	恶热喜寒
口渴	不渴或渴喜热饮	渴喜冷饮
面色	白	赤
四肢	冷	热
大便	稀溏	秘结
小便	清长	短赤
舌象	舌淡、苔白润	舌红苔黄
脉象	迟或紧	数

四、虚实

1. 虚证与实证的概念　虚证指人体因精气不足而出现的正气虚弱证候。实证指人体受外邪侵袭，或因痰火、瘀血、虫积、食积、水湿等阻滞所引起的实性证候。虚实是辨别人体邪正盛衰的两个纲领，主要反映病变过程中人体正气的强弱和致病邪气的盛衰。

2. 虚证与实证的临床表现、鉴别要点

（1）虚证：一般久病、势缓者多为虚证，耗损过多者多虚证，体质素弱者多虚证。

（2）实证：一般新起、暴病者多为实证，病情急剧者多实证，体质壮实者多实证（2007）。

3. 鉴别要点（2017）

	虚证	实证
病程	长	短
体质	虚弱	壮实
精神	萎靡	兴奋
声息	声低息微	声高气粗
疼痛	喜按	拒按
胸腹	按之不痛，胀满时减	按之疼痛，胀满不减
发热	五心烦热，午后微热	蒸蒸壮热
恶寒	畏寒，加衣近火可减	恶寒，加衣近火不减
舌	质嫩，苔少或无苔	质老，苔厚
脉	无力	有力

五、阴阳

1. 阴证与阳证的概念　对一般疾病的临床辨证，指阴阳属性归类，分"阴证"与"阳证"。凡属于慢性的，虚弱的，静的，抑制的，功能低下的，代谢减退的，退行性的，向内的证候，都属于阴证，而其相对的，都属于阳证。阴阳是八纲中的总纲，是辨别疾病属性的两个纲领。

2. 阴证与阳证的临床表现、鉴别要点

	阴证	阳证
望	面色苍白或暗淡，身重蜷卧，倦怠无力，萎靡不振，舌质淡而胖嫩，舌苔润滑	面色潮红或通红，喜凉，狂躁不安，口唇燥裂，舌质红绛，苔色黄或老黄，甚则燥裂，或黑而生芒刺
闻	语声低微，静而少言，呼吸怯弱，气短	语声壮厉，烦而多言，呼吸气粗，喘促痰鸣，狂言叫骂
问	恶寒畏冷，喜温，大便气腥臭，饮食减少，口中无味，不烦不渴，或喜热饮，小便清长短少	身热、恶热、喜凉，大便或硬或秘，或有奇臭，恶食，口干，烦渴引饮，小便短赤
切	腹痛喜按，身寒足冷，脉象沉微细涩，弱迟无力	腹痛拒按，身热足暖，脉象浮洪数大，滑实而有力

3. 阳虚证、阴虚证的临床表现

（1）阳虚证：主要为虚寒证候——畏寒，肢凉，口淡不渴，或喜热饮，或自汗，小便清长或尿少不利，大便稀薄，面色㿠白，舌淡胖，苔白滑，脉沉迟无力。可兼有神疲、乏力、气短等气虚的表现。

（2）阴虚证：主要为虚热证候——形体消瘦，口燥咽干，两颧潮红，五心烦热，潮热，盗汗，小便短黄，大便干结，舌红少津或少苔，脉细数等。

4. 亡阳证、亡阴证的临床表现与鉴别要点

证名	汗出	寒热	四肢	面色	气息	口渴	舌象	脉象
亡阳	汗冷清稀	身冷畏寒	厥冷	苍白	微弱	不渴或渴喜热饮	白润	脉微欲绝
亡阴	汗热黏稠	身热恶热	温暖	面赤颧红	急促	渴喜冷饮	红干	脉细数疾而无力

六、八纲证候间的关系

（一）证候相兼、错杂与转化

1. 证候相兼　各种证候的相兼存在。

2. 证候错杂　疾病的某一阶段，同时存在八纲中对立两纲的证候。

3. 证候转化　证候转化指疾病在其发展变化过程中，其病位、病性、或邪正盛衰的状态发生变化，由一种证候转化为对立的另一种证候。证候的转化包括表里出入、寒热转化、虚实转化。

（1）寒证化热：指原为寒证，后出现热证，而寒证随之消失。常见于外感寒邪未及时发散，而机体阳气偏盛，阳热内郁到一定程度，寒邪化热，形成热证；或寒湿之邪郁遏，而机体阳气不衰，由寒而化热；或因使用温燥之品太过，使寒证转化为热证。

（2）热证转寒（2016）：指原为热证，后出现寒证，而热证随之消失。常见于邪热毒气严重的情况之下，或因失治、误治，以致邪气过盛，耗伤正气，正不胜邪，机能衰败，阳气耗散，故而转为虚寒证，甚至出现亡阳的证候。

（3）实证转虚：指原先表现为实证，后来表现为虚证。提示病情发展、邪正斗争的趋势，或是正气胜邪而向愈，或是正不胜邪而迁延。故病情日久，或失治误治，正气伤而不足以御邪，皆可形成实证转化为虚证。

（二）证候真假的鉴别要点

1. 寒热真假

（1）真热假寒

概念：内真热，外假寒。机制：阳盛格阴（2004）。

表现：四肢厥冷，神识昏沉，面色紫暗，脉沉迟；胸腹灼热，烦躁谵语，渴喜冷饮，咽干口臭，小便短赤，大便燥结，舌质红绛，苔黄而干等（2016）。

（2）真寒假热

概念：内真寒，外假热。机制：阴盛格阳（2004）。

表现：身热，面色浮红，口渴，咽痛，脉大；胸腹触之不热，下肢冷，便溏，尿清，舌淡，苔白。

（3）寒热真假的鉴别：以内部、中心症状为准，胸腹的冷热是关键（2005）。

2. 虚实真假

（1）真实假虚（大实有羸状）

概念：证属实，反见虚。机制：热邪、痰食、湿热、瘀血等大积大聚，经脉阻滞，气血不畅。

表现：虽默默不语却声高气粗；虽倦怠乏力却动之觉舒；肢体羸瘦而腹部硬满拒按（2017）；脉沉细而按之有力。

（2）真虚假实（至虚有盛候）（2021）

概念：证属虚，反见实。机制：脏腑虚衰，气血不足，运化无力，气机不畅。

表现：腹虽胀满而有时缓解，或触之腹内无肿块而喜按（2017）；虽喘促但气短息弱；虽大便闭塞而腹部不甚硬满；虽小便不利但无舌红口渴等症。并有神疲乏力，面色萎黄或淡白，脉虚弱，舌淡胖嫩等症。

（3）虚实真假的鉴别：关键在于脉象的有力无力、有神无神（2021），其中尤以沉取之象为真谛；其次是舌质的嫩胖与苍老，言语呼吸的高亢粗壮与低怯微弱；体质状况、病之新久、治疗经过等也是辨析的依据。

第九单元　病因辨证

☆ 重点提示

本单元内容较重要，考题中常涉及六淫证候的临床表现。

==== 考点集合 ====

一、六淫辨证

1. 风淫证　恶风寒，微发热，汗出，脉浮缓，皮肤瘙痒、肢体关节游走疼痛等（2016）。
2. 寒淫证　恶寒甚、无汗、头身或胸腹疼痛、苔白、脉弦等的实寒证候（2005，2007）。
3. 暑淫证　发热口渴、神疲气短、心烦头晕、汗出、小便短黄、舌红苔黄干等（2001）。
4. 湿淫证　身体困重、肢体酸痛、腹胀腹泻、纳呆、苔滑脉濡等（2009，2017，2021）。
5. 燥淫证　皮肤、口鼻、咽喉干燥等（2003，2008）。
6. 火淫证　发热、口渴、胸腹灼热、面红、便秘尿黄、舌红苔黄而干、脉数或洪等（2002）。

二、情志辨证

1. 喜证的临床表现　喜笑不休，心神不安，精神涣散，思想不集中，甚至语无伦次，举止失常，机体疲软，脉缓（2016）。
2. 怒证的临床表现　烦躁多怒，胸胁胀痛，头胀头痛，面红目赤，眩晕，或腹胀，泄泻，甚至呕血，发狂，晕厥，舌红苔黄，脉弦劲有力。
3. 悲证的临床表现　善悲喜哭，精神沮丧，面色惨淡，神疲乏力；甚者心悸怔忡，健忘失眠，意志消沉。
4. 忧证的临床表现　情绪抑郁，闷闷不乐，善叹息，胸闷脘痞，干咳少痰，甚则咯血或痰中带血，面白无华，消瘦，神疲乏力。
5. 恐证的临床表现　怵惕不安，常欲闭户独处；暴病则二便失禁，身体不支；久病则骨瘦痿厥，遗精遗尿。
6. 思证的临床表现　表情淡漠，神思恍惚，食少纳呆，胸闷脘痞，腹胀便溏，甚者心悸健忘，失眠消瘦，面色萎黄。

第十单元　气血津液辨证

☆ 重点提示

本单元考试涉及不多，注意区别各种气血同病。

━━━━━━━━━━ **考点集合** ━━━━━━━━━━

一、气病辨证

1. 气虚证

临床表现：神疲乏力，气短，懒言，动则加重，头晕目眩，自汗，脉虚，舌淡嫩。

辨证要点：以疲乏、气短、脉虚为辨证要点（2004）。

2. 气陷证

临床表现：气虚，内脏下垂。

辨证要点：体瘦而弱，气短，气坠，脏器下垂为主要表现（2006）。

3. 气不固证

临床表现：自汗不止；或遗尿；或大便失禁；或崩漏、滑胎；或遗精等。

辨证要点：疲乏、气短、脉虚及自汗，或二便、经、精等不固。

4. 气脱证

临床表现：呼吸微弱而不规则，神情淡漠或昏聩无知，大汗不止，口开目合，手撒身软，二便失禁，面色苍白，脉微欲绝等。

辨证要点：病势危重，以气息微弱、汗出不止、脉微等为辨证的基本点。

5. 气滞证

临床表现：胀痛、窜痛、攻痛，时轻时重；按之无形，随情绪而变化，脉弦。

辨证要点：以胸胁、脘腹等处或损伤部位的胀闷、胀痛、窜痛为主要表现。

6. 气逆证

临床表现：咳嗽，呼吸喘促；呃逆，呕吐，嗳气，呕血；头痛，眩晕，甚至昏厥、咯血（2016，2018）。

辨证要点：以咳喘或呕吐呃逆等为突出表现（2003，2007）。

7. 气闭证

临床表现：突然发生势急、症重之昏厥，或内脏绞痛，或二便闭塞，呼吸气粗，声高，脉沉弦有力（2010，2011，2017，2018）。

辨证要点：以突发昏厥或绞痛、二便闭塞、息粗、脉实为主要表现。

二、血病辨证

1. 血虚证

临床表现：面色淡白或萎黄，唇、爪、眼睑色淡；头晕眼花，心悸健忘，失眠多梦；手足发麻，四肢拘急不利，妇女月经后期、量少、色淡、闭经；舌质淡，脉细无力（2006，2009）。

辨证要点：虚弱，以肌肤黏膜的颜色淡白、脉细为主要表现。

2. 血脱证

临床表现：面色苍白，头晕，眼花，心悸，气短，四肢逆冷，舌色枯白，脉微或芤等。

辨证要点：有血液亡失病史，以面色苍白、脉微或芤为主要表现。

3. 血瘀证

临床表现：

①局部刺痛，痛处不移而拒按，常夜间加重。

②局部肿块，质硬，按之不移。

③唇、甲紫暗，或皮下、舌上有瘀点瘀斑，或皮肤丝状红缕，青筋显露。

④出血，色紫暗，或夹血块，或大便色黑如柏油。

⑤面色黧黑，或肌肤甲错。

⑥舌质紫暗或有青紫色斑点。

⑦脉细涩，或结代，或无脉。

辨证要点：<u>以固定刺痛、肿块、出血、瘀血、脉涩为辨证要点（2006）</u>。

4. 血热证

临床表现：身热夜甚；心烦，失眠甚则躁扰发狂、神昏谵语；或见各种出血色深红，或发斑疹，或为疮痈；舌质红绛，脉数疾等。

辨证要点：血热证以身热口渴、烦躁谵语、舌红绛、脉数有力等为辨证要点。

5. 血寒证

临床表现：面色苍白，形寒肢冷；局部肌肤紫暗、冷痛，得温则减，遇寒加重；月经后期，经色紫暗夹血块；舌淡紫，苔白滑，脉沉迟或弦涩等。

辨证要点：本证以<u>局部冷痛、剧痛或肿胀、青紫，得温则减</u>，妇女月经后期、经色紫暗夹块等为辨证要点。

三、气血同病辨证

各证的临床表现，一般是两个基本证候的相合而同时存在。

1. 气滞血瘀　胸胁痛，急躁易怒或抑郁不乐，<u>胁下痞块，刺痛拒按，妇女可有闭经、痛经，或经色暗紫有块，舌质暗紫有瘀斑，脉弦涩（2018）</u>。

2. 气虚血瘀　神疲乏力，少气懒言，头晕目眩，自汗，刺痛固定不移，拒按夜甚，血瘀，面色晦暗，舌质暗紫有瘀斑，脉细涩。

3. 气血两虚　神疲乏力，少气懒言，头晕目眩，<u>心悸失眠，手足麻木，面色淡白或萎黄，舌淡而嫩，脉细弱（2020）</u>。

4. 气不摄血　神疲乏力，少气懒言，头晕目眩，自汗，<u>吐血，便血，尿血，崩漏，皮下瘀斑，舌淡，脉弱（2017）</u>。

5. 气随血脱　大出血时见到面白息微，大汗淋漓，汗出凉而淡，微黏，四肢厥冷，心烦神昏，甚至昏厥，舌淡，脉微欲绝，或见芤脉。

四、津液病辨证

1. 痰证　咳嗽痰多，痰质黏稠，胸脘痞闷，呕恶，纳呆，或头晕目眩，或形体肥胖，或神昏而喉中痰鸣，或神志错乱而为癫、狂、痴、痫，或某些部位出现圆滑柔韧的包块等，舌苔腻，脉滑。

2. 饮证（2020）　以胸闷脘痞、呕吐清水、咳吐清稀痰涎、肋间饱满、苔滑为表现。

痰饮（饮停胃肠）：<u>脘腹痞胀，呕吐清涎，胃中振水音，肠间水声辘辘（2017）</u>。

悬饮（饮停胸胁）：<u>胸胁饱满、胀痛，咳嗽，转侧则痛增，脉弦（2016）</u>。

支饮（饮停心肺）：<u>胸闷心悸，气短不能平卧等（2017）</u>。

溢饮（饮溢四肢）：肢体沉重、酸痛，或浮肿，小便不利。

3. 水停证　头面、肢体甚至全身水肿，按之凹陷不易起，或为腹水而见腹部隆起，叩之音浊，小便短少不利，身体困重，舌淡胖，苔白滑，脉濡缓。

4. 津液亏虚证　咽干口渴，口唇干燥，皮肤干枯无泽，大便干结，小便短少黄赤，舌红少津，脉细数（2005）。

第十一单元　脏腑辨证

☆ 重点提示

本单元属考试的重中之重，因考点较多，且历年考查知识点较散，所以需要考生全面掌握各种证型的临床表现及鉴别要点。其中心与小肠病辨证，需要掌握各种虚类证候的辨证要点，尤其心阴虚、痰蒙心神的相关内容。肺、脾、肾病辨证，常结合出现，出现气虚、阴虚、阳虚的证候应首先考虑这几个脏腑兼证。另外，本单元常常结合中医诊断学的其他内容，所以要求考生对于四诊的知识点要扎实。

=======考点集合=======

一、心与小肠病辨证

1. 心气虚、心阳虚、心阳虚脱证的临床表现、鉴别要点

心气虚、心阳虚、心阳虚脱证是心的功能损伤由轻到重的三个阶段，三者之间相互联系。心气虚证以心悸、胸闷兼气虚证为特征；心阳虚证是在心气虚的基础上，出现心胸闷痛、畏寒肢冷等虚寒证候为特征；心阳虚脱证是在心阳虚的基础上，突然出现冷汗、肢厥、脉微等亡阳证候为特征。

证型	相同症状	不同症状
心气虚证	心悸、怔忡、胸闷、气短，活动后加重，自汗（2016）	面色淡白或㿠白，舌淡苔白，脉虚
心阳虚证		畏寒肢冷，心痛，面色㿠白或晦暗，舌淡胖苔白滑，脉微细（2010）
心阳虚脱证		突然冷汗淋漓，四肢厥冷，呼吸微弱，面色苍白，或胸痛暴作，面唇青紫，神志模糊或昏迷，舌淡或淡紫，脉微欲绝

2. 心血虚、心阴虚证的临床表现、鉴别要点

心血虚以"色白"为特征而无热象，心阴虚以"色赤"为特征而有明显热象。

证型	相同症状	不同症状
心血虚证	心失所养心神不安心悸失眠多梦	血虚表现——面色淡白或萎黄，唇舌色淡，脉细无力
心阴虚证		阴虚表现——口燥咽干，形体消瘦，五心烦热，潮热盗汗，两颧潮红，舌红少苔乏津，脉细数（2005）

3. 心脉痹阻证的临床表现及瘀阻心脉、痰阻心脉、寒凝心脉、气滞心脉四证的鉴别

心脉痹阻只是病理结果，导致心脉不通的原因主要有瘀血、痰浊、阴寒、气滞几个方面。

证型	相同症状	不同症状
瘀阻心脉证	心悸怔忡、心胸憋闷作痛，痛引肩背内臂，时作时止，(2001)	心胸刺痛，舌暗或有青紫斑点，脉细涩或结代
痰阻心脉证		心胸闷痛，体胖痰多，身重困倦，苔白腻，脉沉滑或沉涩
寒凝心脉证		心痛剧痛，遇寒加重，得温痛减，形寒肢冷，舌淡苔白，脉沉迟或沉紧
气滞心脉证		心胸胀痛，胁胀善太息，舌淡红，脉弦

4. 痰蒙心神、痰火扰神证的临床表现、鉴别要点

（1）痰蒙心神证：神情痴呆，意识模糊，甚则昏不知人，或神情抑郁，表情淡漠（2003），喃喃独语，举止失常。或突然昏仆，不省人事，口吐涎沫，喉有痰声。并见面色晦暗，胸闷，呕恶，舌苔白腻，脉滑等症。

（2）痰火扰神证：发热，口渴，胸闷，气粗，咳吐黄痰，喉间痰鸣，心烦，失眠，甚则神昏谵语，或狂躁妄动，打人毁物，不避亲疏，胡言乱语，哭笑无常，面赤，舌质红，苔黄腻，脉滑数。

（3）痰蒙心神与痰火扰神证均有神志异常与痰浊的表现，痰蒙心神证有痰无火，痰火扰神证则有痰有火。

5. 心火亢盛证的临床表现（2017）　心烦失眠，面赤口渴，便秘尿赤，舌尖红，苔黄，脉数有力或口舌生疮（心火上炎），或小便赤涩灼痛，尿血（心火下移）或狂躁谵妄，神识不清（热扰或热闭心神），或见吐血、衄血（心火迫血妄行）。

6. 瘀阻脑络证的临床表现　头痛、头晕经久不愈，痛处固定不移，痛如锥刺，头部外伤后昏不知人，或健忘、失眠、心悸，或见面晦不泽，舌质紫暗，或有瘀点、瘀斑，脉细涩。

7. 小肠实热证的临床表现　心烦失眠，面赤口渴，口舌生疮，溃烂灼痛，小便赤涩，尿道灼痛，尿血，舌红苔黄，脉数。

二、肺与大肠病辨证

1. 肺气虚、肺阴虚证的临床表现、鉴别要点
肺气虚证伴有气虚症状，肺阴虚证伴有虚热内扰、潮热盗汗等阴虚症状。

证型	相同症状	不同症状
肺气虚证	咳嗽	气短而喘，动则尤甚，咳痰清稀，声低懒言，或有自汗，畏风，易感冒，神疲体倦，面色淡白，舌淡苔白，脉弱
肺阴虚证		无痰或痰少而黏难咳，或痰中带血，声音嘶哑，口燥咽干，形体消瘦，五心烦热，潮热盗汗，两颧潮红，舌红少苔乏津，脉细数

2. 风寒犯肺、寒痰阻肺、饮停胸胁证的临床表现、鉴别要点
风寒犯肺证多为风寒侵袭，伴有风寒表证。寒痰阻肺证为寒饮或痰浊停聚于肺，伴有寒象。饮停胸胁证为水饮停于胸胁，伴有胸廓饱满、胸胁胀闷或痛。

证型	相同症状	不同症状
风寒犯肺证	咳嗽，咳痰痰色白	气喘，微有恶寒发热，鼻塞，流清涕，喉痒，或见身痛无汗，舌苔薄白，脉浮紧
寒痰阻肺证		痰质稠或清稀、易咳，胸闷，气喘，或喉间有哮鸣声，恶寒，肢冷，舌质淡，苔白腻或白滑，脉弦或滑
饮停胸胁证		胸廓饱满，胸胁部胀闷或痛，气喘，呼吸、咳嗽或身体转侧时牵引胁痛，或有头晕目眩，舌苔白滑，脉沉弦

3. 风热犯肺、肺热炽盛、痰热壅肺、燥邪犯肺证的临床表现、鉴别要点

风热犯肺证为风热犯肺，肺卫失宣。肺热炽盛证为火热炽盛，壅积于肺。痰热壅肺证为痰热交结，壅滞于肺。燥邪犯肺证为燥邪犯肺，肺卫失宣。

证型	鉴别要点	其他表现
风热犯肺证（2016）	咳嗽，痰黄稠	风热表证——恶寒轻发热重，鼻塞流黄浊涕，身热恶风，口干咽痛，舌尖红苔薄黄，脉浮数
肺热炽盛证（2016）	咳喘气粗，鼻翼扇动	实热症状——发热，口渴，鼻息灼热，咽喉红肿，小便短黄，舌红苔黄，脉洪数
痰热壅肺证	发热、咳喘、痰多黄稠	实热症状——胸闷，气喘息粗，发热口渴，烦躁不安，舌红苔黄腻，脉滑数
燥邪犯肺证	干咳，痰少质黏	燥邪犯表证——口舌咽喉干燥，恶寒发热，无汗或少汗，舌苔薄白而干燥，脉浮偏数或浮紧（2004）

4. 风水相搏证的临床表现　突起眼睑浮肿，继而全身及风寒表证或风热表证。

5. 肠道湿热、肠热腑实、肠燥津亏证的临床表现、鉴别要点

肠道湿热证为湿热内蕴，阻滞肠道。肠热腑实证为里热炽盛，腑气不通。肠燥津亏证为津液亏损，肠失濡润。

证型	鉴别要点	临床表现
肠道湿热证	腹痛，暴泻如水，下痢脓血，大便黄稠，秽臭	身热口渴，肛门灼热，小便短黄，舌质红，苔黄腻，脉滑数
肠热腑实证	发热（高热，或日晡潮热），大便秘结或热结旁流，腹满硬痛	汗多，口渴，小便短黄，甚则神昏谵语、狂乱，舌质红，苔黄厚而燥，或焦黑起刺，脉沉数或沉迟有力
肠燥津亏证	大便燥结、排便困难与津亏症状	腹胀作痛，或可于左少腹触及包块，口干，或口臭，或头晕，舌红少津，苔黄燥，脉细涩（2003）

三、脾与胃肠病辨证

1. 脾气虚、脾阳虚、脾虚气陷、脾不统血证的临床表现、鉴别要点

脾气虚证以脾气亏虚，失于健运为主要病机。脾阳虚证是在脾气虚基础上，阳虚生寒所致，虚寒证与脾气虚证并见。脾虚气陷证因脾气亏虚，升举无力而清阳下陷所致，下陷证候与

脾气虚证并见。脾不统血证因脾气亏虚，而统血无权所致，各种慢性出血与脾气虚证并见。

证型	相同症状	不同症状
脾气虚证 (2016, 2020)	纳呆腹胀，食后尤甚，便溏肢倦，食少懒言，神疲乏力，面色萎黄	或浮肿，或消瘦，舌质淡或胖嫩有齿痕，苔白润，脉缓或弱
脾阳虚证 (2020)		腹痛喜温喜按，肢冷尿少等，舌质淡胖或边有齿痕，苔白滑，脉沉迟无力
脾虚气陷证		脘腹坠胀，或便意频数，肛门坠重，甚则脱肛，或子宫下垂等，舌质淡，苔薄白，脉缓或弱
脾不统血证 (2016)		便血，尿血，鼻衄，或妇女月经过多、崩漏等各种出血证，舌淡苔白，脉细无力

2. 湿热蕴脾、寒湿困脾证的临床表现、鉴别要点（2017）

湿热蕴脾（2004，2007）与寒湿困脾证均因湿邪困脾、脾胃纳运失职所致，区别在于兼热、兼寒之不同。

证型	相同症状	不同症状
湿热蕴脾证	脘腹痞闷，纳呆，恶心呕吐，便溏，肢体困重	身热起伏，汗出热不解，肌肤发黄色泽鲜明，皮肤发痒，小便短赤，舌红苔黄腻，脉濡数或滑数
寒湿困脾证		口淡不渴，肢体浮肿，小便短少，身目发黄，面色晦暗不泽，舌淡苔白腻，脉濡缓或沉细

3. 胃气虚、胃阳虚、胃阴虚证的临床表现、鉴别要点

胃气虚证为胃气亏虚，胃失和降。胃阳虚证为胃阳不足，胃失温煦。胃阴虚证为胃阴亏虚，胃失濡润。

证型	相同症状	不同症状
胃气虚证	胃痛痞胀	胃部按之觉舒，气短懒言，神疲乏力，舌质淡，苔薄白，脉弱（2020）
胃阳虚证		胃脘冷痛，喜温喜按，畏寒肢冷，舌淡胖嫩，脉沉迟无力
胃阴虚证		胃脘嘈杂，饥不欲食，或痞胀不舒，隐隐灼痛，干呕，呃逆，口燥咽干，舌红少苔乏津，脉细数（2016）

4. 胃热炽盛、寒饮停胃证的临床表现、鉴别要点

胃热炽盛与寒饮停胃证，一因火热壅滞于胃，一因寒饮停积于胃，皆致胃失和降，胃痛痞胀。

证型	相同症状	不同症状
胃热炽盛证	胃痛痞胀	胃部灼痛，渴喜冷饮，口臭，牙龈肿痛溃烂，舌红苔黄，脉滑数
寒饮停胃证		胃脘痞胀，呕吐清水痰涎，口淡不渴，舌苔白滑，脉沉弦

5. 寒滞胃肠、食滞胃肠、胃肠气滞证的临床表现、鉴别要点

此三证皆见肠胃气机阻滞之象。寒滞胃肠因寒邪，食滞胃肠因饮食，胃肠气滞证则无明显

偏向。

证型	相同症状	不同症状
寒滞胃肠证	胃脘疼痛痞胀	胃脘部冷痛，痛势剧烈，得温则减，舌苔白润，脉弦紧或沉紧
食滞胃肠证		脘腹痞胀疼痛，呕泻物酸馊腐臭，舌苔厚腻，脉滑或沉实
胃肠气滞证		脘腹胀痛走窜，肠鸣嗳气，苔厚，脉弦

四、肝与胆病辨证

1. 肝血虚、肝阴虚证的临床表现、鉴别要点

两者均属肝的虚证，均有头晕等表现，但前者为血虚，目、筋、爪甲失于濡养；后者为阴虚，虚热之象明显。

（1）肝血虚证：头晕眼花，视力减退或夜盲，或肢体麻木，关节拘急，手足震颤，肌肉瞤动，或为妇女月经量少、色淡，甚则闭经，爪甲不荣，面白无华，舌淡，脉细。

（2）肝阴虚证：头晕眼花，两目干涩，视力减退，或胁肋隐隐灼痛，或手足蠕动，面部烘热或两颧潮红，口咽干燥，五心烦热，潮热盗汗，舌红少苔乏津，脉弦细数（2002）。

2. 肝郁气滞、肝火炽盛、肝阳上亢证的临床表现、鉴别要点

肝火炽盛证属火热过盛的实证，以肝经循行部位的实火症状为主，阴虚证候不突出，病程较短，病势较急。肝阳上亢证属上实下虚，虚实夹杂，系肝肾阴虚阳亢所致，以上亢症状为主，且见下虚症状，阴虚证候明显，病程较长（2020）。

（1）肝郁气滞证：情志抑郁，善太息，胸胁、少腹胀满疼痛，走窜不定。或咽部异物感，或颈部瘿瘤、瘰疬，或胁下肿块。妇女可见乳房作胀疼痛，月经不调，痛经。舌苔薄白，脉弦。病情轻重与情绪变化关系密切（2005，2010）。

（2）肝火炽盛证：头晕胀痛，痛如刀劈，面红目赤，口苦口干，急躁易怒，耳鸣如潮，甚或突发耳聋，失眠，噩梦纷纭，或胁肋灼痛，吐血、衄血，小便短黄，大便秘结，舌红苔黄，脉弦数。

（3）肝阳上亢证：眩晕耳鸣，头目胀痛，面红目赤，急躁易怒，失眠多梦，头重脚轻，腰膝酸软，舌红少津，脉弦有力或弦细数（2004，2020）。

3. 肝风内动四证的临床表现、鉴别要点

此四证皆见动风之象，肝阳化风证平素即有头晕目眩等肝阳上亢症状，猝见动风（2006，2008）；热极生风证兼见高热；阴虚动风证兼见阴虚表现；血虚生风证兼见血虚表现。

证型	性质	主症	兼症	舌	脉
肝阳化风证（2017）	上实下虚	眩晕欲仆，头摇肢颤，言语謇涩或舌强不语	手足麻木，步履不正	舌红，苔白或腻	弦而有力
热极生风证	实热	手足抽搐，颈项强直，两目上视，牙关紧闭，角弓反张	高热神昏，躁热如狂	舌红绛	弦数
阴虚动风证	虚	手足蠕动	午后潮热，五心烦热，口咽干燥，形体消瘦	舌红少津	弦细数
血虚生风证	虚	手足震颤，肌肉瞤动，关节拘急不利，肢体麻木	眩晕耳鸣，面白无华	舌淡，苔白	细

4. 寒滞肝脉证的临床表现　少腹冷痛，阴部坠胀作痛，或阴器收缩引痛，或巅顶冷痛，得温则减，遇寒痛增，恶寒肢冷，舌淡，苔白润，脉沉紧或弦紧。

5. 肝胆湿热证的临床表现　身目发黄，胁肋胀痛，或胁下痞块，纳呆厌油，泛恶欲呕，腹胀、大便不调，小便短赤，发热或寒热往来，口苦口干，舌红，苔黄腻，脉弦滑数。或阴部潮湿、瘙痒、湿疹，阴器肿痛，带下黄稠臭秽等。

6. 胆郁痰扰证的临床表现　胆怯易惊，惊悸不宁，失眠多梦，烦躁不安，胸胁胀闷，善太息，头晕目眩，口苦呕恶，舌淡红或红，苔白腻或黄滑，脉弦缓或弦数（2016）。

五、肾与膀胱病辨证

1. 肾阳虚、肾阴虚证的临床表现、鉴别要点

（1）肾阳虚证：腰膝酸冷或痛，性欲减退，夜尿增多，面色㿠白，或黧黑，精神萎靡，或男子阳痿，女子宫寒不孕，或畏寒肢冷，或小便清长，或久泻不止，五更泄泻，舌淡苔白，脉沉细无力，尺部尤甚（2003，2006，2018）。

鉴别要点：性与生殖功能减退，二便失司，伴见形寒肢冷，腰膝酸冷等虚寒之象。

（2）肾阴虚证：腰膝酸软而痛，头晕，耳鸣，齿松，发脱，男子阳强易举、遗精、早泄，女子经少或经闭、崩漏，失眠，健忘，口咽干燥，形体消瘦，五心烦热，潮热盗汗，骨蒸发热，午后颧红，小便短黄，舌红少津、少苔或无苔，脉细数。

2. 肾精不足、肾气不固、肾虚水泛证的临床表现、鉴别要点

（1）肾精不足证：小儿发育迟缓，身体矮小，囟门迟闭，骨骼痿软，智力低下；男子精少不育，女子经闭不孕，性功能低下；成人早衰，耳鸣耳聋，健忘恍惚，神情呆钝，两足痿软，动作迟钝，发脱齿摇，舌淡，脉弱（2020）。

（2）肾气不固证：小便频数，或尿后余沥，或遗尿，尿失禁，夜尿增多，男子滑精早泄，女子带下清稀或胎动不安，神疲乏力，耳鸣腰酸，舌淡苔白，脉弱。

（3）肾虚水泛证：浮肿，腰以下尤甚，尿少或心悸咳喘，腹胀，腰膝酸冷，畏寒肢冷，舌淡胖苔白滑，脉沉迟无力（2018）。

3. 肾阳虚与肾虚水泛证的鉴别要点

两者均以肾阳亏虚为基本病机，前者以温煦失职，生殖机能减退为主，后者以气化无权，水湿泛滥为主。

证型	相同症状	典型症状	不同症状
肾阳虚证	畏寒肢冷，腰膝酸冷，面白神疲	性欲减退，夜尿频多	头晕目眩，面色㿠白或黧黑，精神萎靡，男子阳痿早泄、滑精精冷，女子宫寒不孕，或久泻不止，完谷不化，五更泄泻，舌淡苔白，脉沉细无力，尺部尤甚（2003，2006）
肾虚水泛证		水肿下肢为甚，尿少，畏凉肢冷共见	耳鸣，身体浮肿，腰以下为甚，按之没指，舌质淡胖，苔白滑，脉沉迟无力

4. 肾阴虚与肾精不足证的鉴别要点

两者皆属肾的虚证，均可见腰膝酸软、头晕耳鸣、齿松发脱等症，但前者有阴虚内热的表现，后者主要为生长发育迟缓，早衰，生育机能低下，无虚热表现。

证型	相同症状	不同症状
肾阴虚证	腰膝酸软（2017）	失眠多梦，阳强易举，遗精早泄，潮热盗汗，咽干颧红，溲黄便干，舌红少津，脉细数
肾精不足证		成人精少，经闭，发脱齿摇，健忘耳聋，动作迟缓，足痿无力，精神呆钝，舌淡红苔白，脉沉细

5. 膀胱湿热证的临床表现　小便频数，排尿灼热涩痛，小便短赤，尿血或有砂石，小腹胀痛，腰痛，发热口渴，舌红苔黄腻，脉濡数。

六、脏腑兼病辨证

1. 心肾不交、心脾气血虚证的临床表现、鉴别要点

（1）心肾不交证：心烦失眠，惊悸健忘，头晕，耳鸣，腰膝酸软，梦遗，口咽干燥，五心烦热，潮热盗汗，便结尿黄，舌红少苔，脉细数。

（2）心脾气血虚证：心悸怔忡，头晕，多梦，健忘，食欲不振，腹胀，便溏，神疲乏力，或见皮下紫斑，女子月经量少色淡、淋漓不尽，面色萎黄，舌淡嫩，脉弱。

（3）鉴别要点：两者都有心悸、失眠的症状，但前者多由心肾阴液亏虚所致，可兼有腰酸、腰痛、耳鸣及虚热症状；而后者多由脾气亏虚，心血不足所致，多伴有食少、腹胀、便溏等症状。

2. 肝火犯肺、肝胃不和、肝脾不调证的临床表现、鉴别要点

（1）肝火犯肺证：胸胁灼痛，急躁易怒，头胀头晕，面红目赤，口苦口干，咳嗽阵作，痰黄黏稠，甚则咯血，舌红，苔薄黄，脉弦数。

（2）肝胃不和证：胃脘、胁肋胀满疼痛，走窜不定，嗳气，吞酸嘈杂，呃逆，不思饮食，情绪抑郁，善太息，或烦躁易怒，舌淡红，苔薄黄，脉弦。

（3）肝脾不调证：胸胁胀满窜痛，善太息，情志抑郁，或急躁易怒，食少，腹胀，肠鸣矢气，便溏不爽，或腹痛欲便、泻后痛减，或大便溏结不调，舌苔白，脉弦或缓。

（4）鉴别要点：肝火犯肺证由肝火炽盛，上逆犯肺所致。肝胃不和、肝脾不调证多由肝郁气滞引起，导致胃失和降、脾失健运，二者均有肝气郁结，一兼胃失和降之症，一兼脾失健运之症。

3. 心肺气虚、脾肺气虚、肺肾气虚证的临床表现、鉴别要点

（1）心肺气虚证：胸闷，咳嗽，气短而喘，心悸，动则尤甚，吐痰清稀，神疲乏力，声低懒言，自汗，面色淡白，舌淡苔白，或唇舌淡紫，脉弱或结或代（2005，2017）。

（2）脾肺气虚证：食欲不振，食少，腹胀，便溏，久咳不止，气短而喘，咳痰清稀，面部虚浮，下肢微肿，声低懒言，神疲乏力，面白无华，舌淡，苔白滑，脉弱。

（3）肺肾气虚证：咳嗽无力，呼多吸少，气短而喘，动则尤甚，吐痰清稀，声低，乏力，自汗，耳鸣，腰膝酸软，或尿随咳出，舌淡紫，脉弱（2017）。

（4）鉴别要点：均有肺气虚，呼吸功能减退。心肺气虚证兼有心气不足的证候；脾肺气虚证兼有脾失健运的证候；肺肾气虚证兼有肾失摄纳的证候。

4. 心肾阳虚、脾肾阳虚证的临床表现、鉴别要点

（1）心肾阳虚证：畏寒肢冷，心悸怔忡，胸闷气喘，肢体浮肿，小便不利，神疲乏力，腰膝酸冷，唇甲青紫，舌淡紫，苔白滑，脉弱（2001）。

（2）脾肾阳虚证：腰膝、下腹冷痛，畏冷肢凉，久泄久利，或五更泄泻，完谷不化，便质清冷，或全身水肿，小便不利，面色㿠白，舌淡胖，苔白滑，脉沉迟无力（2007）。

（3）鉴别要点：均有虚寒证候与肾阳虚水湿内停的表现。但前者心阳不振、血行不畅的症状突出；后者则有脾阳虚，运化无权的表现。

5. 心肝血虚、肝肾阴虚、肺肾阴虚证的临床表现、鉴别要点

（1）心肝血虚证：心悸心慌，多梦健忘，头晕目眩，视物模糊，肢体麻木、震颤，女子月经量少色淡，甚则经闭，面白无华，爪甲不荣，舌质淡白，脉细。

（2）肝肾阴虚证：头晕，目眩，耳鸣，健忘，胁痛，腰膝酸软，口燥咽干，失眠多梦，低热或五心烦热，颧红，男子遗精，女子月经量少，舌红，少苔，脉细数（2004）。

（3）肺肾阴虚证：咳嗽痰少，或痰中带血，或声音嘶哑，腰膝酸软，形体消瘦，口燥咽干，骨蒸潮热，盗汗，颧红，男子遗精，女子经少，舌红，少苔，脉细数（2002）。

（4）鉴别要点：心肝血虚证以心肝阴血不足为主要病机。肝肾阴虚和肺肾阴虚证都有肾阴虚的证候，但肝肾阴虚证兼肝阴虚损，失于滋养；肺肾阴虚证兼肺阴亏损，肺失清肃。

七、脏腑辨证各相关证候的鉴别

1. 心脾气血虚证与心肝血虚证鉴别要点　均有心血不足，心及心神失养，但前者兼有脾虚失运，血不归经的表现；后者兼有肝血不足，失于充养的表现。

2. 肝胃不和、肝脾不调、胃肠气滞三证的鉴别要点　前二者均有肝气郁结表现，但肝胃不和证兼胃失和降，肝脾不调证兼脾失健运。胃肠气滞证则为胃肠气机阻滞的表现。

3. 肝胆湿热证与湿热蕴脾证的鉴别　两证均因湿热内蕴所致，见湿热证候及脾胃纳运升降失职表现。肝胆湿热证病位主要在肝胆（疏泄功能失职），故以肝胆疏泄失常症状为主，尚可出现寒热往来及阴部瘙痒、妇女带下黄臭等症。湿热蕴脾证病位主要在脾胃（纳运升降失职），故以受纳运化失常症状为主，还可出现肢体困重、身热不扬等症状。

4. 肝火犯肺证与燥邪犯肺、热邪壅肺、肺阴虚证的鉴别　四证均可能有咳嗽、咯血的表现，但肝火犯肺证系肝经气火上逆犯肺，肺失清肃，有肝火内炽的症状；燥邪犯肺证只发于秋季，必兼发热恶寒之表证；热邪壅肺证系邪热内盛，痰热互结，壅闭于肺，有典型的实热表现；肺阴虚证系内伤久病，肺津受损，虚热内生，有潮热盗汗等阴虚内热症状，四证的舌脉表现也各有不同。

证型	病机	相同症状	不同症状
肝火犯肺证	肝经气火上逆犯肺，肺失清肃	咳嗽，咯血	急躁易怒，胁肋灼痛等肝火内炽的症状，舌红，苔薄黄，脉弦数
燥邪犯肺证	外界燥邪侵犯肺卫，肺系津液耗伤		只发于秋季，必兼发热恶寒之表证，苔薄而干燥少津，脉浮数或浮紧
热邪壅肺证	邪热内盛，痰热互结，壅闭于肺		一般与情志无关，肝经症状不明显，有实热表现，舌红苔黄或黄腻，脉数或滑数
肺阴虚证	内伤久病，肺津受损，虚热内生		潮热盗汗等阴虚内热症状，舌苔白，脉弦或缓弱

5. 肝肾阴虚与肝阳上亢证的鉴别　二证均有肝肾阴亏，阴不制阳的病机，但肝肾阴虚为虚证，以虚热内扰的表现为主；肝阳上亢证为本虚标实证，以肝阳亢逆，气血上冲的表现为主。

证型	相同症状	不同症状
肝肾阴虚证	头晕目眩，耳鸣，腰膝酸软	颧红盗汗，五心烦热等虚火内扰的表现，舌红少苔，脉细数
肝阳上亢证		面红目赤，急躁易怒，头目胀痛，头重脚轻等肝阳亢逆，气血上冲的症状，舌红，脉弦或弦细数

第十二单元　六经辨证

重点提示

历年考试中本单元内容都有涉及。需要熟悉阳明病证的临床表现及六经病证的传变规律。

==================== 考 点 集 合 ====================

一、太阳病证

（一）太阳经证

1. 太阳中风证

临床表现：发热，恶风，头痛，汗出，脉浮缓；或见鼻鸣，干呕。

2. 太阳伤寒证

临床表现：恶寒，发热，头项强痛，肢体疼痛，无汗而喘，脉浮紧。

（二）太阳腑证

1. 太阳蓄水证

临床表现：发热，恶寒，小腹满，小便不利，口渴，或水入则吐，脉浮或浮数。

2. 太阳蓄血证

临床表现：少腹急结或硬满，小便自利，如狂或发狂，善忘，大便色黑如漆，脉沉涩或沉结。

二、阳明病证

（一）阳明经证（2021）

临床表现：身大热，汗出，口渴引饮，或心烦躁扰，气粗似喘，面赤，苔黄燥，脉洪大。

（二）阳明腑证

临床表现：日晡潮热，手足濈然汗出，脐腹胀满硬痛而拒按，大便秘结不通，甚则谵语、狂乱、不得眠，舌苔黄厚干燥，或起芒刺，甚至苔焦黑燥裂，脉沉迟而实或滑数。

三、少阳病证

临床表现：寒热往来，口苦，咽干，目眩，胸胁苦满，默默不欲饮食，心烦喜呕，脉弦。

四、太阴病证

临床表现（2021）：腹满而吐，食不下，口不渴，自利，时腹自痛，四肢欠温，脉沉缓而弱。

五、少阴病证

（一）少阴寒化证

临床表现：无热恶寒，但欲寐，四肢厥冷，下利清谷，呕不能食，或食入即吐，脉微细甚或欲绝，或见身热反不恶寒，甚则面赤。

（二）少阴热化证

临床表现：心烦不得眠，口燥咽干，或咽痛，舌尖红少苔，脉细数。

六、厥阴病证

临床表现：消渴，气上撞心，心中疼热，饥而不欲食，食则吐蛔。

七、六经病证的传变

1. 传经　病邪从外侵入，逐渐向里传播，由某一经的证候转变为另一经的证候，称为"传经"。可分为循经传、越经传、表里传（2013，2020）。

2. 直中　凡病邪初起不从阳经传入，而径中阴经，表现出三阴证候的为直中。

3. 合病　两经或三经同时发病，出现相应的证候，而无先后次第之分。如太阳经病证和阳明经证同时出现，称"太阳阳明合病"；三阳经同病的为"三阳合病"。

4. 并病　凡一经之病，治不彻底，或一经之证未罢，又见他经证候的，称为并病。无先后次第之分。如少阳病未愈，进一步发展而又涉及阳明，称"少阳阳明并病"。

第十三单元　卫气营血辨证

重点提示

本单元内容较少，熟悉卫、气、营、血各证的临床表现即可。

━━━━━━━━ **考点集合** ━━━━━━━━

一、卫分证

临床表现：发热，微恶风寒，头痛，口干微渴，舌边尖红，苔薄黄，脉浮数；或伴有咳嗽，咽喉肿痛。

二、气分证

临床表现：发热，不恶寒，反恶热，汗出，口渴，尿黄，舌红苔黄，脉数有力；或见咳喘，胸痛，咳痰黄稠；或见心烦懊侬，坐卧不安；或见日晡潮热，便秘腹胀，痛而拒按，甚或谵语、狂乱，苔黄干燥甚则焦黑起刺，脉沉实（2020）；或见口苦咽干，胸胁满痛，心烦，干呕，脉弦数。

三、营分证

临床表现：身热夜甚，口不甚渴或不渴，心烦不寐，甚或神昏谵语，斑疹隐隐，舌质红绛无苔，脉细数。

四、血分证

临床表现：<u>身热夜甚，躁扰不宁，甚或神昏谵语，斑疹显露、色紫黑，吐血、衄血、便血、尿血，舌质深绛，脉细数</u>；或见四肢抽搐，颈项强直，角弓反张，目睛上视，牙关紧闭，脉弦数；或见手足蠕动、瘛疭等；或见持续低热，暮热早凉，五心烦热，或见口干咽燥，形体干瘦，神疲耳聋，舌干少苔，脉虚细。

五、卫气营血证的传变

1. 顺传　是指病变多从卫分开始，依次传入气分营分血分，反映了温病由浅入深的演变规律。

2. 逆传　指邪入卫分后，不经过气分阶段而直接深入营、血分。实际上"逆传"只是顺传规律中的一种特殊类型，病情更加急剧、重笃。

第十四单元　三焦辨证

重点提示

本单元历年考试中较少涉及，熟悉上、中、下三焦病证的临床表现即可。

━━━━━━━━━━━ **考点集合** ━━━━━━━━━━━

一、上焦病证

临床表现（2021）：发热，微恶风寒，微汗出，头痛，咳嗽，鼻塞，口渴，舌边尖红，脉浮数；或但热不寒，多汗，烦躁口渴，咳嗽，气喘，苔黄，脉数；甚则高热，神昏，谵语，舌謇，肢厥，舌质红绛。

二、中焦病证

临床表现：身热气粗，面红目赤，腹满便秘，渴欲饮冷，口燥咽干，唇裂舌焦，小便短赤，大便干结，苔黄燥或焦黑，甚则神昏谵语，脉沉实有力；或身热不扬，头身困重，胸脘痞闷，泛恶欲呕，小便不利，大便不爽或溏泄，舌苔黄腻，脉细而濡数。

三、下焦病证

临床表现（2021）：身热，手足心热甚于手足背，颧红，口舌干燥，神倦，耳聋，舌红少苔，脉虚大；或见手足蠕动，或瘛疭，心中憺憺大动，神倦，脉虚，舌绛苔少，甚或时时欲脱。

四、三焦病证的传变

1. 顺传　多由上焦手太阴肺经开始，传入中焦，进而传入下焦，为顺传，标志着病情由浅入深，由轻到重的病理进程。

2. 逆传　<u>邪从肺卫而传入心包者，称为逆传，说明邪热炽盛，病情重笃（2020）</u>。

第三篇 中 药 学

第一单元　中药的性能

重点提示

　　本单元的内容主要包括四气、五味、升降浮沉、归经等。它们是学习好中药学的基础，考试涉及相对较少，考生通读了解即可。

━━━━━━━━━━━━━━ 考点集合 ━━━━━━━━━━━━━━

一、四气

　　1. 结合有代表性的药物认识四气的确定　四气，指药物的寒、热、温、凉四种不同药性，又称四性，它反映了药物对人体阴阳盛衰、寒热变化的作用倾向，是对药物治疗寒热病症作用的概括。一般而言，能够减轻或消除热证的药物属于寒性或凉性，如黄芩、板蓝根等有清热解毒作用；而能够减轻或消除寒证的药物属于温性或热性，如附子、干姜等有温中散寒作用。

　　2. 四气的作用及适应证　一般来讲，寒凉药分别具有清热泻火、凉血解毒、滋阴除蒸、泻热通便、清热利尿、清化痰热、清心开窍、凉肝息风等作用；而温热药则分别具有温里散寒、暖肝散结、补火助阳、温阳利水、温经通络、引火归原、回阳救逆等作用。

二、五味

　　1. 结合有代表性的药物认识五味的确定　五味是指药物有辛、甘、酸、苦、咸五种不同的味道，因而具有不同的治疗作用。有些还具有淡味或涩味，因而实际上不止五种。五味不仅仅是药物味道的真实反映，更重要的是对药物作用的高度概括。

　　2. 五味的作用及适应证

　　(1) 辛：有发散、行气、行血的作用 (2010)。多用治表证及气血阻滞之证。

　　(2) 甘：有补益、和中、调和药性和缓急止痛的作用。多用治正气虚弱、身体诸痛及调和药性、中毒解救等几个方面。

　　(3) 酸：有收敛、固涩的作用。多用治体虚多汗、肺虚久咳、久泻肠滑、遗精滑精、遗尿尿频、崩带不止等证。

　　(4) 苦：有清泄火热、泄降气逆、通泻大便、燥湿、坚阴等作用 (2017)。多用治热证、火证、喘咳、呕恶、便秘、湿证、阴虚火旺等证。

　　(5) 咸：有泻下通便、软坚散结的作用。多用治大便燥结、痰核、瘿瘤、癥瘕痞块等证。

三、升降浮沉

　　1. 各类药物的升降浮沉趋向　升降浮沉也就是指药物对机体有向上、向下、向外、向内四种不同的作用趋向。一般发表、透疹、升阳、涌吐、开窍等药具有升浮作用。收敛固涩、泻下、利水、潜阳、镇惊安神、止咳平喘、止呕等药具有沉降作用。

2. 影响药物升降浮沉的主要因素　药物的炮制可以影响转变其升降浮沉的性能。如有些药物酒制则升，姜炒则散，醋炒收敛，盐炒下行。如大黄，属于沉降药，峻下热结、泄热通便，经酒炒后，大黄则可清上焦火热，可治目赤头痛。

四、归经

结合有代表性的药物认识归经的确定：归经指药物对于机体某部分的选择性作用。如朱砂、远志能治疗心悸失眠，说明他们归心经；桔梗、杏仁能治愈胸闷、咳喘，说明他们归肺经；而选用白芍、钩藤能治愈胁痛抽搐，说明他们归肝经。

第二单元　中药的配伍

重点提示

本单元内容较为简单。考生对于药物各种配伍关系的意义了解即可。相须和相使、相畏和相杀应注意鉴别。

================ 考点集合 ================

1. 各种配伍关系的配伍意义
(1) 单行：单用一味药来治疗某种病情单一的疾病。
(2) 相须：两种性味功效类似的药物配合应用，可以增强原有药物的功效（2001，2005）。
(3) 相使：以一种药物为主，另一种药物为辅，两药合用，辅药可以提高主药的功效。
(4) 相畏：一种药物的毒副反应能被另一种药物所抑制（2000，2002，2007）。
(5) 相杀：一种药物能够消除另一种药物的毒副反应（2001，2003）。
(6) 相恶：一种药物能破坏另一种药物的功效（2004）。
(7) 相反：两种药物同用能产生或增强毒性或副作用。

2. 用药时怎样对待各种配伍关系　若病情单纯，病势轻浅，以针对性强的药物单用。充分利用相须和相使，在应用毒药时必须考虑使用相畏和相杀，使用相恶时应加以注意，原则上要避免配合使用相反。

第三单元　中药的用药禁忌

☆ 重点提示

"十八反"与"十九畏"的内容是每位考生必须牢记的内容，也是每年考试的必考知识点，考生只要将其内容记忆即可。另外，一些妊娠的慎用、禁用药物也要注意区别开。

================ 考点集合 ================

一、配伍禁忌

1. "十八反"的内容　乌头（附子）反贝母、瓜蒌、半夏、白及、白蔹；甘草反甘遂、大戟、海藻、芫花；藜芦反人参、丹参、玄参、沙参、细辛、芍药（2000，2001，2002，2004，

2006，2011）。（"本草明言十八反，半蒌贝蔹及攻乌，藻戟遂芫俱战草，诸参辛芍叛藜芦。"）

2. "十九畏"的内容　硫黄畏朴硝，水银畏砒霜，狼毒畏密陀僧，巴豆畏牵牛，丁香畏郁金、川乌、草乌畏犀角，牙硝畏三棱，肉桂畏赤石脂，人参畏五灵脂（2002，2003，2004，2005，2010，2016）。

二、妊娠用药禁忌

1. 妊娠用药禁忌的概念　是指妇女妊娠期治疗用药的禁忌。某些药物具有损害胎元以致堕胎的副作用，所以应作为妊娠禁忌的药物。

2. 妊娠禁忌药的分类及使用原则　慎用的药物包括通经去瘀、行气破滞及辛热滑利之品，如桃仁、红花、牛膝、大黄、枳实、附子、肉桂、干姜、木通、冬葵子、瞿麦等。而禁用的药物是指毒性较强或药性猛烈的药物，如巴豆、牵牛子、大戟、商陆、麝香、三棱、莪术、水蛭、斑蝥、雄黄、砒霜等（2001，2009，2017）。

第四单元　中药的剂量与用法

重点提示

本单元的主要内容为中药的用药剂量及用法。特别是中药的用法，如先煎、后下、包煎、另煎等用法，是历年考试的常考内容。在后面单元中，对于特殊药物的特殊用法还会有详细说明，考生可将其归类整理，以便熟记。

━━━ 考点集合 ━━━

一、剂量

1. 影响中药剂量的因素　①药物性质；②剂型、配伍；③年龄、体质、病情；④季节变化。

2. 有毒药、峻猛药及某些名贵药的剂量　剧毒药或作用峻烈的药物以及某些名贵药物应严格控制剂量，详见各药。

二、中药的用法

1. 煎煮方法（包括先煎、后下、包煎、另煎、烊化、冲服等）

（1）先煎：主要指一些有效成分难溶于水的金石、矿物、介壳类药物，应打碎先煎，煮沸20~30分钟。另外，一些毒副作用较强的药物，宜先煎45~60分钟后再下他药，久煎可以降低毒性。

（2）后下：主要指一些气味芳香的药物，久煎其有效成分易于挥发而降低药效，须在其他药物煎沸5~10分钟后放入。此外，有些药物久煎也能破坏其有效成分，如钩藤、大黄、番泻叶等亦属后下之列。

（3）包煎：主要指那些黏性强、粉末状及带有绒毛的药物，宜先用纱布袋装好，再与其他药物同煎，以防止药液混浊或刺激咽喉引起咳嗽，以及沉于锅底加热时引起焦化或煳化。如滑石、旋覆花等。

（4）另煎：又称另炖，指某些贵重药材，为了更好地煎出有效成分还应单独另煎，即另炖2~3小时。煎液可以另服，也可与其他煎液混合服用。如人参、羚羊角等。

（5）溶化：又称烊化，单用水或黄酒将药物加热溶化即烊化后，用煎好的药液冲服，也可将此类药放入其他药物煎好的药液中加热烊化后服用。如阿胶、龟甲胶等。

（6）冲服：主要指某些贵重药，用量较轻，为防止散失，常需要研成细末制成散剂用温开水或其他药物煎液冲服。根据病情需要，为提高药效，也常研成散剂冲服。此外，还有一些液体药物，如竹沥汁、姜汁、藕汁、荸荠汁、鲜地黄汁等也须冲服。

（7）泡服：又叫焗服，指某些有效成分易溶于水或久煎容易破坏药效的药物，可以用少量开水或复方中其他药物滚烫的煎出液趁热浸泡，加盖闷润，减少挥发，半小时后去渣即可服用。如藏红花、番泻叶、胖大海等。

（8）煎汤代水：指为了防止某些药物与其他药物同煎使煎液混浊，难于服用，宜先煎后取其上清液代水再煎煮其他药物，如灶心土等。此外，某些药物质轻用量多，体积大，吸水量大，如玉米须、丝瓜络、金钱草等，也需煎汤代水用。

2. 服药时间　汤剂一般每日1剂，煎2次分服，两次间隔时间为4~6小时。临床用药时可根据病情增减，如急性病、热性病可1日2剂。至于饭前还是饭后服则主要决定于病变部位和性质。

第五单元　解　表　药

☆ 重点提示

本单元是中药学的重点内容。各类解表药物在考试中均常涉及，所以此单元每一味药的功效主治都应了解，尤其是麻黄、桂枝、柴胡、葛根等几个考试常考药物。另外，一些特殊药物的用法，如薄荷后下、辛夷包煎等，也是考试曾经涉及的内容，应多加留意。

══════════════ 考点集合 ══════════════

一、发散风寒药

1. 麻黄
【性能】辛、微苦，温。归肺、膀胱经。
【功效】发汗解表，宣肺平喘，利水消肿（2002，2011，2016）。
【应用】①风寒感冒；②咳嗽气喘；③风水水肿。
【用法用量】煎服，2~9g。发汗解表宜生用，止咳平喘多炙用。
【注意】凡表虚自汗、阴虚盗汗及肺肾虚喘者均当慎用。
【配伍】①麻黄配桂枝：外感风寒表实证。②麻黄配石膏：麻黄得石膏，宣肺平喘而不助热；石膏得麻黄，清解肺热而不凉遏。③麻黄配苦杏仁：风寒束表，肺气壅遏之咳喘实证。

2. 桂枝
【性能】辛、甘，温。归心、肺、膀胱经。
【功效】发汗解肌，温通经脉，助阳化气（2000，2007）。
【应用】①风寒感冒；②寒凝血滞诸痛证；③痰饮、水肿；④心悸。
【注意】凡外感热病、阴虚火旺、血热妄行等证，均当忌用。孕妇及月经过多者慎用。

	相同点	不同点
麻黄	发汗解表，治疗风寒表证	发汗力强，多用于风寒表实无汗证，并有宣肺平喘、利水消肿的作用
桂枝		发汗力缓，外感风寒有汗、无汗均可应用，并能温经通阳，常用于寒凝经脉、风寒湿痹、痰饮蓄水、胸痹及心悸、脉结代等证

【配伍】桂枝配白芍：脾胃虚寒所致的脘腹挛急疼痛。

3. 紫苏叶

【性能】辛，温。归肺、脾经。

【功效】解表散寒，行气宽中，解鱼蟹毒。

【应用】①风寒感冒；②脾胃气滞，胸闷呕吐；③进食鱼蟹中毒引起的腹痛吐泻。

4. 荆芥

【性能】辛，微温。归肺、肝经。

【功效】祛风解表，透疹消疮，止血（2021）。

【应用】①外感表证；②麻疹不透、风疹瘙痒；③疮疡初起兼有表证；④吐衄下血。

【用法用量】煎服，4.5～9g。不宜久煎。发表透疹消疮宜生用，止血宜炒用；荆芥穗更长于祛风。

5. 防风

【性能】辛、甘，微温。归膀胱、肝、脾经。

【功效】祛风解表，胜湿止痛，止痉（2020）。

【应用】①外感表证；②风疹瘙痒；③风湿痹痛（2017）；④破伤风；⑤脾虚湿盛、清阳不升所致的泄泻，以及土虚木乘、肝郁侮脾、肝脾不和所致腹泻而痛者。

	相同点	不同点
荆芥	味辛性微温，温而不燥，长于发表散风，对于外感表证，两者均可使用	质轻透散，发汗之力较防风为强，又能透疹、消疮、止血
防风		为"风药之润剂"（2019），既能胜湿、止痛、止痉，又可用于风湿痹证、破伤风等

6. 羌活

【性能】辛、苦，温。归膀胱、肾经。

【功效】解表散寒，祛风胜湿，止痛（2020，2021）。

【应用】①风寒感冒；②风寒湿痹（2017）。

7. 白芷

【性能】辛，温。归肺、胃、大肠经。

【功效】解表散寒，祛风止痛，通鼻窍，燥湿止带，消肿排脓（2004）。

【应用】①风寒感冒；②头痛，牙痛，风湿痹痛；③鼻渊；④带下证；⑤疮痈肿毒。

8. 生姜

【功效】解表散寒，温中止呕，温肺止咳（2021）。

【主治】①风寒感冒；②脾胃寒证；③胃寒呕吐；④肺寒咳嗽；⑤解生半夏、生南星和鱼蟹之毒。

	相同点	不同点
紫苏	均为发汗解表药，有解表散寒、止呕之功，可用于风寒感冒、呕吐，并且均可用于解鱼蟹毒	行气宽中，用治中焦气机郁滞之胸脘胀满，恶心呕吐
生姜		温中止呕，温肺止咳，用治中焦虚寒引起的冷痛、呕吐、肺寒咳嗽。另外，生姜还可解生半夏、生南星之毒

9. 香薷

【功效】发汗解表，化湿和中，利水消肿（2006）。

【主治】①风寒感冒；②水肿脚气。

【用法用量】煎服，3～9g。用于发表，量不宜过大，且不宜久煎；用于利水消肿，量宜稍大，且须浓煎。

【注意】凡表虚有汗者忌用。

10. 细辛

【功效】解表散寒，祛风止痛，通窍，温肺化饮（2000）。

【主治】①风寒感冒；②头痛，牙痛，风湿痹痛；③鼻渊；④肺寒咳喘。

【用法】煎服，1～3g；散剂每次服0.5～1g。

【注意】凡阴虚阳亢头痛，肺燥伤阴干咳者忌用。不宜与藜芦同用。

11. 辛夷

【功效】发散风寒，通鼻窍（2003，2007）。

【主治】①风寒感冒；②头痛鼻塞，鼻渊。

【用法用量】煎服，3～9g。本品有毛，易刺激咽喉，入汤剂宜用纱布包煎（2004，2011）。

12. 藁本

【功效】祛风散寒，除湿止痛。

【主治】①风寒感冒，颠顶疼痛（2001，2020）；②风寒湿痹。

13. 苍耳子

【功效】发散风寒，通鼻窍，祛风除湿。

【主治】①风寒感冒；②鼻渊，头痛；③风湿痹痛。

【注意】凡血虚头痛不宜服用。过量服用易致中毒。

二、发散风热药

1. 薄荷

【性能】辛，凉。归肺、肝经。

【功效】疏散风热，清利头目，利咽透疹，疏肝行气（2002）。

【应用】①风热感冒，温病初起；②风热头痛，目赤多泪，咽喉肿痛；③麻疹不透，风疹瘙痒；④肝郁气滞，胸闷胁痛；⑤夏令感受暑湿秽浊之气，脘腹胀痛，呕吐泄泻。

【用法】煎服，宜后下。薄荷叶长于发汗解表，薄荷梗偏于行气和中。

【注意】本品芳香辛散，发汗耗气，故体虚多汗者不宜使用。

2. 牛蒡子

【性能】辛、苦，寒。归肺、胃经。

【功效】疏散风热，宣肺祛痰，利咽透疹，解毒消肿（2000）。

【应用】①风热感冒，温病初起；②麻疹不透，风热疹痒；③痈肿疮毒，丹毒，痄腮喉痹。

【注意】本品性寒，滑肠通便，脾虚便溏者慎用。

3. 蝉蜕

【性能】甘，寒。归肺、肝经（2001）。

【功效】疏散风热，利咽开音，透疹，明目退翳，息风止痉（2004，2011）。

【应用】①风热感冒，温病初起，咽痛音哑；②麻疹不透，风疹瘙痒；③目赤翳障；④急慢惊风，破伤风；⑤小儿夜啼不安。

	相同点	不同点
薄荷	疏散风热、透疹、利咽，均可用于风热感冒或温病初起，发热、微恶风寒、头痛，麻疹初起，透发不畅，风疹瘙痒，风热上攻，咽喉肿痛等证	宣散表邪之力较强，又能清利头目、利咽喉，疏肝行气
牛蒡子		兼能宣肺祛痰，清利咽喉
蝉蜕		疏散风热而利咽、开音疗哑，又明目退翳，凉肝息风止痉

4. 桑叶

【性能】甘、苦，寒。归肺、肝经。

【功效】疏散风热，清肺润燥，平抑肝阳，清肝明目（2006）。

【应用】①风热感冒，温病初起；②肺热咳嗽，燥热咳嗽；③肝阳上亢，头晕头痛；④目赤昏花；⑤血热妄行之咯血、吐血、衄血。

【用法】煎服，或入丸、散。外用煎水洗眼。桑叶蜜炙能增强润肺止咳的作用（2001），肺燥咳嗽多用。

【配伍】桑叶配菊花：风热表证或温病初起，肝阳上亢之头痛眩晕，风热上攻或肝火上炎目赤肿痛。

5. 菊花

【性能】甘、苦，微寒。归肺、肝经。

【功效】疏散风热，平抑肝阳，清肝明目，清热解毒（2010）。

【应用】①风热感冒，温病初起；②肝阳上亢，头痛眩晕；③目赤昏花；④疮痈肿毒。

	相同点	不同点
桑叶	疏散风热，平抑肝阳，清肝明目	疏散风热之力较强，又能清肺润燥、凉血止血
菊花		平肝、清肝明目之力较强，又能清热解毒

6. 柴胡

【性能】苦、辛，微寒。归肝、胆、肺经。

【功效】解表退热，疏肝解郁，升举阳气（2005）。

【应用】①表证发热及少阳证；②肝郁气滞；③气虚下陷，脏器脱垂（2016）；④退热截疟，为治疗疟疾寒热的常用药。

【用法】煎服，解表退热宜生用，且用量宜稍重；疏肝解郁宜醋炙，升阳可生用或酒炙，其用量均宜稍轻。

7. 葛根

【性能】甘、辛，凉。归脾、胃、肺经。

【功效】解肌退热，透疹，生津止渴，升阳止泻（2000，2010，2017）。

【应用】①表证发热，项背强痛；②麻疹不透；③热病口渴，阴虚消渴；④热泻热痢，脾虚泄泻（2016）。

【用法】煎服，解肌退热、透疹、生津宜生用，升阳止泻宜煨用。

8. 蔓荆子

【功效】疏散风热，清利头目（2001）。

【主治】①风热感冒，头昏头痛；②目赤肿痛；③耳鸣耳聋；④风湿痹痛。

9. 升麻

【功效】解表透疹，清热解毒，升举阳气（2017）。

【主治】①风热头痛；②麻疹不透；③齿痛口疮，咽喉肿痛，温毒发斑；④气虚下陷，脏器脱垂，崩漏下血。

	相同点	不同点
柴胡	皆能发表、升阳，均可治风热感冒、发热、头痛，以及清阳不升等证	长于疏散少阳半表半里之邪，退热，疏肝解郁，为治疗少阳证的要药
升麻		升提之力较柴胡为强，并善于清热解毒
葛根		主升脾胃清阳之气而达到生津止渴、止泻之功，兼能解肌退热

10. 淡豆豉

【功效】解表，除烦，宣发郁热。

第六单元　清　热　药

☆ 重点提示

本单元是中药学的重点内容。对清热泻火、清热燥湿的药物应重点复习，此类药物考查次数相对较多。清热解毒以及清热凉血的药物也应熟记，特别是金银花、连翘、生地黄、玄参等几种典型药物，应重点复习。

━━━━━━━ 考点集合 ━━━━━━━

一、清热泻火药

1. 石膏

【性能】甘、辛，大寒（2002）。归肺、胃经。

【功效】生用：清热泻火，除烦止渴；煅用：敛疮生肌，收湿，止血（2005）。

【应用】①温热病气分实热证；②肺热喘咳证；③胃火牙痛、头痛、实热消渴；④溃疡不敛、湿疹瘙痒、水火烫伤、外伤出血。

【用法】生石膏煎服，宜先煎。煅石膏适量外用，研末撒敷患处。

【注意】脾胃虚寒及阴虚内热者忌用。

【配伍】石膏配知母：温病气分热盛。

2. 知母

【性能】苦、甘，寒。归肺、胃、肾经。

【功效】清热泻火，生津润燥（2006）。

【应用】①气分实热烦渴；②肺热燥咳；③骨蒸潮热；④内热消渴；⑤肠燥便秘。

【注意】本品性寒质润，有滑肠作用，故脾虚便溏者不宜用（2000）。

	相同点	不同点
石膏	均能清热泻火，除烦止渴，可用治温病气分实热证及肺热咳嗽等	长于清解，重在清泻肺胃实火，肺热喘咳，胃火牙痛多用
知母		长于滋阴润燥，重在滋润肺、胃、肾阴

【配伍】①知母配黄柏：阴虚火旺之骨蒸潮热、盗汗遗精。②知母配川贝母：燥热犯肺或阴虚生燥之干咳无痰，或痰少质黏，咳吐不利。

3. 栀子

【性能】苦，寒。归心、肺、肝、三焦经。

【功效】泻火除烦，清热利湿，凉血解毒（2001，2021）。

【应用】①热病心烦；②湿热黄疸；③热淋涩痛；④血热吐衄；⑤目赤肿痛（2016）；⑥火毒疮疡。

【用法】煎服。外用生品适量，研末调敷。

【配伍】①栀子配淡豆豉：外感热病，邪热内郁胸中，心中懊恼，烦热不眠。②栀子配茵陈：湿热黄疸。

4. 夏枯草

【性能】辛，苦，寒。归肝、胆经。

【功效】清热泻火，明目，散结消肿。

【应用】①目赤肿痛、头痛眩晕、目珠夜痛；②瘰疬、瘿瘤（2000）；③乳癖、乳痈肿痛。

5. 芦根

【功效】清热泻火，生津止渴，除烦，止呕，利尿（2003）。

【主治】①热病烦渴；②胃热呕哕；③肺热咳嗽，肺痈吐脓；④热淋涩痛。

6. 天花粉

【功效】清热泻火，生津止渴，消肿排脓（2004）。

【主治】①热病烦渴；②肺热燥咳；③内热消渴；④疮疡肿毒。

【注意】不宜与乌头类药材同用。

	相同点	不同点
芦根	均能清热泻火，生津止渴，用于热病烦渴、消渴、肺热咳嗽等证	止呕、利尿，用于胃热呕逆、肺痈吐脓、热淋涩痛
天花粉		消肿排脓，常用于痈肿疮疡

7. 淡竹叶

【功效】清热泻火，除烦，利尿（2001，2007）。

【主治】①热病烦渴；②口疮尿赤、热淋涩痛（2021）。

8. 决明子

【功效】清热明目，润肠通便。

【主治】①目赤肿痛、羞明多泪、目暗不明；②头痛、眩晕；③肠燥便秘。

【用法】煎服；用于润肠通便，不宜久煎。

二、清热燥湿药

1. 黄芩

【性能】苦，寒。归肺、胆、脾、胃、大肠、小肠经（2017）。

【功效】清热燥湿，泻火解毒，止血，安胎（2001，2017，2021）。

【应用】①湿温，暑湿，胸闷呕恶，湿热痞满，黄疸泻痢；②肺热咳嗽，高热烦渴；③血热吐衄；④痈肿疮毒；⑤胎动不安。

【用法】煎服，清热多生用，安胎多炒用，清上焦热可酒炙用，止血可炒炭用（2009）。

2. 黄连

【性能】苦，寒。归心、脾、胃、胆、大肠经。

【功效】清热燥湿，泻火解毒（2004）。

【应用】①湿热痞满，呕吐吞酸；②湿热泻痢；③高热神昏，心烦不寐，血热吐衄；④痈肿疔疮，目赤牙痛；⑤消渴；⑥外治湿疹、湿疮、耳道流脓。

【用法】煎服。外用适量。

【配伍】①黄连配木香：胃肠湿热积滞。②黄连配吴茱萸：肝郁化火，肝胃不和。③黄连配半夏：痰热互结，气机失畅。

3. 黄柏

【性能】苦，寒。归肾、膀胱经。

【功效】清热燥湿，泻火除蒸，解毒疗疮（2006）。

【应用】①湿热带下、热淋；②湿热泻痢、黄疸；③湿热脚气、痿证；④骨蒸劳热，盗汗，遗精；⑤疮疡肿毒、湿疹瘙痒。

【用法】煎服。外用适量。

	相同点	不同点
黄芩	三药均以清热燥湿、泻火解毒为主要功效，用治湿热、火热及热毒病证	善清上焦热邪，肺热及少阳胆经之热
黄连		善清中焦热邪，为湿热泻痢之要药
黄柏		偏泻下焦相火、除骨蒸，湿热下注诸证及骨蒸劳热者多用

【配伍】黄柏配苍术：湿热下注，下肢水肿，脚气痿躄。

4. 龙胆

【功效】清热燥湿，泻肝胆火。

【主治】①湿热黄疸、阴肿阴痒、带下、湿疹瘙痒；②肝火头痛、目赤耳聋、胁痛口苦；③惊风抽搐。

5. 苦参

【功效】清热燥湿，杀虫，利尿。

【主治】①湿热泻痢、便血、黄疸；②湿热带下、阴肿阴痒、湿疹湿疮、皮肤瘙痒、疥癣；③湿热小便不利。

【注意】脾胃虚寒者忌用，反藜芦。

6. 秦皮

【功效】清热燥湿，收涩止痢，止带，明目。

7. 白鲜皮

【功效】清热燥湿，祛风解毒。

三、清热解毒药

1. 金银花

【性能】甘、辛、苦，寒。归肺、心、胃经。

【功效】清热解毒，疏散风热。

【应用】①痈肿疔疮；②外感风热，温病初起。

2. 连翘

【性能】苦、辛，微寒。归肺、心、小肠经。

【功效】清热解毒，消肿散结，疏散风热（2021）。

【应用】①痈肿疮毒，瘰疬痰核（2010）；②风热外感，温病初起。

	相同点	不同点
连翘	清热解毒，疏散风热，主治痈肿疮毒、外感风热与温病初起	清心解毒之力强，并善于消痈散结，为疮家圣药，亦治瘰疬痰核
金银花		疏散表热之效优，浓煎善于凉血止痢，用治热毒血痢

3. 大青叶

【性能】苦、寒。归心、肺、胃经。

【功效】清热解毒，凉血消斑。

【应用】①热入营血，温毒发斑；②喉痹口疮，痄腮丹毒。

4. 蒲公英

【性能】苦、甘，寒。归肝、胃经。

【功效】清热解毒，消肿散结，利湿通淋。

【应用】①痈肿疔毒，乳痈内痈（2021）；②热淋涩痛，湿热黄疸；③目赤肿痛。

5. 鱼腥草

【性能】辛，微寒。归肺经。

【功效】清热解毒，消痈排脓，利尿通淋（2020）。

【应用】①肺痈吐脓，肺热咳嗽（2021）；②热毒疮毒；③湿热淋证。

6. 射干

【性能】苦，寒。归肺经。

【功效】清热解毒，消痰，利咽（2006）。

【应用】①咽喉肿痛；②痰盛咳喘。

【注意】脾虚便溏者不宜使用。孕妇忌用或慎用。

7. 白头翁

【性能】苦，寒。归胃、大肠经。

【功效】清热解毒，凉血止痢。

【应用】热毒血痢。

8. 板蓝根

【功效】清热解毒，凉血，利咽。

【主治】①外感发热，温病初起，咽喉肿痛；②温毒发斑，大头瘟疫，痄腮，丹毒，痈肿疮毒。

9. 青黛

【功效】清热解毒，凉血消斑，清肝泻火，定惊。

【主治】①温毒发斑，血热吐衄；②咽痛口疮，痄腮，喉痹，火毒疮疡；③咳嗽胸痛，痰中带血；④暑热惊痫，惊风抽搐。

【用法】内服 1.5～3g。本品难溶于水，一般作散剂冲服，或入丸剂服用（2017）。外用适量。

	相同点	不同点
大青叶		凉血消斑力强
板蓝根	清热解毒、凉血消斑之功效	解毒利咽效佳
青黛		清肝定惊功著

10. 贯众

【功效】清热解毒，凉血止血，杀虫。

【主治】①风热感冒，温毒发斑；②血热出血；③虫疾。

11. 土茯苓

【功效】解毒，除湿，通利关节。

【主治】①杨梅毒疮，肢体拘挛；②淋浊带下；③痈肿疮毒。

12. 山豆根

【功效】清热解毒，利咽消肿。

【主治】①咽喉肿痛；②牙龈肿痛。

【用法】煎服，3～6g。外用适量。

【注意】本品有毒，过服易引起呕吐、腹泻、胸闷、心悸等，用量不宜过大。

13. 白花蛇舌草

【功效】清热解毒消痈，利湿通淋。

【主治】①痈肿疮毒，咽喉肿痛，毒蛇咬伤；②热淋涩痛。

14. 穿心莲

【功效】泻火解毒，清热燥湿，凉血，消肿。

【用法】煎服6～9g，煎剂易致呕吐，故多为丸、散、片剂。外用适量。

【注意】不宜多服久服；脾胃虚寒者不宜服用（2002）。

15. 紫花地丁

【功效】清热解毒，凉血消肿。

16. 马勃

【功效】清热解毒，利咽，止血。

17. 马齿苋

【功效】清热解毒，凉血止血，止痢。

18. 鸦胆子

【功效】清热解毒，止痢，截疟，腐蚀赘疣。

【用法】内服 0.5～2g，以干龙眼肉包裹或装入胶囊包裹吞服，亦可压去油制成丸剂、片剂服，不宜入煎剂。外用适量。

【注意】本品有毒，不宜多用久服。外用注意用胶布保护好周围正常皮肤，以防止对正常皮肤的刺激。孕妇及小儿慎用。胃肠出血及肝肾病患者应忌用或慎用。

19. 熊胆粉

【功效】清热解毒，息风止痉，清肝明目。

【用法】内服 0.25～0.5g，入丸、散，由于本品口服易引起呕吐，故宜用胶囊剂。外用适量，调涂患处。

20. 山慈菇

【功效】清热解毒，消痈散结。

【注意】正虚体弱者慎用。

21. 漏芦

【功效】清热解毒，消痈散结，通经下乳，舒筋通脉。

【注意】气虚、疮疡平塌者及孕妇忌服。

22. 大血藤

【功效】清热解毒，活血，祛风，止痛。

23. 败酱草

【功效】清热解毒，消痈排脓，祛瘀止痛。

24. 野菊花

【功效】清热解毒。

四、清热凉血药

1. 生地黄

【性能】甘、苦，寒。归心、肝、肾经。

【功效】清热凉血，养阴生津（2000，2007）。

【应用】①热入营血，温毒发斑，吐血衄血；②阴虚内热，骨蒸劳热；③津伤口渴，内热消渴，肠燥便秘。

【注意】脾虚湿滞，腹满便溏者不宜使用。

2. 玄参

【性能】甘、苦、咸，微寒。归肺、胃、肾经。

【功效】清热凉血，泻火解毒，滋阴（2004）。

【应用】①温邪入营，内陷心包，温毒发斑；②热病伤阴，津伤便秘，骨蒸劳嗽；③目赤咽痛，瘰疬，白喉，痈肿疮毒。

【注意】脾胃虚寒，食少便溏者不宜服用。反藜芦。

	相同点	不同点
生地黄	均能清热凉血、养阴生津，用治热入营血、	清热凉血力较大，故血热出血、内热消渴多用
玄参	热病伤阴、阴虚内热等证，常相须为用	泻火解毒力较强，故咽喉肿痛、痈肿疮毒多用

3. 牡丹皮

【性能】苦、辛，微寒。归心、肝、肾经。

【功效】清热凉血，活血祛瘀。

【应用】①温毒发斑，血热吐衄；②温病伤阴，余邪未尽，夜热早凉，无汗骨蒸（2011）；③血滞经闭、痛经、跌打伤痛；④痈肿疮毒。

【注意】血虚有寒、月经过多者及孕妇不宜用。

4. 赤芍

【性能】苦，微寒。归肝经。

【功效】清热凉血，散瘀止痛。

【应用】①温毒发斑，血热吐衄；②目赤肿痛，痈肿疮疡；③经闭痛经，癥瘕腹痛，跌打损伤（2010）。

【注意】血寒经闭不宜用。反藜芦。

	相同点	不同点
牡丹皮	均能清热凉血，活血散瘀	清透阴分伏热，可用于温热病后期，邪伏阴分，夜热早凉及肠痈腹痛等证
赤芍		散瘀止痛力强，血滞诸证尤为多用，并能泻肝火，用于肝热目赤肿痛

5. 紫草

【功效】清热凉血，活血（2018），解毒透疹（2016）。

【主治】①温病血热毒盛，斑疹紫黑，麻疹不透；②疮疡，湿疹，水火烫伤。

【注意】脾虚便溏者忌服。

6. 水牛角

【功效】清热凉血，解毒，定惊。

【主治】①温病高热，神昏谵语，惊风，癫狂；②血热妄行，斑疹，吐衄；③痈肿疮疡，咽喉肿痛。

【用法】镑片或粗粉煎服，宜先煎 3 小时以上。水牛角浓缩粉冲服。

五、清虚热药

1. 青蒿

【性能】苦、辛，寒。归肝、胆经。

【功效】清透虚热，凉血除蒸，解暑，截疟。

【应用】①温邪伤阴，夜热早凉；②阴虚发热，劳热骨蒸（2019）；③暑热外感，发热口渴；④疟疾寒热。

【用法】不宜久煎（2017）；或鲜用绞汁服。

【注意】脾胃虚弱、肠滑泄泻者忌服。

【配伍】青蒿配鳖甲：温病后期，邪伏阴分，夜热早凉。

2. 地骨皮

【性能】甘，寒。归肺、肝、肾经。

【功效】凉血除蒸，清肺降火，生津止渴（2010）。

【应用】①阴虚发热，盗汗骨蒸（2011，2019）；②肺热咳嗽（2018）；③血热出血证。

【配伍】地骨皮配桑白皮：肺热咳喘、痰多稠黏、身热口渴者，亦治阴虚火旺，咳喘兼心烦、手足心热。

	相同点	不同点
牡丹皮	清热凉血，退虚热，均可治血热吐衄、阴虚发热证	长于清热凉血，常用治热入营血证，又能活血化瘀，用于多种瘀血证以及肠痈、痈疡肿毒等证
地骨皮		长于清退虚热，多用于虚热证，并能清泻肺热，可用于肺热咳嗽，以及内热消渴证

3. 白薇

【功效】清虚热，凉血，利尿通淋，解毒疗疮。

4. 银柴胡

【功效】清虚热，除疳热。

5. 胡黄连

【功效】退虚热，除疳热，清湿热。

	相同点	不同点
胡黄连	均能清湿热，善除胃肠湿热，同为治湿热泻痢之良药	善退虚热、除疳热
黄连		善清心火、泻胃火

第七单元 泻 下 药

☆ 重点提示

本单元的重点在于攻下药、润下药、峻下逐水药的性能和使用注意。对于这三类泻下药，应了解它们各自的特点和相互间的区别，泻下类药物的用法用量、使用注意等也较为重要。总体来说需要掌握的药物不多，但都应熟记。

━━━━━━━ 考点集合 ━━━━━━━

一、攻下药

1. 大黄

【性能】苦，寒。归脾、胃、大肠、肝、心包经。

【功效】泻下攻积，清热泻火，凉血解毒，逐瘀通经，除湿退黄（2004）。

【应用】①积滞便秘；②血热吐衄，目赤咽肿，牙龈肿痛；③热毒疮疡，肠痈，烧烫伤；④瘀血证；⑤湿热痢疾、黄疸、淋证。

【用法用量】煎服，3～15g。用于泻下不宜久煎。外用适量。

【注意】本品为峻烈攻下之品，易伤正气，如非实证，不宜妄用；本品苦寒，易伤胃气，脾胃虚弱者慎用；其性沉降，且善活血祛瘀，故妇女妊娠期、月经期、哺乳期应忌用。

炮制品	功效及主治
生大黄	攻下力强，兼清热泻火、凉血、利湿，常用于热结便秘、热毒疮疡、湿热蕴结等
熟大黄	泻下力较缓，泻火解毒，用于热毒疮肿
酒大黄	善清上焦血分热毒，用于目赤咽肿、齿龈肿痛，亦可活血，用于瘀血病证
大黄炭	凉血化瘀止血，用于血热有瘀出血证

【配伍】①大黄配芒硝：实热积滞，大便燥结。②大黄配附子：寒实积滞，便秘腹痛。

2. 芒硝

【性能】咸、苦，寒。归胃、大肠经。

【功效】泻下攻积，润燥软坚，清热消肿（2000，2016）。

【应用】①积滞便秘；②咽痛、口疮、目赤肿痛、乳痈疮肿。

【用法用量】内服，10～15g。冲入药汁内或开水溶化后服（2010）。外用适量。

【注意】孕妇及哺乳期妇女忌用或慎用。

	相同点	不同点
大黄	均为泻热通便，外用均能清热消肿，常相须用治肠燥便秘	味苦泻下力强，有荡涤肠胃之功
芒硝		味咸，软坚泻下，善除燥屎坚结

3. 番泻叶

【功效】泻下通便。

【用法用量】温开水泡服；煎服，2~6g，宜后下。

【注意】妇女哺乳期、月经期及孕妇忌用。

4. 芦荟

【用法用量】入丸、散服，每次2~5g。外用适量。

【注意】脾胃虚弱、食少便溏者及孕妇忌用。

二、润下药

1. 火麻仁

【功效】润肠通便。

【主治】肠燥便秘。

【用法】煎服，10~15g，打碎入煎剂。

2. 郁李仁

【功效】润肠通便，利水消肿（2003）。

【主治】①肠燥便秘；②水肿胀满及脚气浮肿。

【注意】孕妇慎用。

3. 松子仁

【功效】润肠通便，润肺止咳（2003）。

【主治】①肠燥便秘；②肺燥干咳。

三、峻下逐水药

1. 甘遂

【功效】泻水逐饮，消肿散结（2006，2016）。

【主治】①水肿，鼓胀，胸胁停饮；②风痰癫痫；③疮痈肿毒。

【用法用量】入丸散服，每次0.5~1g。外用适量，生用。内服醋制用，以减低毒性（2011）。

【注意】虚弱者及孕妇忌用。不宜与甘草同用。

2. 牵牛子

【功效】泻下逐水，去积杀虫（2001）。

【主治】①水肿，鼓胀；②痰饮喘咳；③虫积腹痛。

【用法用量】煎服，3~9g。入丸、散服，每次1.5~3g（2017）。本品炒用药性减缓。

【注意】孕妇忌用。不宜与巴豆、巴豆霜同用。

3. 巴豆霜

【功效】峻下冷积，逐水退肿，祛痰利咽，外用蚀疮。

【主治】①寒积便秘；②腹水鼓胀；③喉痹痰阻；④痈肿脓成未溃、疥癣恶疮。

【用法用量】入丸散服，每次0.1~0.3g。外用适量。

【注意】孕妇及体弱者忌用。不宜与牵牛子同用。

4. 京大戟

【功效】泻水逐饮，消肿散结。

【用法用量】煎服，1.5～3g。入丸、散剂，每次1g。外用适量，生用。内服醋制用，以减低毒性。

【注意】虚弱者及孕妇忌用。不宜与甘草同用。

5. 芫花

【功效】泻水逐饮，祛痰止咳，杀虫疗疮。

【用法用量】煎服，1.5～3g。入丸、散服，每次0.6g。外用适量。内服醋制用，以降低毒性。

【注意】虚弱者及孕妇忌用。不宜与甘草同用。

第八单元　祛风湿药

☆ 重点提示

　　本单元需要掌握的药物不多，但历年考试也曾涉及，所以对于一些重点药物，如桑寄生、五加皮、防己等药物，应熟记其功效主治。除祛湿外，桑寄生能安胎、五加皮可利水的功效也应注意。

━━━━━━━━ 考点集合 ━━━━━━━━

一、祛风寒湿药

1. 独活

【性能】辛、苦，微温。归肾、膀胱经。

【功效】祛风除湿，通痹止痛，解表（2000，2021）。

【应用】①风寒湿痹；②风寒夹湿表证；③少阴头痛。

	相同点	不同点
羌活	均能祛风湿，止痛，解表，以治风寒湿痹，风寒夹湿表证，头痛	气味较浓，发散力强，常用于风寒湿痹
独活		气味较淡，性较缓和，发散力较羌活为弱，多用于风寒湿痹在下半身者（2017）

2. 蕲蛇

【性能】甘、咸，温。有毒。归肝经。

【功效】祛风，通络，止痉（2021）。

【应用】①风湿顽痹，中风半身不遂；②小儿惊风，破伤风；③麻风，疥癣。

【用法】煎服，或研末吞服，或酒浸，熬膏，入丸、散服。

3. 木瓜

【性能】酸，温。归肝、脾经。

【功效】舒筋活络，和胃化湿。

【应用】①风湿痹证；②脚气水肿；③吐泻转筋（2020）。

【注意】内有郁热、小便短赤者忌服。

4. 威灵仙

【性能】辛、咸，温。归膀胱经。

【功效】<u>祛风湿，通络止痛，消骨鲠（2002）</u>。

【应用】①风湿痹证；②骨鲠咽喉；③跌打伤痛、头痛、牙痛、胃脘痛等；④消痰逐饮，可用于痰饮、噎膈、痞积。

	相同点	不同点
独活	祛风湿、止痛，治疗风寒湿痹	还可解表，治疗风寒夹湿表证，且善入肾经而搜伏风，治少阴头痛
威灵仙		消骨鲠，可治骨鲠咽喉

5. 川乌

【功效】祛风湿，温经止痛。

【主治】①风寒湿痹；②心腹冷痛，寒疝疼痛；③跌打损伤，麻醉止痛。

【用法】宜先煎、久煎。外用适量。

【注意】孕妇忌用；不宜与贝母类、半夏、白及、白蔹、天花粉、瓜蒌类同用；内服一般应炮制用，生品内服宜慎；酒浸、酒煎服易致中毒，应慎用。

6. 乌梢蛇

【功效】祛风，通络，止痉。

【主治】①风湿顽痹，中风半身不遂；②小儿惊风，破伤风；③麻风，疥癣；④瘰疬、恶疮。

7. 青风藤

【功效】祛风湿，通经络，利小便。

【主治】①风湿痹证；②水肿，脚气；③关节肿胀。

二、祛风湿热药

1. 秦艽

【性能】辛、苦，平。归胃、肝、胆经。

【功效】<u>祛风湿，通络止痛，退虚热，清湿热（2016）</u>。

【应用】<u>①风湿痹证；②中风不遂；③骨蒸潮热，疳积发热；④湿热黄疸（2020）</u>。

2. 防己

【性能】苦、辛，寒。归膀胱、肺经。

【功效】祛风湿，止痛，<u>利水消肿</u>。

【应用】①风湿痹证；②水肿，小便不利，脚气；③湿疹疮毒。

【注意】本品大苦大寒易伤胃气，胃纳不佳及阴虚体弱者慎服。

	相同点	不同点
秦艽	祛风湿、止痹痛，善治热痹	通经络、退虚热、清湿热，用治中风不遂；骨蒸潮热，疳积发热；湿热黄疸
防己		利水消肿，用治水肿，小便不利，脚气

3. 豨莶草

【功效】祛风湿，利关节，解毒。

【用法用量】煎服，9~12g。外用适量。治风湿痹痛、半身不遂宜制用，治风疹湿疮、疮痛宜生用。

4. 络石藤

【功效】祛风通络，凉血消肿。

5. 桑枝

【功效】祛风湿，利关节。

三、祛风湿强筋骨药

1. 桑寄生

【性能】苦、甘，平。归肝、肾经。

【功效】<u>祛风湿，补肝肾，强筋骨，安胎（2005）</u>。

【应用】①风湿痹证；②崩漏经多，妊娠漏血，胎动不安。

2. 五加皮

【功效】<u>祛风湿，补肝肾，强筋骨，利水（2004）</u>。

【主治】①<u>风湿痹证（2007）</u>；②筋骨痿软，小儿行迟，体虚乏力；③水肿，脚气。

	相同点	不同点
五加皮	祛风湿、补肝肾、强筋骨，用于风湿痹证，筋骨痿软	五加皮有温补之效，用于小儿行迟，体虚乏力，利水，用于水肿，脚气
桑寄生		固冲任、安胎，用于崩漏经多，妊娠漏血，胎动不安

3. 狗脊

【功效】<u>祛风湿，补肝肾，强腰膝</u>。

第九单元 化 湿 药

☆ 重点提示

本单元需要掌握的药物较少，但是主要药物的功效及应用应牢记，特别是苍术、厚朴在记忆时注意对比。本单元的典型药物都曾考查过，在复习时每种药物都应重点对待。

══ 考点集合 ══

1. 藿香

【性能】辛，微温。归脾、胃、肺经。

【功效】<u>化湿，止呕，解暑（2002，2007）</u>。

【应用】①湿阻中焦；②呕吐；③暑湿或湿温初起。

【配伍】广藿香配佩兰：夏令伤暑，湿浊中阻之胸闷、腹满、呕恶，或湿热兼杂之脘腹胀满、恶心欲吐诸症。

2. 苍术

【性能】辛、苦，温。归脾、胃、肝经。

【功效】<u>燥湿健脾，祛风散寒（2000）</u>。

【应用】①湿阻中焦证；②风湿痹证；③风寒夹湿表证。

【配伍】苍术配厚朴、陈皮：用于治疗湿滞中焦，脘腹胀满等症。

3. 厚朴

【性能】苦、辛，温。归脾、胃、肺、大肠经。

【功效】燥湿消痰，下气除满。

【应用】①湿阻中焦，脘腹胀满；②食积气滞，腹胀便秘；③痰饮喘咳；④梅核气（2016）。

【配伍】厚朴配积实：食积胀满、大便秘结。

	相同点	不同点
苍术	具有燥湿之功，治疗湿阻中焦证	燥湿健脾要药，并可祛风湿、散表邪和明目，可治风湿痹证、风寒表证以及夜盲等
厚朴		苦降下气，消积除胀满，又下气消痰平喘，可治食积气滞、痰饮咳喘等证

4. 砂仁

【功效】化湿行气，温中止泻，安胎（2006）。

【主治】①湿阻中焦及脾胃气滞证；②脾胃虚寒吐泻；③气滞妊娠恶阻及胎动不安。

【用法用量】煎服，3～6g。入汤剂宜后下。

【配伍】砂仁配木香：气滞脘腹胀痛、消化不良、泄泻腹痛等。

5. 白豆蔻

【功效】化湿行气，温中止呕（2005）。

【主治】①湿阻中焦及脾胃气滞证；②呕吐。

【用法用量】煎服，3～6g。入汤剂宜后下。

	相同点	不同点
砂仁	化湿行气，温中止呕	长于治中、下二焦的寒湿气滞之证，并有行气安胎作用
豆蔻		偏于中上焦而善止呕，用于湿温痞闷

6. 佩兰

【功效】化湿，解暑。

7. 草果

【功效】燥湿温中，除痰截疟（2017）。

第十单元　利水渗湿药

☆ 重点提示

本单元考查点较多，典型药物如茯苓、泽泻、滑石、虎杖等，均应重点复习。虎杖的功效在复习时容易被忽视，应引起注意。

━━━━━━━━━━ 考点集合 ━━━━━━━━━━

一、利水消肿药

1. 茯苓

【性能】甘、淡，平。归心、脾、肾经。

中
药

【功效】利水渗湿，健脾，宁心。

【应用】①水肿、小便不利；②痰饮；③脾虚泄泻；④心悸，失眠。

2. 薏苡仁

【性能】甘、淡，凉。归脾、胃、肺经。

【功效】利水渗湿，健脾，除痹，清热排脓。

【应用】①水肿，小便不利，脚气浮肿；②脾虚泄泻；③湿痹拘挛；④肺痈，肠痈（2020）。

【用法】煎服。清利湿热宜生用，健脾止泻宜炒用。

	相同点	不同点
茯苓	均利水消肿、渗湿健脾	性平，补益心脾，宁心安神
薏苡仁		性凉而清热，排脓消痈，又善除痹

3. 泽泻

【性能】甘，寒。归肾、膀胱经。

【功效】利水渗湿，泄热。

【应用】①水肿，小便不利，泄泻；②淋证，遗精。

4. 猪苓

【功效】利水渗湿。

【主治】水肿，小便不利，泄泻。

	相同点	不同点
茯苓	均能利水消肿，渗湿，常用于水肿、小便不利等证	健脾补中、养心安神，可治脾虚诸证和心神不安证
猪苓		利水作用较强，无补益之功

5. 香加皮

【功效】利水消肿，祛风湿，强筋骨。

【注意】本品有毒，服用不宜过量。

6. 冬瓜皮

【功效】利水消肿，清热解暑。

二、利尿通淋药

1. 车前子

【性能】甘，微寒。归肝、肾、肺、小肠经。

【功效】利尿通淋，渗湿止泻，明目，祛痰（2017）。

【应用】①淋证，水肿；②泄泻；③目赤肿痛，目暗昏花；④痰热咳嗽。

【用法】宜包煎（2002）。

2. 滑石

【功效】利水通淋，清热解暑，外用收湿敛疮。

【主治】①热淋，石淋，尿热涩痛；②暑湿，湿温；③湿疮，湿疹，痱子。

【用法】宜包煎。外用适量。

	相同点	不同点
车前子	利尿通淋，用治湿热下注膀胱之小便淋沥涩痛	渗湿止泻，明目，祛痰，用于暑湿泄泻，目赤肿痛，目暗昏花，翳障
滑石		清热解暑，收湿敛疮，用于暑湿，湿温，湿疮，湿疹，痱子

3. 木通

【功效】利尿通淋，清心除烦，通经下乳。

【主治】①热淋涩痛；②水肿；③口舌生疮，心烦尿赤；④经闭乳少。

4. 石韦

【功效】利尿通淋，清肺止咳，凉血止血（2016）。

【主治】①淋证；②肺热咳嗽，血热出血。

5. 通草

【功效】利尿通淋，通气下乳。

6. 瞿麦

【功效】利尿通淋，破血通经。

7. 地肤子

【功效】清热利湿，祛风止痒。

8. 海金沙

【功效】清热利湿，通淋止痛。

【用法】宜包煎。

9. 萆薢

【功效】利湿祛浊，祛风除痹。

10. 萹蓄

【功效】利尿通淋，杀虫止痒。

三、利湿退黄药

1. 茵陈

【性能】苦、辛，微寒。归脾、胃、肝、胆经。

【功效】清利湿热，利胆退黄。

【应用】①黄疸；②湿疮瘙痒。③暑湿，湿温。

2. 金钱草

【性能】甘、咸，微寒。归肝、胆、肾、膀胱经。

【功效】利湿退黄，利尿通淋，解毒消肿。

【应用】①湿热黄疸（2018）；②石淋，热淋（2014）；③痈肿疔疮，虫蛇咬伤。

3. 虎杖

【功效】利湿退黄，清热解毒，散瘀止痛，化痰止咳，泻热通便（2017，2020）。

【主治】①湿热黄疸，淋浊，带下；②水火烫伤，痈肿疮毒，毒蛇咬伤；③经闭，癥瘕，跌打损伤；④肺热咳嗽；⑤泻热通便。

	相同点	不同点
大黄	活血散瘀、清热解毒、利胆退黄、泻下通便，治疗瘀血诸证、痈肿疮毒、水火烫伤、湿热黄疸、淋证、热结便秘	泻下攻积力强，清热凉血，用于积滞便秘，血热吐衄，目赤咽肿，湿热痢疾
虎杖		化痰止咳，用于肺热咳嗽

第十一单元　温　里　药

☆ 重点提示

　　本单元考纲要求的药物较少，其中附子、肉桂、吴茱萸等药物在考试中经常出现，对其功效、主治及用法等内容应重点记忆。其次，应注意功效相近药物的鉴别及个别药物的使用注意。

━━考点集合━━

1. 附子

【性能】辛、甘，大热。有毒。归心、肾、脾经。

【功效】回阳救逆，补火助阳，散寒止痛（2004，2020）。

【应用】①亡阳证；②阳虚证；③寒痹证。

【用法用量】煎服，3～15g。本品有毒，宜先煎。

【注意】孕妇及阴虚阳亢者忌用。反半夏、瓜蒌、贝母、白蔹、白及。生品外用，内服须炮制。若内服过量，或炮制、煎煮方法不当，可引起中毒。

【配伍】附子配干姜：心肾阳虚，阴寒内盛所致之亡阳厥逆、脉微欲绝。

2. 干姜

【性能】辛，热。归脾、胃、肾、心、肺经。

【功效】温中散寒，回阳通脉，温肺化饮（2000，2020）。

【应用】①脾胃寒证，腹痛，呕吐，泄泻；②亡阳证；③寒饮喘咳。

3. 肉桂

【性能】辛、甘，大热。归肾、脾、心、肝经。

【功效】补火助阳，散寒止痛，温通经脉，引火归原（2001，2020）。

【应用】①肾阳虚证；②寒疝腹痛，脘腹冷痛；③寒痹腰痛，胸痹，阴疽，闭经，痛经；④虚阳上浮诸症。

【用法用量】煎服，1～4.5g。宜后下或焗服；研末冲服，每次1～2g。

【注意】阴虚火旺，里有实热，血热妄行出血及孕妇忌用。畏赤石脂。

	相同点	不同点
附子	补火助阳，散寒止痛，治里寒实证、虚寒证以及寒湿痹痛	回阳救逆，并长于温补脾肾
肉桂		长于温补命门，还能引火归原，温通经脉，并能鼓舞气血生长

【配伍】肉桂配附子：肾阳不足，命门火衰阳痿宫冷、腰膝冷痛、夜尿频多等。

4. 吴茱萸

【性能】辛、苦，热。有小毒。归肝、脾、胃、肾经。

【功效】<u>散寒止痛，降逆止呕，助阳止泻</u>（2000，2021）。

【应用】①寒凝肝脉疼痛；②呕吐吞酸；③<u>虚寒泄泻</u>（2016）。

【用法用量】煎服，1.5～4.5g。外用适量。

【注意】本品辛热燥烈，易耗气动火，故不宜多用、久服。阴虚有热者忌用。

5. 小茴香

【功效】<u>散寒止痛，理气和胃</u>（2001）。

【主治】①寒疝腹痛，睾丸偏坠胀痛，少腹冷痛，痛经；②中焦虚寒气滞证。

6. 丁香

【功效】温中降逆，<u>散寒止痛，温肾助阳</u>（2004，2020）。

【主治】①胃寒呕吐、呃逆；②脘腹冷痛；③<u>阳痿，宫冷</u>（2021）。

【注意】畏郁金。

7. 花椒

【功效】<u>温中止痛，杀虫止痒</u>（2002）。

【主治】①中寒腹痛，寒湿吐泻；②虫积腹痛，湿疹，阴痒。

【用法用量】煎服，3～6g。外用适量，煎汤熏洗。

8. 高良姜

【功效】<u>散寒止痛，温中止呕</u>（2021）。

第十二单元　理　气　药

☆ 重点提示

　　本单元药物较多，但考试经常考查的药物较少，主要对于陈皮、枳实、木香等一些较为典型的药物着重复习，其他药物也应对比记忆。另外，一些较为偏的药物，如荔枝核等较为少用的药物，略微看过留有印象即可，考查的可能性不大。

━━━━━━━━━ 考点集合 ━━━━━━━━━

1. 陈皮

【性能】苦、辛，温。归脾、肺经。

【功效】理气健脾，燥湿化痰。

【应用】①脾胃气滞证；②呕吐、呃逆证；③湿痰、寒痰咳嗽；④胸痹证。

【配伍】陈皮配半夏：适用于咳嗽痰多、色白易咳、胸膈痞闷、肢体困重之湿痰证。

2. 枳实

【性能】苦、辛、酸，微寒。归脾、胃、大肠经。

【功效】<u>破气消积，化痰散痞</u>（2005，2010，2016）。

【应用】①胃肠积滞，湿热泻痢；②胸痹，结胸；③气滞胸胁疼痛；④产后腹痛。

【注意】孕妇慎用。

【配伍】枳实配白术：适用于脾虚气滞，夹积夹湿，饮食停聚，脘腹痞胀，大便不爽。

3. 木香

【性能】辛、苦，温。归脾、胃、大肠、胆、三焦经。

【功效】<u>行气止痛，健脾消食</u>（2006）。

【应用】①脾胃气滞证；②泻痢里急后重；③腹痛胁痛，黄疸，疝气疼痛。

【用法】生用行气力强，煨用行气力缓而实肠止泻，用于泄泻腹痛。

4. 香附

【性能】辛、微苦、微甘，平。归肝、脾、三焦经。

【功效】<u>疏肝解郁，调经止痛</u>，理气宽中（2016）。

【应用】①肝郁气滞痛证；②月经不调，痛经，乳房胀痛；③气滞腹痛。

5. 薤白

【功效】<u>通阳散结，行气导滞（2003）</u>。

【主治】①胸痹心痛；②脘腹痞满胀痛，泻痢里急后重。

【注意】气虚无滞及胃弱纳呆者不宜用。

6. 青皮

【功效】<u>疏肝破气，消积化滞（2000）</u>。

【主治】<u>①肝郁气滞，胸胁胀痛，疝气疼痛，乳癖；②脘腹疼痛；③食积气滞（2017）</u>；④癥瘕积聚、久疟痞块。

	相同点	不同点
陈皮	行气消滞，用于食积气滞，脘腹胀痛	性较平和，主理脾肺气滞，并能燥湿化痰，主要治疗脾胃气滞之脘腹胀满及湿痰、寒痰壅肺之咳嗽、胸闷等证
青皮		气味峻烈，善于疏肝破气，常用于肝气郁结、食积气滞及癥瘕积聚等证

7. 沉香

【功效】<u>行气止痛，温中止呕，纳气平喘</u>。

【主治】①胸腹胀痛；②胃寒呕吐；③虚喘证。

【用法】煎服，后下。

8. 川楝子

【功效】行气止痛，杀虫。

【主治】①肝郁化火所致诸痛证；②虫积腹痛；③头癣、秃疮。

【注意】<u>本品有毒</u>，不宜过量或持续服用，以免中毒。又因苦寒，脾胃虚寒者慎用。

9. 乌药

【功效】行气止痛，温肾散寒。

【主治】①寒凝气滞之胸腹诸痛证；②尿频，遗尿。

	相同点	不同点
木香	行气止痛，可治气滞腹痛	善行脾胃、大肠气滞，兼消食健胃
香附		长于疏肝解郁，调经止痛，为调经要药
乌药		上入脾肺，下达肾与膀胱，长于散寒止痛，并能温肾

10. 檀香

【功效】行气止痛，散寒调中。

【用法】煎服，宜后下。

11. 大腹皮

【功效】行气宽中，利水消肿。

12. 荔枝核

【功效】行气散结，祛寒止痛。

13. 佛手

【功效】疏肝解郁，理气和中，燥湿化痰。

第十三单元 消食药

重点提示

本单元内容很好复习，只有山楂、莱菔子、鸡内金、神曲、麦芽、稻芽这六味药。只要熟记各自的功效即可，考试中常有消食药与理气药混淆在选项之中，应稍加注意。

──────── 考点集合 ────────

1. 山楂

【性能】酸、甘，微温。归脾、胃、肝经。

【功效】消食化积，行气散瘀，降脂化浊（2004）。

【应用】①肉食积滞证（2020）；②泻痢腹痛，疝气痛；③血瘀证；④高脂血症。

【注意】脾胃虚弱而无积滞者或胃酸分泌过多者均慎用。

2. 莱菔子

【性能】辛、甘，平。归肺、脾、胃经。

【功效】消食除胀，降气化痰（2001）。

【应用】①食积气滞证；②咳喘痰多，胸闷食少（2010）。

【注意】本品辛散耗气，故气虚及无食积、痰滞者慎用。不宜与人参同服。

【配伍】莱菔子配紫苏子、白芥子：适用于痰壅气逆食滞证、寒痰喘咳、食积便秘。

3. 鸡内金

【性能】甘，平。归脾、胃、小肠、膀胱经。

【功效】消食健胃，固精止遗，通淋化石。

【应用】①饮食积滞，小儿疳积；②肾虚遗精、遗尿；③砂石淋证，胆结石。

【用法】煎服。研末服，研末服效果比煎剂好。

4. 神曲

【功效】消食和胃（2005，2018）。

【主治】饮食积滞证。

5. 麦芽

【功效】消食健胃，回乳消胀，疏肝行气（2010，2016）。

【主治】①米面薯芋食滞证；②断乳、乳房胀痛；③肝气郁滞或肝胃不和之胁痛、脘腹痛。

【用法】煎服。生麦芽功偏消食健胃；炒麦芽多用于回乳消胀。

【注意】授乳期妇女不宜使用。

6. 稻芽

【功效】消食和中，健脾开胃。

第十四单元 驱虫药

重点提示

本单元内容较为次要，考试涉及内容不多。考生主要掌握槟榔、使君子的功效。雷丸及榧子等较偏的药物大致熟悉即可。另外，要注意驱虫类药物一般在空腹时服用。

━━━━━━ 考点集合 ━━━━━━

1. 槟榔

【性能】苦、辛，温。归胃、大肠经。

【功效】杀虫消积，行气，利水，截疟（2006）。

【应用】①多种肠道寄生虫病；②食积气滞，泻痢后重；③水肿，脚气肿痛；④疟疾。

【用法用量】煎服，3～10g。驱杀绦虫、姜片虫30～60g。生用力佳，炒用力缓。

【注意】脾虚便溏或气虚下陷者忌用；孕妇慎用。

2. 使君子

【功效】杀虫消积。

【主治】①蛔虫病，蛲虫病；②小儿疳积（2020）。

【用法用量】煎服，9～12g，捣碎；取仁炒香嚼服，6～9g。小儿每岁1～1.5粒，1日总量不超过20粒。空腹服用，每日1次，连用3日。

【注意】大量服用可致呃逆、眩晕、呕吐、腹泻等反应（2017）。若与热茶同服，亦能引起呃逆、腹泻，故服用时当忌饮茶。

3. 苦楝皮

【功效】杀虫，疗癣。

【主治】①蛔虫、蛲虫、钩虫等病；②疥癣，湿疮。

【用法用量】煎服，3～6g。文火久煎，外用。

【注意】本品有毒，不宜过量或持续久服。

4. 雷丸

【功效】杀虫消积。

【用法用量】入丸、散，1次5～7g，饭后用温开水调服，1日3次，连服3天。

5. 榧子

【功效】杀虫消积，润肠通便，润肺止咳。

第十五单元　止　血　药

☆ 重点提示

本单元药物种类较多，应注意凉血止血、化瘀止血、收敛止血、温经止血这四类相似药物的各自特点。对大蓟、小蓟、三七、白茅根等药物应重点记忆，其他药物也应把握其功效。

━━━━━━ 考点集合 ━━━━━━

一、凉血止血药

1. 小蓟

【性能】甘、苦，凉。归心、肝经。

【功效】凉血止血，散瘀解毒消痈（2001）。

【应用】①血热出血证；②热毒痈肿。

2. 地榆

【性能】苦、酸、涩，微寒。归肝、大肠经。

【功效】凉血止血，解毒敛疮。

【应用】①血热出血证；②烫伤、湿疹、疮疡痈肿。

3. 大蓟

【功效】凉血止血，散瘀解毒消痈（2001）。

【主治】①血热出血证；②热毒痈肿。

	相同点	不同点
大蓟	凉血止血，散瘀解毒消痈，广泛用治血热出血诸证及热毒痈肿	散瘀消痈力强，故对吐血、咯血及崩漏下血尤为适宜
小蓟		兼能利尿通淋，故以治血尿、血淋为佳

4. 槐花

【功效】凉血止血，清肝泻火（2003）。

【主治】①血热出血，以治便血、痔血见长；②肝热，目赤、头痛眩晕。

【用法】煎服，外用适量。止血多炒炭用，清热泻火宜生用（2009）。

5. 侧柏叶

【功效】凉血止血，化痰止咳，生发乌发。

【主治】①血热出血证；②肺热咳嗽；③血热脱发、须发早白。

6. 白茅根

【功效】凉血止血，清热利尿（2006）。

【主治】①血热出血证；②水肿、热淋、黄疸；③胃热呕吐、肺热咳嗽。

	相同点	不同点
白茅根	清肺胃热而利尿，治疗肺热咳嗽、胃热呕吐和小便淋痛，且常相须为用	偏入血分，以凉血止血见长
芦根		偏入气分，以清热生津为优

二、化瘀止血药

1. 三七

【性能】甘、微苦，温。归肝、胃经。

【功效】散瘀止血，消肿定痛（2000）。

【应用】①出血证；②跌打损伤，瘀滞肿痛。

【用法】多研末吞服，1~3g；煎服。外用适量。

【注意】孕妇应慎用。

2. 茜草

【性能】苦，寒。归肝经。

【功效】凉血化瘀止血，通经。

【应用】①出血证；②血瘀经闭，跌打损伤，风湿痹痛。

3. 蒲黄

【功效】止血，化瘀，利尿通淋。

【主治】①出血证；②瘀血痛证；③血淋尿血。

【用法用量】煎服，5~10g，包煎。外用适量。止血多炒用，化瘀、利尿多生用。

【注意】孕妇应慎用。

	相同点	不同点
三七	止血而不留瘀，用治瘀血阻滞证	为止血要药，同时也长于活血定痛
茜草		凉血化瘀止血，尤宜于血热夹瘀出血证，并能活血通经
蒲黄		化瘀止血并能利尿通淋

4. 降香

【功效】化瘀止血，理气止痛。

【用法用量】煎服，宜后下；外用适量，研末外敷。

三、收敛止血药

1. 白及

【性能】苦、甘、涩，寒。归肺、胃、肝经。

【功效】收敛止血，消肿生肌。

【应用】①出血证（2017，2020）；②痈肿疮疡、皮肤皲裂、水火烫伤。

【注意】不宜与乌头类药材同用。

2. 仙鹤草

【功效】收敛止血，止痢，截疟，解毒，补虚（2000）。

【主治】出血证；腹泻、痢疾；疟疾；脱力劳伤；疮疖痈肿、阴痒带下。

3. 棕榈炭

【功效】收敛止血，止泻止带。

【主治】出血证；久泻久痢，妇人带下。

4. 血余炭

【功效】收敛止血，化瘀利尿。

【主治】出血证；小便不利。

四、温经止血药

1. 艾叶

【性能】辛、苦，温。有小毒。归肝、脾、肾经。

【功效】温经止血，散寒调经，安胎，外用祛湿止痒（2011）。

【应用】①出血证；②少腹冷痛，经寒不调，宫冷不孕；③胎动不安，胎漏下血；④皮肤瘙痒。

【配伍】艾叶配阿胶：适用于下焦虚寒所致的月经过多、崩漏、胎漏。

2. 炮姜

【功效】温经止血，温中止痛。

第十六单元　活血化瘀药

☆ 重点提示

本单元重点药物较多，对于川芎、郁金、益母草、丹参、牛膝等药物应重点把握，其他药物也应熟记其功效。另外，对于个别药物的使用注意以及用法用量也要稍加带过，虽然三棱、莪术等个别药物在历年考试中涉及较少，但也应留有印象。

中
药

一、活血止痛药

1. 川芎

【性能】辛，温。归肝、胆、心包经。

【功效】<u>活血行气，祛风止痛（2004）</u>。

【应用】①血瘀气滞痛证；②头痛，风湿痹痛。

2. 延胡索

【性能】辛、苦，温。归肝、脾经。

【功效】活血，行气，<u>止痛</u>。

【应用】用于气血瘀滞诸痛证。

【用法】煎服，研粉吞服。

3. 郁金

【性能】辛、苦，寒。归肝、肺、心经。

【功效】<u>活血止痛，行气解郁，清心凉血，利胆退黄（2003）</u>。

【应用】①气滞血瘀之胸、胁、腹痛；②热病神昏，癫痫痰闭；③吐血、衄血、倒经、尿血、血淋；④肝胆湿热黄疸、胆石症。

【注意】畏丁香。

【配伍】郁金配石菖蒲：适用于痰火或湿热蒙蔽清窍之神昏、癫狂、癫痫。

4. 姜黄

【功效】<u>活血行气，通经止痛（2002）</u>。

【主治】①气滞血瘀痛证；②风湿痹痛。

	相同点	不同点
郁金	均能活血散瘀、行气止痛，用于气滞血瘀之证	苦寒降泄，行气力强，且凉血，以治血热瘀滞之证为宜，又能利胆退黄，清心解郁，用于湿热黄疸、热病神昏等证
姜黄		辛温行散，祛瘀力强，以治寒凝气滞血瘀之证为好，且可祛风通痹而用于风寒湿痹

5. 乳香

【功效】活血定痛，消肿生肌。

【主治】①跌打损伤、疮疡痈肿；②气滞血瘀痛证。

【注意】胃弱者及孕妇慎用。

6. 没药

【功效】散瘀定痛，消肿生肌。

【注意】同乳香。

7. 五灵脂

【功效】<u>活血止痛，化瘀止血（2016，2020）</u>。

【用法】煎服，宜包煎。

【注意】血虚无瘀及孕妇慎用。"十九畏"认为人参畏五灵脂，一般不宜同用。

二、活血调经药

1. 丹参

【性能】苦,微寒。归心、肝经。

【功效】<u>活血调经,祛瘀止痛,凉血消痈,清心除烦。</u>

【应用】①月经不调,闭经痛经,产后瘀滞腹痛;②血瘀心痛、脘腹疼痛、癥瘕积聚、跌打损伤及风湿痹证;③疮痈肿毒;④热病烦躁神昏及心悸失眠。

【注意】不宜与藜芦同用。

	相同点	不同点
川芎	活血祛瘀,常用于各种瘀血病证	辛温气香,为血中气药,故适用于血瘀气滞之诸痛证,还能祛风止痛,为治头痛和风湿痹痛之良药
丹参		以活血化瘀为主,药性寒凉,故适用于血热瘀滞之证,兼能除烦安神,对热扰心神之心烦失眠有良效

2. 红花

【性能】辛,温。归心、肝经。

【功效】<u>活血通经,祛瘀止痛(2003)</u>。

【应用】①血滞经闭、痛经、产后瘀滞腹痛;②癥瘕积聚;③胸痹心痛、血瘀腹痛、胁痛;④跌打损伤,瘀滞肿痛;⑤瘀滞斑疹色暗。

3. 桃仁

【性能】苦、甘,平。有小毒。归心、肝、大肠经。

【功效】<u>活血祛瘀,润肠通便,止咳平喘(2016)</u>。

【应用】①瘀血阻滞病证;②肺痈、肠痈;③肠燥便秘;④咳嗽气喘。

	相同点	不同点
红花	活血祛瘀,常相须为用治疗血瘀经闭、痛经、产后瘀血腹痛等	活血作用较强,适用于下焦瘀血,且寒热均可,兼有润肠通便、止咳平喘之功,可治肠燥便秘、咳嗽气喘
桃仁		祛瘀力稍弱,长于通利血脉,故常用于血脉瘀滞之证,又有活血化滞消斑作用,用治瘀滞斑疹色暗等

4. 益母草

【性能】辛、苦,微寒。归心、肝、膀胱经。

【功效】活血调经,利水消肿,清热解毒。

【应用】①<u>血滞经闭、痛经、经行不畅、产后恶露不尽、瘀滞腹痛(2017)</u>;②水肿,小便不利;③跌打损伤,疮痈肿毒,皮肤瘾疹。

5. 牛膝

【性能】苦、甘、酸,平。归肝、肾经。

【功效】<u>活血通经,补肝肾,强筋骨,利水通淋,引火(血)下行(2005)</u>。

【应用】①瘀血阻滞之经闭、痛经、经行腹痛、胞衣不下及跌打伤痛;②腰膝酸痛、下肢痿软;③淋证、水肿、小便不利;④上部火热证。

【用法】煎服。活血通经、利水通淋、引火(血)下行宜生用;补肝肾、强筋骨宜酒炙用。

【配伍】牛膝配苍术、黄柏:下焦湿热之足膝肿痛、痿软无力及湿疹、湿疮等。

6. 鸡血藤

【功效】<u>活血补血，调经止痛，舒筋活络（2011，2017，2020）</u>。

【主治】①月经不调、痛经、闭经；②风湿痹痛，手足麻木，肢体瘫痪及血虚萎黄。

7. 王不留行

【功效】活血通经，下乳消痈，利尿通淋。

8. 泽兰

【功效】<u>活血调经，祛瘀消痈，利水消肿（2016）</u>。

三、活血疗伤药

1. 土鳖虫

【性能】咸，寒。有小毒。归肝经。

【功效】破血逐瘀，续筋接骨。

【应用】①跌打损伤，筋伤骨折，瘀肿疼痛；②血瘀经闭，产后瘀滞腹痛，积聚痞块。

2. 苏木

【功效】活血疗伤，祛瘀通经。

3. 自然铜

【功效】散瘀止痛，续筋接骨。

4. 骨碎补

【功效】活血疗伤止痛，补肾强骨，外用消风祛斑。

5. 血竭

【功效】活血定痛，化瘀止血，敛疮生肌。

【用法用量】内服。多入丸、散，研末服，每次 1～2g。外用适量，研末外敷。

四、破血消癥药

1. 莪术

【功效】<u>破血行气，消积止痛</u>。

【主治】癥瘕积聚，经闭，心腹瘀痛；食积脘腹胀痛；跌打损伤，瘀肿疼痛。

【注意】孕妇禁用。

2. 水蛭

【功效】<u>破血通经，逐瘀消癥</u>。

【主治】①血瘀经闭，癥瘕积聚；②跌打损伤，心腹疼痛。

3. 三棱

【功效】破血行气，消积止痛。

【注意】孕妇禁用，不宜与芒硝、玄明粉同用。

4. 穿山甲

【功效】活血消癥，通经，下乳，消肿排脓，搜风通络。

第十七单元　化痰止咳平喘药

☆ 重点提示

本单元药物较多，对于几个典型药物，如半夏、旋覆花、贝母等考试常考药应多加留意，其他药物也应熟记其功效，对于相似药物的鉴别、个别药物的使用注意也应稍加复习。

一、温化寒痰药

1. 半夏

【性能】辛，温。有毒。归脾、胃、肺经。

【功效】燥湿化痰，降逆止呕，消痞散结；外用消肿止痛（2016）。

【应用】①湿痰，寒痰证（2018，2020）；②呕吐；③心下痞，结胸，梅核气；④瘿瘤、痰核，痈疽肿毒及毒蛇咬伤。

【用法用量】煎服，3～10g。一般宜制过用。炮制品中有姜半夏、法半夏等。

【注意】不宜与乌头类药材同用。其性温燥，阴虚燥咳、血证应慎用。

【配伍】半夏配生姜：适用于痰饮呕吐。

2. 天南星

【功效】燥湿化痰，祛风解痉；外用散结消肿（2003）。

【主治】①顽痰咳嗽，湿痰、寒痰证；②风痰眩晕、中风、癫痫、破伤风；③痈疽肿痛，蛇虫咬伤。

【用法用量】煎服，3～10g，多制用。外用适量。

【注意】孕妇慎用。

	相同点	不同点
半夏	药性辛温有毒，均能燥湿化痰，温化寒痰，善治湿痰、寒痰，炮制后又能治热痰、风痰	善治脏腑湿痰，且能降逆止呕，消痞散结
天南星		走经络，偏于祛风痰而能解痉止厥，善治风痰证

3. 旋覆花

【功效】降气消痰，行水止呕（2000）。

【主治】①咳喘痰多，痰饮蓄结，胸膈痞满；②噫气，呕吐。

【用法用量】煎服，3～9g。包煎。

【注意】阴虚劳嗽，津伤燥咳者忌用。

【配伍】旋覆花配赭石：适用于痰阻气逆呕恶。

4. 芥子

【功效】温肺豁痰，利气散结，通络止痛（2005）。

【用法用量】煎服，3～9g；外用适量。

【注意】本品辛温走散，耗气伤阴，久咳肺虚及阴虚火旺者忌用；消化道溃疡、出血者及皮肤过敏者忌用。用量不宜过大。

5. 白前

【功效】降气祛痰，止咳。

二、清化热痰药

1. 川贝母

【性能】苦、甘，微寒。归肺、心经。

【功效】清热化痰，润肺止咳、散结消痈（2016）。

【应用】①虚劳咳嗽，肺热燥咳；②瘰疬、乳痈、肺痈。

【注意】不宜与乌头类药材同用。

2. 浙贝母

【性能】苦，寒。归肺、心经。

【功效】清热化痰止咳，解毒散结消痈。

【应用】①风热、痰热咳嗽；②瘰疬，瘿瘤，乳痈疮毒，肺痈。

【注意】同川贝母。

	相同点	不同点
川贝母	清热化痰止咳、散结	长于润肺
浙贝母		长于清热

3. 瓜蒌

【性能】甘、微苦，寒。归肺、胃、大肠经。

【功效】<u>清热涤痰，宽胸散结，润燥滑肠（2010，2017）</u>。

【应用】①<u>痰热咳喘（2020）</u>；②胸痹、结胸；③肺痈，肠痈，乳痈；④肠燥便秘。

【注意】本品甘寒而滑，脾虚便溏者忌用。不宜与乌头类、附子同用。

	相同点	不同点
瓜蒌皮	清热化痰，宽胸散结	长于清热化痰，利气宽胸散结
瓜蒌仁		长于润肺化痰，润肠通便

4. 桔梗

【性能】苦、辛，平。归肺经。

【功效】<u>宣肺，祛痰，利咽，排脓（2002，2016）</u>。

【应用】①咳嗽痰多，胸闷不畅；②咽喉肿痛，失音；③<u>肺痈吐脓（2021）</u>。

【注意】本品性升散，凡气机上逆，呕吐、呛咳、眩晕、阴虚火旺咯血等不宜用。用量过大易致恶心呕吐。

5. 竹茹

【功效】清热化痰，除烦止呕。

【主治】①肺热咳嗽，痰热心烦不寐；②<u>胃热呕吐、妊娠恶阻（2021）</u>。

6. 竹沥

【功效】清热豁痰，定惊利窍。

【主治】①痰热咳喘；②中风痰迷，惊痫癫狂。

【用法】30～50mL，冲服。

7. 天竺黄

【功效】清热化痰，清心定惊。

8. 前胡

【功效】降气化痰，散风清热。

9. 海藻

【功效】消痰软坚散结，利水消肿。

【注意】传统认为反甘草。

10. 昆布

【功效】消痰软坚散结，利水消肿。

11. 海蛤壳

【功效】清肺化痰，软坚散结。

三、止咳平喘药

1. 苦杏仁

【性能】苦，微温。有小毒。归肺、大肠经。

【功效】<u>降气止咳平喘，润肠通便（2006，2010，2017）</u>。

【应用】①咳嗽气喘；②肠燥便秘。

【用法】煎服。宜打碎入煎，生品入煎剂宜后下。

【注意】本品有小毒，用量不宜过大；便溏者慎用，婴儿慎用。

	相同点	不同点
苦杏仁	均能止咳平喘、润肠通便，用于治疗肺气不宣之咳嗽气喘，以及肠燥便秘	止咳平喘和润肠通便作用均较强
桃仁		尚有活血化瘀功效，可用于治疗瘀血诸痛及妇女经闭等病证

2. 紫苏子

【性能】辛，温。归肺、大肠经。

【功效】<u>降气化痰，止咳平喘，润肠通便（2000）</u>。

【应用】①咳喘痰多；②肠燥便秘。

	相同点	不同点
苦杏仁	止咳平喘，润肠通便	兼宣肺
紫苏子		长于降气化痰

3. 百部

【性能】甘、苦，微温。归肺经。

【功效】<u>润肺下气止咳，杀虫灭虱（2004）</u>。

【应用】<u>①新久咳嗽，顿咳，肺痨咳嗽（2017）</u>；②蛲虫、阴痒、头虱及疥癣等。

【用法】煎服，5～15g，外用适量。久咳虚嗽宜蜜炙用。

【注意】脾虚食少便溏者忌用。

4. 桑白皮

【性能】甘，寒。归肺经。

【功效】<u>泻肺平喘，利水消肿</u>。

【应用】①肺热咳喘；②水肿。

5. 葶苈子

【性能】苦、辛，大寒。归肺、膀胱经。

【功效】<u>泻肺平喘，行水消肿（2017）</u>。

【应用】①痰涎壅盛，喘息不得平卧；②水肿，胸腹积水，小便不利。

	相同点	不同点
桑白皮	均能泻肺平喘、利水消肿，治疗肺热及水肿、小便不利常相须为用	甘寒，药性较缓，长于清肺热，降肺火，多用于肺热咳喘，痰黄及皮肤水肿
葶苈子		力峻，重在泻肺中水气、痰涎，对邪盛喘满不得卧者尤宜，其利水力量较强，可兼治鼓胀、胸腹积水之证

6. 枇杷叶

【功效】清肺止咳，降逆止呕。

【主治】①肺热咳嗽，气逆喘急；②胃热呕吐，哕逆。

【用法】煎服。止咳宜炙用，止呕宜生用。

7. 紫菀

【功效】润肺下气，化痰止咳。

【主治】咳嗽痰多。

8. 款冬花

【功效】润肺下气，止咳化痰。

【主治】肺热咳嗽，气逆喘急，胃热呕吐，哕逆。

9. 白果

【功效】敛肺定喘，止带缩尿（2011）。

【主治】①哮喘痰嗽；②带下，白浊，尿频，遗尿。

【注意】本品生食有毒，不可多用，小儿尤当注意。

第十八单元　安　神　药

☆ 重点提示

本单元主要为安神类的药物，对于重镇安神类和养心安神类的药物应区别记忆，朱砂、磁石、酸枣仁、龙骨、远志等药物均是安神药物的典型，应着重复习这些药物的功效。历年考试虽涉及不多但也应慎重对待。

━━━━━━━━━ 考 点 集 合 ━━━━━━━━━

一、重镇安神药

1. 朱砂

【性能】甘，微寒。有毒。归心经。

【功效】清心镇惊，安神，明目，解毒（2017）。

【应用】①心悸易惊，失眠多梦；②惊风，癫痫；③疮疡肿毒，喉痹，口疮。

【用法用量】内服，只宜入丸、散服，每次 0.1～0.5g。不宜入煎剂。外用适量。

【注意】本品有毒，内服不可过量或持续服用，孕妇及肝功能不全者禁服。忌火煅。

2. 磁石

【性能】咸，寒。归心、肝、肾经。

【功效】镇惊安神，平肝潜阳，聪耳明目，纳气平喘。

【应用】①心神不宁，惊悸，失眠，癫痫；②肝阳上亢，头晕目眩；③耳鸣耳聋，视物昏

中药

花；④肾虚气喘。

【用法用量】煎服，9～30g。先煎。

【注意】因吞服后不易消化，如入丸、散，不可多服，脾胃虚弱者慎用。

	相同点	不同点
朱砂	均为重镇安神常用药，二药质重性寒入心经，均能镇惊安神	镇心、清心而安神，善治心火亢盛之心神不安
磁石		益肾阴、潜肝阳，主治肾虚肝旺，肝火扰心之心神不宁

【配伍】磁石配朱砂：肾阴不足，心阳偏亢，心肾不交之失眠心悸、耳鸣耳聋、视物昏花。

3. 龙骨

【性能】甘、涩，平。归心、肝、肾经。

【功效】镇惊安神，平肝潜阳，收敛固涩，收湿敛疮。

【应用】①心神不宁，心悸失眠，惊痫癫狂；②肝阳上亢，头晕目眩；③滑脱诸证；④湿疮痒疹，疮疡久溃不敛。

【用法用量】煎服，15～30g，宜先煎。外用适量。镇静安神、平肝潜阳多生用。收敛固涩宜煅用。

	相同点	不同点
龙骨	均有重镇安神、平肝潜阳、收敛固涩作用，均可用治心神不安、惊悸失眠、阴虚阳亢、头晕目眩及各种滑脱证	长于镇惊安神，且收敛固涩力优于牡蛎
牡蛎		平肝潜阳功效显著，又有软坚散结之功

4. 琥珀

【功效】镇惊安神，活血散瘀，利尿通淋。

【用法用量】研末冲服，或入丸、散，每次 1.5～3g。外用适量。不入煎剂。忌火煅（2002）。

二、养心安神药

1. 酸枣仁

【性能】甘、酸，平。归心、肝、胆经。

【功效】养心益肝，安神，敛汗（2006），生津。

【应用】①虚烦不眠，惊悸多梦；②体虚多汗。

2. 柏子仁

【功效】养心安神，润肠通便，止汗。

【主治】①心悸失眠；②肠燥便秘；③阴虚盗汗。

【注意】便溏及多痰者慎用。

	相同点	不同点
酸枣仁	养心安神、止汗，治疗阴血不足，心神失养的心神不宁及阴虚盗汗	酸枣仁长于益肝血，更宜于心肝血虚的心神不宁证
柏子仁		长于治疗心阴虚及心肾不交的心神不宁证，并能润肠通便，可治肠燥便秘

3. 远志

【功效】<u>安神益智，交通心肾，祛痰开窍，消散痈肿（2001，2010）</u>。

【主治】①失眠多梦，心悸怔忡，健忘；②癫痫惊狂；③咳嗽痰多；④<u>痈疽疮毒，乳房肿痛（2017）</u>。

【注意】凡实热或痰火内盛者，以及有胃溃疡或胃炎者慎用。

4. 合欢皮

【功效】<u>解郁安神，活血消肿（2000）</u>。

5. 首乌藤

【功效】养血安神，祛风通络。

第十九单元　平肝息风药

☆ 重点提示

本单元看似药物较多，且几种药物都较为常用，其实可归类记忆。历年考试对于本单元内容的考查变化不大，重点要求掌握各种药物的功效，特别要注意相似药物的功效，像僵蚕、蜈蚣、全蝎等药物，应注意辨别。

══════════ 考点集合 ══════════

一、平抑肝阳药

1. 石决明

【性能】咸，寒。归肝经。

【功效】<u>平肝潜阳，清肝明目（2010）</u>。

【应用】①肝阳上亢，头痛眩晕；②目赤翳障，视物昏花。

【用法】<u>煎服，先煎（2004）</u>。平肝、清肝宜生用，外用点眼宜煅用、水飞。

	相同点	不同点
决明子	均有清肝明目之功效，皆可用治目赤肿痛、翳障等偏于肝热者	苦寒，功偏清泻肝火而明目，常用治肝经实火之目赤肿痛
石决明		咸寒质重，凉肝镇肝，滋养肝阴，故无论实证、虚证之目疾均可应用，多用于血虚肝热之羞明、目暗、青盲等

2. 牡蛎

【性能】咸，微寒。归肝、胆、肾经。

【功效】潜阳补阴，<u>重镇安神，软坚散结，收敛固涩，制酸止痛（2002，2017）</u>。

【应用】①心神不安，惊悸失眠；②肝阳上亢，头晕目眩；③痰核，瘰疬，瘿瘤，癥瘕积聚；④滑脱诸证。

【用法】<u>煎服，宜打碎先煎（2016）</u>。外用适量。收敛固涩宜煅用，其他宜生用。

3. 赭石

【性能】苦，寒。归肝、心、肺、胃经。

【功效】<u>平肝潜阳，重镇降逆，凉血止血</u>。

【应用】①肝阳上亢，头晕目眩；②呕吐，呃逆，噫气；③气逆喘息；④血热吐衄，崩漏。

【用法用量】煎服，先煎。入丸、散，每次 1～3g。外用适量。降逆、平肝宜生用，止血宜煅用。

【注意】虚寒证及孕妇慎用。因含微量砷，故不宜长期服用。

4. 珍珠母

【功效】平肝潜阳，镇惊安神，清肝明目。

【用法】煎服，宜打碎先煎。或入丸、散剂。外用适量。

5. 蒺藜

【功效】平解肝郁，活血祛风，明目止痒。

6. 罗布麻叶

【功效】平肝安神，清热利水。

二、息风止痉药

1. 羚羊角

【性能】咸，寒。归肝、心经。

【功效】<u>平肝息风，清肝明目，清热解毒（2005）</u>。

【应用】①肝风内动，惊痫抽搐；②肝阳上亢，头晕目眩；③肝火上炎，目赤头痛；④温热病壮热神昏，热毒发斑。

【用法用量】煎服，1～3g，宜单煎 2 小时以上；<u>磨汁或研粉服，每次 0.3～0.6g。</u><u>（2004）</u>。

2. 牛黄

【性能】甘，凉。归心、肝经。

【功效】凉肝息风，清心豁痰，开窍醒神，清热解毒。

【应用】①热病神昏，口噤，痰鸣；②惊风，癫痫；③口舌生疮，咽喉肿痛，牙痛，痈疽疔毒。

【用法用量】入丸、散剂。每次 0.15～0.35g。外用适量，研末敷患处。

【注意】非实热证不宜用，孕妇慎用。

	相同点	不同点
羚羊角	均归心、肝经，均可清肝热、息风止痉。同可用治温热病壮热神昏及肝风惊厥抽搐	性寒，又可平肝潜阳、明目、散血、解热、镇痛。常用治肝阳上亢之头晕目眩，肝火目赤头痛及热毒发斑，风湿热痹，肺热咳喘，百日咳等证
牛黄		性凉，又可化痰开窍，清热解毒。常用治热入心包或痰蒙清窍之癫痫和口舌生疮、咽喉肿痛、牙痛、痈疽疔毒等证

3. 钩藤

【性能】甘，凉。归肝、心包经。

【功效】<u>清热平肝，息风定惊（2020）</u>。

【应用】①头痛，眩晕；②肝风内动，惊痫抽搐。

【用法用量】煎服，3～12g，<u>入煎剂宜后下（2000）</u>。

4. 天麻

【性能】<u>甘，平（2010）</u>。归肝经。

【功效】<u>息风止痉，平抑肝阳，祛风通络（2000，2020）</u>。

【应用】①肝风内动，惊痫抽搐；②眩晕，头痛；③肢体麻木，手足不遂，风湿痹痛。

	相同点	不同点
钩藤	均能息风止痉、平肝潜阳，常用治肝风内动、惊痫抽搐、肝阳上亢的头痛、头晕、目眩等	能清热，尤宜于热极动风与肝经阳热病证
天麻		性平，寒热虚实皆可用，并能祛风湿，止痹痛，可用治风湿痹痛以及肢体麻木、手足不遂等证

5. 地龙

【功效】清热定惊，通络，平喘，利尿。

【主治】①高热惊痫，癫狂；②半身不遂；③痹证；④肺热哮喘；⑤小便不利，尿闭不通。

6. 全蝎

【功效】息风镇痉，攻毒散结，通络止痛。

【主治】①痉挛抽搐；②疮疡肿毒，瘰疬结核；③风湿顽痹；④顽固性头痛。

【用法用量】煎服，3～6g。外用适量。

【注意】本品有毒，用量不宜过大。孕妇禁用。

7. 蜈蚣

【功效】息风镇痉，攻毒散结，通络止痛。

【主治】①痉挛抽搐；②疮疡肿毒，瘰疬结核；③风湿顽痹；④顽固性头痛。

【用法用量】煎服，3～5g。外用适量。

【注意】本品有毒，用量不宜过大。孕妇禁用。

	相同点	不同点
蜈蚣	皆有息风镇痉、解毒散结、通络止痛之功效，二药相须有协同增效作用	力猛性燥，善走窜通达，息风镇痉功效较强，攻毒疗疮、通痹止痛疗效亦佳
全蝎		性平，息风镇痉、攻毒散结之力不及蜈蚣

8. 僵蚕

【功效】息风止痉，祛风止痛，化痰散结（2001）。

【主治】①惊痫抽搐；②风中经络，口眼歪斜；③风热头痛，目赤，咽痛，风疹瘙痒；④痰核，瘰疬。

9. 珍珠

【功效】安神定惊，明目消翳，解毒生肌，润肤祛斑。

【用法用量】内服入丸、散用，0.1～0.3g。外用适量。

第二十单元　开　窍　药

☆ 重点提示

本单元内容较为次要，历年考试涉及较少。考生只需记忆麝香、石菖蒲的功效、应用，其他药物大致了解即可。

1. 麝香

【性能】辛，温。归心、脾经。

【功效】开窍醒神，活血通经，消肿止痛，催生下胎。

【应用】①闭证神昏；②痈肿瘰疬，咽喉肿痛；③血瘀经闭，癥瘕，心腹暴痛，头痛，跌打损伤，风寒湿痹；④难产，死胎，胞衣不下。

【用法用量】入丸、散，每次 0.03 ~ 0.1g。外用适量。不宜入煎剂。

【注意】孕妇禁用。

【配伍】麝香配冰片：温热病邪陷心包，中风痰厥，热痰蒙闭心窍所致的高热烦躁、神昏谵语及中暑、热邪闭窍、神志昏迷等热闭神昏。

2. 石菖蒲

【性能】辛、苦，温。归心、胃经。

【功效】开窍醒神，化湿和胃，宁神益志（2005，2016，2018）。

【应用】①痰蒙清窍，神志昏迷；②湿阻中焦，脘腹痞满，胀闷疼痛；③噤口痢；④健忘，失眠，耳鸣，耳聋。

3. 冰片

【功效】开窍醒神，清热止痛（2017）。

【主治】①热病神昏、惊厥、中风痰厥，胸痹心痛；②目赤口疮，咽喉肿痛，耳道流脓。

【用法用量】外用适量，研粉点敷患处。不宜入煎剂。入丸、散，每次 0.15 ~ 0.3g（2008）。

【注意】孕妇慎用。

	相同点	不同点
麝香	开窍醒神，二药配用以治闭证	性温，开窍醒神作用极强，为开窍醒神要药，热闭、寒闭均可运用；活血通经、消肿止痛，可用治血瘀经闭、癥瘕、跌打损伤、痹证疼痛、疮疡肿毒、咽喉肿痛等证
冰片		药性微寒，宜用于热闭，味苦、性寒，清热解毒止痛，用于治疗目赤，口疮，咽喉肿痛，耳道流脓等证

4. 苏合香

【功效】开窍醒神，辟秽，止痛（2017）。

【用法用量】入丸、散，0.3 ~ 1g。外用适量，不入煎剂。

第二十一单元 补 虚 药

☆ 重点提示

本单元内容较多、较杂，历年考试涉及率也较高，每个药物的功效都应牢记，对于典型药物，如黄芪、白术、当归、熟地黄、白芍等应重点掌握。另外，几类补药要互相区别，考试中也常出现在选项中混淆视线。

中
药

一、补气药

1. 人参

【性能】甘、微苦,微温。归肺、脾、心经。

【功效】大补元气,复脉固脱,补脾益肺,生津养血,安神益智。

【应用】①元气虚脱证;②肺脾心肾气虚证;③热病气虚津伤口渴及消渴证;④气血亏虚,久病虚羸;⑤惊悸失眠。

【用法用量】煎服,3~9g;挽救虚脱可用15~30g。宜文火另煎分次兑服。野山参研末吞服。每次2g,日服2次。

【注意】不宜与藜芦同用。

【配伍】①人参配附子:阳气暴脱证。②人参配麦冬、五味子:气阴两虚或气虚亡阴证。

2. 党参

【性能】甘,平。归脾、肺经。

【功效】补脾肺气,补血,生津。

【应用】①脾肺气虚证;②气血两虚证;③气津两伤证;④与解表药、攻下药等祛邪药配伍,用于气虚外感及邪实正虚之证。

【注意】不宜与藜芦同用。

	相同点	不同点
人参	补脾气、补肺气、益气生津、益气生血和扶正祛邪,常用于肺、脾气虚证,气津两伤证,以及正虚邪实病证	补气力强,并能大补元气,可用治气虚欲脱的危重病证,还能安神益智、益气壮阳,可治气血不足的心神不安以及阳痿证等
党参		补气力弱,但能养血,可用于血虚证等

3. 黄芪

【性能】甘,微温。归脾、肺经。

【功效】补气升阳,固表止汗,利水消肿,生津养血,行滞通痹,托毒排脓,敛疮生肌(2020)。

【应用】①脾气虚证;②肺气虚证;③气虚自汗证;④气血亏虚,疮疡难溃难腐,或溃久难敛(2016);⑤内热消渴,血虚萎黄;⑥半身不遂,痹通麻木。

【用法用量】煎服,9~30g。蜜炙可增强其补中益气作用。

	相同点	不同点
人参	皆可补气、生津、生血	大补元气,复脉固脱,并能补心、脾、肺气,以及能安神增智,为治内伤气虚第一要药
黄芪		以补脾、肺之气为主,有补气升阳、益卫固表、托毒生肌、利尿消肿等作用,可用于相应气虚的多种病证

【配伍】①黄芪配茯苓:适用于脾胃气虚之食少、体倦、便溏,脾虚所致的水肿、白浊、白带增多者。②黄芪配柴胡、升麻:适用于中气下陷所致的久痢、脱肛、子宫脱垂。

4. 白术

【性能】甘、苦,温。归脾、胃经。

【功效】健脾益气,燥湿利尿,止汗,安胎(2006)。

【应用】①脾气虚证；②气虚自汗；③脾虚胎动不安。

【用法用量】煎服，6~12g。炒用可增强补脾健脾止泻作用。

【注意】本品性偏温燥，热病伤津及阴虚燥渴者不宜使用。

	相同点	不同点
黄芪	均能补气、利水、止汗	黄芪补中气而升阳，长于治疗中气不足、气虚下陷诸证，还能生津养血，行滞通痹，托毒排脓，敛疮生肌
白术		补中气，长于治疗脾虚失运、水湿痰饮内停诸证，还能补气安胎

	相同点	不同点
白术	健脾燥湿，可治脾失健运，湿浊中阻证	补气健脾，并能固表止汗、益气安胎，可用治气虚自汗、气虚胎动不安等
苍术		燥湿力强，尤宜于湿盛不虚者，还能祛风湿、发汗解表、明目，可治风湿痹痛、外感风寒湿表证，以及夜盲症等

5. 甘草

【性能】甘，平。归心、肺、脾、胃经。

【功效】补脾益气，祛痰止咳，缓急止痛，清热解毒，调和诸药。

【应用】①脾胃虚弱，倦怠乏力；②心悸气短；③咳嗽痰多；④脘腹、四肢挛急疼痛；⑤热毒疮疡，咽喉肿痛，药物、食物中毒；⑥调和药性。

【用法用量】煎服，1.5~9g。生用性微寒，可清热解毒；蜜炙药性微温，并可增强补益心脾之气和润肺止咳作用。

【注意】不宜与京大戟、芫花、甘遂同用。本品有助湿壅气之弊，湿盛胀满、水肿者不宜用。大剂量久服可导致水钠潴留，引起浮肿。

6. 西洋参

【功效】补气养阴，清热生津。

【主治】①气虚阴亏，虚热烦倦；②咳喘痰血；③内热消渴，口燥咽干。

【用法用量】另煎兑服，3~6g。

【注意】不宜与藜芦同用（2001）。

7. 太子参

【功效】补气健脾，生津润肺（2016）。

【主治】①脾虚体倦，食欲不振；②病后虚弱，气阴不足，自汗口渴；③肺燥干咳。

8. 山药

【功效】益气养阴，补脾肺肾，固精止带（2003）。

【主治】①脾虚食少、久泻不止；②肺虚喘咳，带下尿频；③虚热消渴。

9. 白扁豆

【功效】健脾化湿，和中消暑，解毒。

10. 大枣

【功效】补中益气，养血安神。

11. 蜂蜜

【功效】补中，润燥，止痛，解毒，外用生肌敛疮。

二、补阳药

1. 鹿茸

【性能】甘、咸，温。归肾、肝经。

【功效】补肾阳，益精血，强筋骨，调冲任，托疮毒。

【应用】肾阳不足，精血亏虚，阳痿早泄，宫寒不孕，眩晕，耳鸣耳聋。

【用法用量】研末吞服，1～2g，或入丸、散。

【注意】服用本品宜从小量开始，缓缓增加，不可骤用大量，以免阳升风动，头晕目赤，或伤阴动血。凡发热者均当忌服。

2. 淫羊藿

【性能】辛、甘，温。归肾、肝经。

【功效】<u>补肾壮阳，祛风除湿</u>。

【应用】①肾阳虚衰，阳痿遗精，筋骨痿软；②风寒湿痹，麻木拘挛。

3. 杜仲

【性能】甘，温。归肝、肾经。

【功效】<u>补肝肾，强筋骨，安胎</u>（2003）。

【应用】①肝肾不足，腰膝酸痛，筋骨无力，头晕目眩；②妊娠漏血，胎动不安，习惯性堕胎。

	相同点	不同点
杜仲	均具补肝肾、强筋骨、安胎功效	温补肾阳，常用治肾虚阳痿，精冷不固，小便频数，风湿腰痛冷重
桑寄生		善祛风湿，常用治痹证日久，伤及肝肾，腰膝酸软，筋骨无力者

4. 续断

【性能】苦、辛，微温。归肝、肾经。

【功效】补肝肾，强筋骨，续折伤，止崩漏。

【应用】①腰膝酸痛，寒湿痹痛；②崩漏下血，胎漏；③跌打损伤，筋伤骨折。

	相同点	不同点
杜仲	归肝肾经，药性偏温，均能补肝肾、强筋骨、安胎，治肾虚腰痛脚弱、筋骨无力、胎动不安常相须为用	补益作用较好，且可安胎、降压，故肾虚腰酸、胎动不安、习惯性堕胎及高血压肝肾不足或肝阳上亢者尤为常用
续断		补肝肾、强腰膝、安胎作用不及杜仲，但能行血通脉、续筋骨，为补而不滞之品，又为妇科崩漏、乳汁不行、外科痈疽疮疡、伤科跌打损伤所常用

5. 菟丝子

【性能】辛、甘，平。归肾、肝、脾经。

【功效】补益肝肾，固精缩尿，安胎明目，止泻，外用消风祛斑。

【应用】①肝肾不足，腰膝酸软，阳痿遗精，遗尿尿频；②脾肾阳虚，便溏泄泻；③肾虚胎动不安。

6. 紫河车

【功效】补肾益精，养血益气（2002）。

【主治】①阳痿遗精，虚劳羸瘦；②不孕少乳；③久咳虚喘，骨蒸劳嗽；④面色萎黄，食少气短。

7. 巴戟天

【功效】补肾阳，强筋骨，祛风湿。

【主治】①阳痿遗精，宫冷不孕；②月经不调，少腹冷痛；③风湿痹痛，筋骨痿软（2016）。

	相同点	不同点
淫羊藿	补肾助阳，祛风除湿，均可用治肾阳虚之阳痿、不孕及肝肾不足之筋骨痿软、风湿久痹等证	药性燥散，补肾阳之力较强，尤宜于肾阳虚衰之精少不育
巴戟天		性温润不燥，补阳之力不及淫羊藿，兼益精血，多用于肾阳亏虚、精血不足之证

8. 补骨脂

【功效】温肾助阳，温脾止泻，纳气平喘，外用消风祛斑（2006）。

【主治】①肾虚阳痿，腰膝冷痛；②肾虚遗精，遗尿，尿频；③脾肾阳虚，五更泄泻；④肾不纳气，虚寒喘咳；⑤外用治白癜风、斑秃。

9. 冬虫夏草

【功效】补肾益肺，止血化痰。

【主治】①肾虚精亏，阳痿遗精，腰膝酸痛；②久咳虚喘，劳嗽痰血。

【用法用量】煎服，3~9g。也可入丸、散。

10. 仙茅

【功效】补肾阳，强筋骨，祛寒湿。

11. 肉苁蓉

【功效】补肾助阳，润肠通便（2020）。

12. 益智

【功效】暖肾固精缩尿，温脾开胃摄唾。

13. 沙苑子

【功效】补肾助阳，固精缩尿，养肝明目。

14. 蛤蚧

【功效】补肺益肾，纳气平喘，助阳益精。

【用法用量】煎服，5~10g；研末每次1~2g，日3次；浸酒服用1~2次。

15. 锁阳

【功效】补肾助阳，润肠通便（2017）。

三、补血药

1. 当归

【性能】甘、辛，温。归肝、心、脾经。

【功效】补血调经，活血止痛，润肠通便（2017，2020）。

【应用】①血虚诸证；②血虚血瘀，月经不调、经闭、痛经；③虚寒腹痛、跌打损伤、痹疽疮疡、风寒痹痛等；④血虚肠燥便秘。

【用法】煎服，5～15g。一般生用，为加强活血效果则酒炒用。通常补血用当归身，活血用当归尾，和血（补血活血）用全当归。

【注意】湿盛中满、大便泄泻者忌服。

【配伍】当归配黄芪：适用于劳倦内伤、肌热面赤、烦渴、脉虚大乏力及疮疡、血虚发热、诸气血不足等。

2. 熟地黄

【性能】甘，微温。归肝、肾经。

【功效】<u>补血养阴，填精益髓</u>。

【应用】①<u>血虚诸证</u>；②<u>肝肾阴虚诸证</u>；③<u>精血不足证</u>。

【注意】本品性质黏腻，较生地黄更甚，有碍消化，凡气滞痰多、脘腹胀痛、食少便溏者忌服。重用久服宜与陈皮、砂仁等同用，防止黏腻碍胃。

	相同点	不同点
当归	均能补血，常相须为用以治血虚诸证	补血行血，调经止痛，为妇科调经要药
熟地黄		补血滋阴，益精髓，为补益肝肾精血要药

	相同点	不同点
生地黄	滋阴，可用治阴虚证	能清热凉血，养阴生津，长于治疗热入营血、热病伤阴、阴虚发热诸证，其滋阴力不及熟地黄
熟地黄		功专补血滋阴，益精髓，长于治疗血虚证以及肝肾亏虚诸证

3. 白芍

【性能】苦、酸，微寒。归肝、脾经。

【功效】<u>养血调经，敛阴止汗，柔肝止痛</u>（2007，2020）。

【应用】①<u>血虚萎黄，月经不调</u>；②<u>肝脾不和，胸胁脘腹疼痛，四肢挛急疼痛</u>（2020）；③肝阳上亢，头痛眩晕。

【注意】阳衰虚寒之证不宜用。反藜芦。

	相同点	不同点
白芍	皆能止痛，均可用治疼痛的病证	长于养血调经，敛阴止汗，平抑肝阳，主治肝阴不足，血虚肝旺，肝气不疏所致的胁肋疼痛、脘腹四肢拘挛作痛
赤芍		长于清热凉血，活血散瘀，清泻肝火，主治血滞诸痛证，因能清热凉血，故血热瘀滞者尤为适宜

【配伍】白芍配甘草：适用于肝脾不和，筋脉失濡所致的脘腹、四肢挛急作痛。

4. 阿胶

【性能】甘，平。归肺、肝、肾经。

【功效】<u>补血，滋阴，润燥，止血</u>。

【应用】①<u>血虚证</u>；②<u>出血证</u>；③<u>肺燥咳嗽</u>；④热病伤阴之心烦失眠及阴虚风动，手足瘛疭等。

【用法用量】5～15g，入汤剂宜烊化兑服。

【注意】本品黏腻，有碍消化。脾胃虚弱者慎用。

5. 何首乌

【性能】制首乌苦、甘、涩，微温。归肝、肾经。

【功效】制用：补益精血，固肾乌须，强筋骨，化浊降脂。生用：解毒，消痈，截疟，润肠通便（2005）

【应用】①精血亏虚、头晕眼花、须发早白、腰膝酸软；②久疟、痈疽、瘰疬、肠燥便秘等；③高脂血症。

6. 龙眼肉

【功效】补益心脾，养血安神。

【主治】气血不足，血虚萎黄，失眠健忘。

四、补阴药

1. 北沙参

【性能】甘、微苦，微寒。归肺、胃经。

【功效】养阴清肺，益胃生津。

【应用】①肺阴虚证；②胃阴虚证。

【注意】不宜与藜芦同用。

2. 麦冬

【性能】甘、微苦，微寒。归胃、肺、心经。

【功效】养阴生津，润肺清心（2020）。

【应用】①津伤口渴，内热消渴，肠燥便秘；②肺燥干咳，阴虚劳嗽，喉痹咽痛；③心烦失眠。

3. 龟甲

【性能】咸、甘，寒。归肾、肝、心经。

【功效】滋阴潜阳，益肾健骨，养血补心、固经止崩（2002）。

【应用】①阴虚发热，骨蒸劳热，阴虚阳亢，头晕目眩，虚风内动，手足瘛疭；②筋骨痿软；③心虚健忘；④崩漏经多。

【用法用量】煎服，9～24g，宜先煎。本品经砂炒醋淬后，有效成分更容易煎出，并除去腥气，便于制剂（2000）。

【注意】孕妇及胃有寒湿忌用。

4. 鳖甲

【性能】甘、咸，寒。归肝、肾经（2001）。

【功效】滋阴潜阳，退热除蒸，软坚散结。

【应用】①阴虚发热，骨蒸劳热，阴虚阳亢，头晕目眩，虚风内动、手足瘛疭；②经闭，癥瘕，久疟疟母（2013）。

【用法用量】煎服，9～24g，宜先煎。本品经砂炒醋淬后，有效成分更容易煎出，可去其腥气，易于粉碎，方便制剂。

【注意】孕妇及脾胃虚寒者忌服。

	相同点	不同点
龟甲	滋阴清热，潜阳息风，治疗阴虚发热、阴虚阳亢、阴虚风动等证	滋阴之力较强，并能益肾健骨、养血补心，可用于肾虚骨弱、心血不足以及阴虚有热的崩漏等证
鳖甲		长于清虚热，并善于软坚散结，常用于阴虚发热、癥瘕、疟母等证

5. 百合

【功效】养阴润肺，清心安神（2005）。

【主治】①阴虚燥咳，劳嗽咯血；②阴虚有热之失眠心悸及百合病心肺阴虚内热证。

6. 天冬

【功效】养阴润燥，清肺生津。

【主治】①肺燥干咳，顿咳痰黏；②腰膝酸痛，骨蒸潮热；③热病伤津之食欲不振、口渴及肠燥便秘等证。

	相同点	不同点
麦冬	清热滋阴生津，同治燥咳痰黏、劳嗽咯血、内热消渴及阴亏肠燥便秘	滋阴润燥清热力弱于天冬，且能养胃生津、清心除烦，又治胃阴不足之舌干口渴，阴虚火旺之心烦不眠及心神不安等证，心肺胃三经阴伤有火之证，皆可用之，作用部位偏上
天冬		清火润燥之功强于麦冬，且可滋肾阴，长于滋肾阴而降虚火，作用部位偏下

7. 石斛

【功效】益胃生津，滋阴清热。

【主治】①热病津伤，口干烦渴，胃阴不足，食少干呕；②病后虚热不退，阴虚火旺，骨蒸劳热，目暗不明，筋骨痿软。

【用法】煎服，可鲜用。

【注意】温热病阴津未伤者，不宜早用，湿热尚未化燥者忌服。

8. 玉竹

【功效】养阴润燥，生津止渴。

【主治】①肺胃阴伤；②燥热咳嗽；③咽干口渴，内热消渴。

9. 枸杞子

【功效】滋补肝肾，益精明目。

【主治】①虚劳精亏，腰膝酸痛，眩晕耳鸣，阳痿遗精；②内热消渴；③血虚萎黄，目昏不明。

10. 南沙参

【功效】养阴清肺，清胃生津，补气，化痰（2016）。

【注意】反藜芦。

	相同点	不同点
北沙参	二者功用相似，均以养阴清肺、益胃生津为主要功效	养阴、清热、生津之力优于南沙参
南沙参		尚兼益气及祛痰作用

11. 女贞子

【功效】滋补肝肾，乌须明目（2010）。

【主治】肝肾阴虚证。

【用法】煎服。以入丸、散剂效佳。以黄酒拌后蒸制，可增强滋补肝肾作用，并使苦寒之性减弱，避免滑肠。

【配伍】女贞子配墨旱莲：适用于肝肾阴虚所致的头晕目眩、视物昏花。

12. 黄精

【功效】补气养阴，健脾，润肺，益肾。

13. 墨旱莲

【功效】滋补肝肾，凉血止血。

14. 楮实子

【功效】滋肾，清肝，明目，利尿。

第二十二单元 收 涩 药

重点提示

本单元内容虽然在考试中所占比例不多，但也应重点复习，对于五味子、肉豆蔻、山茱萸、莲子等药物的功效应着重把握，对于后面方剂的复习也有帮助。

━━━ 考点集合 ━━━

一、固表止汗药

1. 麻黄根

【功效】固表止汗。

2. 浮小麦

【功效】固表止汗，益气，除热。

二、敛肺涩肠药

1. 五味子

【性能】酸、甘，温。归肺、心、肾经。

【功效】收敛固涩，益气生津，补肾宁心（2020）。

【应用】①久咳虚喘；②自汗，盗汗；③梦遗，滑精，遗尿，尿频；④久泻不止；⑤津伤口渴，消渴；⑥心悸，失眠，多梦。

2. 乌梅

【性能】酸、涩，平。归肝、脾、肺、大肠经。

【功效】敛肺，涩肠，安蛔，生津。

【应用】①肺虚久咳；②久泻，久痢；③蛔厥腹痛，呕吐；④虚热消渴；⑤炒炭后可用于崩漏不止，便血等；外敷能消疮毒，可治胬肉外突、头疮等。

	相同点	不同点
五味子	敛肺止咳、涩肠止泻、生津止渴，可用于治疗肺虚久咳、久泻及津伤口渴之证	滋肾、固精、敛汗及宁心安神，用于治疗遗精、滑精、自汗盗汗、心悸、失眠、多梦等证
乌梅		具安蛔止痛、止血及消疮毒之功，用于治疗蛔厥腹痛呕吐、崩漏下血、胬肉外突等

3. 诃子

【功效】涩肠止泻，敛肺止咳，降火利咽。

【主治】①久泻，久痢；②便血脱肛，肺虚喘咳，久嗽不止，咽痛音哑。

【用法】煎服，涩肠止泻宜煨用，敛肺清热、利咽开音宜生用。

4. 肉豆蔻

【功效】<u>涩肠止泻，温中行气（2016）</u>。

【主治】①脾胃虚寒，久泻不止；②脘腹胀痛，食少呕吐。

【用法】煎服，入丸、散服。内服须煨熟去油用。

	相同点	不同点
肉豆蔻	温中散寒、行气消胀、开胃，可治寒湿中阻及脾胃气滞的脘腹胀满，不思饮食以及呕吐等	长于涩肠止泻，多用于脾胃虚寒的久泻
白豆蔻		长于芳香化湿，多用于湿浊中阻的脘腹胀满，有呕吐者更宜

5. 五倍子

【功效】敛肺降火，涩肠止泻，敛汗止血，固精止遗，收湿敛疮。

6. 赤石脂

【功效】涩肠，止血，敛疮生肌。

【用法】煎服。外用适量。研细末撒患处或调敷。

【注意】湿热积滞泻痢者忌服。孕妇慎用。畏官桂。

三、固精缩尿止带药

1. 山茱萸

【性能】酸、涩，微温。归肝、肾经。

【功效】<u>补益肝肾，收敛固涩（2003，2021）</u>。

【应用】①腰膝酸软，眩晕耳鸣，阳痿；②遗精滑精，遗尿尿频；③崩漏带下，月经过多；④大汗不止，体虚欲脱；⑤亦治内热消渴。

2. 桑螵蛸

【功效】<u>固精缩尿，补肾助阳（2021）</u>。

【主治】①遗精滑精；②遗尿尿频，白浊。

【注意】阴虚多火、膀胱有热而小便频数者忌用。

3. 海螵蛸

【功效】<u>涩精止带，收敛止血，制酸止痛，收湿敛疮（2008，2021）</u>。

【主治】①遗精滑精，赤白带下；②崩漏便血，吐血衄血；③胃痛吐酸；④外用治损伤出血，湿疮，湿疹，溃疡不敛。

4. 莲子

【性能】甘、涩，平。归脾、肾、心经。

【功效】<u>益肾固精，补脾止泻，止带，养心安神（2006）</u>。

【应用】①遗精，滑精；②带下；③<u>脾虚泄泻</u>；④<u>心悸，失眠（2017）</u>。

5. 芡实

【功效】益肾固精，补脾止泻，除湿止带。

【主治】①遗精，滑精；②脾虚久泻；③白浊带下；④遗尿尿频。

	相同点	不同点
莲子	益肾固精，健脾止泻，止带，补中有涩	兼养心，可治虚烦、心悸、失眠等
芡实		能除湿止带，为治虚、实带下的常用药

6. 金樱子

【功效】固精缩尿止带，涩肠止泻。

7. 椿皮

【功效】<u>清热燥湿，收敛止带，止泻，止血</u>（2004）。

第二十三单元　攻毒杀虫止痒药

重点提示

本单元内容较少，考试很少涉及，不作为考生重点复习对象。对于雄黄、硫黄等药物大致了解一下功效即可。

================ 考点集合 ================

1. 雄黄

【功效】解毒，杀虫，燥湿，祛痰截疟。

【主治】①痈肿疔疮，蛇虫咬伤；②虫积腹痛，惊痫，疟疾。

【用法用量】内服入丸、散用。外用适量，熏涂患处。

【注意】内服宜慎，不可久服。外用不宜大面积涂擦及长期持续使用。孕妇禁用。切忌火煅。

2. 硫黄

【功效】<u>外用解毒杀虫止痒；内服补火助阳通便</u>（2001）。

【主治】①外用治疥癣，湿疹，阴疽恶疮；②内服治阳痿足冷，虚喘冷哮，虚寒便秘。

3. 白矾

【功效】<u>外用解毒杀虫，燥湿止痒；内服止血，止泻，祛除风痰</u>。

4. 蛇床子

【功效】杀虫止痒，燥湿祛风，温肾壮阳。

5. 蟾酥

【功效】<u>解毒，止痛，开窍醒神</u>（2017）。

【用法用量】多入丸、散用。外用适量。

【注意】本品有毒，内服慎勿过量。外用不可入目。孕妇忌用。

6. 蜂房

【功效】攻毒杀虫，祛风止痛。

第二十四单元　拔毒化腐生肌药

重点提示

本单元内容较少，考试很少涉及，不作为考生重点复习对象。时间较紧的考生在复习时可以稍微带过，对升药和砒石的功效留有印象即可。

================ 考点集合 ================

1. 升药

【功效】拔毒，去腐。

【主治】①痈疽溃后，脓出不畅，或腐肉不去，新肉难生（2020）；②湿疮、黄水疮、顽癣及梅毒等。

【用法】只供外用，不能内服。不用纯品，多配煅石膏外用。用时研极细粉末，干掺或调敷，或以药捻沾药粉使用。

【注意】本品有大毒，外用亦不可过量或持续使用。外疡腐肉已去或脓水已尽者，不宜用。

2. 炉甘石

【功效】解毒明目退翳，收湿止痒敛疮。

【注意】宜炮制后用。

3. 砒石

【功效】外用攻毒杀虫，蚀疮去腐；内服祛痰平喘，截疟。

【用法用量】外用适量，研末撒敷，宜作复方散剂或入膏药、药捻用。内服一次 0.002～0.004g，入丸、散服。

【注意】本品剧毒，内服宜慎，外用亦应注意，以防局部吸收中毒。孕妇忌服。不可作酒剂服。忌火煅。不宜与水银配伍。

4. 硼砂

【功效】外用清热解毒，内服清肺化痰。

【用法用量】外用适量，研极细末干撒或调敷患处，或化水含漱。内服 1.5～3g，入丸、散用。

第四篇 方 剂 学

第一单元 总 论

重 点 提 示

　　本单元内容总结起来重点不多，我们首先着重掌握的就是方剂的组成原则和变化形式，这是出题的重点，还要熟悉剂型的种类及其特点，特别是每一类剂型的优点和缺点。最后要熟悉常用治法，这些试题也有时候会涉及。其余作为了解即可。

═══════ 考点集合 ═══════

一、方剂与治法

1. 方剂与治法的关系　方从法出，法随证立。

2. 常用治法　"八法"：汗法、和法、下法、消法、吐法、清法、温法、补法。

二、方剂的组成与变化

1. 方剂的组成原则

（1）君药：治证主药。

（2）臣药：①辅君；②治兼证。

（3）佐药：①佐助药：辅君臣以强效。②佐制药：弱君臣毒峻之性。③反佐药：与君药性味相反，而又起相成作用。（2001，2003，2005）

（4）使药：①引经药：带诸药入病所。②调和药：调和诸药。

2. 方剂的变化形式

（1）药味的增损：方中君药不变为前提，加减方中其他药物（2005）。

（2）药量的加减：方中药物组成不变为前提。

（3）剂型的变化：方中药物组成及配伍用量比例不变为前提。

三、常用剂型及其特点

剂型	特点
汤剂	吸收迅速，药效快，便于随证化裁，适于重症及病情不稳定者
散剂	制备简便，吸收较快，节省药材，不易变质，易于携带和服用
丸剂	吸收慢，药效持久，节省药材，体积小，便于携带与服用。有水丸、蜜丸、糊丸、浓缩丸等
膏剂	有流浸膏、浸膏、煎膏、软膏、硬膏之分，临床上使用范围广

第二单元 解 表 剂

☆ 重点提示

本单元历年考试频频涉及，重点为方剂的组成及功用。重点掌握麻黄汤、大小青龙汤、银翘散、败毒散等常用方剂。麻黄汤作为方剂学中第一个方剂已被大家所熟记，考查的可能性反而不大。另外要特别注意像九味羌活汤、银翘散、败毒散组成药物比较多的方剂。

━━━━━━━━━ **考点集合** ━━━━━━━━━

一、辛温解表

1. 麻黄汤

【组成】麻黄、桂枝、甘草、杏仁。

【功用】<u>发汗解表，宣肺平喘</u>。

【主治】<u>外感风寒表实证</u>。

【配伍意义】麻黄为君，发汗解表、宣肺平喘；与桂枝相配，营卫双解，与杏仁相配，止咳平喘；甘草调和诸药。

【全方配伍特点】一是麻黄、桂枝相须为用，开腠畅营；二是麻黄、杏仁相使为用，宣降相宜。

【使用注意】本方为辛温发汗之峻剂，体虚之人慎用。

2. 桂枝汤

【组成】桂枝、芍药、甘草、生姜、大枣。

【功用】解肌发表，调和营卫。

【主治】<u>外感风寒表虚证</u>。

【配伍意义】桂枝为君，调和营卫，解肌散邪；与芍药相配，共调营卫，姜枣相配，养阴护卫；甘草合桂枝取其"辛甘化阳"，合芍药取其"酸甘化阴"，兼调诸药，用为佐使。全方法中有法，被称为"仲景群方之冠"。桂枝与芍药用量相等，寓意有三：一为针对营卫失调病机，体现营卫同治，祛邪扶正，邪正兼顾之意；二为相辅相成，桂枝得芍药相助则汗出有源，芍药得桂枝相助则滋而能化；三为相制相成，散中有收，汗中寓补。

【全方配伍特点】辛散与酸收相配，散中有收，汗不伤正；助阳与益阴同用，阴阳兼顾，营卫并调。

【使用注意】凡外感风寒表实无汗者禁用。

3. 小青龙汤

【组成】<u>细辛、半夏、干姜、五味子、甘草、桂枝、芍药、麻黄（2002）</u>。

【方歌】解表蠲饮小青龙，麻桂姜辛姜夏草从，芍药五味敛气阴，表寒内饮最有功。

【功用】解表散寒，<u>温肺化饮（2011）</u>。

【主治】<u>外寒里饮证（2013，2020）</u>。

【配伍意义】<u>麻黄、桂枝为君（2010）</u>，辛温发汗解表，温阳化饮。干姜、细辛为臣，助阳温肺，散寒化饮；佐以五味子敛肺止渴，芍药和营养血，半夏祛痰和胃。甘草调和诸药。

【全方配伍特点】辛散与酸收相配，散中有收，温化与收敛相伍，开中有合。

4. 大青龙汤

【组成】麻黄、桂枝、炙甘草、杏仁、石膏、生姜、大枣。

【功用】发汗解表,兼清里热。

【主治】外感风寒,兼有郁热证。

【配伍意义】大青龙汤是麻黄汤倍用麻黄、炙甘草,减杏仁量,加石膏、生姜、大枣而成。方中以麻黄为君药,因其用量是麻黄汤的 1 倍,所以辛温发汗解表,开卫表郁闭之力甚强,为发汗峻剂,同时兼有宣肺平喘之功。桂枝为臣,助麻黄发汗解表,温通经脉。石膏亦为臣,其性虽辛寒,但用量较小,既可助麻黄解肌开阳郁,又可清阳郁之烦躁。麻黄与石膏相配,用量上重麻黄而轻石膏,辛温发汗解表为主,清泄郁热为辅。佐以杏仁,肃降肺气;与麻黄相配,宣降肺气以助解表。佐以生姜,助麻、桂解散表寒。炙甘草、大枣为使药,炙甘草用量较麻黄汤为重,二者相配,一是和中气以滋汗源,二是缓解麻、桂峻烈之性,调和麻、杏宣降之性,调和麻、石寒温之性。诸药合用,辛温解表散寒为主,清宣郁热为辅。

5. 九味羌活汤

【组成】羌活、防风、细辛、苍术、白芷、川芎、黄芩、生地黄、甘草（2000,2004）。

【方歌】九味羌活防风苍,辛芷芎草芩地黄,发汗祛湿兼清热,分经论治变通良（2012）。

【功用】发汗祛湿,兼清里热。

【主治】外感风寒湿邪,内有蕴热证。

【配伍意义】羌活为君,祛除在表之风寒湿邪;防风、苍术为臣,助羌活发汗除风湿;佐以细辛、白芷、川芎祛风散寒,宣痹止痛,黄芩、生地黄清泄里热兼制温燥之药性;甘草为使,调和诸药。

6. 止嗽散

【组成】桔梗、荆芥、紫菀、百部、白前、甘草、陈皮（2007）。

【方歌】止咳散用百部菀,白前桔草荆陈研,宣肺疏风止咳痰,姜汤调服不必煎。

【功用】宣利肺气,疏风止咳。

【主治】风邪犯肺证。

【配伍意义】紫菀、百部为君,性苦温润,可下气化痰,理肺止嗽;桔梗宣肺化痰,白前降气化痰共为臣药;陈皮理气化痰,荆芥疏风解表共为佐药;甘草、桔梗利咽止咳,调和诸药。

二、辛凉解表

1. 银翘散

【组成】连翘、金银花、竹叶、荆芥穗、牛蒡子、淡豆豉、薄荷、甘草、桔梗、鲜苇根（2006）。

【方歌】银翘散主上焦疴,竹叶荆蒡豉薄荷,甘桔芦根凉解法,清疏风热煮无过。

【功用】辛凉透表,清热解毒。

【主治】温病初起。

【配伍意义】金银花、连翘为君,透邪清热,芳香解毒。配荆芥穗、淡豆豉开腠理而祛邪,伍薄荷、牛蒡子疏风热利咽喉,共为臣药。桔梗利咽,竹叶清热除烦,芦根清肺止咳共为佐使药。生甘草调和诸药,护胃安中,合桔梗利咽止咳。全方主用辛凉药,透表清热,被吴鞠通称为"辛凉平剂"。

【全方配伍特点】辛凉与辛温相伍,主以辛凉;疏散与清解相配,疏清兼顾。

2. 桑菊饮

【组成】桑叶、菊花、桔梗、杏仁、连翘、苇根、甘草、薄荷。

【方歌】桑菊饮中桔杏翘,芦根甘草薄荷饶,清疏肺卫轻宣剂,风温咳嗽服之消。

【功用】疏风清热,宣肺止咳。

【主治】风温初起，表热轻证。但咳，身热不甚，口微渴。

【配伍意义】桑叶甘苦性凉，疏散上焦风热，且善走肺络，能清宣肺热而止咳嗽；菊花辛甘性寒，疏散风热，清利头目而肃肺，二药轻清灵动，直走上焦，协同为用，以疏散肺中风热见长，共为君药。薄荷辛凉，疏散风热，以助君药解表之力；杏仁苦降，肃降肺气；桔梗辛散，开宣肺气，与杏仁相合，一宣一降，以复肺脏宣降而能止咳，是宣降肺气的常用组合，三者共为臣药。连翘透邪解毒；芦根清热生津，为佐药。甘草调和诸药为使。

3. 麻黄杏仁甘草石膏汤

【组成】麻黄、杏仁、甘草、石膏。

【功用】辛凉疏表，清肺平喘。

【主治】外感风邪，邪热壅肺证。

【配伍意义】麻黄开宣肺气以平喘，开腠解表以散邪，配石膏制麻黄之温燥，兼清泄肺热，透热生津，共为君药。佐以杏仁降气，配麻黄止咳平喘。甘草益气和中，祛邪而不伤正，为佐使药。

4. 柴葛解肌汤

【组成】柴胡、葛根、甘草、黄芩、羌活、白芷、芍药、桔梗（生姜、大枣、石膏）。

【方歌】陶氏柴葛解肌汤，邪在三阳热势张，芩芍桔草姜枣芷，羌膏解表清热良。

【功用】解肌清热。

【主治】外感风寒，邪郁化热证。

三、扶正解表

1. 败毒散

【组成】柴胡、前胡、川芎、枳壳、羌活、独活、茯苓、桔梗、人参、甘草、生姜、薄荷（2005）。

【方歌】人参败毒草苓芎，羌独柴前枳桔共，薄荷少许姜三片，气虚感寒有奇功。

【功用】散寒祛湿，益气解表。

【主治】气虚外感风寒湿证。

【配伍意义】羌活、独活为君，辛温发散，祛全身风寒湿邪，通络止痛。柴胡解肌，川芎行血，共同宣痹止痛为臣药。枳壳降气，桔梗开肺，茯苓渗湿，前胡祛痰共为佐药。配伍小量人参作用有三：助正驱邪，祛邪护正，防邪复感。全方以祛邪为主，少佐扶正药。

2. 参苏饮

【组成】人参、紫苏叶、葛根、前胡、半夏、茯苓、陈皮、甘草、桔梗、枳壳、木香、姜汁（生姜、枣）（2010）。

【方歌】参苏饮内用陈皮，枳壳前胡半夏齐，干葛木香甘桔茯，气虚外感最相宜。

【功用】益气解表，理气化痰（2011）。

【主治】气虚外感风寒，内有痰湿证。

第三单元　泻　下　剂

☆ 重点提示

本单元首先掌握每节的主要方剂，其次掌握每味方剂的组成、功用及其主治，特别是麻子仁丸和济川煎尤为重要。需熟悉温脾汤、十枣汤的内容。

一、寒下

1. 大承气汤

【组成】大黄、芒硝、枳实、厚朴（2010，2011）。

【功用】峻下热结。

【主治】①阳明腑实证（2016）。②热结旁流证。③里热实证之热厥、痉病或发狂等。

【配伍意义】大黄为君，泄热涤肠（2020）；芒硝助大黄泄热又能软坚散结，为臣药。厚朴为君，行气散满；枳实为臣，消痞破结。煎煮时应该先煎枳、朴，后入大黄，芒硝溶服。

【全方配伍特点】苦辛通降与咸寒合法，泻下与行气并重，相辅相成。

【使用注意】孕妇禁用；中病即止。

2. 大陷胸汤

【组成】大黄、芒硝、甘遂。

【方歌】大陷胸汤用硝黄，甘遂为末共成方。专治水热结胸证，泄热逐水效非常。

【功用】泄热逐水（2021）。

【主治】水热互结的结胸证。

【配伍意义】方中以甘遂为君，攻逐水饮，泻热破结。以大黄、芒硝为臣佐，荡涤肠胃，泻结泄热，润燥软坚。

二、温下

温脾汤

【组成】大黄、附子、当归、芒硝、干姜、人参、甘草。

【方歌】温脾附子大黄硝，当归干姜人参草，攻下寒积温脾阳，阳虚寒积腹痛疗。

【功用】攻下寒积，温补脾阳。

【主治】阳虚冷积证。

【配伍意义】附子辛热，温阳散寒；大黄泻下通便，两药相合为君药，温下冷积。干姜守而不走，温阳散寒；芒硝润肠软坚，助大黄泻下攻积；共为臣药。当归益气养血；人参补脾益气扶阳，为佐药。甘草健脾益气，并防大黄伤正气，调和诸药，兼为佐使。全方以温补脾阳为主，泻下导滞为辅，尤适于虚实夹杂及不宜峻下的病证。

三、润下

1. 麻子仁丸

【组成】麻子仁、枳实、厚朴、大黄、杏仁、芍药、蜜（2001，2020）。

【方歌】麻子仁丸脾约治，杏芍大黄枳朴蜜，润肠泄热又行气，胃热肠燥便秘施。

【功用】润肠泄热，行气通便。

【主治】脾约证。

【配伍意义】以性味甘平质润多脂之麻子仁为君药。大黄泻热通便，攻下积滞；杏仁上肃肺气，下润大肠（2021）；白芍养血敛阴，缓急止痛，共为臣药。枳实、厚朴行气破结消滞，共为佐药。佐使甘缓之蜂蜜，既助麻子仁润肠通便，又可缓和小承气汤攻下之力。方中大黄、厚朴用量从轻；麻仁、杏仁、芍药、白蜜等，一则益阴增液以润肠通便，二则甘润减缓小承气攻下之力。

2. 济川煎

【组成】当归、牛膝、肉苁蓉、泽泻、升麻、枳壳（2000）。

【方歌】济川苁蓉归牛膝，枳壳升麻泽泻齐，温肾益精润通便，肾虚精亏便秘宜。

【功用】温肾益精，润肠通便。

【主治】肾虚精亏便秘证（2003）。

【配伍意义】方中以肉苁蓉为君，温肾益精，暖腰润肠。当归补血润燥通便；牛膝补益肝肾，壮腰膝，性善下行，共为臣药。枳壳下气宽肠而助通便；泽泻渗利小便而泄肾浊（2018）；升麻以升清阳，清阳升则浊阴自降，共为佐药。

四、逐水

十枣汤

【组成】芫花、甘遂、大戟、大枣。

【功用】攻逐水饮。

【主治】悬饮、水肿（2003）。

【用法要点】①三药等分为末，以大枣汤送服，以小剂量开始。②一天一次，清晨空腹服（2010）。③服药得利后，进糜粥以养脾胃。④祛饮时视患者体质情况，适量服药。用大枣汤送服的意义在于：培土制水，缓和诸药峻烈之性和毒性，使邪去而不伤正，减少不良反应。

五、攻补兼施

黄龙汤

【组成】大黄、厚朴、芒硝、人参、甘草、枳实、当归、生姜、大枣、桔梗。

【方歌】黄龙汤中枳朴黄，参归甘桔枣硝姜，攻下热结养气血，阴阳腑实气血伤。

【功用】攻下通便，补气养血。

【主治】阳明腑实，气血不足证。

第四单元　和　解　剂

☆ 重点提示

本单元的出题率一般，重点掌握小柴胡汤、逍遥散、半夏泻心汤的药物组成、功用。其他方剂也要熟悉功效。

═══ 考点集合 ═══

一、和解少阳

1. 小柴胡汤

【组成】柴胡、人参、半夏、甘草、黄芩、生姜、大枣（2005）。

【方歌】小柴胡汤和解供，半夏人参甘草从，更加黄芩生姜枣，少阳为病此方宗。

【功用】和解少阳（2017）。

【主治】①伤寒少阳证。②热入血室证。妇人中风，经水适断，寒热发作有时。③疟疾、黄疸以及内伤杂病见少阳证者（2010，2020）。

【配伍意义】柴胡为君，苦辛微寒入肝经，既能透表里之邪，又能舒畅经气。黄芩解肌，清泄少阳之热，为臣药。半夏、生姜和胃止呕，人参、大枣扶正祛邪，并防邪内陷，共为佐药。甘草补中扶正，调和诸药，为使药。

【全方配伍特点】透散清泄以和解，升清降浊兼扶正。

2. 蒿芩清胆汤

【组成】青蒿脑、淡竹茹、仙半夏、赤茯苓、青子芩、生枳壳、陈广皮、碧玉散（滑石、甘草、青黛）。

【方歌】蒿芩清胆夏竹茹，碧玉赤苓枳陈辅，清胆利湿又和胃，少阳湿热痰浊除。

【功用】清胆利湿，和胃化痰。

【主治】少阳湿热痰浊证。

【配伍意义】方中以苦寒芳香之青蒿，清透少阳邪热；以苦寒之黄芩，清泄胆热，并能燥湿，两药相合，既可内清少阳湿热，又能透邪外出，共为君药。竹茹善清胆胃之热，化痰止呕；枳壳下气宽中，除痰消痞；半夏燥湿化痰，和胃降逆；陈皮理气化痰，宽胸畅膈，四药相伍，使热清湿化痰除，共为臣药。赤茯苓、碧玉散清热利湿，导邪从小便而去，为佐使药。

二、调和肝脾

1. 四逆散

【组成】柴胡、芍药、枳实、炙甘草。

【方歌】阳郁厥逆四逆散，等分柴芍枳实甘，透邪解郁理肝脾，肝郁脾滞力能堪。

【功用】透邪解郁，疏肝理脾（2007，2010）。

【主治】①阳郁厥逆证；②肝脾气郁证。

【配伍意义】柴胡为君，疏肝解郁，透邪升阳，使肝气调达，郁热外解。芍药敛阴泄热，养肝阴，为臣药（2018）。枳实行气畅脾，佐柴胡畅气机。甘草健脾和中为使药。其中柴胡配芍药，疏肝柔肝并举；柴胡配枳实，一升一降，畅达气机；芍药配枳实，一气一血，可治气血郁滞之腹痛；白芍配炙甘草，柔肝缓急止痛。

2. 逍遥散

【组成】当归、芍药、柴胡、茯苓、白术、甘草、生姜、薄荷（2012）。

【方歌】逍遥散用当归芍，柴苓术草加姜薄，肝郁血虚脾气弱，调和肝脾功效卓。

【功用】疏肝解郁，养血健脾（2011）。

【主治】肝郁血虚脾弱证。

【配伍意义】柴胡为君，疏肝解郁。白芍柔肝疏肝；当归养血活血，养肝体以助肝用，共为臣药。白术、茯苓、甘草益气健脾；薄荷、生姜疏肝散郁，共为佐药。甘草调和药性，为使药。

【全方配伍特点】肝脾同调，气血兼顾（2018），疏柔合法，木郁达之，使脾弱得复，血虚得养。

3. 痛泻要方

【组成】炒白术、炒芍药、炒陈皮、防风。

【方歌】痛泻要方用陈皮，术芍防风共成剂，肠鸣泄泻腹又痛，治在泻肝与实脾。

【功用】补脾柔肝，祛湿止泻。

【主治】脾虚肝郁之痛泻。

三、调和肠胃

半夏泻心汤

【组成】黄连、黄芩、干姜、炙甘草、大枣、人参、半夏。

【方歌】半夏泻心配芩连，干姜人参草枣全，辛开苦降除痞满，寒热错杂痞证蠲。

【功用】寒热平调，消痞散结。

【主治】寒热错杂之痞证。

【配伍意义】方中半夏为君药，辛温苦燥，能和胃降逆，消痞散结。干姜消痞散结，温胃和阴；黄连、黄芩清泄里热而和阳，共为臣药。人参、大枣健脾益气，共为佐药。炙甘草调和诸药为使药。

【全方配伍特点】寒热平调以和阴阳，辛开苦降以调气机，补泻兼施以顾虚实（2020）。

第五单元　清　热　剂

☆ 重点提示

本单元内容为考试重点，应全面复习。其中清营汤、犀角地黄汤、龙胆泻肝汤、芍药汤以及白头翁汤等典型方剂的组成、功用应重点掌握。其余方剂的药物组成、功用、主治也要熟记。另外本单元考纲要求了解的配伍意义较多，可结合中药学的知识复习。

━━━━━ 考点集合 ━━━━━

一、清气分热

1. 白虎汤

【组成】石膏、知母、炙甘草、粳米。

【方歌】白虎膏知粳米甘，清热生津止渴烦，气分热盛四大证，益气生津人参添。

【功用】清热生津。

【主治】气分热盛证（2016）。

【配伍意义】方中重用石膏为君，大辛大寒，能够解肌退热，生津止渴，清泄阳明气分实热，清热不伤正；知母寒润，能滋阴生津，助石膏清泄里热而为臣药；炙甘草、粳米固护胃气，防止大寒伤中，共为佐使药。

2. 竹叶石膏汤

【组成】竹叶、石膏、人参、麦冬、半夏、炙甘草、粳米。

【方歌】竹叶石膏参麦冬，半夏粳米甘草从，清补气津又和胃，余热耗伤气津用。

【功用】清热生津，益气和胃。

【主治】伤寒、温病、暑病余热未清，气阴两伤证（2020）。

二、清营凉血

1. 清营汤

【组成】犀角（也可用水牛角代）、生地黄、玄参、竹叶、麦冬、丹参、黄连、金银花、连翘（2018）。

【方歌】清营汤治热传营，身热燥渴眠不宁，犀地银翘玄连竹，丹麦清热更护阴。

【功用】清营解毒，透热养阴（2000）。

【主治】热入营分证（2003，2016）。

【配伍意义】方中犀角为君，因其轻寒透发，所以既能清热解毒，又能散瘀安神。生地黄滋阴清热；玄参解毒清热；麦冬生津清热，共助犀角凉血解毒为臣药。金银花、连翘清热解毒，透营转气；黄连清心解毒；竹叶清心除烦；丹参凉血活血，共为佐药。本方以清热解毒为主，兼以滋阴清热、透营转气、活血散瘀。

【全方配伍特点】辛苦甘寒以滋养清解，透热转气以入营清散。

2. 犀角地黄汤

【组成】犀角（水牛角代）、生地黄、赤芍、牡丹皮。

【方歌】犀角地黄芍药丹，清热凉血散瘀专，热入血分服之安，蓄血伤络吐衄斑。

【功用】清热解毒，凉血散瘀。

【主治】热入血分证：①热扰心神证；②热伤血络证；③蓄血瘀热证（2013）。

【配伍意义】本方证由热毒炽盛于血分，动血耗血所致。方用苦咸寒之犀角（也可用水牛角代）为君药，凉血清心而解热毒，使火平热降，毒解血宁。以甘苦寒之生地黄为臣药，清热凉血滋阴，一以助犀角（也可用水牛角代）清热凉血；一以复已失之阴血。用苦微寒之赤芍与辛苦微寒之牡丹皮共为佐药，清热凉血，活血散瘀，可收化斑之功。

三、清热解毒

1. 黄连解毒汤

【组成】黄连、黄芩、黄柏、栀子。

【功用】泻火解毒。

【主治】三焦火毒证。

【配伍意义】方中以大苦大寒之黄连泻心火为君药，并且兼泻中焦之火。黄芩清肺火，泻上焦之火热，黄柏泻下焦之火；共为臣药。栀子通泻三焦之火，导热下行，引邪热从小便而出，为佐药。

【全方配伍特点】苦寒直折，泻火解毒，三焦并清。

2. 凉膈散

【组成】大黄、芒硝、栀子、连翘、黄芩、炙甘草、薄荷、竹叶、蜜（2001）。

【方歌】凉膈硝黄栀子翘，黄芩甘草薄荷饶，再加竹叶调蜂蜜，上中郁热服之消。

【功用】泻火通便，清上泄下。

【主治】上中二焦火热证。

【配伍意义】连翘为君，去上焦无形之热（2013）；大黄、芒硝泄热于下，合为臣药；配黄芩疗膈热，栀子泻三焦之火，薄荷、竹叶解热于上，共为佐药；甘草、白蜜缓和峻药之性，且益胃护津，为佐使药。方中泻下是为了清泄膈热，有"以泻代清"的妙用。

3. 普济消毒饮

【组成】牛蒡子、黄芩、黄连、人参、橘红、甘草、玄参、柴胡、桔梗、连翘、板蓝根、马勃、僵蚕、升麻。

【方歌】普济消毒蒡芩连，甘桔蓝根勃翘玄，升柴陈薄僵蚕入，大头瘟毒服之痊。

【功用】清热解毒，疏风散邪（2006）。

【主治】大头瘟。

【配伍意义】重用黄芩、黄连为君，以清热泻火解毒而祛上焦热毒，两药均酒炒，一则制其苦降之性，使药力上行于面，二则使其清泻之中带有透散之性。升麻、柴胡疏散风热，引药上行，透发邪热，为臣药。连翘、僵蚕、牛蒡子疏散风热；玄参、马勃、板蓝根清上焦热毒；甘草、桔梗利咽，且桔梗可载药上行；陈皮理气导滞，人参补气，扶正以祛邪，共为佐药。

四、清脏腑热

1. 导赤散

【组成】生地黄、木通、生甘草梢、竹叶。

【方歌】导赤木通生地黄，草梢煎加竹叶尝，清心利水又养阴，心经火热移小肠。

【功用】清心养阴利水。

【主治】心经火热证。

【配伍意义】生地凉血滋阴以制心火；木通上清心经之火，下导小肠之热，共为君药。竹叶清心除烦，淡渗利窍，导心火下行，为臣药。生甘草清热解毒，调和诸药，还可防木通、生地之寒凉伤胃，用"梢"尚可直达茎中而止淋痛，为佐使药。

2. 龙胆泻肝汤

【组成】龙胆草、黄芩、栀子、泽泻、木通、车前子、当归、生地黄、柴胡、生甘草。

【方歌】龙胆栀芩酒拌炒，木通泽泻车柴草，当归生地益阴血，肝胆实火湿热消。

【功用】泻肝胆实火，清肝经湿热（2021）。

【主治】①肝胆实火上炎证；②肝经湿热下注证。

【配伍意义】龙胆草大苦大寒，上泻实火，下清湿热，泻火除湿为君药；黄芩、栀子苦寒泻肝胆三焦，助君药燥湿清热，为臣药；泽泻、木通、车前子导湿热随小便而解，又用生地黄、当归养血滋阴；柴胡舒畅肝胆之气，引诸药归于肝胆之经，共为佐药。甘草调和诸药，护胃安中，为佐使药。

【全方配伍特点】苦寒清利，泻中有补，降中寓升，以适肝性。

3. 左金丸

【组成】黄连、吴茱萸。

【功用】清肝泻火，降逆止呕。

【主治】肝火犯胃证（2011）。

【配伍意义】重用黄连为君，可清泻肝火、胃热、心火；佐吴茱萸既可疏肝降逆，又能制黄连苦寒之性，免其伤胃。还能和胃降逆，引黄连入肝经。全方辛开苦降，寒热并用。

4. 泻白散

【组成】地骨皮、桑白皮、炙甘草、粳米（2001）。

【方歌】泻白桑皮地骨皮，粳米甘草扶肺气，清泻肺热平和剂，热伏肺中喘咳医。

【功用】清泻肺热，止咳平喘。

【主治】肺热喘咳证。

【配伍意义】方中以桑白皮为君药，清泻肺热，平喘止咳。地骨皮助君药清降肺中伏火，为臣药。君臣相合，清泻肺热，以使金清气肃。炙甘草、粳米养胃和中以扶肺气，共为佐使。

5. 清胃散

【组成】生地黄、当归身、牡丹皮、黄连、升麻（2000）。

【方歌】清胃散中升麻连，当归生地丹皮全，或加石膏泻胃火，能消牙痛与牙宣。

【功用】清胃凉血。

【主治】胃火牙痛。

【配伍意义】黄连直泻胃火为君药；升麻清热解毒，升宣郁火，为臣药。君臣相合，升降并用。臣以丹皮凉血清热，生地黄滋阴凉血，当归养血活血，共为佐药。升麻引药入经，兼为使药。

6. 玉女煎

【组成】熟地黄、石膏、知母、牛膝、麦冬。

【方歌】玉女石膏熟地黄，知母麦冬牛膝襄，肾虚胃火相为病，牙痛齿衄宜煎尝。

【功用】清胃热，滋肾阴。

【主治】胃热阴虚证。

7. 芍药汤

【组成】芍药、当归、黄连、槟榔、木香、大黄、黄芩、官桂、炙甘草（2001）。

【方歌】芍药汤内用槟黄，芩连归桂草木香，重在调气兼行血，里急便脓自然康。

【功用】清热燥湿，调气和血。

【主治】湿热痢疾（2019）。

【配伍意义】方中黄芩、黄连清热燥湿解毒，为君药。芍药养血和营，缓急止痛，当归养血活血，兼顾湿热邪毒熏灼肠络，耗伤阴血之虑；木香、槟榔行气导滞，共为臣药。大黄通导湿热积滞从大便而去，体现"通因通用"之法。肉桂助归、芍行血和营，制约芩、连苦寒之性，共为佐药。炙甘草和中调药，与芍药相配，缓急止痛，用为佐使。

【全方配伍特点】主以苦燥，辅以甘柔，佐温于寒，气血同调，通因通用。

8. 白头翁汤

【组成】白头翁、黄柏、黄连、秦皮（2002）。

【方歌】白头翁治热毒痢，黄连黄柏佐秦皮，清热解毒并凉血，赤多白少脓血医。

【功用】清热解毒，凉血止痢。

【主治】热毒痢疾。

【配伍意义】白头翁专入大肠经，善治胃肠湿热与血分热毒，为治疗热毒血分之要药，故为君。黄连泻火解毒，燥湿坚肠；黄柏清热燥湿，解毒止痢，共为臣药。秦皮既能清热燥湿，又能涩肠止痢，为佐药。

五、清虚热

1. 青蒿鳖甲汤

【组成】青蒿、鳖甲、细生地、知母、丹皮。

【功用】养阴透热。

【主治】温病后期，邪伏阴分证（2020）。

【配伍意义】方中鳖甲滋阴退热；青蒿清热透络，引邪外出，共为君药。生地滋阴凉血，知母滋阴降火，共为臣药。丹皮泄血中伏火，为佐药。

2. 当归六黄汤

【组成】当归、生地黄、熟地黄、黄芩、黄柏、黄连、黄芪（2012）。

【方歌】火炎汗出六黄汤，归柏芩连二地黄，倍用黄芪为固表，滋阴清热敛汗强。

【功用】滋阴泻火，固表止汗。

【主治】阴虚火旺之盗汗（2005）。

【配伍意义】方中当归养血，生地黄、熟地黄滋肾阴，共为君药。臣以黄连清泻心火；合以黄芩、黄柏泻火以除烦，清热以坚阴。黄芪为佐，益气固表，固未定之阴，合当归、熟地黄益气养血。

第六单元 祛 暑 剂

重 点 提 示

本单元历年考查不是很多，主要是考查功用、主治及其在主治的基础上选择用药。

━━━━━━━━ 考点集合 ━━━━━━━━

一、祛暑解表

香薷散

【组成】香薷、白扁豆、厚朴、酒。

【功用】祛暑解表，化湿和中。

【主治】阴暑。

二、祛暑利湿

六一散

【组成】滑石、甘草。

【功用】清暑利湿。

【主治】暑湿证。

三、祛暑益气

清暑益气汤

【组成】西洋参、石斛、麦冬、黄连、竹叶、荷梗、知母、甘草、粳米、西瓜翠衣。

【方歌】王氏清暑益气汤，暑热气津已两伤，洋参麦斛粳米草，翠衣荷连知竹尝。

【功用】清暑益气，养阴生津。

【主治】暑热气津两伤证。

【配伍意义】方中西瓜翠衣清热解暑；西洋参益气生津，养阴清热，共为君药。荷梗助西瓜翠衣清热解暑；石斛、麦冬助西洋参养阴生津，共为臣药（2021）。黄连苦寒泻火；知母苦寒质润，泻火滋阴；竹叶清热除烦，共为佐药。甘草、粳米益胃和中，为使药。

第七单元　温　里　剂

☆ 重点提示

本单元历年考查频率较高。其中大小建中汤、理中丸、四逆汤均是考试的常考点，无论是方剂的组成还是功用均应重点掌握。其他方剂的功效也要熟悉。

━━━━━━━━━━ 考点集合 ━━━━━━━━━━

一、温中祛寒

1. 理中丸

【组成】炙甘草、人参、白术、干姜（2011，2021）。

【方歌】理中干姜参术草，温中健脾治虚寒，中阳不足痛呕利，丸汤两用腹中暖。

【功用】温中祛寒，补气健脾（2007）。

【主治】①脾胃虚寒证（2006）。②阳虚失血证。③脾胃虚寒之胸痹；病后多涎唾；小儿慢惊或霍乱。

【配伍意义】重用干姜为君药，大辛大热，是温中驱寒之要药；人参甘温，补气健脾为臣药；白术健脾燥湿，疏理气机为佐药；炙甘草与诸药等量，其意有三：一为合参、术以助益气健脾；二为缓急止痛；三为调和药性，是佐药而兼使药之用。

2. 小建中汤

【组成】桂枝、炙甘草、大枣、芍药、生姜、饴糖（2013）。

【方歌】小建中汤君饴糖，方含桂枝加芍汤，温中补虚和缓急，虚劳里急腹痛康。

【功用】温中补虚，和里缓急。

【主治】中焦虚寒，肝脾失调，阴阳不和证。

方剂

【配伍意义】全方是把桂枝汤中芍药加倍并加饴糖组成的。饴糖温中补血、缓急止痛、益阴生津为君药。桂枝助君药，有辛甘化阳以补中阳之意；白芍合君药有酸苦化阴之妙（2005），共为臣药。生姜温中散寒；大枣益脾生津，均为佐药。甘草益气缓中，兼调诸药，为使药。

3. 大建中汤

【组成】蜀椒、干姜、人参、胶饴（2002）。

【功用】温中补虚，缓急止痛（2004，2008）。

【主治】中阳虚衰，阴寒内盛之脘腹剧痛证。

4. 吴茱萸汤

【组成】吴茱萸、人参、大枣、生姜。

【方歌】吴茱萸汤重用姜，人参大枣共煎尝，厥阴头痛胃寒呕，温中补虚降逆良。

【功用】温中补虚，降逆止呕（2006，2019）。

【主治】①胃寒上逆证。②肝寒上逆证。③肾寒上逆证（2020）。

【配伍意义】方中吴茱萸味辛苦而性热，既能温胃暖肝以祛寒，又善和胃降逆以止呕，为君药。重用生姜温胃散寒，降逆止呕，为臣药。人参甘温，益气健脾，为佐药。大枣甘平，合人参以益脾气，合生姜以调脾胃，并能调和诸药，是佐使之药。

5. 暖肝煎

【组成】当归、枸杞子、小茴香、肉桂、乌药、沉香、茯苓。

【方歌】暖肝煎中桂茴香，归杞乌沉茯加姜，温补肝肾散寒气，肝肾虚寒疝痛康。

【功用】温补肝肾，行气止痛。

【主治】肝肾不足，寒滞肝脉证。

二、回阳救逆

四逆汤

【组成】附子、炙甘草、干姜（2021）。

【功用】回阳救逆（2021）。

【主治】少阴病，心肾阳衰寒厥证；太阳病误汗亡阳者（2000）。

【配伍意义】方中使用大辛大热的附子为君药，壮命火、逐阴寒、通经脉以回阳救逆。干姜守而不走，助附子温中回阳，前人有"附子无姜不热"的说法，为臣药。炙甘草解生附之毒，缓姜、附之峻，又能护养阴液。全方温补并用，回阳救逆。

【全方配伍特点】①附子与干姜相须为用，破阴复阳，回阳救逆；②脾肾两顾，脾肾之阳共建；③峻中寓缓，使破阴复阳而无辛烈暴散之虑。

三、温经散寒

当归四逆汤

【组成】当归、桂枝、白芍、细辛、炙甘草、通草、大枣（2003）。

【方歌】当归四逆用桂芍，细辛通草甘大枣，养血温经通脉剂，血虚寒厥服之效。

【功用】温经散寒，养血通脉（2019）。

【主治】血虚寒厥证（2002）。

【配伍意义】当归甘温，补血行血，桂枝温经散寒，温通血脉，共为君药。白芍滋阴敛营，助当归补益营血，又配桂枝以和阴阳；细辛温经散寒，共为臣药。通草通利关节，大枣补血，甘草益气，均为佐药。

第八单元 表里双解剂

重点提示

本单元3个方剂均为临床常用方，需全面掌握。

━━━━━━━━━━━━ 考点集合 ━━━━━━━━━━━━

一、解表清里

葛根黄芩黄连汤

【组成】葛根、炙甘草、黄芩、黄连（2021）。

【功用】清解里热（2002，2021）。

【主治】协热下利（2017）。

【配伍意义】方中葛根辛凉，主入阳明，可外解表邪，内清里热，又能升发脾胃清阳之气而治下利，为君药；黄连、黄芩苦寒清热，坚阴止痢，共为臣药（2021）；甘草甘缓和中，调和诸药，为使药。

二、解表攻里

1. 大柴胡汤

【组成】柴胡、大黄、枳实、半夏、黄芩、白芍、生姜、大枣。

【方歌】大柴胡汤用大黄，枳芩夏芍枣生姜，少阳阳明同合病，和解攻里效无双。

【功用】和解少阳，内泻热结。

【主治】少阳、阳明合病。

【配伍意义】本方为小柴胡汤合小承气汤而成，柴胡为君，疏解少阳之邪。配黄芩清泄半表半里之郁热，轻用大黄，配伍枳实以泻阳明热结，行气消痞，共为臣药。芍药缓急止痛（2005，2011），半夏、生姜和胃止呕，共为佐药。大枣和中益气生津，为使药。其中柴胡配伍黄芩，可以内清外透，是和解少阳的主要药对。

【全方配伍特点】和下并用，主以和解少阳，辅以内泻热结，佐以缓急降逆。

2. 防风通圣散

【组成】防风、川芎、当归、芍药、大黄、薄荷叶、麻黄、连翘、芒硝、石膏、黄芩、桔梗、滑石、甘草、荆芥、白术、栀子。

【功用】疏风解表，泄热通里。

【主治】风热壅盛，表里俱实证。

第九单元 补 益 剂

☆ 重点提示

本单元历年都会考查，应作为重中之重复习。四君子汤、参苓白术散、补中益气汤、玉屏风散、生脉散、四物汤、归脾汤、炙甘草汤以及六味地黄丸均是重点方剂，每一个方剂的药物组成、功用都应熟练掌握，其余方剂的组成、功用也应熟记。

一、补气

1. 四君子汤

【组成】人参、白术、茯苓、炙甘草（2001）。

【方歌】四君子汤中和义，人参苓术甘草比，益气健脾基础剂，脾胃气虚治相宜。

【功用】益气健脾。

【主治】脾胃气虚证。

【配伍意义】人参甘温补气，养脾益胃为君药；白术燥湿健脾，助人参益气补脾，为臣药；茯苓健脾渗湿，合白术健脾助运，为佐药；炙甘草益气补中又调和诸药，为佐使药。

2. 参苓白术散

【组成】莲子肉、薏苡仁、砂仁、桔梗、白扁豆、茯苓、人参、甘草、白术、山药（2001）。

【方歌】参苓白术扁豆莲，甘草山药砂苡仁，桔梗上浮兼保肺，枣汤调服益脾神。

【功用】益气健脾，渗湿止泻（2003）。

【主治】脾虚湿盛证（2002）；亦可用治肺脾气虚，痰湿咳嗽。

【配伍意义】方中配伍四君子汤（人参、白术、茯苓、甘草）益气健脾以补虚；山药补脾益气，莲子肉涩肠开胃，扁豆健脾化湿，薏苡仁健脾利湿；砂仁醒脾和胃（2007），桔梗开肺利水；甘草、大枣补脾和中，调和诸药。

3. 补中益气汤

【组成】黄芪、炙甘草、人参、升麻、柴胡、橘皮、当归身、白术。

【方歌】补中益气芪参术，炙草柴升归陈助，清阳下陷能升举，气虚发热甘温除。

【功用】补中益气，升阳举陷。

【主治】①脾胃气虚证。②气虚下陷证。③气虚发热证（2006）。

【配伍意义】重用黄芪，既能补中益气，又能补肺实卫，以升阳固表，为君药；人参、炙甘草补中健脾，助君药补气健脾，共为臣药；白术补气健脾，助脾运化。当归和营养血，陈皮疏理气机，共为佐药；加柴胡、升麻升提中气，为佐使药，甘草调和诸药，为使药。全方有甘温补中升阳的特点。

【全方配伍特点】主以甘温，补中寓升，共成虚则补之、陷者升之、甘温除热之剂。

4. 生脉散

【组成】人参、麦冬、五味子（2003）。

【方歌】生脉麦味与人参，保肺清心治暑淫，气少汗多兼口渴，病危脉绝急煎斟。

【功用】益气生津，敛阴止汗。

【主治】①温热、暑热，耗气伤阴证；②久咳伤肺，气阴两虚证。

【配伍意义】人参大补元气，生津固脱，为君药；麦冬滋阴润燥，合人参双补气阴，为臣药；五味子益气敛阴，与人参、麦冬相配，敛阴养阴为佐药。

5. 玉屏风散

【组成】防风、黄芪、白术、大枣。

【方歌】玉屏组合少而精，芪术防风鼎足形，表虚汗多易感冒，固卫敛汗效特灵。

【功用】益气固表止汗。

【主治】表虚自汗（2020）。

二、补血

1. 四物汤

【组成】白芍、当归、熟地黄、川芎。

【方歌】四物熟地归芍芎，补血调血此方宗，营血虚滞诸多证，加减运用贵变通。

【功用】补血养血。

【主治】营血虚滞证（2005）。

【配伍意义】本方重用滋阴补血的熟地黄为君药；当归补血活血，助君药补血又行血，为臣药；白芍养血敛阴，柔肝缓急止痛，川芎善行，可通畅血脉，共为佐药。全方补虚导滞，养血活血。

【全方配伍特点】阴柔辛甘相伍，补中寓行，补血不滞血，行血不伤血。

2. 当归补血汤

【组成】黄芪、当归。

【功用】补气生血。

【主治】血虚发热证。

【配伍意义】重用黄芪益气固表，急救散亡之浮阳，又能补气生血，使阳生阴长，为君药；当归和血养血，养血潜阳，使虚热渐退，为臣药。全方重在治浮阳之标，并治血虚之本。

3. 归脾汤

【组成】白术、人参、黄芪、当归、甘草、白茯苓、远志、酸枣仁、木香、龙眼肉、生姜、大枣。

【方歌】归脾汤用术参芪，归草茯神远志齐，酸枣木香龙眼肉，煎加姜枣益心脾。

【功用】益气补血，健脾养心。

【主治】①心脾气血两虚证；②脾不统血证（2004）。

【配伍意义】方中参、芪、术、草益气健脾；当归、龙眼肉补血养心；茯苓、酸枣仁、远志宁心安神；木香理气醒脾，使补而不滞，滋而不腻；煎煮时加入少量姜、枣调和脾胃，以资化源。

【全方配伍特点】心脾同治，重在补脾；气血并补，重在补气。

三、气血双补

1. 八珍汤

【组成】四君子汤合四物汤。

【功用】补血益气。

【主治】气血两虚证。

【配伍意义】方中人参配熟地黄，益气补血，共为君药；白芍养血敛阴，白术健脾益气，当归补血活血，茯苓健脾渗湿，共为臣药；川芎活血行气，为佐药；炙甘草补中益气，调和诸药，兼为使药。

2. 炙甘草汤

【组成】炙甘草、生姜、人参、生地黄、桂枝、阿胶、麦冬、麻仁、大枣、（清酒）。

【方歌】炙甘草参枣地胶，麻仁麦桂姜酒熬，益气养血温通脉，结代心悸肺痿疗。加芍去参枣桂姜，加减复脉滋阴饶。

【功用】滋阴养血，益气温阳，复脉定悸。

【主治】①阴血不足，阳气虚弱证；②虚劳肺痿证（2010）。

【配伍意义】方中重用生地黄为君药，滋阴养血。臣以炙甘草补气健脾，复脉益心，二药

方
剂

配伍，益气养血以复脉之本；人参、大枣补益心脾，阿胶、麦冬、麻仁甘润养血，助君药补脾充脉；桂枝、生姜温散，可温阳通脉，共为佐药。全方气血双补，心肺肝肾并调，补血通脉，则脉气相续，诸症自解。

四、补阴

1. 六味地黄丸

【组成】熟地黄、山茱萸、干山药、泽泻、牡丹皮、白茯苓。

【方歌】六味地黄山药萸，泽泻苓丹三泻侣，三阴并补重滋肾，肾阴不足效可居。滋阴降火知柏需，养肝明目加杞菊，都气五味纳肾气，滋补肺肾麦味续。

【功用】填精滋阴补肾。

【主治】肾阴精不足证（2004）。

【配伍意义】本方重用熟地黄主入肾经，滋阴补肾，填精益髓，为君药。山茱萸酸涩温补，补益肝肾，固涩精气；山药补益脾胃，以后天养先天，共为臣药。泽泻利水渗湿，制地黄之滋腻；牡丹皮清泄相火，制山茱萸之温；茯苓健脾渗湿，充养后天，均为佐药。

【全方配伍特点】全方"三补三泻，以补为主；三阴并补，以补肾阴为主"，为平补少阴的方剂。

2. 左归丸

【组成】怀熟地黄、炒山药、枸杞、山茱萸、川牛膝、鹿角胶、龟甲胶、菟丝子。

【功用】滋补肾阴，填精益髓（2006）。

【主治】真阴不足证。

【配伍意义】方中熟地黄大补真阴，填精益髓，为君药。山茱萸滋养肝肾，涩精敛汗；山药补脾益阴，滋肾固精；龟甲胶、鹿角胶峻补精髓，龟甲胶偏于补阴，鹿角胶偏于补阳，在补阴之中配伍补阳药，取"阳中求阴"之义（2020），均为臣药。枸杞补肾益精，养肝明目；菟丝子、川牛膝益肝肾，强腰膝，健筋骨，俱为佐药。

3. 大补阴丸

【组成】知母、黄柏、熟地黄、龟甲、猪脊髓、蜂蜜（2003）。

【方歌】大补阴丸知柏黄，龟板脊髓蜜丸方，咳嗽咯血骨蒸热，阴虚火旺制亢阳。

【功用】滋阴降火。

【主治】阴虚火旺证。

【配伍意义】熟地黄填精益髓，龟甲益精潜阳，合为君药，以大补真阴；黄柏、知母滋阴泻火，助君药滋补肾阴，为臣药；以猪脊髓、蜂蜜糊丸，取其甘润补精之功，起佐使之用。

4. 一贯煎

【组成】北沙参、麦冬、当归、生地黄、枸杞子、川楝子。

【方歌】一贯煎中生地黄，沙参归杞麦冬襄，少佐川楝泄肝气，阴虚胁痛此方良。

【功用】滋阴疏肝。

【主治】肝肾阴虚，肝气郁滞证。

【配伍意义】生地黄为君，养肝益肾，滋水涵木；枸杞子补肾益精，当归补血养肝，北沙参、麦冬清金益胃，四药共为臣药；川楝子疏肝行气，为佐使药。

五、补阳

1. 肾气丸

【组成】干地黄、山药、山茱萸、泽泻、茯苓、牡丹皮、桂枝、炮附子。

【方歌】肾气丸主肾阳虚，干地山药及山萸，少量桂附泽苓丹，水中生火在温煦。济生加入车牛膝，温肾利水消肿需。十补丸有鹿茸味，主治肾阳精血虚。

【功用】补肾助阳，化生肾气。

【主治】肾阳不足证。

【配伍意义】方中附子大辛大热，温补真阳，桂枝温通阳气，共为君药而补肾阳。干地黄滋阴生精，取"阴中求阳"之意；又加山茱萸、山药益气补脾，取阳生阴长之用，共为臣药。全方大队滋阴药配少量补阳药，有阴中求阳、少火生气的妙用。

2. 右归丸

【组成】熟地黄、山药、山茱萸、枸杞子、菟丝子、鹿角胶、杜仲、肉桂、当归、制附子。

【功用】温补肾阳，填精益髓（2000）。

【主治】肾阳不足，命门火衰证。

【配伍意义】方用干地黄为君，滋补肾阴，益精填髓。臣以山茱萸，补肝肾，涩精气；山药健脾气，固肾精。二药与地黄相配，补肾填精，谓之"三补"。臣以附子、桂枝，温肾助阳，生发少火，鼓舞肾气。佐以茯苓健脾益肾，泽泻、丹皮降相火而制虚阳浮动，且茯苓、泽泻均有渗湿泄浊、通调水道之功。三者配伍，谓之"三泻"。

【全方配伍特点】重用"三补三泻"，以益精泄浊，少佐温热助阳，以"少火生气"。

六、阴阳双补

地黄饮子

【组成】熟地黄、巴戟天、山茱萸、肉苁蓉、附子、石斛、五味子、肉桂、白茯苓、麦冬、远志、菖蒲、生姜、大枣、薄荷（2001，2010）。

【方歌】地黄饮萸麦味斛，苁戟附桂阴阳补，化痰开窍菖远茯，加薄姜枣喑痱服。

【功用】滋肾阴，补肾阳，开窍化痰。

【主治】喑痱证。

【配伍意义】熟地黄、山茱萸补肾益精；肉苁蓉、巴戟天温壮肾阳，合用则治下元虚衰，为君药。附子、肉桂助阳益火，引火归原；石斛、麦冬滋阴补胃；五味子酸敛，固肾涩精，共为臣药。石菖蒲、远志、茯苓化痰开窍，且交通心肾，均为佐药。全方标本并治、补通开合，平补肾阴肾阳。

第十单元　固　涩　剂

重点提示

本单元考试偶有涉及。重点熟悉每个方剂的组成、功用，真人养脏汤、固冲汤等典型方剂应重点记忆，牡蛎散、四神丸也有再次考查的可能。

——————考点集合——————

一、固表止汗

牡蛎散

【组成】黄芪、麻黄根、煅牡蛎、小麦。

【方歌】牡蛎散内用黄芪，麻黄根与小麦齐，益气固表又敛阴，体虚自汗盗汗宜。

【功用】敛阴止汗，益气固表（2002）。

【主治】自汗、盗汗证（2004）。

【配伍意义】方中煅牡蛎质重性寒，既能滋阴潜阳，重镇安神，又能收敛止汗，重用为君；黄芪补气实卫，固表止汗，配牡蛎标本兼治，为臣药；麻黄根收敛止汗，均为佐药；小麦养心气，滋心阴，清心除烦，为佐使药。

二、敛肺止咳

九仙散

【组成】人参、款冬花、桑白皮、桔梗、五味子、阿胶、乌梅、贝母、罂粟壳。

【功用】敛肺止咳，益气养阴。

【主治】久咳伤肺，气阴两伤证。

三、涩肠固脱

1. 真人养脏汤

【组成】人参、当归、白术、肉豆蔻、肉桂、炙甘草、白芍、木香、罂粟壳、诃子（2001）。

【方歌】真人养脏木香诃，当归肉蔻与粟壳，术芍参桂甘草共，脱肛久痢服之瘥。

【功用】涩肠固脱，温补脾肾。

【主治】脾胃虚寒，久泻久痢证（2003，2021）。

【配伍意义】罂粟壳涩肠固脱止泻，为君药。肉豆蔻、诃子涩肠止泻，助君药固脱，并能温中行气，共为臣药。肉桂温肾暖脾，以散阴寒；人参、白术健脾补中；当归、白芍养血和血；木香行气止痛，疏理气机，共为佐药。甘草调和诸药，为佐使药。

2. 四神丸

【组成】肉豆蔻、五味子、补骨脂、吴茱萸、大枣、生姜（2006，2021）。

【方歌】四神故纸与吴萸，肉蔻五味四般齐，大枣生姜同煎合，五更肾泄最相宜。

【功用】温肾暖脾，涩肠止泻（2013）。

【主治】脾肾虚寒之肾泄证。

【配伍意义】补骨脂补肾助阳，温脾止泄，又善补命门之火，为治肾虚泄泻的要药，可壮火益土，为君药；肉豆蔻涩肠止泄，助君药温肾暖脾，为臣药；吴茱萸温中散寒，五味子收敛止泄，俱为佐药。生姜温胃散寒，大枣补脾养胃，二药合用温补脾胃，鼓舞运化。

四、涩精止遗

桑螵蛸散

【组成】桑螵蛸、远志、菖蒲、龙骨、人参、茯神、当归、龟甲。

【方歌】桑螵蛸散龙龟甲，参归茯神菖远合，调补心肾又涩精，心肾两虚尿频佳。

【功用】调补心肾，固精止遗。

【主治】心肾两虚证（2020）。

【配伍意义】方中桑螵蛸补肾助阳，缩尿固精，为君药；生龙骨宁心安神，固涩止遗，龟甲滋阴潜阳，补益心肾，共助君药补心肾，止滑遗，为臣药；臣以人参大补元气。当归养血和心，茯神宁心定志，菖蒲、远志开窍安神，且交通心肾，俱为佐药。全方寓补于涩，交通心肾，精神并治。

五、固崩止带

1. 固冲汤

【组成】炒白术、生黄芪、煅龙骨、煅牡蛎、山茱萸、生杭白芍、海螵蛸、茜草、棕榈炭、五倍子（2007）。

【方歌】固冲芪术山萸芍，龙牡倍棕茜海蛸，益气健脾固摄血，脾虚冲脉不固疗。

【功用】益气健脾，固冲摄血（2004）。

【主治】脾肾亏虚，冲脉不固证。

【配伍意义】方中重用白术，与黄芪相伍，补气健脾，使气旺摄血，共为君药。肝肾足即冲任固，故配以山萸萸、白芍补益肝肾以调冲任，并能养血敛阴，共为臣药。煅龙骨、煅牡蛎、棕榈炭、五倍子功专收敛固涩，以增止血之力；海螵蛸、茜草化瘀止血，使血止而不留瘀，共为佐药。综合全方，补涩相合，以涩为主；脾肾同调，主补脾气；寄行于收，止不留瘀。

2. 固经丸

【组成】炒黄芩、白芍、炙龟甲、炒黄柏、椿根皮、香附。

【方歌】固经龟板芍药芩，黄柏椿根香附应，阴虚血热经量多，滋阴清热能固经。

【功用】滋阴清热，固经止血。

【主治】阴虚血热之崩漏。

【配伍意义】方中重用龟甲，益肾滋阴而降火；白芍敛阴益血以养肝，二药共为君药；臣以黄芩清热止血。黄柏苦寒泻火坚阴，既助黄芩以清热，又助龟板以降火（2013）。椿根皮苦涩而凉，固经止血，为佐药。又恐寒凉太过止血留瘀，故用少量香附辛苦微温，调气活血，亦为佐药。

3. 易黄汤

【组成】炒山药、炒芡实、黄柏、车前子、白果。

【功用】固肾止带，清热祛湿。

【主治】肾虚湿热带下。

第十一单元　安　神　剂

☆ 重点提示

　　本单元虽然方药很少，但是考查的知识点还是比较多的，除了组成、功用、主治以外，还要掌握一些药物的特殊应用，如黄连、酸枣仁、五味子的特殊应用。熟悉方剂中共同的药物，根据症状判断选择药物。另外，天王补心丹的组成、功用、主治在历年考试中经常出现。

━━━━━ 考点集合 ━━━━━

一、重镇安神

朱砂安神丸

【组成】朱砂、黄连、甘草、生地黄、当归（2003）。

【方歌】朱砂安神东垣方，归连甘草合地黄，怔忡不寐心烦乱，养阴清热可复康。

【功用】镇心安神，清热养血（2010）。

【主治】心火偏盛，阴血不足证（2011）。

【配伍意义】朱砂质重性寒，主入心经，重镇安神，可上清心火，下益肾水，重用为君；黄连苦寒，善清心火，与君药配伍，清心除烦，为臣药（2005）；当归、生地黄补阴血，养心神，为佐药；甘草和中调药，又能制约黄连、朱砂之毒性，兼为佐使药。全方合用，清火安神。

二、滋养安神

1. 天王补心丹

【组成】生地黄、人参、丹参、玄参、白茯苓、远志、桔梗、五味子、当归身、天冬、麦冬、柏子仁、酸枣仁、朱砂（2007）。

【方歌】补心地归二冬仁，远茯味砂桔三参，阴亏血少生内热，滋阴养血安心神。

【功用】滋阴养血，补心安神

【主治】阴虚血少，神志不安证。

【配伍意义】重用生地黄养心血，滋肾水，清虚火，使心神安宁，精关秘固，为君药；天冬、麦冬壮水制火，酸枣仁、柏子仁养心安神（2005），当归补血润燥，共为臣药；丹参清心活血，远志、茯苓益心安神，玄参滋阴降火，人参补气生血，安神益智，朱砂镇心安神，共为佐药；桔梗载药上行，为使药。全方益水降火，宁心安神。

【全方配伍特点】滋阴补血以治本，养心安神以治标，标本兼治，心肾两顾，而以补心治本为主。

2. 酸枣仁汤

【组成】酸枣仁、茯苓、知母、川芎、甘草。

【方歌】酸枣仁汤治失眠，川芎知草茯苓煎，养血除烦清虚热，安然入睡梦乡甜。

【功用】清热除烦，养血安神（2013）。

【主治】肝血不足，虚热内扰证。

【配伍意义】酸枣仁性味甘平，入心、肝经，可养血补肝，宁心安神，为君药（2006）；茯苓宁心安神，知母滋阴清热，共为臣药，助君药安神除烦；川芎舒畅肝气，与君药合用，酸辛收散，养血调肝，为佐药；甘草调和诸药为使药。全方养血安神，清心除烦。

第十二单元　开　窍　剂

重点提示

本单元首先要掌握开窍药"三宝"的功用和主治，其次要掌握其治疗特点及区别。历年所考次数不多。

══════════ 考点集合 ══════════

一、凉开

1. 安宫牛黄丸

【功用】清热解毒，豁痰开窍（2013）。

【主治】邪热内陷心包证。

2. 紫雪

【功用】清热开窍，息风止痉。

【主治】温热病，热闭心包及热盛动风证。

3. 至宝丹

【功用】化浊开窍，清热解毒（2003）。

【主治】痰热内陷心包证。

二、温开

苏合香丸

【功用】温通开窍，行气止痛。

【主治】寒闭证。

第十三单元　理　气　剂

☆ 重点提示

本单元基本每年都会出题，主要考查的还是组成、功用和主治，特别是苏子降气汤、旋覆代赭汤。对于药物配伍的意义，也应注意。天台乌药散大致了解即可。

———————— 考点集合 ————————

一、行气

1. 越鞠丸

【组成】香附、川芎、苍术、神曲、栀子。

【方歌】行气解郁越鞠丸，香附芎苍栀曲研，气血痰火湿食郁，随证易君并加减。

【功用】行气解郁。

【主治】六郁证。

【配伍意义】香附行气解郁为君药（2002）；川芎活血祛瘀治血郁，栀子清热泻火治火郁，苍术治湿郁，神曲治食郁，共为臣佐药。

【全方配伍特点】以五药治六郁，贵在治病求本；诸法并举，重在调畅气机。

2. 柴胡疏肝散

【组成】柴胡、陈皮、川芎、香附、芍药、枳壳、炙甘草。

【功用】疏肝解郁，行气止痛。

【主治】肝气郁滞证。

3. 瓜蒌薤白白酒汤

【组成】瓜蒌实、薤白、白酒。

【功用】通阳散结，行气祛痰。

【主治】胸阳不振，痰气互结证。

【配伍意义】方中以瓜蒌为君药，涤痰散结，理气宽胸；以薤白为臣药，温通滑利，通阳散结，行气止痛。二药相配，散胸中阴寒，化上焦痰浊，宣胸中气机。佐以辛通温散之白酒，以增行气通阳之力。

4. 半夏厚朴汤

【组成】半夏、厚朴、茯苓、生姜、紫苏叶。

【方歌】半夏厚朴与紫苏，茯苓生姜共煎服，痰凝气聚成梅核，降逆开郁气自舒。

【功用】行气散结，降逆化痰。

【主治】梅核气。

【配伍意义】半夏化痰散结，降逆和胃，为君药。厚朴行气除满，助半夏散结降逆，为臣药。茯苓健脾渗湿，使痰无化源；紫苏叶行气开郁，宣肺引药；生姜开郁化痰，降逆和胃，并解半夏之毒，共为佐药。全方痰气并治，行中有降。

5. 厚朴温中汤

【组成】厚朴、陈皮、甘草、茯苓、草豆蔻、干姜、木香、生姜。

【功用】行气除满，温中燥湿。

【主治】中焦寒湿气滞证。

【配伍意义】方中以厚朴为君药，行气消胀，燥湿除满。草豆蔻温中散寒，燥湿运脾为臣药。陈皮、木香行气宽中；干姜、生姜温脾暖胃；茯苓渗湿健脾，均为佐药。甘草益气和中，调和诸药，功兼佐使。

6. 天台乌药散

【组成】天台乌药、木香、小茴香、青皮、槟榔、川楝子、巴豆、高良姜、酒。

【方歌】天台乌药木茴香，青姜巴豆制楝榔，行气疏肝散寒痛，寒滞疝痛酒调尝。

【功用】行气疏肝，散寒止痛。

【主治】气滞寒凝证。

【配伍意义】方中乌药行气疏肝，散寒止痛，为君药。青皮疏肝理气、小茴香暖肝散寒、高良姜散寒止痛、木香行气止痛，共具行气散结、祛寒止痛之力，为臣药。又以槟榔直达下焦，行气化滞而破坚；取苦寒之川楝子与辛热之巴豆同炒，去巴豆而用川楝子，既可减川楝子之寒，又能增强其行气散结之效，共为佐使药。

二、降气

1. 苏子降气汤

【组成】紫苏子、半夏、川当归、厚朴、甘草、肉桂、生姜、大枣、前胡、苏叶（2001，2013）。

【方歌】苏子降气祛痰方，夏朴前苏甘枣姜，肉桂纳气归调血，上实下虚痰喘康。

【功用】降气平喘，祛痰止咳。

【主治】上实下虚之喘咳证。

【配伍意义】紫苏子辛温而润，善于降肺气消痰，为治疗痰壅气逆之要药，并能润肠通便助肺肃降，为君药。半夏助苏子化痰，厚朴下气宽胸除满，前胡降气祛痰止咳，共为臣药。肉桂补肾纳气平喘；当归既能养血补虚，温补下元，又可治"咳逆上气"，并制半夏、厚朴之燥（2004），共为佐药。略加生姜、苏叶以散寒宣肺；甘草、大枣和中调药，是为使药。

【全方配伍特点】一是上下并治，标本兼顾，降气祛痰以治标，温肾补虚以治本，但以治上治标为主；二是宣降结合，大队降逆之品中配伍少量宣肺散邪之品，但以降肺为主。

2. 定喘汤

【组成】白果、麻黄、紫苏子、甘草、款冬花、杏仁、桑白皮、黄芩、半夏（2003）。

【方歌】定喘白果与麻黄，款冬半夏桑白皮，苏子黄芩甘草杏，宣肺平喘效力彰。

【功用】宣降肺气，清热化痰。

【主治】风寒外束，痰热内蕴证。

【配伍意义】麻黄宣肺平喘，解表散邪；白果敛肺定喘，祛痰止咳，两药一收一散，既增平喘之力，又防麻黄伤正，共为君药。桑白皮泻肺平喘，黄芩清热化痰，合用清除痰热，均为臣药。杏仁、款冬花降气平喘，紫苏子、半夏化痰止咳，共为佐药。甘草既能止咳，又能调和诸药，兼为佐使。全方宣开与清降并用，发散和收敛兼施，使肺热清，外邪散，逆气降，痰浊化而止咳平喘。

3. 旋覆代赭汤

【组成】旋覆花、人参、生姜、代赭石、炙甘草、半夏、大枣（2005，2010，2018）。

【方歌】旋覆代赭重用姜，半夏人参甘枣尝，降逆化痰益胃气，胃虚痰阻痞噫康。

【功用】降逆化痰，益气和胃（2002）。

【主治】胃虚痰阻气逆证。

【配伍意义】旋覆花善于下气，化顽痰，重用为君药。代赭石质重降逆，助君降逆化痰，为臣药。半夏祛痰和胃；生姜温胃化痰，散寒止呕；人参、大枣、炙甘草健脾养胃，温中益气，俱为佐药。炙甘草调和药性，兼作使药。

第十四单元　理　血　剂

☆ 重点提示

本单元需重点掌握温经汤（妇科的常用方剂）、咳血方的内容，熟悉血府逐瘀汤的治疗特点和区别。另要注意区别方药的共同组成药物。

━━━━━━━━━ 考点集合 ━━━━━━━━━

一、活血祛瘀

1. 桃核承气汤

【组成】桃仁、大黄、芒硝、甘草、桂枝。

【方歌】桃核承气硝黄草，少佐桂枝温通妙，下焦蓄血小腹胀，泻热破瘀微利效。

【功用】泻热逐瘀。

【主治】下焦蓄血证（2013）。

【配伍意义】本方实为调味承气汤加桃仁、桂枝组成。桃仁破血祛瘀，大黄逐瘀泄热，合用则瘀热并治，为君药。桂枝既通利血脉，又防寒药遏邪留瘀；芒硝软坚助逐瘀热，共为臣药。甘草和中调药，缓峻护正，为佐使药。全方活血药配泻热药，瘀热同治，众多寒凉药合少量桂枝，凉而不遏。

2. 血府逐瘀汤

【组成】桃仁、红花、当归、生地黄、川芎、赤芍、牛膝、桔梗、柴胡、枳壳、甘草。

【功用】活血化瘀，行气止痛（2001）。

【主治】胸中血瘀证（2013）。

【配伍意义】方中桃仁破血行滞而润燥，红花活血祛瘀以止痛，共为君药。赤芍、川芎助君药活血祛瘀；牛膝活血通经，祛瘀止痛，引血下行，共为臣药。生地黄、当归养血益阴，清热活血；桔梗、枳壳，一升一降，宽胸行气，桔梗并能载药上行；柴胡疏肝解郁，升达清阳，与桔梗、枳壳同用，尤善理气行滞，使气行则血行，以上均为佐药。甘草调和诸药，为使药。

【全方配伍特点】活血与行气相伍，祛瘀与养血同施，升降兼顾，气血同调。

3. 补阳还五汤

【组成】黄芪、当归、赤芍、地龙、川芎、红花、桃仁。

【方歌】补阳还五赤芍芎，归尾通经佐地龙，四两黄芪为主药，血中瘀滞用桃红。

【功用】补气活血通络。

【主治】中风之气虚血瘀。

【配伍意义】重用生黄芪，大补脾胃之气，使气行则血行，祛瘀不伤正，为君药；当归活血养血，使化瘀不伤血，为臣药；川芎、赤芍、桃仁、红花助当归活血祛瘀，共为佐药；地龙通经活络，为佐使药。全方大量补气药配少量活血通络药，使元气大振，鼓动血行，活血不伤血。

【全方配伍特点】重在补气，佐以活血，气旺血行，补而不滞。

4. 复元活血汤

【组成】柴胡、栝楼根、当归、红花、甘草、穿山甲、大黄、桃仁。

【方歌】复元活血酒军柴，桃红归甲蒌根甘，祛瘀疏肝又通络，损伤瘀痛加酒煎。

【功用】活血祛瘀，疏肝通络（2009）。

【主治】跌打损伤，瘀血阻滞证。

【配伍意义】大黄活血祛瘀，酒制之后，既能引瘀下行，又能上行直达病灶（2020）；柴胡疏肝行气，使气行则血行，又能引大黄直攻胁下之瘀血，共为君药。桃仁、红花活血止痛，穿山甲破瘀通络，均为臣药。当归养血和血，使瘀去不伤血；栝楼根入血消瘀，为佐药。甘草调药缓急为使药。全方活血配行气，力逐胁下瘀血。

5. 温经汤

【组成】吴茱萸、当归、芍药、川芎、人参、桂枝、阿胶、牡丹皮、生姜、甘草、半夏、麦冬。

【方歌】温经汤用萸桂芎，归芍丹皮姜夏冬，参草益脾胶养血，调经重在暖胞宫。

【功用】温经散寒，养血祛瘀（2000）。

【主治】冲任虚寒，瘀血阻滞证（2001，2004）。

【配伍意义】吴茱萸入肝经血脉，散寒止痛；桂枝通脉，温经散寒，二药合用，温通血脉，共为君药（2005）。当归补血活血止痛，川芎活血祛瘀以调经，行气开郁而止痛；白芍养血敛阴，柔肝止痛，共为臣药。丹皮既助诸药活血散瘀，又能清血分虚热；阿胶养血止血，滋阴润燥；麦冬养阴清热；人参、甘草益气健脾；半夏通降胃气，不仅和胃安中、散结，而且与参、草相伍，健脾和胃，以助祛瘀调经；生姜既温胃气以助生化，又助吴茱萸、桂枝以温经散寒，以上均为佐药。甘草调和诸药为使。

6. 生化汤

【组成】当归、川芎、桃仁、炮姜、炙甘草（黄酒、童便各半煎服）（2003，2006，2007）。

【方歌】生化汤是产后方，归芎桃草酒炮姜，消瘀活血功偏擅，止痛温经效亦彰。

【功用】养血祛瘀，温经止痛。

【主治】血虚寒凝，瘀血阻滞证。

【配伍意义】当归养血活血、化瘀生新、行滞止痛，为君药（2011）；川芎活血行气，桃仁活血祛瘀，均为臣药；炮姜入血散寒，黄酒通脉活血，均为佐药；炙甘草调和诸药为使。童便同煎，取其益阴化瘀，引败血下行之意。

7. 失笑散

【组成】五灵脂、炒蒲黄。

【功用】活血祛瘀，散结止痛。

【主治】瘀血疼痛证（2013）。

8. 桂枝茯苓汤

【组成】桂枝、茯苓、牡丹皮、桃仁、芍药各等分，白蜜。

【歌诀】金匮桂枝茯苓丸，桃仁芍药与牡丹，等分为末蜜丸服，缓消癥块胎可安。

【功用】活血化瘀，缓消癥块。

【主治】瘀阻胞宫证。

【配伍意义】方中桂枝温通血脉为君药，桃仁、丹皮活血破瘀，散结消癥；丹皮又能凉血以清瘀久所化之热，共为臣药。芍药养血和血，使破瘀而不伤正，并能缓急止痛；茯苓渗湿祛痰，健脾益胃，扶助正气，均为佐药。丸以白蜜，甘缓而润，以缓诸药破泄之力，是为使药。

二、止血

1. 十灰散

【组成】大蓟、小蓟、荷叶、侧柏叶、茅根、茜根、山栀、大黄、牡丹皮、棕榈皮（白藕汁、萝卜汁、京墨）。

【方歌】十灰散用十般灰，柏茅茜荷丹桐煨，二蓟栀黄各炒黑，上部出血势能催。

【功用】凉血止血。

【主治】血热妄行之上部出血证。

2. 咳血方

【组成】青黛、瓜蒌仁、海粉、山栀子、诃子（蜜、姜汁）（2002）。

【方歌】咳血方中诃子收，瓜蒌海粉山栀投，青黛蜜丸口噙化，咳嗽痰血服之瘳。

【功用】清肝宁肺，凉血止血。

【主治】肝火犯肺之咳血证（2004）。

【配伍意义】青黛泻肝经实火而凉血，栀子泻火除烦凉血，两药合用，澄本清源，为君药。瓜蒌仁清热化痰，润肺止咳；海蛤粉清金降火，软坚化痰，共为臣药。诃子清热下气，敛肺化痰，为佐药。诸药合用，共奏清肝宁肺、止咳止血之效。本方寓止咳于泻火之中，使火清肺宁，咳血自止。

3. 小蓟饮子

【组成】生地黄、小蓟、木通、滑石、蒲黄、藕节、淡竹叶、当归、山栀子、甘草（2004）。

【方歌】小蓟生地藕蒲黄，滑竹通栀归草襄，凉血止血利通淋，下焦瘀热血淋康。

【功用】凉血止血，利水通淋。

【主治】热结下焦之血淋、尿血。

【配伍意义】小蓟凉血止血，利尿通淋，为君药。生地黄凉血止血，养阴清热；藕节、蒲黄凉血止血，并能消瘀，使血止而不留瘀，为臣药。滑石、竹叶、木通清热利水通淋；栀子清泄三焦之火，导热从下而出；当归养血和血，引血归经，且可防诸药寒凉太过之弊，为佐药。甘草和中调药为使。诸药合用，共成凉血止血，利水通淋之方。

4. 槐花散

【组成】槐花、侧柏叶、荆芥穗、枳壳。

【方歌】槐花侧柏荆枳壳，等分为末米饮调，清肠止血又疏风，血热肠风脏毒疗。

【功用】清肠止血，疏风行气。

【主治】风热湿毒，壅遏大肠，损伤血络证（2003）。

5. 黄土汤

【组成】甘草、干地黄、白术、附子、阿胶、黄芩、灶心土。

【方歌】黄土汤中芩地黄，术附阿胶甘草尝，温阳健脾能摄血，便血崩漏服之康。

【功用】温阳健脾，养血止血。

【主治】脾阳不足，脾不摄血证。

【配伍意义】灶心土即伏龙肝，辛温而涩，能温中、收敛、止血，为君药。白术、附子温阳健脾，以复脾胃统摄之权，为臣药。干地黄、阿胶滋阴养血止血，既可补益阴血之不足，又可制术、附之温燥伤血，干地黄、阿胶得术、附可避滋腻呆滞碍脾之弊；黄芩止血，又佐制术、附温燥以免伤阴动血，共为佐药。甘草和药并益气调中为使。全方寒温并用，标本兼治，刚柔相济，使温阳不伤阴，滋阴不碍阳。

第十五单元　治　风　剂

☆ 重点提示

　　本单元药物种类比较多，考试经常作为重要的出题点，消风散、镇肝熄风汤、天麻钩藤饮、大定风珠应重点掌握其组成、功用。注意区分几种息风方剂的治疗特点。其余了解即可。

━━━━ 考点集合 ━━━━

一、疏散外风

1. 川芎茶调散

【组成】川芎、荆芥、白芷、羌活、甘草、细辛、薄荷、防风、清茶。

【方歌】川芎茶调有荆防，辛芷薄荷甘草羌，目昏鼻塞风攻上，偏正头痛悉能康。

【功用】疏风止痛。

【主治】外感风邪头痛（2013）。

【配伍意义】川芎善治少阳、厥阴经头痛，祛风活血而止头痛，"诸经头痛之要药"，重用为君；薄荷、荆芥轻而上行，善疏风止痛、清利头目，为臣药；羌活治太阳经头痛，白芷治阳明经头痛，细辛散寒止痛，长于治少阴经头痛，防风辛散上部风邪，共为佐药；甘草益气和中，调和诸药，为使药。

【全方配伍特点】辛散疏风于上，诸经兼顾；佐入苦凉之品，寓降于升。

2. 消风散

【组成】当归、生地黄、防风、蝉蜕、知母、苦参、胡麻仁、荆芥、苍术、牛蒡子、石膏、甘草、木通（2006）。

【方歌】消风散中有荆防，蝉蜕胡麻苦参苍，知膏蒡通归地草，风疹湿疹服之康。

【功用】疏风除湿，清热养血。

【主治】风疹、湿疹。

【配伍意义】荆芥、防风、牛蒡子、蝉蜕开发腠理，透解在表的风邪，使风邪得以从外透达共为君药；苍术散风除湿，苦参清热燥湿，木通利热渗湿，共为臣药；生地黄清热凉血，胡麻仁养血润燥，当归和营活血，石膏、知母清热泻火，均为佐药；甘草调药和中并能解毒为使。

3. 牵正散

【组成】白附子、白僵蚕、全蝎、热酒。

【功用】祛风化痰，通络止痉。

【主治】风中头面经络。

【配伍意义】方中白附子辛温燥烈，入阳明经而走头面，以祛风化痰，尤其善散头面之风是为君药。全蝎、僵蚕均能祛风止痉，其中全蝎长于通络，僵蚕且能化痰，合用既助君药祛风化痰之力，又能通络止痉，共为臣药。用热酒调服，以助宣通血脉，并能引药入络，直达病所，以为佐使。

4. 大秦艽汤

【组成】秦艽、甘草、川芎、当归、白芍、细辛、羌活、防风、黄芩、石膏、白术、白芷、生地黄、熟地黄、白茯苓、独活。

【方歌】大秦艽汤羌独防，辛芷芎芍二地当，苓术石膏黄芩草，风邪初中经络康。

【功用】祛风清热，养血活血（2007）。

【主治】风邪初中经络证。

5. 小活络丹

【组成】川乌、草乌、地龙、天南星、乳香、没药。

【方歌】小活络祛风湿寒，化痰活血三者兼，二乌南星乳没龙，寒湿痰瘀痹痛蠲。

【功用】祛风除湿，化痰通络，活血止痛。

【主治】风寒湿痹。

二、平息内风

1. 羚角钩藤汤

【组成】羚角片、双钩藤、霜桑叶、滁菊花、鲜生地黄、生白芍、川贝母、淡竹茹、茯神木、生甘草。

【方歌】羚角钩藤菊花桑，地芍贝茹茯草襄，凉肝息风又养阴，肝热生风急煎尝。

【功用】凉肝息风，增液舒筋（2018，2021）。

【主治】肝热生风证。

【配伍意义】羚角清热解痉；钩藤清热平肝息风，二药相合，则清热凉肝、息风止痉作用更强，共为君药。桑叶既能散风热，又能清肝热；菊花辛甘苦微寒，疏风清热，清肝作用甚好，合为臣药。白芍、生地黄酸甘化阴，滋养阴液，柔肝舒筋，缓解挛急；竹茹、贝母清热化痰；茯神木安神，共为佐药。甘草调和诸药为使。

【全方配伍特点】咸寒而甘与辛凉合方，清息之中寓辛疏甘酸之意，共成"凉肝息风"之法。

2. 镇肝熄风汤

【组成】怀牛膝、生赭石、生龙骨、生牡蛎、生龟甲、生杭芍、玄参、天冬、川楝子、生麦芽、茵陈、甘草（2010，2013）。

【方歌】镇肝息风芍天冬，玄参龟板赭茵从，龙牡麦芽膝草楝，肝阳上亢能奏功。

【功用】镇肝息风，滋阴潜阳（2003，2021）。

【主治】类中风。

【配伍意义】牛膝味苦酸而平，引血下行，补益肝肾，重用为君。代赭石镇肝降逆；龙骨、牡蛎、龟甲益阴潜阳，镇肝息风，白芍补血敛阴，泻肝柔筋，共为臣药。玄参、天冬滋阴清热，壮水涵木；茵陈、川楝子、生麦芽清泄肝热，疏肝理气，以利于肝阳的平降镇潜，俱为佐药。甘草调和诸药，防止金石类药物碍胃之弊，为佐使药。

【全方配伍特点】镇降下行，重在治标，滋潜清疏，以适肝性。

3. 天麻钩藤饮

【组成】天麻、钩藤、石决明、栀子、黄芩、川牛膝、杜仲、益母草、桑寄生、夜交藤、朱茯神。

【方歌】天麻钩藤石决明，栀杜寄生膝与芩，夜藤茯神益母草，主治眩晕与耳鸣。

【功用】平肝息风，清热活血，补益肝肾。

【主治】肝阳偏亢，肝风上扰证（2005）。

【配伍意义】天麻、钩藤平肝息风合为君药。石决明平肝潜阳，除热明目，与天麻、钩藤合用，加强平肝息风之功，川牛膝引血下行，共为臣药。栀子、黄芩清热泻火，使肝经之热不致上扰；益母草活血利水；杜仲、桑寄生补益肝肾；夜交藤、朱茯神安神定志，俱为佐药。

4. 大定风珠

【组成】生白芍、阿胶、生龟甲、干地黄、麻子仁、五味子、生牡蛎、麦冬、炙甘草、鸡子黄、鳖甲（2006）。

【方歌】大定风珠鸡子黄，麦地胶芍草麻仁，三甲并同五味子，滋阴息风是妙方。

【功用】滋阴息风。

【主治】阴虚风动证（2000）。

【配伍意义】鸡子黄、阿胶滋养阴液以息内风，合为君药。白芍、干地黄、麦冬滋阴柔肝，为臣药；龟甲镇肾气补任脉，止心痛；鳖甲入肝搜邪，合而滋阴潜阳；麻仁养阴润燥；牡蛎既能存阳，又涩大便，且清在里之余热；五味子味酸善收，与诸滋阴药相伍，而收敛真阴，共为佐药。甘草调和诸药为使。

【全方配伍特点】血肉有情之品与滋养潜镇之药合方，寓息风于滋养之中，共成"酸甘咸法"。

第十六单元　治　燥　剂

☆ 重点提示

本单元内容较为重要，需着重掌握每个方剂的组成和功用。特别是桑杏汤、麦门冬汤及清燥救肺汤，经常合并考查共同药物。另外清燥救肺汤和麦门冬汤的配伍意义也应注意。

━━━━━━━ 考点集合 ━━━━━━━

一、轻宣外燥

1. 杏苏散

【组成】紫苏叶、半夏、茯苓、前胡、苦桔梗、枳壳、甘草、生姜、橘皮、杏仁、大枣。

【方歌】杏苏散内夏陈前，枳桔苓草姜枣研，轻宣温润治凉燥，咳止痰化病自痊。

【功用】轻宣凉燥，理肺化痰。

【主治】外感凉燥证。

【配伍意义】杏仁苦温而润，能宣肺止咳除痰；苏叶辛温，微发其汗，使凉燥从表而解，合为君药。桔梗、枳壳一升一降助杏仁宣肺止咳，前胡疏风降气助杏仁、苏叶轻宣达表除痰，共为臣药。半夏、橘皮、茯苓合治燥邪束于表，肺气不降，内之津液蕴聚为痰，生姜、大枣调和营卫，滋脾行津以助润燥，共为佐药。甘草调和药性，合桔梗宣肺利咽。

2. 清燥救肺汤

【组成】桑叶、煅石膏、甘草、人参、胡麻仁、真阿胶、麦冬、杏仁、枇杷叶。

【方歌】清燥救肺桑麦膏，参胶胡麻杏杷草，清宣润肺养气阴，温燥伤肺气阴耗。

【功用】清燥润肺，益气养阴。

【主治】温燥伤肺证（2018）。

【配伍意义】桑叶质轻性寒，清透肺中燥热之邪，重用为君。石膏辛甘而寒，清泄肺热，石膏虽质重沉寒而量少，故不碍桑叶轻宣之性；麦冬甘寒，养阴润肺，合为臣药。人参益胃津、养肺气；胡麻仁、阿胶养阴润肺；杏仁、枇杷叶降泄肺气，共为佐药。甘草益脾胃、补肺气，调和诸药，为佐使。全方使燥邪得宣，气阴得复而清燥救肺。

3. 桑杏汤

【组成】桑叶、杏仁、沙参、象贝、香豉、栀皮、梨皮（2003）。

【方歌】桑杏汤中象贝宜，沙参栀豉与梨皮，干咳鼻涸又身热，清宣凉润温燥医。

【功用】清宣温燥，润肺止咳。

【主治】外感温燥证。

二、滋阴润燥

1. 麦门冬汤

【组成】<u>麦门冬、半夏、人参、甘草、粳米、大枣（2005）</u>。

【方歌】麦门冬汤用人参，枣草粳米半夏存，肺痿咳逆因虚火，清养肺胃此方珍。

【功用】<u>滋养肺胃，降逆下气</u>。

【主治】①虚热肺痿；②胃阴不足证。

【配伍意义】麦门冬清肺胃虚热，滋肺胃之阴，重用为君。臣以半夏降逆下气、化痰和胃。人参补脾益气，甘草、粳米、大枣甘润性平，合人参和中滋液，培土生金，以上俱为佐药。甘草调和药性，兼作使药。诸药相合，可使肺胃阴复，逆气得降，中土健运，诸症自愈。

【全方配伍特点】一是体现"培土生金"法；二是大量甘润药中少佐辛燥之品，润燥相宜，滋而不腻，燥不伤津。

2. 玉液汤

【组成】山药、生黄芪、知母、生鸡内金、葛根、五味子、天花粉。

【功用】益气养阴，固肾止渴。

【主治】消渴气阴两虚证。

【配伍意义】方中山药、生黄芪益气养阴，补脾固肾，共为君药。知母、天花粉为臣药，滋阴清热，润燥止渴。佐以葛根升阳生津，助脾气上升以散精达肺；鸡内金助脾健运，化水谷为津液；五味子酸收而固肾生津，使津液不下流。

3. 增液汤

【组成】<u>玄参、麦冬、细生地（2002，2008）</u>。

【方歌】增液玄参与地冬，热病津枯便不通，补药之体作泻剂，若非重用不为功。

【功用】<u>增液润燥</u>。

【主治】阳明温病，津亏肠燥便秘证。

4. 百合固金汤

【组成】<u>百合、熟地黄、生地黄、当归、白芍、甘草、桔梗、贝母、麦冬、玄参（2021）</u>。

【方歌】百合固金二地黄，玄参贝母桔草藏，麦冬芍药当归配，喘咳痰血肺家伤。

【功用】<u>滋养肺肾，止咳化痰</u>。

【主治】<u>肺肾阴虚，虚火上炎证（2000，2020）</u>。

【配伍意义】方中生地黄、熟地黄壮水制火，兼凉血止血，又能润燥利咽，共为君药。百合滋阴清热，润肺止咳，麦冬助百合以滋阴清热，润肺止咳；玄参助二地滋阴凉血，以清虚火，并可清利咽喉，共为臣药。当归、白芍相配，能够养血补肝，柔肝疏肝，贝母化痰止咳，俱为佐药；桔梗载药上行，甘草调和诸药，并清热泻火，共为佐使药。全方滋养肺肾，有金水相生之用，兼以柔肝疏肝，寓五行制化之理。

<h1 style="text-align:center">第十七单元　祛　湿　剂</h1>

<h2 style="text-align:center">☆ 重点提示</h2>

　　本单元内容较为重点，平胃散、实脾散、独活寄生汤的组成、功用应重点记忆。掌握三仁汤中的三仁。其余内容熟悉即可。

一、燥湿和胃

1. 平胃散

【组成】苍术、厚朴、陈皮、甘草、生姜、大枣（2005）。

【方歌】平胃散内君苍术，厚朴陈草姜枣煮，燥湿运脾又和胃，湿滞脾胃胀满除。

【功用】燥湿运脾，行气和胃。

【主治】湿滞脾胃证。

【配伍意义】苍术既可燥湿健脾，还有辛散作用，故可行气，其味香，燥湿之力强，重用为君；厚朴行气化湿，散满除胀为臣药；陈皮理气和胃，芳香醒脾，以助苍术、厚朴之力，为佐药；甘草、姜枣甘缓和中，调和诸药，兼为佐使药。

2. 藿香正气散

【组成】大腹皮、白芷、紫苏、茯苓、半夏、白术、陈皮、厚朴、苦桔梗、藿香、甘草、生姜、大枣（2000）。

【方歌】藿香正气腹皮苏，甘桔陈苓朴白术，夏曲白芷加姜枣，风寒暑湿并能除。

【功用】解表化湿，理气和中。

【主治】外感风寒，内伤湿滞证。

【配伍意义】方中藿香辛散风寒，芳化湿浊，和胃悦脾，为君药。半夏曲、陈皮理气燥湿，和胃降逆以止呕；白术、茯苓健脾助运，除湿和中以止泻，同为臣药。紫苏、白芷辛温发散，助藿香外散风寒，燥湿化浊。大腹皮、厚朴行气化湿，畅中行滞；桔梗宣肺利膈；煎加姜、枣。内调脾胃，外和营卫，俱为佐药。甘草调和药性，并协姜、枣以和中，用为使药。

【全方配伍特点】表里同治，以治里为主；脾胃同调，以升清降浊为要。

二、清热祛湿

1. 茵陈蒿汤

【组成】茵陈、栀子、大黄。

【功用】清热，利湿，退黄。

【主治】黄疸阳黄证。

【配伍意义】茵陈最善清利湿热，退黄疸，为治黄疸之要药，故重用为君；栀子清泄三焦湿热，并能燥湿、引热下行，为臣药；大黄降泄瘀热，通二便，使邪出有道，为佐药。方中茵陈配栀子可使湿热由小便而出；茵陈配大黄可使瘀热从大便而解。

【全方配伍特点】苦寒清利通腑，分消退黄，药简效宏。

2. 三仁汤

【组成】杏仁、白蔻仁、生薏苡仁、飞滑石、白通草、竹叶、厚朴、半夏。

【方歌】三仁杏蔻薏苡仁，朴夏通草滑竹存，宣畅气机清湿热，湿重热轻在气分。

【功用】宣畅气机，清利湿热。

【主治】湿温初起及暑温夹湿之湿重于热证（2013）。

【配伍意义】方中以滑石为君，清热利湿而解暑。以薏苡仁、杏仁、白蔻仁为臣，薏苡仁淡渗利湿以健脾，使湿热从下焦而去；白蔻仁芳香化湿，利气宽胸，畅中焦之脾气以助祛湿；杏仁宣利上焦肺气（2004）。佐以通草、竹叶甘寒淡渗，助君药利湿清热之效；半夏、厚朴行气除满，化湿和胃。

【全方配伍特点】宣上、畅中、渗下，从三焦分消湿热病邪。

3. 八正散

【组成】车前子、瞿麦、萹蓄、滑石、山栀子仁、甘草、木通、大黄、灯心。

【方歌】八正木通与车前，萹蓄大黄栀滑研，草梢瞿麦灯心草，湿热诸淋宜服煎。

【功用】清热泻火，利水通淋。

【主治】热淋。

【配伍意义】方中木通、滑石，清热利湿，利水通淋，共为君药。车前子、瞿麦、萹蓄助木通、滑石清热利水通淋，共为臣药。大黄泻热祛湿（2018），栀子泻热利湿，共为佐药。甘草调和诸药，清热解毒，缓急止痛，为佐使药。煎加灯心，增利水通淋之力。

4. 甘露消毒丹

【组成】飞滑石、绵茵陈、淡黄芩、石菖蒲、川贝母、木通、藿香、射干、连翘、薄荷、白豆蔻。

【方歌】甘露消毒蔻藿香，茵陈滑石木通菖，芩翘贝母射干薄，湿热时疫是主方。

【功用】利湿化浊，清热解毒。

【主治】湿温时疫，湿热并重证。

【配伍意义】方中滑石利水渗湿，清热解暑，茵陈清利湿热而退黄，黄芩清热燥湿，泻火解毒，共为君药。臣以石菖蒲、藿香、白豆蔻行气化湿，悦脾和中；木通清热利湿通淋，导湿热从小便而去。以连翘、射干、贝母、薄荷清热解毒，散结消肿而利咽止痛，俱为佐药。

5. 连朴饮

【组成】制厚朴、川黄连、石菖蒲、制半夏、香豉、焦栀、芦根。

【方歌】连朴饮用香豆豉，菖蒲半夏焦山栀，芦根厚朴黄连入，湿热霍乱此方施。

【功用】清热化湿，理气和中。

【主治】湿热霍乱（2019）。

6. 当归拈痛汤

【组成】羌活、防风、升麻、葛根、白术、苍术、当归身、人参、甘草、苦参、黄芩、知母、茵陈、猪苓、泽泻。

【方歌】当归拈痛猪苓泽，二术茵芩苦羌葛，升麻防风知参草，湿重热轻兼风邪。

【功用】利湿清热，疏风止痛。

【主治】湿热相搏，外受风邪证。

7. 二妙散

【组成】黄柏、苍术、姜汁。

【功用】清热燥湿（2003）。

【主治】湿热下注证（2012）。

【配伍意义】方中黄柏寒凉苦燥，其性沉降，擅清下焦湿热，为君药。苍术辛苦而温，其性燥烈，一则健脾助运以治生湿之本，一则芳化苦燥以除湿阻之标，为臣药。"苍术妙于燥湿，黄柏妙于去热"，且二药互制其苦寒或温燥之性，以防败胃伤津之虞。再入姜汁少许调药，既可藉其辛散以助祛湿，亦可防黄柏苦寒伤中。

【全方配伍特点】苦燥辛芳，寒温相制，长于下焦，药简效专。

三、利水渗湿

1. 五苓散

【组成】猪苓、泽泻、白术、茯苓、桂枝。

【方歌】五苓散治太阳腑，白术泽泻猪苓茯，桂枝化气兼解表，小便通利水饮逐。

【功用】利水渗湿，温阳化气。

【主治】①蓄水证。②痰饮。③水湿内停证。

【配伍意义】方中泽泻善入膀胱，利水渗湿，重用为君。茯苓淡渗除湿；猪苓除湿利小便，增强利水渗湿，共为臣药。白术健脾复运；<u>桂枝既能解太阳之表，又能助膀胱气化，且治脐下动悸，俱为佐药（2021）</u>。全方淡渗兼以通阳，有利水兼扶脾温阳的妙用。

2. 猪苓汤

【组成】猪苓、茯苓、阿胶、滑石、泽泻。

【方歌】猪苓汤内有茯苓，泽泻阿胶滑石并，小便不利兼烦渴，滋阴利水症自平。

【功用】利水渗湿，养阴清热。

【主治】<u>水热互结伤阴证（2020）</u>。

【配伍意义】猪苓专入肾与膀胱，苦能下降，而甘淡又能渗利走散，故为君药。泽泻、茯苓以甘淡之性，助猪苓利水渗湿，共为臣药。滑石甘寒，利水而清热；阿胶润燥而滋阴，俱为佐药。五药共合成利水清热养阴之方，使水去而热消，阴复而烦降，利水而不伤阴，滋阴而不敛邪。

3. 防己黄芪汤

【组成】防己、黄芪、甘草、白术、生姜、大枣。

【方歌】金匮防己黄芪汤，白术甘草加枣姜，益气祛风行水良，表虚风水风湿康。

【功用】益气祛风，健脾利水。

【主治】<u>表虚不固之风水或风湿证</u>。

【配伍意义】黄芪补气固表，防己祛风行水，两药相合，补气利水祛风，共为君药；白术健脾燥湿，助黄芪益气固表，助防己祛湿行水，为臣药；生姜、大枣调和营卫，用为佐药；炙甘草补中且调药，兼为佐使。

四、温化寒湿

1. 苓桂术甘汤

【组成】茯苓、桂枝、白术、炙甘草。

【功用】<u>温阳化饮，健脾利湿</u>。

【主治】<u>中阳不足之痰饮（2010）</u>。

【配伍意义】方中茯苓淡渗利水，能使水饮从小便而出，重用为君；<u>桂枝既能通阳发汗，使水从汗而解，又能平冲降逆，为臣药（2021）</u>；白术健脾复运，为佐药；用炙甘草，其意有三：一可合桂枝以辛甘化阳，以襄助温补中阳之力；二可合白术益气健脾，崇土以利制水；三可调和诸药，功兼佐使之用。

2. 真武汤

【组成】茯苓、芍药、白术、生姜、炮附子。

【方歌】真武附苓术芍姜，温阳利水壮肾阳，脾肾阳虚水气停，腹痛悸眩瞤惕康。

【功用】温阳利水。

【主治】阳虚水泛证；太阳病发汗太过，阳虚水泛证。

【配伍意义】附子大辛大热，善补肾阳，水为阴邪，"阴得阳助则化"，此即"益火之源以消阴翳"，为君药。白术燥湿健脾；茯苓健脾渗湿，可淡渗水湿，使阴邪从小便而出，共为臣药。生姜辛温，走而不守，助附子行散客于肌表之湿邪；芍药柔肝疏肝，缓急止痛，又能防姜、术、附等温燥之品性过而伤阴，共为佐药。全方温补脾肾，利渗水湿，共起温阳利水的作用。

【全方配伍特点】辛热渗利合法，纳酸柔于温利之中，脾肾兼顾，重在温肾。

3. 实脾散

【组成】厚朴、白术、木瓜、木香、草果仁、大腹子（槟榔）、附子、白茯苓、干姜、甘草、生姜、大枣。

【方歌】实脾温阳行利水，干姜附苓术草从，木瓜香槟朴草果，阳虚水肿腹胀祟。

【功用】温阳健脾，行气利水。

【主治】脾肾阳虚，水气内停之阴水。

【配伍意义】附子善温肾阳，助气化以行水；干姜温补脾阳，助运化以制水，二药合用，温肾暖脾，合为君药。茯苓、白术健脾渗湿，使水湿从小便而解，共为臣药。木瓜芳香化湿，厚朴宽肠降逆，木香理气导滞，槟榔行气之中兼能利水消肿，草果仁善治湿郁伏邪，共为佐药。甘草、大枣、生姜调和诸药，健脾温中，共为使药。

【全方配伍特点】辛热与淡渗合法，纳行气于温利之中，脾肾兼顾，主以实脾。

五、祛湿化浊

1. 完带汤

【组成】白术、山药、人参、白芍、车前子、苍术、甘草、陈皮、黑芥穗、柴胡（2006，2012）。

【功用】补脾疏肝，化湿止带。

【主治】脾虚肝郁，湿浊带下。

【配伍意义】重用白术、山药健脾益气以祛湿止带，共为君药；人参补中益气，苍术辛香化浊，助君药健脾祛湿，白芍柔肝疏肝，车前子利湿化浊，共为臣药；柴胡疏肝理气，陈皮理气使补益之品补而不滞，黑芥穗祛风渗湿，共为佐药；甘草调和诸药为使。

【全方配伍特点】肝脾同治，培土抑木，寓补于散，寄消于升（2021）。

2. 萆薢分清饮

【组成】益智仁、川萆薢、石菖蒲、乌药。

【方歌】萆薢分清益智仁，菖蒲乌药盐煎成，下焦虚寒得温利，分清化浊效如神。

【功用】温肾利湿，分清化浊。

【主治】下焦虚寒之白浊、膏淋。

六、祛风胜湿

1. 羌活胜湿汤

【组成】羌活、独活、藁本、防风、甘草、川芎、蔓荆子（2005，2020）。

【方歌】羌活胜湿独防风，蔓荆藁本草川芎，祛风胜湿通经络，善治周身风湿痛。

【功用】祛风胜湿止痛（2011）。

【主治】风湿犯表之痹证（2013）。

【配伍意义】方中羌活、独活共为君药，辛散以祛风，味苦以燥湿，性温以散寒，故皆可祛风除湿、通利关节。其中羌活善祛上部风湿，独活善祛下部风湿，两药相合，能散一身上下之风湿。臣以防风祛风胜湿，且善止头痛。川芎活血行气，祛风止痛，用为臣药；蔓荆子祛风止痛，藁本疏散太阳经之风寒湿邪，且善达巅顶止头痛，俱为佐药。使以甘草调和诸药。

2. 独活寄生汤

【组成】独活、桑寄生、杜仲、牛膝、细辛、秦艽、茯苓、肉桂心、防风、川芎、人参、甘草、当归、芍药、干地黄（2021）。

【方歌】独活寄生艽防辛，归芎地芍桂苓均，杜仲牛膝人参草，顽痹风寒湿是因。

【功用】祛风湿，止痹痛，益肝肾，补气血（2011）。

【主治】痹证日久，肝肾两亏，气血不足证。

【配伍意义】方中重用独活为君，性善下行，治伏风，除久痹，以祛下焦与筋骨间的风寒湿邪。以细辛、防风、秦艽、桂心为臣，其中细辛长于入少阴肾经，搜剔阴经之风寒湿邪，除经络留湿；秦艽祛风湿，舒筋络，利关节；桂心温经散寒，通利血脉；防风祛一身之风湿。佐以桑寄生、杜仲、牛膝，补益肝肾，强壮筋骨，且桑寄生兼可祛风湿，牛膝兼能活血通筋脉；当归、川芎、地黄、白芍养血和血；人参、茯苓、甘草健脾益气。其中白芍与甘草相合，尚能柔肝缓急，以助舒筋止痛；当归、川芎、牛膝、桂心活血，寓"治风先治血，血行风自灭"之意。甘草调和诸药，兼使药之用。

【全方配伍特点】辛温行散与甘温滋柔合法，纳益肝肾、补气血于祛邪蠲痹之中，邪正兼顾。

第十八单元　祛　痰　剂

☆ 重点提示

　　本单元内容不是很复杂，重点掌握二陈汤的组成、功用。另外温胆汤、清气化痰丸以及半夏白术天麻汤在内科中较常出现，三子养亲汤在儿科中较常运用，应注意。

━━━━━━━ 考点集合 ━━━━━━━

一、燥湿化痰

1. 二陈汤

【组成】半夏、橘红、白茯苓、甘草、生姜、乌梅（2007，2021）。

【方歌】二陈汤用半夏陈，苓草梅姜一并存，理气祛痰兼燥湿，湿痰为患此方珍。

【功用】燥湿化痰，理气和中。

【主治】湿痰证（2001）。

【配伍意义】方中半夏辛温散结，行气下气，燥湿化痰，故为君药。橘红专于燥湿醒脾，理气化痰，为臣药。茯苓健脾渗湿，使湿从小便而出；生姜降逆化痰；既能制半夏之毒，又能行气消痰；乌梅生津敛肺，与半夏相配，一散一收，相反相成，共为佐药。甘草既能和中健脾，又能缓和峻药，兼为佐使。

2. 温胆汤

【组成】半夏、竹茹、枳实、陈皮、甘草、茯苓、姜、枣（2013）。

【方歌】温胆夏茹枳陈助，佐以茯草姜枣煮，理气化痰利胆胃，胆郁痰扰诸症除。

【功用】理气化痰，清胆和胃。

【主治】胆郁痰扰证（2000，2021）。

【配伍意义】方中半夏燥湿化痰，和胃降逆，为君药。胆有痰热，以竹茹清胆和胃，止呕除烦，半夏与竹茹相配，一温一凉，化痰和胃，止呕除烦；以橘皮理气化痰，助半夏和胃化痰；枳实理气化痰，助竹茹清胆降逆，共为臣药。脾能化湿，以白茯苓益气健脾利湿，杜绝生痰之源；生姜、大枣调理脾胃，生姜兼制半夏毒性，共为佐药。甘草为使，调和诸药。

二、清热化痰

1. 清气化痰丸

【组成】瓜蒌仁、陈皮、黄芩、杏仁、枳实、茯苓、胆南星、制半夏、姜汁。

【方歌】清气化痰胆星蒌，夏芩杏陈枳实投，茯苓姜汁糊丸服，气顺火清痰热瘳。

【功用】清热化痰，理气止咳。

【主治】热痰咳嗽。

【配伍意义】方中胆南星味苦性凉，清热化痰，善治痰热，为君药。瓜蒌仁甘寒，清热化痰，且能导痰热从大便而下，半夏燥湿化痰，黄芩清降肺热，共为臣药。治痰当须顺气，故以枳实理气宽胸，下气消痰；以杏仁肃降肺气，化痰止咳；以陈皮和胃宽胸理气，燥湿化痰；再以茯苓益气健脾渗湿，以杜绝生痰之源，共为佐药。姜汁化痰开结，为佐使药。

2. 小陷胸汤

【组成】黄连、半夏、全瓜蒌。

【功用】<u>清热涤痰，宽胸散结</u>。

【主治】<u>痰热互结之小结胸证（2005）</u>。

【配伍意义】方中全瓜蒌甘寒，清热涤痰，宽胸散结，是为君药。用时先煮，意在"以缓治上"，而通胸膈之痹。臣以黄连苦寒泄热除痞，佐以半夏辛温化痰散结，两者合用，一苦一辛，体现辛开苦降之法；与瓜蒌相伍，润燥相得，清热化痰，散结开痞。

三、润燥化痰

贝母瓜蒌散

【组成】贝母、瓜蒌、天花粉、茯苓、橘红、桔梗。

【方歌】贝母瓜蒌臣花粉，橘红茯苓加桔梗，肺燥有痰咳难出，润肺化痰此方珍。

【功用】润肺清热，理气化痰。

【主治】燥痰咳嗽。

【配伍意义】贝母甘苦凉，润肺散结，止咳化痰为君药。瓜蒌清肺润燥，开结涤痰，为臣药。佐以天花粉生津，止渴，降火，润燥，为臣药。茯苓健脾渗湿，橘红宽胸散结，桔梗开宣肺气，并能载药上行而达病灶，亦为佐药。全方以清润化痰为主，起到宣肺利气，健脾祛湿的作用。

四、温化寒痰

1. 苓甘五味姜辛汤

【组成】茯苓、甘草、干姜、细辛、五味子。

【功用】温肺化饮。

【主治】<u>寒饮咳嗽（2006）</u>。

2. 三子养亲汤

【组成】白芥子、紫苏子、莱菔子。

【功用】<u>温肺化痰，降气消食</u>。

【主治】痰壅气逆食滞证。

五、化痰息风

半夏白术天麻汤

【组成】半夏、白术、茯苓、天麻、橘红、甘草、生姜、大枣。

【方歌】半夏白术天麻汤，苓草橘红枣生姜，眩晕头痛风痰盛，痰化风息复正常。

【功用】<u>化痰息风，健脾祛湿</u>。

【主治】<u>风痰上扰证（2008）</u>。

【配伍意义】天麻息风止晕，半夏燥湿化痰，二者相合为治风痰眩晕之要药，故合为君药；白术、茯苓健脾祛湿，以治生痰之源，为臣药；橘红理气化痰为佐药；甘草、生姜、大枣调和脾胃，固护正气，为佐使药。本方风痰共治，肝脾并调，标本兼顾。

第十九单元 消食剂

重点提示

本单元首先主要掌握每个方剂的组成、功用、主治，其次需掌握一些方剂的配伍特点，尤其是保和丸。

———— 考点集合 ————

一、消食化滞

1. 保和丸

【组成】山楂、神曲、半夏、茯苓、陈皮、连翘、莱菔子（2000）。

【方歌】保和山楂莱菔曲，夏陈茯苓连翘齐，炊饼为丸白汤下，消食和胃食积去。

【功用】消食化滞，理气和胃。

【主治】食积证。

【配伍意义】山楂酸温，能消一切饮食积滞，更善于消肉食之积，行瘀破滞，重用为君；神曲辛温，能消酒食积滞，莱菔子辛甘下气而化面食之积，共为臣药；茯苓健脾渗湿，和中止泻，陈皮、半夏行气化滞、和胃止呕，连翘苦寒，散结而清热，共为佐药。全方消食药配伍理气和胃药，使积滞得消，胃气得和，则诸症自愈。

2. 枳实导滞丸

【组成】大黄、枳实、神曲、茯苓、黄芩、黄连、白术、泽泻。

【方歌】枳实导滞曲连芩，大黄术泽与茯苓，食湿两滞生郁热，胸痞便秘效堪灵。

【功用】消食导滞，清热祛湿（2003）。

【主治】湿热食积证。

【配伍意义】方中以苦寒之大黄为君，攻积泻热，使积热从大便而下。以苦辛微寒之枳实为臣，行气消积，除脘腹之胀满。佐以苦寒之黄连、黄芩清热燥湿，又可厚肠止痢；茯苓、泽泻甘淡，渗利水湿而止泻；白术甘苦性温，健脾燥湿，使攻积而不伤正；神曲甘辛性温，消食化滞，使食消则脾胃和。此方用于湿热食滞之泄泻、下痢，亦属"通因通用"之法。

二、健脾消食

健脾丸

【组成】白术、木香、黄连、甘草、白茯苓、人参、神曲、陈皮、砂仁、麦芽、山楂、山药、肉豆蔻（2002，2011）。

【方歌】健脾参术苓草陈，肉蔻香连合砂仁，楂肉山药曲麦炒，消补兼施不伤正。

【功用】健脾和胃，消食止泻（2007）。

【主治】脾虚食积证。

【配伍意义】人参、白术、茯苓为君，重在补气健脾运湿止泻。臣以山楂、神曲、麦芽消食和胃，除已停之积。再佐肉豆蔻、山药健脾止泻；木香、砂仁、陈皮理气开胃，醒脾化湿；黄连清热燥湿，以除食积所生之热。甘草补中和药，是为佐使之用。诸药合用，使脾健、食消、气畅、热清、湿化。

【全方配伍特点】补气健脾药与消食行气药并用，消补兼施，补重于消。

第二十单元 驱 虫 剂

重点提示

本单元只需要掌握乌梅丸的组成、功用、主治。另外还要熟记药物的分析及其功用。

========考点集合========

乌梅丸

【组成】乌梅、附子、细辛、干姜、黄连、当归、蜀椒、桂枝、人参、黄柏、蜂蜜（2005）。

【方歌】乌梅丸用细辛桂，黄连黄柏及当归，人参椒姜加附子，温肠清热又安蛔。

【功用】温脏安蛔。

【主治】脏寒蛔厥证（2019）。

【配伍意义】乌梅味酸，制蛔安蛔，宁其扰动，使蛔安而痛止，重用为君。细辛、蜀椒，温脏祛寒驱蛔，助乌梅安蛔止痛，黄连、黄柏味苦可驱蛔，性寒能清上热，又能缓和方中诸药之过于温热，以防伤阴，共为臣药。桂枝、干姜、附子均性温，能够加强温脏散寒之力；人参、当归补气养血，固护正气，共为佐药。蜂蜜调和诸药，为使药。

【全方配伍特点】一是酸苦辛并进，使蛔虫静伏而下；寒热佐甘温，则和肠胃扶正。

第二十一单元 治痈疡剂

☆ 重点提示

本单元需要重点掌握大黄牡丹汤、仙方活命饮的主治以及阳和汤的药物组成，大黄牡丹汤中大黄的配伍意义也应注意。

========考点集合========

散结消痈

1. 大黄牡丹汤

【组成】大黄、牡丹皮、桃仁、芒硝、冬瓜仁。

【方歌】金匮大黄牡丹汤，桃仁芒硝瓜子襄，肠痈初起腹按痛，尚未成脓服之消。

【功用】泻热破瘀，散结消肿。

【主治】肠痈初起，湿热瘀滞证（2016）。

【配伍意义】方中大黄泻热逐瘀，涤荡肠中湿热瘀毒（2018），丹皮清热凉血，活血散瘀，共为君药。臣以芒硝泻热导滞，软坚散结，助大黄荡涤湿热；桃仁活血破瘀，配合丹皮以散瘀消肿。佐以甘寒滑利之冬瓜仁，为治内痈之要药，清肠利湿，导湿热从小便而去，排脓消痈。

2. 仙方活命饮

【组成】白芷、贝母、防风、赤芍药、当归、甘草、皂角刺、穿山甲、天花粉、乳香、没药、金银花、陈皮、酒。

【方歌】仙方活命君银花，归芍乳没陈皂甲，防芷贝粉甘酒煎，阳证痈疡内消法。

【功用】清热解毒，消肿散坚，活血止痛。

【主治】痈疡肿毒初起。

【配伍意义】金银花为君，善于清热解毒，可以透散痈结，泻热清气，凉血解毒。当归、赤芍活血和营，乳香、没药散瘀消肿，陈皮理气止痛，共为臣药。白芷、防风疏风散表，以助散结消肿；穿山甲、皂角通络透脓，浙贝母、天花粉清热化痰排脓，均为佐药。甘草清热解毒，调和诸药；煎药加酒者，借其通行周身，助药力直达病所，共为使药。

3. 苇茎汤

【组成】苇茎、薏苡仁、瓜瓣、桃仁。

【方歌】苇茎瓜瓣薏桃仁，清肺化痰逐瘀能，热毒痰瘀致肺痈，脓成未成均胜任。

【功用】清肺化痰，逐瘀排脓。

【主治】肺痈，热毒壅滞，痰瘀互结证。

【配伍意义】瓜瓣清热化痰，利湿排脓，能清上彻下、肃降肺气，与苇茎配合则清肺宣壅、涤痰排脓；薏苡仁甘淡微寒，上清肺热而排脓，下利肠胃而渗湿，二者共为臣药。桃仁活血逐瘀，可助消痈，为佐药。

4. 阳和汤

【组成】熟地黄、白芥子、鹿角胶、肉桂、炮姜、麻黄、生甘草（2010，2013）。

【方歌】阳和熟地鹿角胶，姜炭肉桂麻芥草，温阳补血散寒滞，阳虚寒凝阴疽疗。

【功用】温阳补血，散寒通滞。

【主治】阴疽。

【配伍意义】重用熟地黄温补营血，益精生髓；鹿角胶生精补髓，养血助阳，二药相合填精助阳补肝肾，为君药。配肉桂、炮姜温经散寒为臣药。少用麻黄发越阳气以散肌表寒凝，白芥子消除皮里膜外之痰，共为佐药；甘草解毒并调和诸药为使药。全方助阳补血，温通经络，除痰通滞而治疗阴证痈疽。

第五篇 中医经典

第一单元 内 经

☆ 重点提示

中医经典是 2020 版大纲新要求的考试内容，《黄帝内经》构建了中医学理论体系的基本框架，是中医学理论体系形成的基础与源泉，因此本单元的内容考生均应重点把握。尤其是养生的具体方法，"治未病"养生防病原则，"春夏养阳，秋冬养阴"的养生原则及其意义，"治病必求于本"的临床价值，由心"任物"到智"处物"的思维过程，病机十九条等。本单元内容与《中医基础理论》相关联，因此学习难度不大。

━━━━━━━━━━ 考 点 集 合 ━━━━━━━━━━

一、素问·上古天真论

1. "上古之人，其知道者……度百岁乃去。"

【原文】昔在黄帝，生而神灵，弱而能言，幼而徇齐，长而敦敏，成而登天。乃问于天师曰：余闻上古之人，春秋皆度百岁，而动作不衰；今时之人，年半百而动作皆衰者，时世异耶？人将失之耶？岐伯对曰：上古之人，其知道者，法于阴阳，和于术数，食饮有节，起居有常，不妄作劳，故能形与神俱，而尽终其天年，度百岁乃去。

【解析】养生的原则：一要顺应外界四时气候的阴阳变化规律，二要养成良好的生活习惯和作息规律。养生的具体方法：①法于阴阳，顺应四时，调养身心；②和于术数，锻炼身体，保精养神；③食饮有节，五味和调，滋养气血；④起居有常，按时作息，睡眠充足，怡养神气；⑤不妄作劳，劳逸结合，保养形气。

二、素问·四气调神大论

1. "治未病"养生防病原则

【原文】是故圣人不治已病治未病，不治已乱治未乱，此之谓也。夫病已成而后药之，乱已成而后治之，譬犹渴而穿井，斗而铸锥，不亦晚乎！

【解析】治未病：①防病于未然，强调养生，预防疾病；②已病防变，早期诊断、早期治疗，及时控制疾病的发展传变；③愈后防止复发，及时治愈后遗症。

2. "春夏养阳，秋冬养阴"的养生原则及其意义

【原文】所以圣人春夏养阳，秋冬养阴。

【解析】春夏养阳，秋冬养阴：即春夏顺应生长之气以养护阳气，秋冬顺应收藏之气以养护阴气。春夏养阳，即养生、养长。秋冬养阴，即养收、养藏。

3. "夫四时阴阳者，万物之根本也……坏其真矣。"

【原文】夫四时阴阳者，万物之根本也。所以圣人春夏养阳，秋冬养阴，以从其根，故与

万物沉浮于生长之门。逆其根，则伐其本，坏其真矣。

【解析】

沉浮，即升降，运动、变化之意。

如果违背四时养生原则，就会导致疾病发生：①直接伤害本脏，即应时之脏，如"逆春气，则少阳不生，肝气内变"，导致逆春气而伤肝，肝气失于疏泄而郁结为病；②间接损伤所生之脏，如逆春气则木不生火而心火不足，至夏季导致寒水反侮的寒性病变。

三、素问·阴阳应象大论

1. "治病必求于本"的临床价值

【原文】治病必求于本。

【解析】本，指阴阳。"治病必求于本"说明了疾病发生的本质，指出了调治阴阳是治病的根本大法，此句是中医临床诊治的基本原则。

2. "阴味出下窍，阳气出上窍……壮火散气，少火生气。"

【原文】阴味出下窍，阳气出上窍。味厚者为阴，薄为阴之阳。气厚者为阳，薄为阳之阴。味厚则泄，薄则通。气薄则发泄，厚则发热。壮火之气衰，少火之气壮。壮火食气，气食少火。壮火散气，少火生气。

【解析】

药食气味有厚薄之别，又可以进一步用阴阳分类。味为阴，味厚者为阴中之阴，作用于人体有泻下的作用，如大黄、芒硝等；味薄者为阴中之阳，作用于人体有淡渗通利的作用，如茯苓、泽泻等。气为阳，气厚者为阳中之阳，作用于人体有助阳增热的作用，如附子、干姜等；气薄者为阳中之阴，作用于人体有发散解表的作用，如麻黄、桂枝等。

"壮火食气，少火生气"，即亢盛的阳气消耗人体的正气，而温和的阳气帮助人体的正气。

3. "善诊者，察色按脉，先别阴阳……而知病所生，以治无过，以诊则不失矣。"

【原文】善诊者，察色按脉，先别阴阳；审清浊，而知部分；视喘息，听音声，而知所苦；观权衡规矩，而知病所主。按尺寸，观浮沉滑涩，而知病所生。以治无过，以诊则不失矣。

【解析】

权衡规矩，指四时正常脉象，即春脉弦如规，夏脉洪如矩，秋脉浮如衡，冬脉沉如权。

尺寸，指尺肤部与寸口脉。

4. "病之始起也，可刺而已；其盛，可待衰而已。故因其轻而扬之，因其重而减之，因其衰而彰之……气虚宜掣引之。"

【原文】故曰：病之始起也，可刺而已；其盛，可待衰而已。故因其轻而扬之，因其重而减之，因其衰而彰之。形不足者，温之以气；精不足者，补之以味。其高者，因而越之；其下者，引而竭之；中满者，写之于内；其有邪者，渍形以为汗；其在皮者，汗而发之；其慓悍者，按而收之；其实者，散而写之。审其阴阳，以别柔刚，阳病治阴，阴病治阳，定其血气，各守其乡，血实宜决之，气虚宜掣引之。

【解析】

"因势利导"的中医治则。①根据病变之势择时治疗："其盛，可待衰而已"，指对于疟疾等某些周期性发作的疾病，在其未发病之前邪气较弱的时候进行治疗。②根据病位之势顺势治疗："其高者，因而越之；其下者，引而竭之；中满者，泻之于内；其有邪者，渍形以为汗；其在皮者，汗而发之"。③根据虚实之势扶正祛邪："因其轻而扬之，因其重而减之，因其衰而彰之；形不足者，温之以气；精不足者，补之以味；其实者，散而泻之；血实宜决之；气虚宜掣引之"。

本段基于"因势利导"的治疗思路，提出了补虚、泻实等治疗原则，以及发汗、涌吐、攻下、逐瘀、消导等相应治法，内容丰富。为后世汗、吐、下、和、温、清、消、补八法的形成奠定了基础。见下图。

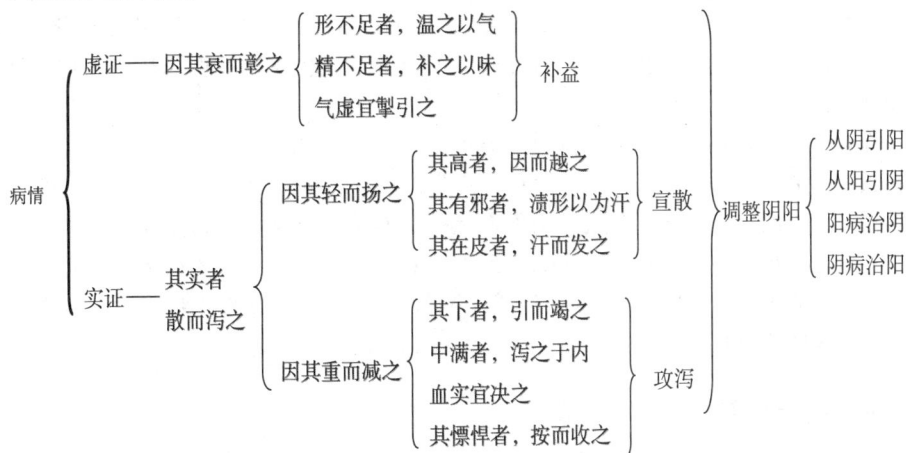

病情
├─ 虚证——因其衰而彰之
│   ├ 形不足者，温之以气
│   ├ 精不足者，补之以味 ┐ 补益
│   └ 气虚宜掣引之
│
└─ 实证——其实者
     散而泻之
     ├ 因其轻而扬之
     │   ├ 其高者，因而越之
     │   ├ 其有邪者，渍形以为汗 ┐ 宣散
     │   └ 其在皮者，汗而发之
     └ 因其重而减之
          ├ 其下者，引而竭之
          ├ 中满者，泻之于内
          ├ 血实宜决之 ┐ 攻泻
          └ 其慓悍者，按而收之

调整阴阳
├ 从阴引阳
├ 从阳引阴
├ 阳病治阴
└ 阴病治阳

四、素问·经脉别论

1. "勇者气行则已，怯者则着而为病"和"生病起于过用"的理论观点

【原文】勇者气行则已，怯者则着而为病也。

【解析】"勇者气行则已，怯者则着而为病"，强调体质是决定疾病是否发生的根本因素。勇怯指人的体质有强弱之异，体质强者不易发病，而体质弱者则易发生疾病。

【原文】生病起于过用。

【解析】疾病的发生是因"过用"，即超越了常度。包括四时之气太过、精神情志过用、饮食五味过用、劳逸过用及药物过用等。

2. "食气入胃，散精于肝……揆度以为常也。"

【原文】食气入胃，散精于肝，淫气于筋。食气入胃，浊气归心，淫精于脉。脉气流经，经气归于肺，肺朝百脉，输精于皮毛。<u>毛脉合精（2020）</u>，行气于府，府精神明，留于四藏，气归于权衡，权衡以平，<u>气口成寸，以决死生</u>。饮入于胃，游溢精气，上输于脾，脾气散精，上归于肺，通调水道，下输膀胱。水精四布，五经并行，<u>合于四时五藏阴阳，揆度以为常也</u>。

【解析】

谷食入胃后，其所化生的一部分精微物质输散到肝，滋养全身之筋膜，另一部分浓稠的精微物质，注入于心，流注于经脉，经脉气血在肺的作用下输送到全身血脉和皮毛，汇聚于经脉的气血流注于心、肝、脾、肾四脏。

水饮入胃，汲取精微，精气浮游盈溢，上输于脾，再由脾的运化，将精气输布到肺，经肺的宣发肃降，以三焦为通道，布达全身，其清者输布于全身脏腑、四肢百骸、肌肉皮毛；其浊者下达膀胱，如此将水精布散全身，流于五脏六腑。

"合于四时五藏阴阳，揆度以为常也"，即结合四时五脏阴阳的变化，综合分析水谷精气的生成输布和代谢。这是诊治水液代谢障碍所致疾病的基本原则。

"权衡以平，气口成寸，以决死生"，指出了诊寸口脉的重要性。

五、素问·太阴阳明论

1. "脾病而四肢不用"的机理及临床意义

【原文】帝曰：脾病而四支不用，何也？岐伯曰：四支皆禀气于胃，而不得至经，必因于脾，乃得禀也。今<u>脾病不能为胃行其津液</u>，四支不得禀水谷气，气日以衰，脉道不利，筋骨肌肉，皆无气以生，故不用焉。

【解析】脾胃经脉表里关系密切，在病理上也相互影响。"脾病而四肢不用"，指脾的运化功能失常，不能为胃行其津液，不能将通过胃腐熟消化而产生的水谷精气转输至四肢，以致四肢失于充养，日久痿而不用。因此，临床上可用健运脾胃的方法治疗四肢痿废不用的病证，如"治痿独取阳明"。

2. "脾者土也，治中央……不得独主于时也。"

【原文】脾者土也，治中央，常以四时长四藏，各十八日寄治，不得独主于时也。

【解析】"脾不主时"，并不是说脾与四时无关，而是时时相关，每个季节之末的十八日均由脾所主，只是不单独主某一时。另外，《内经》中关于脾与时令的关系还有一重要观点，即"脾主长夏"。这两种观点的角度不同，但基本精神一致，均在强调脾对维持全身脏腑功能活动以及生命健康的重要性。

六、灵枢·本神

1. 由心"任物"到智"处物"的思维过程

【原文】所以任物者谓之心，心有所忆谓之意，意之所存谓之志，因志而存变谓之思，因思而远慕谓之虑，因虑而处物谓之智。

2. "生之来谓之精……并精而出入者谓之魄。"

【原文】生之来谓之精，两精相搏谓之神，随神往来者谓之魂，并精而出入者谓之魄。

【解析】人体生命源于父母之精，两精相合形成新生命时即产生神。魂，指非本能性的较高级的精神意识思维活动，如人的情感、思维等。魄，指与生俱来的、本能的、较低级的精神意识活动，主要指人体本能的感觉和动作。张介宾对此有精辟阐述，指出："精对神而言，则神为阳而精为阴；魄对魂而言，则魂为阳而魄为阴。故魂则随神往来，魄则并精出入。"精神魂魄，四者并存并用，才是形神俱备的健康生命体。

七、素问·生气通天论

1. "阴者，藏精而起亟也；阳者，卫外而为固也。"

【原文】阴者，藏精而起亟也；阳者，卫外而为固也。

【解析】阴阳互根互制的关系。阴精和阳气的作用分别是"藏精"和"卫外"。阴藏精于内，不断地为阳气的功能活动提供物质基础；阳主卫外，固护并推动阴精的气化。与"阴在内，阳之守也；阳在外，阴之使也"观点一致。阴阳互用才能保持阴阳协调，维持正常生命活动。

八、素问·举痛论

1. "余知百病生于气也……思则气结。"

【原文】余知百病生于气也，怒则气上，喜则气缓，悲则气消，恐则气下，寒则气收，炅则气泄，惊则气乱，劳则气耗，思则气结。

九、素问·至真要大论

1. "诸风掉眩，皆属于肝……诸呕吐酸，暴注下迫，皆属于热。"

【原文】诸风掉眩，皆属于肝。诸寒收引，皆属于肾（2020）。诸气膹郁，皆属于肺。诸湿肿满，皆属于脾。诸热瞀瘛，皆属于火。诸痛痒疮，皆属于心（2020）。诸厥固泄，皆属于下。诸痿喘呕，皆属于上。诸禁鼓栗，如丧神守，皆属于火。诸痉项强，皆属于湿。诸逆冲上，皆属于火。诸胀腹大，皆属于热。诸躁狂越，皆属于火。诸暴强直，皆属于风。诸病有声，鼓之如鼓，皆属于热。诸病胕肿，疼酸惊骇，皆属于火。诸转反戾，水液浑浊，皆属于热。诸病水液，澄澈清冷，皆属于寒。诸呕吐酸，暴注下迫，皆属于热。

【解析】病机十九条。包括五脏病机、上下病机、六淫病机。对于此段原文应注意，一是利用相同的病机分析不同的症状，如属火的病机条文，虽病状表现不同，但机理相同，临床治疗应"异病同治"；二是取相似的症状推求不同的病机，如"诸风掉眩，皆属于肝""诸暴强直，皆属于风""诸转反戾，水液混浊，皆属于热"等，均有筋脉拘急、抽搐的症状表现，但病机却不同，临床治疗应"同病异治"。

2. "逆者正治，从者反治……必伏其所主，而先其所因。"

【原文】逆者正治，从者反治，从少从多，观其事也。帝曰：反治何谓？岐伯曰：热因热用，寒因寒用；塞因塞用，通因通用。必伏其所主，而先其所因；其始则同，其终则异；可使破积，可使溃坚，可使气和，可使必已。

【注释】

热因热用：指以热性药物治疗真寒假热之证，如用通脉四逆汤治疗脉微欲绝，其人面色赤之假热证。

寒因寒用：指以寒性药物治疗真热假寒之证，如用白虎汤治脉滑而厥之里热证。

塞因塞用：指用补益之法治疗正虚所致的胀满闭塞不通之证。前一"塞"字，指闭塞不通之证；后一"塞"字，指补益法。

通因通用：指用通利攻下之法治疗邪实于内的下利之证。前一"通"字，指邪实于内的泻利证；后一"通"字，指下法。

必伏其所主，而先其所因：若要抓住疾病的本质，必先求其病因。张介宾注："必伏其所主，制病之本也；先其所因者，求病之由也。"伏，降伏。主，本质、核心。

其始则同，其终则异：反治法的初始阶段，药性与假象相同。如以热药治假热，以寒药治假寒。治疗过程中，假象逐渐消失，真象显露，最终仍是药性与病性相反的治法。

【解析】①正治法：又称逆治法。逆疾病征象而治的方法，所用药物的药性与病性相反。适合于病邪轻浅、表里证候一致、病情单纯无假象的疾病。如寒者热之，热者寒之，坚者削之，客者除之，劳者温之，结者散之，留者攻之，燥者濡之，急者缓之，散者收之，损者温之，逸者行之，惊者平之等。②反治法：又称从治法。顺从疾病假象而治，所用药物的药性与疾病假象相一致。适合于病邪较重、病情复杂并出现假象的疾病。如热因热用、寒因寒用、塞因塞用、通因通用等。

十、灵枢·百病始生

1. "风雨寒热不得虚，邪不能独伤人……参以虚实，大病乃成。"

【原文】风雨寒热不得虚，邪不能独伤人。卒然逢疾风暴雨而不病者，盖无虚，故邪不能独伤人。此必因虚邪之风，与其身形，两虚相得，乃客其形。两实相逢，众人肉坚，其中于虚邪也，因于天时，与其身形，参以虚实，大病乃成。

【解析】风雨寒热等外邪，不遇到机体正气虚弱，是不能单独侵犯人体使人生病的。说明人体正气强弱是发病与否的关键。疾病的发生必须具备两个因素：一是内有人体正气虚弱，一是外有邪气侵袭。

十一、素问·热论

1. "治之各通其藏脉……可泄而已。"

【原文】治之各通其藏脉，病日衰已矣。其未满三日者，可汗而已；其满三日者，可泄而已。

【解析】外感热病，未满三日者，其邪尚在表，可用发汗的方法，祛除邪气，使病痊愈。已满三日者，其邪气已传入里，故可用泄法。

十二、素问·评热病论

1. "劳风法在肺下……伤肺则死也。"

【原文】劳风法在肺下，其为病也，使人强上冥视，唾出若涕，恶风而振寒，此为劳风之病。帝曰：治之奈何？岐伯曰：以救俯仰。巨阳引。精者三日，中年者五日，不精者七日。咳出青黄涕，其状如脓，大如弹丸，从口中若鼻中出，不出则伤肺，伤肺则死也。

【解析】劳风的病因为因劳而虚，因虚而受风，邪气化热壅肺；病机为太阳受风，卫阳郁遏，肺失清肃，痰热壅积。主要症状为恶风振寒，强上冥视，唾出若涕，甚则咳出青黄痰块。治疗宜利肺散邪以救俯仰，排出痰液以通气道；治则为针刺太阳以引经气。"不出则伤肺，伤肺则死也"，说明痰液阻塞、气道不通可导致窒息而死的危险。提示痰浊壅盛之证，要及时排痰祛邪，以使邪有出路，以免损伤脏气。

十三、素问·咳论

1. "五藏六腑皆令人咳"的理论及其临床意义
2. "肺之令人咳，何也？……乘冬则肾先受之。"

【原文】黄帝问曰：肺之令人咳，何也？岐伯对曰：五藏六府皆令人咳，非独肺也。帝曰：愿闻其状。岐伯曰：皮毛者，肺之合也，皮毛先受邪气，邪气以从其合也。其寒饮食入胃，从肺脉上至于肺，则肺寒，肺寒则外内合邪，因而客之，则为肺咳。五藏各以其时受病，非其时，各传以与之。人与天地相参，故五藏各以治时，感于寒则受病，微则为咳，甚者为泄为痛。乘秋则肺先受邪，乘春则肝先受之，乘夏则心先受之，乘至阴则脾先受之，乘冬则肾先受之。

【解析】"五藏六府皆令人咳，非独肺也"，从整体观出发，揭示了咳虽是肺的病变，但其他脏腑功能失常，也可影响到肺而发生咳嗽。说明咳不离乎肺，但不止于肺。在临床诊治时，也要考虑五脏六腑对肺的影响而调理五脏六腑的病变。

十四、素问·痹论

1. "凡痹之客五藏者……涩于小便，上为清涕。"

【原文】凡痹之客五藏者，肺痹者，烦满，喘而呕。心痹者，脉不通，烦则心下鼓，暴上气而喘，嗌干，善噫，厥气上则恐。肝痹者，夜卧则惊，多饮，数小便，上为引如怀。肾痹者，善胀，尻以代踵，脊以代头。脾痹者，四支解堕，发咳，呕汁，上为大塞。肠痹者，数饮而出不得，中气喘争，时发飧泄。胞痹者，少腹膀胱按之内痛，若沃以汤，涩于小便，上为清涕。

【解析】五脏痹的症状与五脏各脏功能及各脏经气失调有关。

十五、素问·痿论

1. "阳明者，五藏六府之海……故足痿不用也。"

【原文】阳明者，五藏六府之海，主润宗筋，宗筋主束骨而利机关也。冲脉者，经脉之海也，主渗灌溪谷，与阳明合于宗筋，阴阳揔宗筋之会，会于气街，而阳明为之长，皆属于带脉，而络于督脉。故阳明虚，则宗筋纵，带脉不引，故足痿不用也。

【解析】治痿独取阳明，突出了调治脾胃在痿证治疗中的重要性。①足阳明胃是五脏六腑之海，气血生化之源，若要筋骨皮肉恢复其正常的功能，就必须有充足的气血营养，所以从阳明调治。②人身阴阳诸经及冲脉皆会合于足阳明经之气街穴，并连属于带脉，故阳明为"十二经之长"，阳明虚则宗筋弛纵，带脉不能收引，故足痿不用，所以治疗阳明经，则阴阳诸经皆得以调治。③阳明气血充盛，诸筋得以濡养，则关节滑利，运动自如；若阳明虚，则宗筋不能束骨而滑利关节，发生肢体痿废不用的痿证。

十六、《素问·异法方宜论》

1. "医之治病也，一病而治各不同，皆愈，何也？……地势使然也。"

【原文】黄帝问曰：医之治病也，一病而治各不同，皆愈，何也？岐伯对曰：地势使然也。

【解析】同一种疾病，由于所处地域及气候不同，其治法也各有所异。

十七、素问·汤液醪醴论

1. "神不使"的含义及其临床意义

【原文】帝曰：形弊血尽而功不立者何？岐伯曰：神不使也。

【解析】神不使，神机丧失，则针药难以发挥作用。强调了病人的神气是治疗能否取效的关键，正如《灵枢·本神》："凡刺之法，先必本于神"。

2. "平治于权衡……五阳已布，疏涤五藏。"

【原文】平治于权衡，去宛陈莝，微动四极，温衣，缪刺其处，以复其形。开鬼门，洁净府，精以时服，五阳已布，疏涤五藏。

【解析】水肿的治则是"平治于权衡""去宛陈莝"，即平调阴阳，祛除水邪，体现了扶正祛邪的治疗原则。水肿的具体治法有四：一为"开鬼门，洁净府"，即发汗、利小便之法，以祛除水邪。二为"缪刺其处"，即用针刺之法使经络疏通以祛除水邪。三为"微动四极"，即轻微活动四肢，以疏通气血，振奋阳气。四为"温衣"，即添衣保暖，以保护阳气，有利于消散水饮之邪。

十八、素问·标本病传

1. "小大不利治其标；小大利治其本。"

【原文】小大不利治其标，小大利治其本。

【导学】凡病见大小便不通利者，当先治其标，即先通利大小便；大小便通利者，则可以治其本。体现了《内经》急则治标，缓则治本的治疗原则（2020）。

十九、灵枢·决气

1. "余闻人有精气津液血脉，余意以为一气耳……壅遏营气，令无所避？是谓脉。"

【原文】余闻人有精、气、津、液、血、脉，余意以为一气耳，今乃辨为六名，余不知其所以然。岐伯曰：两神相搏，合而成形，常先身生，是谓精。何谓气？岐伯曰：上焦开发，宣五谷味，熏肤，充身，泽毛，若雾露之溉，是谓气。何谓津？岐伯曰：腠理发泄，汗出溱溱，是谓津。何谓液？岐伯曰：谷入气满，淖泽注于骨，骨属屈伸，泄泽补益脑髓，皮肤润泽，是谓液。何谓血？岐伯曰：中焦受气取汁，变化而赤，是谓血。何谓脉？岐伯曰：壅遏营气，令无所避，是谓脉。

【解析】六气源于先天，又赖后天水谷精微不断充养。由于六气的性质及分布不同，故其作用及名称亦不相同。精，禀受于父母，是构成生命的原始物质，是生殖功能的物质基础。气，是通过上焦的宣发功能布散至全身的精微物质，具有充养形体、温煦肌肤和润养毛腠的作用。津，是水谷精微中的清稀部分，具有滋润肌肤，化生汗液的作用。液，是水谷精微中的浓稠部分，流入骨，具有充养骨髓、补益脑髓、利滑关节、润泽肌肤等作用。血，是饮食水谷精微通过脾胃的运化和心肺的共同气化，变化而成的赤色液体，具有营养全身的作用。脉，是营血运行的道路，能约束营血运行于脉中。

2. "精脱者，耳聋……其脉空虚，此其候也。"

【原文】精脱者，耳聋；气脱者，目不明；津脱者，腠理开，汗大泄；液脱者，骨属屈伸不利，色夭，脑髓消，胫酸，耳数鸣；血脱者，色白，夭然不泽，其脉空虚，此其候也。

【解析】指出了六气耗脱的证候特点。

第二单元　伤寒论

☆ 重点提示

《伤寒论》主要涉及"六经辨证"理论。辨太阳病脉证并治是本单元的重点内容，考生需重点掌握其病机、证候特点及其治法方药。

——— 考点集合 ———

一、辨太阳病脉证并治

1. "太阳之为病，脉浮，头项强痛而恶寒。"（1 条）

【原文】<u>太阳之为病，脉浮，头项强痛而恶寒</u>。（1 条）

【解析】本条为太阳病辨证纲要。太阳主表，统营卫。外邪侵袭太阳，卫阳抗邪于外，脉象应之而浮。邪气侵犯太阳，致太阳经气不利，故头项强痛。风寒袭表，卫阳被遏，导致恶风寒。因脉浮与恶寒代表卫阳抗邪于外，营卫失调的基本病理改变，故作为太阳病的提纲证，太阳病以主脉主证为提纲。本条作为太阳病提纲条文，只提恶寒，不提发热。因外感病初起，在风寒束表之时，卫阳被遏，失于温煦，即见恶寒，卫阳奋起抗邪，正邪相争才有发热。一般恶寒的症状起病即有，而发热往往出现较迟，因卫阳被风寒所闭郁，未能及时达表抗邪，只有卫阳闭郁到一定程度，起而抗邪，才见发热。

2. "太阳中风，阳浮而阴弱……桂枝汤主之。"（12 条）

【原文】太阳中风，阳浮而阴弱，阳浮者，热自发，阴弱者，汗自出，啬啬恶寒，淅淅恶风，翕翕发热，鼻鸣干呕者，桂枝汤主之。（12 条）

【解析】本条论述太阳中风证的病机、证候特点及其治法方药。阳浮而阴弱，既言脉象，又代表营卫不和的病机。所谓"阳浮"，是卫阳与风寒之邪抗争于表而见发热恶寒，脉浮等卫阳浮盛于表的症状。"阴弱"，是因阳浮于外，营阴不能自守而外泄，营阴相对不足。阳浮而阴弱，揭示营卫不和的病理机制。太阳经受邪，卫阳与邪抗争则发热，风寒袭表，卫阳被遏导致恶风寒，肺外应皮毛，邪客于表，肺气不利则鼻鸣，影响胃失和降则干呕。在《伤寒论》中桂枝汤可以用于治疗风寒表虚证，除具有头痛、发热、恶风寒等表证症状外，审证要点是自汗出，脉浮弱；还可以用来治疗没有表证，病人经常自汗出，或时发热自汗出。两者尽管有外感内伤之异，但病机都属于营卫不和，故都用桂枝汤以调和营卫。汤中桂枝与芍药配伍比例是1∶1的剂量。发汗之中寓以敛汗。服桂枝汤的调护方法：①药后啜粥；②温覆微汗；③中病即止；④不效继进；⑤服药食忌。

3. "太阳病，桂枝证，医反下之……葛根黄芩黄连汤主之。"（34 条）

【原文】<u>太阳病，桂枝证，医反下之，利遂不止，脉促者，表未解也；喘而汗出者，葛根黄芩黄连汤主之（2020）</u>。（34 条）

【解析】本条为太阳病误下，表邪不解，邪气内迫大肠，因而肠热下利。导致热利的证治。太阳病桂枝证，不发汗反误下，表邪不解，内迫大肠。脉促者，指脉来急促，代表误治之后，正阳未伤，抗邪有力，且表证仍在。治疗用葛根黄芩黄连汤清热止利，兼以解表。

4. "太阳病，头痛发热……无汗而喘者，麻黄汤主之。"（35 条）

【原文】太阳病，头痛发热，身疼腰痛，骨节疼痛，恶风，无汗而喘者，麻黄汤主之。

（35 条）

【解析】本条论述太阳伤寒证证治。本条应与1、3 条原文合参。应有恶寒无汗，身疼痛，脉浮紧等症。由于风寒外束，太阳经气郁滞，气血运行不畅，故身疼、腰痛、周身骨节疼痛、头项强痛，以紧束痛为特点。卫阳郁遏故恶寒，卫阳与外邪抗争则发热，肺合皮毛，肌表闭塞，则肺气不宣，故无汗而喘。治疗用麻黄汤辛温峻汗解表，宣肺平喘。本方麻黄配桂枝，发汗力强，杏仁宣肺，助麻黄开腠解表，且能止咳平喘。炙甘草补中益气，调和诸药，适用于腠理闭塞，无汗出的伤寒表实证。本条明述无汗是太阳伤寒证的重要特点，以资与太阳中风证相区别。"无汗而喘"是两个相互关联的症状，有三层意义：①病机为风寒外束，皮毛敛缩闭塞，肺气上逆；②治疗重在"解表发汗"，恢复肺的宣降，则喘可平；③用于鉴别，63 条麻杏甘石汤证是汗出而喘；34 条葛根芩连汤证是喘而汗出；而本条麻黄汤证是无汗而喘。

桂枝汤证与麻黄汤证的证治异同：两者均有发热，恶风寒，头痛，脉浮，均为风寒袭表，营卫受病，正气抗邪，正邪相争于表。治疗皆用辛温解表之法，都用桂枝、甘草以宣通卫阳。不同：桂枝汤证以自汗出、脉浮缓为特征，恶寒相对较轻，是风寒外袭，卫强营弱所致；麻黄汤证以无汗，脉浮紧为特征，可有咳喘，身疼痛，乃风寒外束，卫遏营郁所治，并有肺气失宣。

5. "伤寒表不解，心下有水气……或喘者，小青龙汤主之。"（40 条）

【原文】<u>伤寒表不解，心下有水气</u>，干呕发热而咳，或渴，或利，或噎，或小便不利、少腹满，或喘者，小青龙汤主之。（40 条）

【解析】

本条论述外感风寒，内兼水饮的证治。恶寒发热，头痛无汗为风寒外束之表实证，病人素有水饮内停，又与风寒相搏，风寒壅肺，肺失清肃，则咳嗽喘息，咯痰色白质清稀。水饮之邪变动不居，可随三焦气机升降出入，故可见或然症：水饮犯胃则干呕，下趋肠道则下利，蓄于下焦，气化失权则小便不利，少腹满；壅塞于上，阻碍气机则有噎塞感。水气犯肺则喘。水饮证一般口不渴，但如果饮阻气机，气不化津，亦可见口渴。如服药后口渴，则是温阳化饮，寒去欲解之兆。

大青龙汤证与小青龙汤的鉴别：大青龙汤证属表寒里热，证见脉浮紧，发热恶寒，身疼痛，不汗出而烦躁；小青龙汤证属表寒里饮，证见干呕，发热而咳，或渴，或利，或噎，或小便不利，少腹满，或喘。

太阳病有麻黄汤证、小青龙汤证、桂枝加厚朴杏子汤证、麻杏甘石汤证、葛根黄芩黄连汤证五个喘证：①麻黄汤证是无汗而喘，乃风寒束表，肺气闭郁所致，伴有恶寒发热、头项强痛，脉浮紧等表寒实见症，治以辛温解表，宣肺平喘；②小青龙汤证是咳而微喘，咳吐白色清稀痰涎量多，伴见发热恶寒等表实证候，为风寒外束，饮停心下，饮邪射肺所致，治以辛温解表，温阳化饮；③桂枝加厚朴杏子汤证是宿喘被风寒之邪诱发，见汗出，喘咳，发热恶寒，脉浮缓，为营卫不和，肺寒气逆所致，治以解肌和营，降气平喘；④麻杏甘石汤证是汗出而喘，咳吐黄稠痰，伴高热，口渴，苔黄，脉数等肺热症状，为热邪壅肺，肺热气逆致喘，治以清宣肺热平喘；⑤葛根黄芩黄连汤是喘而汗出，下利臭秽，灼肛，乃太阳表寒化热，下迫阳明肠道，里热气逆而致喘，治以苦寒清热，坚阴止利。

6. "太阳病，发汗后，大汗出，胃中干……五苓散主之。"（71 条）

【原文】太阳病，发汗后，大汗出，胃中干，烦躁不得眠，<u>欲得饮水者，少少与饮之，令胃气和则愈</u>；若脉浮，小便不利，微热消渴者，五苓散主之。（71 条）

【解析】本条论述太阳之腑膀胱受邪，气化不利的证治。太阳病发汗太过，损伤津液，如果表证已解，只是大汗伤津致口渴，必伴胃津不足之烦躁，失眠，治疗只需少量多次饮水，使津复胃和自愈；如表证不解，表邪内传膀胱，致膀胱气化不利，水津不布，津不上承之口渴，必伴见小便不利，脉浮发热等症，治以五苓散化气利水，兼以解表。

五苓散证与小青龙汤证的鉴别：五苓散证与小青龙汤证均属外有表寒、内有水饮为病的表里同病之证。均有口渴或不渴，小便不利，治疗均用表里双解之法。但两证水停部位不同，小青龙汤证水饮停在上焦，以喘咳，咯吐白色清稀痰涎为主症，治以温肺化饮，而五苓散证水蓄下焦，以小便不利，少腹满为主症，治以通阳化气利水。

7．"伤寒五六日，中风，往来寒热……身有微热，或咳者，小柴胡汤主之。"（96 条）

【原文】<u>伤寒五六日，中风，往来寒热，胸胁苦满，嘿嘿不欲饮食，心烦喜呕，或胸中烦而不呕，或渴，或腹中痛，或胁下痞硬，或心下悸，小便不利，或不渴，身有微热，或咳者，小柴胡汤主之（2020）</u>。（96 条）

【解析】本条论述少阳病邪在半表半里的证治。本条小柴胡汤证是由太阳转变而来。由于邪正分争在半表半里，正胜则热，邪盛则寒，所以发热恶寒交替出现；邪郁少阳，经气壅滞，故胸胁苦满；邪热郁阻胸中，气机不宣，影响于胃，故嘿嘿不欲饮食；热郁则烦，胃逆则呕，故心烦喜呕。此为小柴胡汤证的四个主症，简称柴胡四症，是因邪入少阳，枢机不利，胆火上炎，正邪分争于半表半里，影响脾胃功能而致。可见多个或然症：或胸中烦而不呕，渴，腹中痛，胁下痞硬，心下悸、小便不利，不渴、身有微热，咳，皆由少阳枢机不利，波及其他脏腑所致，应以小柴胡汤随证加减。

8．"伤寒二三日，心中悸而烦者，小建中汤主之。"（102 条）

【原文】伤寒二三日，心中悸而烦者，小建中汤主之。（102 条）

【解析】本条论述里虚伤寒，心悸而烦的证治。伤寒二三日，起病之初，且未经误治就见心悸而烦，说明病人属心脾不足，气血双亏之体，兼有外感。因气血不足，心神失养，故心悸、心烦。以小建中汤治疗，体现了中医培土生金的治疗原则。

9．"小结胸病，正在心下，按之则痛，脉浮滑者，小陷胸汤主之。"（138 条）

【原文】小结胸病，正在心下，按之则痛，脉浮滑者，小陷胸汤主之。（138 条）

【解析】本条论述小结胸证的证治，小结胸证的病位较小，正在心下，且病势较缓，病情较轻，按之则痛，与按之石硬的大结胸不同。脉象浮滑，是痰与热结较浅，用小陷胸汤清热开结化痰。

10．"伤寒汗出解之后，胃中不和……生姜泻心汤主之。"（157 条）

【原文】伤寒汗出解之后，胃中不和，<u>心下痞硬，干噫食臭</u>，胁下有水气，腹中雷鸣，下利者，生姜泻心汤主之。（157 条）

【解析】本条论述胃虚不化，水气致痞的证治。伤寒解后，因汗不得法，损伤脾胃之气，致邪气内陷，寒热错杂中焦，气机痞塞，升降失司，致心下痞硬。脾胃气虚不运，水气流于胁下，故谓其病机为胁下有水气。脾胃气虚，不能运化，食物内停，则干噫食臭，水渗肠间，中虚气逆则肠鸣有声，下利。治以生姜泻心汤以散水止利，和胃消痞。

寒热错杂三泻心汤证的鉴别：三泻心汤证均以心下痞，呕逆，下利，肠鸣为主症，其病机均有中虚寒热错杂，胃气壅滞，其治疗均用辛开苦泄，甘温益气之法，选药以半夏泻心汤为基础方。不同：半夏泻心汤证主症呕逆更明显，病机重心在升降失常，故治疗重在和胃降逆，以半夏为君；生姜泻心汤证主症有干噫食臭，其病机兼有水食停滞，治疗兼以和胃散水，在半夏泻心汤基础上加生姜四两为君，减干姜为一两，宣散水气，和胃降逆；甘草泻心汤证主症为痞利俱甚，干呕心烦不安症状明显，病机以胃气重虚为主，中气不足尤为明显，治疗重在益胃缓中，故在半夏泻心汤的基础上将炙甘草量至四两为君，加强补虚和中。

11．"伤寒发汗，若吐若下，解后心下痞硬，噫气不除者，旋覆代赭汤主之。"（161 条）

【原文】伤寒发汗，若吐若下，解后心下痞硬，噫气不除者，旋覆代赭汤主之。（161 条）

【解析】本条论述胃虚痰阻气逆致痞的证治。伤寒发汗，若吐若下，解后，脾胃之气已伤，中虚不运，痰气交阻，升降失常则心下痞硬。痰阻气滞，胃失和降，噫气频作。此噫气不除，是指噫气频作，持续不断，而心下痞硬不能因之稍减，与生姜泻心汤证干噫食臭显然不同，故治以旋覆代赭汤。

旋覆代赭汤证与生姜泻心汤证的鉴别：两者均有心下痞硬、噫气，但旋覆代赭汤证噫气不带食臭，无下利证候，是胃虚痰聚，虚气上逆所致，治疗重在降逆化痰，和胃镇肝；生姜泻心汤证以干噫食臭，肠鸣下利为主症，是胃虚食滞，水气不利所至，治疗重在和胃消痞，辛散水气。

12．"伤寒若吐、若下后，七八日不解……欲饮水数升者，白虎加人参汤主之。"（168 条）

【原文】伤寒若吐若下后，七八日不解，热结在里，表里俱热，时时恶风，大渴，舌上干燥而烦，欲饮水数升者，白虎加人参汤主之。（168 条）

【解析】本条论述阳明邪热炽盛，津气两伤证证治。伤寒病在表，误吐误下后，津液被夺，七八日后化热入里，转为热聚于里证。热盛于里，向外蒸腾，所以表里俱热；热邪迫津外泄，故见汗出；汗出津伤，胃中干燥，故见大渴，舌上干燥而烦；欲饮水数升，可见热邪伤津已达极点。此为阳明热盛，津气两伤证，治疗用白虎加人参汤清泄里热，兼益气津。

白虎汤证与白虎加人参汤证的鉴别：关键在脉象，白虎汤证脉洪大有力，白虎加人参汤证脉洪而芤。白虎汤与白虎加人参汤都用于治疗阳明经热证，其病机均有阳明燥热炽盛，邪热弥漫内外，证候皆有身热，汗出，烦躁，口渴，脉洪大，治疗均用辛寒清热之法。所不同的是津气损伤的程度有轻重，白虎汤里热炽盛初起，津气耗伤尚轻，因此渴饮不是太甚，脉洪大，且无时时恶风，背微恶寒等阳气不达于背的症状，故治法单纯清热祛邪，不必益气津以扶正，故不用人参；而白虎加人参汤证耗气伤津与里热炽盛皆重，渴饮尤甚，已是口大渴，欲饮水数升，脉洪而芤，治疗必须攻补兼施，故在清热的同时益气生津，以扶正祛邪。

13．"伤寒脉结代，心动悸，炙甘草汤主之。"（177 条）

【原文】伤寒脉结代，心动悸，炙甘草汤主之（2020）。（177 条）

【解析】本条论述心阴阳两虚证证治。首言伤寒，是说表证导致心阴阳两亏，而表邪已解。心阴虚则心失所养，心阳虚则鼓动无力，心阴阳两虚，心失所养则病人自觉心动悸。心主血脉，心阴阳两虚，脉气不得接续则脉结代。治疗用炙甘草汤滋阴养血，通阳益气复脉。方中重用炙甘草为君，补中益气，建气血阴阳生化之源。

二、辨阳明病脉证并治

1．"阳明之为病，胃家实是也。"（180 条）

【原文】阳明之为病，胃家实是也。（180 条）

【解析】本条为阳明病辨证纲要。阳明病以病机为提纲。胃家包括胃与大小肠。胃家实是阳明病胃肠燥热亢盛，正气抗邪有力的病理概括。胃为水谷之海，邪热入胃，如系无形燥热之邪，弥漫全身，可表现为无形大热的阳明经热证；若燥热之邪入胃与糟粕结实于肠间，致肠道有形燥屎阻结，则成不大便的阳明腑实证。不论阳明经证，还是阳明腑证，均符合阳明胃肠邪热猖盛，正阳亢旺这一基本病机，故阳明病以病机为提纲。

2．"阳明病，发热汗出者……身必发黄，茵陈蒿汤主之。"（236 条）

【原文】阳明病，发热汗出者，此为热越，不能发黄也。但头汗出，身无汗，剂颈而还，小便不利，渴引水浆者，此为瘀热在里，身必发黄，茵陈蒿汤主之（2020）。（236 条）

【解析】此条论述阳明湿热黄疸，兼腑气壅滞证发黄机理及证治。阳明病发热汗出，此为热越（热随汗泄），不能发黄，如果阳明汗出不畅，热不得外越，仅见头汗出，至颈而止，则是热郁于里而熏蒸于上，小便不利，湿邪内郁不得下泄，湿热熏蒸肝胆，胆汁外溢身必发黄，热盛津伤则渴饮水浆，益助其湿，可用茵陈蒿汤治疗。茵陈蒿汤证的辨证要点：身黄如橘子色，腹微满，大便不畅或秘结，头汗出，至颈而止，小便不利。

阳明湿热发黄三汤证的鉴别：此三方证均因湿热内郁肝胆疏泄失常，胆汁外溢所致，均属阳黄，见身黄，目黄，小便黄，黄色鲜明，汗出不畅，小便不利等主症。治疗均用清热利湿之法。不同：茵陈蒿汤证兼有腑气壅滞，病势偏里，故症见腹微满，大便不畅或秘结，治疗用大黄攻逐瘀滞，茵陈、栀子清利湿热；栀子柏皮汤证不偏表亦不偏里，以湿热弥漫三焦，热盛为主，故症见心中懊侬，发热，舌红较明显，治疗重在苦寒清热，故用栀子配黄柏、炙甘草，加强清泄湿热之功；麻黄连翘赤小豆汤证外兼表邪郁遏，病势偏表，症见发热恶寒，身痒等，治疗用麻黄、杏仁、连翘、生姜等药宣散表邪，用赤小豆、生梓白皮、甘草等清利湿热。

阳明湿热发黄与寒湿发黄的鉴别：湿热发黄称阳黄，多因湿热郁遏于中，病属阳明，症见黄色鲜明如橘子色，可选茵陈蒿汤、栀子柏皮汤或麻黄连翘赤小豆汤治疗；寒湿发黄称阴黄，多因脾寒湿滞所致，病属太阴，症见黄色晦暗，可选用茵陈四逆汤、茵陈五苓散。

3. "三阳合病，腹满身重，难以转侧……白虎汤主之。"（219条）

【原文】三阳合病，腹满身重，难以转侧，口不仁，面垢，谵语遗尿。发汗则谵语，下之则额上生汗，手足逆冷。若自汗出者，白虎汤主之（2020）。（219条）

【解析】

本条论述白虎汤证重证的证治及治禁。其起病即三阳合病，即太阳、阳明、少阳三经病的证候同时出现。随之病邪入里化热，而成阳明里热独盛之证。由于邪热内盛，热郁气滞，故腹满，热盛耗气则身重，难以转侧；胃热炽盛，灼伤津液，故口不仁，面垢；热扰神明，故谵语；热迫膀胱，故遗尿；此热邪充斥上下内外，逼迫津液外泄而见自汗。应独清阳明之热，用辛凉清热重剂白虎汤治疗。若妄行发汗，则津液外泄，里热愈炽，谵语愈甚。若误下之，则阴竭而阳无所附，故额上汗出，手足逆冷。虽曰"三阳合病"，但其病机重心在阳明。阳明经无形邪热炽盛，气滞于腹而腹满，热灼津液则口不仁，热邪循经上蒸则面垢，热扰神明则谵语，热迫津泄则自汗出，热甚则神昏遗尿，故可见以阳明经证候为主，波及太阳、少阳，是由于无形燥热弥漫内外所致，太阳、少阳之热已转入阳明，故不必三阳同治，只清阳明即可。

阳明热证的治疗禁忌及误用所致变证：①禁发汗，如果误用则津液被劫，里热愈炽，可导致烦躁，心愦愦和谵语等变证；②禁温针，如用则是以火助热，津血耗伤，会导致火逆变证；③禁攻下，误攻损伤胃气，使邪热内陷胸膈可导致虚烦证；④禁利小便，用则津液更加耗竭，有亡脱的危险。

4. "阳明病，脉迟，虽汗出不恶寒者，其身必重……微和胃气，勿令至大泄下。"（208条）

【原文】阳明病，脉迟，虽汗出不恶寒者，其身必重，短气，腹满而喘，有潮热者，此外欲解，可攻里也。手足濈然汗出者，此大便已硬也，大承气汤主之；若汗多，微发热恶寒者，外未解也，其热不潮，未可与承气汤；若腹大满不通者，可与小承气汤，微和胃气，勿令至大泄下。（208条）

【解析】

本条论述阳明病可攻与不可攻及大、小承气汤的证治与用法，阳明病脉迟，是由于腑实结滞，腑气不通，气血运行受阻，脉道不利。其证汗出不恶寒，说明外邪已解；身重，短气，腹满而喘，有潮热，手足濈然汗出，均为大承气汤证，说明里热炽盛，腑气不通，燥屎已成，治当用大承气汤攻下里实；若汗多，有发热恶寒的表证，更无潮热，则知腑实未成，不可攻下；若表证已解，腹胀满显著者，说明腑气壅滞而有实邪，但未至燥坚的程度，故宜用小承气汤破滞除满通便。

三承气汤证的鉴别：三承气汤证均属阳明腑实证。不同：①调胃承气汤可用于太阳变证和阳明腑实证，其病机特点是燥热初结于胃肠，痞满不甚。此时邪热尚能由里透表，故可见蒸蒸发热，汗出，口渴，心烦，甚则谵语，腹胀满，不大便，舌红苔黄燥，脉滑数或沉实。②小承气汤用于治疗阳明腑实证和厥阴热利，其病机特点是痞满较甚，而燥热实邪结聚较轻，症状以腹胀为主，大便硬结不通，小便次数增加，舌红，苔黄厚而干，脉滑数或数等。③大承气汤用于阳明腑实证和少阴水竭土燥证，其病机特点是阳明燥热实邪严重内阻，痞满亦甚，腑气不通，症状表现有潮热，谵语，手足濈然汗出，心烦不解，甚或谵妄，喘不得卧，目中不了了，睛不和，循衣摸床，惕而不安，大便燥结或热结旁流，腹胀满痛或绕脐痛，舌红，苔老黄焦燥起刺，脉沉实有力。

三、辨少阳病脉证并治

1. "少阳之为病，口苦，咽干，目眩也。"（263 条）

【原文】少阳之为病，口苦，咽干，目眩也。（263 条）

【解析】本条为少阳病辨证纲要。病入少阳，邪在半表半里，导致少阳枢机不利，胆主枢机内寓相火，胆火内郁，热必上炎，故口苦，灼伤津液，走窜空窍，故见咽干。手足少阳之脉起于目锐眦，且胆与肝合，肝开窍于目，胆火上炎，清窍不利，故头昏目眩。

四、辨太阴病脉证并治

1. "太阴之为病，腹满而吐……若下之，必胸下结硬。"（273 条）

【原文】太阴之为病，腹满而吐，食不下，自利益甚，时腹自痛。若下之，必胸下结硬。（273 条）

【解析】本条为太阴病辨证纲要。太阴病主要病机是脾阳亏虚，寒湿内盛。脾主运化，脾虚邪入，则运化无权，故太阴病多见腹满，《内经》有"诸湿肿满，皆属于脾"，腹满是太阴受病必见的主症；脾胃互为表里，脾不升清，胃气上逆则呕吐，脾失健运，故食不下。脾主大腹，由于太阴虚寒，寒湿下注必自下利，下利进一步损伤脾阳，致脾虚气陷，寒湿下渗日益严重，故自利益甚。腹满时痛是脾虚不运，寒湿凝滞，阳气不通所致。因其脾阳有自复之时，故腹满，疼痛时作时止，这是太阴病的特征。故其治法当以温运为主。若误用下法，则中焦愈虚，寒湿不化，结于胸下，必胸下结硬。

2. "自利不渴者，属太阴，以其藏有寒故也，当温之，宜服四逆辈。"（277 条）

【原文】自利不渴者，属太阴，以其藏有寒故也，当温之，宜服四逆辈。（277 条）

【解析】本条论述太阴虚寒下利的主证、病机及治则。本条既云属太阴，当包括 273 条提纲条文的证候：腹满而吐，食不下，时腹自痛等。自利不渴，是脾阳亏虚，寒湿内盛。故曰"属太阴"，治疗当用理中、四逆辈，温补为主。

五、辨少阴病脉证并治

1. "少阴之为病，脉微细，但欲寐也。"（281 条）

【原文】少阴之为病，脉微细，但欲寐也。（281 条）

【解析】本条为少阴病辨证纲要。少阴包括心肾两脏。少阴为病，心肾亏虚，全身阴阳气血不足。脉微是阳气虚鼓动无力，脉细是阴血虚不能充盈脉道。故脉微细提示阴阳两虚，心肾不足。心阴阳亏虚，神衰不振则精神萎靡，肾阴阳亏虚则体力疲惫，致似睡而非睡状态。但欲寐反映心肾俱虚，以阳虚为重。本条脉微细，但欲寐，反映了少阴病全身阴阳气血不足的本质，见此两个症状，便可诊断为少阴病，故作为少阴病证的辨证纲要。

少阴病本证有寒化证和热化证之分。少阴心肾阳虚，阴寒内盛，可以表现出脉微细，但欲寐，吐利、心烦，四逆等阳虚症状，且以自利而渴为其特征，乃阳虚不能化气生津所致。少阴心肾阴亏，阴虚生内热，可出现心烦，不寐，口渴等证候，无论寒化还是热化，其全身阴阳气血不足本质一致，故 281 条作为少阴病提纲证，能够涵盖少阴寒化证及少阴热化证。

2. "少阴病，始得之……麻黄细辛附子汤主之。"（301 条）

【原文】少阴病，始得之，反发热，脉沉者，麻黄细辛附子汤主之。（301 条）

【解析】本条论述少阴与太阳两感寒邪病势急的证治。本证的形成，是素体肾阳亏虚，感受风寒，致太阳、少阴同病。病人发热，恶寒，头痛，无汗，属表实证，本应脉象浮，现反沉，有肢冷畏寒感，是少阴阳气亏虚，无力浮出于表所致。因无下利清谷，知少阴阳虚不甚，故用麻黄细辛附子汤温阳发汗，表里双解。

少阴寒化证，应无热恶寒，脉微细，但欲寐，现反发热，且发热恶寒并见，可见发热乃太阳受邪，正气与邪抗争故见发热。可见阳虚不甚，尚有一定的力量能够抗邪于外，其病位重心尚且在表，故为表里同病，不是单纯少阴病。

3. "少阴病，得之二三日以上……黄连阿胶汤主之。"（303 条）

【原文】少阴病，得之二三日以上，心中烦，不得卧，黄连阿胶汤主之。（303 条）

【解析】本条论心肾不交失眠的证治。素体阴虚之人，感受外邪，二三日后邪气因阴亏化热，阴虚火旺，形成少阴热化证。肾阴不足，不能上济心阴，心火亢盛于上，故见心中烦、不得卧等证，治疗用黄连阿胶汤，滋阴清火，交通心肾。

黄连阿胶汤证既有肾阴亏虚，又有心火亢旺。本虚表实，然以心火亢旺为主。因此用黄连、黄芩直折心火，以除炎上之热；芍药配芩连，酸苦涌泻而清火，故"邪少虚多者不得用黄连阿胶汤"。黄连阿胶汤以黄连、黄芩清心火、除烦热，即所谓泻南方，芍药、阿胶滋肾阴、填精血，即所谓补北方，体现了中医学中的泻南补北之法。

4. "少阴病，二三日不已……或呕者，真武汤主之。"（316 条）

【原文】少阴病，二三日不已，至四五日，腹痛，小便不利，四肢沉重疼痛，自下利者，此为有水气。其人或咳，或小便利，或下利，或呕者，真武汤主之。（316 条）

【解析】本条论述少阴病阳虚水停的证治。少阴病二三日不愈，至四五日邪已入里，阳虚寒凝而见腹痛；肾阳虚不能化气利水则小便不利；水气浸渍外溢，则四肢沉重疼痛；水气下注于肠则自下利。此为肾阳衰微，致水寒之气浸淫内外。此皆由阳虚不能化气所致。由于水饮之邪变动不居，故可见上逆犯肺则咳，犯胃则呕吐，水气下趋则下利，下焦虚寒不能制水则小便清长等，可用真武汤温阳化气利水。

5. "少阴病，下利清谷……通脉四逆汤主之。"（317 条）

【原文】少阴病，下利清谷，里寒外热，手足厥逆，脉微欲绝，身反不恶寒，其人面色赤，或腹痛，或干呕，或咽痛，或利止脉不出者，通脉四逆汤主之。（317 条）

【解析】本条论述少阴阳衰阴盛，虚阳外越证治。少阴病下利清谷，手足厥逆，脉微欲绝是脾肾阳衰，不能运化水谷。其人面色赤是阴寒内盛，戴阳于上，身反不恶寒，为在内之阴寒逼迫虚阳外越，导致外有假热之象，已成阴阳格拒之势，阳衰阴盛，鼓动无力则脉微欲绝。阳危阴盛可见许多或然症：肾阳亏虚，寒凝气滞则腹痛，阴寒上逆则干呕，虚阳上越则咽痛，阴阳衰竭，气血大亏，下无可下则利止脉不出。病机为阴盛于内，格阳于外，治疗用通脉四逆汤破阴回阳，通达内外。

6. "少阴病，四逆……或泄利下重者，四逆散主之。"（318 条）

【原文】少阴病，四逆，其人或咳，或悸，或小便不利，或腹中痛，或泄利下重者，四逆散主之。（318 条）

【解析】本条论述阳郁致厥证治。少阴病四逆，大多是阳虚所致，而 318 条所述为气机阻滞，阳气郁遏于里，不能透达四肢导致手足冷。因人体气机升降出入失常，可致许多或然症。如心胸阳气失于宣通则咳，或悸；气郁水道失于通调则小便不利；气机不畅，木横乘土则腹中痛；肝气郁结，气机不畅则泄利下重。本病病机关键在于气滞阳郁，故用四逆散舒畅气机，透达郁阳。

四逆汤证与四逆散证的鉴别：均可见四逆。四逆汤证以阳衰阴盛为主，四逆乃阳气衰微不温四末，可见脉微细，但欲寐，下利清谷，手足厥逆的症状，用回阳救逆之法，用干姜、附子、炙甘草治疗。四逆散证因阳气郁遏于里，不能透达四肢导致手足冷。临床表现为手足厥冷程度轻，脘腹胸胁胀闷疼痛，泄利下重，或兼咳嗽，心悸，小便不利，舌苔少或薄而不腻，脉弦。用舒畅气机，透达郁阳之法。药用柴胡、枳壳、芍药、炙甘草。

六、辨厥阴病脉证并治

1. "厥阴之为病，消渴……下之利不止。"（326 条）

【原文】厥阴之为病，消渴，气上撞心，心中疼热，饥而不欲食，食则吐蛔，下之利不止。（326 条）

【解析】本条为厥阴病的辨证纲要。"消渴"指口渴饮水不能解渴，非消渴病。其症状与五苓散证的消渴相同，但机理不同，乃厥阴风木之气化火（少阳相火），风火相煽，消灼津液所致。因肝脉夹冲脉上行，脉连心包，故气上撞心，心中疼热。胃中有热则消谷易饥；肝邪乘胃，胃寒气逆，故虽饥却不欲食；若胃寒，蛔闻食臭出，则吐蛔。以上诸证，总为寒热夹杂，治疗当清上温下，寒温并用。厥阴正气已虚，一般不可单纯攻下，否则脾虚寒益甚，出现下利不止等症。

2. "手足厥寒，脉细欲绝者，当归四逆汤主之。"（351 条）

【原文】手足厥寒，脉细欲绝者，当归四逆汤主之。（351 条）

【解析】本条论述血虚寒凝致厥的证治。素体血虚，复因寒凝肝脉，阳气不达四肢，致手足厥寒，脉为血之府，血虚脉道不充则脉细，寒凝经脉则脉涩不利，故脉细欲绝。此证辨证要点为脉细欲绝。病机关键为血虚寒凝经脉。治疗用当归四逆汤养血通经，温经散寒。

《伤寒论》中的厥证：①热厥，以四肢虽厥，胸腹灼热为特点，治疗用白虎汤或承气汤；寒厥以下利清谷，厥逆，脉微欲绝为特点，治疗用四逆汤；②痰厥，以气上冲喉咽不得息为特点，治疗用瓜蒂散；③水厥，以厥而心下悸为特点，治疗用茯苓甘草汤；④血厥，以手足厥寒，脉细欲绝为特点，治疗用当归四逆汤；⑤蛔厥，以时烦时静，有吐蛔史为特点，治疗用乌梅丸；⑥气厥，以指头寒，下利后重为特点，治疗用四逆散；⑦下焦冷结致厥，以腹满，按之痛为特点，治疗可以用温灸关元，口服当归四逆加吴茱萸生姜汤。

3. "热利下重者，白头翁汤主之。"（371 条）

【原文】热利下重者，白头翁汤主之。（371 条）

【解析】

本条论述厥阴热利的证治。热利指热性痢疾和腹泻而言。汉唐之前，泻泄、下痢、统称下利。下重，指里急后重，大便解出窘迫，但解之不尽之感。不同于"热泻"的暴注下迫。如肠道气机壅滞，若损伤肠络，可见便脓血。厥阴热利，热灼津伤，渴饮量多，喜冷饮，下利脓血，里急后重，臭秽灼肛，小便黄赤短少，苔黄腻。病机为厥阴肝经湿热下迫大肠。治疗用白头翁汤清热燥湿，凉血解毒。

《伤寒论》热利三方证的鉴别：白头翁汤证、黄芩汤证、葛根芩连汤证均属热利，均见发热，口渴，下利臭秽，灼肛，小便黄赤，舌红，苔黄，脉数。白头翁汤证因厥阴肝热下迫大肠所致，故其下利便脓血，腹痛，里急后重明显，治疗用清热燥湿，凉肝解毒法；黄芩汤证由少阳胆热下迫大肠所致，故可见少腹绞痛，下利口苦咽干，目眩等，治疗用清热止利法；葛根芩连汤证由太阳表热下迫大肠所致，兼有太阳发热恶寒，汗出而喘症状，治疗采用清热止利，兼以解表之法。

第三单元 金匮要略

☆ 重点提示

本单元主要以脏腑论内伤杂病，考生应重点掌握治未病理念、发病与摄生的重要关系、湿痹的治法、中风的脉症及分类、血痹的辨证要点、胃胀的治疗方药、胸痹病的主症、水气病的两大治疗方法、新产妇人三大病证等内容，在熟读原文的基础上理解其内涵。

━━━━━━━━━━ 考点集合 ━━━━━━━━━━

一、脏腑经络先后病脉证第一

1. "问曰：上工治未病……是其义也。余脏准此。"

【原文】问曰：上工治未病，何也？师曰：<u>夫治未病者，见肝之病，知肝传脾，当先实脾。</u>四季脾王不受邪，即勿补之。中工不晓相传，见肝之病，不解实脾，惟治肝也。

夫肝之病，补用酸，助用焦苦，益用甘味之药调之。酸入肝，焦苦入心，甘入脾。脾能伤肾，肾气微弱，则水不行，水不行，则心火气盛，则伤肺；肺被伤，则金气不行，金气不行，则肝气盛。故实脾，则肝自愈。此治肝补脾之要妙也。肝虚则用此法，实则不在用之。

<u>经曰：虚虚实实，补不足，损有余，是其义也。余脏准此。</u>(1)

【解析】本条以肝病实脾为例，是对已病防传治未病的示范，同时指出不仅治疗已病要辨虚实，治疗未病也应分清虚实，强调熟悉五脏相关、五行生克制化理论和治未病思想的重要性，对临床具有重要指导意义。最后引用经文，强调虚证当用补法，补其不足；实证当用泻法，损其有余，即虚者补之，实者泻之，才是治疗虚实疾病的正治原则。

2. "夫人禀五常，因风气而生长……是皮肤脏腑之文理也。"

【原文】<u>夫人禀五常，因风气而生长，风气虽能生万物，亦能害万物，如水能浮舟，亦能覆舟。若五脏元真通畅，人即安和，客气邪风，中人多死。千般疢难，不越三条：一者，经络受邪，入脏腑，为内所因也；二者，四肢九窍，血脉相传，壅塞不通，为外皮肤所中也；三者，房室、金刃、虫兽所伤。以此详之，病由都尽。</u>

若人能养慎，不令邪风干忤经络，适中经络，未流传脏腑，即医治之；四肢才觉重滞，即导引、吐纳、针灸、膏摩，勿令九窍闭塞；更能无犯王法、禽兽灾伤，房室勿令竭乏，服食节其冷热苦酸辛甘，不遗形体有衰，病则无由入其腠理。腠者，是三焦通会元真之处，为血气所注；理者，是皮肤脏腑之文理也。(2)

【解析】本条从人与自然相关的整体观念出发，论述发病与摄生的重要关系，以及未病先防、已病早治的原则。要预防疾病的发生，既须重视内因——五脏元真通畅，又不能忽视外因——客气邪风中人。故养生防病，需内养正气，外避邪气。同时强调人体发病后，为防止疾病由浅入深，由轻转重，应及时予以治疗。

3. "夫病痼疾，加以卒病，当先治其卒病，后乃治其痼疾也。"

【原文】夫病痼疾，加以卒病，当先治其卒病，后乃治其痼疾也。(15)

【解析】在疾病发生发展的过程中不乏痼疾兼见新病的情况，一般应当遵循先后缓急的治疗原则，先治新病卒病，后治久病痼疾，或者两者兼顾。否则，不仅新病难以速愈，而且还可能加重痼疾，致生他变。

二、痉湿暍病脉证治第二

1. "太阳病关节疼痛而烦……但当利其小便。"

【原文】太阳病，关节疼痛而烦，脉沉而细者，此名湿痹。<u>湿痹之候，小便不利，大便反快，但当利其小便</u>。（14）

【解析】

本条论述湿痹的证候及治法。湿邪初起不仅侵犯太阳之表，流注关节筋脉，且内趋于里，形成内外合邪之证。里湿影响膀胱气化功能，则见小便不利；湿结于脾胃，则见大便反快。本条大便溏因湿引起，正所谓"利小便所以实大便也"，小便利，湿邪除，大便即可恢复正常。不可一见大便溏就用止泻药。内湿的基本治法是利小便。内湿外湿同时相兼者，若内湿较重，则先利小便，兼以发汗；若外湿较重，则先发汗，兼以利小便。利小便既可单独使用，也可与发汗法兼用。

2. "风湿，脉浮，身重，汗出，恶风者，防己黄芪汤主之。"

【原文】风湿，脉浮，身重，汗出，恶风者，防己黄芪汤主之。（22）

防己一两　甘草半两（炒）　　白术七钱半　黄芪一两一分（去芦）

上锉麻豆大，每抄五钱匕，生姜四片，大枣一枚，水盏半，煎八分，去滓温服，良久再服。喘者加麻黄半两；胃中不和者加芍药三分；气上冲者加桂枝三分；下有陈寒者加细辛三分。服后当如虫行皮中，从腰下如冰，后坐被上，又以一被绕腰以下，温令微汗，差。

【解析】本条患者素体卫表气虚，加之外感风湿邪气，卫表不固，即出现脉浮、汗出、恶风等表虚外感的证候。湿邪黏腻，其性重浊，流注肌表关节，故而出现身重。该证属气虚外感，不可用麻黄、桂枝一类辛温之药，恐发汗太过，气随汗脱，而用防己黄芪汤益气固表，祛风化湿。

三、百合狐惑阴阳毒病脉证治第三

1. "论曰：百合病者……各随证治之。"

【原文】论曰：百合病者，百脉一宗，悉致其病也。意欲食复不能食，常默默，欲卧不能卧，欲行不能行，饮食或有美时，或有不用闻食臭时，如寒无寒，如热无热，口苦，小便赤，诸药不能治，得药则剧吐利，如有神灵者，身形如和，其脉微数。

每溺时头痛者，六十日乃愈；若溺时头不痛，淅然者，四十日愈；若溺快然，但头眩者，二十日愈。其证或未病而预见，或病四五日而出，或病二十日，或一月微见者，各随证治之。（1）

【解析】百合病是一种心肺阴虚内热而致的疾病。其表现是如寒无寒、如热无热，看似难以辨别阴阳寒热，但后文中"口苦、小便赤、其脉微数"皆提示了阴虚内热之象。根据小便时的伴随症状来判断预后。若小便时有头痛，则提示阴津伤极，脑络失养，病情重，预后时间长；若小便时自觉恶风，无头痛不适，则提示阴津尚存，阳气受损，预后较前者好；若小便时无任何不适，平时自觉头晕、目眩，则提示虽有阴伤但不重，病情尚轻，预后可。

2. "百合病，不经吐、下、发汗……百合地黄汤主之。"

【原文】百合病，不经吐、下、发汗，病形如初者，百合地黄汤主之。（5）

百合七枚（擘）　生地黄汁一升

上以水洗百合，渍一宿，当白沫出，出其水，更以泉水二升，煎取一升，去滓，内地黄汁，煎取一升五合，分温再服。中病，勿更服。大便当如漆。

【解析】本条论述了百合病的正治法。百合病如果没有经过催吐、泻下、发汗等误治而发生变证，仍有第1条所述症状者，可用百合地黄汤养心润肺、滋阴清热。"大便当如漆"，此因服地黄汁后，大便色黑，停药可恢复正常，这种现象当在服药前告知患者，以免增加患者心理负担。

四、中风历节病脉证并治第五

1. "寸口脉浮而紧……舌即难言，口吐涎。"

【原文】寸口脉浮而紧，紧则为寒，浮则为虚，寒虚相搏，邪在皮肤；浮者血虚，络脉空虚；贼邪不泻，或左或右；邪气反缓，正气即急，正气引邪，㖞僻不遂。

邪在于络，肌肤不仁；邪在于经，即重不胜；邪入于腑，即不识人；邪入于脏，舌即难言，口吐涎。(2)

【解析】

本条论述了中风的病因、病机、脉症及分类。寸口脉浮而紧，浮则正气不足，紧则外感风寒，揭示了"本虚标实"是中风的病机。患侧气血本虚，邪气停留阻滞经脉，循经肢体肌肉失于濡养，萎废无力，呈弛缓状态，即"邪气反缓"；健侧气血运行通畅，肢体肌肉收放自如，呈相对紧张状态，即"正气即急"；健侧牵引患侧肌肉，即出现口眼㖞斜的症状。

根据邪气停留部位不同，将中风分为四类：中络、中经、中腑、中脏。邪中于络脉，部位表浅，病情轻浅，而见肌肤麻木不仁；邪中于经脉，肢体经脉气血阻滞，而见肢体沉重；邪中于腑，邪蒙清窍，而见昏不识人；邪中于脏，蒙蔽心窍，而见言语不利、口角流涎。

中风之病，首先是辨清病位，尤以意识的清醒与否来区别中经络与中脏腑。此外，因临床上往往难以区分中脏与中腑，常以闭证与脱证来辨治。《金匮》首提出中风病名，认为其病因病机是"内虚邪中"，后世医家在此基础上多有发展，总结中风的病因病机离不开"风、火、痰、虚、瘀"五端。

2. "诸肢节疼痛，身体魁羸……桂枝芍药知母汤主之。"

【原文】诸肢节疼痛，身体魁羸，脚肿如脱，头眩短气，温温欲吐，桂枝芍药知母汤主之。(8)

桂枝四两　芍药三两　甘草二两　麻黄二两　生姜五两　白术五两　知母四两　防风四两
附子二枚（炮）

上九味，以水七升，煮取二升，温服七合，日三服。

【解析】本条论述了风湿历节的证治。风湿历节是由于肝肾不足，风湿内侵，浸淫关节筋骨而出现周身肢体关节肿胀疼痛的疾病。仲景治以桂枝芍药知母汤祛风除湿、温经散寒，佐以滋阴清热。桂枝芍药知母汤乃麻黄汤、桂枝汤、甘草附子汤三方加减而成，方中桂枝、附子宣阳通痹、温经散寒，麻黄、防风祛风除表湿，白术、附子助阳化里湿，知母、芍药滋阴清热，生姜、甘草和胃调中。本证的辨证要点在于关节肿大变形、身体消瘦。方中麻黄、桂枝、白术合用，取其微汗通阳之功，是治疗风湿的主要方法；白术、附子合用，对风湿病所致肌肉、关节疼痛有较好的疗效。

五、血痹虚劳病脉证并治第六

1. "血痹阴阳俱微……黄芪桂枝五物汤主之。"

【原文】血痹阴阳俱微，寸口关上微，尺中小紧，外证身体不仁，如风痹状，黄芪桂枝五物汤主之。(2)

黄芪三两　芍药三两　桂枝三两　生姜六两　大枣十二枚

上五味，以水六升，煮取二升，温服七合，日三服（一方有人参）。

【解析】本条提出了血痹的辨证要点是肢体局部肌肤麻木不仁、脉涩，但需与风痹相鉴别，风痹是以肌肤疼痛为主。方用黄芪桂枝五物汤，即桂枝汤去甘草，倍生姜，加黄芪组成。寓有"治风先治血，血行风自灭"之意。

2. "夫失精家少腹弦急……桂枝龙骨牡蛎汤主之。"

【原文】夫失精家，少腹弦急，阴头寒，目眩（一作目眶痛）发落，脉极虚芤迟，为清谷、亡血、失精。脉得诸芤动微紧，男子失精，女子梦交，桂枝龙骨牡蛎汤主之。(8)

桂枝　芍药　生姜各三两　甘草二两　大枣十二枚　龙骨　牡蛎各三两

上七味，以水七升，煮取三升，分温三服。

【解析】本条论述了虚劳失精的证候，属阴阳两虚之证，致使虚阳上浮，阴精下泄。长期遗精，阴精损耗难复，头面失于濡养，故目眩、头发脱落；日久阴损及阳，虚寒内生，故少腹弦急、前阴寒冷。方用桂枝汤调和阴阳，加龙骨、牡蛎潜镇固涩。临床上此方还可用于自汗、盗汗、遗尿、早泄等证属阴阳俱虚，不能阳固阴守者。

六、肺痿肺痈咳嗽上气病脉证治第七

1. "大逆上气，咽喉不利，止逆下气者，麦门冬汤主之。"

【原文】大逆上气，咽喉不利，止逆下气者，麦门冬汤主之。(10)

麦门冬七升　半夏一升　人参二两　甘草二两　粳米三合　大枣十二枚

上六味，以水一斗二升，煮取六升，温服一升，日三夜一服。

【解析】本条论述了虚热肺痿的证治。肺胃阴虚，气机运动失司，故咳逆上气；虚火上炎，熏灼喉咙，致使咽喉不利。方中重用麦冬为君，滋养肺胃，使阴复而火降，辅以少量半夏降逆下气、化痰开结，同时两药相配，使半夏不致温燥伤阴，麦冬不致滋腻碍胃。同时以人参、甘草、粳米、大枣养胃益气生津，助麦冬生阴。本条麦冬与半夏用药比例为7∶1，是仲景的配伍特点和临床用药经验，应予以重视。

2. "肺胀，咳而上气……小青龙加石膏汤主之。"

【原文】肺胀，咳而上气，烦躁而喘，脉浮者，心下有水，小青龙加石膏汤主之。(14)

小青龙加石膏汤方（《千金》证治同，外更加胁下痛引缺盆）：

麻黄　芍药　桂枝　细辛　甘草　干姜各三两　五味子　半夏各半升　石膏二两

上九味，以水一斗，先煮麻黄，去上沫，内诸药，煮取三升。强人服一升，羸者减之，日三服，小儿服四合。

【解析】本条是外寒内饮，郁久化热所致肺胀，可见肺气胀满、喘咳、烦躁、脉浮等症，治以小青龙加石膏汤解表散寒、温肺化饮，辅以清热除烦。须与射干麻黄汤、厚朴麻黄汤、越婢加半夏汤进行鉴别。方后注："强人服一升，羸者减之，小儿服四合"，故其服药剂量宜因体质强弱、年龄大小而异。

七、胸痹心痛短气病脉证治第九

1. 师曰：夫脉当取太过不及……以其阴弦故也。"

【原文】师曰：夫脉当取太过不及，阳微阴弦，即胸痹而痛，所以然者，责其极虚也。今阳虚知在上焦，所以胸痹、心痛者，以其阴弦故也。(1)

【解析】本条高度概括了胸痹的病机，即"阳微阴弦"。"阳微"指心阳虚衰，上焦阳气不足，"阴弦"指阴寒、痰饮、瘀血等邪气，邪气趁虚停滞心胸，而发为胸痹。切脉当辨"太过不及"，此诊脉之要诀也。由此条原文可知，胸痹基本病机为本虚标实，虚实夹杂，治疗原则是扶正祛邪，兼顾同治，但需注意发作期以祛邪为主，缓解期以扶正为主。

2. "胸痹之病……栝蒌薤白白酒汤主之。"

【原文】胸痹之病，喘息咳唾，胸背痛，短气，寸口脉沉而迟，关上小紧数，栝蒌薤白白酒汤主之。(3)

栝蒌实一枚（捣）　薤白半斤　白酒七升

上三味，同煮，取二升，分温再服。

【解析】本条指出胸痹病的主症为"喘息咳唾、胸背痛、短气",其诊断关键是"胸背痛、短气"。治以栝蒌薤白白酒汤通阳散结、豁痰下气。方中栝蒌实苦寒滑利、豁痰开胸为君,薤白辛温通阳、豁痰下气为臣,辅以白酒温通心脉,使痹阻得通,心阳得宣,诸症可除。此中白酒温通酸收,可缓解栝蒌寒凉攻泻之力,兼以降浊收敛逆上之气,其作用不可忽视。目前多用黄酒或各种白酒代之,亦有用米醋代之的。

八、腹满寒疝宿食病脉证治第十

1. "病腹满,发热十日……厚朴七物汤主之。"

【原文】病腹满,发热十日,脉浮而数,饮食如故,厚朴七物汤主之。(9)

厚朴半斤　甘草三两　大黄三两　大枣十枚　枳实五枚　桂枝二两　生姜五两

上七味,以水一升,煮取四升,温服八合,日三服。呕者加半夏五合,下利去大黄,寒多者加生姜至半斤。

【原文阐释】本条论述了腑实兼表证的证治。患者先有表证,邪气入里化热,形成腑实证。饮食如故,提示了患者胃气未伤,饮食尚可运化,腹满是因肠中腑气不通而导致的。治以厚朴七物汤通腑泄热、祛风解表。本方是厚朴三物汤合桂枝汤去芍药而成,用厚朴三物汤行气除满、泻下实热,桂枝汤解肌发表,因无腹痛,去芍药之酸敛,以免邪气留恋。本证的辨证要点是腹胀满,兼有发热、脉浮数等表证,可见是表里同病之证,宜表里双解,不可单纯解表或攻里。方后有加减,呕吐加半夏降逆止呕,泄泻去大黄,寒多重用生姜。

九、五脏风寒积聚病脉证并治第十一

1. "肾着之病,其人身体重……甘姜苓术汤主之。"

【原文】肾着之病,其人身体重,腰中冷,如坐水中,形如水状,反不渴,小便自利,饮食如故,病属下焦。身劳汗出,衣(一作表)里冷湿,久久得之,腰以下冷痛,腹重如带五千钱,甘姜苓术汤主之。(16)

甘草二两　白术二两　干姜四两　茯苓四两

上四味,以水五升,煮取三升,分温三服,腰中即温。

【原文阐释】本条论述了肾着的病因病机、证治。此病属下焦,寒湿没有深入脏腑,仅仅停留在肌肉筋膜之间。治以甘姜苓术汤散寒除湿。组方要领是在应用健脾祛湿的药物基础上,加用散寒化湿的干姜,故姜、苓、术的配伍是关键。仲景还用这种配伍治疗阳虚水泛证,如真武汤。

十、痰饮咳嗽病脉证并治第十二

1. "问曰:四饮何以为异?……短气不得卧,其形如肿,谓之支饮。"

【原文】问曰:四饮何以为异?师曰:其人素盛今瘦,水走肠间,沥沥有声,谓之痰饮;饮后水流在胁下,咳唾引痛,谓之悬饮;饮水流行,归于四肢,当汗出而不汗出,身体疼重,谓之溢饮;咳逆倚息,短气不得卧,其形如肿,谓之支饮。(2)

【解析】本段论述了痰饮的分类和主症,为全篇的提纲。仲景根据痰饮所在部位不同,分为痰饮、悬饮、溢饮、支饮。这四者不仅饮停部位不同,病变脏腑有别,还有病情久暂与虚实之分。其中悬饮、溢饮以邪实为主,病程较短,病情较急。痰饮、支饮多为虚实夹杂,病程较长,病情较缓,但二者症状变化多端,临床不可拘泥于原文主症。

2. "心下有痰饮,胸胁支满,目眩,苓桂术甘汤主之。"

【原文】心下有痰饮,胸胁支满,目眩,苓桂术甘汤主之。(16)

茯苓四两　桂枝三两　白术三两　甘草二两

上四味，以水六升，煮取三升，分温三服，小便则利。

【解析】本条论述了脾虚失运，饮停心下的痰饮病证治。病位在脾胃。脾胃阳虚，水液运化失常，停于心下，阻碍气机，则胸胁部满闷不适；气机升降失常，清阳不升，痰饮随气上蒙清窍，则头晕目眩。治以苓桂术甘汤温阳化饮，健脾利水。此方是"温药和之"的具体体现。

十一、消渴小便不利淋病脉证并治第十三

1. "男子消渴……肾气丸主之。"

【原文】男子消渴，小便反多，以饮一斗，小便一斗，肾气丸主之。(3)

【解析】本条论述了消渴肾虚的证治。患者肾气虚弱，开阖固摄失权，则水谷精微直趋下泄，随小便而排出体外，故小便反多；肾阳虚衰，不能蒸腾气化水液于口，故口渴多饮。治以肾气丸温补肾阳。肾气丸既可用于治疗小便不利，也可治疗小便过多，关键在于病机同是肾阳不足，膀胱气化不利。

十二、水气病脉证并治第十四

1. "师曰：病有风水、有皮水……久不愈，必致痈脓。"

【原文】师曰：病有风水、有皮水、有正水、有石水、有黄汗。风水，其脉自浮，外证骨节疼痛，恶风；皮水，其脉亦浮，外证胕肿，按之没指，不恶风，其腹如鼓，不渴，当发其汗；正水，其脉沉迟，外证自喘；石水，其脉自沉，外证腹满不喘；黄汗，其脉沉迟，身发热，胸满，四肢头面肿，久不愈，必致痈脓。(1)

【解析】此条论述的是四水及黄汗的临证表现及皮水的治疗。风水与皮水关乎于肺脾，属上焦；正水与石水关乎于肾，属下焦，且此四者病机中皆责之水湿停滞，故由此可知均当施以祛除水湿之法。皮水亦可视为风水的进一步发展所致，起初责之于肺，后关乎于脾。而石水也应当是正水进一步演变致肾阳衰微所致。

2. "师曰：诸有水者……当发汗乃愈。"

【原文】师曰：诸有水者，腰以下肿，当利小便；腰以上肿，当发汗乃愈。(18)

【解析】此条论述水气病的两大治疗方法——开鬼门，洁净府。水气病者，腰以下肿甚，病位多在下焦，多因阳气虚弱，不能化气利水，水湿停滞于下，故应当因势利导，通利小便以除湿邪；腰以上肿甚，病位多在中上二焦，因邪气袭表，肺失宣降，水湿泛溢，故应当发汗解表利水。

3. "风水恶风，一身悉肿……越婢汤主之。"

【原文】风水恶风，一身悉肿，脉浮不渴，续自汗出，无大热，越婢汤主之。(23)

【解析】此条论述风水夹热证的证治。临证表现为恶风，身热，汗出不口渴，全身浮肿，治以越婢汤。病机为：风邪袭表，肺合皮毛则恶风；肺失宣降，水湿泛溢肌肤，则全身浮肿；湿郁而化热则身热。越婢汤可发越水气，清解郁热，治疗风水夹热水肿。

十三、黄疸病脉证并治第十五

1. "寸口脉浮而缓……脾色必黄，瘀热以行。"

【原文】寸口脉浮而缓，浮则为风，缓则为痹，痹非中风，四肢苦烦，脾色必黄，瘀热以行。

【解析】寸口脉浮，多因风邪袭表，正邪交争于表；寸口脉缓，责之为湿邪痹阻，而此处所致痹证虽非中风，也应当与太阳中风相区别；因脾失健运，湿邪郁里化热，继而陷入营分，故瘀热以行，四肢苦烦；而黄疸与脾关系密切，临床表现最为突出的便是湿热泛溢肌肤所致的皮色黄，目黄；瘀热以行，可以理解为湿热郁滞于血和脾，久而成瘀。后世医家治疗黄疸多宗

"脾色必黄，瘀热以行"之旨，常从湿、热、瘀着手，以治脾为要。

十四、呕吐哕下利病脉证治第十七

1. "呕而肠鸣，心下痞者，半夏泻心汤主之。"

【原文】呕而肠鸣，心下痞者，半夏泻心汤主之。（10）

【解析】此条为寒热错杂致呕的证治。因心下痞为主症，故其病位主在中焦，邪气内陷，寒热错杂于中焦，故心下痞满，中焦气机失常，则脾胃升降失常，胃气上逆为呕，脾气不升为肠鸣泄泻。以半夏泻心汤清寒泄热，和胃除痞。方中黄芩、黄连苦寒直折，干姜、半夏辛以开之，苦辛同用，降逆开痞；参、枣、草养中气，复胃阳，诸药合用使中州枢机得畅，升降有权，上下交通则痞结开散，呕逆肠鸣得解。

十五、妇人妊娠病脉证并治第二十

1. "妇人宿有癥病，经断未及三月……桂枝茯苓丸主之。"

【原文】妇人宿有癥病，经断未及三月，而得漏下不止，胎动在脐上者，为癥痼害。妊娠六月动者，前三月经水利时，胎也。下血者，后断三月，衃也。所以血不止者，其癥不去故也。当下其癥，桂枝茯苓丸主之。（2）

【解析】妊娠正常应该六月胎动，且在脐上，而瘀血痞块所致三月则胎动，且在脐上。故病机是由于瘀血阻滞，不应止血而应该下血，瘀血下，则癥病除，血乃止。方用桂枝茯苓丸以行血祛瘀，平冲下气。方中桂枝温通血脉；茯苓补正和中；芍药和营；桃仁、丹皮活血化瘀。蜜调和诸药。全方活血化瘀，治血兼治水。本方以丸缓之，用量小，故可达到祛瘀，邪去而伤不正。

2. "妇人怀妊，腹中绞痛，当归芍药散主之。"

【原文】妇人怀妊，腹中绞痛，当归芍药散主之。（5）

【解析】妇人妊娠，血虚肝郁，脾虚湿停，致肝脾不和，妊娠腹痛。故治以当归芍药散养血柔肝，补脾利湿，最终达到调和肝脾的目的。当归芍药散临床主治：一是肝虚血少；二是脾虚湿阻。本方中川芎为血中气药，因此治疗妊娠病虽效用佳，但用量须小。

十六、妇人产后病脉证治第二十一

1. "问曰：新产妇人有三病，一者病痉，二者病郁冒，三者大便难……亡津液，胃燥，故大便难。"

【原文】问曰：新产妇人有三病，一者病痉，二者病郁冒，三者大便难，何谓也？师曰：新产血虚，多出汗，喜中风，故令病痉；亡血复汗，寒多，故令郁冒；亡津液，胃燥，故大便难。（1）

【原文阐释】此条论述新产妇人三大病证及病机。产后痉病、郁冒、大便难，虽临床表现各不相同，但追本溯源，病机均为血虚津亏。因此治疗上都应养血护津。且临床上应注意区别郁冒与产后血晕的关系。

十七、妇人杂病脉证并治第二十二

1. "妇人咽中如有炙脔，半夏厚朴汤主之。"

【原文】妇人咽中如有炙脔，半夏厚朴汤主之。（5）

【解析】此条讲述妇人情志疾病梅核气的证治。妇人因情志不舒，郁而化火，炼液成痰，阻于咽喉，故自觉咽喉中有异物，不影响饮食，且因其病机临床可伴有脘腹胀闷，食少纳呆，脾气暴躁等症状，以半夏厚朴汤理气解郁，化痰散结的功效治之。

2. "妇人脏躁，喜悲伤欲哭……甘麦大枣汤主之。"

【原文】妇人脏躁，喜悲伤欲哭，象如神灵所作，数欠伸，甘麦大枣汤主之。(6)

【原文阐释】本条论述脏躁的证治。脏躁是由于七情郁而化火，火耗气伤血，肝体阴而用阳，进而肝血虚则不藏魂，心血虚则不养神。以甘麦大枣汤甘润缓急，养血安神。

第四单元　温病学

☆ 重点提示

《温热论》在本单元占据着非常重要的地位，需重点掌握的内容也相对较多，出题率亦相对较高。考生应掌握温病的首发病位为肺部，温邪在表、热入营分、温病邪气流连于气分、邪留三焦、感受湿邪的治法，温病发斑的病机等。《湿热病篇》需重点掌握温病的范围及病因，湿热后期脘中微闷的病机，湿温里结的治法。《温病条辨》需重点掌握九种温病的名称，手太阴肺经营分证的证治，湿温治疗的禁忌，阳明温病的证治，三焦的治法等。其余内容应熟悉。

———— 考点集合 ————

一、温热论

1. "温邪上受，首先犯肺……若论治法则与伤寒大异也。"

【原文】<u>温邪上受，首先犯肺，逆传心包。</u>肺主气属卫，心主血属营，辨营卫气血虽与伤寒同，若论治法则与伤寒大异也。(1)

【解析】温邪，温病的致病因素。上受，温邪从口鼻而入侵犯人体。首先犯肺，温病的首发病位为肺部。因肺居上焦，开窍于鼻，外合皮毛，与卫气相通，故温邪初犯首先表现肺卫证候。

温邪由卫传至气分，由浅入深，为顺传，病情较轻；若温邪由肺卫直接内陷心包，为逆传，病情较重，病势凶险。指肺主一身之气，与卫气相通，故卫气分病变主要与肺相关；营血由心所主，周行全身以营养机体，故营血分病变主要与心相关。这种按卫气营血来分析温病病变的浅深和发展阶段的方法，是温病的辨证纲领之一。

2. "盖伤寒之邪留恋在表……势必孤矣。"

【原文】盖伤寒之邪留恋在表，然后化热入里，温邪则热变最速，未传心包，邪尚在肺，肺主气，其合皮毛，故云在表。<u>在表初用辛凉轻剂，挟风则加入薄荷、牛蒡子之属，挟湿加芦根、滑石之流。</u>或透风于热外，或渗湿于热下，不与热相搏，势必孤矣。(2)

【解析】伤寒与温病的传变特点：伤寒易"留恋在表"，温邪则"热变最速"。

温邪侵犯肺卫，此时温邪在表，宜用辛凉轻剂治疗。若夹有风邪，可在辛凉轻剂中加薄荷、牛蒡等辛凉散风之药，使风从外解，风不与热相搏，则热易解；若夹有湿邪，可在辛凉轻剂中加芦根、滑石等淡渗利湿之药，使湿从下泄，湿不与热相搏，则热易清。

3. "不尔，风挟温热而燥生……以此为辨。"

【原文】不尔，风挟温热而燥生，清窍必干，为水主之气不能上荣，<u>两阳相劫</u>也。湿与温合，蒸郁而蒙蔽于上，清窍为之壅塞，<u>浊邪害清</u>也。其病有类伤寒，其验之法，伤寒多有变证，温热虽久，在一经不移，以此为辨。(3)

【解析】温热夹风时，温热和风皆属阳邪，两阳相合，耗劫津液而不能上荣清窍，可见口鼻咽等清窍干燥症状。湿与温热相互搏结，谓之"浊邪"，蒸灼上焦，蒙蔽清窍，可见鼻塞、耳聋、头昏目胀，甚至昏聩等清窍壅塞的症状。温热夹湿与伤寒初起证候相似，但可根据两者不同的传变特点加以鉴别。

4. "前言辛凉散风……急急透斑为要。"

【原文】前言辛凉散风，甘淡驱湿，若病仍不解，是渐欲入营也。营分受热，则血液受劫，心神不安，夜甚无寐，或斑点隐隐，即撤去气药。如从风热陷入者，用犀角、竹叶之属；如从湿热陷入者，犀角、花露之品，参入凉血清热方中。若加烦躁，大便不通，金汁亦可加入，老年或平素有寒者，以人中黄代之，急急透斑为要。(4)

【解析】温邪在表时，如病情没得到缓解，可能将要内传营血分。心主血属营，热入营分必会耗劫营阴，营热内扰，热窜血络，此时治宜清热凉血透邪为主。从风热陷入者，用犀角、竹叶等药物清营凉血透斑；从湿热陷入者，配犀角、花露等药物清泄芳化。若热毒壅盛内结，加入金汁以加强清热凉血解毒之功，老年人或素体虚寒者，可用人中黄取代金汁。

撤去气药，并非指完全不用治疗气分证的药物，而是强调将治疗的重心转到清营泄热透邪。透斑，是用清热解毒、凉血透邪之法透达热邪，促使营热随斑外透，而不是用升散提透之法。

5. "若斑出热不解者，胃津亡也……恐其陷入易易耳。"

【原文】若斑出热不解者，胃津亡也。主以甘寒，重则如玉女煎，轻则如梨皮、蔗浆之属。或其人肾水素亏，虽未及下焦，先自彷徨矣。必验之于舌，如甘寒之中加入咸寒，务在先安未受邪之地，恐其陷入易易耳。(5)

【解析】温病发斑多为阳明热毒内陷营血所致，斑出之后，热势应渐解。若斑出而邪热仍不解，说明邪热已消灼胃津，津伤则水不能济火，此时必然存在胃热亢盛，治疗要以甘寒之剂清热生津。热盛伤津较重者，可用玉女煎加减清气凉营，泄热生津；热盛伤津较轻者，可用梨皮、蔗浆之类滋养胃津。若肾水素虚，则邪热易乘虚而传入下焦，劫烁肾阴而加重病情。此时若见舌质干绛甚至枯萎，应于甘寒中加入咸寒之药以补益肾阴，即"先安未受邪之地"。

6. "若其邪始终在气分流连者……不可不知。"

【原文】若其邪始终在气分流连者，可冀其战汗透邪，法宜益胃，令邪与汗并，热达腠开，邪从汗出。解后胃气空虚，当肤冷一昼夜，待气还自温暖如常矣。盖战汗而解，邪退正虚，阳从汗泄，故渐肤冷，未必即成脱证。此时宜令病者安舒静卧，以养阳气来复，旁人切勿惊惶，频频呼唤，扰其元神，使其烦躁。但诊其脉，若虚软和缓，虽倦卧不语，汗出肤冷，却非脱证；若脉急疾，躁扰不卧，肤冷汗出，便为气脱之证矣。更有邪盛正虚，不能一战而解，停一二日再战汗而愈者，不可不知。(6)

【解析】

温病邪气流连于气分，既不从外解，也未内传营分，始终在气分流连，说明正气未虚，邪正力量相持于气分，可通过战汗使气分邪热外透而解。促进战汗可用"益胃"之法，运用轻清宣透之品，宣通气机，清气生津，补足津液，使正气振奋，腠理得开，邪热随汗而解 (2020)。

战汗是邪正交争的表现，大汗之后常因胃气亏乏，阳气外泄，而出现肌肤失温的短暂现象，一般待正气恢复后肌肤可复温，此时应让患者安卧休息，待阳气来复。战汗后若脉虚软和缓，倦卧不语，为邪去正气尚虚的表现；若脉象急疾，烦躁不能安卧，则是正气外脱的表现。如邪气盛而正气相对不足，也会出现一次战汗不能完全驱邪外出的情况，须停一两天再通过战汗而痊愈。

7. "再论气病有不传血分……转疟之机括。"

【原文】再论气病有不传血分，而邪留三焦，亦如伤寒中少阳病也。彼则和解表里之半，此则分消上下之势，随证变法，如近时杏、朴、苓等类，或如温胆汤之走泄。因其仍在气分，犹可望其战汗之门户，转疟之机括。(7)

【解析】三焦为人体气机升降出入之枢纽，主通调水道。如温邪久居气分，易留于三焦，导致气机不宣，水道不通，水湿内停，可出现类似伤寒少阳病的证候。此时湿热阻遏三焦，宜以分消走泄之法宣通上、中、下三焦气机，如以杏仁开上，厚朴宣中，茯苓导下，或以温胆汤宣气化痰利湿。邪留三焦时，因其仍在气分，如治疗得法，使气机通达，痰湿得化，则仍有机会通过战汗驱邪外出。

8. "大凡看法，卫之后方言气……反致慌张矣。"

【原文】大凡看法，<u>卫之后方言气，营之后方言血。在卫汗之可也，到气才可清气，入营犹可透热转气</u>，如犀角、玄参、羚羊角等物，<u>入血就恐耗血动血，直须凉血散血</u>，如生地、丹皮、阿胶、赤芍等物。否则，前后不循缓急之法，虑其动手便错，反致慌张矣。(8)

【解析】此为论温病的纲领，阐述了温病按照卫、气、营、血次序传变的规律，以及卫气营血不同阶段相应的治疗大法和方药。温邪侵犯卫分而出现表证，宜用辛凉清解之汗法，使邪热随汗外透而解。邪热真正到了气分才可使用清气法，但不宜过早使用清气之药。因清气药多为清凉苦寒之品，过早使用会阻遏气机，反而不利于透邪外出。若温邪入营，但未见动血耗血之象，此时可用犀角、玄参、羚羊角等药清营热、滋营阴，同时佐以清气分热之药，引营分邪热透出气分而解。若温邪已深入血分，邪热耗伤血液，窜扰血脉，迫血妄行，可见出血及瘀血等症，宜用如生地、丹皮、阿胶、赤芍等药。

9. "且吾吴湿邪害人最广……然较之杂证，则有不同也。"

【原文】<u>且吾吴湿邪害人最广</u>，如面色白者，须要顾其阳气，<u>湿胜则阳微也</u>，法应清凉，然到十分之六七，即不可过于寒凉，恐成功反弃，何以故耶？湿热一去，阳亦衰微也；面色苍者，须要顾其津液，清凉到十分之六七，往往热减身寒者，不可就云虚寒，而投补剂，恐炉烟虽熄，灰中有火也，须细察精详，方少少与之，慎不可直率而往也。又有酒客里湿素盛，外邪入里，里湿为合。<u>在阳旺之躯，胃湿恒多，在阴盛之体，脾湿亦不少，然其化热则一</u>。热病救阴犹易，通阳最难，<u>救阴不在血，而在津与汗，通阳不在温，而在利小便</u>，然较之杂证，则有不同也。(9)

【解析】

江南地区气候炎热潮湿，湿热弥漫，故此地区的人易生湿热病。湿为阴邪，若感受湿邪，阳气被遏，湿胜阳微，会出现面色㿠白等阳气虚的症状，治疗上宜清热利湿兼顾阳气，用药不可过于寒冷，以免重伤阳气；若素体阴虚而感受湿热邪气，出现面色苍白者，应以清热化湿兼顾津液，但亦不可过于寒凉。若用药后出现热减身寒者，不可误以为虚寒而随意投温补之剂，补则余火复炽，反而加重病情。

湿邪致病的演变与患者不同的体质有关。嗜酒之人内湿较盛，复外感时令湿邪，与内湿相合，更易酿成湿热病；素体阳盛者，湿邪多从热化而归于阳明胃，病见热重于湿；素体阴盛者，湿热多从湿化而归于太阴脾，病见湿重于热。虽不同体质患者感受湿热时病机各有偏重，但均可出现阳化热。

温病治疗中救阴的目的不在于滋养阴血，而在于顾护津液，防止过汗伤津；而通阳的目的不在于以温药温补阳气，而在于宣通气机，化气利湿通小便，使湿邪随小便而出。

10. "再论三焦不得从外解……以粪燥为无湿矣。"

【原文】再论三焦不得从外解，必致成里结。<u>里结于何，在阳明胃与肠也</u>。亦须用下法，不可以气血之分，就不可下也。但伤寒邪热在里，劫烁津液，下之宜猛；此多湿邪内搏，下之宜轻。伤寒大便溏为邪已尽，不可再下；<u>湿温病大便溏为邪未尽，必大便硬，慎不可再攻也</u>，以粪燥为无湿矣。(10)

【解析】湿热不能分消走泄、透邪外解，而留于三焦者，可胶结于阳明胃和肠，形成里结证。本证与伤寒阳明腑实证均可用攻下之法，但伤寒里结是邪热炽盛，津液受劫，燥屎结于肠腑而成阳明腑实证，故下法宜峻，以期急下存阴；而湿热里结多因湿热与积滞相互胶结于肠腑，并非燥屎，故下法宜轻宜缓，以期祛湿导滞。伤寒里结用下法后见大便溏，表明燥结已除，邪气已去，不可再下；湿温里结轻法频下后若大便溏乃湿邪未尽，须下至大便成形才表明湿邪已尽。

二、湿热病篇

1. "湿热证，始恶寒……舌白，口渴不引饮。"

【原文】湿热证，始恶寒，后但热不寒，汗出胸痞，舌白，口渴不引饮。（1）

【解析】此为湿热病的辨证提纲，列举了湿热病初起的典型症状。

2. "湿热证，恶寒无汗……头不痛者，去羌活。"

【原文】湿热证，恶寒无汗，身重头痛，湿在表分。宜藿香、香薷、羌活、苍术皮、薄荷、牛蒡子等味。头不痛者，去羌活。（2）

【解析】此为湿邪伤表、尚未化热（即"阴湿伤表之候"）的证治。用藿香、香薷、苍术皮以芳香化湿，配以薄荷、牛蒡子以宣透卫表。头痛多挟风邪，羌活可祛风胜湿，故头不痛者当去羌活。

3. "湿热证，恶寒发热……不恶寒者，去苍术皮。"

【原文】湿热证，恶寒发热，身重，关节疼痛，湿在肌肉，不为汗解。宜滑石、大豆黄卷、茯苓皮、苍术皮、藿香叶、鲜荷叶、白通草、桔梗等味。不恶寒者，去苍术皮。（3）

【解析】此为湿邪伤表、已经化热的证治。此为"阳湿伤表之候"，与上条"阴湿伤表之候"相对而言。此时湿邪伤表，且湿已化热，宜用利湿泄热、芳香化湿透表之法治疗。汗之有无是区别阴湿和阳湿的关键，一般认为阴湿者无汗，阳湿者有汗。

4. "湿热证，寒热如疟……干菖蒲、六一散等味。"

【原文】湿热证，**寒热如疟，湿热阻遏膜原**，宜柴胡、厚朴、槟榔、草果、藿香、苍术、半夏、干菖蒲、六一散等味。（8）

【解析】此为"湿热阻遏膜原"的证治。膜原为三焦之门户，一身之半表半里，湿热之邪阻于膜原，营卫气相争，可见寒热往来如疟状，治宜宣透膜原、辟秽化浊，故用柴胡以透达膜原，厚朴、半夏、槟榔、草果、苍术以理脾燥湿、开达膜原，藿香、菖蒲以芳香化浊，六一散以清利湿热。膜原之半表半里为湿遏热伏，病位近于中焦，表现为寒热如疟，但不像疟疾发有定时，而是寒热交替或起伏，并见舌苔白腻或满布垢浊，苔如积粉，脘腹满闷等湿浊内盛之症。

5. "湿热证，数日后脘中微闷……芦尖、冬瓜仁等味。"

【原文】湿热证，数日后**脘中微闷，知饥不食，湿邪蒙绕三焦**。宜藿香叶、薄荷叶、鲜荷叶、枇杷叶、佩兰叶、芦尖、冬瓜仁等味。（9）

【解析】此为湿热病后期"湿邪蒙绕三焦"的证治。湿热病后期，湿热大势已解但余邪未清，余湿困胃，脾胃之气未复，湿邪蒙绕三焦，气机不畅，故见脘中微闷，虽能知饥而但不欲食。可用藿香叶、薄荷叶、鲜荷叶、枇杷叶、佩兰叶"五叶"轻清宣化，再配以芦尖、冬瓜仁以淡渗利湿。虽说"湿邪蒙绕三焦"，实际上偏重于中、上二焦，故用轻清之品宣通气机，而不可妄用攻伐之剂损伤正气，或滥用滋补之品邪恋不解。

6. "湿热证，初起发热……佩兰叶、六一散等味。"

【原文】湿热证，初起发热，汗出胸痞，口渴舌白，湿伏中焦。宜藿梗、蔻仁、杏仁、枳壳、桔梗、郁金、苍术、厚朴、草果、半夏、干菖蒲、佩兰叶、六一散等味。（10）

【解析】本证虽初起，且见发热、汗出，但无恶寒，表明湿邪已不在表，而是内伏中焦。湿重于热，故治疗以辛开化湿为主，佐以清热。本证口渴是由于湿邪内阻所致津不上升，渴而不欲饮，非胃液不足之渴，故治疗以化湿为主，湿化则津液上升，口渴自解。本条文用药集中了燥湿、化湿、宣湿、渗湿四种方法，体现了薛氏治湿的基本大法。

7. "湿热证，舌根白……绿豆衣、六一散等味。"

【原文】湿热证，舌根白，舌尖红，湿渐化热，余湿犹滞。宜辛泄佐清热，如蔻仁、半夏、干菖蒲、大豆黄卷、连翘、绿豆衣、六一散等味。(13)

【解析】此为"湿渐化热，余湿犹滞"的证治。是湿热参半之证，但热势尚不重，实际上仍属湿重热轻之证。除了舌根白腻，舌尖红，还可见胸痞、口渴、口苦、身热汗不解、甚或小便短赤、脉濡数等症。湿渐化热，易伤津液，若妄投滋润有助湿之弊，故燥湿中佐以清热，以保存阴液。

三、温病条辨

1. "温病者：有风温、有温热……有冬温、有温疟。"（上焦1条）

【原文】温病者：有风温、有温热、有温疫、有温毒、有暑温、有湿温、有秋燥、有冬温、有温疟。（上焦1条）

【解析】本条文列举了九种温病的名称，说明了温病的范围及病因。九种温病中，风温、暑温、秋燥、冬温是根据季节和主气来命名的。还有根据不同病邪或临床特点来命名的，如温毒、温热、湿温、温疟、温疫。

2. "太阴风温、温热……湿温、温疟，不在此例。"（上焦4条）

【原文】太阴风温、温热、温疫、冬温，初起恶风寒者，桂枝汤主之；但热不恶寒而渴者，辛凉平剂银翘散主之。温毒、暑温、湿温、温疟，不在此例。（上焦4条）

【解析】温邪初犯卫分，风温、温热、温疫、冬温初起，如恶风寒较明显，表明表邪偏盛，可以辛温法解表治疗，代表方为桂枝汤；热象较重，不恶寒而渴者，宜以辛凉法治疗，代表方为辛凉平剂银翘散。而温毒、暑温、湿温、温疟等温病由于初起部位不一，所以治法不同，"不在此例"。"恶风寒"和"不恶寒"是选用辛温法和辛凉法的重要依据，临证时再结合其他临床表现判断。

3. "太阴温病，血从上溢者……可用清络育阴法。"（上焦11条）

【原文】太阴温病，血从上溢者，犀角地黄汤合银翘散主之。有中焦病者，以中焦法治之。若吐粉红血水者，死不治；血从上溢，脉七八至以上，面反黑者，死不治；可用清络育阴法。（上焦11条）

【解析】本条阐述了手太阴温病血分证的证治以及危重证的表现。若出现下面两种危重情况，均为死不治：一为吐粉红色血水；二为血从上溢，口鼻出血，脉七八至以上，颜面晦暗无泽，此为心火与温邪相合，形成燎原之势，劫灼肺阴，病情十分凶险。吴氏提出用凉血清络、甘寒养阴之法治疗，可用犀角地黄汤合黄连阿胶汤加减。

4. "太阴温病，寸脉大……清营汤去黄连主之。"（上焦15条）

【原文】太阴温病，寸脉大，舌绛而干，法当渴，今反不渴者，热在营中也，清营汤去黄连主之。（上焦15条）

【解析】本条阐述了手太阴肺经营分证的证治。温病热邪伤阴本渴，今反而不渴，此谓热入营分，热邪蒸腾营气上注咽喉，故令人不渴。舌绛红而干提示邪热伤及营阴，故用清营汤去黄连。因黄连味苦性燥，而性质沉降，不去恐更伤营阴及引邪深入。

5. "邪入心包，舌蹇肢厥，牛黄丸主之，紫雪丹亦主之。"（上焦17条）

【原文】邪入心包，舌蹇肢厥，牛黄丸主之，紫雪丹亦主之。（上焦17条）

【原文阐释】温病厥证病位在手厥阴心包经，伤寒厥证病位在足厥阴肝经。伤寒厥证多为寒厥，病位在足厥阴，可见囊缩。温病厥证多为热厥，病位在手厥阴心包经，可见舌体转动不灵。治宜芳香开窍之法，用牛黄丸或紫雪丹。

6. "头痛恶寒，身重疼痛……长夏深秋冬日同法，三仁汤主之。"（上焦43条）

【原文】头痛恶寒，身重疼痛，舌白不渴，脉弦细而濡，面色淡黄，胸闷不饥，午后身热，<u>状若阴虚，病难速已，名曰湿温。汗之则神昏耳聋，甚则目瞑不欲言；下之则洞泄；润之则病深不解。</u>长夏深秋冬日同法，三仁汤主之。（上焦43条）

【解析】治疗湿温初起，首先要与伤寒表证、阳明腑实证和阴虚证相鉴别，有三大禁忌。①禁汗：不可见头痛发热，身体疼痛，误以为是伤寒而用汗法；②禁下：不可见中满不饥，误以为是腑实停滞而用下法；③禁润：不可见午后身热，误以为是阴虚而使用滋阴之法。如误用汗法，则耗损心阳，湿邪随发汗药之升散之性而上扰心窍、清窍；如误用下法，则耗损阴津，或损伤脾阳，脾气不升而下陷，湿邪则趁虚内犯而成洞泄；如误用滋阴之法，滋阴药物多滋腻黏滞，必与阴湿之邪胶结，使湿邪更为胶固难解，病情加重。

7. "面目俱赤，语声重浊……湿温、温疟，不在此例。"（中焦1条）

【原文】面目俱赤，语声重浊，呼吸俱粗，大便闭，小便涩，舌苔老黄，甚则黑有芒刺，但恶热，不恶寒，日晡益甚者，传至中焦，阳明温病也。<u>脉浮洪躁甚者，白虎汤主之；脉沉数有力，甚则脉体反小而实者，大承气汤主之</u>。暑温、湿温、温疟，不在此例。（中焦1条）

【解析】本条为阳明温病提纲，阐述了阳明温病的证治。阳明温病分为经证和腑证，两者均因热邪循阳明经脉上蒸而面目俱赤，舌苔老黄；热邪袭肺，肺失宣降而语声重浊，呼吸俱粗；热血伤津而小便涩，里热炽盛，故但恶热，不恶寒，日晡益甚。但经证脉浮洪躁，腑证脉沉数有力，甚则脉体反小而实，这种小脉反映的是邪结于内，而非虚脉。阳明经证治宜辛寒清热透邪，代表方为白虎汤；阳明腑证治宜苦寒攻下，代表方为大承气汤。

8. "阳明温病，下之不通……再不下者，增液承气汤主之。"（中焦17条）

【原文】阳明温病，下之不通，其证有五：应下失下，正虚不能运药，不运药者死，新加黄龙汤主之。喘促不宁，痰涎壅滞，右寸实大，肺气不降者，宣白承气汤主之。左尺牢坚，小便赤痛，时烦渴甚，导赤承气汤主之。邪闭心包，神昏舌短，内窍不通，饮不解渴者，牛黄承气汤主之。津液不足，无水舟停者，间服增液，再不下者，增液承气汤主之。（中焦17条）

【解析】本条阐述了阳明温病腑证，应用下法攻之，下之不通者，其原因和临床表现可分为五个方面（即五承气汤）：①阳明温病，应下而失下者，邪热流连，邪盛正虚，不能运药，故治疗予扶正祛邪，方用新加黄龙汤。②肺与大肠表里合病，除了阳明热结外，因热邪阻肺，肺失宣降，而出现喘促不宁，坐卧不安，痰热壅盛及右寸脉实大等一派肺热炽盛的表现。同时肺和大肠相表里，大肠腑气不通，可加重肺气不降，肺气不降亦能加重大肠腑气不通。故治疗上予以表里合治，方用宣白承气汤，此为"脏腑合治法"。③大肠与小肠合病，除了阳明腑实外，小肠热盛同时存在，表现为尿色黄赤，尿道涩痛，烦渴，左尺脉牢坚不移（故左尺候肾与小肠也）。治疗上既要泻大肠热结，又要清利小肠火热，方用导赤承气汤治疗，此为"二肠同治法"。④阳明热邪内闭心包，除阳明腑实证外，出现神志昏迷，舌短难伸，口渴而饮不解等症状。治疗上除了泻下阳明腑实外，亦要清心开窍，方用牛黄承气汤，此为"两少阴合治法"。⑤阳明热盛伤津，津液枯耗，致大便闭结不通，无水舟停。治疗可先用增液汤以滋养阴液，增水行舟，服用后大便仍不下者，再以增液汤加大黄、芒硝，通腑泻下，养阴荡结，此为"气血合治法"。

9. "阳明温病，无汗，实证未剧……冬地三黄汤主之。"（中焦29条）

【原文】阳明温病，无汗，实证未剧，不可下。小便不利者，甘苦合化，冬地三黄汤主之。（中焦29条）

【解析】本条阐述了阳明温病无汗禁下及小便不利的证治。温病出现小便不利原因有三：小肠热盛，火腑不通，分清泌浊功能失调；热邪袭肺，肺失宣降，通调水道功能失调；温热之邪伤及津液。治疗予冬地三黄汤，"甘苦合化"以泄热益阴。甘味药缓补滋养，苦味药燥湿清热，合用则能滋润清热。

10. "风温、温热、温疫……加减复脉汤主之。"（下焦1条）

【原文】风温、温热、温疫、温毒、冬温，邪在阳明久羁，或已下，或未下，身热面赤，口干舌燥，甚则齿黑唇裂，脉沉实者，仍可下之；脉虚大，手足心热甚于手足背者，加减复脉汤主之。（下焦1条）

【解析】本条阐述了温病后期真阴耗伤的证治。温热之邪久留阳明，热势炽盛，或热邪伤及少阴，使真阴受灼，均会出现身热面红，口干舌燥，甚则齿黑唇裂等症状。如脉沉实有力，可用下法治疗，如承气汤之类；如出现脉虚大无根，手足心热于手足背，午后热甚，舌红光滑无苔，腹中无燥屎，则邪热少虚热多，如再下之则竭其真阴，使病情加重。治疗上应予以加减复脉汤以滋养真阴，以防阴衰阳脱。

11. "少阴温病，真阴欲竭，壮火复炽……黄连阿胶汤主之。"（下焦11条）

【原文】少阴温病，真阴欲竭，壮火复炽，心中烦，不得卧者，黄连阿胶汤主之（2020）。（下焦11条）

【注释】壮火：指邪热之火。

【原文阐释】本条阐述少阴温病阴虚邪盛的证治。少阴温病，即下焦温病，温热之邪久留体内，必伤及少阴肾之真阴，肝肾同源，肝阴亦同时受温热之邪所灼，消耗殆尽。此为温病的后期，真阴欲竭，正气亏虚，故见心中烦，不得卧，此乃心肾不交之症状。治疗上借用伤寒少阴热化证的黄连阿胶汤以泻心火，养真阴，交通心肾。黄连阿胶汤在使用时应把握住病机为心肾不交，即肾阴虚的情况下，有心火上亢，阴虚火旺。若只有肾阴虚，不用黄连阿胶汤。

12. "夜热早凉，热退无汗，热自阴来者，青蒿鳖甲汤主之（2020）。"（下焦12条）

【原文】夜热早凉，热退无汗，热自阴来者，青蒿鳖甲汤主之。（下焦12条）

【解析】本条阐述了温病后期，邪入阴分的证治。温病后期阴虚发热，"夜热早凉，热退无汗"，能食消瘦，舌红苔少，脉沉细数。此时真阴已亏损而余邪留伏阴分，病情缠绵，久久不愈。治疗上不能单纯以滋阴为法，恐闭门留寇，亦不能单用苦燥之品泻火，故以青蒿鳖甲汤滋阴透热外出。方中青蒿、鳖甲配伍，青蒿不能直入阴分，由鳖甲引之；鳖甲不能独出阳分，由青蒿引之，使两者能透阴分之伏邪外出。

13. "治外感如将……治下焦如权（非重不沉）。"（杂说）

【原文】治外感如将（兵贵神速，机圆法活，去邪务尽，善后务细，盖早平一日，则人少受一日之害）；治内伤如相（坐镇从容，神机默运，无功可言，无德可见，而人登寿域）。治上焦如羽（非轻不举）；治中焦如衡（非平不安）；治下焦如权（非重不沉）。

【原文阐释】本条阐述了外感与内伤治则的区别及三焦的治疗大法。治疗外感疾病时，用药如用兵，要主动出击，贵在神速，使患者少受病痛之苦。治疗内伤杂病时，要从容不迫，运筹帷幄，不能急功近利，其目的是令人长寿。治上焦要用轻清之品，药量要轻，煎煮时间亦不能过长；治中焦重在保持脾升胃降的平衡；治下焦则要用性质沉重、滋潜味厚之品，如滋补真阴，潜阳息风药。

第六篇　中西医结合内科学

第一单元　呼吸系统疾病

☆ 重点提示

呼吸系统作为内科的一个大系统，是每年考试必不可少的内容，对于本单元内容考生都应重点把握。特别是肺炎、支气管哮喘等内容，每年考题都会有所涉及，尤其是中医辨证论治，各型症状考生都应熟记，相似病症也应区别好。另外，对于每个病的临床表现、实验室检查以及并发症等内容也应掌握，对于疾病的西医用药也应做了解。

━━━━━━━━━━ 考点集合 ━━━━━━━━━━

一、急性上呼吸道感染

1. 西医病因、发病机制　主要病原体为鼻病毒、流感病毒（甲、乙、丙）、副流感病毒、呼吸道合胞病毒、冠状病毒、腺病毒及柯萨奇病毒等。

2. 中医病因病机　外邪乘虚而入，以致卫表被郁，肺失宣肃。

3. 临床表现

病名	症状	体征
普通感冒	早期咽干、鼻塞、喷嚏、咳嗽等，继而声嘶、咳嗽加剧，或有少量黏液痰，全身酸痛、头痛、乏力、腹胀等	鼻腔黏膜充血、水肿，有分泌物，可有体温升高
急性病毒性咽炎和喉炎	①咽炎：咽部发痒或灼热感，咽痛不明显。②喉炎：声音嘶哑，说话困难，咳嗽时疼痛，常有发热、咽痛或咳嗽	咽喉部水肿、充血，局部淋巴结轻度肿大，有触痛，有时可闻及喉部喘息声
急性咽－扁桃体炎	起病急，咽痛明显，发热，畏寒，体温可达39℃以上	咽部充血明显，扁桃体肿大、充血，表面有黄色点状渗出物，颌下淋巴结肿大压痛
急性疱疹性咽峡炎	明显咽痛、发热	咽部、软腭、悬雍垂和扁桃体上有灰白色小丘疹
急性咽结膜炎	发热、咽痛、流泪、畏光	咽部及结膜充血，可有颈淋巴结肿大，或有角膜炎

4. 实验室及其他检查

（1）血常规检查：白细胞计数一般正常或偏低，分类淋巴细胞比例相对增高。

（2）病毒分离：收集病人的咽漱液、鼻洗液、咽拭子等标本接种于鸡胚羊膜腔内，可分离出病毒，有助于确诊。

（3）免疫荧光技术检测：阳性者有助于早期诊断。

（4）血清学检查：双份血清抗体效价递增4倍或4倍以上者有助于早期诊断。

5. 诊断　主要根据病史、临床症状及体征，结合周围血象，并排除其他疾病如过敏性鼻炎，急性传染性疾病如麻疹、脑炎等，可作出临床诊断。病毒分离、免疫荧光技术及细菌培养对明确病因诊断有帮助。

6. 西医治疗

（1）对症治疗：发热、头痛、肢体酸痛者，可给予解热镇痛药，如复方阿司匹林片；鼻塞流涕者，可用抗过敏药，如扑尔敏，或麻黄碱滴鼻。

（2）抗感染治疗：①头孢氨苄。②罗红霉素。③阿莫西林。

（3）抗病毒治疗：①奥司他韦。②利巴韦林。

7. 中医辨证论治

（1）风寒束表证——辛温解表

证候：恶寒重，发热轻，无汗，头痛，肢体酸痛，鼻塞声重，喷嚏，时流清涕，咽痒，咳嗽，口不渴或喜热饮，舌苔薄白而润，脉浮或浮紧。

方药：荆防败毒散加减。

（2）风热犯表证——辛凉解表

证候：身热较著，微恶风寒，汗出不畅，头胀痛，目胀，鼻塞，流浊涕，口干而渴，咳嗽，痰黄黏稠，咽燥，或咽喉肿痛，舌苔薄白微黄，边尖红，脉浮数。

方药：银翘散或葱豉桔梗汤加减（2020）。

（3）暑湿伤表证——清暑祛湿解表

证候：身热，微恶风，汗少，肢体酸重或疼痛，头昏重胀痛，咳嗽痰黏，鼻流浊涕，心烦口渴，渴不多饮，口中黏腻，胸脘痞闷，泛恶，小便短赤，舌苔薄黄而腻，脉濡数。

方药：新加香薷饮加减。

二、急性支气管炎

1. 西医病因　①病原微生物：病毒是引起本病最常见的微生物，常见病毒为腺病毒、流感病毒（甲、乙）、冠状病毒等。常见细菌为流感嗜血杆菌、肺炎链球菌等。②理化因素。③过敏反应。

2. 中医病因病机　主要是外感所致，而脏腑功能失调，肺的卫外功能减弱是发病的重要病因。

3. 临床表现　可有发热。初为干咳或有少量黏液痰，随后痰量增多，咳嗽加剧，偶伴血痰。查体可无明显阳性表现。也可在两肺闻及散在干、湿啰音，部位不固定，咳嗽后可减少或消失。

4. 实验室及其他检查

（1）血常规检查：白细胞计数和分类多无明显改变。细菌感染时白细胞升高并伴有中性粒细胞比例增加，血沉加快。

（2）痰培养：痰涂片或培养可发现致病菌。

（3）X线检查：大多数正常或肺纹理增粗。

5. 诊断　根据病史、咳嗽和咳痰等呼吸道症状，两肺散在干、湿啰音等体征，结合血象和X线胸片，可作出临床诊断。病毒和细菌检查有助于病因诊断。

6. 西医治疗

（1）一般治疗：适当休息，注意保暖，多饮水，避免诱发因素和吸入变应原。

（2）对症治疗：①发热、头痛：复方阿司匹林。②咳嗽有痰且不易咳出：氯化铵合剂、盐酸氨溴索、溴己新。③咳嗽剧烈且无痰：右美沙芬、喷维林、可待因等。④支气管痉挛：茶碱类和 β_2 受体激动剂等。

（3）抗菌药物：开始治疗时缺乏病原菌结果，可选用大环内酯类、青霉素类、头孢菌素类、氟喹诺酮类等。

7. 中医辨证论治

（1）风寒袭肺证——**疏风散寒，宣肺止咳**

证候：咳嗽初起，声重气急，咽痒，痰稀色白，多伴有头痛鼻塞，流清涕，骨节酸痛，恶寒，或有发热，无汗等表证，舌苔薄白，脉浮或浮紧。

方药：<u>三拗汤合止嗽散加减</u>。

（2）风热犯肺证——**疏风清热，宣肺止咳**

证候：咳嗽新起，咳声粗亢，或咳声嘎哑，咳痰黏稠或稠黄，咳时汗出，常伴鼻流黄涕，头痛口渴，喉燥咽痛，或有发热，微恶风寒等表证，舌苔薄黄，脉浮数或浮滑。

方药：<u>桑菊饮加减</u>。

（3）燥热伤肺证——**疏风清肺，润燥止咳**

证候：咳嗽新起，咳声嘶哑，干咳无痰或痰少黏稠难出，或黏连成丝，或咳引胸痛，多伴有鼻燥咽干，恶风发热，头痛等表证，舌尖红，苔薄黄而干，脉浮数或小数。

方药：桑杏汤加减。

（4）凉燥伤肺证——**轻宣凉燥，润肺止咳**

证候：干咳，痰少或无痰，咽干鼻燥，兼有头痛，恶寒，发热，无汗，苔薄白而干，脉浮紧。

方药：杏苏散加减。

三、慢性支气管炎

1. 西医病因与发病机制　①**吸烟（最重要）**。②感染因素。③职业粉尘和化学物质接触。④空气污染。⑤其他因素。

2. 中医病因病机　外邪侵袭、内脏亏损，导致肺失宣降。

3. 临床表现及并发症

（1）临床表现：**咳嗽、咳痰、喘息**。急性发作时在肺底部可闻及湿性和（或）干性啰音，喘息性支气管炎在咳嗽或深吸气后可听到哮鸣音，发作时可闻及广泛的湿啰音和哮鸣音。长期反复发作，可见肺气肿的体征。

（2）并发症：<u>阻塞性肺气肿（最常见）（2020）</u>、支气管扩张症、支气管肺炎。

4. 实验室检查及其他检查

（1）血常规检查：细菌感染时可出现白细胞总数和（或）中性粒细胞增高。

（2）痰液检查：涂片可发现革兰阳性球菌或革兰阴性杆菌，痰培养可发现致病菌。

（3）X线检查：早期可无异常，随着病情发展，可见肺纹理增多、变粗、扭曲，呈网状或条索状阴影，向肺野周围延伸，以两肺中下野明显。

（4）肺功能检查：早期可无异常发现。发展至气道狭窄或有阻塞时，出现阻塞性通气功能障碍，表现为第1秒用力呼气容积（FEV_1）下降，合并肺气肿时，肺残气量明显增高，肺总量（TLC）也增大。

5. 诊断

（1）诊断要点：以咳嗽、咳痰为主症或伴喘息，每年发病持续3个月，并连续2年或以上。除外具有咳嗽、咳痰、喘息症状的其他疾病，如支气管哮喘、支气管扩张、肺结核等。

（2）分型：单纯型、喘息型。

（3）分期：急性加重期、<u>慢性迁延期（2020）</u>、临床缓解期。

6. 西医治疗

急性加重和慢性迁延期：①**控制感染：常用阿莫西林、罗红霉素、左氧氟沙星**。②祛痰、镇咳：常用复方甘草合剂、盐酸氨溴索、盐酸溴己新、氯化铵棕色合剂等。③解痉平喘：常用氨茶碱或茶碱缓释剂、特布他林、硫酸特布他林气雾剂或溴化异丙托品。

7. 中医辨证论治

（1）风寒犯肺证——宣肺散寒，化痰止咳

证候：咳喘气急，胸部胀闷，痰白量多，伴有恶寒或发热，无汗，口不渴，舌苔薄白而滑，脉浮紧。

方药：三拗汤合止嗽散加减。

（2）风热犯肺证——清热解表，止咳平喘

证候：咳嗽频剧，气粗或咳声嘶哑，痰黄黏稠难出，胸痛烦闷，伴有鼻流黄涕，身热汗出，口渴，便秘，尿黄，舌苔薄黄，脉浮或滑数。

方药：桑菊饮加减。

（3）痰湿蕴肺证——燥湿化痰，降气止咳

证候：咳嗽，咳声重浊，痰多色白而黏，胸满窒闷，纳呆，口黏不渴，甚或呕恶，舌苔腻色白，脉滑。

方药：二陈汤合三子养亲汤加减。

（4）痰热郁肺证——清热化痰，宣肺止咳

证候：咳嗽，喘息气促，胸中烦闷胀痛，痰多色黄黏稠，咯吐不爽，或痰中带血，渴喜冷饮，面红咽干，尿赤便秘，苔黄腻，脉滑数。

方药：清金化痰汤加减（2020）。

（5）寒饮伏肺证——温肺化饮，散寒止咳

证候：咳嗽，喘逆不得卧，咳吐清稀白沫痰，量多，遇冷空气刺激加重，甚至面浮肢肿，常兼恶寒肢冷，微热，小便不利，舌苔白滑或白腻，脉弦紧。

方药：小青龙汤加减。

（6）肺气虚证——补肺益气，化痰止咳

证候：咳嗽气短，痰涎清稀，反复易感，倦怠懒言，声低气怯，面色㿠白，自汗畏风，舌淡苔白，脉细弱。

方药：玉屏风散加减。

（7）肺脾气虚证——补肺健脾，止咳化痰

证候：咳嗽气短，倦怠乏力，咳痰量多易出，面色㿠白，食后腹胀，便溏或食后即便，舌体胖边有齿痕，舌苔薄白或薄白腻，脉细弱。

方药：补肺汤加减。

（8）肺肾气阴两虚证——滋阴补肾，润肺止咳

证候：咳喘气促，动则尤甚，痰黏量少难咯，伴口咽发干，潮热盗汗，面赤心烦，手足心热，腰酸耳鸣，舌红，苔薄黄，脉细数。

方药：沙参麦冬汤合六味地黄丸加减。

四、慢性阻塞性肺疾病

1. 西医病因、发病机制与病理

（1）病因和发病机制：①吸烟（最常见）。②理化因素。③感染因素（2013）。④氧化应激及炎症机制。

（2）病理：表现为慢性支气管炎及肺气肿的病理变化。

2. 中医病因病机　脏腑功能失调（肺、脾、肾）、六淫邪气侵袭。

3. 临床表现与并发症

（1）临床表现：慢性咳嗽、咳痰、气短、喘息或呼吸困难、晚期体重下降，食欲减退等。桶状胸，双侧语颤减弱或消失，叩诊肺部呈过清音，心浊音界缩小，肺下界和肝浊音界下降；

听诊两肺呼吸音减弱，呼气延长，部分可闻及湿性啰音和（或）干性啰音。

（2）并发症：自发性气胸、慢性呼吸衰竭、慢性肺源性心脏病。

4. 实验室检查及其他检查

（1）肺功能检查（2016）：吸入支气管舒张药后 $FEV_1/FVC < 70\%$ 及 $FEV_1 < 80\%$ 预计值者，可确定为不完全可逆性气流受限。

（2）影像学检查：早期胸片可无变化，以后可出现肺纹理增粗、紊乱等非特异性改变，也可出现肺气肿改变。

（3）血气分析：血气分析对判断酸碱平衡失调及呼吸衰竭的类型有重要价值。

5. 诊断（2013）

（1）诊断要点：主要根据吸烟等高危因素史、临床症状、体征及肺功能检查等综合分析而确定。不完全可逆性气流受限是 COPD 诊断的必备条件。不完全可逆性气流受限依据吸入支气管舒张药后 $FEV_1/FVC < 70\%$ 可确定。

（2）严重程度分级

分级	分级标准
Ⅰ级：轻度	$FEV_1/FVC < 70\%$，$FEV_1 \geq 80\%$ 预计值，有或无慢性咳嗽、咳痰症状
Ⅱ级：中度	$FEV_1/FVC < 70\%$，$50\% \leq FEV_1 < 80\%$ 预计值，有或无慢性咳嗽、咳痰症状
Ⅲ级：重度	$FEV_1/FVC < 70\%$，$30\% \leq FEV_1 < 50\%$ 预计值，有或无慢性咳嗽、咳痰症状
Ⅳ级：极重度	$FEV_1/FVC < 70\%$，$FEV_1 < 30\%$ 预计值，或 $FEV_1 < 50\%$ 预计值伴慢性呼吸衰竭

6. 西医治疗

（1）急性加重期：①支气管舒张药：β_2 受体激动剂（沙丁胺醇气雾剂、特布他林气雾剂、沙美特罗、福莫特罗等）、抗胆碱能药（异丙托溴铵气雾剂、噻托溴铵）、茶碱类（茶碱缓释或控释片、氨茶碱）。②持续低流量吸氧：吸入氧浓度为 28%～30%。③控制感染：如给予 β内酰胺类/β内酰胺酶抑制剂、第二代头孢菌素、大环内酯类或喹诺酮类。门诊可用阿莫西林克拉维酸、头孢唑肟、头孢呋辛、左氧氟沙星、莫西沙星或加替沙星。较重者可应用第三代头孢菌素，如头孢曲松钠 2g 加于 0.9% 氯化钠注射液中静滴。④糖皮质激素：泼尼松龙、甲泼尼龙。⑤祛痰剂：溴己新或盐酸氨溴索。

（2）稳定期治疗：①支气管舒张药：药物同急性加重期。②祛痰药：盐酸氨溴索、N－乙酰半胱氨酸、羧甲司坦、稀化黏素。③糖皮质激素：沙美特罗加氟替卡松、福莫特罗加布地奈德。④长期家庭氧疗：氧流量为 1.0～2.0L/min，吸氧时间 10～15h/d。

7. 中医辨证论治

（1）外寒内饮证——温肺散寒，解表化饮

证候：咳逆喘息不得卧，痰多稀薄，恶寒发热，背冷无汗，渴不多饮，或渴喜热饮，面色青晦，舌苔白滑，脉弦紧。

方药：小青龙汤加减（2005，2014）。

（2）痰热郁肺证——清肺化痰，降逆平喘

证候：咳逆喘息气粗，烦躁胸满，痰黄或白，黏稠难咯，或身热微恶寒，有汗不多，溲黄便干，口渴，舌红，苔黄或黄腻，脉数或滑数（2006）。

方药：越婢加半夏汤或桑白皮汤加减（2010）。

（3）痰浊壅肺证——健脾化痰，降气平喘

证候：咳喘痰多，色白黏腻，短气喘息，稍劳即著，脘痞腹胀，倦怠乏力，舌质偏淡，苔薄腻或浊腻，脉滑。

方药：三子养亲汤合二陈汤加减。

（4）肺脾气虚证——补肺健脾，益气平喘

证候：咳喘日久，气短，痰多稀白，胸闷腹胀，倦怠懒言，面色㿠白，食少便溏，舌淡白，脉细弱。

方药：补肺汤合四君子汤加减。

（5）肺肾气虚证——补肺纳肾，降气平喘

证候：呼吸浅短难续，动则喘促更甚，声低气怯，咳嗽，痰白如沫，咯吐不利，胸闷，心悸，形寒汗出，舌质淡或紫暗，脉沉细无力或结代。

方药：平喘固本汤合补肺汤加减。

（6）阳虚水泛证——温肾健脾，化饮利水

证候：胸部膨满，喘咳不能平卧，咳痰清稀，心悸，面浮，下肢浮肿，甚则一身悉肿，腹部胀满有水，脘痞，纳差，尿少，怕冷，面唇青紫，舌苔白滑，舌体胖质暗，脉沉细或结代。

方药：真武汤合五苓散加减。

五、支气管哮喘

1. 西医病因、发病机制　病因为遗传因素（宿主因素）、激发因素（环境因素）。发病机制可概括为免疫 - 炎症反应、气道高反应性及神经机制等因素相互作用。其中气道炎症是目前公认的最重要的发病机制（2014，2020）。

2. 中医病因病机　宿痰内伏于肺，因外邪侵袭，饮食不当，情志内伤，劳倦等诱因引触，以致痰阻气道，肺失肃降，气道挛急（2010，2011）。

3. 临床表现（2021）

（1）症状：典型的表现是发作性伴有哮鸣音的呼气性呼吸困难。严重者可被迫采取坐位或呈端坐呼吸，干咳或咳大量白色泡沫痰，甚至出现发绀等。哮喘症状可在数分钟内发作，经数小时至数天，用支气管扩张药后缓解或自行缓解。有时顽固性咳嗽可为唯一的症状（咳嗽变异型哮喘）。在夜间及凌晨发作和加重是哮喘的特征之一。发作前有鼻痒、喷嚏、流涕、胸闷。

（2）体征：发作时胸部呈过度充气状态，有"三凹征"，肺部有广泛的哮鸣音，呼气音延长。心率增快、奇脉、胸腹反常运动和发绀常出现在严重哮喘患者中。

4. 诊断标准　符合（1）~（4）、（5）中任意一条者，可确诊。

（1）反复发作的喘息、气急、胸闷或咳嗽，夜间及晨间多发，多与接触变应原、冷空气、物理及化学性刺激以及病毒性上呼吸道感染、运动等有关。

（2）发作时在双肺可闻及散在弥漫性、以呼气相为主的哮鸣音，呼气相延长。

（3）上述症状可经治疗或自行缓解。

（4）除外其他疾病所引起的喘息、气急、胸闷和咳嗽。

（5）症状不典型者至少下列三项中的一项阳性：支气管激发试验阳性；支气管舒张试验阳性；平均每日呼气流量峰值（PEF）变异率 >10% 或周变异率 >20%。

5. 西医治疗　常用药物：①激素：吸入给药——气雾剂给药（二丙酸倍氯米松、布地奈德、丙酸氟替卡松、环索奈德）、溶液给药；口服给药——泼尼松龙，适用于中度哮喘发作、慢性持续哮喘吸入大剂量吸入激素联合治疗无效的患者和作为静脉应用激素治疗后的序贯治疗（2014）；静脉给药——琥珀酸氢化可的松或甲泼尼龙。②β_2 受体激动剂（2021）：短效 β_2 受体激动剂——沙丁胺醇（2004，2020）、特布他林；长效 β_2 受体激动剂——沙美特罗、福莫特罗。③白三烯受体拮抗剂：扎鲁司特、孟鲁司特。④茶碱类：氨茶碱和控（缓）释型茶碱。⑤抗胆碱药物的应用：溴化异丙托品。⑥抗 IgE 治疗。⑦变应原特异性免疫疗法。⑧其他：抗组胺药物如酮替芬、氯雷他定、阿司咪唑、特非那丁等。

6. 中医辨证论治

（1）急性期

①寒哮——温肺散寒，化痰平喘

证候：呼吸急促，喉间哮鸣，痰稀色白，面色晦滞发青，形寒肢冷，不渴或口渴喜热饮，小便清长，舌淡苔白滑，脉弦紧或浮紧。

方药：射干麻黄汤加减（2006，2021）。

②热哮——清热宣肺，化痰定喘

证候：呼吸急促，声高气粗，喉间哮鸣，痰稠色黄，咳吐不爽，面赤口苦，喜冷饮，小便黄，舌质红，苔黄腻，脉弦滑或数滑（2005）。

方药：定喘汤加减（2006，2010，2011，2014）。

③寒包热哮——解表散寒，清化痰热

证候：喉中哮鸣有声，胸膈烦闷，呼吸急促，喘咳气逆，咳痰不爽，痰黏色黄或黄白相兼，烦躁，发热，恶寒，无汗，身痛，口干欲饮，大便偏干，舌苔白腻，舌尖边红，脉弦紧。

方药：小青龙加石膏汤或厚朴麻黄汤加减。

④风痰哮——祛风涤痰，降气平喘

证候：喉中痰涎壅盛，声如拽锯，或鸣声如吹哨笛，喘急胸满，但坐不得卧，咳痰黏腻难出，或为白色泡沫痰液，无明显寒热倾向，面色青暗，起病多急，常倏忽来去，发前自觉鼻、咽、眼、耳发痒，喷嚏，鼻塞，流涕，胸部憋塞，随之迅即发作，舌苔厚浊，脉滑实。

方药：三子养亲汤加味。

（2）缓解期

①肺虚——补肺益气

证候：气短，喘息，动则更甚，神疲乏力，或自汗，容易感冒，舌淡苔白，脉细弱或虚大。

方药：玉屏风散加减。

②脾虚——健脾化痰（2006）

证候：腹胀，食少纳呆，便溏，肢体倦怠，少气懒言，面色萎黄或白，或有较多白痰，舌淡苔白，脉缓弱。

方药：六君子汤加减。

③肾虚——补肾纳气（2006）

证候：平素息促气短，呼多吸少，动则为甚，形瘦神疲，心悸，腰酸腿软，劳累后哮喘易发，或面色苍白，畏寒肢冷，自汗，舌淡苔白，质胖嫩，脉沉细；或颧红，烦热，汗出黏手，舌质淡嫩，苔白或舌红少苔，脉细数或脉沉细。

方药：金匮肾气丸或七味都气丸加减。

六、肺炎（2021）

致病因素	症状、体征	X线征象	诊断和鉴别诊断	治疗首选	其他选择
肺炎链球菌	急起病、寒战、高热、咳嗽、咳痰、呼吸困难、胸痛、肺实变体征	大片炎症浸润阴影或实变影，支气管充气征，肋膈角可有少量胸腔积液	据症状、体征、X线诊断。与干酪样肺炎、急性肺脓肿等相鉴别	青霉素G	第一代头孢菌素、氟喹诺酮类
葡萄球菌	急起病、寒战、高热、咳脓痰、痰带血丝或呈粉红色乳状，呼吸困难，发绀	肺段或肺叶实变，有空洞，或液气囊腔。或单一病灶融合成大片阴影	据症状、体征、血象、X线诊断。与其他病原菌所致肺炎鉴别	半合成青霉素或头孢菌素	万古霉素、替考拉宁
克雷伯杆菌	急起病、寒战、高热、全身衰弱，痰稠，可呈砖红色胶冻状或灰绿色(2014)	肺大叶实变、蜂窝状脓肿、叶间隙下坠	据症状、体征、痰细菌学及X线检查诊断。与其他病原菌所致肺炎鉴别	氨基糖苷类加二、三代头孢菌素类	

致病因素	症状、体征	X线征象	诊断和鉴别诊断	治疗首选	其他选择
军团菌	高热、肌痛、相对缓脉	肺泡内斑片状浸润、进展迅速、伴少量胸腔积液	据症状、体征、痰细菌及X线检查诊断。与其他病原菌所致肺炎鉴别	红霉素	利福平
支原体	缓起病、持久的阵发性刺激性呛咳、无痰或少量黏痰，呼吸道感染症状	肺下野浸润影呈节段性分布，3~4周自然消散	据症状、体征、X线及血清学检查诊断。应与病毒性肺炎、军团菌肺炎、衣原体肺炎鉴别	大环内酯类	
衣原体	同上	以单侧下叶肺泡渗出为主，双侧病变可见间质性肺炎与肺泡渗出同时存在	据X线诊断。与支原体肺炎鉴别	同上	
病毒	急起病，持续发热，阵发性干咳，胸痛、气喘。小儿或老年可呼吸困难、发绀、嗜睡。散在干湿性啰音（2020）	肺纹理增多，小片状或广泛浸润，严重者可见边缘模糊的小结节状浸润影	据症状、X线诊断。与支原体肺炎鉴别		利巴韦林、阿昔洛韦、更昔洛韦、阿糖腺苷、奥司他韦、金刚烷胺
放线菌	缓起病，低热或不规则热，痰中可找到由菌丝缠结成的"硫黄颗粒"，贫血、消瘦，偶有杵状指（趾）	缺少特异性	据症状、痰及血清学检查诊断。与其他病原菌所致肺炎鉴别	氟康唑、两性霉素B	轻症广谱抗生素、糖皮质激素、免疫抑制剂、体内留置导管
念珠菌	支气管炎型有类似慢性支气管炎症状；肺炎型有高热、畏寒、咳嗽等。典型者咳白色粥样痰，也可呈乳酪块状，痰液有酵母臭味或口腔及痰中有甜酒样芳香味	同上	同上	同上	同上

内科

致病因素	症状、体征	X线征象	诊断和鉴别诊断	治疗首选	其他选择
放射性	刺激性干咳、气急、胸痛进行性加重，进行性呼吸困难甚至呼吸衰竭，放射部位皮肤萎缩硬结、色素沉着	照射肺叶上弥漫性模糊阴影，边缘模糊，似支气管炎或肺水肿，后期纤维化或局限性肺不张	据病史、症状、X线诊断	停止放射治疗	急性期泼尼松，继发感染用抗生素
吸入性	吸入诱因史，呛咳、气急，呼吸困难，湿啰音伴哮鸣音，可见局限性肺实变体征	两肺散在不规则片状模糊影，以右肺多见	同上	去除病因	继发感染用抗生素

1. 中医病因　病因包括劳倦过度，或寒温失调，起居不慎，卫外功能减弱，暴感外邪犯肺等。

2. 中医辨证论治

（1）邪犯肺卫——疏风清热，宣肺止咳

证候：发病初起，咳嗽咳痰不爽，痰色白或黏稠色黄，发热重，恶寒轻，无汗或少汗，口微渴，头痛，鼻塞，舌边尖红，苔薄白或微黄，脉浮数。

方药：三拗汤或桑菊饮加减（2004）。

（2）痰热壅肺——清热化痰，宽胸止咳

证候：咳嗽，咳痰黄稠或咳铁锈色痰，呼吸气促，高热不退，胸膈痞满，按之疼痛，口渴烦躁，小便黄赤，大便干燥，舌红苔黄，脉洪数或滑数。

方药：麻杏石甘汤合《千金》苇茎汤加减（2010，2018）。

（3）热陷心包——清热解毒，化痰开窍

证候：咳嗽气促，痰声辘辘，烦躁，神昏谵语，高热不退，甚则四肢厥冷，舌红绛，苔黄而干，脉细滑数（2003，2005）。

方药：清营汤合菖蒲郁金汤加减（2004，2006）。

（4）阴竭阳脱——益气养阴，回阳固脱

证候：高热骤降，大汗肢冷，颜面苍白，呼吸急迫，四肢厥冷，唇甲青紫，神志恍惚，舌淡青紫，脉微欲绝。

方药：生脉散合四逆汤加减。

（5）正虚邪恋——益气养阴，润肺化痰

证候：干咳少痰，咳嗽声低，气短神疲，身热，手足心热，自汗或盗汗，心胸烦闷，口渴欲饮或虚烦不眠，舌红，苔薄黄，脉细数。

方药：竹叶石膏汤加减。

七、原发性支气管肺癌

1. 西医病因、病理　病因为吸烟、空气污染、职业危害、遗传因素、营养状况，其他如肺结核等。病理：①解剖学分类——中央型肺癌、周围型肺癌；②组织学分类——小细胞肺癌、非小细胞肺癌（鳞癌、腺癌、大细胞癌、鳞腺癌、支气管腺体癌）。

2. 中医病因病机　病因包括正气虚损、痰浊聚肺、情志失调、烟毒内蕴、邪毒侵肺等。基本病机是由于正气虚弱，毒恋肺脏，瘀阻络脉，久成癥积。

3. 临床表现

（1）原发症状：咳嗽、咳痰为肺癌早期的常见症状，多为刺激性干咳或少量黏液痰（如肿瘤导致远端支气管狭窄——持续咳嗽，高音调金属音，为特征性阻塞性咳嗽；如继发感染——咳脓性痰；如肿瘤侵及大血管——大咯血；如肿瘤引起支气管部分阻塞——局限性喘鸣，并胸闷、气急等）。体重下降、发热等为常见的全身症状。

（2）局部扩展症状：侵犯胸膜或纵隔——不规则钝痛；侵入胸壁、肋骨或压迫肋间神经——剧烈胸痛，定点或局部压痛，呼吸、咳嗽时加重；压迫大气道——吸气性呼吸困难；侵及食管——咽下困难，支气管-食管瘘；压迫喉返神经——声音嘶哑；压迫阻滞上腔静脉回流——上腔静脉压迫综合征，头、颈、前胸部及上肢水肿淤血等。肺上沟癌压迫颈部交感神经——同侧霍纳（Horner）综合征（眼睑下垂、眼球内陷、瞳孔缩小、额部少汗等）或同侧臂丛神经压迫征。

（3）远处转移症状。

（4）胸外表现：①内分泌综合征：抗利尿激素分泌异常综合征、异位 ACTH 综合征、高钙血症、异位分泌促生腺激素。②骨骼-结缔组织综合征：原发性肥大性骨关节病、神经-肌病综合征。③血液学异常：游走性血栓性静脉炎、弥散性血管内凝血伴出血、贫血、皮肌炎、黑棘皮症等。

4. 实验室及其他检查

（1）胸部 X 线检查：发现肺癌的最基本方法。①中央型肺癌：一侧肺门类圆形阴影，边缘毛糙，可有分叶或切迹。肿块与肺不张、阻塞性肺炎并存时，可呈现"S"形 X 线征象。局限性肺气肿、肺不张、阻塞性肺炎和继发性肺脓肿等则是支气管完全或部分阻塞而形成的间接征象。②周围型肺癌：早期常有局限性小斑片状阴影，肿块周边可有毛刺、切迹和分叶，可见偏心性癌性空洞。③细支气管-肺泡癌：结节型和弥漫型两种表现。

（2）电子计算机体层扫描（CT）：可发现普通 X 线难以发现的病变，还能辨认有无肺门和纵隔淋巴结肿大，以及是否侵犯邻近器官。

（3）磁共振（MRI）：在明确肿瘤与大血管之间关系，以及分辨肺门淋巴结或血管阴影方面优于 CT，但它对肺门病灶分辨率不如 CT 高，也不容易发现较小的病灶。

（4）痰脱落细胞检查：诊断肺癌的重要方法之一。

（5）纤维支气管镜检查：诊断肺癌的主要方法。

（6）病理学检查：对肺癌的诊断具有决定性意义。

（7）放射性核素扫描检查：对肿瘤进行定位、定性诊断。

（8）开胸手术探查：若经上述多项检查仍未能明确诊断，而又高度怀疑肺癌时，可考虑。

（9）其他：肿瘤标志物检测和基因诊断，后者有助于早期诊断肺癌。

5. 诊断　出现下列情况（特别是 40 岁以上男性长期或重度吸烟者）应及时进行排癌检查：①刺激性咳嗽 2～3 周，抗感染、镇咳治疗无效；②原有慢性呼吸道疾病，近来咳嗽性质改变；③近 2～3 个月持续痰中带血而无其他原因；④同一部位肺炎反复发作；⑤原因不明的肺脓肿，无毒性症状，无大量脓痰，无异物吸入史，且抗感染治疗疗效不佳者；⑥原因不明的四肢关节疼痛及杵状指（趾）；⑦X 线示局限性肺气肿或段、叶性肺不张；⑧肺部孤立性圆形病灶和单侧性肺门阴影增大；⑨原有肺结核病灶已稳定而其他部位又出现新增大的病灶；⑩无中毒症状、进行性增多的血性胸腔积液。

6. 西医治疗

（1）手术：适应证：非小细胞肺癌Ⅰ期、Ⅱ期；以同侧纵隔淋巴结受累为特征的Ⅲ期。

（2）化疗：小细胞肺癌对于化疗非常敏感。非小细胞癌对化疗反应不敏感，主张对Ⅰ、Ⅱ期病人手术后进行化疗。ⅢA期病人应于术前、术后进行全身化疗，ⅢB期及Ⅳ期病人可通过化疗延长生存期。

（3）放疗：适用于Ⅰ期病人年老体弱，有伴发病，已不宜手术或拒绝手术者；$N_{1\sim2}$的手术病人，或手术切除边缘残存肿瘤细胞。

7. 中医辨证论治

（1）气滞血瘀证——化瘀散结，行气止痛

证候：咳嗽，咳痰，或痰血暗红，胸闷胀痛或刺痛，面青唇暗，肺中积块，舌质暗紫或有瘀斑瘀点，脉弦或涩。

方药：<u>血府逐瘀汤加减（2013）</u>。

（2）痰湿蕴肺证——祛湿化痰

证候：咳嗽痰多，胸闷气短，肺中积块，可见胸胁疼痛，纳差便溏，神疲乏力，舌质暗或有瘀斑，苔厚腻，脉弦滑。

方药：二陈汤合瓜蒌薤白半夏汤加减。

（3）阴虚毒热证——养阴清热，解毒散结

证候：咳嗽，无痰或少痰，或有痰中带血，甚则咯血不止，肺中积块，心烦，少寐，手足心热，或低热盗汗，或邪热炽盛，羁留不退，口渴，大便秘结，舌质红，苔薄黄，脉细数或数大。

方药：<u>沙参麦冬汤合五味消毒饮（2006，2011）</u>。

（4）气阴两虚证——益气养阴，化痰散结

证候：咳嗽无力，有痰或无痰，痰中带血，肺中积块，神疲乏力，时有心悸，汗出气短，口干，发热或午后潮热，手足心热，纳呆脘胀，便干或稀，舌质红苔薄，或舌质胖嫩有齿痕，脉细数无力。

方药：<u>生脉散合沙参麦冬汤加减（2011）</u>。

八、慢性肺源性心脏病

1. 西医病因、发病机制　<u>病因以支气管、肺疾病，胸廓运动障碍性疾病及肺血管疾病为主（2020）</u>。发病机制为肺动脉高压的形成，心脏病变和心力衰竭，其他重要器官的损害。

2. 中医病因病机　病因有外邪侵袭、肺脾肾虚、痰瘀互结等。病位在肺、脾、肾、心，<u>属本虚标实之证（2010）</u>。早期表现为肺、脾、肾三脏气虚，后期则心肾阳虚；外邪侵袭、热毒、痰浊、瘀血、水停为标。正气虚衰，气虚则血运无力而瘀滞，气化无权而津液停滞，痰瘀互结，阻滞肺络，累及于心。

3. **临床表现（2020）**

（1）肺、心功能代偿期（缓解期）：咳嗽、咳痰、气促，活动后可有心悸、呼吸困难、乏力和劳动耐力下降。可有发绀和肺气肿体征。

（2）<u>肺、心功能失代偿期（急性发作期）（2005）</u>：①呼吸衰竭：夜间呼吸困难加重，常有头痛、失眠、食欲下降，但白天嗜睡，甚见肺性脑病（表情淡漠、神志恍惚、谵妄）。明显发绀，球结膜充血、水肿，严重时可有视网膜血管扩张、视乳头水肿等颅内压升高的表现。腱反射减弱或消失，出现病理反射；皮肤潮红、多汗。②右心衰竭：心悸、食欲不振、腹胀、恶心等。周围性发绀，颈静脉怒张，心率增快，可出现心律失常，可闻及三尖瓣区舒张期杂音。肝大且有压痛，肝-颈静脉反流征阳性，下肢水肿，重者可有腹水。

4. 并发症　肺性脑病、消化道出血、酸碱平衡失调及电解质紊乱、心律失常、休克、弥散性血管内凝血（DIC）等。

5. 实验室及其他检查

（1）X线检查：除肺胸基础疾病及急性肺部感染的特征外，尚有肺动脉高压征。如右下肺动脉增宽，其横径≥15mm；其横径与气管横径之比值≥1.07；肺动脉段明显突出或其高度≥3mm；右心室肥大征；肺动脉"残根征"；心脏呈垂直位。

（2）心电图检查、超声心动图检查、动脉血气分析、血液检查、右心导管检查等。

6. 诊断　患者有慢性支气管炎、肺气肿，其他肺胸疾病或肺血管病变，并已引起肺动脉高压、右心室肥大或右心功能不全、颈静脉怒张、肝大压痛、肝颈静脉反流征阳性、下肢水肿及体静脉压升高等，心电图、X线胸片、超声心动图有右心增大肥厚的征象，可以做出诊断。

7. 西医治疗

（1）急性加重期：控制感染、氧疗、控制心力衰竭、控制心律失常、抗凝治疗、其他并发症治疗。

（2）缓解期：呼吸锻炼；增强机体抵抗力，预防呼吸道感染；家庭氧疗。

8. 中医辨证论治

（1）急性加重期

①痰浊壅肺——健脾益肺，化痰降气

证候：咳嗽痰多，色白黏腻或呈泡沫样，短气喘息，稍劳即著，脘痞纳少，倦怠乏力，舌质偏淡，苔薄腻或浊腻，脉滑。

方药：苏子降气汤加减（2006）。

②痰热郁肺——清肺化痰，降逆平喘

证候：喘息气粗，烦躁，胸满，咳嗽，痰黄或白，黏稠难咳，或身热微恶寒，有汗不多，溲黄便干，口渴，舌红，苔黄或黄腻，脉数或滑数（2004，2007）。

方药：越婢加半夏汤加减。

③痰蒙神窍——涤痰开窍，息风止痉

证候：神志恍惚，谵语，烦躁不安，撮空理线，表情淡漠，嗜睡，昏迷，抽搐，咳逆，喘促，咳痰不爽，苔白腻或淡黄腻，舌质暗红或淡紫，脉细滑数（2006）。

方药：涤痰汤加减，另服安宫牛黄丸或至宝丹（2013）。

④阳虚水泛——温肾健脾，化饮利水

证候：面浮，下肢肿，甚则一身悉肿，腹部胀满有水，心悸，咳喘，咳痰清稀，脘痞，纳差，尿少，怕冷，面唇青紫，舌胖质暗，苔白滑，脉沉细。

方药：真武汤合五苓散加减。

（2）缓解期

①肺肾气虚——补肺纳肾，降气平喘

证候：呼吸短浅难续，声低气怯，甚则张口抬肩，倚息不能平卧，咳嗽，痰白清稀如沫，胸闷心慌，汗出，舌淡或暗紫，脉沉细微无力，或有结代（2006）。

方药：补肺汤加减。如见喘脱危象者，急用参附汤送服蛤蚧粉或黑锡丹补气纳肾，回阳固脱。

②气虚血瘀——益气活血，止咳化痰

证候：咳喘无力，气短难续，痰吐不爽，心悸，胸闷，口干，面色晦暗，唇甲发绀，神疲乏力，舌暗淡，脉细涩无力（2006）。

方药：生脉散合血府逐瘀汤加减。

九、呼吸衰竭

1. 西医病因、发病机制

（1）病因：气道阻塞性疾病、肺组织病变、肺血管疾病、胸廓及胸膜疾病、神经肌肉病变。

（2）发病机制：发生缺氧和二氧化碳潴留的主要机制有通气不足、弥散障碍、通气/血流比例失调、肺动-静脉分流及氧耗量增加。

2. 中医病因病机　病因为肺气虚衰、感受邪毒。病机属本虚标实，本虚为肺、脾、肾、心亏虚，标实为痰浊、瘀血、水饮。

3. 临床表现　急性呼吸衰竭的表现主要是呼吸困难和多器官功能障碍。慢性呼吸衰竭除导致慢性呼吸衰竭原发病的症状体征外，主要表现是呼吸困难和多脏器功能紊乱。

4. 动脉血气分析

（1）氧分压和二氧化碳分压：Ⅰ型呼吸衰竭的血气特点为 $PaO_2 < 60mmHg$，$PaCO_2 \leqslant 50mmHg$。Ⅱ型呼吸衰竭的血气特点为：$PaO_2 < 60mmHg$，$PaCO_2 > 50mmHg$。

（2）二氧化碳分压：代偿性呼吸性酸中毒（$PaCO_2$ 升高、pH 正常）；失代偿性呼吸性酸中毒（$PaCO_2$ 升高，$pH < 7.35$）。

（3）pH 值和 H^+ 的测定：正常动脉血 H^+ 浓度为（40 ± 5）mmol/L，pH 低或 H^+ 高为酸血症，pH 高或 H^+ 低为碱血症。

（4）标准碳酸氢盐（SB）和实际碳酸氢盐（AB）：如 AB > SB 表示二氧化碳潴留，为呼吸性酸中毒，AB < SB 表示二氧化碳排出量增多，可能为代偿的代谢性酸中毒或代偿的呼吸性碱中毒，也可为代谢性酸中毒和呼吸性碱中毒并存。而 AB > SB 则可能为代偿的代谢性碱中毒或代偿的呼吸性酸中毒，也可为代谢性碱中毒合并呼吸性碱中毒。

（5）剩余碱（BE）和碱缺乏（BD）：代谢性酸中毒时，BE 负值增大；代谢性碱中毒时，BE 正值增大。

5. 诊断

（1）除原发疾病和低氧血症及二氧化碳潴留导致的临床表现外，其诊断主要依靠血气分析，而结合肺功能、胸部影像学和纤维支气管镜等检查对于明确呼吸衰竭的原因至为重要。

（2）动脉血气分析：呼吸衰竭的诊断标准为在海平面、标准大气压、静息状态、呼吸空气条件下，$PaO_2 < 60mmHg$，伴或不伴有 $PaCO_2 > 50mmHg$。仅有 $PaO_2 < 60mmHg$ 为Ⅰ型呼吸衰竭；伴有 $PaCO_2 > 50mmHg$ 者，则为Ⅱ型呼吸衰（2020）。

6. 西医治疗

（1）保持呼吸道通畅：①昏迷患者应使其处于仰卧位，头后仰，托起下颌并将口打开。②清除气道内分泌物及异物：痰多不易咯出者，0.9% 氯化钠注射液加 α-糜蛋白酶、庆大霉素雾化吸入；气道痉挛者，雾化吸入支气管扩张剂（如 0.1%～0.2% 的沙丁胺醇，或氨茶碱）。③必要时建立人工气道。

（2）氧疗。

（3）控制感染：病原菌大多为革兰阴性杆菌、耐甲氧西林金黄色葡萄球菌（MRSA）和厌氧菌，且耐药性明显增高。首选喹诺酮类或氨基糖苷类并联合相应药物，MRSA 感染可联合使用万古霉素。

（4）增加通气量、减少 CO_2 潴留：应用呼吸兴奋剂、机械辅助通气。

（5）纠正酸碱平衡失调和电解质紊乱，防治消化道出血，防治休克等。

7. 中医辨证论治

（1）痰浊阻肺——化痰降气，活血化瘀

证候：呼吸急促，喉中痰鸣，痰涎黏稠，不易咳出，胸中窒闷，苔白或白腻，脉滑数。

方药：二陈汤合三子养亲汤加减（2011）。

（2）肺肾气虚——补益肺肾，纳气平喘

证候：呼吸短浅难续，甚则张口抬肩，不能平卧，胸满气短，心悸，咳嗽，痰白如沫，咳吐不利，形寒汗出，舌淡或暗紫，苔白润，脉沉细无力或结代。

方药：补肺汤合参蛤散加减。

（3）脾肾阳虚——温肾健脾，化湿利水

证候：咳喘，动则尤甚，腹部胀满，水肿，肢冷尿少，面青唇绀，舌胖暗紫，苔白滑，脉沉细或结代。

方药：真武汤合五苓散加减。

（4）痰蒙神窍——涤痰开窍，息风止痉

证候：呼吸急促，伴痰鸣，神志恍惚，或谵语，或烦躁不安，或嗜睡，甚则抽搐、昏迷，颜面发绀，舌暗紫，苔白腻，脉滑数。

方药：涤痰汤送服安宫牛黄丸、至宝丹。

（5）阳微欲脱——益气温阳，固脱救逆

证候：喘逆剧甚，张口抬肩，鼻翼扇动，面色苍白，冷汗淋漓，四肢厥冷，烦躁不安，面色紫暗，舌紫暗，脉沉细无力或脉微欲绝。

方药：独参汤灌服，同时用参附注射液静脉滴注。

呼吸系统疾病鉴别诊断

病名	鉴别疾病	鉴别要点
急性上呼吸道感染	过敏性鼻炎	喷嚏频作，鼻涕多，呈清水样，鼻腔水肿、苍白，分泌物中有较多嗜酸性粒细胞，发作常与外界刺激有关，常伴其他过敏性疾病
	急性传染病前驱期	麻疹、脊髓灰质炎等在患病初期可伴上呼吸道症状，但有明确的流行病学史，并有其特定的症状特点可资鉴别
	流行性感冒	常有明显的流行性，起病急，以全身中毒症状为主。呼吸道症状轻微或不明显，可有咽痛、流涕、流泪、咳嗽等
慢性支气管炎	支气管扩张症	以慢性咳嗽、咳痰为主症，常表现为大量脓性痰或反复咯血，胸部 X 线检查见支气管管壁增厚，呈串珠状改变，或多发性蜂窝状影像，支气管碘油造影可以确诊
	支气管哮喘	常有个人或家族过敏性病史，早期以哮喘为主，突发突止，应用解痉药症状可明显缓解
	肺结核	常伴低热、乏力、盗汗、咯血等，胸部 X 线、结核菌素试验和痰结核菌检查可帮助诊断
	支气管肺癌	多数可有长期吸烟史，近期发生顽固性刺激性咳嗽或咳嗽性质改变，常痰中带血。胸部 X 线和 CT 检查可发现实质性影像，痰脱落细胞及纤维支气管镜活检，可确诊

病名	鉴别疾病	鉴别要点
支气管哮喘	心源性哮喘	多有高血压、冠心病和二尖瓣狭窄等病史和体征。阵咳粉红色泡沫痰，两肺可闻及广泛的湿啰音和哮鸣音
	喘息型慢性支气管炎	多见于中老年人，有慢性咳嗽史，肺气肿体征
	上气道阻塞	根据病史，特别是出现吸气性呼吸困难，痰液细胞学或细菌学检查，胸部X片、CT等可确诊
	变态反应性肺浸润	胸部X线检查可见多发性、此起彼伏的淡薄斑片浸润阴影
原发性支气管肺癌	肺结核	①结核球：与周围型肺癌鉴别。可有反复血痰史。边界清楚，边缘光滑无毛刺，偶见分叶，如有空洞，直径<3cm。②肺门淋巴结结核：与中央型肺癌鉴别。有结核中毒症状，结核菌素试验多呈强阳性，抗结核治疗有效。影像学检查有助鉴别。③急性粟粒型肺结核：与弥漫性细支气管–肺泡癌鉴别。可见病灶大小相等、分布均匀的粟粒样结节，常伴全身中毒症状，抗结核治疗有效
	肺炎	起病急，可见毒血症状、呼吸道症状，X线为云絮影，少见肺不张，经抗感染治疗病灶吸收迅速完全
	肺脓肿	与癌性空洞继发感染鉴别。起病急，伴高热、咳大量浓痰，中毒症状明显，胸片示薄壁空洞，内有液平，周围有炎症改变
	炎性假瘤	有呼吸道感染史，可痰中带血，X线呈单发圆形、椭圆形或哑铃形，轮廓不清，密度淡而均匀，边无分叶，有长毛样改变
慢性肺源性心脏病	冠心病	慢性肺心病无典型心绞痛或心肌梗死的表现，多有胸、肺疾病史，心电图中ST–T改变多不明显，心向量图有助鉴别
	风湿性心脏病	询问有关慢性肺、胸疾病史，有肺气肿和右心室肥大的体征，超声心动图发现瓣膜器质性狭窄或关闭不全是首要鉴别依据
	原发性扩张型心肌病	无明显慢性呼吸道感染史及显著肺气肿体征，无突出的肺动脉高压征，心脏增大常呈球形，LVEF↓等
	缩窄性心包炎	有心悸、气促、颈静脉怒张、心电图低电压等。相关病史和心室舒张受限等及X线（侧位常可发现心包钙化）可资鉴别

第二单元　循环系统疾病

☆ 重点提示

　　循环系统疾病是内科学的一个重要内容，在历年考试的内科学部分中所占分值最多，故考生应对本单元进行重点复习。

　　首先考生应对本单元疾病的中医病因病机及诊断有所了解。在复习时建议将急慢性心力衰竭、心律失常、心脏性猝死联合复习；心绞痛、心肌梗死合并复习；原发性高血压、冠状动脉粥样硬化性心脏病及心脏瓣膜病对比复习。高血压、心脏瓣膜病的中医辨证论治要作为重点内容，此内容出题率较高。对于各种心类疾病，要熟悉西药的应用。

==================== 考点集合 ====================

一、心力衰竭

1. 基本病因

（1）原发性心肌损害：①缺血性心肌损害：冠心病心肌缺血和（或）心肌梗死是最常见原因之一。②心肌炎和心肌病。③心肌代谢障碍性疾病：糖尿病心肌病最常见。

（2）心脏负荷过重：①压力负荷（后负荷）过重——高血压、主动脉瓣狭窄、肺动脉高压、肺动脉瓣狭窄；②容量负荷（前负荷）过重——心脏瓣膜关闭不全，血液反流；左、右心或动静脉分流性先天性心血管病（间隔缺损、动脉导管未闭）。

2. 心力衰竭分期及心功能分级（2011）

Ⅰ级：患者患有心脏病，但日常活动量不受限制，一般活动不引起疲乏、心悸、呼吸困难或心绞痛。

Ⅱ级：心脏病患者的体力活动受到轻度的限制，休息时无自觉症状，但平时一般活动下可出现疲乏、心悸、呼吸困难或心绞痛。

Ⅲ级：心脏病患者体力活动明显受限，小于平时一般活动即引起上述症状。

Ⅳ级：心脏病患者不能从事任何体力活动。休息状态下也出现心衰的症状，体力活动后加重。

二、急性心力衰竭

1. 西医病因　①慢性心衰急性加重；②急性心肌坏死和/或损伤；③急性血流动力学障碍。

2. 临床表现

（1）早期表现：劳力性呼吸困难、夜间阵发性呼吸困难（2009）、睡觉需用枕头抬高头部等；检查可发现左心室增大、闻及舒张早期或中期奔马律、P_2亢进、两肺有湿啰音。

（2）急性肺水肿：①突发严重呼吸困难、端坐呼吸，喘息不止、烦躁不安并有恐惧感，呼吸频率可达 30～50 次/分；频繁咳嗽并咳出大量粉红色泡沫样血痰；极重者可神志模糊。②血压一过性升高；随病情持续，血压下降；严重者可出现心源性休克。③心率增快，心尖区第一心音减弱，心尖部常可闻及舒张早期奔马律，肺动脉瓣区第二心音亢进，两肺满布湿性啰音和哮鸣音。

（3）心源性休克：①持续低血压；②组织低灌注状态：皮肤湿冷、苍白和紫绀；心动过速（HR＞110 次/分）；尿量显著减少（＜20mL/h）；意识障碍；③血流动力学障碍；④低氧血症和代谢性酸中毒。

（4）其他：①昏厥，主要见于急性心排血量受阻或严重心律失常患者；②心脏骤停。

3. 诊断

（1）急性左心衰竭：常见临床表现是急性左心衰竭所致的呼吸困难，系由肺淤血所致，严重患者可出现急性肺水肿和心源性休克。BNP/NT－proBNP 是心衰的生物标志物，对急性左心衰竭诊断和鉴别诊断有肯定价值。

（2）急性右心衰竭：常见病因为右心室梗死和急性大块肺栓塞。根据病史及临床表现如突发的呼吸困难、低血压、颈静脉怒张等，结合心电图和超声心动图检查，可以做出诊断。

（3）急性左心衰竭严重程度分级

①Killip 法：Ⅰ级：无心衰；Ⅱ级：有心衰，两肺中下部有湿啰音，占肺野下 1/2，可闻及

奔马律，X线胸片有肺淤血；Ⅲ级：严重心衰，有肺水肿，细湿啰音遍布两肺（超过肺野下1/2）；Ⅳ级：心源性休克，低血压（收缩压90mmHg），紫绀，出汗，少尿。

②临床程度分级

急性左心衰的临床程度分级

分级	皮肤	肺部啰音
Ⅰ级	干、暖	无
Ⅱ级	湿、暖	有
Ⅲ级	干、冷	无/有
Ⅳ级	湿、冷	有

4. 西医治疗原则

降低左心房压和（或）左心室充盈压；增加左心室心搏量；减少循环血量；减少肺泡内液体渗入，保证气体交换。

5. 急性左心衰竭的一般处理 ①体位：静息时明显呼吸困难者应端坐位。②四肢交换加压。③吸氧：适用于低氧血症和呼吸困难明显（尤其指端 $SaO_2 < 90\%$）者。④做好救治的准备工作，开放至少2根静脉通道，并保持通畅，必要时采用深静脉穿刺置管。⑤饮食易消化，总量控制，少量多餐（6~8次/日）；应用襻利尿剂时不要过分限制钠盐摄入量。⑥出入量管理：每天液体摄入量一般在1500mL以内，不超过2000mL。保持每天水出入量负平衡约500mL。

6. 急性左心衰竭的药物治疗

（1）利尿剂：适用于有液体潴留证据的急性心衰患者。首选襻利尿剂（呋塞米、托拉塞米、布美他尼）。既往没有接受过利尿剂治疗者，宜先静脉注射呋塞米20~40mg（或等剂量其他襻利尿剂）。如平时使用过襻利尿剂治疗，最初静脉剂量应等于或超过长期每日所用剂量。

（2）血管扩张药物：可用于急性心衰早期。收缩压水平是评估此类药是否适宜的重要指标。收缩压 >110mmHg 的急性心衰患者通常可以安全使用；收缩压 90~110mmHg 的患者谨慎使用；收缩压 <90mmHg 的患者禁忌使用。主要有硝酸酯类、硝普钠、重组人 BNP（rhBNP）、乌拉地尔、酚妥拉明，但钙拮抗剂不推荐用于急性心衰的治疗。

（3）正性肌力药物：适用于低心排血量综合征，如伴症状性低血压或心输出量降低伴循环淤血者，对血压较低和对血管扩张药物及利尿剂不耐受或反应不佳者尤其有效。①洋地黄类（毛花苷C）；②多巴胺；③多巴酚丁胺；④磷酸二酯酶抑制剂（米力农、氨力农）；⑤左西孟旦（钙增敏剂）。

（4）血管收缩药：去甲肾上腺素、肾上腺素等。

（5）洋地黄类药物：西地兰。适应证是房颤伴快速心室率（ >110 次/分）的急性心衰患者。

（6）抗凝治疗：如低分子肝素。建议用于深静脉血栓和肺栓塞发生风险较高且无抗凝治疗禁忌证的患者。

7. 急性右心衰竭的治疗

（1）右心室梗死伴急性右心衰竭：①扩容，如存在心源性休克，在检测中心静脉压的基础上首先大量补液。②禁用利尿剂、吗啡和硝酸甘油等血管扩张剂，以避免进一步降低右心室充盈压。③如右心室梗死同时合并广泛左心室梗死，则不宜盲目扩容，以防止造成急性肺水肿；如存在严重左心室功能障碍和 PCWP 升高，不宜使用硝普钠，应考虑主动脉内球囊反搏（IABP）治疗。

（2）急性大块肺栓塞所致急性右心衰竭：①止痛，吗啡或哌替啶；②吸氧，鼻导管或面罩给氧（6～8L/min）；③溶栓，常用尿激酶或人重组组织型纤溶酶原激活剂（rt－PA），停药后应继续肝素治疗，改用华法林口服数月；④经内科治疗无效的危重患者（如休克）予介入治疗。

8. 非药物治疗　主动脉内球囊反搏；机械通气；肾脏替代治疗；其他，如血液净化治疗、外科手术等。

9. 中医辨证论治

（1）心肺气虚证——补益心肺

证候：心悸，气短，肢倦乏力，动则加剧，咳喘，不能平卧，面色苍白，舌淡或边有齿痕，脉沉细或虚数。

方药：养心汤合补肺汤加减。

（2）心脾阳虚证——益气健脾，温阳利水

证候：心悸，喘息不能卧，颜面及肢体浮肿，脘痞腹胀，食少纳呆，形寒肢冷，大便溏泄，小便短少，舌淡胖或暗淡，苔白滑，脉沉细无力或结、代。

方药：真武汤加减。

（3）心阳欲脱证——回阳固脱

证候：心悸，喘息不能卧，面色苍白，四肢厥冷，舌质淡润，脉微细。

方药：独参汤或四味回阳饮加减。

三、慢性心力衰竭

1. 临床表现

（1）左心衰竭：以肺淤血及心排血量降低致器官低灌注表现为主。①劳力性呼吸困难（左心衰最早出现的症状，卧位加重）（2013）、夜间阵发性呼吸困难（可伴心源性哮喘）；咳嗽、咳痰、咯血；乏力、疲倦、头昏、心慌等（2008）。②两肺底湿啰音与体位变化有关，心源性哮喘时两肺可闻及哮鸣音；胸腔积液时有相应体征；心脏扩大、心率加快，肺动脉瓣区第二音亢进、心尖区舒张期奔马律和（或）收缩期杂音、交替脉等。

（2）右心衰竭：以体循环静脉淤血的表现为主。①内脏淤血而致腹胀、食欲不振、恶心、呕吐、肝区胀痛、少尿等。②颈静脉怒张和（或）肝－颈静脉反流征阳性；黄疸、肝大伴压痛；周围性紫绀；下垂部位凹陷性水肿；胸水和（或）腹水；右心室显著扩大，三尖瓣收缩期杂音。

（3）全心衰竭（2013）：左、右心衰竭均存在，有肺淤血、心排血量降低和体循环淤血的相关症状和体征。由左心衰发展为全心衰时，因右心排血量减少，呼吸困难可有不同程度的减轻。

2. 实验室检查及其他检查

（1）心电图：心肌肥厚、心房扩大（肺型 P 波、二尖瓣 P 波，ptfV$_1$ ≤ －0.04mm·s 等）、心室扩大、束支传导阻滞、心律失常的类型及程度（如房颤、房扑伴快速性心室率，室速、QT 间期延长等）；心率、心脏节律、传导状况，可作为某些病因依据（如心肌缺血性改变、ST 段抬高或非 ST 段抬高心肌梗死、陈旧性心肌梗死病理性 Q 波等）。

（2）X 线胸片：①心脏增大、肺淤血、肺水肿及原有肺部疾病；肺淤血程度和肺水肿、上肺血管影增强；肺间质水肿时可见 Kerley B 线；肺动脉高压时肺动脉影增宽，部分可见胸腔积液；肺泡性肺水肿时出现肺门血管影模糊、肺门影呈蝴蝶状，甚至弥漫性肺内大片阴影等。②根据心影增大及其形态改变，评估基础的或伴发的心脏和（或）肺部疾病以及气胸等。

（3）超声心动图：了解心脏结构和功能、心瓣膜状况、是否存在心包病变、AMI 的机械并发症以及室壁运动失调；左心室射血分数（LVEF）＜45% 为射血分数降低的心力衰竭，LVEF 45%～50% 而有心衰表现者应考虑为射血分数正常的心力衰竭。

（4）常用生化检查：①血浆脑钠肽（BNP）。②电解质（低钠血症、低钾血症、高钾血症）。③肝、肾功能（转氨酶和胆红素升高、血肌酐升高、高尿酸血症）。④血浆白蛋白（肾淤血和/或低灌营养不良——低白蛋白血症）；严重右心衰时极高的静脉压——失蛋白肠病（如未能及时手术纠治的法洛征）；过度利尿——高白蛋白血症。

3. 诊断标准

（1）ESC心力衰竭的定义（2008）：①慢性心衰的症状：静息或活动时气急和（或）乏力；②水液潴留的体征：包括肺底湿啰音、胸腔积液、颈静脉怒张、踝部水肿、肝大等；③静息时心脏结构或功能异常的客观证据：包括心脏增大、第三心音、心脏杂音、超声心动图异常、BNP增高等。以上3项每项同时存在1种或1种以上证据。

（2）射血分数正常的心力衰竭的诊断（中国2009年制订）：①有充血性心力衰竭的体征或症状，并排除心脏瓣膜病、缩窄性心包炎和其他非心脏疾病；②左心室收缩功能正常或轻度异常（LVEF >45% 和左心室舒张末期容积指数 <97mL/m^2）；③左心室舒张功能异常即左心室充盈压升高的证据。

（3）诊断慢性心衰主要根据详细病史和体格检查；胸片、心电图和超声心动图是关键的辅助检查；当患者发生呼吸困难，不能排除慢性心衰时，应测定BNP或NT-proBNP，但最终诊断须结合所有临床资料。

4. 西医治疗

（1）一般治疗：去除或缓解基本病因；去除诱因；改善生活方式；干预心血管损害的危险因素；密切观察病情及定期随访。

（2）药物治疗：①抑制神经内分泌激活——血管紧张素转换酶抑制剂（ACEI）、β受体阻滞剂；②改善血流动力学——利尿剂、地高辛（已在应用ACEI或ARB、β受体阻滞剂和利尿剂治疗，而仍持续有症状的慢性收缩性心衰患者；有房颤伴快速心室率的CHF患者）。

（3）其他：①醛固酮受体拮抗剂；②血管紧张素Ⅱ受体拮抗剂（ARB）；③环腺苷酸（cAMP）依赖性正性肌力药，包括β肾上腺素能激动剂如多巴胺、多巴酚丁胺，以及磷酸二酯酶抑制剂如米力农等。

5. 中医辨证论治

（1）气虚血瘀证——补益心肺，活血化瘀

证候：心悸怔忡，胸闷气短，甚则喘咳，动则尤甚，神疲乏力，面白或暗淡，自汗，口唇青紫，甚者胁痛积块，颈动脉怒张，舌质紫黯或有瘀斑，脉虚涩或结代。

方药：保元汤合血府逐瘀汤加减。

（2）气阴两虚证——益气养阴，活血化瘀

证候：心悸气短，身重乏力，心烦不寐，口咽干燥，小便短赤，甚则五心烦热，潮热盗汗，眩晕耳鸣，肢肿形瘦，唇甲稍暗，舌质暗红，少苔或无苔，脉细数或促或结。

方药：生脉饮合血府逐瘀汤。

（3）阳虚水泛证——益气温阳，化瘀利水

证候：心悸怔忡，气短喘促，动则尤甚，或端坐而不得卧，精神萎靡，乏力懒动，腰膝酸软，形寒肢冷，面色苍白或晦暗，肢体浮肿，下肢尤甚，甚则腹胀脐突，尿少或夜尿频多，舌淡苔白，脉沉弱或迟。

方药：真武汤合葶苈大枣泻肺汤加减。

（4）痰饮阻肺证——宣肺化痰，蠲饮平喘

证候：喘咳气急，张口抬肩，不能平卧，痰多色白或黄稠，心悸烦躁，胸闷脘痞，面青汗出，口唇紫绀，舌质紫暗，舌苔厚腻或白或黄，脉弦滑而数。

方药：苓桂术甘汤合丹参饮加减。

四、心律失常的分类

1. **按发生机制分类** ①激动形成异常：窦房结心律失常（窦性心动过缓、窦性心动过速、窦性停搏、窦性心律不齐）；异位心律：主动性异位心律（期前收缩、阵发性心动过速、心房扑动、心房颤动、心室扑动、心室颤动）、被动性异位心律（逸搏、逸搏心律）。②激动传导异常：生理性：干扰及干扰性房室分离；病理性：传导阻滞（窦房传导阻滞、房内传导阻滞、房室传导阻滞、室内传导阻滞）、房室间传导途径异常（预激综合征）、折返性心律（阵发性心动过速）。

2. **按发生时心率快慢分类** ①快速性心律失常：过早搏动、心动过速、扑动和颤动等。②缓慢性心律失常：窦性心动过缓、窦房传导阻滞、窦性停搏、房室传导阻滞、病态窦房结综合征等。

3. **按心律失常发生部位分类** ①室上性心律失常（窦性、房性、房室交界性）。②室性心律失常。

五、快速性心律失常

1. **临床表现**

（1）阵发性室上性心动过速：呈阵发性，心率在 160 次/分以上，心悸、胸闷、头晕、乏力、胸痛或紧压感。偶可晕厥，可诱发心绞痛甚至心肌梗死、脑血栓形成。

（2）过早搏动：可无症状，频发者可有心悸、胸闷、头晕、乏力等。听诊有心脏提前搏动。

（3）心房纤颤：心悸、胸闷、头晕、乏力等。听诊第一心音强弱不等、心律绝对不规则、脉搏短绌。

（4）室性心动过速：非持续性室速（发作时间短于 30 秒，能自行终止）通常无症状。持续性室速（发作时间超过 30 秒，需药物或电复律始能终止）常伴有明显血流动力学障碍与心肌缺血。临床症状见低血压、少尿、晕厥、气促、心绞痛等。

2. **心电图诊断**

（1）室上性心动过速：①心率快而规则，阵发性多 160～220 次/分，非阵发性 70～130 次/分。②P 波形态与窦性不同，出现在 QRS 波群之后则为房室交界性心动过速；当心率过快时，P 波往往与前面的 T 波重叠，无法辨认，故统称为室上性心动过速。③QRS 波群形态通常为室上型，亦可增宽、畸形（室内差异性传导、束支阻滞或预激综合征）。④ST－T 波无变化，发作中也可以倒置（频率过快而引起的相对性心肌供血不足）。

（2）过早搏动：①房性过早搏动——提早出现的 P′波，形态与窦性 P 波不同；P′－R＞0.12s；QRS 形态正常，亦可增宽（室内差异性传导）或未下传；代偿间歇不完全。②房室交界性过早搏动——提前出现的 QRS 波，而其前无相关 P 波，如有逆行 P 波可出现在 QRS 之前（P′－R＜0.12s）、之中或之后（P′－R＜0.20s）；QRS 形态正常，也可因发生差异性传导而增宽；代偿间歇多完全。③室性过早搏动——QRS 提早出现，宽大、畸形或有切迹，时间达 0.12s，前无窦性 P 波；T 波亦宽大，其方向与 QRS 主波方向相反；代偿间歇完全。

（3）室性心动过速：3 个或以上的室早连发；②常没有 P 波或 P 波与 QRS 无固定关系，且 P 波频率比 QRS 波频率缓慢；频率多为 140～220 次/分，室律略有不齐；偶有心室夺获或室性融合波。

（4）房颤与房扑：①房颤——P 波消失，代之以大小不等、形态不同、间隔不等的 f 波，频率为 350～600 次/分；QRS 波形态通常正常，但当心室率过快，QRS 可增宽畸形（室内差异传导）；大多数房颤心室率快而不规则，多在 160～180 次/分；当心室率极快而无法辨别 f 波时，主要根据心室率完全不规则及 QRS 与 T 波形状变异诊断。②房扑——P 波消失，代之以连续性锯齿样 F 波（各波大小、形态相同，频率规则，250～350 次/分）；QRS 波群及 T 波均呈正常形态，但偶尔可因室内差异性传导、合并预激证候群，或伴束支传导阻滞，使其增宽并畸形；③大多不能全都下传，常以固定房室比例（2∶1 或 3∶1～5∶1）下传，心室率不规则。。

3. 西医治疗

（1）药物治疗

①窦性心动过速：首选 β 受体阻滞剂，不能使用 β 受体阻滞剂时选用维拉帕米或地尔硫草。如无效或不能耐受，可选伊伐布雷定。药物无效而症状显著者可考虑导管消融改良窦房结功能。

②房性期前收缩：症状十分明显者考虑使用 β 受体阻滞剂；由心力衰竭引起的房性期前收缩，适量洋地黄；可诱发室上速、房颤的给予维拉帕米、普罗帕酮以及胺碘酮等。

③阵发性室上性心动过速：如患者心功能、血压正常，可先尝试刺激迷走神经，颈动脉窦按摩、Valsalva 动作、诱导恶心、压迫眼球法等。终止发作的药物：维拉帕米、普罗帕酮、腺苷、β 受体阻滞剂（普萘洛尔）、洋地黄制剂（西地兰），合并低血压者可用去甲肾上腺素、甲氧明、间羟胺等，但老年患者、高血压、AMI 等禁用。

④房颤与房扑：抗凝治疗用华法林；控制心室率：洋地黄制剂（地高辛）和 β 受体阻滞剂，控制不满意者可以换用地尔硫草或维拉帕米，个别难治者也可选用胺碘酮；对房颤伴快速心室率、药物治疗无效者，可施行射频消融改良房室结并同时安置心室按需或双腔起搏器。对于心室率较慢，最长间歇大于 5 秒，可考虑植入起搏器治疗；心律转复及窦性心律（窦律）维持：药物复律（Ⅰa、Ⅰc 及Ⅲ类抗心律失常药，包括胺碘酮、普罗帕酮、索他洛尔等）、电复律及导管消融治疗。

⑤室性期前收缩：酌选美西律、普罗帕酮；β 受体阻滞剂，如阿替洛尔或美托洛尔；利多卡因或普鲁卡因酰胺或胺碘酮。

⑥室性心动过速：如发生低血压、休克、心绞痛、充血性心力衰竭或脑血流灌注不足，迅速施行直流电复律。无血流动力学障碍的持续性室性心动过速，首先给予利多卡因；也可静脉注射索他洛尔、普罗帕酮，或胺碘酮。持续性室速伴心功能不全者，首选胺碘酮。

（2）非药物治疗：心脏电复律、埋藏式心脏复律除颤器（ICD）、导管射频消融术（RF-CA）、外科治疗。

4. 中医辨证论治

心虚胆怯——镇惊定志，养心安神——安神定志丸加减。

心血不足——补血养心，益气安神——归脾汤加减。

阴虚火旺——滋阴清火，养心安神——天王补心丹加减。

气阴两虚——益气养阴，养心安神——生脉散加减。

痰火扰心——清热化痰，宁心安神——黄连温胆汤加减。

心脉瘀阻——活血化瘀，理气通络——桃仁红花煎加减。

心阳不振——温补心阳，安神定悸——参附汤合桂枝甘草龙骨牡蛎汤加减。

六、缓慢性心律失常

1. 西医病因　缓慢性窦性心律失常；房室传导阻滞；病态窦房结综合征。

2. 临床表现

（1）窦性心动过缓：头晕、乏力，部分见心悸、停搏感，严重者可出现胸闷、胸痛；阻滞次数多、间歇长者，可有黑蒙、晕厥等严重症状。

（2）房室传导阻滞：一度房室传导阻滞多无自觉症状。二度Ⅰ型房室传导阻滞偶可出现心悸、乏力，听诊时第一心音逐渐减弱并有心搏脱漏；二度Ⅱ型房室传导阻滞，特别是高度房室阻滞时，可出现头晕、乏力、胸闷、气短、晕厥及心功能下降等症状，听诊时亦有间歇性心搏脱漏，但第一心音强度恒定。三度房室传导阻滞可出现乏力、活动时头晕等症状，但多不发生晕厥；发生于希氏束分叉以下的低位的三度房室传导阻滞，病人可出现晕厥，甚至猝死。听诊时第一心音经常变化，第二心音可呈正常或反常分裂，间或听到响亮亢进的第一心音。

（3）病窦综合征：当窦性心动过缓比较严重或有窦性停搏时，可有眩晕、乏力等症状，严重者发生晕厥、猝死。如有心动过速发作，则可出现心悸、心绞痛等症状。心脏听诊及心电图检查，发现心律的变化很大，出现窦性心动过缓、窦房传导阻滞、阵发性室上性心动过速、心房扑动、心房纤颤，上述心律可交替出现，形成心动过缓 – 心动过速综合征。

3. 心电图诊断

（1）窦性心动过缓：①窦性心律；②心率在小于 60 次/分；③常伴有窦性心律不齐，严重过缓时可产生逸搏。

（2）房室传导阻滞：①一度房室传导阻滞——窦性 P 波，每个 P 波后都有相应的 QRS 波群。②PR 间期延长至 0.20s 以上（老年人 PR 间期 > 0.22s）；②二度Ⅰ型房室传导阻滞——P 波规律出现，PR 间期逐渐延长，直到 P 波后无 QRS 波 PR 间期又趋缩短，之后又延长，如此周而复始。③二度Ⅱ型房室传导阻滞——PR 间期固定（正常或延长）（2012）；P 波突然不能下传而 QRS 波脱漏。④三度房室传导阻滞（2013）——窦性 P 波，P–P 间隔一般规则；P 波与 QRS 波群无固定关系；心房率快于心室率；出现交界性逸搏心率（QRS 形态正常，频率一般为 40~60 次/分较多见）或室性逸搏心率（QRS 波宽大畸形，频率一般为 20~40 次/分）。心室率由交界区或心室自主起搏点维持。

（3）病态窦房结综合征：①持续、严重、有时是突发的窦性心动过缓，心率 < 50 次/分；②发作时可见：窦房阻滞或窦性停搏；③心动过缓与心动过速交替出现，心动过速可以是阵发性室上速、阵发性房颤与房扑。

4. 西医治疗

（1）药物治疗

①窦性心动过缓：如心率低于每分钟 40 次，用阿托品、异丙肾上腺素、麻黄碱、沙丁胺醇等提高心室率。

②房室传导阻滞：一度房室传导阻滞与二度Ⅰ型房室传导阻滞心室率不太慢者，无须接受治疗；二度Ⅱ型与三度房室传导阻滞如心室率显著缓慢，伴有血流动力学障碍，甚至阿 – 斯综合征发作，给予阿托品、异丙肾上腺素。

③病态窦房结综合征：有症状患者，接受起搏治疗。

（2）人工心脏起搏（2018）：严重缓慢性心律失常，永久心脏起搏是唯一有效而可靠的治疗方法。

5. 中医辨证论治

心阳不足——温补心阳，通脉定悸——人参四逆汤合桂枝甘草龙骨牡蛎汤加减（2013）。

心肾阳虚——温补心肾，温阳利水——参附汤合真武汤加减。

气阴两虚——益气养阴，养心通脉——炙甘草汤加减（2018）。

痰浊阻滞——理气化痰，宁心通脉——涤痰汤加减。

心脉痹阻——活血化瘀，理气通络——血府逐瘀汤加减。

七、心脏性猝死

1. 定义 由于心脏原因引起的无法预料的自然死亡，常在急性症状出现后 1 小时内（亦有规定为 24 小时内）发生，但某些心跳骤停后存活者可超过时限。以突然意识丧失为表现，死亡出乎意料。

2. 病因　80%由冠心病及其并发症引起。左心室射血分数低于30%是猝死的最强预测因素，心肌梗死后出现频发性与复杂性室性期前收缩亦预示猝死高危。

3. 临床表现

（1）前驱期：心脏骤停发生前数天、数周或数月，出现新的心血管症状或原有症状加重，如心绞痛、呼吸困难或疲乏无力。此期症状一般不敏感，缺乏特异性。

（2）发病期：通常不超过1小时。特异性症状是持续胸痛或突然心悸，呼吸困难，头晕，软弱无力。

（3）心跳骤停期：由于脑血流量不足而致意识突然丧失、呼吸停止和脉搏消失。如不立即进行抢救，一般在1分钟内进入死亡期。罕见自发逆转者。

（4）生物学死亡期：心室颤动或心室停搏，如在前4～6分钟内未予心肺复苏，则预后很差。如在前8分钟未予复苏，除非在低温等特殊条件下，一般不能存活。

4. 心电图检查　临床常见4种心电图表现：①心室颤动（最多见）或扑动；②心室静止，心电图上出现直线；③心肌电－机械分离，宽而畸形、频率较慢、较为完整的QRS波群，但不产生有效的心肌机械性收缩，亦称为深度心血管性虚脱。④无脉性室速：脉搏消失的室性心动过速。

5. 诊断要点　①意识突然丧失；②大动脉（颈动脉或股动脉）搏动消失（2013）。③无呼吸或仅是喘息。具有上述3点即可做出临床诊断，检查患者有无反应，无呼吸或仅是喘息，不能在10秒内明确感觉到脉搏，应立即进行心肺复苏。由于心音常因受到抢救时外界环境影响，故听诊不如摸大动脉可靠。

6. 西医治疗

（1）基础心肺复苏：人工胸外挤压和畅通气道、人工呼吸，简称CAB（circulation, airway, breathing）。①胸外按压：是建立人工循环的主要方法。胸外按压时，病人应置于水平位。头部不应高于心脏水平，仰卧于硬板床或地上。术者宜跪在病人身旁或站在床旁的椅凳上。要按压在胸骨中下1/3交界处或两乳头连线与胸骨交点，一只手的手掌放置在胸骨下部，另一只手的手掌根部放在该手的手背上，按压时术者双臂应伸直、双肩在患者胸骨上方正中，垂直向下用力按压，利用髋关节为支点，以肩臂部力量向下按压，按压深度为5～6cm，按压频率每分钟100～120次/分钟，按压应规律地、均匀地、不间断地进行；如有特殊操作（建立人工气道或者进行除颤等），间断尽量不超过10秒钟。下压与放松的时间比为1∶1。放松时定位的手掌根不要离开胸骨定位点，仅使胸骨不受任何压力。在整个CPR过程中，胸外按压应＞60%。CPR的关键起始措施是胸外按压和早期除颤。②开通气道：可采用仰头抬颏法开放气道。清除患者口中的异物和呕吐物，患者义齿松动应取下。③人工呼吸：每次吹入气量700～1000mL。如果一个人进行心肺复苏，则在连续胸部按压30次后，吹气两口，即30∶2；如果两人进行复苏，每6s进行1次人工呼吸，同时持续胸外按压。口对口人工呼吸只是临时性紧急措施，应马上争取气管内插管，以人工气囊挤压或人工呼吸机进行辅助呼吸与输氧，纠正低氧血症。

（2）药物治疗：尽早开通静脉通道。周围静脉通常选用肘前静脉或颈外静脉，中心静脉可选用颈内静脉、锁骨下静脉和股静脉。予肾上腺素（首选）、利多卡因、胺碘酮或溴苄胺、碳酸氢钠、葡萄糖酸钙、肾上腺素、阿托品等。

（3）复苏后处理：①心脏复苏后维持有效的循环和呼吸功能，预防再次心脏骤停，维持水电解质和酸碱平衡，防治脑水肿、急性肾衰竭和继发感染。②脑复苏是心肺复苏最后成败的关键，主要措施包括降温（物理降温或加用冬眠药物）、脱水（20%甘露醇和呋塞米）。③防治急性肾功能衰竭。

7. 中医辨证论治

气阴两脱——益气救阴——生脉散加减。

痰蒙神窍——豁痰活血，开窍醒神——菖蒲郁金汤加减（2018）。

元阳暴脱——回阳固脱——独参汤或四味回阳饮加减。

八、原发性高血压

1. 发病机制　血压调节机制失代偿；遗传因素；肾素－血管紧张素－醛固酮系统（RAAS）；精神神经系统；钠潴留；血管内皮功能受损；胰岛素抵抗。

2. 中医病因病机　高血压病发病主要与肝、脾、肾等脏腑关系密切；病因为情志失调、饮食不节、久病劳伤、先天禀赋不足等；主要病机环节为风、火、痰、瘀、虚；病机性质为本虚标实，肝肾阴虚为本，肝阳上亢、痰浊内蕴为标。

3. 临床表现

（1）一般症状、体征：大多数起病缓慢、渐进，约1/5患者无症状。可见头晕、头痛、颈项板紧、疲劳、心悸。也可出现视物模糊、鼻出血等症。典型的高血压头痛在血压下降后即可消失。主动脉瓣区第二心音亢进，主动脉瓣收缩期杂音。长期持续高血压可见心尖搏动向左下移位、心界向左下扩大等左心室肥大体征，还可闻及第四心音。

（2）并发症：①心——高血压性心脏病，最终导致充血性心力衰竭。高血压是冠状动脉粥样硬化的重要危险因素之一。②脑——急性脑血管病，包括脑出血、短暂性脑缺血、脑血栓形成等。③肾——肾功能损害。④主动脉夹层。

（3）高血压危重症：①恶性高血压——多见于中青年。发病急骤，血压显著升高，舒张压持续≥130mmHg，头痛，视力减退，视网膜出血、渗出和视神经乳头水肿。肾功能损害明显迅速，出现蛋白尿、血尿、管型尿。如治疗不及时，可因肾衰竭、心力衰竭或急性脑血管病而死亡。②高血压危象——在高血压病程中可发生短暂收缩压急剧升高（可达260mmHg），也可伴舒张压升高（120mmHg以上），同时出现剧烈头痛、心悸、气急、烦躁、恶心、呕吐、面色苍白或潮红、视力模糊等。③高血压脑病——重症高血压患者，出现脑水肿表现，见弥漫性严重头痛、呕吐、意识障碍、精神错乱，甚至昏迷、局灶性或全身抽搐。

4. 诊断

（1）按血压水平分类和分级

血压水平分类和分级

类别	收缩压（mmHg）		舒张压（mmHg）
正常血压	<120	和	<80
正常高值	120～139	和/或	80～89
高血压	≥140	和/或	≥90
1级高血压（轻度）	140～159	和/或	90～99
2级高血压（中度）	160～179	和/或	100～109
3级高血压（重度）	≥180	和/或	≥110
单纯收缩期高血压	≥140	和	<90

内科

（2）按心血管风险分层

高血压患者心血管风险水平分层

其他心血管危险因素和疾病史	血压（mmHg）		
	SBP130～139 和/或 DBP85～89	SBP140～149 和/或 DBP90～99	SBP160～179 和/或 DBP100～109
无	低危	中危	高危
1～2 个其他危险因素	中危	中危	很高危
≥3 个其他危险因素，或靶器官损害，或 CKD 3 期，无并发症的糖尿病	高危	高危	很高危
临床并发症，或 CKD≥4 期，有并发症的糖尿病	很高危	很高危	很高危

5. 西医治疗

（1）治疗原则

①治疗性生活方式干预：减轻体重；减少钠盐摄入（＜6g）；补充钾盐；减少脂肪摄入；戒烟、限制饮酒；增加运动；减轻精神压力，保持心态平衡；必要时补充叶酸制剂。

②降压药物治疗对象：高血压 2 级或以上病人；高血压合并糖尿病，或者已经有心、脑、肾靶器官损害或并发症病人；凡血压持续升高，改善生活方式后血压仍未获得有效控制者。

③血压控制目标值：<u>一般控制目标值应＜140/90mmHg</u>。糖尿病、慢性肾脏病、心力衰竭或病情稳定的冠心病合并高血压病人，血压控制目标值＜130/80mmHg。对于老年收缩期高血压病人，收缩压控制于 150mmHg 以下，如果能够耐受可降至 140mmHg 以下；多重心血管危险因素协同控制。

（2）降压药物的应用

①利尿剂：噻嗪类（使用最多，常用氢氯噻嗪和氯噻酮、苄氟噻嗪、吲达帕胺；痛风者禁用，高尿酸血症及明显肾功能不全慎用）、襻利尿剂（主要用于肾功能不全）和保钾利尿剂（肾功能不全者禁用）。适用于轻、中度高血压，对单纯收缩期高血压、盐敏感性高血压、合并肥胖或糖尿病、更年期女性、合并心力衰竭和老年人高血压有较强降压效应。

②β 受体阻滞剂：常用美托洛尔、阿替洛尔、比索洛尔、卡维地洛、拉贝洛尔。适用于各种不同程度高血压，尤其是心率较快的中、青年患者或合并心绞痛和慢性心力衰竭患者。急性心力衰竭、支气管哮喘、病窦综合征、房室传导阻滞和外周血管病患者禁用。

③钙通道阻滞剂（CCB）：硝苯地平，氨氯地平，维拉帕米，地尔硫䓬。适用于老年高血压，单纯收缩期高血压，伴稳定型心绞痛、冠状动脉或颈动脉粥样硬化及周围血管病者。

④血管紧张素转换酶抑制剂（ACEI）：常用卡托普利、依那普利、贝那普利、赖诺普利、西拉普利、培哚普利、雷米普利、福辛普利等。尤其适用于伴有心力衰竭、心肌梗死、蛋白尿、糖耐量减退或糖尿病肾病的高血压病人。

⑤血管紧张素 Ⅱ 受体拮抗剂（ARB）：常用氯沙坦、缬沙坦、厄贝沙坦、依普罗沙坦、伊贝沙坦、替米沙坦、坎地沙坦和奥美沙坦。适用于伴左心室肥厚、心力衰竭、心房颤动预防、糖尿病肾病、代谢综合征、微量白蛋白尿或蛋白尿者，以及不能耐受 ACEI 的患者。长期应用可升高血钾。

⑥α 受体阻滞剂：不作为一般高血压治疗的首选药，适用于高血压伴前列腺增生患者，也用于难治性高血压患者的治疗。易导致体位性低血压。

⑦联合应用

联合治疗方案推荐参考

优先推荐	一般推荐	不常规推荐
D – CCB + ARB	噻嗪类利尿剂 + β 受体阻滞剂	ACEI + β 受体阻滞剂
D – CCB + ACEI	α 受体阻滞剂 + β 受体阻滞剂	ARB + β 受体阻滞剂
ARB + 噻嗪类利尿剂	D – CCB + 保钾利尿剂	ACEI + ARB
ACEI + 噻嗪类利尿剂	噻嗪类利尿剂 + 保钾利尿剂	中枢作用药 + β 受体阻滞剂
D – CCB + 噻嗪类利尿剂		
D – CCB + β 受体阻滞剂		

（3）有并发症的降压治疗：①脑血管病（ARB、长效钙拮抗剂、ACEI 或利尿剂）；②冠心病——高血压合并稳定型心绞痛的降压治疗，应选择 β 受体阻滞剂、转换酶抑制剂和长效钙拮抗剂；发生过心肌梗死患者应选择 ACEI 和 β 受体阻滞剂，预防心室重构；③心力衰竭——无症状左心室功能不全（ACEI 和 β 受体阻滞剂）、心力衰竭（利尿剂、ACEI 或 ARB 和 β 受体阻滞剂联合）；④慢性肾衰竭（ACEI 或 ARB）；⑤糖尿病（ARB 或 ACEI、长效钙拮抗剂）。

（4）高血压急症的处理：硝普钠、硝酸甘油、尼卡地平、地尔硫草、拉贝洛尔。

6. 中医辨证论治

（1）肝阳上亢——平肝潜阳

证候：头晕头痛，口干口苦，面红目赤，烦躁易怒，大便秘结，小便黄赤，舌质红苔薄黄，脉弦细有力。

方药：天麻钩藤饮加减（2006，2011）。

（2）痰湿内盛——祛痰降浊

证候：头晕头痛，头重如裹，困倦乏力，胸闷，腹胀痞满，少食多寐，呕吐痰涎，肢体沉重，舌胖苔腻，脉濡滑。

方药：半夏白术天麻汤加减。

（3）瘀血阻窍——活血化瘀。

证候：头痛经久不愈，固定不移，头晕阵作，偏身麻木，胸闷，时有心前区痛，口唇发绀，舌紫，脉弦细涩。

方药：通窍活血汤加减。

（4）肝肾阴虚——平潜肝阳

证候：头晕耳鸣，目涩，咽干，五心烦热，盗汗，不寐多梦，腰膝酸软，大便干涩，小便热赤，舌质红少苔，脉细数或弦细（2005）。

方药：杞菊地黄丸加减（2006）。

（5）肾阳虚衰——温补肾阳

证候：头晕眼花，头痛耳鸣，形寒肢冷，心悸气短，腰膝酸软，夜尿频多，大便溏薄，舌淡胖，脉沉弱。

方药：济生肾气丸加减（2012）。

九、冠状动脉粥样硬化性心脏病

1. 危险因素　血脂异常、高血压、吸烟、糖尿病或糖耐量异常、性别、年龄、肥胖、家族史。

内科

2. 西医分型

（1）急性冠脉综合征：<u>不稳定型心绞痛（2013）</u>；非 ST 段抬高性心梗；ST 段抬高性心梗。

（2）慢性冠脉病变：稳定型心绞痛；缺血性心肌病；隐匿性冠心病。

十、心绞痛

1. 西医病因和发病机制　任何原因引起冠状动脉的供血与心肌的需血之间发生矛盾，冠状动脉血流量不能满足心肌代谢的需要，引起心肌急剧的、暂时的缺血缺氧时，即可发生心绞痛。

2. 中医病因病机

（1）病因：<u>与寒邪内侵、情志失调、饮食不当、劳倦内伤、年老体虚等因素有关（2006，2011）。</u>

（2）病机：病位在心，涉及肝、肺、脾、肾等脏。以气虚、气阴两虚及阳气虚衰为本，血瘀、寒凝、痰浊、气滞为标的本虚标实病证，若病情进一步发展，可发为真心痛；若心肾阳虚，水邪泛滥，可出现喘咳、水肿。

3. 临床表现

（1）部位：<u>胸骨体中段或上段之后（2004）</u>，可放射至左肩、左臂内侧达无名指和小指，或至颈、咽或下颌部。

（2）诱因：多因劳动过度、情绪激动、饱餐、吸烟、突然受冷、心动过速及休克等而诱发。

（3）性质：阵发性的胸痛常为压榨性、闷胀性或窒息性，也可有烧灼感。

（4）持续时间：疼痛出现后常逐步加重，然后在 3～4 分钟内渐消失，很少超过 15 分钟。

（5）缓解方式：一般在停止诱发症状的活动后即可缓解，<u>舌下含服硝酸甘油能在几分钟内缓解</u>。

4. 实验室及其他检查

（1）心电图：发作时可见 ST 段压低≥0.1mV，缓解后恢复。

（2）CT 造影：有较高阴性预测价值。

（3）冠状动脉造影。

5. 诊断

（1）根据典型的发作特点和体征，结合存在的冠心病危险因素，除外其他原因所致的心绞痛，一般即可确立诊断。

（2）分型：①稳定型心绞痛（稳定型劳力性心绞痛）；②不稳定型心绞痛（初发劳力型心绞痛、恶化劳力型心绞痛、静息心绞痛、梗死后心绞痛、变异型心绞痛）。

6. 西医治疗

（1）发作期：休息；<u>硝酸甘油舌下含化，或硝酸异山梨酯舌下含化（2005）</u>，或喷雾吸入制剂。

（2）缓解期：①β受体阻滞剂（常用美托洛尔、比索洛尔，或兼有α受体阻滞作用的卡维地洛）；②硝酸酯制剂；③钙通道阻滞剂（变异型心绞痛首选，常用维拉帕米、硝苯地平、地尔硫䓬）；④其他：曲美他嗪、尼可地尔、盐酸伊伐布雷定等。

（3）不稳定型心绞痛：卧床、吸氧、持续心电监测、烦躁不安、剧烈疼痛者予吗啡皮下注射；抗血小板药（阿司匹林、氯吡格雷）和抗凝药（低分子肝素）；硝酸酯类、β受体阻滞剂、钙通道阻滞剂（严重者常需三联用药）；介入和外科手术治疗。

7. 中医辨证论治

（1）心血瘀阻——活血化瘀，通脉止痛

证候：<u>胸痛较剧，如刺如绞，痛有定处，入夜加重，伴有胸闷，日久不愈，或因暴怒而致心胸剧痛。舌质紫暗，或有瘀斑，舌下络脉青紫迂曲，脉弦涩或结代。</u>

方药：血府逐瘀汤加减（2006，2010）。

（2）痰浊内阻——通阳泄浊，豁痰宣痹（2004，2005）

证候：胸闷痛如窒，气短痰多，肢体沉重，形体肥胖，纳呆恶心。舌苔浊腻，脉滑。

方药：瓜蒌薤白半夏汤合涤痰汤。

（3）阴寒凝滞——辛温通阳，散寒止痛

证候：猝然胸痛如绞，天冷易发，感寒痛甚，形寒，冷汗自出，心悸短气。舌质淡红，苔白，脉沉细或沉紧。

方药：枳实薤白桂枝汤合当归四逆汤加减。

（4）气虚血瘀——益气活血，通脉止痛

证候：胸痛隐隐，时轻时重，遇劳则发，神疲乏力，气短懒言，心悸自汗。舌质淡暗，胖有齿痕，苔薄白，脉缓弱无力或结代。

方药：补阳还五汤加减。

（5）气阴两虚——益气养阴，活血通络（2005）

证候：胸闷隐痛，时作时止，心悸气短，倦怠懒言，头晕目眩，心烦多梦，或手足心热。舌红少津，脉细弱无力或结代。

方药：生脉散合炙甘草汤加减（2006）。

（6）心肾阴虚——滋阴清热，养心和络（2006）

证候：胸闷痛或灼痛，心悸盗汗，虚烦不寐，腰膝酸软，头晕耳鸣。舌红少苔，脉沉细数。

方药：左归丸加减。

（7）心肾阳虚——温补阳气，振奋心阳（2006）

证候：心悸而痛，胸闷气短，甚则胸痛彻背，心悸汗出，畏寒肢冷，下肢浮肿，腰酸无力，面色苍白，唇甲淡白或青紫。舌淡白或紫暗，脉沉细或沉微欲绝。

方药：参附汤合右归丸加减。

十一、急性心肌梗死

1. 西医病因病理　冠状动脉粥样硬化（偶为冠状动脉栓塞、炎症、先天性畸形、痉挛和冠状动脉口阻塞所致）造成一支或多支血管管腔狭窄和心肌血供不足，而侧支循环未充分建立。一旦血供急剧减少或中断，使心肌严重而持久地急性缺血达20分钟以上，即可发生AMI。

2. 中医病因病机　病因与年老体衰、情志内伤、饮食不节、寒邪内侵等因素有关。基本病机为心脉痹阻不通，心失所养。

3. 临床表现及并发症

（1）先兆：新发或原有心绞痛症状加重、发作频繁且时间延长，对硝酸甘油疗效明显降低。

（2）症状：①疼痛，多发于清晨，多无明显诱因，常发生于安静时。②全身症状有发热、心动过速、白细胞计数增高和红细胞沉降率增快。③胃肠道症状，频繁的恶心、呕吐、上腹疼痛。④心律失常，以室性心律失常最为多见。⑤低血压和休克。⑥心力衰竭。

（3）体征：血压降低。部分见心脏浊音界轻度至中度增大，心尖区第一心音减弱，可出现第四心音（心房性）奔马律，少数有第三心音（心室性）奔马律；可有与心律失常、休克和心力衰竭有关的其他体征。

（4）并发症：乳头肌功能不全或断裂，心脏破裂，栓塞，心室壁瘤，心肌梗死后综合征。

4. 实验室及其他检查

（1）心电图特征性改变：①ST段抬高呈弓背向上型，宽而深的Q波（病理性Q波），T波倒置（2020）；②无ST段抬高，无病理性Q波，T波倒置，也可有普遍性ST段压低≥0.1mV，但aVR导联（有时还有V_1导联）ST段抬高。

（2）定位和定范围

心肌梗死心电图定位诊断

部位	特征性心电图改变导联
前间壁	$V_1 \sim V_3$（2012）
前壁	$V_3 \sim V_5$
广泛前壁	$V_1 \sim V_6$
下壁	Ⅱ、Ⅲ、aVF（2012，2020）
高侧壁	Ⅰ、aVL（2020）
正后壁	$V_7 \sim V_8$（2012）
右心室	$V_3R \sim V_5R$

（3）血清心肌坏死标志物：肌钙蛋白Ⅰ（cTnI）或T（cTnT）是诊断心肌坏死最特异和敏感的标志物。肌酸激酶同工酶（CK－MB）增高的程度能较准确地反映梗死的范围，其高峰出现时间是否提前有助于判断溶栓治疗是否成功。

5. 诊断 ①缺血性胸痛的临床病史；②心电图的动态演变；③血清心肌坏死标记物浓度的动态改变。以上3条具备2条即可诊断。

6. 西医治疗

（1）监护和一般治疗：休息，立即吸氧，监测心电图、血压和血氧饱和度，迅速给予有效镇痛剂；抗血小板（立即嚼服肠溶阿司匹林和硫酸氯吡格雷片）；纠正水、电解质及酸碱平衡失调；禁食至胸痛消失后予流质、半流质饮食，逐步过渡到普通饮食。所有患者均应使用缓泻剂。

（2）心肌再灌注治疗：①溶栓疗法，常用尿激酶（UK）、链激酶（SK）、重组组织型纤维蛋白溶酶原激活剂（rt－PA）、瑞替普酶；②介入治疗（PCI），有直接PCI、补救性PCI、溶栓治疗再通者的PCI；③消除心律失常；④控制休克；⑤治疗心力衰竭；⑥非ST段抬高心肌梗死处理，不宜溶栓治疗，以积极抗凝、抗血小板治疗和PCI为主。

溶栓疗法的适应证和禁忌证

适应证	禁忌证
①两个或两个以上相邻导联ST段抬高（胸导联≥0.2mV，肢导联≥0.1mV），或病史提示AMI伴左束支传导阻滞，起病时间＜12小时，病人年龄＜75岁。 ②ST段显著抬高的MI病人，年龄＞75岁，经慎重权衡利弊仍可考虑。 ③STEMI，发病时间已达12～24小时，但如仍有进行性缺血性胸痛、广泛ST段抬高者也可考虑	①既往发生过出血性脑卒中，6个月内发生过缺血性脑卒中或脑血管事件。 ②中枢神经系统受损、颅内肿瘤或畸形。 ③近期（2～4周）有活动性内脏出血。 ④未排除主动脉夹层。 ⑤入院时严重且未控制的高血压（＞180/110mmHg）或慢性严重高血压病史。 ⑥目前正在使用治疗剂量的抗凝药或已知有出血倾向。 ⑦近期（2～4周）创伤史，包括头部外伤、创伤性心肺复苏或较长时间（＞10分钟）的心肺复苏。 ⑧近期（＜3周）外科大手术。 ⑨近期（＜2周）曾有在不能压迫部位的大血管行穿刺术

直接指标	间接指标
冠状动脉造影显示再通	①心电图抬高的 ST 段于 2 小时内回降 >50% ②胸痛 2 小时内基本消失 ③2 小时内出现再灌注性心律失常 ④血清 CK－MB 峰值提前出现（14 小时内）

7. 中医辨证论治（2011）

（1）气滞血瘀——活血化瘀，通络止痛

证候：胸中痛甚，胸闷气促，烦躁易怒，心悸不宁，脘腹胀满，唇甲青暗，舌质紫暗或有瘀斑，脉沉弦涩或结代。

方药：血府逐瘀汤加减。

（2）寒凝心脉——散寒宣痹，芳香温通

证候：胸痛彻背，心痛如绞，胸闷憋气，形寒畏冷，四肢不温，冷汗自出，心悸短气，舌质紫暗，苔薄白，脉沉细或沉紧（2004）。

方药：当归四逆汤合苏合香丸加减。

（3）痰瘀互结——豁痰活血，理气止痛

证候：胸痛剧烈，如割如刺，胸闷如窒，气短痰多，心悸不宁，腹胀纳呆，恶心呕吐，舌暗，苔浊腻，脉滑。

方药：瓜蒌薤白半夏汤合桃红四物汤加减（2020）。

（4）气虚血瘀——益气活血，祛瘀止痛

证候：胸闷心痛，动则加重，神疲乏力，气短懒言，心悸自汗，舌体胖大有齿痕，舌质暗淡，苔薄白，脉细弱无力或结代。

方药：补阳还五汤加减（2006）。

（5）气阴两虚——益气滋阴，通脉止痛

证候：胸闷心痛，心悸不宁，气短乏力，心烦少寐，自汗盗汗，口干耳鸣，腰膝酸软，舌红，苔少或剥脱，脉细数或结代。

方药：生脉散合左归饮加减（2006）。

（6）阳虚水泛——温阳利水，通脉止痛

证候：胸痛胸闷，喘促心悸，气短乏力，畏寒肢冷，腰部、下肢浮肿，面色苍白，唇甲淡白或青紫，舌淡胖或紫暗，苔水滑，脉沉细。

方药：真武汤合葶苈大枣泻肺汤加减。

（7）心阳欲脱——回阳救逆，益气固脱

证候：胸闷憋气，心痛频发，四肢厥逆，大汗淋漓，面色苍白，口唇紫绀，手足青紫，虚烦不安，甚至神志淡漠或突然昏厥，舌质青紫，脉微欲绝。

方药：参附龙牡汤加减。

十二、心脏瓣膜病

1. 西医病因　二尖瓣狭窄、二尖瓣关闭不全、主动脉瓣狭窄、主动脉瓣关闭不全。

2. 中医病因病机　本病常因机体正气盛衰，风寒湿热之邪入侵，内舍于心而成心痹。基本病机为正虚邪入、痹阻心脉（2005，2006，2013）。

3. 临床表现

（1）二尖瓣狭窄（2020）：①症状——呼吸困难，咯血，咳嗽，声音嘶哑，心力衰竭，血栓栓塞。②体征——重度二尖瓣狭窄常有"二尖瓣面容"，双颧绀红；心尖搏动弥散；心尖区可闻及第一心音亢进和开瓣音，有低调的隆隆样舒张中晚期杂音，可触及舒张期震颤；肺动脉瓣区第二心音亢进或伴分裂；胸骨左缘第2肋间闻及肺动脉瓣舒张早期吹风样杂音；三尖瓣区闻及全收缩期吹风样杂音，吸气时增强。

（2）二尖瓣关闭不全：①症状——疲乏无力，呼吸困难出现较晚，咯血少见。后期出现右心衰及体循环淤血症状。②体征——心尖搏动向左下移位；心浊音界向左下扩大，后期亦可向右扩大；心尖部第一心音减弱，心尖部较粗糙的吹风样全收缩期杂音，肺动脉瓣区第二心音亢进、分裂，心尖区可闻及第三心音。

（3）主动脉瓣狭窄：①症状——呼吸困难、心绞痛和晕厥为典型主动脉瓣狭窄常见的"三联征"（2018）。②体征——心尖搏动向左下移位；心浊音界向左下扩大；心尖部第一心音正常，主动脉瓣区第二心音减弱或消失，可听到高调、粗糙的递增-递减型收缩期杂音；重度狭窄可有收缩压降低，脉压减小，脉搏细弱。后期可有心衰体征。

（4）主动脉瓣关闭不全：①症状——可多年无症状，甚至可耐受运动；最先的主诉常为心悸、心前区不适、头部强烈搏动感等。②体征——颈动脉搏动明显，可见点头运动及毛细血管搏动；心尖搏动向左下移位，有水冲脉；靴形心；心尖部第一心音减弱，主动脉瓣区第二心音减弱或消失，主动脉瓣第二听诊区可闻及叹气样递减型舒张期杂音，心尖部可有柔和的吹风样收缩期杂音，重度关闭不全尚可闻及舒张中期柔和低调隆隆样杂音，可有动脉枪击音及杜氏双重杂音。

4. 并发症

（1）心力衰竭：是肺心病最常见的并发症和致死原因。呼吸道感染是最常见诱因，其次为心律失常、剧烈体力活动、情绪激动、妊娠等。严重左心衰竭及重度二尖瓣狭窄时，常在上述诱因下发生急性肺水肿。

（2）心律失常：房颤最常见，房性期前收缩为房颤的前奏，开始为阵发性房扑和房颤，以后转为慢性房颤。房颤形成后可诱发或加重心衰，又可形成心房内血栓，引起动脉栓塞。

（3）栓塞：最常见于二尖瓣狭窄伴房颤病人。脱落后可引起动脉栓塞，脑栓塞最多见。房颤动和右心衰竭时，在周围静脉、右心房可形成血栓，脱落后造成肺动脉栓塞。

（4）感染性心内膜炎：多见于风心病早期，尤其是二尖瓣关闭不全和主动脉瓣关闭不全者。

（5）肺部感染：常见，并诱发或加重心力衰竭。

5. 检查与诊断

（1）二尖瓣狭窄：①劳力性呼吸困难、咳嗽（咯血）、声音嘶哑，二尖瓣面容，心尖区隆隆样DM，拍击性 S_1、P_2 亢进，二尖瓣开瓣音等可以临床诊断。②心电图——二尖瓣型P波（P波宽度 >0.12s，伴切迹，PV_1 终末负性向量增大）。QRS波群示电轴右偏和右心室肥厚表现。心房颤动常见。③超声心动图为可靠的诊断依据——M型示二尖瓣城墙样改变，后叶向前移动及瓣叶增厚；二维超声心动图典型者为舒张期前叶呈圆拱状，后叶活动度减少，交界处粘连融合，瓣叶增厚和瓣口面积缩小；经食管超声有利于左心耳及左心房附壁血栓的检出。

（2）二尖瓣关闭不全：①心尖区出现收缩期杂音，伴左心室增大，诊断可以成立。②心电图——急性者窦性心动过速常见；慢性重度二尖瓣关闭不全左心房增大，部分有左心室肥厚和非特异性 ST-T 改变，心房颤动常见。③确诊有赖超声心动图——多普勒超声和彩色多普勒血流显像可于二尖瓣心房侧和左心房内探及收缩期反流束。

（3）主动脉瓣狭窄：①典型主动脉瓣狭窄杂音时，较易诊断；如合并关闭不全和二尖瓣损害，多为风心病。②心电图——重度狭窄者有左心室肥厚伴 ST-T 继发性改变和左心房增大，可有房室传导阻滞、室内传导阻滞（左束支传导阻滞或左前分支传导阻滞）、心房颤动或室性心律失常。③超声心动图为明确诊断和判定狭窄程度的重要方法。

（4）主动脉瓣关闭不全：①典型主动脉瓣关闭不全的舒张期杂音伴周围血管征，可诊断为主动脉瓣关闭不全。急性重度反流者早期出现左心室衰竭，X 线心影正常而肺淤血明显；慢性如合并主动脉瓣或二尖瓣狭窄，支持风心病诊断。②心电图——常见左心室肥厚劳损。③超声心动图可助确诊——M 型显示舒张期二尖瓣前叶或室间隔纤细扑动，为主动脉瓣关闭不全的可靠诊断征象，但敏感性低；脉冲式多普勒和彩色多普勒血流显像为最敏感的确定主动脉瓣反流方法，并可判断其严重程度；二维超声可显示瓣膜和主动脉根部的形态改变，有助于确定病因。

6. 中医辨证论治

心肺瘀阻——行气活血化瘀——血府逐瘀汤加减。

气血亏虚——益气养血，宁心安神——归脾汤加减。

气阴两虚——益气养阴，宁心复脉——炙甘草汤加味（2004，2006）。

气虚血瘀——益气养心，活血通脉——独参汤合桃仁红花煎加减（2005）。

心肾阳虚——温补心肾，化气行水——参附汤合五苓散加减。

十三、病毒性心肌炎

1. 西医病因、发病机制

（1）病因：以肠道病毒包括柯萨奇 A、B 组病毒，孤儿（ECHO）病毒，脊髓灰质炎病毒等为常见，尤其是柯萨奇 B 组病毒。

（2）发病机制：病毒对心肌的直接损伤和继发性免疫损伤。

2. 中医病因病机　体质虚弱、正气不足，复感温热病邪，湿毒之邪侵入，内舍于心，损伤心脏所致。病位在心，与肺脾关系密切。正气不足，邪毒侵心是发病的关键。

3. 临床表现

（1）症状：发病前 1~3 周内有呼吸道或消化道感染病史，见发热、咽痛、咳嗽、全身不适、乏力等感冒样症状，或恶心、呕吐、腹泻等胃肠道症状；病毒感染 1~3 周后，出现心悸、气短、心前区不适或隐痛，重者有呼吸困难、浮肿等。大部患者以心律失常为主诉或首发症状；极少数患者发生阿－斯综合征、心力衰竭、心源性休克或猝死。

（2）体征：心率增快，发热不平衡，或心率异常缓慢；无心脏扩大或暂时性扩大；心尖区第一心音减弱，和（或）闻及病理性第三心音，或呈钟摆联律或胎心律，可闻及收缩期杂音、心包摩擦音。

（3）并发症：①各种心律失常极常见，以早搏和房室传导阻滞最多见，恶性室性心律失常或严重心脏传导阻滞是导致本病患者猝死的主要原因。②心力衰竭，可有颈静脉怒张、肺部啰音、肝大、舒张期奔马律，重者可出现心源性休克。

4. 实验室检查

（1）血液检查：①病程早期白细胞计数可升高，常有血沉增快；②急性期或慢性心肌炎活动期可有肌酸磷酸激酶（CK）、肌酸激酶同工酶（CK－MB）等心肌酶学检查指标增高；③血清肌钙蛋白 I（TNI）和肌钙蛋白 T（TNT）对心肌损伤的诊断有较高的特异性和敏感性。

（2）病毒学检查：①咽拭子或粪便中分离出病毒；②心内膜下心肌活检可检测出病毒、病毒基因片段或特异性病毒蛋白抗原；③病理学检查可见心肌炎性细胞浸润伴心肌细胞变性或坏死，对本病的诊断和预后判断有决定意义。

5. 诊断标准

（1）病史与体征：在上呼吸道感染、腹泻等病毒感染后 3 周内出现与心脏相关的表现，如不能用一般原因解释的感染后严重乏力、胸闷头晕（心排血量降低）、心尖第一心音明显减弱、舒张期奔马律、心包摩擦音、心脏扩大、充血性心力衰竭或阿－斯综合征等。

（2）心律失常或心电图改变：①窦性心动过速、房室传导阻滞、窦房传导阻滞或束支传导阻滞。②多源、成对室性期前收缩，自主性房性或交界性心动过速，阵发或非阵发性室性心动过速，心房或心室扑动或颤动。③两个以上导联 ST 段呈水平型或下斜型下移≥0.05mV 或 ST 段异常抬高或出现异常 Q 波。

（3）心肌损伤的参考指标：①病程中血清 TNI 或肌 TNT（强调定量测定）、CK－MB 明显增高。②超声心动图示心腔扩大或室壁活动异常和（或）放射性核素心功能检查证实左心室收缩或舒张功能减弱。

（4）病原学依据：①急性期从心内膜、心肌、心包或心包穿刺液中检测出病毒、病毒基因片段或病毒蛋白抗原。②病毒抗体阳性。③病毒特异性 IgM 阳性。

同时具有上述（1）、（2）（三项中任何一项）、（3）中任何两项，在排除其他原因心肌疾病后临床上可诊断急性病毒性心肌炎。如具有（4）中的第一项者可从病原学上确诊急性病毒性心肌炎；如仅具有（4）中后两项者，在病原学上只能拟诊为急性病毒性心肌炎。如患者有阿－斯综合征、充血性心力衰竭伴或不伴心肌梗死样心电图改变、心源性休克、急性肾衰竭、持续性室性心动过速伴低血压发作或心肌心包炎等在内的一项或多项表现，可诊断为重症病毒性心肌炎；如仅在病毒感染后 3 周内出现少数期前收缩或轻度 T 波改变，不宜轻易诊断为急性病毒性心肌炎。

（5）临床分期、分型与临床表现：①临床分期：急性期、恢复期、慢性期。②临床分型与临床表现：轻型——心界不大，心脏听诊正常，但有心电图变化；中等型——多有胸闷、心前区不适、心悸、乏力等症，心率增快，心音低钝并有奔马律，心脏轻度或中度扩大；重型——多出现急性心衰或心源性休克、严重心律失常或晕厥等，可在数小时或数日内死亡。

6. 西医治疗　注意休息，酌情采用抗感染治疗（流感病毒致心肌炎可试用吗啉胍、金刚胺等，疱疹病毒性心肌炎可试用阿糖腺苷、三氮唑核苷等，继发细菌感染使用广谱抗生素）；改善心肌代谢（三磷酸腺苷或三磷酸胞苷、辅酶 A、肌苷、牛磺酸等，极化液疗法，大剂量维生素 C，1,6－二磷酸果糖），调节机体免疫功能（α－干扰素、胸腺素、转移因子），防治并发症，重症患者考虑短期使用糖皮质激素（泼尼松、氢化可的松、地塞米松）。

7. 中医辨证论治

热毒侵心——清热解毒，宁心安神——银翘散加减。

湿毒犯心——解毒化湿，宁心安神——葛根芩连汤合甘露消毒丹加减。

心阴虚损——滋阴清热，养心安神——天王补心丹加减。

气阴两虚——益气养阴，宁心安神——炙甘草汤合生脉散加减。

阴阳两虚——益气温阳，滋阴通脉——参附养荣汤加味。

十四、扩张性心肌病

1. 临床表现

（1）症状：主要为充血性心力衰竭，先左心衰，后右心衰。初时活动或活动后出现气促，以后休息时也有气促，或有端坐呼吸及阵发性夜间呼吸困难，继之水肿等。可有各种心律失常，部分病人可发生栓塞或猝死。

（2）体征：为心脏扩大，多数病人可听到第三心音或第四心音呈奔马律，可有相对二尖瓣或三尖瓣关闭不全所致的收缩期吹风样杂音，常有多种心律失常。左心衰可有交替脉、肺部啰音；右心衰有颈静脉怒张、肝肿大、浮肿等体征。

2. 实验室检查及其他检查

（1）胸部 X 线检查：心影向左侧或双侧扩大，常伴肺淤血、肺水肿、肺动脉高压或胸腔积液等。

（2）心电图：各种心律失常如各类期前收缩、心房颤动、传导阻滞等；ST-T改变、低电压、R波递增不良等。

（3）超声心动图：心脏扩大、左室壁运动减弱、左室收缩功能下降（左室射血分数（LVEF）<45%，左室短轴缩短率（LVFS）<25%。

3. 诊断　凡临床上有心脏扩大、心律失常及心力衰竭的患者；超声心动图证实有全心扩大，以左心室扩大为主，心室腔大，室壁不厚，大心腔小瓣膜，室壁运动幅度普遍降低，左室射血分数<0.4者，应考虑本病的诊断。通过问诊、体格检查及影像学检查等排除急性病毒性心肌炎、风湿性心瓣膜疾病、冠心病等后可确定诊断。

4. 西医治疗

（1）非药物治疗：休息、禁烟、戒酒，限制体力劳动和低盐饮食。

（2）药物疗法：强心剂应用宜小剂量。合理应用血管紧张素转换酶抑制剂、β受体阻滞剂、钙通道阻滞剂等。晚期患者，植入全自动（DDD）型起搏器有助改善血流动力学。室性心律失常引起明显血流动力学障碍时需电复律。

（3）手术治疗。

5. 中医辨证论治

（1）邪毒犯心证——清热解毒，宁心安神

证候：身热微恶寒，咽痛身痛，心悸，胸闷或痛，气短乏力，心烦少寐，舌尖红苔薄黄，脉浮数或促、结代。

方药：银翘散加减。

（2）气虚血瘀证——补益心气，活血化瘀

证候：心悸气短，神疲乏力，动则较著，或有自汗，夜寐梦扰，舌暗淡或有瘀点，脉弱、涩或促、结代。

方药：圣愈汤合桃红四物汤加减。

（3）气阴两虚证——益气养阴，养心安神

证候：心悸气短，活动后症状加重，头晕乏力，颧红，自汗或盗汗，失眠，口干，舌质红或淡红，苔薄白，脉细数无力或结代。

方药：炙甘草汤合天王补心丹。

（4）阳虚水泛证——温阳利水

证候：心悸自汗，形寒肢冷，神疲尿少，下肢水肿，咳喘难以平卧，唇甲青紫，舌质淡暗或紫暗，苔白滑，脉沉细。

方药：真武汤加味。

（5）心阳虚脱证——回阳固脱

证候：心悸喘促，不能平卧，大汗淋漓，精神萎靡，唇甲青紫，四肢厥冷，舌质淡，苔白，脉细微欲绝。

方药：四逆汤合参附龙牡汤加味。同时使用参附注射液或参附芪注射液加入葡萄糖注射液静脉注射。

病名	鉴别疾病	鉴别要点
原发性高血压	肾实质病变	①急性肾小球肾炎：链球菌感染史，发热、水肿、血尿，尿常规检查见蛋白、红细胞和管型。血压一过性↑。②慢性肾小球肾炎：反复浮肿、明显贫血、血浆蛋白低、氮质血症，蛋白尿出现早而持久，血压持续↑
	肾动脉狭窄	舒张压中、重度↑，可在上腹部或背部肋脊角处闻及血管杂音。肾动脉造影可明确诊断
	嗜铬细胞瘤	阵发性或持续性血压↑。血压升高时血或尿中儿茶酚胺及其代谢产物有助于诊断，超声、CT 等可示肿瘤部位
	原发性醛固酮增多症	长期高血压伴顽固性低血钾，多饮、多尿、肌无力、周期性麻痹、低血钾、高血钠、代谢性酸中毒，血浆肾素活性↓尿醛固酮↑尿钾↑。安体舒通试验阳性具有诊断价值
	库欣综合征	满月脸、水牛背、向心性肥胖、毛发↑血糖↑24h 尿中 17 - 羟类固醇、17 - 酮类固醇↑，地塞米松抑制试验或肾上腺素兴奋试验阳性
	主动脉缩窄	上臂血压增高，而下肢血压不高或降低。在肩胛区、胸骨旁、腋部有侧支循环的动脉搏动和杂音，腹部听诊有血管杂音。主动脉造影可确诊
心绞痛	急性心肌梗死	持续时间可达数小时，含服硝酸甘油多不缓解。心电图 ST 段抬高，有异常 Q 波。血清心肌酶、肌红蛋白、肌钙蛋白 I 或 T 等↑
	心脏神经症	胸痛，但多为短暂（几秒钟）的刺痛或持久（几小时）的隐痛，部位多在左胸乳房下心尖部附近，或常变动，多在疲劳之后出现，含服硝酸甘油无效或在十多分钟后才缓解
	肋间神经痛和肋软骨炎	累及 1~2 个肋间，为刺痛或灼痛多为持续性而非发作性，体位改变或牵扯可加重疼痛，沿神经走向有压痛
急性心肌梗死	心绞痛	发作持续时间一般 <15min，不伴恶心、呕吐、心衰等，血清酶不增高，心电图无变化或有 ST 段暂时性压低或抬高
	急性肺动脉栓塞	胸痛、咯血、呼吸困难和休克。心电图示 I 导联 S 波加深，Ⅲ导联 Q 波显著 T 波倒置。肺动脉造影可确诊
	急腹症	均有上腹部疼痛，可能伴休克。询问病史、体格检查、心电图检查、血清心肌酶和肌钙蛋白测定可协助鉴别
	急性心包炎	疼痛、发热并见，心电图除 aVR 外，其余导联均有 ST 段弓背向下的抬高，T 波倒置，无异常 Q 波
	主动脉夹层	撕裂样剧痛，胸痛一开始即达到高峰，常放射到背、胁、腹、腰和下肢，两上肢的血压和脉搏不对称，可有下肢暂时性瘫痪、偏瘫等，但无心肌坏死标志物升高

第三单元　消化系统疾病

☆ 重点提示

本单元内容在历年考试中出题率较高，考生可将慢性胃炎、消化性溃疡、胃癌以及上消化道出血合并成一部分，肝硬化、原发性肝癌合并成一部分复习。对于每个病证都应了解中医病因病机及诊断。对于慢性胃炎、消化性溃疡的中医辨证论治应重点掌握，其他各病的中西医治疗也要熟悉。另外，溃疡性结肠炎、胃炎等病的实验室检查数据要记牢。因为本单元内容较多较杂，历年考点分布平均，所以一定要按部就班地复习。

================== 考点集合 ==================

一、急性胃炎

1. 西医病因　急性应激（严重创伤、大手术、严重感染、大面积烧伤、脑血管意外、休克和过度紧张）是最主要病因，还有化学性损伤（非甾体类抗炎药）和细菌感染（幽门螺杆菌、沙门菌、大肠杆菌）。

2. 中医病因　病因主要为饮食伤胃、七情内伤以及寒邪犯胃等。

3. 临床表现　多急性起病（与慢性胃炎的主要区别），上腹饱胀、隐痛、食欲减退、恶心、呕吐、嗳气，重者可有呕血、黑便，细菌感染者常伴腹泻。查体有上腹压痛。

4. 胃镜检查　胃黏膜弥漫性充血、水肿、渗出、出血和糜烂（腐蚀性胃炎急性期禁行内镜检查）。

5. 诊断　确诊有赖于内镜检查（宜在出血发生后 24～48 小时内进行）。

6. 西医治疗　治疗原则是祛除病因，保护胃黏膜和对症处理。①严重疾病有可能引起胃黏膜损伤者，预防性使用 H_2 受体拮抗剂或质子泵抑制剂或胃黏膜保护剂；②呕吐、恶心或腹痛为主者使用甲氧氯普胺（胃复安）、东莨菪碱（2014）；③脱水者补充水和纠正电解质紊乱；④细菌感染引起者选用相应抗生素。

7. 中医辨证论治

寒邪客胃——温中散寒，和胃止痛——香苏散合良附丸加减。

湿热中阻——清化湿热，理气止痛——清中汤加减。

饮食伤胃——消食导滞，调理气机——保和丸加减。

肝气犯胃——疏肝和胃，理气止痛——柴胡疏肝散加减。

胃络瘀阻——活血通络，理气止痛——失笑散合丹参饮加减。

脾胃虚寒——温补脾胃，散寒止痛——黄芪建中汤。

胃阴不足——养阴益胃，和中止痛——一贯煎合芍药甘草汤加减。

二、慢性胃炎

1. 西医病因病理　幽门螺杆菌感染为最主要病因，还有自身免疫（富含壁细胞的胃体黏膜萎缩为主）及幽门括约肌功能不全、酗酒、非甾体抗炎药、高盐、刺激性食物等。病理变化是胃黏膜损伤与修复的慢性过程，主要病理学特征是炎症、萎缩和肠化生。

2. 中医病因病机　病因主要为寒邪客胃、饮食伤胃、肝气犯胃及脾胃虚弱等，引起胃受纳腐熟之功能失常，中焦气机不利，脾胃升降失职。病位在胃，与肝、脾关系密切。病机有"不通则痛"和"不荣则痛"之分。初起多实，久病以虚为主，或虚实相兼，寒热错杂。

3. 临床表现　起病隐匿，病程迁延，慢性病程；症状不明显，无特异性，症状与病理改变分级无明显相关。幽门螺杆菌引起的多无症状，部分病人表现为上腹胀满不适、隐痛，嗳气，反酸，食欲不佳等；自身免疫性胃炎患者可伴贫血，及维生素 B_{12} 缺乏。

4. 胃镜及组织学检查　是慢性胃炎诊断的最可靠方法。

(1) 胃镜：浅表性胃炎（非萎缩性胃炎）见黏膜充血、色泽较红、边缘模糊，多为局限性，水肿与充血区共存，形成红白相间征象，黏膜粗糙不平，有出血点，可有小的糜烂。萎缩性胃炎见黏膜呈淡红、灰色，呈弥散性，黏膜变薄，皱襞变细平坦，黏膜血管暴露，有上皮细胞增生或明显的肠化生。

（2）组织学检查：非萎缩性胃炎以慢性炎症改变为主；萎缩性胃炎则在此基础上有不同程度的萎缩与化生。常用取材部位为胃窦小弯、大弯、胃角及胃体下部小弯。

5. 诊断　确诊必须依靠胃镜检查及胃黏膜活组织病理学检查。幽门螺杆菌检测有助于病因诊断。怀疑自身免疫性胃炎应检测相关自身抗体及血清胃泌素。

6. 西医治疗　①根除幽门螺杆菌。②对症治疗：饱胀予胃复安、吗丁啉、西沙必利，恶性贫血予维生素 B_{12}，胃痛明显予 H_2 受体拮抗剂、氢氧化铝。③胃黏膜保护药：胶体次枸橼酸铋、硫糖铝。④异型增生的治疗：定期随访，预防性手术——内镜下胃黏膜切除术。

7. 中医辨证论治

（1）肝胃不和——疏肝理气，和胃止痛

证候：胃脘胀痛或痛窜两胁，每因情志不舒而病情加重，得嗳气或矢气后稍缓，嗳气频频，嘈杂泛酸，舌质淡红，苔薄白，脉弦。

方药：柴胡疏肝散加减（2006）。

（2）脾胃湿热——清利湿热，醒脾化浊

证候：胃脘灼热胀痛，嘈杂，脘腹痞闷，口干口苦，渴不欲饮，身重肢倦，尿黄，舌质红，苔黄腻，脉滑。

方药：三仁汤加减。

（3）胃络瘀阻——化瘀通络，和胃止痛

证候：胃脘疼痛如针刺，痛有定处，拒按，入夜尤甚，或有便血，舌暗红或紫暗，脉弦涩。

方药：丹参饮合失笑散加减。

（4）胃阴不足——养阴益胃，和中止痛

证候：胃脘隐隐作痛，嘈杂，口干咽燥，五心烦热，大便干结，舌红少津，脉细。

方药：益胃汤加减（2004，2006）。

（5）脾胃虚弱——健脾益气，温中和胃

证候：胃脘隐痛，喜温喜按，食后胀满痞闷，纳呆，便溏，神疲乏力，舌质淡红，苔薄白，脉沉细。

方药：四君子汤加减。

三、消化性溃疡

1. 西医病因病理　病因：①幽门螺杆菌；②非甾体类抗炎药；③胃酸和胃蛋白酶；④其他因素，如吸烟，遗传，急性应激，胃、十二指肠运动异常。病理：胃溃疡可发于胃的任何部位，以胃角和胃窦小弯常见（2019）。十二指肠溃疡多发生于十二指肠球部。

2. 中医病因病机　中医病因为外邪犯胃、饮食伤胃、情志不畅以及脾胃素虚等。病位在胃，与肝、脾关系密切，是以脾胃虚弱为本，气滞、寒凝、热郁、湿阻、血瘀为标的虚实夹杂之证。基本病机为胃气阻滞，胃失和降，不通则痛。

3. 临床表现及并发症　典型临床特点为慢性反复发作过程、周期性发作和节律性发作（2019）。①性质：多为灼痛，或钝痛、胀痛、剧痛和/或饥饿样不适感。②部位：多位于上腹，可偏左或偏右。③典型节律性：DU 空腹痛和/或午夜痛（2018），腹痛多于进食或服用抗酸药后缓解；GU 患者也可发生规律性疼痛，但多为餐后痛，偶有夜间痛。④溃疡活动时上腹部可有局限性压痛，缓解期无明显体征。⑤特殊类型：复合性溃疡、幽门管溃疡、球后溃疡、巨大溃疡、老年人消化性溃疡、无症状性溃疡。⑥并发症：出血、穿孔、幽门梗阻、癌变。

4. 实验室检查及其他检查

（1）胃镜检查：最直接的诊断方法。呈圆形、椭圆形或线形，边缘光整，底部覆有灰黄色或灰白色渗出物，周围黏膜充血、水肿，可见皱襞向溃疡集中。

（2）X线钡餐检查：龛影是直接征象，有确诊价值。痉挛性切迹是间接征象。

（3）幽门螺杆菌检测：侵入性（快速尿素酶试验、组织学检查和幽门螺杆菌培养）和非侵入性（^{13}C或^{14}C尿素呼气试验，粪便幽门螺杆菌抗原检测及血清检查）。

（4）胃液分析和血清胃泌素测定：有助于胃泌素瘤的鉴别诊断。

5. 诊断　①长期反复发生的周期性、节律性、慢性上腹部疼痛，应用制酸药物可缓解；②上腹部可有局限深压痛；③X线钡餐造影见溃疡龛影，有确诊价值；④内镜检查可见到活动期溃疡，可确诊。

6. 西医治疗

（1）一般治疗：生活规律，避免过度劳累，精神放松，定时定量进餐，忌辛辣食物，戒烟，避免服用对胃肠黏膜有损害药物。

（2）根除幽门螺杆菌：①三联疗法：PPI（奥美拉唑、兰索拉唑）或胶体铋剂（枸橼酸铋钾）+2种抗菌药物（克拉霉素、阿莫西林、甲硝唑）。②四联疗法：质子泵抑制剂+铋剂+任两种抗生素。

（3）抗酸药物治疗：①H_2受体拮抗剂：西咪替丁、雷尼替丁、法莫替丁等。②质子泵抑制剂（首选）：奥美拉唑、兰索拉唑、潘托拉唑等。

（4）保护胃黏膜：硫糖铝、胶体次枸橼酸铋、前列醇类药物。

（5）非甾体类抗炎药相关溃疡：暂停或减少剂量，按上述方案治疗。若病情需要继续服用，选用对胃肠黏膜损害较少的药物，或合用质子泵抑制剂或米索前列醇。

（6）治疗方案及疗程：抑酸药物的疗程通常为4~6周，DU为4周，GU为6~8周。根除幽门螺杆菌所需的1~2周，可重叠在疗程内，也可结束后进行。

（7）外科手术指征：①大出血经药物、胃镜、血管介入治疗无效；②急性穿孔；慢性穿透性溃疡；③器质性幽门梗阻；④GU疑有癌变。

7. 中医辨证论治

（1）肝胃不和——疏肝理气，健脾和胃

证候：胃脘胀痛，痛引两胁，情志不遂而诱发或加重，嗳气，泛酸，口苦，舌淡红，苔薄白，脉弦。

方药：柴胡疏肝散合五磨饮子加减。

（2）脾胃虚寒——温中散寒，健脾和胃

证候：胃痛隐隐，喜温喜按，畏寒肢冷，泛吐清水，腹胀便溏，舌淡胖边有齿痕，苔白，脉迟缓。

方药：黄芪建中汤加减。

（3）胃阴不足——健脾养阴，益胃止痛

证候：胃脘隐痛，似饥而不欲食，口干而不欲饮，纳差，干呕，手足心热，大便干，舌红少津少苔，脉细数。

方药：益胃汤加减。

（4）肝胃郁热——清胃泄热，疏肝理气

证候：胃脘灼热疼痛，胸胁胀满，泛酸，口苦口干，烦躁易怒，大便秘结，舌红，苔黄，脉弦数。

方药：化肝煎合左金丸加减。

（5）瘀血停胃——活血化瘀，通络和胃

证候：胃痛如刺，痛处固定，肢冷，汗出，有呕血或黑便，舌质紫暗，或有瘀斑，脉涩（2007）。

方药：失笑散合丹参饮加减。

四、胃癌

1. 西医病因病理与转移途径

（1）病因：Hp 感染、环境和饮食因素、遗传因素、癌前期变化等。

（2）病理：①发生部位：半数以上发生于胃窦部、胃小弯及前后壁，其次在贲门部。②大体形态分型：早期胃癌指病灶局限且深度不超过黏膜下层的胃癌，而不论有无淋巴结转移。进展期胃癌指胃癌深度超过黏膜下层，侵及肌层者称中期胃癌，侵及浆膜或浆膜外者称晚期胃癌。③组织学分型：高分化、中分化、低分化 3 种分化程度。管状腺癌、黏液腺癌、髓样癌和弥散型癌 4 种。以腺癌为主（2011）。

（3）转移途径：直接蔓延、淋巴结转移（最早、最常见）（2010）、血行转移（最常转移到肝脏）（2013）、腹腔内种植。

2. 中医病因病机　因饮食不节、情志失调、素体亏虚而致痰凝、气阻、血瘀于胃而发为本病。病位在胃，与肝、脾、肾等脏关系密切（2006），病机总属本虚标实。本虚以胃阴亏虚、脾胃虚寒和脾肾阳虚为主，标实为痰瘀互结；初期为痰气瘀滞互结为患，以标实为主，久则本虚标实，或以本虚为主。

3. 临床表现

（1）症状：早期多无症状或有非特异性消化不良症状。进展期见上腹痛，可伴早饱、纳差、腹胀、体重下降等。发生并发症或转移时可出现下咽困难、幽门梗阻、上消化道出血、转移受累器官症状（肝、肺）等。

（2）体征：早期可无体征，中晚期时腹压痛最为常见。晚期或转移可有肝脏肿大、质坚、表面不规则，黄疸，腹水，左锁骨上淋巴结肿大。伴癌综合征包括血栓性静脉炎、黑棘病和皮肌炎等。

（3）并发症：出血、梗阻、穿孔。

4. 实验室及其他检查

（1）X 线钡餐检查：局部胃壁僵硬、皱襞中断，蠕动波消失，凸入胃腔内的充盈缺损，恶性溃疡直径多大于 2.5cm，边缘不整齐，可示半月征、环堤征。

（2）内镜检查：胃镜结合黏膜活检是诊断胃癌最可靠的手段。

5. 诊断　①40 岁以后开始出现中上腹不适或疼痛，无明显节律性并伴明显食欲不振和消瘦者；②胃溃疡患者，经严格内科治疗而症状仍无好转；③慢性萎缩性胃炎伴有肠上皮化生及轻度不典型增生，经内科治疗无效者；④X 线检查显示胃息肉 >2cm 者；⑤中年以上，出现不明原因贫血、消瘦和粪便隐血持续阳性者。⑥胃大部切除术后 10 年以上者。

凡有上述情况者，行胃肠钡餐 X 线检查、胃镜和活组织病理检查，以明确诊断（2004）。

6. 西医治疗

（1）手术治疗：主要治疗方法。

（2）内镜治疗：早期胃癌患者如有全身性疾病不宜做手术可采用内镜治疗术。

（3）化学治疗：氟尿嘧啶（5－FU）是基础药物，其通过改进型的衍生物使药效倍增，如卡培他滨、优福啶（UFT）等。

7. 中医辨证论治

（1）痰气交阻证——理气化痰，消食散结

证候：胸膈或胃脘满闷作胀或痛，胃纳减退，厌食肉食，或有吞咽哽噎不顺，呕吐痰涎，苔白腻，脉弦滑。

方药：启膈散加减。

（2）肝胃不和——疏肝和胃，降逆止痛

证候：胃脘胀满，时时疼痛，窜及两胁，嗳气频繁或进食发噎，舌质红，苔薄白或薄黄，脉弦（2005）。

方药：柴胡疏肝散加减。

（3）脾胃虚寒——温中散寒，健脾益气

证候：胃脘隐痛，喜按喜温，朝食暮吐，或暮食朝吐，呕吐清水，面色无华，或四肢发凉，神倦乏力，浮肿便溏，舌质淡胖，有齿痕，苔白滑润，脉沉缓或弦细。

方药：理中汤合四君子汤加减（2010）。

（4）胃热伤阴——清热和胃，养阴润燥

证候：胃脘灼热，口干欲饮，喜冷饮，痞满吞酸，食后痛胀，五心烦热，便干尿赤，舌质红绛，舌苔黄糙或剥苔、无苔，脉细数（2006）。

方药：玉女煎加减。

（5）瘀毒内阻——理气活血，软坚消积

证候：脘痛剧烈或向后背放射，痛处固定、拒按，上腹肿块，肌肤甲错，眼眶暗黑，舌质紫暗或瘀斑，舌下脉络紫胀，脉弦涩。

方药：膈下逐瘀汤加减（2005）。

（6）痰湿阻胃——燥湿健脾，消痰和胃（2007）

证候：脘膈痞闷，呕吐痰涎，进食发噎不利，口淡纳呆，大便时结时溏，舌体胖大有齿痕，苔白厚腻，脉滑。

方药：开郁二陈汤加减。

（7）气血两虚——益气养血，健脾和营

证候：神疲乏力，面色无华，少气懒言，动则气促，自汗，消瘦，舌苔薄白，舌质淡白，舌边有齿痕，脉沉细无力或虚大无力。

方药：八珍汤加减。

五、肝硬化

1. 西医病因、发病机制

（1）病因：病毒性肝炎，慢性酒精中毒，非酒精性脂肪性肝炎，胆汁淤积，肝脏淤血，遗传代谢性疾病等。

（2）发病机制：①广泛肝细胞变性坏死、肝小叶支架塌陷；②残存肝细胞不沿原支架排列再生，形成不规则结节状肝细胞团；③自汇管区和肝包膜有大量纤维结缔组织增生，形成纤维束；④由于上述病理变化，造成肝内血循环的紊乱。

2. 中医病因病机　病因多为酒食不节、情志失调、感染血吸虫、黄疸积聚等（2013）。基本病机为肝、脾、肾三脏功能失调（2005），气滞、血瘀、水停腹中；病机特点为本虚标实。

3. 临床表现及并发症

（1）临床表现：①肝功能失代偿期：可有肝大及质地改变，部分有脾肿大、肝掌和蜘蛛痣。肝功能正常或有轻度异常。②肝功能失代偿期：肝功能减退可见全身症状（消瘦乏力，精神不振，严重者卧床不起，皮肤粗糙，面色晦暗等）、消化道症状（食欲减退，厌食，勉强进食后上腹饱胀不适，恶心呕吐，腹泻等）、出血倾向及贫血、内分泌紊乱。门静脉高压症可见脾肿大、侧支循环的建立和开放、腹水。

（2）并发症：上消化道大出血（2020），肝性脑病（2018），感染，肝肾综合征，电解质和酸碱平衡紊乱，原发性肝癌。

4. 实验室及其他检查　血常规，尿常规，肝功能试验，腹水检查，影像学检查，内镜检查，肝穿刺活组织检查（2003），腹腔镜检查。

5. 诊断依据　主要指征：①内镜或食道吞钡 X 线检查发现食管静脉曲张。②B 超提示肝回声明显增强、不均、光点粗大；或肝表面欠光滑，凹凸不平或呈锯齿状；或门静脉内径 > 13mm；或脾脏增大，脾静脉内径 >8mm。③腹水伴腹壁静脉怒张。④CT 显示肝外缘结节状隆起，肝裂扩大，尾叶/右叶比例 >0.05，脾大。⑤腹腔镜或肝穿刺活组织检查诊为肝硬化。以上除⑤外，其他任何一项结合次要指征，可以确诊。

次要指征：①化验：一般肝功能异常或 HA、PⅢP、MAO、ADA、LN 增高。②体征：肝病面容（面色晦暗无华），可见多个蜘蛛痣，色暗，肝掌，黄疸，下肢水肿，肝脏质地偏硬，脾大，男性乳房发育。

6. 西医治疗

（1）一般治疗：注意充分休息，给予高蛋白、高热量、高维生素、容易消化的软质饮食，严禁饮酒，加强支持疗法。

（2）药物治疗：①保护肝细胞的药物：水飞蓟素等。②维生素类药物。③慎用损伤肝脏药物。④酌情抗病毒治疗。

（3）腹水的治疗：①限制钠、水的摄入。②利尿剂：螺内酯与呋塞米联合应用。③提高血浆胶体渗透压。④放腹水同时补充白蛋白。⑤腹水浓缩回输。⑥手术治疗。

（4）并发症的治疗。

7. 中医辨证论治

（1）气滞湿阻——疏肝理气，健脾利湿

证候：腹大胀满，按之软而不坚，胁下胀痛，饮食减少，食后胀甚，得嗳气或矢气稍减，小便短少，舌苔薄白腻，脉弦（2006）。

方药：柴胡疏肝散合胃苓汤加减（2011，2018）。

（2）寒湿困脾——温中散寒，行气利水

证候：腹大胀满，按之如囊裹水，甚则颜面微浮，下肢浮肿，怯寒懒动，精神困倦，脘腹痞胀，得热则舒，食少便溏，小便短少，舌苔白滑或白腻，脉缓或沉迟。

方药：实脾饮加减。

（3）湿热蕴脾——清热利湿，攻下逐水

证候：腹大坚满，脘腹撑急，烦热欲饮，或有面目肌肤发黄，小便短黄，大便秘结或溏滞不爽，舌红，苔黄腻或灰黑，脉弦滑数。

方药：中满分消丸合茵陈蒿汤加减（2004）。

（4）肝脾血瘀——活血化瘀，化气行水

证候：腹大胀满，脉络怒张，胁腹刺痛，面色晦暗鳘黑，胁下癥块，面颈胸壁等处可见红点赤缕，手掌赤痕，口干不欲饮，或大便色黑，舌质紫暗，或有瘀斑，脉细涩。

方药：调营饮加减。

（5）脾肾阳虚——温肾补脾，化气利水

证候：腹大胀满，形如蛙腹，朝宽暮急，神疲怯寒，面色苍黄或白，脘闷纳呆，下肢浮肿，小便短少不利，舌淡胖，苔白滑，脉沉迟无力。

方药：附子理中汤合五苓散加减（2006）。

（6）肝肾阴虚——滋养肝肾，化气利水

证候：腹大胀满，甚或青筋暴露，面色晦暗，口干舌燥，心烦失眠，牙龈出血，时或鼻衄，小便短少，舌红绛少津，少苔或无苔，脉弦细数。

方药：一贯煎合膈下逐瘀汤加减（2006，2010）。

六、原发性肝癌

1. 西医病因病理 病因为病毒性肝炎、肝硬化、黄曲霉素、饮用水污染、遗传因素等。病理：①大体形态分型：块状型、结节型、弥漫型、小癌型。②细胞分型：肝细胞型、胆管细胞型、混合型。③转移途径：肝内转移、肝外转移（血行转移、淋巴转移、种植转移）。

2. 中医病因病机 病因为情志郁结、饮食所伤、病后体虚、黄疸等。基本病机为正气亏虚，邪毒凝结于内。

3. 临床表现 肝区疼痛、肝大、黄疸、肝硬化征象、全身表现（进行性消瘦、发热、食欲不振、乏力营养不良和恶病质等）、转移灶症状（胸腔转移以右侧多见，可有胸水征；骨骼或脊柱转移，可有局部压痛或神经受压症状；颅内转移癌可有神经定位体征）、并发症（肝性脑病、上消化道出血、肝癌结节破裂出血、继发性感染）。

4. 实验室检查及其他检查

（1）肿瘤标记物检测：甲胎蛋白（AFP）是特异性的标记物和主要诊断指标（2020）。

（2）超声显像：首选检查方法。

（3）电子计算机 X 线体层显像（CT）：重要手段。

（4）磁共振显像（MRI）。

（5）肝动脉造影。

（6）肝穿刺活检：阳性可确诊。

5. 诊断与鉴别诊断

（1）诊断依据（2020）：①非侵入性诊断标准——影像学标准（两种影像学检查均显示有 >2cm 的肝癌特征性占位病变）；影像学结合 AFP 标准（一种影像学检查显示有 >2cm 的肝癌特征性占位病变，同时伴有 AFP≥400μg/L）。②组织学诊断标准——肝组织学检查证实原发性肝癌。对影像学尚不能确定诊断的 ≤ 2cm 的肝内结节应通过肝穿刺活检证实原发性肝癌的组织学特征。

（2）鉴别诊断：应与继发性肝癌、肝硬化、活动性肝病、肝脓肿、肝非癌性占位性病变（肝血管瘤、多囊肝、包虫病等）鉴别。

6. 西医治疗 肝癌早期以手术切除为主，中晚期宜采用包括手术、化疗、介入、中医药、生物免疫调节等综合疗法。

7. 中医辨证论治

（1）气滞血瘀——疏肝理气，活血化瘀

证候：两胁胀痛，腹部结块，推之不移，脘腹胀闷，纳呆乏力，嗳气泛酸，大便不实，舌质红或暗红，有瘀斑，苔薄白或薄黄，脉弦或涩（2007）。

方药：逍遥散合桃红四物汤加减。

（2）湿热瘀毒——清利湿热，化瘀解毒

证候：胁下结块坚实，痛如锥刺，脘腹胀满，目肤黄染，日渐加深，面色晦暗，肌肤甲错，或高热烦渴，口苦咽干，小便黄赤，大便干黑，舌质红有瘀斑，苔黄腻，脉弦数或涩。

方药：茵陈蒿汤合鳖甲煎丸加减。

（3）肝肾阴虚——养阴柔肝，软坚散结

证候：腹大胀满，积块膨隆，形体羸瘦，潮热盗汗，头晕耳鸣，腰膝酸软，两胁隐隐作痛，小便短赤，大便干结，舌红少苔或光剥有裂纹，脉弦细或细数。

方药：滋水清肝饮合鳖甲煎丸加减。

七、溃疡性结肠炎

1. 西医病因、病理

（1）病因：自身免疫机制、遗传因素、感染和精神因素。

（2）病理：病变主要累及大肠黏膜和黏膜下层。弥漫性、连续性。镜检：可见黏膜及黏膜下层有淋巴细胞、浆细胞、嗜酸及中性粒细胞浸润。

2. 中医病因病机　先天不足、脾胃素虚、饮食不节、情志失调及感受外邪等，导致脏腑功能失常，气机紊乱，湿热内蕴，肠络受损，久而由脾及肾，气滞血瘀，寒热错杂。以脾胃虚弱为本，以湿热蕴结、瘀血阻滞、痰湿停滞为标的本虚标实病证。病初与脾、胃、肠有关，后期涉及肾脏。

3. 临床表现

（1）症状：①消化道症状——腹泻，黏液脓血便，腹痛（疼痛－便意－便后缓解），可伴腹胀、食欲不振、恶心及呕吐；②全身症状——常有低度至中度发热，高热多提示有合并症或为急性暴发型；③肠外表现——外周关节炎、结节性红斑、坏疽性脓皮病、巩膜外层炎、前葡萄膜炎、口腔复发性溃疡、强直性脊柱炎、原发性硬化性胆管炎及少见的淀粉样变性等。

（2）体征：重型和暴发型可有明显鼓肠、腹肌紧张、腹部压痛及反跳痛。

4. 实验室检查及其他检查

（1）血液检查：可有轻、中度贫血。重症患者白细胞计数增高及红细胞沉降率加速。严重者血清白蛋白及钠、钾、氯降低。缓解期如有血清 α_2 球蛋白增加、γ 球蛋白降低常是病情复发的先兆。

（2）粪便检查：活动期有黏液脓血便，反复检查包括常规、培养、孵化等均无特异病原体发现，如阿米巴包囊、血吸虫卵等。

（3）纤维结肠镜检查：<u>是最有价值的诊断方法</u>。

（4）钡剂灌肠检查：<u>为重要的诊断方法</u>。

（5）黏膜组织学检查：固有膜内有弥漫性、慢性炎症细胞及中性粒细胞、嗜酸性粒细胞浸润。隐窝有急性炎症细胞浸润及隐窝炎，甚至形成隐窝脓肿。隐窝上皮增生，杯状细胞减少。可见黏膜表层糜烂、溃疡形成和肉芽组织增生。

（6）免疫学检查：IgG、IgM 可稍有增加，抗结肠黏膜抗体阳性，T 淋巴细胞与 B 淋巴细胞比率降低，血清总补体活性增高。

5. 诊断与鉴别诊断

（1）<u>诊断标准（2020）</u>：符合以下 3 条，可诊断为溃疡性结肠炎：①具有持续或反复发作腹泻和黏液血便、腹痛，伴有（或不伴）不同程度全身症状；②排除细菌性痢疾、阿米巴痢疾、慢性血吸虫病、肠结核等感染性肠炎及克罗恩病、缺血性肠炎、放射性肠炎等；③具有结肠镜检查特征性改变中至少 1 项及黏膜活检或具有 X 线钡剂灌肠检查征象中至少 1 项：结肠镜检查特征——黏膜血管纹理模糊、紊乱或消失，黏膜充血、水肿、易脆、出血和有脓性分泌物附着，亦常见黏膜粗糙，呈细颗粒状；病变明显处可见弥漫性、多发性糜烂或溃疡；缓解期患者可见结肠袋囊变浅、变钝或消失以及假息肉和桥形黏膜等。钡剂灌肠检查征象——黏膜粗乱和（或）颗粒样改变；肠管边缘呈锯齿状或毛刺样，肠壁有多发性小充盈缺损；肠管短缩，袋囊消失呈铅管样。

（2）鉴别诊断：慢性细菌性痢疾、阿米巴肠炎、大肠癌（肛门指检、结肠镜、X 线钡剂灌肠）、克罗恩病、血吸虫病、肠易激综合征（无器质性病变）。

6. 西医治疗

（1）一般治疗：休息；流质或半流质饮食，富营养少渣，病情严重时禁食予完全胃肠外营养，戒除烟酒嗜好；心理治疗。

（2）药物治疗：①活动期处理——轻型 UC 用柳氮磺胺吡啶制剂（简称 SASP）或 5 - 氨基水杨酸制剂。中型 UC 用上述剂量水杨酸类制剂治疗，反应不佳者适当加量或改服糖皮质激素，常用泼尼松。重型 UC 用激素，尚未用过口服类固醇激素者口服泼尼龙或静脉滴注促肾上腺皮质激素，已使用类固醇激素者静脉滴注氢化可的松或甲泼尼龙；静脉类固醇激素使用 7 ~ 10 天后无效者，环孢素静脉滴注；肠外应用广谱抗生素，如氨苄青霉素、硝基咪唑及喹诺酮类制剂；便血量大、Hb < 90g/L 和持续出血不止者考虑输血。②缓解期处理——症状缓解后，氨基水杨酸制剂维持治疗，一般至少 3 年。

（3）手术治疗：主要针对并发症（完全性肠梗阻、瘘管与脓肿形成、急性穿孔或不能控制的大量出血等）。

7. 中医辨证论治

（1）湿热内蕴——清热利湿

证候：腹泻，脓血便，里急后重，腹痛灼热，发热，肛门灼热，溲赤，舌红苔黄腻，脉滑数或濡数。

方药：白头翁汤加味。

（2）脾胃虚弱——健脾渗湿

证候：大便时溏时泻，迁延反复，粪便带有黏液或脓血，食少，腹胀，肢体倦怠，神疲懒言，舌质淡胖或边有齿痕，苔薄白，脉细弱或濡缓。

方药：参苓白术散加减。

（3）脾肾阳虚——健脾温肾止泻

证候：腹泻迁延日久，腹痛喜温喜按，腹胀，腰酸膝软，食少，形寒肢冷，神疲懒言，舌质淡或有齿痕，苔白润，脉沉细或尺弱。

方药：理中汤合四神丸加味。

（4）肝郁脾虚——疏肝健脾

证候：腹泻前有情绪紧张或抑郁恼怒等诱因，腹痛即泻，泻后痛减，食少，胸胁胀痛，嗳气，神疲懒言，舌质淡，苔白，脉弦或弦细。

方药：痛泻要方加味。

（5）阴血亏虚——滋阴养血，清热化湿

证候：大便秘结或少量脓血便，腹痛隐隐，午后发热，盗汗，五心烦热，头晕眼花，舌红少苔，脉细数。

方药：驻车丸。

（6）气滞血瘀——化瘀通络

证候：腹痛，腹泻，泻下不爽，便血色紫暗，胸胁胀满，腹内包块，面色晦暗，肌肤甲错，舌紫或有瘀点，脉弦涩。

方药：膈下逐瘀汤加减。

八、上消化道出血

1. 西医病因　①上胃肠道疾病：食管疾病、胃及十二指肠疾病（2013）。②门静脉高压引起的食管胃底静脉曲张破裂或门脉高压性胃病。③上胃肠道邻近器官或组织的疾病：胆道出血，胰腺疾病累及十二指肠，动脉瘤破入食管，胃或十二指肠、纵隔肿瘤或脓肿破入食管。④全身性疾病：血管性疾病、血液病、尿毒症、结缔组织病、急性感染、应激性溃疡。

2. 中医病因病机　病因为饮食不节、情志内伤、素体脾虚等。病机以瘀热互结为标，以脾胃虚弱、气血两虚为本的本虚标实病证。

3. 临床表现　①呕血和黑便是上消化道出血的特征性表现；②失血性周围循环衰竭；

内科

③贫血和血象变化；④发热；⑤氮质血症。

4. 实验室及其他检查　胃镜检查、血常规、肾功能及其他检查。

5. 诊断与鉴别诊断

（1）上消化道出血诊断的确立：根据呕血、黑便和失血性周围循环衰竭的典型临床表现，呕吐物或黑便潜血试验呈强阳性，血红蛋白浓度、红细胞计数及血细胞比容下降的实验室证据，排除消化道以外的出血因素，即可确立诊断。

（2）出血严重程度的估计和周围循环状态的判断：成人每日消化道出血 >5mL 即可出现粪便潜血试验阳性，每日出血量 50～100mL 可出现黑便，胃内蓄积血量在 250～300mL 可引起呕血。一次出血量 <400mL 时，一般不出现全身症状；出血量达 400～500mL，可出现乏力、心慌等全身症状；短时间内出血量超过 1000mL，可出现周围循环衰竭表现。

（3）出血是否停止的判断。

（4）出血病因鉴别诊断。

6. 西医治疗　①一般急救措施；②积极补充血容量，输血量使血红蛋白达到 70g/L 左右为宜；③止血措施。

7. 中医辨证论治

胃中积热——清胃泻火，化瘀止血——泻心汤合十灰散加减。

肝火犯胃——泻肝清胃，降逆止血——龙胆泻肝汤加减。

脾不统血——益气健脾，养血止血——归脾汤加减（2006）。

气随血脱——益气摄血，回阳固脱——独参汤或四味回阳饮加减。

消化系统疾病鉴别诊断

病名	鉴别疾病	鉴别要点
急性胃炎	胆囊炎	饱餐、进油腻食物后突发右上腹阵发性绞痛，右上腹压痛、反跳痛及肌紧张、Murphy 征阳性，血清转氨酶、胆红素等↑
	胰腺炎	剧烈而持续的上腹痛、恶心、呕吐，腹部压痛、肌紧张、肠鸣音减弱或消失，血清淀粉酶活性↑
慢性胃炎	消化性溃疡	发作性上腹疼痛，有周期性和节律性。钡餐造影可发现龛影或间接征象。胃镜检查可见黏膜溃疡
	慢性胆囊炎	反复发作右上腹隐痛，进食油脂食物常加重。B超可见胆囊炎性改变，静脉胆道造影时胆囊显影淡薄或不显影，多伴胆囊结石
	功能性消化不良	上腹胀满、疼痛，食欲不佳等。胃镜检查无明显胃黏膜病变或仅有轻度炎症，吞钡试验可见胃排空减慢
	胃神经症	常伴有神经症的全身症状。上腹胀痛一般对症药物多不能缓解。胃镜检查多无阳性发现
消化性溃疡	胃癌	持续疼痛，制酸药效果不佳，大便潜血试验持续阳性。X 线、内镜和病理组织学检查有鉴别意义
	胃泌素瘤	多发性溃疡、不典型部位溃疡、难治、易穿孔和（或）出血。血清胃泌素常 >500pg/mL
	功能性消化不良	X 线和胃镜检查正常或只有轻度胃炎，胃排空试验可见胃蠕动下降
	慢性胆囊炎和胆石症	疼痛位于右上腹，多在进食油腻后加重，并放射至背部，可伴发热、黄疸、莫菲征阳性

病名	鉴别疾病	鉴别要点
胃癌	胃溃疡	长期反复发生的周期性、节律性慢性上腹部疼痛，制酸药物可缓解。X线钡餐造影见溃疡龛影，胃镜和活组织病理检查可鉴别
	慢性萎缩性胃炎	有消化不良症状，大便潜血试验阴性，X线钡餐造影、胃镜和活组织病理检查可鉴别

第四单元 泌尿系统疾病

☆ 重点提示

　　本单元主要为泌尿系统的内容，分值比例虽然没有前几个单元大，但也是内科学的重点内容。在复习时应着重于每个病证的中医辨证论治，实验室检查及西医治疗熟悉即可。另外，对于疾病的临床表现及分期也应了解。总体来说，本单元总体考点较为分散，各类要点均有可能再次考查。

───── 考点集合 ─────

一、慢性肾小球肾炎

　　1. 西医病因病理　急性肾炎迁延不愈，病程超过1年者可转为慢性肾炎。大部分慢性肾炎并非由急性肾炎迁延所致。其他细菌及病毒（如乙型肝炎病毒等）感染亦可引起慢性肾炎。病理改变是双肾一致性的肾小球改变。

　　2. 中医病因病机　病因为先天禀赋不足或劳倦过度、饮食不节、情志不遂等。病位在肾，与肺、脾相关，其病理基础在于脏腑的虚损（2006）。为本虚标实之证，本虚常见肺肾脾气虚、脾肾阳虚、肝肾阴虚和气阴两虚；标实则以湿、瘀、浊为多。

　　3. 临床表现　早期疲倦乏力、腰部酸痛、食欲不振等。水肿，高血压，贫血。

　　4. 实验室及其他检查

　　（1）尿常规：尿蛋白一般在1~3g/d，尿沉渣可见颗粒管型、透明管型，急性发作可见镜下血尿。

　　（2）肾功能检查：主要为肾小球滤过率下降，内生肌酐清除率降低。

　　5. 诊断（2013，2020）　起病缓慢，病情迁延，临床表现可轻可重，或时轻时重。随着病情发展，可有肾功能减退、贫血、电解质紊乱等。有水肿、高血压、蛋白尿、血尿及管型尿等表现中的一种或数种。临床表现多种多样，有时可伴有肾病综合征或重度高血压。病程中可有肾炎急性发作，常因感染诱发，发作时有类似急性肾炎的表现。可自动缓解或病情加重。

　　6. 西医治疗

　　（1）积极控制高血压和减少尿蛋白：力争把血压控制在理想水平，即蛋白尿≥1g/d，血压控制在125mmHg以下（2018）；蛋白尿<1g/d，血压控制可放宽到130/80mmHg以下。①有钠水潴留容量依赖性高血压患者可选用噻嗪类利尿药，如氢氯噻嗪口服；②对肾素依赖性高血压应首选血管紧张素转换酶抑制剂（ACEI），如贝那普利。或用血管紧张素Ⅱ受体拮抗剂（ARB），如氯沙坦或缬沙坦（2013）；③心率较快的中、青年患者或合并心绞痛患者，可选用β受体阻滞剂，如阿替洛尔或美托洛尔；④老年患者，以及合并糖尿病、冠心病患者，选用钙

内科

离子拮抗剂，如氨氯地平或硝苯地平控释片；⑤若高血压难以控制可以选用不同类型降压药联合应用。

（2）减少蛋白及磷的摄入量。

（3）血小板解聚药：如大剂量双嘧达莫或小剂量阿司匹林。

（4）避免对肾有害的因素。

7. 中医辨证论治

（1）本证

①脾肾气虚——补气健脾益肾

证候：腰脊酸痛，神疲乏力，或浮肿，纳呆或脘胀，大便溏薄，尿频或夜尿多，舌质淡，有齿痕，苔薄白，脉细。

方药：异功散加味（2021）。

②肺肾气虚——补益肺肾

证候：颜面浮肿或肢体肿胀，疲倦乏力，少语懒言，自汗出，易感冒，腰脊酸痛，面色萎黄，舌淡，苔白润，脉细弱（2006）。

方药：玉屏风散合金匮肾气丸加减（2011）。

③脾肾阳虚——温补脾肾

证候：全身浮肿，面色苍白，畏寒肢冷，腰脊冷痛，神疲，纳少，便溏，遗精，阳痿，早泄，或月经失调，舌嫩淡胖，有齿痕，脉沉细或沉迟无力。

方药：附子理中丸或济生肾气丸加减。

④肝肾阴虚——滋养肝肾

证候：目睛干涩或视物模糊，头晕耳鸣，五心烦热或手足心热，口干咽燥，腰膝酸痛，遗精，或月经失调，舌红少苔，脉弦细或细数。

方药：杞菊地黄丸加减。

⑤气阴两虚——益气养阴

证候：面色无华，少气乏力，或易感冒，午后低热，或手足心热，腰酸痛，或见浮肿，口干咽燥或咽部暗红，咽痛，舌质红，少苔，脉细或弱（2006）。

方药：参芪地黄丸加减（2018，2021）。

（2）标证

水湿——利水消肿——五苓散合五皮饮加减。

湿热——清热利湿——三仁汤加减（2018）。

血瘀——活血化瘀——血府逐瘀汤加减。

湿浊——健脾化湿泄浊——胃苓汤加减。

二、肾病综合征

1. 西医病因、病理生理

（1）病因：分为原发性和继发性。

（2）病理生理：蛋白尿、低蛋白血症、水肿、高脂血症。

2. 中医病因病机　　由于外感风寒或风热之邪内舍于肺，或痈疡疮毒内犯，或久居湿地，或素体脾虚及烦劳过度等导致脏腑功能失调，水液代谢失常。病位在肺、脾、肾，以肾为本。

3. 临床表现及并发症

（1）临床表现：大量蛋白尿（＞3.5g/d），低蛋白血症，高脂血症，高度水肿（2005，2017）。

（2）并发症：感染，血栓、栓塞性并发症，急性肾衰竭，脂肪代谢紊乱，蛋白质营养不良。

4. 实验室及其他检查

（1）尿常规及 24 小时尿蛋白定量：尿蛋白定性多为（＋＋＋）～（＋＋＋＋），定量＞3.5g/24h。

（2）血清蛋白测定：呈现低蛋白血症（≤30g/L）。

（3）血脂测定：血清胆固醇（TC）、甘油三酯（TG）、低和极低密度脂蛋白（LDL 和 VLDL）浓度增加，高密度脂蛋白（HDL）可以增加、正常或减少。

（4）肾功能测定：肾功能多数正常（肾前性氮质血症者例外）或肾小球滤过功能减退。

（5）肾 B 超、双肾 ECT：有助于本病的诊断。

（6）肾活检：确定肾组织病理类型的唯一手段。

5. 诊断　①大量蛋白尿（＞3.5g/24h）；②低蛋白血症（血浆白蛋白＜30g/L）；③明显水肿；④高脂血症。其中 1、2 项必备。

6. 西医治疗

（1）一般治疗：休息，优质蛋白饮食，少进富含饱和脂肪酸的饮食，多食富含多聚不饱和脂肪酸及富含可溶性纤维的饮食，减轻高脂血症；水肿时应低盐饮食。

（2）利尿消肿：常用噻嗪类利尿剂（氢氯噻嗪）、潴钾利尿剂（氨苯蝶啶或螺内酯）、襻利尿剂（呋塞米、布美他尼）、渗透性利尿剂（右旋糖酐 40 或淀粉代血浆）、提高血浆胶体渗透压。

（3）减少尿蛋白：①血管紧张素转换酶抑制剂卡托普利、血管紧张素Ⅱ受体拮抗剂氯沙坦、长效二氢吡啶类钙拮抗药氨氯地平等，控制高血压而减少尿蛋白；②血管紧张素转换酶抑制剂、血管紧张素Ⅱ受体拮抗剂、醛固酮受体阻断剂可有不依赖于降血压的减少尿蛋白作用。

（4）免疫调节治疗：①糖皮质激素，泼尼松口服；②细胞毒药物，环磷酰胺、环孢素、他克莫司、麦考酚吗乙酯。

7. 中医辨证论治

（1）风水相搏——疏风解表，宣肺利水

证候：起始眼睑浮肿，继则四肢、全身亦肿，皮肤光泽，按之凹陷易回复，伴发热、咽痛、咳嗽、小便不利等症，舌苔薄白，脉浮（2007）。

方药：越婢加术汤加减（2010）。

（2）湿毒浸淫——宣肺解毒，利湿消肿

证候：眼睑浮肿，延及全身，身发疮痍，恶风发热，小便不利，舌质红，苔薄黄，脉浮数或滑数。

方药：麻黄连翘赤小豆汤合五味消毒饮（2012）。

（3）水湿浸渍——健脾化湿，温阳利水

证候：全身水肿，按之没指，伴有胸闷腹胀，身重困倦，纳呆，泛恶，小便短少，舌苔白腻，脉象濡缓。

方药：五皮饮合胃苓汤。

（4）湿热内蕴——清热利湿，利水消肿

证候：浮肿明显，肌肤绷急，腹大胀满，胸闷烦热，口苦，口干，大便干结，小便短赤，舌红苔黄腻，脉沉数或濡数。

方药：疏凿饮子加减（2018）。

（5）脾虚湿困——温运脾阳，利水消肿

证候：浮肿，按之凹陷不易恢复，腹胀纳少，面色萎黄，神疲乏力，尿少色清，大便或溏，舌质淡，苔白腻或白滑，脉沉缓或沉弱（2006）。

233

方药：实脾饮加减。

（6）肾阳衰微——温肾助阳，化气行水

证候：面浮身肿，按之凹陷不起，心悸，气促，腰部冷痛酸重，小便量少或增多，形寒神疲，面色灰滞，舌质淡胖，苔白，脉沉细或沉迟无力。

方药：济生肾气丸合真武汤。

三、尿路感染

1. 西医病因、发病机制

（1）病原体：革兰阴性菌属占75%，大肠杆菌最多（2011）；阳性菌属约占25%，以葡萄球菌最为常见。也可由多种细菌引起，偶可由真菌、病毒引起。

（2）易感因素：①尿路梗阻；②尿路损伤；③尿路畸形；④女性尿道口与肛门接近，月经期或发生妇科疾病时；⑤全身性疾病使机体抵抗力下降；⑥遗传因素。

（3）感染途径：①上行感染（2010，2020）为尿路感染的最主要途径，以大肠杆菌为主；②血行感染，金黄色葡萄球菌、沙门菌属等；③直接感染，细菌从邻近器官的病灶直接入侵肾脏；④淋巴道感染，极为罕见。

2. 中医病因病机　病因与湿热毒邪蕴结膀胱及脏腑功能失调有关。病机主要是湿热蕴结下焦，肾与膀胱气化不利（2004）。

3. 临床表现

（1）膀胱炎（2018）：尿频、尿急、尿痛、排尿困难、下腹部疼痛等，部分患者迅速出现排尿困难。一般无全身症状，少数患者可有腰痛、发热，体温多在38℃以下。多见于中青年妇女。

（2）肾盂肾炎：①急性肾盂肾炎（2013，2020）：全身症状——高热、寒战、头痛、周身酸痛、恶心、呕吐，体温多在38℃以上，热型多呈弛张热，亦可呈间歇热或稽留热。泌尿系统症状——尿频、尿急、尿痛、排尿困难、下腹疼痛、腰痛等患者多有腰酸痛或钝痛，少数还有剧烈的腹部阵发性绞痛，沿输尿管向膀胱方向放射。体格检查——体检时在肋腰点有压痛，肾区叩击痛。②慢性肾盂肾炎：泌尿系统及全身表现均不太典型，半数以上患者有急性肾盂肾炎病史，可间断出现尿频、排尿不适、腰酸痛等，部分患者有不同程度的低热以及肾小管功能受损表现（夜尿增多、低比重尿等）。病情持续可进展为慢性肾衰竭。感染严重时可呈急性肾盂肾炎表现。

（3）无症状细菌尿：患者存在真性细菌尿而无任何尿感症状。

4. 实验室及其他检查

（1）尿常规：可有白细胞尿（尿沉渣镜检白细胞＞5/HP）、血尿、蛋白尿。

（2）尿细菌学检查：尿菌定量培养（清洁中段尿，菌落计数＞10^5/mL）；尿涂片检查。

（3）血常规：急性肾盂肾炎白细胞升高。

（4）影像学检查：如肾脏B超、X线腹部平片或静脉肾盂造影检查（IVP）等。

5. 诊断　典型的尿路感染有尿路刺激征、感染中毒症状、腰部不适等，结合尿液改变和尿液细菌学检查，诊断不难。实验室诊断标准如下：

①正规清洁中段尿（要求尿停留在膀胱中4～6小时以上）细菌定量培养，菌落数≥10^5/mL。

②清洁离心中段尿沉渣白细胞数＞10/HP，有尿路感染症状。

具备以上①②两项可以确诊。如无②项，则应再做尿菌计数复查，如仍≥10^5/mL，且两次的细菌相同者，可以确诊。

③做膀胱穿刺尿培养，细菌阳性（不论菌数多少）。

④做尿菌培养计数有困难者，可用治疗前清晨清洁中段尿（尿停留于膀胱4～6小时以上）

正规方法的离心尿沉渣革兰染色找细菌，细菌＞1/油镜视野，有尿路感染症状。

具备③④任一项均可确诊。

⑤尿细菌数在 $10^4 \sim 10^5$/mL 之间者应复查，如仍为 $10^4 \sim 10^5$/mL，需结合临床表现来诊断或做膀胱穿刺尿培养来确诊。

6. 西医治疗

（1）一般治疗：休息，多饮水，勤排尿。

（2）抗感染治疗：①急性膀胱炎：单剂量疗法，羟氨苄青霉素 3.0g、环丙沙星 0.75g、氧氟沙星 0.4g、复方新诺明 5 片、阿莫西林 3.0g，顿服；3 日疗法——磺胺类、喹诺酮类、半合成青霉素或头孢类等抗生素任选一种连用 3 天（3 日疗法更有效）。②肾盂肾炎：病情较轻者——常用药物有喹诺酮类如氧氟沙星、环丙沙星，半合成青霉素类如阿莫西林，头孢菌素类如头孢呋辛等。如尿菌仍阳性，应参考药敏试验选用有效抗生素继续治疗 4~6 周。严重感染全身中毒症状明显者——常用药物如氨苄西林、头孢噻肟钠、头孢曲松钠、左氧氟沙星等，必要时联合用药。氨基糖苷类抗生素肾毒性大，应慎用。③无症状性菌尿：是否治疗目前有争议。

7. 中医辨证论治

（1）膀胱湿热——清热利湿通淋

证候：小便频数，灼热刺痛，色黄赤，小腹拘急胀痛，或腰痛拒按，或见恶寒发热，或见口苦，大便秘结，舌质红，苔薄黄腻，脉滑数。

方药：八正散加减（2004，2005）。

（2）肝胆郁热——疏肝理气，清热通淋

证候：小便不畅，少腹胀满疼痛，小便灼热刺痛，有时可见血尿，烦躁易怒，情绪不稳，口苦口黏，舌质暗红，可见瘀点，脉弦或弦细。

方药：丹栀逍遥散合石苇散加减。

（3）脾肾亏虚，湿热屡犯——健脾补肾（2005）

证候：小便淋沥不尽，时作时止，每于劳累后发作或加重，尿热，或有尿痛，面色无华，神疲乏力，少气懒言，腰膝酸软，食欲不振，口干不欲饮水，舌质淡，苔薄白，脉沉细。

方药：无比山药丸加减。

（4）肾阴不足，湿热留恋——滋阴益肾，清热通淋

证候：小便频数，滞涩疼痛，尿黄赤混浊，腰膝酸软，手足心热，头晕耳鸣，四肢乏力，口干口渴，舌质红少苔，脉细数。

方药：知柏地黄丸加减（2006，2008）。

四、急性肾损伤

1. 西医病因　肾前性——血容量减少、有效动脉血容量减少和肾内血流动力学改变等；肾性——肾实质损伤（肾缺血或肾毒性物质损伤肾小管上皮细胞）；肾后性——急性尿路梗阻。

2. 中医病因病机　外感六淫疫毒、饮食不当、意外伤害、失血失液、中毒虫咬、药毒伤肾等因素，形成火热、湿毒、瘀浊之邪，壅塞三焦，决渎失司。病位在肾，涉及肺、脾胃、三焦、膀胱。病机主要为肾失气化，水湿浊瘀不能排出体外。初期主要为火热、湿毒、瘀浊，以实热居多，后期以脏腑虚损为主。

3. 临床表现　临床病程典型，可分为 3 期。

（1）少尿期：短时间内尿量明显减少，恶心呕吐、腹胀腹泻、消化道出血、高血压、心力衰竭、意识障碍、抽搐昏迷、严重的酸中毒和电解质异常。典型的为 7~14 天，但也可短至几天，长至 4~6 周。

（2）多尿期：尿量超过 400mL 时，则由少尿期进入多尿期，此期通常持续 1~3 周。

（3）恢复期：肾小管细胞再生、修复，肾小管完整性恢复。常需数月，少数患者可最终遗留不同程度的肾脏结构和功能缺陷。

4. 实验室检查及其他检查

（1）肾功能：血尿素氮，电解质紊乱，酸碱平衡紊乱。

（2）尿常规：等张尿（比重 1.010~1.016），蛋白尿，尿沉渣见颗粒管型、上皮细胞碎片、红细胞和白细胞。

（3）尿渗透浓度 <350mOsm/L，滤过钠排泄分数，肾衰指数，影像学检查。

（4）肾穿刺活检：为明确肾实质性急性肾衰的病因，病情严重、有出血倾向时不宜。

5. 诊断　①常继发于各种严重疾病所致的周围循环衰竭或肾中毒后；②急骤少尿，个别（肾皮质坏死）可无尿；③急骤发生和与日俱增的氮质血症；④如处理恰当，数日至数周后出现多尿期；⑤尿常规检查。

6. 西医治疗

（1）纠正可逆因素：对症治疗严重外伤、心力衰竭、急性大出血、感染、休克、血容量不足等。

（2）营养支持：供给足够的热量，一般为每日 105~126kJ（25~30kcal/kg）。

（3）控制感染：根据细菌培养和药敏试验选择对肾无毒性或毒性小的药物。

（4）维持水、电解质和酸碱平衡：少尿期严格记录体液 24 小时出入量，量出为入，纠正高血钾及酸中毒。多尿期防止脱水及低血钾。

（5）特殊药物：①利尿剂（呋塞米），只应用于急性肾衰少尿期，多尿期停用；②钙拮抗药（硝苯地平），对缺血性急性肾衰有防治作用。

（6）透析疗法：①少尿或无尿 2 天；②尿毒症症状明显；③肌酐清除率较正常下降超过50%，或血尿素氮升高达 21mmol/L，血肌酐升高达 442μmol/L；④血钾超过 6.5mmol/L；⑤代谢性酸中毒，$CO_2 - CP \leqslant 13mmol/L$；⑥脑水肿、肺水肿或充血性心力衰竭。

五、慢性肾衰竭

1. 西医病因　主要有糖尿病肾病、高血压肾小动脉硬化、原发性与继发性肾小球肾炎、肾小管间质病变、肾血管病变、遗传性肾病等。在发达国家，糖尿病肾病、高血压肾小动脉硬化、原发性肾小球肾炎是导致慢性肾衰的前三位病因；发展中国家的病因排序是原发性肾小球肾炎、糖尿病肾病、高血压肾小动脉硬化。

2. 中医病因病机　病因为感受外邪、饮食不当、劳倦过度、药毒伤肾、劳伤久病等。病位主要在肾，涉及肺、脾（胃）、肝等脏腑。基本病机是肾元虚衰，湿浊内蕴（2004），为本虚标实之证。

3. 临床表现

（1）水、电解质代谢紊乱。

（2）蛋白质、糖类、脂肪和维生素的代谢紊乱。

（3）心血管系统表现：高血压和左心室肥厚，心力衰竭，尿毒症性心肌病，心包病变，血管钙化和动脉粥样硬化。

（4）呼吸系统症状：体液过多或酸中毒时均可出现气短、气促，严重酸中毒可致呼吸深长。体液过多、心功能不全可引起肺水肿或胸腔积液。

（5）胃肠道症状：食欲不振、恶心、呕吐、口腔有尿味、消化道出血等。

（6）血液系统表现：肾性贫血和出血倾向。

（7）神经肌肉系统症状：性格改变、抑郁、记忆力减退、判断力降低等。

（8）内分泌功能紊乱：1,25-(OH)$_2$ 维生素 D$_3$ 等过多，继发性甲旁亢等。

（9）骨骼病变：肾性骨营养不良。

4. 实验室及其他检查

（1）肾功能检查：BUN、Scr 上升，Ccr < 80mL/min，CO_2 结合力下降。

（2）尿常规检查：可出现蛋白尿、血尿、管型尿或低比重尿。

（3）血常规检查：出现不同程度贫血。

（4）电解质检查：高钾、高磷、低钙。

（5）B超检查：多数可见双肾明显缩小，结构模糊。

5. 诊断与SKD分期

（1）诊断要点：Ccr < 80mL/min，Scr > 133μmol/L，有慢性原发或继发性肾脏疾病病史。

（2）SKD分期

分期	特征	GFR（mL/min · 1.73m²）
1	GFR 正常或升高	≥90
2	GFR 轻度降低	60~89
3a	GFR 轻到中度降低	45~59
3b	GFR 中到重度降低	30~44
4	GFR 重度降低	15~29
5	ESRD（终末期肾病）	<15 或透析

6. 西医治疗

（1）早、中期慢性肾衰竭的防治对策和措施：及时、有效地控制高血压，ACEI 和 ARB 的作用，严格控制血糖，控制蛋白尿，饮食治疗。

（2）CRF的营养治疗：限制蛋白饮食，高热量摄入，给予低磷饮食，应用必需氨基酸等。

（3）CRF的药物治疗：①纠正酸中毒和水、电解质紊乱：纠正代谢性中毒——口服碳酸氢钠；水钠紊乱的防治——襻利尿剂；高钾血症的防治——碳酸氢钠、襻利尿剂、葡萄糖－胰岛素溶液、降钾树脂等。②高血压的治疗：ACEI、ARB、钙离子通道拮抗剂等。

（4）尿毒症的替代治疗：血液透析、腹膜透析、肾移植。

7. 中医辨证论治

（1）本虚证

①脾肾气虚——补气健脾益肾

证候：面色无华，少气乏力，纳差腹胀，大便偏稀，口黏，口淡不渴，或渴不欲饮，或饮亦不多，腰膝酸痛，手足不温，夜尿频多，舌淡有齿痕，苔白或白腻，脉象沉细（2006）。

方药：六君子汤加减。

②脾肾阳虚——补肾温阳健脾

证候：面色萎黄或黧黑晦暗，神疲乏力，纳差便溏或有水肿，口黏，口淡不渴，腰膝酸痛或腰部冷痛，畏寒肢冷，夜尿增多，舌淡胖嫩，齿痕明显，脉象沉弱。

方药：济生肾气丸加减。

③肝肾阴虚——滋肾平肝

证候：头晕头痛，耳鸣眼花，两目干涩或视物模糊，口干咽燥，渴而喜饮或饮水不多，腰膝酸软，大便易干，尿少色黄，舌淡红少津，苔薄白或少苔，脉弦或细弦，常伴血压升高（2007）。

方药：杞菊地黄汤加减。

④气阴两虚——益气养阴，健脾补肾

证候：面色少华，神疲乏力，腰膝酸软，口干舌燥，饮水不多，或手足心热，大便干燥或稀，夜尿清长，舌淡有齿痕，脉象沉细。

方药：参芪地黄汤加减（2007）。

⑤阴阳两虚——温扶元阳，补益真阴

证候：浑身乏力，畏寒肢冷，或手足心热，口干欲饮，腰膝酸软，或腰部酸痛，大便稀溏或五更泄泻，小便黄赤或清长，舌苔白，舌胖润有齿痕，脉沉细，全身虚弱症状明显。

方药：金匮肾气丸或全鹿丸加减（2011）。

（2）标实证

湿浊——和中降逆，化湿泄浊——小半夏加茯苓汤加减。

湿热——中焦清化和中，下焦清利湿热——中焦黄连温胆汤加减，下焦四妙丸加减。

水气——利水消肿——五皮饮或五苓散加减。

血瘀——活血化瘀——桃红四物汤加减（2006）。

肝风——镇肝息风——天麻钩藤饮加减。

泌尿系统疾病鉴别诊断

病名	鉴别疾病	鉴别要点
慢性肾小球肾炎	原发性高血压肾损害	高血压、蛋白尿，镜下可见少量红细胞及管型，肾小管功能损害早于肾小球功能损害，常伴有高血压的心脑并发症。肾穿刺有助鉴别
	慢性肾盂肾炎	有反复尿路感染史，多次尿沉渣或尿细菌培养阳性，肾功能损害以肾小管为主，双肾非对称性损害
	ALport（遗传性肾炎）	常起病于青少年（多在10岁以前），患者有肾、眼、耳异常，并有阳性家族史
	急性肾小球肾炎	有前驱感染并以急性发作起病的慢性肾炎需与此病鉴别。慢性肾炎急性发作病情多在短期内急骤恶化，血清C3无动态变化
	继发性肾病	水肿、蛋白尿等，通常均存在原发性疾病的特征及检查结果
肾病综合征	过敏性紫癜	好发于青少年，有典型的皮肤紫癜，有助于鉴别诊断
	系统性红斑狼疮	好发于青、中年女性，依据多系统受损的临床表现和免疫学检查可检出自身抗体
	糖尿病肾病	好发于中老年，糖尿病病史及特征性眼底改变有助于鉴别诊断
	乙型肝炎病毒相关性肾炎	乙型肝炎病毒抗原阳性，肾活检证实乙型肝炎病毒或其抗原沉积才能确诊
尿路感染	肾结核	鉴别要点在于尿细菌学检查。肾结核多并发生殖道结核或有其他器官结核病史，血尿多与尿路刺激征同时发生
	肾小球肾炎	肾盂肾炎尿蛋白量<2g/24h，若尿蛋白量>3g/24h多为肾小球病变。肾活体组织检查有助于确诊
急性肾损伤	慢性肾衰竭	双侧肾缩小、贫血、尿毒症面容、肾性骨病和神经病变等。其次应除外肾前性和肾后性原因
	肾前性少尿	发病前有容量不足、体液丢失等病史，皮肤、黏膜干燥，低血压，颈静脉充盈不明显
	肾后性尿路梗阻	有结石、肿瘤或前列腺肥大病史，突发完全或间歇性无尿。肾绞痛，胁腹或下腹部疼痛，肾区叩击痛阳性，超声和X线等可助确诊

第五单元　血液及造血系统疾病

☆ 重点提示

　　本单元内容虽然较多，但可分块复习。首先对于缺铁性贫血、再生障碍性贫血可联合复习。此部分内容每年涉及较少，从趋势上看，基本只会对其中一部分内容进行考查，着重于中医的治法方药及实验室检查。其他内容可对比了解。其次，可将两类白血病合并复习。中医的辨证论治还是重点，实验室检查的各种数据也应牢记，临床表现及诊断的内容可作为了解，留有印象即可。最后，将白细胞减少症与粒细胞缺乏症和原发免疫性血小板减少症合并复习。此部分内容关联不大，对每个疾病的中医辨证论治掌握即可，实验室检查及临床表现等内容也应熟悉。

━━━━━ 考点集合 ━━━━━

一、缺铁性贫血

1. **西医病因**　①慢性失血（2011）；②铁吸收不良；③铁摄入不足。

2. **中医病因病机**　病因为先天禀赋不足、饮食失调、长期失血、劳倦过度、妊娠失养、病久虚损、虫积等。病位在脾胃，与肝、肾相关。基本病机为脾胃虚弱，运化失常，虫积及失血导致气血生化不足。

3. **临床表现（2012）**

　　（1）贫血表现：常见面色萎黄或苍白、乏力、头晕、耳鸣、记忆力减退、精神不集中、气短、心悸、月经失调、性功能减退等。

　　（2）组织缺铁症状：①精神和行为改变：如疲乏、烦躁和头痛在缺铁的妇女中较多见；缺铁可引起患儿发育迟缓和行为改变，如烦躁、易激惹、注意力不集中等。②消化道黏膜病变：如口腔炎、舌炎、唇炎、胃酸分泌缺乏及萎缩性胃炎。常见食欲减退、腹胀、嗳气、便秘等。部分患者有异食癖。③外胚叶组织病变：皮肤干燥，毛发干枯脱落，指甲缺乏光泽、脆薄易裂甚至反甲等。

4. **实验室检查**

　　（1）血象：呈小细胞低色素性贫血（2020）。平均红细胞体积（MCV）<80fl，平均红细胞血红蛋白量（MCH）<27pg，平均红细胞血红蛋白浓度（MCHC）<32%。血片中可见红细胞体积小、中央淡染区扩大。网织红细胞计数正常或轻度增高。

　　（2）骨髓象：增生活跃或明显活跃；以红系增生为主，粒系、巨核系无明显异常；红系中以中、晚幼红细胞为主，其体积小、核染色质致密、胞浆少偏蓝色、边缘不整齐，血红蛋白形成不良，呈"核老浆幼"现象。

　　（3）血清铁、总铁结合力及铁蛋白：血清铁<8.95μmol/L，总铁结合力升高（>64.44μmol/L）；转铁蛋白饱和度降低（<15%）。血清铁蛋白<20μg/L表示贮铁减少，<12μg/L为贮铁耗尽。

　　（4）红细胞内卟啉代谢FEP>0.9μmol/L，ZPP>0.96μmol/L，FEP/Hb>4.5μg/gHb。

5. **诊断（2020）**

　　IDA诊断包括以下3个方面：

　　（1）小细胞低色素贫血，男性Hb<120g/L，女性Hb<110g/L，孕妇Hb<100g/L，MCV<80fl，MCH<27pg，MCHC<32%。

（2）有缺铁的依据：符合贮铁耗尽（ID）或缺铁性红细胞生成（IDE）的诊断。

ID：符合下列任一项即可诊断。①血清铁蛋白＜12μg/L。②骨髓铁染色显示骨髓小粒可染铁消失，铁粒幼红细胞＜15%。

IDE：①符合ID诊断标准。②血清铁＜8.95mmol/L，总铁结合力升高＞64.44μmol/L，转铁蛋白饱和度＜15%。③FEP/Hb＞4.5μg/gHb。

（3）存在铁缺乏的病因，铁剂治疗有效。

6. 西医治疗

（1）病因治疗。

（2）补充铁剂：①口服铁剂：常用琥珀酸亚铁等。铁剂治疗在血红蛋白恢复正常后至少持续4～6个月，待铁蛋白正常后停药。②注射铁剂：右旋糖酐铁。

（3）辅助治疗：饮食疗法，输血或输入红细胞（仅适用于血红蛋白在60g/L以下），维生素E。

7. 中医辨证论治

（1）脾胃虚弱——健脾和胃，益气养血

证候：面色萎黄，食欲不振，恶心欲吐，胃脘部不适，脘腹胀满，食后腹胀，大便稀溏。舌质淡，舌苔薄腻，脉象细弱。

方药：香砂六君子汤合当归补血汤加减（2005）。

（2）心脾两虚——益气补血，养心安神

证候：面色苍白，头目眩晕，心悸气短，失眠多梦，食欲不振，毛发干脱，爪甲裂脆。舌质淡红，苔薄白，脉象细弱。

方药：归脾汤或八珍汤加减（2005，2006，2011）。

（3）脾肾阳虚——温补脾肾

证候：面色苍白，形寒肢冷，腰膝酸软，神倦耳鸣，唇甲淡白，或周身浮肿，甚则腹水，大便溏薄，小便清长，男子阳痿，女子经闭，舌质淡或有齿痕，脉沉细。

方药：八珍汤合无比山药丸加减。

（4）虫积——杀虫消积，补益气血

证候：面色萎黄少华，腹胀，善食易饥，恶心呕吐，或有便溏，嗜食生米、泥土、茶叶等，神疲肢软，气短头晕，舌质淡，苔白，脉虚弱。

方药：八珍汤合化虫丸加减。

二、再生障碍性贫血

1. 西医病因与发病机制

（1）西医病因：①药物因素；②化学毒物；③电离辐射；④病毒感染；⑤免疫因素；⑥其他因素。

（2）发病机制：①造血干细胞缺陷；②骨髓造血微环境异常；③免疫机制影响。

2. 中医病因病机　再障的发生主要因先天不足，七情妄动，外感六淫，饮食不节，邪毒外侵，或大病久病之后伤及脏腑气血，元气亏损，精血虚少，气血生化不足所致。阴阳虚损为本病的基本病机，病变部位在骨髓，发病脏腑为心、肝、脾、肾，肾为根本（2013）。

3. 临床表现　贫血、感染、出血（2020）。

4. 实验室检查

（1）血象：全血细胞减少，贫血属正细胞正色素型。

（2）骨髓象：多部位骨髓增生减低，粒、红系及巨核细胞明显减少且形态大致正常，淋巴细胞、网状细胞及浆细胞等非造血细胞比例明显增高。骨髓小粒无造血细胞，呈空虚状，多部位骨髓增生减低，可见较多脂肪滴。骨髓活检显示造血组织均匀减少，脂肪组织增加。

（3）骨髓活检：再障患者红骨髓显著减少，被脂肪组织所代替，并可见非造血细胞分布在间质中；三系细胞均减少，巨核细胞多有变性。

5. 诊断 ①全血细胞减少，网织红细胞百分数<0.01，淋巴细胞比例增高；②一般无脾大；③骨髓检查显示至少一部位增生减低（<正常50%）或重度减低（<正常25%），如增生活跃，需有巨核细胞明显减少，骨髓小粒成分中见非造血细胞增多；④能除外其他引起全血细胞减少的疾病，如阵发性睡眠性血红蛋白尿、骨髓增生异常综合征中的难治性贫血、急性造血功能停滞、骨髓纤维化、急性白血病、恶性组织细胞病等；⑤一般抗贫血药物治疗无效。

6. 西医治疗

（1）一般治疗：防止与任何对骨髓造血有毒性的物质接触；禁用对骨髓有抑制作用的药物；休息，避免过劳；防止交叉感染，注意皮肤及口腔卫生。

（2）支持治疗：①控制感染。②止血：用酚磺乙胺、氨基己酸，女性子宫出血可肌注丙酸睾酮。若内脏出血，输入浓集的血小板。③输血：用于血红蛋白<60g/L者。④护肝治疗。

（3）促造血治疗：①雄激素：司坦唑醇、十一酸睾酮、达那唑、丙酸睾酮。②造血生长因子：重组人粒系集落刺激因子和重组人红细胞生成素。

（4）免疫抑制剂：抗胸腺细胞球蛋白（ATG）或抗淋巴细胞球蛋白（ALG）、环孢素。

（5）造血干细胞移植。

7. 中医辨证论治

（1）肾阴虚——滋阴补肾，益气养血

证候：面色苍白，唇甲色淡，心悸乏力，颧红盗汗，手足心热，口渴思饮，腰膝酸软，出血明显，便结，舌质淡，舌苔薄，或舌红少苔，脉细数。

方药：左归丸合当归补血汤加减。

（2）肾阳亏虚——补肾助阳，益气养血

证候：形寒肢冷，气短懒言，面色苍白，唇甲色淡，大便稀溏，面浮肢肿，出血不明显，舌体胖嫩，舌质淡，苔薄白，脉细无力。

方药：右归丸合当归补血汤加减。

（3）肾阴阳两虚——滋阴助阳，益气补血

证候：面色苍白，倦怠乏力，头晕心悸，手足心热，腰膝酸软，畏寒肢冷，齿鼻衄血或紫斑，舌质淡，苔白，脉细无力。

方药：左归丸、右归丸合当归补血汤加减。

（4）肾虚血瘀——补肾活血

证候：心悸气短，周身乏力，面色晦暗，头晕耳鸣，腰膝酸软，皮肤紫斑，肌肤甲错，胁痛，出血不明显，舌质紫暗，有瘀点或瘀斑，脉细或涩。

方药：六味地黄丸或金匮肾气丸合桃红四物汤加减。

（5）气血两虚——补益气血

证候：面白无华，唇淡，头晕心悸，气短乏力，动则加剧，舌淡，苔薄白，脉细弱。

方药：八珍汤加减。

（6）热毒壅盛——清热凉血，解毒养阴

证候：壮热，口渴，咽痛，鼻衄，齿衄，皮下紫癜、瘀斑，心悸，舌红而干，苔黄，脉洪数。

方药：清瘟败毒饮加减。

三、白细胞减少症与粒细胞缺乏症

1. 西医病因、发病机制 ①粒细胞生成缺陷；②粒细胞破坏或消耗过多；③粒细胞分布异常。

2. 中医病因病机　病因为禀赋不足、劳伤过度、饮食不节、邪毒内侵等。病机多以肝、脾、肾及气血亏虚为本。病位在脾、肾和骨髓，病性以虚损为主。急性者则可表现为正虚邪犯之虚实夹杂证。

3. 临床表现

（1）粒细胞缺乏症：起病急，畏寒、高热、头痛、乏力、出汗、周身不适。2～3天后缓解，仅有极度疲乏感，易被忽视。6～7天后粒细胞已极度低下，出现严重感染，再度骤然发热，可出现急性咽峡炎。此外，口腔、鼻腔、食管、肠道、肛门、阴道等处黏膜可出现坏死性溃疡。如有严重的肺部感染、败血症、脓毒血症等可致死亡。

（2）白细胞减少症：起病缓，可无症状，可有头晕、乏力疲困、食欲减退及低热等表现。

4. 诊断　外周血白细胞计数 $< 4.0 \times 10^9 / L$ 为白细胞减少症，外周血中性粒细胞绝对值 $< 2.0 \times 10^9 / L$ 为粒细胞缺乏症（2006）。

5. 西医治疗　①病因治疗；②粒细胞缺乏症（防止感染、升粒细胞、其他）；③白细胞减少症（一般治疗、升粒细胞）；④免疫抑制剂。

6. 中医辨证论治

（1）气血两虚——益气养血

证候：面色萎黄，头晕目眩，倦怠乏力，少寐多梦，心悸怔忡，纳呆食少，腹胀便溏，舌质淡，苔薄白，脉细弱。

方药：归脾汤加减。

（2）脾肾亏虚——温补脾肾

证候：神疲乏力，腰膝酸软，纳少便溏，面色㿠白，畏寒肢冷，大便溏薄，小便清长，舌质淡，舌体胖大或有齿痕，苔白，脉沉细或沉迟。

方药：黄芪建中汤合右归丸加减（2018）。

（3）气阴两虚——益气养阴

证候：面色少华，疲倦乏力，头晕目眩，五心烦热，失眠盗汗或自汗，舌红苔薄，脉细弱。

方药：生脉散加减。

（4）肝肾阴虚——滋补肝肾

证候：腰膝酸软，头晕耳鸣，五心烦热，失眠多梦，遗精，低热，口干咽燥，舌红少苔，脉细数。

方药：六味地黄丸加减（2018）。

（5）外感温热——清热解毒，滋阴凉血

证候：发热不退，口渴欲饮，面赤咽痛，头晕乏力，舌质红绛，苔黄，脉滑数或细数。

方药：犀角地黄汤合玉女煎加减。

四、白血病

白血病是一类造血干细胞的克隆性恶性疾病。临床以发热、贫血、出血为主要表现，并伴有不同程度的肝、脾和淋巴结肿大。

1. 西医病因　①生物因素；②物理因素；③化学因素；④遗传因素；⑤其他血液病。

2. 中医病因病机　主要病因为热毒和正虚，病性为本虚标实。正气亏虚为本，温热毒邪为标，多以标实为主。病位在骨髓，表现在营血，与肾、肝、脾有关。

五、急性白血病

1. 临床表现

（1）正常骨髓造血功能受抑制的表现：贫血、发热、出血。

（2）白血病细胞增殖浸润表现：①淋巴结和肝脾肿大。②骨骼和关节疼痛：胸骨下端局部压痛。③眼部：眼球突出，复视或失明。④口腔和皮肤：牙龈增生、肿胀；可出现蓝灰色斑丘疹或皮肤粒细胞肉瘤，局部皮肤隆起、变硬，呈紫蓝色皮肤结节。⑤中枢神经系统白血病：急淋白血病最常见。轻者表现为头痛、头晕；重者有呕吐、颈项强直，甚至抽搐、昏迷。⑥睾丸浸润：睾丸出现无痛性肿大。

2. 实验室检查

（1）血象：贫血程度轻重不等，但呈进行性加重，晚期一般有严重贫血，多为正常细胞性贫血。大多数患者白细胞增多，超过 $10 \times 10^9/L$ 以上者称为白细胞增多性白血病。低者可 < $10 \times 10^9/L$，称为白细胞不增多性白血病。血涂片分类检查可见数量不等的原始和幼稚细胞，约50%的患者血小板低于 $60 \times 10^9/L$，晚期血小板往往极度减少。

（2）骨髓象：具有决定性诊断价值。骨髓原始细胞≥20%定为 AL 的诊断标准。

（3）细胞化学：协助形态学鉴别各类白血病。

（4）免疫学检查：根据白血病细胞表达的系列相关抗原，确定其系列来源。

（5）染色体和基因改变：白血病常伴有特异的染色体和基因改变。

（6）血液生化改变：血清尿酸浓度增高，尿酸排泄量增加。

3. 诊断　根据临床表现、血象和骨髓象特点，即可确诊（2013）。

4. 西医治疗

（1）一般治疗：①高白细胞血症紧急处理，使用血细胞分离机清除过高白细胞，同时予以化疗和水化，预防并发症；②防治感染；③成分输血支持；④防治高尿酸血症肾病；⑤维持营养。

（2）抗白血病治疗：第一阶段为诱导缓解治疗，使用化疗药物；第二阶段是达到 CR 后进入缓解后治疗，化疗和造血干细胞移植。

5. 中医辨证论治

（1）热毒炽盛——清热解毒，凉血止血

证候：壮热，口渴多汗，烦躁，头痛面赤，身痛，口舌生疮，咽喉肿痛，面颊肿胀疼痛，或咳嗽、咳黄痰，皮肤、肛门疖肿，便秘尿赤，或见吐血、衄血、便血、尿血、斑疹，或神昏谵语，舌质红绛，苔黄，脉大（2005）。

方药：黄连解毒汤合清营汤加减（2006）。

（2）痰热瘀阻——清热化痰，活血散结（2006）

证候：腹部癥积，颌下、腋下、颈部有痰核单个或成串，痰多，胸闷，头重，纳呆，发热，肢体困倦，心烦口苦，目眩，骨痛，胸部刺痛，口渴而不欲饮，舌质紫暗，或有瘀点、瘀斑，舌苔黄腻，脉滑数或沉细而涩（2005）。

方药：温胆汤合桃红四物汤加减。

（3）阴虚火旺——滋阴降火，凉血解毒

证候：皮肤瘀斑，鼻衄，齿龈出血，发热或五心烦热，口苦口干，盗汗，乏力，体倦，面色晦暗，舌质红，苔黄，脉细数。

方药：知柏地黄丸合二至丸加减。

（4）气阴两虚——益气养阴，清热解毒

证候：低热，自汗，盗汗，气短，乏力，面色不华，头晕，腰膝酸软，手足心热，皮肤瘀点、瘀斑，鼻衄，齿衄，舌淡，有齿痕，脉沉细（2003）。

方药：五阴煎加味。

（5）湿热内蕴——清热解毒，利湿化浊

证候：发热，有汗而热不解，头身困重，腹胀纳呆，关节酸痛，大便不爽或下利不止，肛门灼热，小便黄赤而不利，舌红，苔黄腻，脉滑数。

方药：葛根芩连汤加味。

六、慢性髓细胞白血病

1. 临床表现

（1）慢性期：1～4年。乏力、低热、多汗或盗汗、体重减轻等；常以脾大为最显著体征，可达脐平面上下；肝大较少见；胸骨中下段压痛；眼底充血及出血；白细胞淤滞症。

（2）加速期：几个月至数年。发热、虚弱、进行性体重下降、骨骼疼痛，逐渐出现贫血和出血。脾持续或进行性肿大。原来治疗有效的药物无效。

（3）急变期：终末期，预后极差，往往数月内死亡。

2. 实验室检查及其他检查

（1）慢性期：①血象示白细胞数明显增高；②骨髓增生明显至极度活跃，以粒细胞为主；③绝大部分患者粒细胞出现Ph染色体；④血清及尿中尿酸浓度增高，血清乳酸脱氢酶增高；⑤中性粒细胞碱性磷酸酶（NAP）测定多降低。

（2）加速期：外周血或骨髓原始细胞≥10%，外周血嗜碱性粒细胞>20%，不明原因的血小板进行性减少或增加。

（3）急变期：外周血中原粒＋早幼粒细胞>30%；骨髓中原始细胞或原淋＋幼淋或原单＋幼单>20%，原粒＋早幼粒细胞>50%，出现髓外原始细胞浸润。

3. 诊断　凡有不明原因的持续性白细胞数增高，根据典型的血象、骨髓象改变，脾大，Ph染色体阳性，BCR-ABL融合基因阳性即可作出诊断。Ph染色体尚可见于2% AML、5%儿童ALL及25%成人ALL，应注意鉴别。

4. 西医治疗

（1）细胞淤滞症紧急处理：见急性白血病，需并用羟基脲和别嘌呤醇。

（2）化学治疗：羟基脲为当前首选化疗药物；白消安现已较少使用；其他如Ara-C、高三尖杉酯碱、靛玉红、异靛甲、二溴卫茅醇、6-MP、美法仑、6TG、环磷酰胺，砷剂及其他联合化疗亦有效，在上述药物无效时考虑使用。

（3）其他治疗：干扰素-α、甲磺酸伊马替尼；异基因造血干细胞移植。

5. 中医辨证论治

（1）热毒壅盛——清热解毒为主，佐以扶正祛邪

证候：发热甚或壮热，汗出，口渴喜冷饮，衄血发斑或便血、尿血，身疼骨痛，左胁下积块进行性增大、硬痛不移，倦怠神疲，消瘦，舌红，苔黄，脉数（2006）。

方药：清营汤合犀角地黄汤加减。

（2）阴虚内热——滋阴清热，解毒祛瘀

证候：低热，多汗或盗汗，头晕目眩，虚烦，面部潮红，口干口苦，消瘦，手足心热，皮肤瘀斑或鼻衄、齿衄，舌质光红，苔少，脉细数。

方药：青蒿鳖甲汤加减。

（3）瘀血内阻——活血化瘀

证候：形体消瘦，面色晦暗，胸骨按痛，胁下癥块按之坚硬、刺痛，皮肤瘀斑，鼻衄，尿血或便血，舌质紫暗，脉细涩（2006）。

方药：膈下逐瘀汤加减。

（4）气血两虚——补益气血

证候：面色萎黄或苍白，头晕眼花，心悸心慌，疲乏无力，气短懒言，自汗，食欲减退，舌质淡，苔薄白，脉细弱。

方药：八珍汤加减。

七、原发免疫性血小板减少症

1. 西医病因　感染，免疫因素，脾的作用，雌激素。

2. 中医病因病机　有血热伤络、阴虚火旺及气不摄血及瘀血阻滞之不同。病位在血脉，与心、肝、脾、肾关系密切（2006）。病理性质有虚实之分，热盛迫血为实，阴虚火旺、气不摄血为虚。

3. 临床表现

（1）急性型：常见于儿童。有上呼吸道感染史，特别是病毒感染史。起病急，部分患者可有畏寒、寒战、发热。全身皮肤出现瘀点、瘀斑，可有血疱及血肿形成。鼻出血、牙龈出血、口腔黏膜及舌出血常见。当血小板低于 20×10^9/L 时，可有内脏出血；颅内出血可致剧烈头痛、意识障碍、瘫痪及抽搐，是致死的主要原因。出血量过大或范围过于广泛者，可出现程度不等的贫血、血压降低甚至失血性休克。

（2）慢性型：主要见于青年和中年女性。起病隐匿，多为皮肤、黏膜出血，如瘀点、瘀斑，外伤后出血不止等，鼻出血、牙龈出血亦常见。严重内脏出血较少见，月经过多常见，在部分患者可为唯一临床症状。患者病情可因感染等而骤然加重，出现广泛、严重的皮肤黏膜及内脏出血。病程在半年以上者，部分可出现轻度脾肿大。

4. 实验室检查（2020）

（1）血小板：①急性型血小板多在 20×10^9/L 以下，慢性型常在 50×10^9/L 左右。②血小板平均体积偏大，易见大型血小板。③出血时间延长，血块收缩不良。④血小板功能一般正常。

（2）骨髓象：①急性型骨髓巨核细胞数量轻度增加或正常，慢性型骨髓巨核细胞数量显著增加。②巨核细胞发育成熟障碍，急性型者尤甚，表现为巨核细胞体积变小，胞浆内颗粒减少，幼稚巨核细胞增加。③有血小板形成的巨核细胞显著减少（＜30%）。④红系及粒、单核系正常。

（3）血小板生存时间：90% 以上的患者血小板生存时间明显缩短。

5. 诊断要点　①广泛出血累及皮肤、黏膜及内脏；②多次检查血小板计数减少；③脾不大；④骨髓巨核细胞增多或正常，有成熟障碍；⑤泼尼松或脾切除治疗有效；⑥排除其他继发性血小板减少症。

6. 西医治疗　①糖皮质激素（首选），泼尼松（2010，2012）；②脾切除；③免疫抑制剂，长春新碱、环磷酰胺、硫唑嘌呤；④急症处理：血小板悬液输注、静脉注射丙种球蛋白、血浆置换、大剂量甲泼尼龙。

7. 中医辨证论治

（1）血热妄行——清热凉血

证候：皮肤紫癜，色泽新鲜，起病急骤，紫斑以下肢最为多见，形状不一，大小不等，有的甚至互相融合成片，发热，口渴，便秘，尿黄，常伴有鼻衄、齿衄，或有腹痛，甚则尿血、便血，舌质红，苔薄黄，脉弦数或滑数（2004）。

方药：犀角地黄汤加减。

（2）阴虚火旺——滋阴降火，清热止血

证候：紫斑较多、颜色紫红、下肢尤甚，时发时止，头晕目眩，耳鸣，低热颧红，心烦盗汗，齿衄鼻衄，月经量多，舌红少津，脉细数。

方药：茜根散或玉女煎加减。

（3）气不摄血——益气摄血，健脾养血

证候：斑色暗淡，多散在出现，时起时消，反复发作，过劳则加重，可伴神情倦怠，心悸，气短，头晕目眩，食欲不振，面色苍白或萎黄，舌质淡，苔白，脉弱。

方药：归脾汤加减。

（4）瘀血内阻——活血化瘀止血

证候：肌衄、斑色青紫，鼻衄、吐血、便血，血色紫暗，月经有血块，毛发枯黄无泽，面色黧黑，下睑色青，舌质紫暗或有瘀斑、瘀点，脉细涩或弦。

方药：桃红四物汤加减（2006）。

八、骨髓增生异常综合征

1. 西医病因　原发性 MDS 的病因尚不明确，继发性 MDS 见于烷化剂、放射线、有机毒物等密切接触者。

2. 中医病因病机　与先天不足、后天失调、饮食所伤、药毒中伤等因素相关。

3. 临床表现

（1）分型：难治性贫血（RA）、环形铁粒幼细胞难治性贫血（RAS）、难治性贫血伴原始细胞增多（RAEB）、难治性贫血伴原始细胞增多转变型（RAEB－t）、慢性粒－单核细胞性白血病（CMML）。

（2）几乎所有患者都有贫血症状。约 60% 患者有中性粒细胞减少，使得易发感染。40%~60% 患者有血小板减少，随疾病进展可出现进行性血小板减少。RA 和 RARS 患者多以贫血为主，临床进展缓慢。RAEB 和 RAEB－t 多以全血细胞减少为主，贫血、出血及感染易见，可伴脾大，病情进展快。CMML 以贫血为主，可有感染和（或）出血，脾大常见。

4. 实验室检查及其他检查

（1）血象和骨髓象：持续性（≥6 个月）一系或多系血细胞减少：血红蛋白 <100g/L、中性粒细胞 <1.8×10^9/L、血小板 <100×10^9/L。骨髓增生度在活跃以上，少部分呈增生减低。

（2）细胞遗传学改变：40%~70% 的 MDS 有克隆性染色体核型异常，多为缺失性改变。

（3）病理检查：骨小梁旁区和间区出现 3~5 个或更多的呈簇状分布的原粒和早幼粒细胞。

（4）造血祖细胞体外集落培养：常出现集落"流产"，形成的集落少或不能形成集落。

5. 诊断　根据患者血细胞减少和相应的症状及病态造血、细胞遗传学异常、病理学改变，MDS 的诊断不难确立。参照维也纳诊断标准，MDS 诊断需要满足 2 个必要条件和 1 个确定标准。

（1）必要条件：①持续（≥6 个月）一系或多系血细胞减少。红细胞（HGB <110g/L）、中性粒细胞（ANC <1.5×10^9/L）、血小板（PLT <100×10^9/L）；②排除其他可导致血细胞减少或发育异常的造血系统及非造血系统疾患。

（2）确定标准：①骨髓涂片中红细胞系、中性粒细胞系、巨核细胞系中任一系至少 10% 有发育异常；②环状铁幼粒红细胞占有核红细胞比例 ≥15%；③骨髓涂片中原始细胞达 5%~19%；④染色体异常，特殊的 MDS 相关的核型，如 del（5q），del（20q），+8 或 -7/del（7q）。

6. 中医辨证论治

（1）气血两虚证——益气补血

证候：面色萎黄，唇甲色淡，头晕目眩，失眠多梦，耳鸣眼花，气短懒言，疲乏无力，胸闷心悸，动则尤甚，胁下癥积，舌体胖大，舌质淡红，舌苔薄白，脉虚无力。

方药：八珍汤加减。

（2）气阴两虚证——益气养阴

证候：面色淡红，唇甲淡白，气短懒言，疲乏无力，口干舌燥，五心烦热，潮热盗汗，失眠多梦，胁下癥积，舌体胖大或瘦小，舌质淡红，舌苔少或无苔，脉象细数。

方药：大补元煎加减。

（3）阴虚内热证——滋阴清热

证候：颜面潮红，五心烦热，虚烦不眠，午后低热，夜间盗汗，口干咽燥，腰膝酸软，大便干结，小便黄赤，舌体瘦小，舌质紫红或绛红，舌苔薄少，脉象细数。

处方：清骨散加减。

（4）阴阳两虚证——阴阳双补

证候：面色潮红，畏寒肢冷，腰膝酸软，口干舌燥，午后低热，自汗盗汗，失眠多梦，舌体胖大或瘦小，舌质淡红或淡白，舌苔少或薄白，脉沉细。

方药：右归丸和左归丸加减。

（5）瘀毒内阻证——化瘀解毒

证候：面色淡暗，肌肤甲错，皮肤瘀斑，胁下癥积，周身疼痛，胸胁苦满，午后潮热，夜间低热，大便干结，舌质紫暗，舌有瘀斑、瘀点，舌苔薄白，脉象细涩。

方药：桃仁红花煎加减。

血液及造血系统疾病鉴别诊断

病名	鉴别疾病	鉴别要点
缺铁性贫血	慢性病贫血	血清铁蛋白及骨髓细胞外铁↑。血清铁、血清转铁蛋白饱和度及总铁结合力均↓
	地中海贫血	慢性溶血。骨髓铁染色示细胞内铁、细胞外铁均↑，血清铁和铁蛋白均↑，总铁结合力不↑。血红蛋白电泳可检出异常血红蛋白
	铁粒幼细胞性贫血	铁失利用性贫血，血清铁、运铁蛋白饱和度及血清铁蛋白均↑，总铁结合力↓。骨髓小粒含铁血黄素颗粒、铁粒幼细胞均↑，有环状铁粒幼细胞
再生障碍性贫血	阵发性睡眠性血红蛋白尿	典型者有血红蛋白尿，易鉴别。不典型者无血红蛋白尿，有全血细胞减少，骨髓增生低下。可伴全血细胞减少，网织红细胞计数有轻度↑，脾脏可能肿大，酸溶血试验、糖水试验及尿含铁血黄素试验均为阳性
	骨髓增生异常综合征	常有慢性贫血，可有全血细胞减少，骨髓增生活跃或明显活跃。血象和骨髓象三系中均可见到病态造血。早期髓系细胞相关抗原表达增多，可有染色体核型异常
	低增生性白血病	贫血、出血和发热，全血细胞↓，骨髓增生↓，可有幼稚细胞，但骨髓象有原始或幼稚细胞↑，原始细胞的增多达到白血病诊断标准
白细胞减少症与粒细胞缺乏症	白细胞不增多型白血病	多伴贫血、血小板减少及不同部位出血，浓缩外周血涂片可找到幼稚细胞，骨髓检查最具有鉴别价值
	急性再生障碍性贫血	急性起病，多有出血且贫血显著，白细胞↓，中性粒细胞↓明显，同时伴有血小板及网织红细胞明显↓，骨髓象呈现三系细胞↓

内科

病名	鉴别疾病	鉴别要点
急性白血病	骨髓增生异常综合征	骨髓中原始细胞少于20%。全血细胞↓和染色体异常，外周血中有原始和幼稚细胞
	某些感染引起的白细胞异常	据血象可鉴别
	巨幼细胞贫血	骨髓中原始细胞不增多，幼红细胞 PAS 反应常为阴性
	急性粒细胞缺乏症恢复期	多有明确病因，血小板正常，早幼粒细胞中无 Auer 小体
慢性髓细胞性白血病	其他原因引起的脾大	血吸虫病、慢性疟疾、黑热病、肝硬化、脾功能亢进等
	骨髓纤维化	骨髓纤维化外周血白细胞数一般比 CMML 少，多不超 $30 \times 10^9/L$。NAP 阳性。幼红细胞持续出现于外周血中，泪滴状红细胞易见
	类白血病反应	常并发于严重感染、恶性肿瘤等基础疾病。原发病控制后，白细胞恢复正常

第六单元　内分泌与代谢疾病

☆ 重点提示

　　本单元糖尿病应作为重点首先复习。对于其中医的病因病机、诊断、并发症及中医辨证论治都应掌握。对于甲状腺功能亢进的内容，主要要求掌握其病因病机及中西医治疗。甲状腺功能亢进和糖尿病的西药治疗也应了解，在后面的药理学中也会涉及。最后，水、电解质代谢和酸碱平衡失调的内容，重点熟悉钠、钾异常的临床表现。其他内容了解即可。

━━━━━━━━━ 考点集合 ━━━━━━━━━

一、甲状腺功能亢进症

　　1. 西医病因、发病机制　　本病是在遗传的基础上，因精神刺激、感染等应激因素而诱发的器官特异性自身免疫疾病。由于遗传基因的缺陷，受某些因素的诱发，特异性抑制性 T 淋巴细胞功能降低，导致辅助性 T 淋巴细胞和 B 淋巴细胞功能增强，产生针对甲状腺的自身抗体。

　　2. 中医病因病机　　病因主要为情志失调和体质因素。基本病机为气滞痰凝，气郁化火，耗气伤阴（2005）。病位在颈前，与肝、肾、心、胃等脏腑关系密切。

　　3. 临床表现

　　（1）高代谢综合征：怕热多汗，皮肤温暖湿润，但体重下降，疲乏无力。

　　（2）精神神经系统：神经过敏，有时出现幻觉，甚至出现亚躁狂症。

　　（3）心血管系统：常诉心悸、气促，稍活动即明显加重。

　　（4）消化系统：患者食欲亢进、易饥多食，大便次数增多。

　　（5）骨骼肌肉系统：肌肉软弱无力，可伴周期性麻痹。

　　（6）生殖系统：女性患者常有月经减少，甚而闭经。男性多阳痿。

　　（7）甲状腺肿：呈弥漫性肿大。

（8）眼征：分浸润性突眼、非浸润性突眼。

（9）皮肤及肢端表现：胫前黏液性水肿。

（10）心脏：心律失常以早搏最为常见，阵发性或持续性心房纤颤或心房扑动、房室传导阻滞等也可发生。收缩压上升，舒张压降低，脉压差增大。

（11）甲状腺危象：表现为高热、大汗、心动过速（140 次/分以上）、烦躁、焦虑不安、谵妄、恶心、呕吐、腹泻，严重者可有心衰、休克即昏迷等。

4. 实验室及其他检查

（1）血清 TSH 测定较 T_3、T_4 灵敏度高，是反映甲状腺功能最有价值的指标。

（2）甲状腺摄 ^{131}I 率：甲亢时甲状腺摄 ^{131}I 率增高，3 小时大于 25%，24 小时大于 45%，且高峰前移。

（3）甲状腺激素测定：血清游离甲状腺素（FT_4）、血清游离三碘甲状腺原氨酸（FT_3）：直接且准确地反映甲状腺功能状态，敏感性和特异性明显优于 TT_4、TT_3。

5. 诊断　临床表现为怕热、多汗、易激动、易饥多食、消瘦、手颤、腹泻、心动过速及眼征、甲状腺肿大等，在甲状腺部位听到血管杂音和触到震颤具有诊断意义。对一些轻症或临床表现不典型的病例，常需借助实验室检查，才能明确诊断。在确诊甲亢的基础上，排除其他原因所致的甲亢，结合患者眼征、弥漫性甲状腺肿、TSAb 阳性，即可诊断为 GD。

6. 西医治疗　①一般治疗；②抗甲状腺药物治疗，常用的有硫脲类的甲硫氧嘧啶和丙硫氧嘧啶、咪唑类的甲巯咪唑等；③^{131}I 放射性治疗；④手术治疗。

7. 中医辨证论治

（1）气滞痰凝——疏肝理气，化瘀散结

证候：颈前肿胀，烦躁易怒，胸闷，两胁胀满，善太息，失眠，腹胀便溏，舌苔白腻，脉弦或滑。

方药：逍遥散合二陈汤加减（2006）。

（2）肝火旺盛——清肝泻火，消瘿散结

证候：颈前肿胀，眼突，烦躁易怒，手指颤抖，多汗，面红目赤，头晕目眩，口苦咽干，大便秘结，舌红苔黄，脉弦数（2006）。

方药：龙胆泻肝汤加减（2018）。

（3）阴虚火旺——滋阴降火，消瘿散结

证候：颈前肿大，眼突，心悸多汗，手颤，消瘦，易饥多食，急躁易怒，口干咽燥，五心烦热，失眠多梦，月经不调，舌红苔少，脉细数。

方药：天王补心丹加减（2006，2011）。

（4）气阴两虚——益气养阴，消瘿散结（2006）

证候：颈前肿大，眼突，心悸失眠，消瘦，神疲乏力，气短汗多，口干咽燥，手足心热，纳差，大便溏薄，舌质红或淡红，脉细或数无力（2006）。

方药：生脉散加味。

二、甲状腺功能减退症

1. 西医病因与发病机制　自身免疫损伤；甲状腺破坏；慢性碘过量；抗甲状腺药物应用。

2. 中医病因病机　先天不足，久病伤肾，情志内伤，饮食不节等，致正气内伤，阴阳失衡，脏腑功能失调而发病。

3. 临床表现

（1）一般表现：易疲劳，怕冷，少汗，动作缓慢，食欲减退而体重增加。记忆力减退，典型黏液性水肿的临床表现为表情淡漠，面色苍白，眼睑浮肿，全身皮肤干燥增厚等。

（2）肌肉与骨关节：肌肉无力，肌强直、痉挛疼痛，肌肉进行性萎缩。

（3）心血管系统：心肌收缩力降低，心动过缓，心输出量下降。左室扩大，心包积液，致心浊音界扩大、心音减弱。

（4）消化系统：厌食、腹胀、便秘常见。

（5）血液系统：各种类型贫血

（6）内分泌系统：性欲减退，男性阳痿，女性多有月经过多或闭经、不孕、溢乳等。

（7）黏液性水肿昏迷：嗜睡，低温（<35℃），呼吸徐缓，心动过缓，血压下降，四肢肌肉松弛，反射减弱或消失，甚至昏迷、休克等。

4. 实验室检查及其他检查

（1）甲状腺功能检查：血清 TSH 增高、FT_4 降低是诊断原发性甲减的必备指标；TT_3 和 FT_3 可在正常范围，严重甲减时降低；只有 TSH 升高而 T_3、T_4 正常，为亚临床甲减。

（2）甲状腺自身抗体：如甲状腺微粒体抗体、甲状腺球蛋白抗体等增高，表明甲减由自身免疫性甲状腺炎所致。

5. 诊断　可有甲状腺手术、放射治疗或抗甲状腺药物应用史，有自身免疫性甲状腺炎或垂体疾患。诊断的主要依据是甲状腺功能检查，如 FT_4 降低，TSH 明显升高为原发性甲减；FT_4 降低，TSH 正常，考虑为继发性甲减。TRH 兴奋试验可助鉴别。

6. 西医治疗

（1）甲状腺激素补充或替代：左甲状腺素（$L-T_4$）为首选药。

（2）亚临床甲减的处理：高胆固醇血症患者，血清 TSH >10mU/L，需要给予 $L-T_4$ 治疗。

（3）对症治疗：贫血者补充铁剂、维生素 B_{12}、叶酸等。胃酸不足者给予稀盐酸。

（4）黏液性水肿昏迷的治疗：①即刻补充 TH，首选左三碘甲腺原氨酸（L-T3）静脉注射，清醒后改为口服。②氢化可的松静滴。③保温，供氧，保持呼吸道通畅，必要时行气管切开。④根据需要补液。⑤控制感染，防治休克，治疗原发病。

7. 中医辨证论治

（1）脾肾气虚证——益气健脾补肾

证候：神疲乏力，少气懒言，反应迟钝，纳呆腹胀，面色萎黄，腰膝酸软，小便频数，大便溏，舌质淡，脉沉弱。

方药：四君子汤合大补元煎加减。

（2）脾肾阳虚证——温补脾肾

证候：神疲乏力，少气懒言，畏寒肢冷，腰膝酸软，性欲淡漠，男子阳痿，女子闭经或不孕，舌质淡暗，苔白，脉沉细而缓。

方药：以脾阳虚为主者，附子理中丸加减；肾阳虚为主者，右归丸为主。

（3）心肾阳虚证——温补心肾，利水消肿

证候：形寒肢冷，面浮肢肿，心悸胸闷，腰膝酸软，阳痿闭经，舌质淡暗，苔白，脉迟缓。

方药：真武汤合苓桂术甘汤加减。

（4）阳气衰微证——益气回阳救逆

证候：嗜睡、昏睡，甚至昏迷，肢软体凉，呼吸微弱，舌质淡，脉迟微弱，甚至脉微欲绝。

方药：四逆加人参汤。

三、亚急性甲状腺炎

1. 临床表现　①多发于 20～50 岁的成人，男女之比为 1:（3～4）。起病急骤，初起发热、畏寒、全身不适等；②特征性的甲状腺部位疼痛（2018），常向下颌、耳部及枕骨放射，少数可无疼痛；一过性甲状腺毒症表现；③甲状腺轻度结节性肿大，质地中等，压痛明显，常位于一侧，或一侧消失后又在另一侧出现。

2. 实验室检查及其他检查

（1）血沉：早期明显增快，可达 100mm/h 以上。

（2）甲状腺功能检查：甲状腺腺泡破坏阶段，血清 T_3、T_4 一过性增高，甲状腺摄^{131}I 率显著降低，呈特征性分离现象。甲状腺滤泡内激素减少后，T_3、T_4 下降，TSH 增高。

3. 诊断（2020）　甲状腺肿大、结节、疼痛、压痛，伴有全身症状，甲状腺摄^{131}I 率和血清 T_3、T_4 呈分离现象，诊断即可成立。

4. 西医治疗　①轻症予非甾体抗炎药阿司匹林或吲哚美辛；②较重者予泼尼松；③伴一过性甲状腺毒症予普萘洛尔；④伴一过性甲减适当补充甲状腺制剂。

5. 中医辨证论治

肝胆郁热——清肝泻胆，消肿止痛——龙胆泻肝汤加减（2021）。

阴虚火旺——滋阴清热，软坚散结——清骨散加减（2021）。

痰瘀互结——理气活血，化痰消瘿——海藻玉壶汤加减。

脾阳不振——温阳健脾，化气行水——实脾饮加减。

四、慢性淋巴细胞性甲状腺炎

1. 临床表现

（1）桥本甲状腺炎（HT）：双侧甲状腺弥漫性对称性肿大，质韧如橡皮，表面光滑，无触痛，常可扪及锥体叶，约半数伴甲减，部分患者可出现一过性甲亢表现。

（2）萎缩性甲状腺炎（AT）：首发症状为甲减表现。

2. 实验室检查及其他检查

（1）甲状腺抗体测定：血清中 TPOAb 及 TgAb 常明显增高，是诊断本病最有意义的指标。

（2）T_3、T_4、TSH 测定：早期血清 T_3、T_4 正常或降低，但 TSH 增高，后期 T_3、T_4 常低于正常。

（3）甲状腺^{131}I 摄取率：早期可正常或增高，但可被 T_3 抑制，可与 Graves 病相鉴别；后期常降低。

（4）甲状腺扫描：可呈均匀弥漫性摄碘功能减低，但也可显示"冷结节"或分布不均。

（5）甲状腺细针穿刺细胞学检查：可见浸润的淋巴细胞是诊断本病的最可靠依据。

3. 诊断

（1）桥本甲状腺炎：凡中年妇女，出现甲状腺弥漫性对称性肿大，特别是伴锥体叶肿大者，质地较坚实，无论甲状腺功能是否正常，均应疑为本病；如血清中 TPOAb 及 TgAb 明显增高，确诊可成立。

（2）萎缩性甲状腺炎：中年妇女，有甲状腺萎缩伴甲减。TPOAb 及 TgAb 明显增高，可诊断为 AT。

4. 西医治疗

（1）药物治疗：①临床甲减或亚临床甲减：甲状腺制剂。②甲状腺迅速肿大伴疼痛、压迫：泼尼松。③甲亢：抗甲状腺药。

（2）手术治疗。

5. 中医辨证论治

（1）痰瘀凝结证——行气化痰，活血消瘿

证候：甲状腺肿大，质地较硬，或有疼痛，疲倦乏力，纳呆欲吐，舌质暗，或有瘀斑瘀点，苔白腻，脉细涩。

方药：<u>二陈汤合桃红四物汤加减</u>。

（2）肝郁脾虚证——疏肝健脾，行气化痰

证候：甲状腺肿大或萎缩，胸胁苦闷，善太息，纳差便溏，舌质淡暗，苔白腻，脉弦滑。

方药：逍遥散加减。

（3）肝肾阴虚证——滋补肝肾，软坚消瘿

证候：颜面潮红，口苦咽干，神疲乏力，伴心悸失眠，腰膝酸软，头晕目眩，舌质红，苔少，脉细数。

方药：杞菊地黄丸加减。

（4）脾肾阳虚证——温补脾肾，化气行水

证候：面色白，神疲嗜睡，纳呆便溏，畏寒肢冷，肢体浮肿，腰膝酸软，男子阳痿，女子闭经，舌质淡，舌体胖大，苔白腻，脉沉弱或沉迟。

方药：四逆汤合五苓散加减。

五、糖尿病

1. 西医病因与发病机制

（1）1 型糖尿病：大多是自身免疫性疾病，遗传因素和环境因素共同参与其发病过程。是以胰岛 B 细胞破坏、胰岛素分泌缺乏为特征的自身免疫性疾病。

（2）2 型糖尿病：复杂的遗传因素和环境因素（增龄、现代生活方式、营养过剩、体力活动不足、子宫内环境以及应激、化学毒物等）共同作用的结果。其发病与胰岛素抵抗和胰岛素分泌的相对性缺乏有关，两者皆呈不均一性。

2. 中医病因病机　主要病机是<u>阴津亏损，燥热偏盛</u>。病因有禀赋不足、饮食不节、情志失调、劳欲过度或外感热邪等（2006，2008）。

3. 临床表现及分类

（1）临床表现：①代谢紊乱症状群；②反应性低血糖及昏迷；③急慢性并发症或伴发病。

（2）分类：①1 型糖尿病：自身免疫性 T_1DM，特发性 T_1DM；②2 型糖尿病；③特殊类型糖尿病；④妊娠糖尿病。

4. 常见并发症

（1）急性并发症：<u>糖尿病酮症酸中毒，高渗高血糖综合征</u>。

（2）感染性并发症：皮肤化脓性感染、真菌感染、肺结核、泌尿道感染。

（3）慢性并发症

①大血管病变：糖尿病性心脏病、脑血管病、下肢动脉硬化闭塞症。

②微血管病变：<u>糖尿病肾病、糖尿病性视网膜病变（2006，2013）</u>。

③神经病变：周围神经病变，中枢神经系统并发症，自主神经病变。

④糖尿病足。

⑤其他：如视网膜黄斑病、白内障、皮肤病等。

5. 实验室检查　①尿糖测定；②<u>血糖测定（2020）</u>；③口服葡萄糖耐量试验（OGTT）；④糖化血红蛋白和糖化血浆白蛋白；⑤胰岛素及 C 肽释放试验。

6. 诊断

（1）糖化血红蛋白 HbA1c≥6.5%。

（2）空腹血糖（FPG）≥7.0mmol/L。

（3）OGTT 2 小时血糖≥11.1mmol/L。

（4）有高血糖的典型症状或高血糖危象，随机血糖≥11.1mmol/L。

7. 西医治疗

（1）糖尿病教育；饮食、运动治疗，自我监测血糖。

（2）口服降糖药：①磺脲类（如格列苯脲）；②噻唑烷二酮类（如罗格列酮）（2010）；③双胍类：如二甲双胍（2012），适用于无明显消瘦的患者以及伴血脂异常、高血压或高胰岛素血症的患者（2019）；④α-葡萄糖苷酶抑制药：阿卡波糖（拜糖平）（2010，2020）；⑤格列奈类。

（3）胰岛素：适应证：①T$_1$DM 替代治疗。②T$_2$DM 患者经饮食及口服降糖药治疗未获得良好控制。③T$_2$DM 糖尿病无明显诱因出现体重显著下降者，应该尽早使用胰岛素治疗。④新诊断的 T$_2$DM，GHbA1c >9% 或空腹血糖 >11.1mmol/L，首选胰岛素。⑤糖尿病酮症酸中毒、高渗高血糖综合征和乳酸性酸中毒伴高血糖者。⑥各种严重的糖尿病其他急性或慢性并发症。⑦糖尿病手术、妊娠和分娩。⑧某些特殊类型糖尿病。

8. 中医辨证论治

（1）阴虚燥热

①上消（肺热伤津）——清热润肺，生津止渴

证候：烦渴多饮，口干舌燥，尿频量多，多汗，舌边尖红，苔薄黄，脉洪数。

方药：消渴方加减。

②中消（胃热炽盛）——清胃泻火，养阴增液

证候：多食易饥，口渴多尿，形体消瘦，大便干燥，苔黄，脉滑实有力（2006）。

方药：玉女煎加减。

③下消（肾阴亏虚）——滋阴固肾

证候：尿频量多，混浊如脂膏，或尿有甜味，腰膝酸软，乏力，头晕耳鸣，口干唇燥，皮肤干燥，瘙痒，舌红少苔，脉细数。

方药：六味地黄丸加减。

（2）气阴两虚——益气健脾，生津止渴——七味白术散加减。

（3）阴阳两虚——滋阴温阳，补肾固涩——金匮肾气丸加减。

（4）痰瘀互结——活血化瘀祛痰——平胃散合桃红四物汤加减。

（5）脉络瘀阻——活血通络——血府逐瘀汤加减（2006）。

（6）并发症

①疮痈——清热解毒——五味消毒饮合黄芪六一散加减。

②白内障、雀目、耳聋——滋补肝肾，益精养血——杞菊地黄丸、羊肝丸、磁朱丸加减。

六、血脂异常

1. 西医病因

（1）原发性血脂异常：①属遗传性脂代谢紊乱疾病，部分由先天性基因缺陷所致。②获得性因素：高脂肪、高胆固醇、高脂肪酸饮食；体重增加；增龄；高糖膳食、吸烟等。

（2）继发性高脂血症：①全身系统性疾病：糖尿病，甲状腺功能减退，肾病等。②药物：如噻嗪类利尿剂、β受体阻滞剂等。③雌激素缺乏。

2. 临床表现　①黄色瘤、早发性角膜环和脂血症眼底病变。②动脉粥样硬化。

3. 实验室检查

（1）血脂：①血清胆固醇：TC <5.20mmol/L 为合适范围；5.2~6.19mmol/L 为边缘升高；≥6.2mmol/L 为升高。②甘油三酯：TG≥2.3mmol/L 为升高。

（2）脂蛋白：①低密度脂蛋白-胆固醇：LDL-C 3.4~4.09mmol/L 为边缘升高；≥4.1mmol/L 为升高。②高密度脂蛋白-胆固醇：HDL-C <1.0mmol/L 为降低。

4. 诊断

（1）病史：原发性血脂异常者部分有家族史。继发性血脂异常者常有糖尿病、肾病、肝胆系统疾病史或不良饮食习惯及引起高脂血症的药物应用史。

（2）体征：①形体肥胖。②出现黄斑瘤、腱黄瘤、皮下结节状黄色瘤。③高脂血症性眼底病变、角膜环。

（3）辅助检查：无论有无临床表现，血脂异常主要依据患者血脂水平做出诊断。

5. 西医治疗

（1）生活方式干预：饮食、运动治疗。

（2）药物治疗

常用药物：①HMG－CoA 还原酶抑制剂（他汀类）：阿托伐他汀、辛伐他汀、普伐他汀、瑞舒伐他汀。②胆酸螯合剂：考来烯胺、考来替泊。③贝特类：非诺贝特、苯扎贝特。④烟酸类：烟酸、阿昔莫司。⑤普罗布考。⑥肠道胆固醇吸收抑制剂：依折麦布。⑦高纯度鱼油制剂。

治疗方案：①高胆固醇血症：首选 HMG－CoA 还原酶抑制剂。②高甘油三酯血症：如非药物治疗不能降低 TG 至 4.07mmol/L 以下时，可用贝丁酸类，不用烟酸，胆酸隔置剂或他汀类药。③混合型血脂异常：如以 TC 与 LDL－C 增高为主，可用他汀类；如以 TG 增高为主则用贝丁酸类；如 TC、LDL－C 与 TG 均显著升高，可联合用药治疗，联合治疗选择贝丁酸类加胆酸隔置剂类，或胆酸隔置剂类加烟酸。④饮食与非调脂药物治疗后 3~6 个月复查血脂水平，如能达到要求即继续治疗，但仍每 6 个月至 1 年复查，如持续达到要求，每年复查一次。

6. 中医辨证论治

（1）胃热滞脾证——清胃泄热

证候：多食，消谷善饥，形体壮实，脘腹胀满，面色红润，心烦头晕，口干口苦，胃脘灼痛、嘈杂，得食则缓，舌红，苔黄腻，脉弦滑。

方药：保和丸合小承气汤加减。

（2）气滞血瘀证——活血祛瘀，行气止痛

证候：胸部憋气或胸部刺痛，固定不移，动则尤甚，舌质紫暗，或有瘀斑，舌苔薄白，脉弦。

方药：血府逐瘀汤合失笑散加减。

（3）痰浊中阻证——健脾化痰降浊

证候：形体肥胖，肢体困重，食少纳呆，腹胀纳呆，胸腹满闷，头晕神疲，大便溏薄，舌体胖，边有齿痕，苔白腻，脉滑。

方药：导痰汤加减。

（4）肝肾阴虚证——滋养肝肾

证候：头目胀痛，视物昏眩，耳鸣健忘，口苦咽干，五心烦热，腰膝酸软，颧红盗汗，舌红，苔少，脉细数。

方药：杞菊地黄汤加减。

（5）脾肾阳虚证——温补脾肾

证候：畏寒肢冷，腰膝腿软，面色淡白，大便溏薄，腹胀纳呆，耳鸣眼花，腹胀不舒，舌淡胖，苔白滑，脉沉细。

方药：附子理中汤加减。

（6）肝郁脾虚证——疏肝解郁，健脾和胃

证候：精神抑郁或心烦易怒，肢体倦怠乏力，口干口苦，胸胁闷痛，脘腹胀满吐酸，纳食不香，月经不调，舌红，苔白，脉弦细。

方药：逍遥散加减。

七、水、电解质代谢和酸碱平衡失调

（一）水、钠代谢失常

1. 水代谢失常

（1）失水

病因、发病机制：①高渗性失水：水摄入不足、水丢失过多。②等渗性失水：胃肠道丢失、经皮肤丢失、组织间液贮积。③低渗性失水：补充水分过多、肾丢失。

临床表现：

①高渗性失水：轻度失水——当失水量相当于体重的2%～3%时，出现口渴、尿量减少、尿比重增高。中度失水——当失水量相当于体重的4%～6%时（2017），出现口渴严重、声音嘶哑、咽下困难，有效血容量不足，代偿性心率增快，血压下降，出汗减少，皮肤干燥、弹性下降，烦躁等。重度失水——当失水量相当于体重的7%～14%时，出现神经系统异常症状如躁狂、谵妄、幻觉、晕厥；体温中枢神经细胞脱水，出现脱水热；当失水量超过体重的15%时，可出现高渗性昏迷、低血容量性休克，严重者可出现急性肾衰竭。

②等渗性失水：口渴、尿少、乏力、恶心、厌食，严重者血压下降，但渗透压基本正常。

③低渗性失水：无口渴感是低渗性失水的特征。早期即发生有效血容量不足和尿量减少，严重者可致细胞内低渗和细胞水肿。

治疗：①补液总量。依据失水程度计算：以轻、中、重度失水的程度计算。如体重为60kg的成人，轻度失水（失水量占体重的2%）需补液1200mL；中度失水（3%～6%）需补液1800～3600mL；重度失水需补3600mL以上。②补液种类。高渗性失水以补水为主，补钠为辅。等渗性失水以补充等渗溶液为主。低渗性失水以补充高渗性溶液为主。③补液方法。轻度失水一般可口服或鼻饲，中、重度失水或伴明显呕吐、腹泻以及急需扩容者可静脉补给。补液速度，原则是先快后慢。

（2）水过多和水中毒

病因、发病机制：①抗利尿激素代偿性增加。②抗利尿激素分泌失常综合征。③肾上腺皮质功能减退。④重建渗透阈。⑤肾排水功能障碍。⑥抗利尿激素用量过多。

临床表现：①急性水过多和水中毒，起病急骤，病人有头痛、视力模糊、嗜睡、凝视失语、定向失常、共济失调、肌肉抽搐、意识障碍或精神失常等神经精神症状，重者惊厥、昏迷。②慢性水过多和水中毒，当血浆渗透压低于260mOsm/L时，有疲倦、表情淡漠、恶心、食欲减退等表现和皮下组织肿胀。当血浆渗透压下降至240～250mOsm/L时，出现头痛、嗜睡、神志错乱、谵妄等神经精神症状。当血浆渗透压下降至230mOsm/L时，可发生抽搐、昏迷。血钠在48小时内迅速降低至108mmol/L以下，可致神经系统永久性损伤或死亡。

治疗：①轻症水过多和水中毒：限制进水量；如有心、肝、肾慢性病者应适当限制钠盐，并适量给予襻利尿剂。②急重症水过多和水中毒：高容量综合征以脱水为主，减轻心脏负荷。严禁摄入水分。首选呋塞米、依他尼酸等。如出现有效血容量不足者要补充有效血容量。低渗血症：除利水、利尿外，应慎用高渗溶液。严密观察心肺功能的变化，调节剂量和滴速。脑水肿时应配合地塞米松。此外应注意补钾、纠酸及抗惊厥。

2. 钠代谢失常

（1）低钠血症

病因、发病机制：①缺钠性低钠血症；②稀释性低钠血症；③转移性低钠血症；④特发性低钠血症。

临床表现：神经系统、泌尿系统、心血管系统异常，出现精神疲乏、精神错乱、谵语、尿少、心动过速、血压下降、休克等症状。

　　缺钠性、稀释性低钠血症的治疗参见"低渗性失水"和"水过多"。治疗消耗性低钠血症的关键是治疗原发病，但临床上低钠血症常是复合性的，应统筹考虑。

　　（2）高钠血症

　　临床表现：浓缩性高钠血症的表现参阅高渗性失水；潴钠性高钠血症，精神神经症状为主要临床表现；急性高钠血症，为神志恍惚，易激动，烦躁不安，或表情淡漠，嗜睡，肌张力增高，腱反射亢进，抽搐，癫痫样发作，昏迷以至死亡。

　　浓缩性高钠血症的治疗主要为补充水分，但在纠正高渗状态时不宜过急。潴钠性高钠血症主要是治疗原发疾病，限制钠盐摄入，使用排钠利尿剂。特发性高钠血症给予氢氯噻嗪可使症状改善。

　　（二）钾代谢失常

　　1. 高钾血症

　　（1）临床表现：神经肌肉系统（疲乏无力，四肢松弛性瘫痪，手足、口唇麻木，腱反射消失等）、心血管系统（心肌收缩功能低下，心音低钝，可使心脏停搏于舒张期；各种心律失常）、类缺血症（皮肤苍白、湿冷、麻木、酸痛等）、消化系统（恶心、呕吐、腹胀与肠麻痹表现）。

　　（2）治疗：①积极治疗原发病。②紧急处理：血钾 >6.0mmol/L 或心电图有典型高钾表现者，需紧急处理。治疗原则是保护心脏，降低血钾。对抗钾的心脏抑制作用：促进钾进入细胞内，碱化细胞外液；利用钙对钾的拮抗作用。促进排钾：肠道排钾、肾排钾、透析疗法。

　　2. 低钾血症

　　（1）低钾血症的临床表现：①缺钾性低钾血症：骨骼肌表现，消化系统症状，中枢神经症状，循环系统症状，泌尿系统症状，代谢紊乱表现。②转移性低钾血症：主要表现为发作性软瘫。③释放性低钾血症：见于水过多或水中毒时（2006）。

　　（2）低钾血症的治疗：①积极治疗原发病。②给予富含钾的食物。③补钾：轻度缺钾——血清钾在 3.0 ~ 3.5mmol/L 水平，需补充钾盐 100mmol。中度缺钾——血清钾在 2.5 ~ 3.0mmol/L 水平，需补充钾盐 100mmol。重度缺钾——血清钾在 2.0 ~ 2.5mmol/L 水平，需补充钾盐 500mmol。轻度缺钾可进食含钾食物或口服补钾，以氯化钾为首选。重度缺钾需静脉补钾：10% 氯化钾 15 ~ 30mL 加入 5% ~ 10% 葡萄糖溶液 1000mL。

　　（三）酸碱平衡失调

　　1. 代谢性酸中毒

　　（1）临床表现：代偿阶段可无症状，失代偿后，除原发病表现外，早期典型者表现为 Kussmaul 呼吸；随病情加重，进而出现各脏器功能受损表现。

　　（2）治疗：补充碱性药物，碳酸氢钠、乳酸钠、氨丁三醇。

　　2. 代谢性碱中毒

　　（1）临床表现：呼吸浅慢；神经肌肉兴奋性增高；软瘫、腹胀；烦躁不安、头昏、嗜睡，严重者可引起昏迷；有时伴室上性及室性心律失常或低血压。

　　（2）治疗：对氯有反应的碱中毒，只需补给足够的生理盐水即可；血钾低者，则需补充氯化钾。

　　3. 呼吸性酸中毒

　　（1）临床表现：①急性呼吸性酸中毒（发绀、气促、躁动不安、呼吸不规则或呈潮式呼吸）；②慢性呼吸性酸中毒（可见嗜睡、半昏迷、昏迷等）。

　　（2）治疗：①急性呼吸性酸中毒：去除病因，清理呼吸道，保持其通畅，必要时气管插管或切开，建立人工气道，面罩加压给氧，神经肌肉病变可选用非侵入性机械通气；②慢性呼吸性酸中毒：可采用吸氧、排出 CO_2 等治疗。必要时可使用呼吸兴奋剂，机械辅助呼吸。

4. 呼吸性碱中毒

（1）临床表现：典型表现是换气过度，呼吸较快。

（2）治疗：除治疗原发疾病外，可试用吸入含 5% 二氧化碳的氧气。严重者可用药物阻断自主呼吸，然后气管插管进行辅助呼吸，但须对血 pH 值及血 $PaCO_2$ 进行严密监测。

八、高尿酸血症与痛风

1. 西医病因、发病机制　痛风分为原发性和继发性两大类。发病机制为尿酸排泄减少或生成增多，有时两种同时，导致高尿酸血症及痛风的发生。体液中的尿酸过饱和，导致尿酸盐结晶、沉积，引起反应性关节炎等痛风的组织学改变，并可形成痛风石疾病。

2. 中医病因病机　内因为先天不足，正气亏虚，腠理不密，卫外失固；外因为风、寒、湿、热之邪，乘虚侵袭人体经络、肌肉、筋脉，致气血运行不畅，不通则痛。诱因常为受寒劳累，或饮食不节、酗酒厚味，或遭受外伤等。病位在四肢关节，与肝脾肾相关。急性期多为湿热蕴结，恢复期则多为寒湿阻络。后期可内损脏腑，并发有关脏腑病症，尤以肾气受损多见。

3. 临床表现　95% 为男性，初次发作年龄 40 岁以后；女性多在绝经期后。部分有痛风家族史，多有漫长的高尿酸血症史。

（1）无症状期：仅有持续性或波动性高尿酸血症而无临床症状。

（2）急性关节炎期：通常是首发症状。起病急骤，凌晨关节疼痛惊醒，进行性加重，剧痛如刀割样或咬噬样，于 24 ~ 48 小时达到高峰。首次发作多为单关节炎，多首发于第 1 跖趾关节。局部红、肿、热、痛，功能受限，触痛明显。可伴有发热、头痛、恶心、心悸、寒战、不适及白细胞升高、血沉增快等全身表现。

（3）痛风石及慢性关节炎期：痛风石是痛风的特征性临床表现，常见于耳轮、跖趾、指间和掌指关节，常为多关节受累，且多见于关节远端，表现为关节肿胀、僵硬、畸形及周围组织的纤维化和变性。

（4）肾脏病变：痛风性肾病；尿酸性尿路结石。

4. 实验室检查及其他检查　测血尿酸、尿尿酸；滑囊液检查（诊断金标准）；X 线检查关节间隙狭窄、关节面不规则、痛风石沉积，骨质呈类圆形穿凿样或虫噬样缺损、边缘呈尖锐的增生钙化；超声检查尿酸性结石及混合性结石均能显影。

5. 诊断（2018）

（1）男性和绝经后女性血尿酸 > 420μmol/L（7.0mg/dl）、绝经前女性 > 350μmol/L（5.8mg/dl）可诊断为高尿酸血症。

（2）中老年男性如出现特征性关节炎表现、尿路结石或肾绞痛发作，伴有高尿酸血症应考虑痛风。关节液穿刺或痛风石活检证实为尿酸盐结晶可做出诊断。X 线检查、CT 或 MRI 扫描对明确诊断具有一定的价值。急性关节炎期诊断有困难者，秋水仙碱试验性治疗有诊断意义。

6. 西医治疗

（1）一般治疗：避免高嘌呤食物，严格戒饮各种酒类，每日饮水应在 2000mL 以上；避免受凉受潮、过度疲劳、精神紧张，穿鞋要舒适、防止关节损伤，慎用影响尿酸排泄的药物等；防治伴发疾病。

（2）急性期治疗：卧床休息，抬高患肢，避免关节负重，并立即给予抗炎药物（秋水仙碱为特效药；非甾体抗炎药吲哚美辛、萘普生、布洛芬、保泰松等；糖皮质激素）。

（3）发作间歇期和慢性期治疗：促进尿酸排泄，丙磺舒、磺吡酮及苯溴马隆等，服药期间宜大量饮水，保持尿量在 2000mL 以上，并服用碳酸氢钠碱化尿液；抑制尿酸合成，别嘌醇；关节活动障碍者理疗或体疗。

（4）肾脏病变的治疗：积极控制血尿酸水平的基础上碱化尿液，多饮多尿。痛风性肾病，在使用利尿剂选择螺内酯（安体舒通）或碳酸酐酶抑制剂乙酰唑胺，降压可用血管紧张素转化酶抑制剂。

7. 中医辨证论治

风寒湿阻——祛风散寒，除湿通络——蠲痹汤加减。

风湿热郁——清热除湿，祛风通络——白虎加桂枝汤加减。

痰瘀痹阻——化痰祛瘀，通络止痛——桃红饮加减。

肝肾亏虚——补益肝肾，祛风通络——独活寄生汤加减。

内分泌与代谢疾病鉴别诊断

病名	鉴别疾病	鉴别要点
甲状腺功能亢进症	亚急性甲状腺炎	甲状腺肿大、触痛。白细胞正常或↑血沉↑，TGAb、TPOAb 正常或轻度↑
	慢性淋巴细胞性甲状腺炎	多见于中年女性，甲状腺弥漫性肿大，峡部明显，质地较坚实。TGAb、TPOAb 阳性且滴度较高
	多结节性毒性甲状腺肿、甲状腺腺瘤及恶性肿瘤	鉴别的主要手段是甲状腺 B 超和甲状腺放射性核素扫描，高分辨力的超声对甲状腺结节诊断，尤其是结节良恶性的鉴别有较大的诊断价值
	单纯性甲状腺肿	甲状腺肿大，但无甲亢症状，甲状腺摄[131]I 率可↑，但高峰不前移，T_3 抑制试验可被抑制，TRH 兴奋试验正常，T_3、T_4 正常
	神经官能症	心悸、手颤、乏力、多汗等，与甲亢相似，但无突眼，甲状腺不肿大，血清 T_3、T_4 水平及甲状腺摄[131]I 率等检查结果正常
糖尿病	肾性糖尿	尿糖阳性，但血糖及 OGTT 正常
	甲亢、胃空肠吻合术后	进食后 0.5～1h 血糖过高，出现糖尿，但 FPG 和 2 小时 PG 正常
高尿酸血症与痛风	继发性高尿酸血症或痛风	高尿酸血症程度较重，40% 的患者 24h 尿尿酸排出增多；肾脏受累多见，痛风肾、尿酸结石发生率较高，甚至急性肾衰竭等
	关节炎	类风湿关节炎、化脓性关节炎与创伤性关节炎、假性痛风
	肾结石	高尿酸血症或不典型痛风可以肾结石为最先表现，继发性高尿酸血症者尿路结石的发生率更高。对尿路平片阴性而 B 超阳性的肾结石患者应常规检查血尿酸并分析结石的性质

第七单元 风湿性疾病

☆ 重点提示

从历年趋势上看，本单元内容考查变化不大，只要着重复习各类疾病的中医病因病机及辨证论治即可，尤其是类风湿关节炎和系统性红斑狼疮的辨证论治。对于临床表现、诊断、实验室检查等内容了解即可。另外应注意这三种疾病之间的鉴别。

考点集合

一、类风湿关节炎

1. 西医病因、病理

（1）病因：抗原驱动、T 细胞介导及遗传相关的自身免疫病。感染和自身免疫反应是类风湿关节炎的中心环节，而遗传、神经内分泌和环境因素增加了患者的易感性。感染因素；遗传因素（HLA - DR4 阳性率高于正常且与病情成正比）；内分泌、寒冷、潮湿、疲劳、外伤、吸烟及精神刺激。

（2）病理：基本病理改变为滑膜炎。类风湿结节是血管炎的一种表现。

2. 中医病因病机 本病多因禀赋不足、感受外邪引起关节、经络的痹阻，不通而痛。病位在关节、经络，与肝、肾有关。急性期以标实为主，多为寒湿、湿热、痰浊、瘀血内阻，缓解期以肝肾不足为主，或虚实夹杂。

3. 临床表现

（1）临床特点：受累关节以腕关节、掌指关节和近端指间关节最常见，其次为足、膝、踝、肘、肩、颈、颞颌及髋关节。

（2）关节表现：①晨僵；②疼痛与压痛（最早症状）；③肿胀；④关节畸形；⑤关节功能障碍。

（3）关节外表现：①类风湿结节；②类风湿血管炎；③肺：咳嗽、气短；④心脏：伴发心包炎、心肌炎和心内膜炎；⑤神经系统：脑脊髓实质及周围神经病变等；⑥其他：干燥综合征等。

4. 诊断（2020） ①晨僵至少 1 小时（≥6 周）；②3 个或 3 个以上关节肿（≥6 周）；③腕、掌指关节或近端指间关节肿（≥6 周）；④对称关节肿（≥6 周）；⑤类风湿皮下结节；⑥手和腕关节的 X 线片有关节端骨质疏松和关节间隙狭窄；⑦类风湿因子阳性（滴度正常的阳性率<5%）。符合 4 项即可诊断。

5. 西医治疗

（1）一般治疗：强调患者教育及整体和规范治疗的理念。包括营养支持，适度休息，急性期关节制动，恢复期关节功能锻炼，配合适当物理治疗等。

（2）药物治疗：①非甾体抗炎药布洛芬、萘普生、双氯芬酸、塞来昔布、依托考昔；②改善病情的抗风湿药甲氨蝶呤、柳氮磺吡啶、来氟米特、抗疟药氯喹、青霉胺、金制剂金诺芬、环孢素 A；③糖皮质激素泼尼松；④植物药制剂雷公藤多苷、白芍总苷、青藤碱；⑤生物制剂肿瘤坏死因子 - α 拮抗剂、白细胞介素 1 和 6 拮抗剂、抗 CD20 单抗以及 T 细胞共刺激信号抑制剂。

（3）外科治疗：急性期采用滑膜切除术，必须同时应用 DMARDs 药物治疗。晚期患者关节畸形、失去功能者，可采用关节成形术或关节置换术。

6. 中医辨证论治

（1）活动期

湿热痹阻——清热利湿，祛风通络——四妙丸加减（2011）。

阴虚内热——养阴清热，祛风通络——丁氏清络饮加减（2006）。兼湿热者合三妙散。

寒热错杂——祛风散寒，清热化湿——桂枝芍药知母汤加减（2020）。

（2）缓解期

痰瘀互结——活血化瘀，祛痰通络——身痛逐瘀汤合茯苓丸加减。

肝肾亏损——益肝肾，补气血，祛风湿，通经络——独活寄生汤加减（2005）。

二、系统性红斑狼疮

1. 西医病因、病理、发病机制

（1）病因：①遗传素质；②环境因素——阳光，药物、化学试剂、微生物病原体等，某些食物成分；③雌激素——女性占绝对多数，育龄期、妊娠期发病率明显增加。

（2）病理：①坏死性血管炎是造成多系统损害的病理学基础；②几乎都有肾组织病变。狼疮肾炎分为正常或轻微病变型、系膜病变型、局灶增殖型、弥漫增殖型、膜性病变型、肾小球硬化型。

（3）发病机制：免疫系统紊乱贯穿了 SLE 的整个发病过程，自身抗体可以与循环中的自身抗原形成免疫复合物而致病。免疫复合物的形成和沉积是 SLE 发病的主要机制。

2. 中医病因病机　先天不足、六淫外伤、瘀血阻络、情志内伤、劳倦过度、阳光暴晒等。病机：素体虚弱，真阴不足，热毒内盛，痹阻脉络，内侵脏腑，病位在经络、血脉，与心、脾、肾关系密切（2003）。

3. 临床表现

（1）病史：90% 以上见于女性，25% 为肾脏首发表现。

（2）症状：①活动期患者常伴有发热（长期低中度热多见，合并感染时可见持续高热）。②对称性多关节疼痛、肿胀，不伴骨质破坏；肌痛，肌无力。③鼻梁和双颧颊部蝶形红斑；口、鼻黏膜溃疡。④狼疮肾炎（SLE 最常见和严重的临床表现），无症状性蛋白尿和（或）血尿、高血压，甚至肾病综合征、急进性肾炎综合征等，晚期尿毒症，个别首诊即为慢性肾衰竭。肾衰竭是 SLE 死亡的常见原因。⑤心包炎、心肌炎、心律失常、心功能不全。⑥狼疮肺炎、肺间质性病变。⑦轻者有偏头痛、性格改变、记忆力减退或轻度认知障碍；重者可出现脑血管意外、昏迷、癫痫持续状态等。⑧活动期约半数患者贫血，以及白细胞减少和（或）血小板减少，短期内出现重度贫血常是自身免疫性溶血所致。血小板减少常引起女性患者月经过多，皮肤黏膜及内脏出血。⑨不同程度的食欲减退、恶心、呕吐、腹痛腹泻、便血等症状。血清转氨酶常升高，仅少数出现严重肝损害和黄疸。⑩眼部受累包括结膜炎、葡萄膜炎、眼底改变、视神经病变等。妊娠可使病情加重或复发，抗磷脂抗体阳性者可出现异常妊娠如流产、早产等。

4. 实验室检查及其他检查

（1）一般检查：血沉增高，活动期血细胞一系或多系减少，尿中可见蛋白、红细胞、白细胞、管型等。

（2）自身抗体：①抗核抗体敏感性为 95%，但特异性差；②抗双链 DNA 抗体特异性高达 95%，敏感性 70%，对确诊 SLE 和判断狼疮的活动性参考价值大；③抗 Sm 抗体特异性高，但敏感性较低。

（3）补体：CH50、C3、C4 降低，有助于 SLE 的诊断，提示疾病处于进展期，常伴有严重的系统损害。

（4）病理检查：①狼疮带试验；②肾活检。

5. 诊断　①颧部红斑；②盘状红斑；③光过敏；④口腔溃疡；⑤关节炎；⑥浆膜炎；⑦肾脏病变；⑧神经系统病变，癫痫发作或精神症状；⑨血液系统异常，溶血性贫血或血白细胞减少或淋巴细胞绝对值减少或血小板异常；⑩免疫学异常；⑪抗核抗体阳性。在上述症状中，如果有 ≥4 项阳性，则可诊断。

6. 西医治疗

（1）轻型 SLE：对症治疗无效时，及早服用小剂量糖皮质激素。

（2）重型 SLE：①糖皮质激素泼尼松或泼尼松龙，未见效及早加用细胞毒药物；②免疫抑制剂环磷酰胺或硫唑嘌呤。

（3）狼疮危象：大剂量甲泼尼龙冲击治疗。

（4）妊娠生育：无重要脏器损害、病情稳定 1 年以上，细胞毒免疫抑制剂（环磷酰胺、甲氨蝶呤等）停用半年以上，泼尼松维持量 <10mg/d，可以妊娠。有习惯性流产史或抗磷脂抗体阳性者，应加服低剂量阿司匹林 50～100mg/d。

7. 中医辨证论治

气营热盛——清热解毒，凉血化斑——清瘟败毒饮加减（2006，2011）。

阴虚内热——养阴清热——玉女煎合增液汤加减（2006）。

热郁积饮——清热蠲饮——葶苈大枣泻肺汤合泻白散加减。

瘀热痹阻——清热凉血，活血散瘀——犀角地黄汤加减（2006）。

脾肾两虚——滋肾填精，健脾利水——济生肾气丸加减。

气血两亏——益气养血——八珍汤加减（2006）。

脑虚瘀热——清心开窍——清宫汤送服或鼻饲安宫牛黄丸或至宝丹（2011）。

瘀热伤肝——疏肝清热，凉血活血——茵陈蒿汤合柴胡疏肝散加减（2006）。

风湿性疾病鉴别诊断

病名	鉴别疾病	鉴别要点
类风湿关节炎	系统性红斑狼疮	多为女性，X 线无关节骨质改变，常伴面部红斑等皮肤损害，多数有肾损害或多脏器损害，血清抗核抗体和抗双链 DNA 抗体显著↑

第八单元　神经系统疾病

☆ 重点提示

本单元历年考查频率一般，不必花太多时间复习。癫痫主要复习其中医的病因病机及辨证论治，每个分型的证候、治法、方药都要熟悉。急性脑血管病也要重点复习中医病因病机和辨证论治。另外，对于影像学检查的内容也要了解。

━━━━━━ 考点集合 ━━━━━━

一、癫痫

1. 中医病因病机　病因为七情失调，先天因素，脑部外伤，饮食不节，劳累过度，或患他病之后。病机为顽痰闭阻心窍、肝经风火内动。

2. 临床表现

（1）全面性强直－阵挛发作（大发作）：以意识丧失和全身抽搐为特征。发作表现可分为强直期、阵挛期和惊厥后期三个阶段（2010，2011，2020）。

（2）失神发作（小发作）：多见于儿童和少年。以短暂意识障碍为特征（2020）。

（3）癫痫持续状态：患者出现强直阵挛性发作持续 5 分钟以上即有可能发生神经元损伤，对于 GTCS 的患者若发生持续时间超过 5 分钟就该考虑癫痫持续状态的诊断。病人始终处于昏迷状态，随反复发作而间歇期越来越短，体温升高，昏迷加深。

3. 实验室检查

（1）脑电图：是诊断癫痫最常用的一种辅助检查方法，40%～50% 的癫痫病人在发作间歇期的首次检查可见棘波、尖波或棘–慢波、尖–慢波等痫性放电波形。癫痫发作患者出现局限性痫样放电提示局限性癫痫，普遍性痫样放电提示全身性癫痫。少数可多次检查始终正常。

（2）影像学检查：可确定脑结构性异常或病变，对癫痫及癫痫综合征诊断和分类有帮助，有时可做出病因诊断，如颅内肿瘤、灰质异位等。

4. 诊断　根据发作史，特别是可靠目击者提供的详细发作过程和表现，辅以脑电图痫性放电即可诊断。

5. 西医治疗

（1）抗癫痫药物的选择：①大发作首选苯妥英钠、卡马西平，次选丙戊酸钠；②典型失神发作及肌阵挛发作首选丙戊酸钠，次选乙琥胺、氯硝西泮；<u>非典型失神发作首选乙琥胺或丙戊酸钠（2020）</u>，次选氯硝西泮；③部分性发作和继发全面性发作首选卡马西平，其次为苯妥英钠、丙戊酸钠或苯巴比妥；④儿童肌阵挛发作首选丙戊酸钠，其次为乙琥胺或氯硝西泮。

（2）手术治疗：适应证：①难治性癫痫；②癫痫灶不在脑的主要功能区且手术易于到达，术后不会遗留严重神经功能障碍；③脑器质性病变所致。常用方法：前颞叶切除术，选择性杏仁核、海马切除术，癫痫病灶切除术，大脑半球切除术等。

（3）癫痫持续状态：①首选地西泮。②苯妥英钠用于地西泮控制发作后防止复发。③苯巴比妥钠与地西泮并用效果较好。④异戊巴比妥钠对呼吸中枢的抑制作用较苯巴比妥钠为轻，有明显肝肾功能不全者两药均应慎用。⑤氯硝西泮药效是地西泮的5倍，对各型癫痫状态均有效，对呼吸及心脏抑制作用较强。⑥水合氯醛加等量植物油保留灌肠，适用于肝功能不全或不宜使用苯巴比妥类患者。⑦发作难以控制者必要时行全身麻醉。⑧支持和对症治疗——保持呼吸道通畅；防护舌咬伤、摔伤和骨折；预防脑水肿和继发感染；高热可物理降温，维持水、电解质平衡等。

6. 中医辨证论治

（1）发作期

①阳痫——急以开窍醒神，继以泻热涤痰息风

证候：突然仆倒，不省人事，面色潮红，牙关紧闭，两目上视，四肢抽搐，口吐涎沫；或喉中痰鸣或发怪叫，移时苏醒如常人，发病前常有眩晕、头昏、胸闷、乏力，舌质红，苔白腻或黄腻，脉弦数或弦滑。

方药：黄连解毒汤合定痫丸加减。

②阴痫——温阳除痰，顺气定痫

证候：突然昏仆，不省人事，面色暗晦萎黄，手足清冷，双眼半开半闭，僵卧拘急，或颤动，抽搐时发，口吐涎沫，一般口不啼叫，或声音小，平素常有神疲乏力，恶心泛呕，胸闷纳差，舌质淡，苔白而厚腻，脉沉细或沉迟。

方药：五生饮合二陈汤加减。

（2）休止期

①肝火痰热证——清肝泻火，化痰息风

证候：平素性情急躁，心烦失眠，口苦咽干，时吐痰涎，大便秘结，发作则昏仆抽搐，口吐涎沫，舌红，苔黄，脉弦滑数。

方药：龙胆泻肝汤合涤痰汤加减。

②脾虚痰湿证——健脾和胃，化痰息风

证候：痫病日久，神疲乏力，眩晕时作，面色不华，胸闷痰多，或恶心欲呕，纳少便溏，舌淡胖，苔白腻，脉濡弱。

方药：醒脾汤加减。

③肝肾阴虚证——补益肝肾，育阴息风

证候：痫病日久，头晕目眩，两目干涩，心烦失眠，腰膝酸软，舌质红少苔，脉细数。

方药：左归丸加减。

④瘀阻清窍证——活血化瘀，通络息风

证候：发则猝然昏仆，抽搐，或单见口角、眼角、肢体抽搐，颜面口唇青紫，舌质紫暗或有瘀斑，脉涩或沉弦。

方药：通窍活血汤加减。

二、脑血管疾病

（一）西医病因

血管壁病变，最常见的是动脉硬化；心脏病及血流动力学改变（高血压、低血压、血压波动）；血流成分改变及血液流变学异常（血液黏稠度升高，凝血异常）。

1. 短暂性脑缺血发作　微栓子，脑血管痉挛，血液成分、血流动力学改变，颈部动脉受压学说。

2. 动脉硬化性脑梗死　动脉管腔狭窄和血栓形成，>500μm 的供血动脉；血管痉挛。

3. 脑栓塞　栓子的来源为三类：①心源性最常见，最多见的直接原因是慢性心房纤颤，其次是风湿性心脏病、感染性心内膜炎、心肌梗死或心肌病的附壁血栓；②非心源性，主动脉弓及其发出的大血管的动脉粥样硬化斑块和附着物脱落，及其他较少见的各种栓子；③来源不明，约30%不能确定原因。

4. 腔隙性梗死　高血压，动脉粥样硬化，血流动力学异常与血液成分异常，各种类型小栓子。

5. 脑出血　高血压合并小动脉硬化最常见；脑动脉粥样硬化；继发于脑梗死；先天性脑血管畸形或动脉瘤；血液病；抗凝或溶血栓治疗；其他，如脑动脉炎、淀粉样血管病或肿瘤侵袭血管壁破裂出血等。

6. 蛛网膜下腔出血　先天性动脉瘤最常见，脑血管畸形和高血压动脉硬化性动脉瘤，颅底异常血管网、各种感染引起的动脉炎、肿瘤破坏血管、血液病、抗凝治疗的并发症。

（二）临床表现

1. 短暂性脑缺血发作（TIA）（2013，2020）

（1）颈内动脉系统 TIA：较多见。发作性单肢无力或轻偏瘫及对侧面部轻瘫，当主侧半球受累时可见失语症，也可有失读、失写症等。特征性改变是伴有病变侧单眼一过性黑蒙或失明或病变侧 Horner 征（2018）；部分视野缺损常见，偏盲则较少见。

（2）椎 - 基底动脉系统 TIA：①跌倒发作；②短暂性全面性遗忘症；③双眼视力障碍发作。

2. 动脉硬化性脑梗死　①颈内动脉闭塞：病灶侧单眼一过性黑蒙，偶可为永久性视力障碍，或病灶侧 Horner 征这一特征性病变；常见症状有对侧偏瘫、偏身感觉障碍和偏盲等；主侧半球受累可有失语症。②大脑中动脉闭塞：主干闭塞——"三偏征"（2015，2020）。上下肢瘫痪程度基本相等；可有不同程度的意识障碍；主侧半球受累可出现失语症，非主侧半球受累可见体象障碍。皮层支闭塞——上分支闭塞时可出现病灶对侧偏瘫和感觉缺失，面部及上肢重于下肢，Broca 失语和体象障碍；下分支闭塞时常出现 Wernicke 失语、命名性失语和行为障碍等，而无偏瘫。深穿支闭塞——对侧中枢性上下肢均等性偏瘫，可伴有面舌瘫；对侧偏身感觉障碍，有时可伴有对侧同向性偏盲；主侧半球病变可出现皮质下失语。

3. 脑栓塞　①意识障碍。②局限性神经缺失症状：约 4/5 脑栓塞累及大脑中动脉主干及其分支，出现失语、偏瘫、单瘫、偏身感觉障碍和局限性癫痫发作等。约 1/5 发生在椎 - 基底动脉系统，表现为眩晕、复视、共济失调、交叉瘫、四肢瘫、发音及吞咽困难等；较大栓子偶可栓塞在基底动脉主干，造成突然昏迷、四肢瘫或基底动脉尖综合征。③原发疾病表现。④脑外多处栓塞证据。

4. 腔隙性梗死 急性发病或渐进性、亚急性起病，可归纳为21种临床综合征，较为典型的有6种：①纯运动性轻偏瘫（2013）——有7种少见的变异型（合并运动性失语；无面瘫的PMH；合并水平凝视麻痹；合并动眼神经交叉瘫的Weber综合征；合并外展神经交叉瘫；伴有急性发作的精神错乱，注意力、记忆力障碍；闭锁综合征）。②纯感觉性卒中——感觉障碍严格沿人体中轴分隔，感觉异常仅位于面口部和手部者称口手综合征。③共济失调性轻偏瘫。④构音障碍－手笨拙综合征。⑤感觉运动性卒中。⑥腔隙状态——严重精神障碍、痴呆、假性球麻痹、双侧锥体束征、类帕金森综合征和尿便失禁等。

5. 脑出血 急性期常见的主要表现有头痛、头晕、呕吐、意识障碍、肢体瘫痪、失语、大小便失禁等。发病时常有显著的血压升高，一般在180/110mmHg以上，体温升高，尤其是脑桥出血常引起高热。常见的有：①基底节区（内囊区）出血——壳核出血、丘脑出血、尾状核头出血；②脑叶出血——额叶出血、顶叶出血、颞叶出血、枕叶出血；③脑桥出血；④小脑出血；⑤脑室出血。

6. 蛛网膜下腔出血 发病急骤，常伴剧烈头痛、呕吐。可有局限性或全身性抽搐、短暂意识不清甚至昏迷。多有脑膜刺激征，可伴有感觉障碍或轻偏瘫等神经系统局灶体征（2020）。

（三）实验室及其他检查

1. 影像学检查 应常规做头颅CT检查，一般在发病24小时后显示低密度梗死灶，但CT对脑干、小脑的较小梗死灶显示不清。MRI可显示早期缺血性梗死，脑干、小脑梗死比CT显示清晰。功能性MRI弥散加权成像（DWI）可在发病2小时内即显示缺血病变。DSA可发现血管狭窄和闭塞部位，以及动脉炎、血管畸形、动脉瘤等。临床疑诊脑出血时应首选CT检查。

2. 腰穿检查 一般在不能做CT检查，临床又难以做出脑血管病定性诊断时才选择做腰穿检查。但应注意有颅内压明显增高时不宜进行。

3. 经颅多普勒（TCD） 可提示血管狭窄、动脉粥样硬化斑。

（四）诊断

1. 短暂性脑缺血发作 其诊断主要依靠病史。①多数在50岁以上发病；②有高血压、高脂血症、糖尿病、脑动脉粥样硬化症、较严重的心脏病病史及吸烟等不良嗜好；③突然局灶性神经功能缺失发作，持续数分钟，或可达数小时，24小时内完全恢复；④不同病人的局灶性神经功能缺失症状常按一定的血管支配区刻板地反复出现；⑤发作间歇期无神经系统定位体征。诊断确立后需要进一步明确病因。

2. 动脉硬化性脑梗死 ①起病急，多于安静状态下发病；②多见于有动脉硬化、高血压、糖尿病及心脏病病史的中老年人；③有颈内动脉系统和（或）椎－基底动脉系统体征和症状，如偏瘫、偏身感觉障碍、失语、共济失调等，部分可有头痛、呕吐、昏迷等全脑症状，并在发病后数小时至几天内逐渐加重；④头颅CT、MRI发现梗死灶，或排除脑出血、瘤卒中和炎症性疾病等。

3. 脑栓塞 ①无前驱症状，突然发病，病情进展迅速且多在几分钟内达高峰；②局灶性脑缺血症状明显，伴有周围皮肤、黏膜和（或）内脏和肢体栓塞症状；③明显的原发疾病和栓子来源；④脑CT和MRI能明确脑栓塞的部位、范围、数目及性质（出血性与缺血性）。

4. 腔隙性梗死 ①中年以后发病，有长期高血压病史；②临床表现符合腔隙综合征之一；③CT或MRI影像学检查可证实存在与神经功能缺失一致的病灶；④EEG、腰椎穿刺或DSA等均无肯定的阳性发现；⑤预后良好，多数患者可在短期内恢复。

5. 脑出血 ①50岁以上，多有高血压病史，在体力活动或情绪激动时突然起病，发病迅速；②早期有意识障碍及头痛、呕吐等颅内压增高症状，并有脑膜刺激征及偏瘫、失语等局灶症状；③头颅 CT 示高密度阴影（2020）。

6. 蛛网膜下腔出血 ①突然剧烈头痛、呕吐、脑膜刺激征阳性即高度；②眼底检查发现玻璃体膜下出血，脑脊液检查呈均匀血性，压力增高，可临床确诊；③CT 检查证实临床诊断（2013），进一步明确原因。

（五）西医治疗

	短暂性脑缺血发作	动脉硬化性脑梗死	脑栓塞	腔隙性梗死	脑出血	蛛网膜下腔出血
抗血小板聚集	阿司匹林、氯吡格雷	阿司匹林，（溶栓及抗凝时不可用）	阿司匹林、氯吡格雷	阿司匹林		
抗凝	肝素、低分子肝素、华法林	肝素、低分子肝素	肝素、低分子肝素、华法林			
血管扩张剂	早期使用缩小缺血范围，促进侧支循环建立	慎用或不用	同"短暂性脑缺血发作"；部分心源性可用罂粟碱	急性期可用		
脑保护	钙拮抗剂（尼莫通、尼达尔、西比灵和、奥力保克）	钙离子通道阻滞剂、镁离子、抗兴奋性氨基酸递质、自由基清除剂、酶的抑制剂、抑制内源性毒性产物、神经营养因子、神经节苷脂、腺苷与纳洛酮、亚低温治疗	同"短暂性脑缺血发作"	尼莫地平、氟桂利嗪		
溶栓		尿激酶	同"脑血栓形成"；脂肪栓用扩容剂、血管扩张剂、5%碳酸氢钠，感染性栓塞用抗生素			

	短暂性脑缺血发作	脑血栓形成	脑栓塞	腔隙性梗死	脑出血	蛛网膜下腔出血
降纤		降纤酶、巴曲酶、安克洛酶、蚓激酶			抗纤剂,6-氨基己酸、血芳酸或止血环酸	
脱水、降颅压				+	脱水剂甘露醇,利尿剂呋塞米,甘油、10%血清白蛋白亦可	甘露醇、呋塞米、甘油果糖、白蛋白
维持水及电解质平衡、加强营养				补钠、补钾	补液补钠补钾、调整饮食和静脉补液中晶体胶体的比例	
止血药和凝血药				对脑出血无效,合并消化道出血或凝血障碍时用6-氨基己酸、抗血纤溶芳酸、凝血酶、仙鹤草素		
其他		神经细胞营养剂		降血压	镇静、镇痛、抗癫痫	
高压氧		+	如系减压病可行,使气栓减少			

	短暂性脑缺血发作	脑血栓形成	脑栓塞	腔隙性梗死	脑出血	蛛网膜下腔出血
手术治疗和介入治疗		颈动脉内膜切除术、颅内外动脉吻合术、开颅减压术、脑室引流术	大颅瓣切除减压、栓子摘除术		+	手术夹闭动脉瘤或者介入栓塞；立体定向放射治疗（γ刀）
康复治疗		+				
预防性治疗		阿司匹林、氯吡格雷		控制高血压、防治各类脑动脉硬化		

（六）中医辨证论治

1. 辨证要点　辨中经络与中脏腑；辨闭证与脱证；辨阴闭与阳闭；辨病势顺逆。

2. 短暂性脑缺血发作

（1）肝肾阴虚，风阳上扰——平肝息风，育阴潜阳

证候：头晕目眩，甚则欲仆，目胀耳鸣，心中烦热，多梦健忘，肢体麻木，或猝然半身不遂，语言謇涩，但瞬时即过，舌质红，苔薄白或少苔，脉弦或细数。

方药：镇肝息风汤加减。

（2）气虚血瘀，脉络瘀阻——补气养血，活血通络

证候：头晕目眩，动则加剧，言语謇涩，或一侧肢体软弱无力，渐觉不遂，偶有肢体瞤动，口角流涎，舌质暗淡，或有瘀点，苔白，脉沉细无力或涩。

方药：补阳还五汤加减。

（3）痰瘀互结，阻滞脉络——豁痰化瘀，通经活络

证候：头晕目眩，头重如蒙，肢体麻木，胸脘痞闷，或猝然半身不遂，移时恢复如常，舌质暗，苔白腻或黄厚腻，脉滑数或涩。

方药：黄连温胆汤合桃红四物汤加减。

3. 动脉硬化性脑梗死、脑栓塞、腔隙性梗死、脑出血（2013）、蛛网膜下腔出血

（1）肝阳暴亢，风火上扰——平肝潜阳，活血通络

证候：平素头晕头痛，耳鸣目眩，突然发生口眼歪斜，舌强謇涩，或手足重滞，甚则半身不遂，或伴麻木等症状，舌质红苔黄，脉弦（2006）。

方药：天麻钩藤饮加减。

（2）风痰瘀血，痹阻脉络——祛风化痰通络

证候：肌肤不仁，手足麻木，突然口眼歪斜，言语不利，口角流涎，舌强謇涩，甚则半身不遂，或见手足拘挛，关节酸痛，畏寒发热，舌苔薄白，脉浮数。

方药：真方白丸子加减（2005，2013）。

（3）痰热腑实，风痰上扰——通腑泄热，化痰理气

证候：半身不遂，舌强言语謇涩或不语，口眼歪斜，偏身麻木，口黏痰多，腹胀便秘，头晕目眩，舌红苔黄腻或厚黄腻，脉弦滑。

方药：星蒌承气汤加减。

（4）气虚血瘀——益气养血，化瘀通络

证候：肢体不遂，软弱无力，形体肥胖，气短声低，面色萎黄，舌质淡暗或有瘀斑，苔薄白，脉细弱或沉弱。

方药：补阳还五汤加减（2006）。

（5）阴虚风动——滋阴潜阳，镇肝息风

证候：突然发生口眼㖞斜，舌强语謇，半身不遂；平素头晕头痛，耳鸣目眩，膝酸腿软，舌红，苔黄，脉弦细而数或弦滑。

方药：镇肝息风汤加减。

（6）脉络空虚，风邪入中——祛风通络，养血和营

证候：手足麻木，肌肤不仁或突然口眼㖞斜，语言不利，口角流涎，甚则半身不遂；或兼见恶寒发热，肢体拘急，关节酸痛；舌苔薄白，脉浮弦或弦细。

方药：大秦艽汤加减。

（7）痰热内闭清窍——清热化痰，醒神开窍

证候：突然昏仆，口噤目张，气粗息高，或两手握固，或躁扰不宁，口眼㖞斜，半身不遂，昏不知人，颜面潮红，大便干结，舌红，苔黄腻，脉弦滑数。

方药：先灌服（或鼻饲）至宝丹或安宫牛黄丸以辛凉开窍，继以羚羊角汤加减。

（8）痰湿壅闭心神——辛温开窍，豁痰息风

证候：突然昏仆，不省人事，牙关紧闭，口噤不开，痰涎壅盛，静而不烦，四肢欠温，舌淡，苔白滑而腻，脉沉。

方药：涤痰汤加减。

（9）元气败脱，心神涣散——益气回阳，救阴固脱

证候：突然昏仆，不省人事，目合口开，鼻鼾息微，手撒肢冷，汗多不止，二便自遗，肢体软瘫，舌痿，脉微欲绝。

方药：大剂参附汤合生脉散加减。

三、血管性痴呆（VD）

1. 西医病因　卒中是直接原因（2013），发生与卒中的部位（最重要）、数目和大小相关，脑血流下降也是重要因素。多发梗死性痴呆是最常见类型。

2. 中医病因病机　本病多因年老体虚、精气不足，久病耗损，七情内伤致气、血、痰、瘀诸邪为患。或邪阻脑络，或髓海失充，致神机失用而发为痴呆。

3. 临床表现　起病突然，认知功能下降，性格改变和情感障碍，行为障碍，具有神经功能缺损症状和体征（如偏瘫、偏盲、偏身感觉障碍，肌张力增高，锥体束征），有缺血性脑血管病史，多发梗死性痴呆患者多有两次或两次以上的脑卒中病史。

4. 实验室检查及其他检查

（1）神经影像学：CT可见脑白质内低密度灶；MRI可显示脑内多发大小不等或单发的长T1、长T2信号，病灶周围脑组织可见萎缩。

（2）神经电生理检查：可有脑电图局灶性异常，视觉和听觉诱发电位可有异常。

（3）脑功能和代谢检查：大脑深部灰质、小脑、颞中回、扣带回前部等部位代谢降低。

5. 西医治疗

（1）一般治疗：发高血压者，收缩压以135～150mmHg为宜；戒烟、控制血糖。

（2）改善脑循环：①钙离子拮抗剂：氟桂利嗪、尼莫地平。②抗血小板聚集药物：噻氯匹定。

（3）营养和保护脑细胞：①脑代谢活化剂：吡拉西坦、双氢麦角碱（喜得镇）。②维生素 E。

（4）康复治疗。

6. 中医辨证论治

髓海不足——补精填髓养神——七福饮加减。

脾肾两虚——温补脾肾——还少丹加减。

痰浊蒙窍——健脾益气，豁痰开窍——涤痰汤加减（2020）。

瘀血阻窍——活血化瘀，开窍醒神——通窍活血汤加减。

心肝火旺——清热泻火，安神定志——黄连解毒汤加减。

肝肾阴虚——补益肝肾——知柏地黄丸加减。

四、帕金森病

1. 临床表现

（1）典型表现：大多 60 岁后发病，起病隐袭，缓慢发展，逐渐加剧。初发症状以震颤（静止性震颤，拇指与屈曲的食指呈搓丸样动作）最多，其次为步行障碍、肌强直（铅管样强直、齿轮样强直）和运动迟缓（面具脸；扣纽扣、系鞋带等困难；字越写越小呈小写征）。症状常自一侧上肢开始，逐渐波及同侧下肢、对侧上肢及下肢，常成"N"字形进展，亦有自一侧下肢开始者。症状出现先后因人而异。

（2）其他症状：①Myerson 征（反复叩击眉弓上缘产生持续眨眼反应）；②眼睑阵挛（闭合眼睑轻度颤动）或眼睑痉挛（眼睑不自主闭合）；③口、咽和腭肌运动障碍致讲话缓慢、发音弱、流涎，严重时吞咽困难；④脂颜和多汗；⑤消化道蠕动障碍致顽固性便秘；⑥部分晚期出现轻度认知功能减退和视幻觉，通常不严重。抑郁症常见。

2. 实验室检查及其他检查

（1）血常规、脑脊液检查、尿常规及血液生化；CT、MR；脑电图无显著异常。

（2）尿中多巴胺的代谢产物高香草酸减少。

（3）基因检测 DNA 印迹技术、PCR、DNA 序列分析等在少数家族性 PD 患者可能发现基因突变。

（4）正电子发射断层扫描或单光子发射计算机断层可发现脑内多巴胺转运载体功能显著降低，且疾病早期即可发现，故对 PD 的早期诊断、鉴别诊断及病情进展监测均有一定的价值。

3. 诊断与鉴别诊断

（1）诊断：①中老年发病，缓进性病程；②四项主征（静止性震颤、肌强直、运动迟缓、姿势步态异常）中至少具备两项，前两项至少具备其中之一；症状不对称；③左旋多巴治疗有效；④患者无眼外肌麻痹、小脑体征、直立性低血压、锥体系损害和肌萎缩等。

（2）鉴别诊断

①继发性 PD：有明确病因可寻，如感染、药物、中毒、动脉硬化和外伤等。

②特发性震颤：震颤以姿势性或运动性为特征，发病年龄早，饮酒或用普萘洛尔后震颤可显著减轻，无肌强直和运动迟缓，1/3 患者有家族史。

4. 西医治疗

（1）药物治疗：①抗胆碱能药物苯海索（安坦）、丙环定（开马君）、苯托品及环戊丙醇等；②金刚烷胺；③左旋多巴及复方左旋多巴；④DA 受体激动剂——非麦角类 DA 受体激动剂普拉克索、罗匹尼罗等，麦角类 DA 受体激动剂溴隐亭、培高利特（已被 FDA 禁用）；⑤单胺氧化酶 B 抑制剂思吉宁；⑥儿茶酚 - 邻位 - 甲基转移酶抑制剂恩托可明、答是美等。

（2）外科治疗：丘脑手术对震颤有效，苍白球手术对运动迟缓有效；脑深部电刺激。

（3）细胞移植及基因治疗、康复治疗。

5. 中医辨证论治

风阳内动——镇肝息风，舒筋止颤——天麻钩藤饮合镇肝息风汤加减。

痰热风动——清热化痰，平肝息风——导痰汤合羚角钩藤汤加减。

气血亏虚——益气养血，濡养筋脉——人参养荣汤加减。

髓海不足——填精补髓，育阴息风——龟鹿二仙膏加减。

阳气虚衰——补肾助阳，温煦筋脉——地黄饮子加减。

神经系统疾病鉴别诊断

病名	鉴别疾病	鉴别要点
癫痫	晕厥	发病前常先有头晕、胸闷、心慌、黑蒙等，清醒后常有肢体发冷、乏力等，平卧后可逐渐恢复
	基底动脉型偏头痛	意识丧失前常有梦样感觉；偏头痛为双侧，多伴有眩晕、共济失调、双眼视物模糊或眼球运动障碍，脑电图可有枕区棘波，EEG 正常
	假性癫痫发作	双眼上翻、手足抽搐和过度换气，精神刺激后发作，哭叫、出汗和闭眼等，暗示治疗可终止。脑电图系统监测有鉴别意义
	低血糖症	血糖水平 <2mmol/L 可产生局部癫痫样抽动或四肢强直发作，伴意识丧失，病史有助于诊断
短暂性脑缺血发作	局灶性癫痫	特别是单纯部分发作，常表现为持续数秒至数分钟的肢体抽搐，从躯体的一处开始，并向周围扩展。较可靠的鉴别方法是进行 24 小时脑电图监测，如有局限性癫痫放电则可确诊为癫痫。CT 或 MRI 检查可发现脑内局灶性病变
	梅尼埃病	发作性眩晕、恶心、呕吐与椎－基底动脉 TIA 相似，但每次发作持续时间往往超过 24 小时，可达 3～4 天，伴耳鸣、耳阻塞感、听力减退等，除眼球震颤外，无其他神经系统定位体征

第九单元　理化因素所致疾病

重点提示

本单元虽几乎每年都有涉及，但变化不大，重点基本考查几种中毒的临床表现及诊断的内容，考生只需将几种典型症状，如蒜味、樱桃红色等关键词对照记忆即可。另外，一些个别情况的西药治疗也应了解。其余内容了解即可。

考点集合

一、急性一氧化碳中毒

1. 临床表现

（1）急性中毒

①轻度中毒：COHb 浓度达 20% ～30%。头痛、头晕、乏力、恶心呕吐等。

②中度中毒：COHb 浓度达 30% ～40%。昏迷或浅昏迷、皮肤口唇黏膜呈樱桃红色（2005）。

③重度中毒：COHb 浓度 >50%。深昏迷，各种反射消失。

（2）急性 CO 中毒迟发脑病："假愈期" 2～60 天，表现有精神意识障碍；锥体外系神经障碍；锥体系神经损害；大脑皮质局灶症；周围神经炎等（2019）。

2. 实验室检查　①血液 COHb 测定（2010）；②血气分析；③头部 CT 检查；④脑电图检查；⑤心电图检查。

3. 诊断　①有 CO 接触史；②皮肤黏膜呈樱桃红色；③血中 COHb 测定有确诊价值（停止接触 CO 超过 8 小时多降至正常）；④除外其他引起昏迷的疾病；⑤迟发脑病。

4. 西医治疗

（1）纠正缺氧：高压氧治疗（2020）。

（2）防治脑水肿：20% 甘露醇、呋塞米、肾上腺皮质激素。

（3）促进脑细胞恢复：ATP、辅酶 A、细胞色素 C、大剂量维生素 C、胞磷胆碱等。

（4）对症治疗：昏迷期间加强护理，保持呼吸道通畅，必要时进行气管切开，防治肺部感染、压疮等并发症发生。

（5）迟发脑病治疗：高压氧、糖皮质激素、血管扩张剂、神经细胞营养药、抗帕金森病药物。

二、有机磷杀虫药中毒

1. 临床表现（2019）

（1）胆碱能兴奋或危象：口服中毒 10 分钟至 2 小时发生，呼吸道吸入约 30 分钟，皮肤吸收 2～6 小时。①毒蕈碱样症状（M 样症状）——腺体分泌增加，大汗、多泪、流涎；平滑肌痉挛，瞳孔缩小、胸闷、气短、呼吸困难，恶心、呕吐、腹痛、腹泻；括约肌松弛，大小便失禁；气道分泌物增多，咳嗽、气促，双肺干湿啰音，肺水肿。②烟碱样症状（N 样症状）——肌纤维颤动，全身紧缩或压迫感，甚至全身骨骼肌强直性痉挛，呼吸肌麻痹引起呼吸停止；血压升高和心律失常。③中枢神经系统症状——头晕、头痛、倦怠、烦躁、言语不清、不同程度的意识障碍。脑水肿甚至呼吸中枢麻痹。乐果和马拉硫磷口服中毒者稳定数天至 1 周后再次出现胆碱能危象，称为反跳。

（2）迟发性多发性神经病：急性重、中度中毒后 2～3 周，胆碱能症状消失后出现的感觉、运动型多发性神经病。腓肠肌酸痛及压痛；下肢无力远端明显，肢体远端手、袜套式感觉减退。

（3）中间型综合征：急性中毒后 24～96 小时，抬头困难、肩外展及髋屈曲困难；眼外展及眼球活动受限，眼睑下垂，睁眼困难，可有复视；颜面肌或咀嚼肌无力、声音嘶哑和吞咽困难；呼吸肌麻痹。多见于含二甲氧基的化合物中毒，如倍硫磷、乐果、氧乐果等。

2. 实验室检查　ChE 活力是诊断 OPI 中毒的特异性实验指标（2006）。呕吐物、清洗液、尿液或血液中测到相应毒物或其代谢产物可明确有机磷农药的具体名称甚至浓度，有助于诊断和治疗。

3. 诊断　OPI 接触史。呼出气体或呕吐物或皮肤等部位有特异性的大蒜味，有胆碱能兴奋或危象的临床表现，特别是流涎、多汗、瞳孔缩小、肌纤维颤动和意识障碍等，结合及时测定的实验室检查结果。

4. 西医治疗

（1）迅速清除毒物。

（2）解毒药物的使用：①胆碱酯酶复能药，如碘解磷定、氯解磷定、双复磷等（2006,2010）。②胆碱受体阻断药阿托品：对毒蕈碱样症状和对抗呼吸中枢抑制有效（2004, 2006, 2011）。

（3）对症治疗。

三、急性镇静催眠药中毒

1. 临床表现

（1）急性巴比妥类中毒

①轻度中毒：2～5倍催眠剂量。嗜睡、情绪不稳定、入睡后推动可以叫醒、反应迟钝、言语不清、有判断及定向力障碍、眼球有震颤。

②中度中毒：5～10倍催眠剂量。沉睡或昏迷，呼吸抑制。

③重度中毒：10～20倍催眠剂量。进行性中枢神经系统抑制，嗜睡到深昏迷，呼吸抑制，可出现腱反射亢进、强直、阵挛及Babinski征阳性。

（2）急性苯二氮䓬类中毒

①轻度中毒：中枢神经系统受抑制，嗜睡、头晕、言语含糊不清、眼球震颤、意识模糊、共济失调，偶有中枢兴奋、锥体外系障碍及一时性精神错乱；呼吸及循环系统症状常不明显，偶见肝功能异常、粒细胞减少及剥脱性皮炎，年老体弱者易发生晕厥。

②重度中毒：昏迷、血压下降及呼吸抑制等。

（3）急性非巴比妥非苯二氮䓬类中毒：症状与巴比妥类中毒相似，但各有特点。①水合氯醛中毒——心律失常和肝肾功能损害等；②格鲁米特中毒——抗胆碱能神经症状，且意识障碍呈周期性波动；③甲喹酮中毒——呼吸抑制，锥体束体征如肌张力增强、腱反射亢进；④甲丙氨酯中毒——血压下降。

（4）急性吩噻嗪类中毒：轻者仅有头晕、困倦、注意力不集中、表情淡漠等，重者可出现神经、心血管及抗胆碱毒性症状。

①神经系统症状：最常见的为锥体外系反应。震颤麻痹综合征、静坐不能和急性肌张力障碍反应。还可出现意识障碍、嗜睡、昏迷、体温调节紊乱及癫痫发作等。

②心血管症状：四肢发冷、直立性低血压，甚至休克，心律失常。

③抗胆碱能毒性症状：心动过速、视物模糊、口干、便秘及尿潴留等。消化道症状如恶心、呕吐、腹痛等。

2. 诊断　毒物接触史。出现意识障碍和呼吸抑制及血压下降等。血液、呕吐物、洗胃液及尿液中药物测定有助于确诊。

3. 西医治疗

（1）清除毒物：①洗胃；②呋塞米利尿；补液成人每天3000mL（生理盐水及葡萄糖液各50%）；碳酸氢钠碱化尿液。③血液净化。

（2）特效解毒药：氟马西尼是苯二氮䓬类拮抗药。

（3）一般治疗：保温，翻身、拍背，吸氧，保持呼吸道通畅；监护生命体征；维持水、电解质及酸碱平衡。

（4）对症治疗：抗心律失常，升压，中枢神经系统抑制较重时用苯丙胺、安钠咖等，昏迷状态用盐酸哌甲酯，震颤麻痹综合征用盐酸苯海索、氢溴酸东莨菪碱等，肌肉痉挛及张力障碍用苯海拉明。

（5）并发症的治疗：肺部感染针对病原菌给予抗生素治疗；急性肾衰竭应及时抗休克，保持水、电解质平衡，避免使用损害肾脏的药物，必要时给予利尿及血液透析。

第十单元　内科常见危重症

重点提示

本单元虽不是重点单元，但是每年考试也会多少涉及。休克的内容，主要掌握其分型、诊断及治疗。整体来说，考生可不必花费较多时间复习，但也不可略过。

―――――――――――― 考点集合 ――――――――――――

一、休克

1. 概念、分类及常见病因

（1）概念：是由于各种致病因素引起有效循环血容量突然下降使全身各组织和重要器官灌注不足，从而导致一系列代谢紊乱、细胞受损及脏器功能障碍。如果不及时纠正可引起多脏器功能不全综合征（MODS），最终导致死亡。

（2）分类：按病因分为低血容量性、烧伤性、创伤性、感染性、过敏性、心源性、神经源性。按休克的血流动力学状态分为低血容量性休克、心源性休克、分布性休克、梗阻性休克（2020）。

（3）常见病因：失血与失液、烧伤、创伤、感染、过敏、急性心力衰竭、强烈的神经刺激。

2. 中医病因病机 邪毒内陷、脏气内伤、失血亡津。

3. 临床表现

（1）多脏器功能不全综合征（MODS）：是休克的主要死因之一。

（2）中枢神经系统：轻者意识模糊，重者昏迷。

（3）心血管系统：心率增快是休克最敏感的指标。

（4）肺部：休克是导致急性肺损伤或急性呼吸窘迫综合征的高危因素之一。常表现为喘憋、呼吸窘迫，病情进展往往需要机械通气治疗。

（5）肾：急性肾衰竭是休克的主要并发症，可使死亡率明显升高。

（6）消化系统：①急性胃黏膜损害、麻痹性肠梗阻，以及肠道黏膜屏障完整性受损，肠道细菌移位，细菌和毒素进入血液。②肝功能损伤，转氨酶和乳酸脱氢酶轻度增加；若低灌注加重则肝广泛受损，转氨酶明显升高，同时凝血因子和血清白蛋白下降。③胆红素明显升高。④还可引起急性胰腺炎和胆囊炎等。

（7）血液系统：①失血性休克血红蛋白和血细胞比容明显降低；②许多患者扩容后稀释性血小板减少，脓毒血症休克还可出现免疫性血小板破坏，弥散性血管内凝血时血小板也因消耗而减少。

（8）免疫系统：在休克过程中存在广泛的免疫功能不全。

（9）代谢：早期可见应激性高血糖，也可伴有高脂血症。晚期可出现低血糖，负氮平衡。

4. 诊断标准 ①有发生休克的病因；②意识异常；③脉搏细速超过100次/分或不能触及；④四肢湿冷，胸骨部位皮肤指压痕阳性（压后再充盈时间＞2秒），皮肤花纹、黏膜苍白或发绀，尿量＜30mL/h或无尿；⑤收缩压＜80mmHg；⑥脉压＜20mmHg；⑦原有高血压者收缩压较原有水平下降30%以上。凡符合①、②、③、④中的两项，或⑤、⑥、⑦中的一项者，即可成立诊断。

5. 西医治疗 纠正休克状态的同时针对病因治疗，包括支持生命器官的微循环灌注、改善代谢和保护器官功能等。①一般处理：监测血压、心率、呼吸、血氧饱和度、神志和尿量等（2013）；静脉通路；吸氧。②对因治疗。③液体复苏是各类休克的基本治疗（心源性休克慎用）（2020）；慎用葡萄糖溶液；补液初期补液量大、速度快，应严密观察血压、心率情况。④纠正酸碱平衡和电解质紊乱，定期监测血气分析，补碱性液体改善酸中毒。⑤血管活性药物多巴胺，去甲肾上腺素，肾上腺素，抗胆碱能药物山莨菪碱、阿托品和戊乙奎醚（后两者为临床首选药物）。⑥糖皮质激素。⑦防治MODS，在临床工作中对MODS的预防意义远大于治疗。

6. 中医辨证论治

气阴耗伤——益气固脱，敛阴生脉——生脉散。

真阴衰竭——育阴潜阳，复脉救逆——三甲复脉汤加减。

阳气暴脱——回阳救逆——四逆汤加味。

热毒炽盛——清里泄热解毒——黄连解毒汤。

气滞血瘀——理气开闭，活血通脉——四逆散合血府逐瘀汤加减。

心气不足——补养心气——炙甘草汤加减。

二、中暑

1. 临床表现

（1）热痉挛：高温强体力劳动后发生。先大量出汗后突然出现阵发性四肢及腹壁肌肉甚至肠平滑肌痉挛和疼痛。有低钠、低氯血症和肌酸尿症。

（2）热衰竭：未适应高温作业的新工人和体弱者发生，常无高热。先有头痛、头晕、恶心，继有口渴、胸闷、脸色苍白、冷汗淋漓、脉搏细弱、血压偏低。可有晕厥、抽搐，重者出现循环衰竭。可有低钠、低钾血症。

（3）热射病（2020）：①非劳力性热射病——小孩、老年人和有基础疾病的人群由于机体体温调节机制衰竭导致。②劳力性热射病——年轻人，由于机体产热多于散热的能力而引起。典型表现为高热、无汗、昏迷。严重患者可出现休克、心力衰竭、肺水肿、脑水肿、肝肾衰竭、弥散性血管内凝血。

2. 诊断

（1）先兆中暑：高温环境中，头晕、头痛、口渴、多汗、全身疲乏、心悸、注意力不集中、动作不协调，体温正常或略有升高。

（2）轻症中暑：除有先兆中暑症状外，有面色潮红、大量出汗、脉搏快速等表现，体温38.5℃以上。

（3）重症中暑：包括热射病、热痉挛和热衰竭3种类型。

3. 治疗

（1）先兆中暑与轻症中暑：移至阴凉通风处，予清凉含盐饮料。体温高者予冷敷。必要时可静脉滴注5%葡萄糖氯化钠注射液1000～2000mL。

（2）重症中暑：生命支持，包括呼吸、循环支持，必要时给予机械通气。及时采取降温措施。通风、应用电风扇以及冰敷颈部、腋窝、腹股沟。①热痉挛静脉注射10%葡萄糖酸钙10mL加维生素C 0.5g。②热衰竭轻者口服0.1%等渗氯化钠溶液，重者快速静脉滴注5%葡萄糖氯化钠注射液2000～3000mL。血压低者用多巴胺等升压药。③热射病物理降温，降温为0.2℃/min，每隔15分钟测肛温1次，目标肛温降至38℃时停止；药物降温氯丙嗪25～50mg加入500mL溶液，静脉滴注；纳洛酮0.8mg加25%葡萄糖液20mL静脉注射，30～90分钟重复；对症及支持治疗，控制惊厥和癫痫，不主张过度液体复苏；监测血压、心率和尿量，有条件者可测量中心静脉压、肺动脉楔压、心排血量以及体循环阻力指数等，横纹肌溶解需充分补液、利尿、碱化尿液，甚至透析治疗。

第十一单元　肺系病证

重点提示

本单元重点掌握喘证的辨证论治。

喘证

1. 病因病机　外邪侵袭于肺，过食生冷、肥甘，或因嗜酒伤中，情志不遂，忧思气结，劳欲久病，慢性咳嗽、肺痨等肺系病证迁延未愈所致。喘证有虚实之分。实喘在肺，为外邪、痰浊、肝郁气逆，邪壅肺气，宣降不利所致；虚喘责之肺、肾两脏，尤以气虚为主。实喘病久伤正，由肺及肾；或虚喘复感外邪，或夹痰浊，则病情虚实错杂，每多表现为邪气壅阻于上、肾气亏虚于下的上盛下虚证候。严重时不但肺肾俱虚，在孤阳欲脱之时，每多影响到心，导致心气、心阳衰惫，鼓动血脉无力，血行瘀滞，面色、唇舌、指甲青紫，甚至出现喘汗致脱，亡阴、亡阳的危重局面。

2. 诊断　①以喘促短气，呼吸困难，甚至张口抬肩，鼻翼扇动，不能平卧，口唇发绀为特征。②多有慢性咳嗽、哮病、肺痨、心悸等病史，每遇外感及劳累而诱发。

3. 病证鉴别

（1）喘证与气短：同为呼吸异常。气短不若喘证呼吸困难之甚。喘证呼吸困难，张口抬肩，摇身撷肚，实证气粗声高，虚证气弱声低。短气即少气，主要表现为呼吸浅促，或短气不足以息，似喘而无声，亦不抬肩撷肚。气短进一步加重，亦可呈虚喘表现。

（2）喘证与哮病：喘指气息而言，为呼吸气促困难，甚则张口抬肩，摇身撷肚。哮指声响而言，必见喉中哮鸣有声，亦伴呼吸困难。喘未必兼哮，而哮必兼喘。

4. 辨证论治

（1）实喘

①风寒壅肺——宣肺散寒

证候：喘息咳逆，呼吸急促，胸部胀闷，痰多稀薄而带泡沫，色白质黏，常有头痛，恶寒，或有发热，口不渴，无汗，苔薄白而滑，脉浮紧。

方药：麻黄汤合华盖散加减。

②表寒肺热——解表清里，化痰平喘

证候：喘逆上气，胸胀或痛，息粗，鼻扇，咳而不爽，吐痰稠黏，伴形寒，身热，烦闷，身痛，有汗或无汗，口渴，苔薄白或罩黄，舌边红，脉浮数或滑。

方药：麻杏石甘汤加减。

③痰热郁肺——清热化痰，宣肺平喘

证候：喘咳气涌，胸部胀痛，痰多质黏色黄，或夹有血色，伴胸中烦闷，身热，有汗，口渴而喜冷饮，面赤，咽干，小便赤涩，大便或秘，舌质红，舌苔薄黄或腻，脉滑数。

方药：桑白皮汤加减。

④痰浊阻肺——祛痰降逆，宣肺平喘

证候：喘而胸满闷塞，甚则胸盈仰息，咳嗽，痰多黏腻色白，咳吐不利，兼有呕恶，食少，口黏不渴，舌苔白腻，脉滑或濡。

方药：二陈汤合三子养亲汤加减。

⑤肺气郁痹——开郁降气平喘

证候：每遇情志刺激而诱发，发时突然呼吸短促，息粗气憋，胸闷胸痛，咽中如窒，但喉中痰鸣不著，或无痰声。平素常多忧思抑郁，失眠，心悸。苔薄，脉弦。

方药：五磨饮子加减。

（2）虚喘

①肺气虚耗——补肺益气养阴

证候：喘促短气，气怯声低，喉有鼾声，咳声低弱，痰吐稀薄，自汗畏风，或见咳呛，痰少质黏，烦热而渴，咽喉不利，面颧潮红，舌质淡红或有苔剥，脉软弱或细数。

方药：生脉散合补肺汤加减。

②肾虚不纳（2020）——补肾纳气

证候：喘促日久，动则喘甚，呼多吸少，气不得续，形瘦神惫，跗肿，汗出肢冷，面青唇紫，舌淡苔白或黑而润滑，脉微细或沉弱；或见喘咳，面红烦躁，口咽干燥，足冷，汗出如油，舌红少津，脉细数。

方药：金匮肾气丸合参蛤散加减。

③正虚喘脱——扶阳固脱，镇摄肾气

证候：喘逆剧甚，张口抬肩，鼻扇气促，端坐不能平卧，稍动则咳喘欲绝，或有痰鸣，心慌动悸，烦躁不安，面青唇紫，汗出如珠，肢冷，脉浮大无根，或见歇止，或模糊不清。

方药：参附汤送服黑锡丹。

第十二单元　心系病证

重点提示

本单元中重点掌握不寐的辨证论治。

━━━━━━━━━━━━ 考点集合 ━━━━━━━━━━━━

不寐

1. 病因病机　每因饮食不节，情志失常，劳倦、思虑过度及病后、年迈体虚等因素，导致心神不安或心神失养，神不守舍，不能由动转静而致不寐病证。其病理变化总属阳盛阴衰，阴阳失交（2020）。一为阴虚不能纳阳，一为阳盛不得入于阴。其病位主要在心，与肝、脾、肾密切相关。

2. 诊断　①轻者入寐困难或寐而易醒，醒后不寐，连续3周以上，重者彻夜难眠。②常伴头痛、头昏、心悸、健忘、神疲乏力、心神不宁、多梦等。③常有饮食不节，情志失常，劳倦、思虑过度，病后，体虚等病史。

3. 辨证论治

（1）肝火扰心——疏肝泻火，镇心安神

证候：不寐多梦，甚则彻夜不眠，急躁易怒，伴头晕头胀，目赤耳鸣，口干而苦，不思饮食，便秘溲赤，舌红苔黄，脉弦而数。

方药：龙胆泻肝汤加减。

（2）痰热扰心——清化痰热，和中安神

证候：心烦不寐，胸闷脘痞，泛恶嗳气，伴口苦，头重，目眩，舌偏红，苔黄腻，脉滑数。

方药：黄连温胆汤加减。

（3）心脾两虚——补益心脾，养血安神

证候：不易入睡，多梦易醒，心悸健忘，神疲食少，伴头晕目眩，四肢倦怠，腹胀便溏，面色少华，舌淡苔薄，脉细无力（2020）。

方药：归脾汤加减。

（4）心肾不交——滋阴降火，交通心肾

证候：心烦不寐，入睡困难，心悸多梦，伴头晕耳鸣，腰膝酸软，潮热盗汗，五心烦热，咽干少津，男子遗精，女子月经不调，舌红少苔，脉细数。

方药：六味地黄丸合黄连阿胶汤加减。

（5）心胆气虚——益气镇惊，安神定志

证候：虚烦不寐，触事易惊，终日惕惕，胆怯心悸，伴气短自汗，倦怠乏力，舌淡，脉弦细。

方药：安神定志丸合酸枣仁汤加减。

第十三单元　脾系病证

重点提示

本单元考生需熟记辨证论治。

========考点集合========

一、胃痞

1. 病因病机　脾胃同居中焦，脾主运化，胃主受纳，共司饮食水谷的消化、吸收与输布。脾主升清，胃主降浊，清升浊降则气机调畅。肝主疏泄，调节脾胃气机。肝气条达，则脾升胃降，气机顺畅。上述病因均可影响到胃，并涉及脾、肝，使中焦气机不利，脾胃升降失职，而发痞满。基本病机为中焦气机不利，脾胃升降失职。

2. 诊断　①胃脘痞塞，满闷不舒，按之柔软，压之不痛，望无胀形。②发病缓慢，时轻时重，反复发作，病程漫长。③多由饮食、情志、起居、寒温等因素诱发。

3. 辨证论治

（1）实痞

饮食内停——消食和胃，行气消痞——保和丸加减。

痰湿中阻——除湿化痰，理气和中——二陈平胃汤加减。

湿热阻胃——清热化湿，和胃消痞——泻心汤合连朴饮加减。

肝胃不和——疏肝解郁，和胃消痞——越鞠丸合枳术丸加减。

（2）虚痞

脾胃虚弱——补气健脾，升清降浊——补中益气汤加减。

胃阴不足——养阴益胃，调中消痞——益胃汤加减。

二、腹痛

1. 病因病机　感受外邪、饮食所伤、情志失调及素体阳虚等，均可导致气机阻滞、脉络痹阻或经脉失养而发生腹痛。基本病机为脏腑气机阻滞，气血运行不畅，经脉痹阻，"不通则痛"，或脏腑经脉失养，不荣而痛。

2. 腹痛的诊断　①胃脘以下、耻骨毛际以上部位的疼痛。疼痛性质各异，若病因外感，突然剧痛，伴发症状明显者，属于急性腹痛；病因内伤，起病缓慢，痛势缠绵者，则为慢性腹痛。②有与腹痛相关的病因，与脏腑经络相关的症状。如涉及肠腑，可伴有腹泻或便秘；寒凝肝脉痛在少腹，常牵引睾丸疼痛；膀胱湿热可见腹痛牵引前阴，小便淋沥，尿道灼痛；蛔虫作痛多伴嘈杂吐涎，时作时止；瘀血腹痛常有外伤或手术史；少阳表里同病腹痛可见痛连腰背，伴恶寒发热，恶心呕吐。③注意鉴别受病脏腑。根据性别、年龄、婚况，与饮食、情志、受凉等关系，起病经过，其他伴发症状，以资鉴别何脏何腑受病，明确病理性质。

3. 辨证论治

（1）寒邪内阻——散寒温里，理气止痛

证候：腹痛拘急，遇寒痛甚，得温痛减，口淡不渴，形寒肢冷，小便清长，大便清稀或秘结，舌质淡，苔白腻，脉沉紧。

方药：良附丸合正气天香散加减。

（2）湿热壅滞——泄热通腑，行气导滞

证候：腹痛拒按，烦渴引饮，大便秘结，或溏滞不爽，潮热汗出，小便短黄，舌质红，苔黄燥或黄腻，脉滑数。

方药：大承气汤加减。

（3）饮食积滞——消食导滞，理气止痛

证候：脘腹胀满，疼痛拒按，嗳腐吞酸，厌食呕恶，痛而欲泻，泻后痛减，或大便秘结，舌苔厚腻，脉滑。

方药：<u>枳实导滞丸加减（2018）</u>。

（4）肝郁气滞——疏肝解郁，理气止痛

证候：腹痛胀闷，痛无定处，痛引少腹，或兼痛窜两胁，时作时止，得嗳气或矢气则舒，遇忧思恼怒则剧，舌质红，苔薄白，脉弦。

方药：柴胡疏肝散加减。

（5）瘀血内停——活血化瘀，和络止痛

证候：腹痛较剧，痛如针刺，痛处固定，经久不愈，舌质紫暗，脉细涩。

方药：少腹逐瘀汤加减。

（6）中虚脏寒——温中补虚，缓急止痛

证候：腹痛绵绵，时作时止，喜温喜按，形寒肢冷，神疲乏力，气短懒言，胃纳不佳，面色无华，大便溏薄，舌质淡，苔薄白，脉沉细。

方药：<u>小建中汤加减（2020）</u>。

三、泄泻

1. 病因病机　病因有感受外邪，饮食所伤，情志不调，禀赋不足等，主要病机是脾病、湿盛，脾胃运化功能失调，肠道分清泌浊、传导功能失司。急性泄泻经治疗多在短期内痊愈，少数暴泄不止，损气伤津耗液，可成痉、厥、闭、脱等危证；若失治或误治，可迁延日久，由实转虚，转为慢性泄泻。日久脾病及肾，肾阳亏虚，脾失温煦，不能腐熟水谷，可成命门火衰之五更泄泻。

2. 诊断　①大便粪质稀溏，或完谷不化，或粪如水样，大便次数增多，每日三五次以至十数次以上；②常兼有腹胀、腹痛、肠鸣、纳呆；③起病或急或缓。暴泻者多有暴饮暴食或误食不洁之物的病史。迁延日久，时发时止者，常由外邪、饮食或情志等因素诱发。

3. 病证鉴别

（1）泄泻与痢疾：均为大便次数增多、粪质稀薄。泄泻大便次数增加，粪质稀溏，甚则如水样，或完谷不化，大便不带脓血，也无里急后重，或无腹痛。痢疾腹痛、里急后重、便下赤白脓血。

（2）泄泻与霍乱：霍乱是一种上吐下泻并作的病证，发病特点是来势急骤，变化迅速，病情凶险，突然腹痛，吐泻交作，常伴恶寒、发热，部分病人吐泻之后迅速消瘦，或发生转筋，腹中绞痛。若吐泻剧烈，可致面色苍白、目眶凹陷、汗出肢冷等津竭阳衰之危候。而泄泻以大便稀溏，次数增多为特征，一般预后良好。

4. 辨证论治

（1）寒湿内盛——芳香化湿，解表散寒

证候：泄泻清稀，甚则如水样，脘闷食少，腹痛肠鸣，或兼外感风寒，则恶寒，发热，头痛，肢体酸痛，舌苔白或白腻，脉濡缓。

方药：藿香正气散加减。

（2）湿热伤中——清热燥湿，分利止泻

证候：泄泻腹痛，泻下急迫，或泻而不爽，粪色黄褐，气味臭秽，肛门灼热，烦热口渴，小便短黄，舌质红，苔黄腻，脉滑数或濡数。

方药：葛根芩连汤加减。

（3）食滞肠胃——消食导滞，和中止泻

证候：腹痛肠鸣，泻下粪便臭如败卵，泻后痛减，脘腹胀满，嗳腐酸臭，不思饮食，舌苔垢浊或厚腻，脉滑。

方药：保和丸加减。

（4）脾胃虚弱——健脾益气，化湿止泻

证候：大便时溏时泻，迁延反复，食少，食后脘闷不舒，稍进油腻食物，则大便次数增加，面色萎黄，神疲倦怠，舌质淡，苔白，脉细弱。

方药：参苓白术散加减。

（5）肾阳虚衰——温肾健脾，固涩止泻

证候：黎明前脐腹作痛，肠鸣即泻，完谷不化，腹部喜暖，泻后则安，形寒肢冷，腰膝酸软，舌淡苔白，脉沉细（2020）。

方药：四神丸加减。

（6）肝气乘脾——抑肝扶脾

证候：泄泻肠鸣，腹痛攻窜，矢气频作，伴有胸胁胀闷，嗳气食少，每因抑郁恼怒，或情绪紧张而发，舌淡红，脉弦（2020）。

方药：痛泻要方加减。

四、便秘

1. 病因病机　饮食不节、情志失调、感受外邪、年老体虚等。病机主要是热结、气滞、寒凝、气血阴阳亏虚引起肠道传导失司所致。

2. 诊断　①排便间隔时间超过自己的习惯1天以上，或两次排便时间间隔3天以上；②大便粪质干结，排出艰难，或欲大便而艰涩不畅；③常伴腹胀、腹痛、口臭、纳差及神疲乏力、头眩心悸等症；④常有饮食不节、情志内伤、劳倦过度等病史。

3. 辨证论治

（1）实秘

热秘——泻热导滞，润肠通便——麻子仁丸加减。

气秘——顺气导滞——六磨汤加减。

冷秘——温里散寒，通便止痛——温脾汤加减。

（2）虚秘

气虚秘——益气润肠——黄芪汤加减。

血虚秘——养血润燥——润肠丸加减。

阴虚秘——滋阴通便——增液汤加减。

阳虚秘——温阳通便——济川煎加减。

内科

第十四单元　肝系病证

重点提示

本单元考生需熟记辨证论治。

━━━━━━━━━━━━━━━━━━ 考点集合 ━━━━━━━━━━━━━━━━━━

一、胁痛

1. 病因病机　病因为情志不遂、饮食不节、久病体虚等。基本病机为肝络失和。

2. 诊断　①一侧或两侧胁肋部疼痛，可为刺痛、胀痛、灼痛、隐痛、钝痛等；②部分可伴胸闷、腹胀、嗳气呃逆、急躁易怒、口苦纳呆、厌食恶心等；③常有饮食不节、情志内伤、感受外湿、跌仆闪挫或劳欲久病等病史。

3. 辨证论治

（1）肝郁气滞——疏肝理气

证候：胁肋胀痛，走窜不定，甚则引及胸背肩臂，疼痛每因情志变化而增减，胸闷腹胀，嗳气频作，得嗳气而胀痛稍舒，纳少口苦，舌苔薄白，脉弦。

方药：柴胡疏肝散加减。

（2）肝胆湿热——清热利湿

证候：胁肋胀痛或灼热疼痛，口苦口黏，胸闷纳呆，恶心呕吐，小便黄赤，大便不爽，或兼有身热恶寒，身目发黄，舌红苔黄腻，脉弦滑数。

方药：龙胆泻肝汤加减。

（3）瘀血阻络——祛瘀通络

证候：胁肋刺痛，痛有定处，痛处拒按，入夜痛甚，胁肋下或见有癥块，舌质紫暗，脉沉涩。

方药：血府逐瘀汤或复元活血汤加减。

（4）肝络失养——养阴柔肝

证候：胁肋隐痛，悠悠不休，遇劳加重，口干咽燥，心中烦热，头晕目眩，舌红少苔，脉细弦而数。

方药：一贯煎加减（2013，2020）。

二、黄疸

1. 病因病机　黄疸的发生，因外感湿热、疫毒、内伤酒食，或脾虚湿困，血瘀气滞等所致。病位在肝、胆、脾、胃，基本病机是脾胃运化失健，肝胆疏泄不利，胆汁不循常道，或溢于肌肤，或上蒸清窍，或下注膀胱。病理因素主要为湿邪。

2. 诊断　①以目黄、身黄、小便黄，其中目睛黄染为本病的重要特征。②常伴食欲减退，恶心呕吐，胁痛腹胀等症。③常有外感湿热瘟毒，内伤酒食不节，或有胁痛、癥积等病史。

3. 病证鉴别

（1）黄疸与萎黄：黄疸主症为身黄、目黄、小便黄。萎黄主症为肌肤萎黄不泽、目睛及小便不黄，常伴头昏倦怠、心悸少寐、纳少便溏等症。

（2）阳黄与阴黄：阳黄黄色鲜明，发病急，病程短，常伴身热、口干苦、舌苔黄腻、脉象弦数。急黄为阳黄之重症，病情急骤，疸色如金，兼见神昏、发斑、出血等危象。阴黄黄色晦暗，病程长，病势缓，常伴纳少、乏力、舌淡、脉沉迟或细缓。

4. 辨证论治

（1）阳黄

①热重于湿——清热利湿

证候：身目俱黄，色泽鲜明，发热口渴，或见心中懊恼，腹部胀满，口干，口苦，恶心呕吐，胁胀痛而拒按，小便赤黄、短少，大便秘结，舌红，苔黄腻，脉弦滑或滑数。

方药：茵陈蒿汤加减。

②湿重于热——利湿化浊

证候：身目俱黄，其色不甚鲜明，无发热或身热不扬，头重身困，胸脘痞满，食欲减退，恶心呕吐，厌食油腻，腹胀，便溏，小便短黄，舌苔厚腻微黄，脉濡缓或弦滑。

方药：茵陈四苓散加减。

③胆腑郁热——清泄胆热

证候：身目黄染，右胁疼痛，牵引肩背，发热或寒热往来，口苦口渴，恶心呕吐，大便秘结，小便黄赤短少，舌红苔黄腻，脉弦数。

方药：大柴胡汤加减。

④热毒炽盛（急黄）——清热解毒

证候：起病急骤，黄疸迅速加深，其色金黄鲜明，高热烦渴，呕吐频作，胁痛腹满，神昏谵语，或见衄血、便血，或肌肤出现瘀斑，尿少便结，舌质红绛，苔黄而燥，脉弦数或细数。

方药：犀角散加减。

（2）阴黄

①寒湿困脾——温中散寒，健脾渗湿

证候：身目俱黄，黄色晦暗，或如烟熏，头重身困，恶心纳少，脘痞腹胀，大便不实，神疲畏寒，舌质淡，苔白腻，脉濡缓。

方药：茵陈术附汤加减。

②脾虚血亏——健脾益气

证候：面色萎黄，身体虚弱，肌肤不荣，面容憔悴，神疲乏力，气短懒言，纳食日少，大便溏薄，舌淡瘦小或灰暗，脉虚。

方药：黄芪建中汤加减。

三、积证

1. 病因病机　病机主要是气机阻滞，瘀血内结。病理因素主要有寒邪、湿浊、痰浊、食滞、虫积等，但主要是气滞血瘀，以血瘀为主。

2. 诊断　①腹内结块，或胀或痛为主症。②以腹内积块，触之有形，固定不移，以痛为主，痛有定处为临床特征。③常有情志抑郁，饮食不节，外邪侵袭，或黄疸、胁痛、虫毒、久疟、久泻、久痢、虚劳等病史。

3. 辨证论治

（1）气滞血阻——理气活血，通络消积

证候：腹部积块质软不坚，固定不移，胁肋疼痛，脘腹痞满，舌暗，苔薄白，脉弦。

方药：大七气汤加减。

（2）瘀血内结——祛瘀软坚，佐以扶正健脾

证候：腹部积块明显，质地较硬，固定不移，隐痛或刺痛，时有寒热，形体消瘦，纳谷减少，面色晦暗黧黑，面颈胸臂或有血痣赤缕，女子可见月事不下，舌质紫或有瘀斑瘀点，脉细涩。

方药：膈下逐瘀汤合六君子汤加减。

（3）正虚瘀结——补益气血，活血化瘀

证候：久病体弱，积块坚硬，疼痛逐渐加剧，饮食大减，肌肉瘦削，神倦乏力，面色萎黄或黧黑，甚则面肢浮肿，或呕血、便血、衄血，舌质淡紫，舌光无苔，脉细数或弦细。

方药：八珍汤合化积丸加减。

四、聚证

1. 病因病机　病机以气机逆乱为主，大凡以肝郁气滞，痰气交阻，食滞痰阻等以气滞为主因者，多成聚证。病理因素有寒湿、食滞、虫积、痰浊等，病位主要在于肝脾。

2. 诊断　以腹内结块，聚散无常，或痛或胀，以胀为主，痛无定处，时作时止为临床特征。

3. 积与聚的主症特点与病机异同

（1）积证：望之有形，但触之必见结块，且固定不移，痛有定处；病多在血分，多属于脏，病机以痰凝血结为主。

（2）聚证：望之有形，但按之无块，聚散无常，痛无定处；病多在气分，多属于腑，病机以气机逆乱为主。

4. 辨证论治

（1）肝郁气滞——疏肝解郁，行气散结

证候：腹中气聚，攻窜胀痛，时聚时散，脘胁之间时或不适，常随情绪波动而起伏，舌淡红，苔薄，脉弦（2020）。

方药：逍遥散合木香顺气散加减。

（2）食滞痰阻——导滞散结，理气化痰

证候：腹胀或痛，腹部时有条索状物聚起，按之胀痛更甚，便秘，纳呆，舌苔腻，脉弦滑。

方药：六磨汤加减。

五、鼓胀

1. 病因病机　病因虽与酒食不节，情志所伤，血吸虫感染等有关，但直接原因当责之于黄疸、胁痛、积聚等病迁延日久，使肝、脾、肾三脏功能失调，气、血、水瘀积于腹内，以致腹部日渐胀大，而成鼓胀。其中，气滞、血瘀、水停互为因果，是邪实的主要内容。正虚是气滞、血瘀、水停发展的必然趋势，所涉及的脏腑主要是肝、脾、肾（2019）。其病变的性质是本虚标实，或实中夹虚，或虚中有实，或虚实夹杂。

2. 诊断　①初起脘腹作胀，食后尤甚，继而腹部胀大如鼓，重者腹壁青筋显露，脐孔突起；②常伴乏力、纳差、尿少及齿衄、鼻衄、皮肤紫斑等出血现象，可见面色萎黄、黄疸、手掌殷红、面颈胸部红丝赤缕、血痣及蟹爪纹；③常有酒食不节、情志内伤、虫毒感染或黄疸、胁痛、癥积等病史。

3. 病证鉴别　鼓胀与水肿：鼓胀主要为肝、脾、肾受损，气、血、水互结于腹中，以腹部胀大为主，四肢肿不甚明显。晚期方伴肢体浮肿，每兼见面色青晦，面颈部有血痣赤缕，胁下癥积坚硬，腹皮青筋显露等。水肿主要为肺、脾、肾功能失调，水湿泛溢肌肤。其浮肿多从眼睑开始，继则延及头面及肢体，或下肢先肿，后及全身，每见面色㿠白、腰酸倦怠等，水肿较甚者亦可伴见腹水。

4. 辨证论治

（1）常证

气滞湿阻——疏肝理气，运脾利湿——柴胡疏肝散合胃苓汤加减。

水湿困脾——温中健脾，行气利水——实脾饮加减（2019）。

水热蕴结——清热利湿，攻下逐水——中满分消丸合茵陈蒿汤加减。

瘀结水留——活血化瘀，行气利水——调营饮加减。

阳虚水盛——温补脾肾，化气利水——附子理苓汤或济生肾气丸加减。

阴虚水停——滋肾柔肝，养阴利水——六味地黄丸合一贯煎加减。

（2）变证

鼓胀出血——清热凉血，活血止血——犀角地黄汤加参三七、仙鹤草、地榆炭、血余炭、大黄炭等。若大出血之后，气随血脱——扶正固脱，益气摄血——大剂独参汤加山茱萸。

鼓胀神昏——清热豁痰，开窍息风——安宫牛黄丸合龙胆泻肝汤加减或醒脑静注射液静脉滴注。若痰浊壅盛，蒙蔽心窍——化痰泄浊开窍，方用苏合香丸合菖蒲郁金汤。

六、眩晕

1. 病因病机　病因主要有情志、饮食、体虚年高、跌仆外伤等方面。病性有虚实两端，属虚者居多，如阴虚易肝风内动，血虚则脑失所养，精亏则髓海不足，均可导致眩晕。属实者多由于痰浊壅遏，或化火上蒙，而形成眩晕。风、火、痰、瘀是眩晕的常见病理因素。

2. 诊断　①头晕目眩，视物旋转，轻者闭目即止，重者如坐车船，甚则仆倒。②严重者可伴头痛、项强、恶心呕吐、眼球震颤、耳鸣耳聋、汗出、面色苍白等。③多有情志不遂、年高体虚、饮食不节、跌仆损伤等病史。

3. 病证鉴别

（1）眩晕与中风：中风以猝然昏仆，不省人事，口舌歪斜，半身不遂，失语，或不经昏仆，仅以㖞僻不遂为特征。中风昏仆与眩晕之甚者相似，眩晕之甚者亦可仆倒，但无半身不遂及不省人事、口舌歪斜诸症。也有部分中风病人，以眩晕、头痛为其先兆表现，故临证当注意中风与眩晕的区别与联系。

（2）眩晕与厥证：厥证以突然昏仆，不省人事，四肢厥冷为特征，发作后可在短时间内苏醒。严重者可一厥不复而死亡。眩晕严重者也有欲仆或晕旋仆倒的表现，但眩晕病人无昏迷、不省人事的表现。

4. 辨证论治

（1）肝阳上亢证——平肝潜阳，清火息风

证候：眩晕，耳鸣，头目胀痛，口苦，失眠多梦，遇烦劳郁怒而加重，甚则仆倒，颜面潮红，急躁易怒，肢麻震颤，舌红苔黄，脉弦或数。

方药：天麻钩藤饮加减。

（2）气血亏虚——补益气血，调养心脾

证候：眩晕动则加剧，劳累即发，面色㿠白，神疲乏力，倦怠懒言，唇甲不华，发色不泽，心悸少寐，纳少腹胀，舌淡苔薄白，脉细弱。

方药：归脾汤加减。

（3）肾精不足——滋养肝肾，益精填髓

证候：眩晕日久不愈，精神萎靡，腰酸膝软，少寐多梦，健忘，两目干涩，视力减退；或遗精滑泄，耳鸣齿摇；或颧红咽干，五心烦热，舌红少苔，脉细数；或面色㿠白，形寒肢冷，舌淡嫩，苔白，脉弱尺甚（2013）。

方药：左归丸加减。

（4）痰湿中阻——化痰祛湿，健脾和胃

证候：眩晕，头重昏蒙，或伴视物旋转，胸闷恶心，呕吐痰涎，食少多寐，舌苔白腻，脉濡滑。

方药：半夏白术天麻汤加减。

（5）瘀血阻窍——祛瘀生新，活血通窍

证候：眩晕，头痛，兼见健忘，失眠，心悸，精神不振，耳鸣耳聋，面唇紫暗，舌暗有瘀斑，脉涩或细涩。

方药：通窍活血汤加减。

第十五单元　肾系病证

重点提示

本单元考生需熟记水肿的辨证论治。

═══════════════考点集合═══════════════

水肿

1. 病因病机　外邪侵袭、饮食不节、禀赋不足、久病劳倦，导致肺、脾、肾三脏功能失调，气化不利，水液停聚，泛溢肌肤，而成水肿。发病的机理主要在于肺失通调，脾失转输，肾失开合，三焦气化不利。其病位在肺、脾、肾，而关键在肾。

2. 诊断　①水肿从眼睑或下肢开始，继及四肢全身。轻者仅眼睑或足胫浮肿，重者全身皆肿，甚则腹大胀满，气喘不能平卧。②尿闭或尿少，恶心呕吐，口有秽味，鼻衄牙宣，头痛，抽搐，神昏谵语等危象。③可有乳蛾、心悸、疮毒、紫癜以及久病体虚病史。

3. 辨证论治

（1）阳水（2013）

①风水泛溢——散风清热，宣肺行水

证候：眼睑浮肿，继则四肢全身皆肿，来势迅速，多有恶风发热，肢节酸楚，小便不利等症。偏于风热者，伴咽喉红肿疼痛，舌质红，脉浮滑数。偏于风寒者，兼恶寒，咳喘，舌苔薄白，脉浮滑或浮紧。如水肿较甚，亦可见沉脉。

方药：越婢加术汤加减（2020）。

②湿毒浸淫——宣肺解毒，利湿消肿

证候：眼睑头面浮肿，延及全身，皮肤光亮，尿少色赤，身发疮痍，甚者溃烂，恶风发热，舌质红，苔薄黄，脉浮数或滑数。

方药：麻黄连翘赤小豆汤合五味消毒饮加减。

③水湿浸渍——健脾化湿，通阳利水

证候：全身水肿，按之没指，小便短少，身体困重，胸闷，纳呆，泛恶，腹胀，苔白腻，脉沉缓，起病缓慢，病程较长。

方药：五皮饮合胃苓汤加减。

④湿热壅盛——分利湿热

证候：遍体浮肿，皮肤绷急光亮，胸脘痞闷，烦热口渴，小便短赤，或大便干结，舌红，苔黄腻，脉沉数或濡数（2013）。

方药：疏凿饮子加减。

（2）阴水

①脾阳虚衰——温运脾阳，以利水湿

证候：水肿日久，腰以下为甚，按之凹陷不易恢复，脘腹胀闷，纳呆便溏，面色萎黄，神疲乏力，四肢倦怠，小便短少，舌质淡，苔白腻或白滑，脉沉缓或沉弱。

方药：实脾饮加减（2019）。

②肾阳衰微——温肾助阳，化气行水

证候：水肿反复消长不已，面浮身肿，腰以下肿甚，按之凹陷不起，腰部冷痛酸重，尿量减少，四肢厥冷，怯寒神疲，面色灰滞或㿠白，甚者心悸胸闷，喘促难卧，腹大胀满，舌质淡胖，苔白，脉沉细或沉迟无力。

方药：济生肾气丸合真武汤加减。

③瘀水互结——活血祛瘀，化气行水

证候：水肿久延不退，肿势轻重不一，四肢或全身浮肿，以下肢为主，皮肤瘀斑，腰部刺痛，或伴血尿，舌质紫暗或有瘀斑，苔白，脉沉细涩。

方药：桃红四物汤合五苓散加减。

第十六单元　气血津液病证

重点提示

本单元重点掌握血证的治疗原则、汗证的辨证论治。

━━━━━━━━━━━━━━ 考点集合 ━━━━━━━━━━━━━━

一、郁证

1. 病因病机　病因总属情志所伤，肝失疏泄，脾失健运，心失所养，脏腑阴阳气血失调所致。

2. 诊断（2015）　①忧郁不畅，情绪不宁，胸胁胀满疼痛，或有易怒易哭，或咽中如有炙脔，吞之不下，咳之不出；②大多有忧愁、焦虑、悲哀、恐惧等情志内伤病史，且病情反复常与情志因素密切相关；③多发于青中年女性。无其他病证的症状及体征。

3. 辨证论治

（1）肝气郁结——疏肝解郁，理气畅中

证候：精神抑郁，情绪不宁，胸部满闷，胁肋胀痛，痛无定处，脘闷嗳气，不思饮食，大便不调，苔薄腻，脉弦。

方药：柴胡疏肝散加减。

（2）气郁化火——疏肝解郁，清肝泻火

证候：性情急躁易怒，胸胁胀满，口苦而干，或头痛，目赤，耳鸣，或嘈杂吞酸，大便秘结，舌质红，苔黄，脉弦数。

方药：丹栀逍遥散加减。

（3）痰气郁结——行气开郁，化痰散结

证候：精神抑郁，胸部闷塞，胁肋胀满，咽中如有物梗塞，吞之不下，咳之不出，苔白腻，脉弦滑。

方药：半夏厚朴汤加减。

（4）心神失养——甘润缓急，养心安神

证候：精神恍惚，心神不宁，多疑易惊，悲忧善哭，喜怒无常，或时时欠伸，舌质淡，脉弦。

方药：甘麦大枣汤加减。

（5）心脾两虚——健脾养心，补益气血

证候：多思善疑，头晕神疲，心悸胆怯，失眠健忘，纳差，面色不华，舌质淡，苔薄白，脉细。

方药：归脾汤加减。

（6）心阴亏虚——滋阴养血，补心安神

证候：心悸，健忘，失眠，多梦，五心烦热，盗汗，口咽干燥，舌红少津，脉细数。

方药：天王补心丹加减。

（7）气滞血瘀——活血化瘀，理气解郁

证候：精神抑郁，性情急躁，头痛，失眠，健忘，或胸胁疼痛，或身体某部位有发冷或发热感，舌质紫暗，或有瘀点、瘀斑，脉弦或涩。

方药：血府逐瘀汤加减。

（8）肝肾阴虚——滋养阴精，补益肝肾

证候：眩晕，耳鸣，目干畏光，视物昏花，或头痛且胀，面红目赤，急躁易怒，或肢体麻木，筋惕肉瞤，舌干红，脉弦细或数。

方药：杞菊地黄丸加减。

二、血证

1. 病因病机　病因有感受外邪、情志过极、饮食不节、劳倦过度、久病或热病等。病机可以归结为火热熏灼、迫血妄行和气虚不摄、血溢脉外两类。

2. 诊断

（1）鼻衄：血自鼻道外溢而非因外伤、倒经所致。

（2）齿衄：血自齿龈或齿缝外溢，且排除外伤所致。

（3）咳血：血由肺、气道而来，经咳嗽而出，或觉喉痒胸闷，一咳即出，血色鲜红，或夹泡沫，或痰血相兼，痰中带血。多有慢性咳嗽、痰喘、肺痨等病史。

（4）吐血：发病急骤，吐血前多有恶心、胃脘不适、头晕等。血随呕吐而出，常伴有食物残渣等胃内容物，血色多为咖啡色或紫暗色，也可为鲜红色，大便色黑如漆，或呈暗红色。有胃痛、胁痛、黄疸等病史。

（5）便血：大便色鲜红、暗红或紫暗，甚至黑如柏油样，次数增多。有胃肠或肝病病史。

（6）尿血：小便中混有血液或夹有血丝，排尿时无疼痛。

（7）紫斑：肌肤出现青紫斑点，小如针尖，大者融合成片，压之不退色。好发于四肢，尤以下肢为甚，常反复发作。

3. 辨证论治　可归纳为治火、治气、治血三个原则（2015）。

（1）鼻衄

①热邪犯肺——清泄肺热，凉血止血

证候：鼻燥衄血，口干咽燥，身热，恶风，头痛，或兼有咳嗽，痰少等，舌质红，苔薄，脉数。

方药：桑菊饮加减（2021）。

②胃热炽盛——清胃泻火，凉血止血

证候：鼻衄，或兼齿衄，血色鲜红，口渴欲饮，鼻干，口干臭秽，烦躁，便秘，舌红，苔黄，脉数。

方药：玉女煎加减（2021）。

③肝火上炎——清肝泻火，凉血止血

证候：鼻衄，头痛，目眩，耳鸣，烦躁易怒，两目红赤，口苦，舌红，脉弦数。

方药：龙胆泻肝汤加减（2020）。

④气血亏虚——补气摄血

证候：鼻衄，或兼齿衄、肌衄，神疲乏力，面色无华，头晕，耳鸣，心悸，夜寐不宁，舌质淡，脉细无力。

方药：归脾汤加减。

（2）齿衄

①胃火炽盛——清胃泻火，凉血止血

证候：齿衄，血色鲜红，齿龈红肿疼痛，头痛，口臭，舌红，苔黄，脉洪数。

方药：加味清胃散合泻心汤加减。

②阴虚火旺——滋阴降火，凉血止血

证候：齿衄，血色淡红，起病较缓，常因受热及烦劳而诱发，齿摇不坚，舌质红，苔少，脉细数。

方药：知柏地黄丸合茜根散加减。

（3）咯血

①燥热伤肺——清热润肺，宁络止血

证候：喉痒咳嗽，痰中带血，口干鼻燥，或有身热，舌质红，少津，苔薄黄，脉数。

方药：桑杏汤加减。

②肝火犯肺——清肝泻火，凉血止血

证候：咳嗽阵作，痰中带血或纯血鲜红，胸胁胀痛，烦躁易怒，口苦，舌质红，苔薄黄，脉弦数。

方药：<u>泻白散合黛蛤散加减（2020）</u>。

③阴虚肺热——滋阴润肺，宁络止血

证候：咳嗽痰少，痰中带血，或反复咳血，血色鲜红，口干咽燥，颧红，潮热盗汗，舌质红，脉细数。

方药：百合固金汤加减。

（4）吐血

①胃热壅盛——清胃泻火，化瘀止血

证候：脘腹胀闷，嘈杂不适，甚则作痛，吐血色红或紫暗，常夹有食物残渣，口臭，便秘，大便色黑，舌质红，苔黄腻，脉滑数。

方药：泻心汤合十灰散加减。

②肝火犯胃——泻肝清胃，凉血止血

证候：吐血色红或紫暗，口苦胁痛，心烦易怒，寐少梦多，舌质红绛，脉弦数。

方药：龙胆泻肝汤加减。

③气虚血溢——健脾益气摄血

证候：吐血缠绵不止，时轻时重，血色暗淡，神疲乏力，心悸气短，面色苍白，舌质淡，脉细弱。

方药：归脾汤加减。

（5）便血

①肠道湿热——清化湿热，凉血止血

证候：便血色红黏稠，大便不畅或稀溏，或有腹痛，口苦，舌质红，苔黄腻，脉濡数。

方药：地榆散合槐角丸加减。

②气虚不摄——益气摄血

证候：便血色红或紫暗，食少，体倦，面色萎黄，心悸，少寐，舌质淡，脉细。

方药：归脾汤加减。

③脾胃虚寒——健脾温中，养血止血

证候：便血紫暗，甚则黑色，腹部隐痛，喜热饮，面色不华，神倦懒言，便溏，舌质淡，脉细。

方药：黄土汤加减。

（6）尿血

①下焦湿热——清热利湿，凉血止血

证候：小便黄赤灼热，尿血鲜红，心烦口渴，面赤，夜寐不安，舌质红，苔黄腻，脉数。

方药：小蓟饮子加减。

②肾虚火旺——滋阴降火，凉血止血

证候：小便短赤带血，头晕耳鸣，神疲，颧红潮热，腰膝酸软，舌质红，脉细数。

方药：知柏地黄丸加减（2013）。

③脾不统血——补中健脾，益气摄血

证候：久病尿血，甚或兼见齿衄、肌衄，食少，体倦乏力，气短声低，面色不华，舌质淡，脉细弱。

方药：归脾汤加减。

④肾气不固——补益肾气，固摄止血

证候：久病尿血，血色淡红，头晕耳鸣，精神困惫，腰膝酸软，舌质淡，脉沉弱。

方药：无比山药丸加减。

（7）紫斑

①血热妄行——清热解毒，凉血止血

证候：皮肤出现青紫斑点或斑块，或伴有鼻衄、齿衄、便血、尿血，或有发热，口渴，便秘，舌质红，苔黄，脉弦数。

方药：十灰散加减。

②阴虚火旺——滋阴降火，宁络止血

证候：皮肤出现青紫斑点或斑块，时发时止，常伴鼻衄、齿衄或月经过多，颧红，心烦，口渴，手足心热，或有潮热，盗汗，舌质红，苔少，脉细数。

方药：茜根散加减。

③气不摄血——补气摄血

证候：反复发生肌衄，久病不愈，神疲乏力，头晕目眩，面色苍白或萎黄，食欲不振，舌质淡，脉细弱。

方药：归脾汤加减。

三、痰饮

1. 概念　广义痰饮包括痰饮、悬饮、溢饮、支饮四类，是诸饮的总称。狭义的痰饮，则是指饮停胃肠之证。

2. 分类　饮停胃肠之证，为痰饮；饮水后水流在胁下，咳唾引痛，谓之悬饮；水饮流行，归于四肢，当汗出而不汗出，身体疼痛，谓之溢饮；咳逆倚息，短气不得卧，其形如肿，谓之支饮。

3. 诊断

（1）痰饮：心下满闷，呕吐清水痰涎，胃肠沥沥有声，形体昔肥今瘦，属饮停胃肠。

（2）悬饮：胸胁饱满，咳唾引痛，喘促不能平卧，属饮流胁下（2015）。

（3）溢饮：身体疼痛而沉重，甚则肢体浮肿，当汗出而不汗出，属饮溢肢体（2015）。

（4）支饮：咳逆倚息，短气不得平卧，其形如肿，属饮邪支撑胸肺。

4. 辨证论治

（1）痰饮

①脾阳虚弱——温脾化饮

证候：胸胁支满，心下痞闷，胃中有振水音，脘腹喜温畏冷，泛吐清水痰涎，饮入易吐，口渴不欲饮水，头晕目眩，心悸气短，食少，大便或溏，舌苔白滑，脉弦细而滑（2018）。

方药：苓桂术甘汤合小半夏加茯苓汤加减。

②饮留胃肠——攻下逐饮

证候：心下坚满或痛，自利，利后反快，虽利，心下续坚满，或水走肠间，沥沥有声，腹满，便秘，口舌干燥，舌苔腻，色白或黄，脉沉弦或伏。

方药：甘遂半夏汤或己椒苈黄丸加减。

（2）悬饮

①邪犯胸肺——和解宣利

证候：寒热往来，身热起伏，汗少，或发热不恶寒，有汗而热不解，咳嗽，痰少，气急，胸胁刺痛，呼吸、转侧疼痛加重，心下痞硬，干呕，口苦，咽干，舌苔薄白或黄，脉弦数。

方药：柴枳半夏汤加减。

②饮停胸胁——泻肺祛饮

证候：胸胁疼痛，咳唾引痛，痛势较前减轻，而呼吸困难加重，咳逆气喘，息促不能平卧，或仅能偏卧于停饮的一侧，病侧肋间胀满，甚则可见病侧胸廓隆起，舌苔白，脉沉弦或弦滑。

方药：椒目瓜蒌汤合十枣汤加减。

③络气不和——理气和络

证候：胸胁疼痛，如灼如刺，胸闷不舒，呼吸不畅，或有闷咳，甚则迁延，经久不已，阴雨更甚，可见病侧胸廓变形，舌苔薄，质暗，脉弦。

方药：香附旋覆花汤加减（2013）。

④阴虚内热——滋阴清热

证候：咳呛时作，咳吐少量黏痰，口干咽燥，或午后潮热，颧红，心烦，手足心热，盗汗，或伴胸胁闷痛，病久不复，形体消瘦，舌质偏红，少苔，脉细数。

方药：沙参麦冬汤合泻白散加减。

（3）溢饮——发表化饮

证候：身体沉重而疼痛，甚则肢体浮肿，恶寒，无汗，或有咳喘，痰多白沫，胸闷，干呕，口不渴，苔白，脉弦紧。

方药：小青龙汤加减。

（4）支饮

①寒饮伏肺——宣肺化饮

证候：咳逆喘满不得卧，痰吐白沫量多，经久不愈，天冷受寒加重，甚至引起面浮跗肿。或平素伏而不作，遇寒即发，发则寒热，背痛，腰痛，目泣自出，身体振振眲动。舌苔白滑或白腻，脉弦紧。

方药：小青龙汤加减。

②脾肾阳虚——温脾补肾

证候：喘促动则为甚，心悸，气短，或咳而气怯，痰多，食少，胸闷，怯寒肢冷，神疲，少腹拘急不仁，脐下动悸，小便不利，足跗浮肿，或吐涎沫而头目昏眩，舌体胖大，质淡，苔白润或腻，脉沉细而滑。

方药：金匮肾气丸合苓桂术甘汤加减。

四、汗证

1. 病因病机　大多由邪客表虚、营卫不和，肺气亏虚、卫表不固，阳气虚衰、津液失摄，阴虚火旺、虚火烁津，热邪郁蒸、迫津外泄等所致阴阳失调，腠理不固（2015）。

2. 诊断　①不受外界环境影响，在头面、颈胸，或四肢、全身出汗者，白昼汗出溱溱，动则益甚为自汗；睡眠中汗出津津，醒后汗止为盗汗；在外感热病中，全身战栗而汗出为战汗；在病情危重时全身大汗淋漓，汗出如油者为脱汗；汗出色黄，染衣色者为黄汗。

3. 辨证论治

（1）自汗

营卫不和——调和营卫——桂枝汤加减。

肺气虚弱——益气固表——玉屏风散加减。

心肾亏虚——益气温阳——芪附汤加减。

热郁于内——清泄里热——竹叶石膏汤加减。

（2）盗汗

心血不足——补血养心——归脾汤加减。

阴虚火旺——滋阴降火——当归六黄汤加减（2021）。

（3）脱汗——益气回阳固脱——参附汤加味。

（4）战汗——扶正祛邪——针对原发病辨证论治。

（5）黄汗——清热化湿——龙胆泻肝汤。

五、内伤发热

1. 病因病机　久病体虚、饮食劳倦、情志失调及外伤出血，致气、血、阴、阳亏虚或气、血、痰、湿等郁结壅遏而致发热。

2. 诊断　①起病缓慢，病程较长，多为低热，或自觉发热，而体温并不升高，高热者较少。不恶寒，或虽有怯冷，但得衣被则温。常兼见头晕、神疲、自汗、盗汗、脉弱等。②一般有气、血、阴、阳亏虚或气郁、血瘀、湿阻的病史，或有反复发热史。③无感受外邪所致的头身疼痛、鼻塞、流涕、脉浮等症。

3. 辨证论治

（1）阴虚发热——滋阴清热

证候：午后潮热，或夜间发热，不欲近衣，手足心热，烦躁，少寐多梦，盗汗，口干咽燥，舌质红，或有裂纹，苔少甚至无苔，脉细数。

方药：清骨散或知柏地黄丸加减。

（2）血虚发热——益气养血

证候：发热，热势多为低热，头晕眼花，体倦乏力，心悸不宁，面白少华，唇甲色淡，舌质淡，脉细弱。

方药：归脾汤加减（2021）。

（3）气虚发热——益气健脾，甘温除热

证候：发热，热势或低或高，常在劳累后发作或加剧，倦怠乏力，气短懒言，自汗，易于感冒，食少便溏，舌质淡，苔薄白，脉细弱。

方药：补中益气汤加减（2020）。

（4）阳虚发热——温补阳气，引火归原

证候：发热而欲近衣，形寒怯冷，四肢不温，少气懒言，头晕嗜卧，腰膝酸软，纳少便溏，面色㿠白，舌质淡胖，或有齿痕，苔白润，脉沉细无力。

方药：金匮肾气丸加减。

（5）气郁发热——疏肝理气，解郁泻热

证候：发热多为低热或潮热，热势常随情绪波动而起伏，精神抑郁，胁肋胀满，烦躁易怒，口干而苦，纳食减少，舌红，苔黄，脉弦数。

方药：丹栀逍遥散加减（2020）。

（6）痰湿郁热——燥湿化痰，清热和中

证候：低热，午后热甚，心内烦热，胸闷脘痞，不思饮食，渴不欲饮，呕恶，大便稀薄或黏滞不爽，舌苔白腻或黄腻，脉濡数。

方药：黄连温胆汤合中和汤加减。

（7）血瘀发热——活血化瘀

证候：午后或夜晚发热，或自觉身体某些部位发热，口燥咽干，但不多饮，肢体或躯干有固定痛处或肿块，面色萎黄或晦暗，舌质青紫或有瘀点、瘀斑，脉弦或涩。

方药：血府逐瘀汤加减。

六、虚劳

1. 病因病机　病因主要有先天、后天两大因素，具体包括体质、生活与疾病因素引起脏腑气血阴阳的亏虚，日久不复，均可成为虚劳。其基本病机变化不外乎气、血、阴、阳亏虚（2013）。病损主要在五脏，尤以脾肾（2017）更为主要。

2. 诊断　①多见形神衰败，身体羸瘦，大肉尽脱，食少厌食，心悸气短，自汗盗汗，面容憔悴，或五心烦热，或畏寒肢冷，脉虚无力等。若病程较长，久虚不复，症状可呈进行性加重。②具有引起虚劳的致病因素及较长的病史。③排除类似病证。着重排除其他病证中的虚证。

3. 辨证论治

（1）气虚

肺气虚——补益肺气——补肺汤加减。

心气虚——益气养心——七福饮加减（2020）。

脾气虚——健脾益气——加味四君子汤加减。

肾气虚——益气补肾——大补元煎加减。

（2）血虚

心血虚——养血宁心——养心汤加减。

肝血虚——补血养肝——四物汤加减。

（3）阴虚

肺阴虚——养阴润肺——沙参麦冬汤加减。

心阴虚——滋阴养心——天王补心丹加减。

胃阴虚——养阴和胃——益胃汤加减。

肝阴虚——滋养肝阴——补肝汤加减。

肾阴虚——滋补肾阴——左归丸加减。

（4）阳虚

心阳虚——益气温阳——保元汤加减（2020）。

脾阳虚——温中健脾——附子理中汤加减。

肾阳虚——温补肾阳——右归丸加减。

七、厥证

1. 病因病机　常因外邪侵袭、情志异常、劳倦饥饿太过（2013），导致气机逆乱，升降失常，阴阳之气不相顺接。

2. 诊断　①临床表现为突然昏仆，不省人事，或伴四肢逆冷。②患者在发病之前，常有先兆症状，如头晕、视物模糊、面色苍白、出汗等，而后突然发生昏仆，不知人事，移时苏

内
科

醒。发病时常伴有恶心、汗出，或伴有四肢逆冷，醒后感头晕、疲乏、口干，但无失语、瘫痪等后遗症。③病前有无明显的精神刺激、情绪波动的因素，或有大失血病史，或有暴饮暴食史，或有痰盛宿疾。

3. 病证鉴别

（1）厥证与中风：中风以中老年人为多见，常有素体肝阳亢盛。其中脏腑者，突然昏仆，并伴有口眼歪斜、偏瘫等症，神昏时间较长，苏醒后有偏瘫、口眼歪斜及失语等后遗症。厥证可发生于任何年龄，昏倒时间较短，醒后无后遗症。但血厥之实证重者可发展为中风。

（2）厥证与痫病：痫病常有先天因素，以青少年为多见。病情重者，虽亦为突然昏仆，不省人事，但发作时间短暂，且发作时常伴有号叫、抽搐、口吐涎沫、两目上视、小便失禁等。常反复发作，每次症状均类似，苏醒缓解后可如常人。厥证之昏倒，仅表现为四肢厥冷，无吼叫、吐沫、抽搐等症。可作脑电图检查，以资鉴别。

4. 辨证论治

（1）气厥

①实证——顺气解郁，开窍醒神

证候：多因精神刺激所诱发，突然昏倒，不省人事，或四肢厥冷，呼吸急促，口噤不开，舌淡红，苔薄白，脉沉弦。

方药：先用通关散吹鼻醒神，继用五磨饮子加减。

②虚证——益气回阳固脱

证候：平素身体虚弱，发作前有明显的精神紧张，劳倦、饥饿太过，眩晕昏仆，面色苍白，汗出肢冷，气息低微，舌淡，苔薄，脉沉弱。

方药：独参汤或四味回阳饮加减。

（2）血厥

①实证——开窍活血，顺气降逆

证候：多因急躁恼怒诱发，突然昏倒，不省人事，牙关紧闭，面红目赤，舌红，脉弦有力。

方药：通瘀煎或羚角钩藤汤加减。

②虚证——补益气血

证候：多见于吐衄、便血或崩漏之后，突然昏厥，面色苍白，呼吸低微，口唇无华，四肢震颤，自汗肢冷，舌质淡，脉芤或细数无力。

方药：先服独参汤以固脱，继服人参养荣汤或当归补血汤加减。

（3）痰厥——行气豁痰

证候：素有咳喘宿痰，或恣食肥甘，多湿多痰，复因恼怒，暴咳，突然昏仆，喉中痰鸣或呕吐涎沫，呼吸气粗，舌苔白腻，脉沉滑。

方药：导痰汤加减。

（4）暑厥——清暑益气，开窍醒神

证候：多发于暑热夏季或高温环境，突然昏倒，甚则谵妄，面红身热，头晕头痛，汗出，舌红干，脉洪数。

方药：先用紫雪丹醒神开窍，继用白虎加人参汤加减。

第十七单元　肢体经络病证

重点提示

本单元内容腰痛较为重要。

一、痿证

1. **病因病机** 内伤情志、外感湿热、劳倦色欲，损伤内脏精气，导致筋脉失养，肢体筋脉弛缓，软弱无力，产生痿证。

2. **诊断** ①肢体筋脉弛缓不收，下肢或上肢，一侧或双侧，软弱无力，甚则瘫痪，部分病人伴有肌肉萎缩；②睑废，视歧，声嘶低喑，抬头无力等，甚则影响呼吸、吞咽；③部分发病前有感冒、腹泻病史，或有神经毒性药物接触史或家族遗传史。

3. **辨证论治**

热毒炽盛，气血两燔——清热解毒，凉血活血——清瘟败毒饮加减。

肺热津伤，筋失濡润——清热润燥，养肺生津——清燥救肺汤加减。

湿热浸淫，气血不运——清热利湿，通利筋脉——加味二妙散加减。

脾胃亏虚，精微不运——补脾益气，健运升清——参苓白术散合补中益气汤加减。

肝肾亏损，髓枯筋痿——补益肝肾，滋阴清热——大补阴煎加减。

二、腰痛

1. **病因病机** 外感风寒湿邪或湿热之邪，内伤肾虚，或由于外伤，损伤经脉，气滞血瘀，引起腰部气血运行不畅，或失于濡养，发生腰痛。

2. **诊断** ①急性腰痛，病程较短，轻微活动即可引起一侧或两侧腰部疼痛加重，脊柱两旁常有明显的按压痛；②慢性腰痛，病程较长，缠绵难愈，腰部多隐痛或酸痛。常因体位不当、劳累过度、天气变化等因素而加重；③常有居处潮湿阴冷、涉水冒雨、跌仆挫闪或劳损等相关病史。

3. **辨证论治**

寒湿腰痛——散寒行湿，温经通络——甘姜苓术汤加味。

湿热腰痛——清热利湿，舒筋止痛——四妙丸加减。

瘀血腰痛——活血化瘀，理气止痛——身痛逐瘀汤加减。

肾虚腰痛——偏阳虚温补肾阳；偏阴虚滋补肾阴——偏阳虚右归丸；偏阴虚左归丸；日久不愈，阴阳偏虚不明显，青娥丸。

内科

第七篇　中西医结合外科学

第一单元　中医外科证治概要

重点提示

　　本单元要求熟悉中医外科学对疾病的命名原则，能分辨中医外科学中一些常见疾病的具体命名方式；中医外科学的专业术语是本单元的重点内容，且要注意鉴别，如无头疽、有头疽等；此外应掌握中医外科疾病的病因病机，对中医外科学中内治法的原则和外治法中的一般常用方法应有一定的了解。

━━━━━━━━━━ 考点集合 ━━━━━━━━━━

一、中医外科命名与专业术语

　　1. 中医外科学疾病命名原则　一般依据疾病发病部位、穴位、脏腑、病因、形态、颜色、特征、范围、病程、传染性等命名（2005）。

　　2. 专业术语

　　（1）疡：一切外科疾病的总称，疡科即外科。

　　（2）疮疡：广义指一切体表外科疾病的总称；狭义指发于体表的化脓性疾病。

　　（3）肿疡：体表外科疾病尚未溃破的肿块。

　　（4）胬肉：疮疡溃破，过度生长后高突于疮面或者暴翻于疮口之外的肉芽组织。

　　（5）痈：气血被邪毒壅聚而发生的化脓性疾病。分内痈、外痈。内痈指生于脏腑的化脓性疾病；外痈指生于体表皮肉之间的化脓性疾病。

　　（6）疽：气血被邪毒阻滞而发于皮肉筋骨的疾病。分有头疽、无头疽。有头疽指发于肌肤间的急性化脓性疾病；无头疽指发于骨骼或关节等深部组织的化脓性疾病。

　　（7）根盘，根脚：根盘为肿疡基底部边缘清楚的坚硬区；根脚为肿疡之基底根部。

　　（8）应指：患处化脓，或有其他液体，手按压有波动感。

　　（9）护场：疮疡发病过程中，正邪交争所形成的局部肿胀的范围。

　　（10）袋脓：疮疡溃后疮口缩小，脓液积于空腔不易排出，状如袋脓。

　　（11）痔：发于人体孔窍中的小肉突出。

　　（12）痰：发于皮里膜外、肌肉筋骨间的包块。

　　（13）结核：人体浅表部位的病理性肿块。

　　（14）岩：肿块坚硬无比，高低不平，固定不移，称为岩。

　　（15）漏：溃疡疮口处脓水淋漓不止，久不收口，犹如滴漏。包括瘘管和窦道。

　　（16）五善：肝善、心善、脾善、肺善、肾善。

　　（17）七恶：肝恶、心恶、脾恶、肺恶、肾恶、脏腑败坏、气血衰竭。

　　（18）顺证：外科疾病发展按照应有的顺序出现症状。

（19）逆证：外科疾病发展不按照应有的顺序，出现不良症状。

（20）溃疡：一切外科疾病已溃破的疮面。

（21）瘤：瘀血、痰滞、浊气停留于人体组织之中，聚而成形所结成的块状物。

二、病因病机

1. 致病因素　外感六淫、情志内伤、饮食不节、外来伤害、劳伤虚损、感受特殊之毒、痰饮瘀血等。

2. 发病机理

（1）气血凝滞：气血化生不及或运行障碍而导致其功能失常的病理变化。

（2）经络阻滞：外科疾病总的发病机理，同时身体经络的局部衰弱也能成为外科疾病发病的条件。

（3）脏腑失和：脏腑功能失和可导致疮疡的发生。

三、诊法与辨证

1. 诊法　望法、闻法、问法、切法。

2. 辨证

（1）阴阳辨证：既是八纲辨证的总纲，又是外科疾病辨证的总纲。

（2）局部辨证：辨肿（2020）、肿块、结节、痛、痒、脓等。

四、治法

1. 内治法

（1）消法：一切肿疡初起的治法总则。

（2）托法：补托法用于正虚毒盛，正气不能托毒外达；透托法用于毒气虽盛而正气未衰者。

（3）补法：适用于溃疡后期。

2. 外治法

（1）药物疗法

①膏药：太乙膏、千捶膏均可用于红肿热痛明显之阳证疮疡（2016）。

②油膏：肿疡期用金黄膏、玉露膏清热解毒、消肿止痛、散瘀化痰，适用于疮疡阳证。回阳玉龙膏有温经散寒、活血化瘀的作用，适用于阴证（2013）。溃疡期可选用生肌玉红膏、红油膏、生肌白玉膏。

③箍围药：金黄散、玉露散可用于红肿热痛明显的阳证疮疡；疮形肿而不高，痛而不甚，微红微热，属半阴半阳证者，可用冲和膏；疮形不红不热、漫肿无头，属阴证者，可用回阳玉龙膏。

④草药、掺药（腐蚀药一般含有汞、砒成分）（2014）、酊剂、洗剂等。

（2）手术疗法：常用的方法有切开法、火针烙法、砭镰法、挑治法、挂线法、结扎法等。

第二单元　无　菌　术

重点提示

本单元的重点为几个概念的掌握，如无菌术的定义、灭菌和消毒之间的区别等。另应注意几种化学药物的使用，考试中也可能涉及。

一、概述

1. 无菌术　为了预防伤口的感染，针对感染来源所采取的一系列预防措施，由灭菌法、抗菌法和一定的操作规则及管理制度所组成。

2. 灭菌　杀灭一切活的微生物。

3. 消毒　消毒系指杀灭病原微生物和其他有害微生物，不要求清除或杀灭所有微生物（如芽孢等）。

二、手术器械和物品的消毒与灭菌

1. 化学消毒法

（1）药物浸泡消毒法：①2%中性戊二醛水溶液。②70%～75%酒精。③10%甲醛溶液。④0.1%苯扎溴铵（新洁尔灭）溶液。⑤0.1%氯己定（洗必泰）溶液。

（2）甲醛气体熏蒸法（2020）。

（3）环氧乙烷（过氧乙酸）熏蒸法。

2. 物理灭菌法　高压蒸气灭菌法（2020）、煮沸灭菌法、干热灭菌法。

三、手术人员和病人手术区域的准备

手术人员和病人的准备

（1）手术人员：一般准备，手臂消毒，穿无菌手术衣和戴无菌手套。

（2）病人：手术前皮肤准备，手术区皮肤消毒，手术区铺无菌巾。

第三单元　麻　　醉

重点提示

本单元的重点是局部麻醉的内容。本单元要求掌握全身麻醉、局部麻醉、椎管内麻醉等不同麻醉的基本定义；区别酯类局麻药和酰胺类局麻药；了解麻醉药物的毒性和过敏反应两类不良反应。另应注意气管内插管术是为了麻醉时更好地辅助或机械通气，以及有利于麻醉药物的吸入。

一、概述

1. 麻醉方法的分类（2014，2016）　针刺镇痛与辅助麻醉、全身麻醉（吸入麻醉、非吸入性麻醉）、局部麻醉（表面麻醉、局部浸润麻醉、神经阻滞麻醉、区域阻滞麻醉）、椎管内麻醉、复合麻醉等。

2. 麻醉方法的选择　①充分估计病人的病情和一般情况。②根据手术需要。③按麻醉药和麻醉方法本身的特点进行选择。④麻醉者的技术和经验。

二、麻醉前准备与用药

1. 麻醉前准备

（1）麻醉前1～2天应访视患者，获得有关病史、体检和精神状态资料；解除病人的焦虑心理。

（2）对病人耐受麻醉手术的程度做出客观判断，并确定麻醉前的病情分级。

2. 麻醉前用药

（1）目的：解除精神紧张和恐惧心理，控制不良反应，提高痛阈，对抗麻醉不良反应等。

（2）麻醉前用药：催眠类（巴比妥等）、麻醉性镇痛类（吗啡等）、镇静安定药、抗胆碱类（阿托品等）、特殊药物。

三、局部麻醉

1. 常用局麻药

（1）酯类局麻药：普鲁卡因、丁卡因等。

（2）酰胺类局麻药：利多卡因、布比卡因、罗哌卡因等。

（3）短效（普鲁卡因）、中效（利多卡因）、长效（丁卡因、罗哌卡因和布比卡因）。

2. 局部麻醉方法和临床应用

（1）黏膜表面麻醉：适用于浅表手术，内镜检查也常用此法。

（2）局部浸润麻醉：将麻醉药注射入手术区的组织内，阻滞神经末梢达到麻醉效果。

（3）区域阻滞麻醉：手术区四周和底部注射麻醉药物，阻滞神经纤维，适用于皮下小囊肿摘除，浅表小肿块活检等。

（4）神经阻滞麻醉：有臂丛神经阻滞、颈丛神经阻滞。

3. 局麻药的不良反应与防治

（1）中毒反应：过度兴奋状态，昏迷甚至呼吸停止，心肌收缩无力，心排血量减少，动脉血压下降，房室传导阻滞，甚至出现心房颤动或心搏停止。应严格控制局麻药剂量。出现中枢兴奋或惊厥时，注射苯巴比妥钠或安定；呼吸抑制则供氧；心血管功能抑制者，应用血管活性药和静脉补液等。

（2）过敏反应：可见皮疹或荨麻疹，结膜充血和脸面浮肿，血管神经性水肿，支气管哮喘和呼吸困难，甚至过敏性休克。病急时先用肾上腺皮质激素，支气管哮喘发作时用氨茶碱，喉头水肿应及时吸氧，呼吸困难时及时做气管切开，过敏性休克时，应紧急行休克综合治疗。

四、椎管内麻醉

1. 蛛网膜下腔麻醉　并发症有术后头痛（最常见）（2013）、腰背痛、尿潴留、下肢瘫痪。

2. 硬膜外麻醉　适于胸壁、上肢、下肢、腹部和肛门会阴区等部位的手术。术后并发症有神经损伤、硬膜外血肿、硬膜外脓肿、脊髓前动脉综合征等。

五、全身麻醉

全麻可分为吸入麻醉和静脉麻醉。并发症有喉痉挛、呼吸停止、血压下降。

六、气管内插管与拔管术

1. 气管内插管的适应证　颌面、颈部、五官等需全麻大手术；开胸手术，需要肌肉松弛而使用肌肉松弛剂的上腹部或其他部位手术；急性消化道梗阻或急症饱食患者的手术等。

2. 拔管指征　患者完全清醒，呼之有明确反应；呼吸道通气量正常，肌张力完全恢复；吞咽反射、咳嗽反射恢复；循环功能良好，血氧饱和度正常。

第四单元　体液与营养代谢

重点提示

本单元的重点是水电解质紊乱和酸碱失衡，要求掌握代谢性酸中毒、代谢性碱中毒、呼吸性酸中毒的发生机制和临床表现。熟悉外科肠外营养的三类并发症：技术性并发症、代谢性并发症、感染性并发症的具体表现。

━━━━━━━━━━━━━━ 考点集合 ━━━━━━━━━━━━━━

一、体液代谢的失调

1. 水和钠的代谢紊乱

（1）等渗性缺水：急性缺水或混合性缺水，水钠成比例丧失。

（2）低渗性缺水：慢性缺水或继发性缺水，失钠多于失水。

（3）高渗性缺水：原发性缺水，失水多于失钠。

2. 钾的异常

（1）低钾血症：血钾低于3.5mmol/L，表现为肌无力、肠麻痹等。

（2）高钾血症：血钾高于5.5mmol/L。

二、酸碱平衡失调

1. 代谢性酸中毒　非挥发性酸生成过多和排出障碍，或 HCO_3^- 丢失太多引起，表现为呼吸深快、带有酮味等（2011，2014）。

2. 代谢性碱中毒　体内由于酸丢失过多或碱摄入过多，使血浆 HCO_3^- 相对或绝对增高所致，表现为呼吸浅慢、嗜睡（2010）等。

3. 呼吸性酸中毒　由于肺通气、弥散及肺循环功能障碍，不能充分排出体内生成的 CO_2，使血液 $PaCO_2$ 增加而形成高碳酸血症。有呼吸困难、躁动不安、发绀等临床表现。

三、肠内营养

1. 适应证　肠功能存在（完好或部分功能）且能安全使用时，尽量选用经胃肠营养支持。

2. 注意事项　①小于3个月的婴儿不能耐受高张力膳的喂养；②小肠广泛切除后宜采用肠外营养（PN）4～6周，之后逐步予肠内营养（EN）；③胃部分切除后；④空肠瘘；⑤处于严重应激状态，如麻痹性肠梗阻、上消化道出血、顽固性呕吐、腹膜炎或腹泻的急性期，均不宜予EN；⑥严重吸收不良综合征和衰弱的病人在EN以前应予一段时间PN；⑦症状明显的糖尿病、接受大剂量类固醇药物治疗及糖代谢异常的病人都不耐受膳食的高糖负荷；⑧先天性氨基酸代谢缺陷病的儿童不能采用一般的EN膳。

四、肠外营养

1. 适应证　①胃肠道疾病；②高代谢状态；③营养不良；④肝、肾衰竭伴胃肠功能不佳者；⑤肿瘤病人的辅助治疗；⑥大手术围手术期营养（2020）。

2. 并发症及处理

（1）技术性并发症：①插管的并发症——肺与胸膜的损伤、动脉与静脉损伤，神经损伤、胸导管损伤、纵隔损伤，栓塞，导管位置异常，心脏并发症；②导管留置期并发症——静脉血栓形成和空气栓塞、导管堵塞。

（2）感染性并发症：突然发热而无明确原因者。

（3）与代谢有关的并发症：①糖代谢紊乱——高血糖与低血糖，高渗性非酮性昏迷，<u>肝脂肪变性（2016）</u>；②<u>氨基酸性并发症——高血氨、高氯性代谢性酸中毒，肝酶谱升高，脑病（2014，2019）</u>；③营养物质缺乏——血清电解质紊乱，微量元素缺乏，必需脂肪酸缺乏；④其他并发症——胆汁淤积，肠屏障功能受损。

第五单元　输　　血

☆ 重点提示

输血是外科治疗常用的辅助方法，应当严格掌握输血的不良反应及并发症和自体输血的适应证、禁忌证，特别是非常普遍的发热、过敏等反应和严重危及生命的急性溶血等反应，其他内容只需做一定的了解留有印象即可。

══════════════ 考点集合 ══════════════

一、输血的不良反应及并发症

1. 发热反应

（1）临床表现：一般表现为畏寒或寒战、高热、出汗、可伴有恶心、呕吐、皮肤潮红、心悸、心动过速、头痛，反应持续30分钟至2小时后逐渐缓解。

（2）处理：停止输血，保暖，给予退热剂、镇静剂，伴寒战者可肌注异丙嗪25mg或哌替啶25~50mg。高热者予以物理降温或针刺等。

2. 过敏反应

（1）临床表现：<u>皮肤局限性或全身性瘙痒、皮肤红斑、荨麻疹</u>。严重者可出现咳嗽、喘鸣、呼吸困难，以及腹痛、腹泻、喉头水肿，甚至窒息、过敏性休克、昏迷、死亡。

（2）处理：轻症者可用抗组胺药或糖皮质激素，重者立即停止输血，立即皮下或肌注1：1000肾上腺素0.5~1mL和/或氢化可的松100mg加入500mL葡萄糖盐水中静脉滴注，酌情使用镇静剂以及升压药等。

3. 溶血反应

（1）临床表现：<u>病人突然感到头痛、腰痛背痛、心前区紧迫感、呼吸急促、小便颜色酱油样（血红蛋白尿）</u>。

（2）处理：抗休克、保护肾功能、使用肝素、必要时行血浆交换治疗。使用多巴胺、间羟胺升压。

4. 循环超负荷

（1）临床表现：心率加快、呼吸急促、发绀或咳吐血性泡沫痰，静脉压升高，颈静脉怒张。

（2）处理：立即停止输液、输血，取半卧位。

5. 细菌污染反应

（1）临床表现：轻者可仅有发热，重者可出现败血症和中毒性休克。

（2）处理：采取有效地抗休克、抗感染治疗。

二、自体输血

1. 适应证　①有大出血的手术和创伤；②估计出血量在1000mL以上的择期手术；③血型

特殊者（无相应供血者，输血困难）；④体外循环或低温下的心内直视手术以及其他较大的择期手术与急诊手术，可考虑采用血液稀释法。

2. 禁忌证（2019）　①血液受胃肠道内容物或尿液等污染；②血液可能有癌细胞的污染；③心、肺、肝、肾功能不全者；④贫血或凝血因子缺乏者；⑤血液内可能有感染者；⑥胸腹开放性损伤超过 4 小时者。

第六单元　休　　克

重点提示

本单元主要掌握休克的西医治疗和中医辨证论治。

================ 考点集合 ================

一、休克的治疗

1. 西医治疗

（1）一般紧急治疗：包括积极处理引起休克的原发伤、病，采取头和躯干抬高 20°～30°、下肢抬高 15°～20°体位。

（2）补充血容量。

（3）积极处理原发病。

（4）纠正酸碱平衡失调。

（5）血管活性药物的应用。

①血管收缩剂：去甲肾上腺素、间羟胺（阿拉明）、多巴胺、多巴酚丁胺、异丙肾上腺素。

②血管扩张剂：α 受体阻滞剂、抗胆碱能药、硝普钠、强心药。

（6）治疗 DIC。

（7）皮质类固醇和其他药物的应用。

2. 中医辨证治疗

热伤气阴——益气固脱，清热解毒养阴——生脉饮加清热解毒养阴之品。

热伤营血——气血两清，益气补阴——清营汤加减。

阴厥——益气固脱，养血育阴——人参养营汤加减。

寒厥——回阳救逆——四味回阳饮加减。

厥逆——益气固脱，阴阳双补——保元汤合固阳汤加减。

阴脱——益气固脱，养血育阴——独参汤合四逆汤加减。

阳脱——益气固脱——独参汤合四逆汤频服。

二、外科常见休克

1. 低血容量性休克

（1）西医治疗：①补充血容量。②止血。

（2）中医辨证治疗

阴厥——益气固脱，养血生津——人参养营汤加减。

寒厥——回阳救逆——四味回阳汤加减。

厥逆——阴阳双补，救逆固脱——保元饮合固阴煎加减。

2. 感染性休克

（1）西医治疗：①控制感染。②抗休克。

（2）中医辨证治疗

热伤气阴——益气养阴，清热固脱——生脉饮加清热解毒之品。

热伤营血——气血两清，益气养阴——清营汤加减。

第七单元　围术期处理

重点提示

　　本单元内容虽然不为考试重点，但也应做了解。围术期是一个有严格时间限制的概念，它从病人决定接受手术治疗即开始，一直延续到手术后病人的康复，总体上来说，可以分为术前准备和术后监护两部分内容。术前准备是术者为手术创造良好的条件和排除手术禁忌证的阶段；术后监护能够让我们及时发现手术的不良反应，争取时间做相应处理，避免严重的后果。

=========================考点集合=========================

一、术前准备

　　1. 一般准备　心理准备，生理准备（适应性训练、输血补液、预防感染、肠道准备、皮肤准备）。

　　2. 特殊准备　高血压、心脏病、糖尿病、呼吸功能障碍、肝脏疾病、肾脏疾病、肾上腺皮质功能不全的针对性处理。

二、术后处理

　　1. 术后监护与处理　心电、动静脉、呼吸功能、肾功能、体温监测。

　　2. 术后不适的处理

　　（1）恶心呕吐：持续胃肠减压，并可辅以止吐药。

　　（2）腹胀：持续胃肠减压，放置肛管，高渗液低压灌肠等。

　　（3）呃逆：早期可压迫眶上缘（2014），针刺内关、足三里、天突、鸠尾等。顽固性呃逆可采用膈神经封闭。

三、术后并发症的防治与切口处理

　　1. 术后常见并发症的防治

　　（1）术后出血：以预防为主，改善病人凝血功能，术中严格止血。关闭切口前确保手术野无任何出血点。一旦确诊，应积极治疗，必要时可再次手术止血。

　　（2）肺不张和肺部感染：鼓励并协助患者咳嗽排痰。同时使用足量、有效的抗生素，严重痰液阻塞时，可采用支气管镜吸痰，必要时考虑行气管切开术。

　　（3）应激性溃疡：消除病因。安置胃管，以冰盐水加去甲肾上腺素液灌注或局部灌注止血药。全身或局部应用抗酸剂、质子泵抑制剂、H^+抑制剂。胃镜检查或经胃镜治疗。手术治疗。

　　（4）切口并发症：切口裂开、切口感染。

　　2. 切口处理

　　（1）切口的分类：①清洁切口（Ⅰ类切口）。②可能污染切口（Ⅱ类切口）。③污染切口

（Ⅲ类切口）。

（2）切口愈合分级：①甲级：愈合优良，无不良反应。②乙级：愈合欠佳。③丙级：切口化脓，需要行切开引流等处理。

（3）缝线的拆除时间：头、面、颈部 4～5 日拆线（2018），下腹部、会阴部 6～7 日，胸部、上腹部、背部、臀部 7～9 日（2015），四肢 10～12 日，减张缝线 14 日（2018）。

第八单元　重症救治

重点提示

本单元重点为心、肺、脑复苏，主要掌握心、肺、脑复苏的方法。

————————考点集合————————

一、心、肺、脑复苏

1. 概述

（1）心跳骤停的诊断：①意识突然消失，呼之不应。②大动脉搏动消失，颈动脉或股动脉搏动摸不到，血压测不到，心音听不到。③自主呼吸在挣扎一两次后停止。④瞳孔散大，对光反射消失。⑤突然出现皮肤黏膜苍白，手术视野血色变暗发紫。

（2）心肺脑复苏的基本过程：①基础生命支持阶段：A 指保持呼吸道通畅，B 指进行有效的人工呼吸，C 指建立有效的人工循环。②进一步生命支持：D 药物治疗，E 心电监测及其他监测。F 处理心室颤动。③延续生命支持：G 病情判断，H 神志恢复，I 重症监护治疗。

2. 心肺复苏

（1）初期复苏：①开放气道：清除呼吸道异物或分泌物、处理舌后坠、维持呼吸道通畅。②人工通气：徒手人工呼吸法、机械通气法。③建立人工循环：胸外心脏按压、胸内按压术。

（2）后续复苏：①进一步呼吸支持。②药物治疗：肾上腺素、多巴胺、阿托品、利多卡因、钙剂、碳酸氢钠、肾上腺皮质激素。③监测。④电除颤。⑤人工心脏起搏。

（3）复苏后处理：①维护循环功能。②维持呼吸功能。③保护肾功能。④防治多器官功能衰竭。

3. 脑复苏

（1）低温－脱水疗法。

（2）高压氧治疗。

（3）巴比妥类药物治疗。

（4）钙离子拮抗药治疗。

（5）其他药物治疗。

二、多器官功能障碍综合征

1. MODS 时各器官病理生理特点

（1）肺：①当毒素或失血等因素引起休克时，可导致肺循环障碍。②缺氧酸中毒及细菌内毒素的刺激可使组织释放血管活性物质。③微循环缺血期间可出现凝血机制障碍及血管内小血栓形成。

（2）肾：①肾脏处于低灌流状态，肾小球毛细血管静水压降低，肾小球滤过率明显降低，尿量减少。②肾灌流不足，导致肾小管上皮细胞损伤。

（3）肝：①细菌毒素代谢产物有害物质由肠道进入门静脉时，肝脏即出现病理性损伤。②肝库普弗细胞过度激活。③肝细胞缺血缺氧和代谢障碍。

（4）胃肠道：①肠壁多发性浅表溃疡。②肠麻痹消化道出血。③不能进食腹胀肠麻痹和消化道出血等。

（5）心：①心脏作功增加。②感染创伤和缺血等使冠状动脉阻力增加。③心肌细胞线粒体肿胀致使心肌细胞结构破坏。④心肌收缩力降低，心输出量减少，心肌传导性发生障碍。

2. 治疗措施

（1）控制感染。

（2）维持氧的供需平衡。

（3）保护肝肾功能。

（4）免疫学治疗。

（5）营养。

（6）其他：①中和氧自由基药物。②抗溶蛋白酶的药物。③抑制炎性反应的药物。

第九单元　疼痛与治疗

重点提示

本单元的重点是慢性疼痛的常用药物治疗，其他内容了解即可。

━━━━━ 考点集合 ━━━━━

一、慢性疼痛的治疗

1. 药物治疗

（1）麻醉性镇痛药：吗啡、哌替啶、芬太尼、二氢埃托啡、可待因等。

（2）解热镇痛抗炎药：阿司匹林、吲哚美辛、布洛芬、芬必得、双氯芬酸钠、保泰松等。

（3）催眠镇静药：地西泮、硝基安定、艾司唑仑、苯巴比妥、异戊巴比妥、戊巴比妥等。

（4）抗癫痫药：苯妥英钠、卡马西平。

（5）抗忧郁药：丙米嗪、阿米替林、多塞平（多虑平）等。

2. 神经阻滞　星状神经节阻滞和腰神经节阻滞。

3. 椎管内注药

（1）蛛网膜下腔注药。

（2）硬脊膜外腔注药。

4. 痛点注射。

二、手术后的镇痛

1. 镇痛药物　吗啡、哌替啶、芬太尼、布比卡因。

2. 镇痛方法

（1）口服给药。

（2）椎管内镇痛：①蛛网膜下腔镇痛。②硬膜外腔镇痛。

（3）胃肠外给药：肌肉注射、静脉注射、其他途径（经皮贴剂给药、经口腔黏膜吸收用药）。

（4）病人自控镇痛（PCA）。

三、癌症疼痛与治疗

按阶梯口服用药

（1）第一阶梯用药：为解热镇痛药，如阿司匹林。替代药物有消炎痛、扑热息痛、布洛芬、双氯芬酸、萘普生等，适用于轻度疼痛（2020）。

（2）第二阶梯用药：为弱阿片类镇痛药，如可待因。替代药物有强痛定、羟考酮、曲马多、右丙氧芬等。适用于中度疼痛。

（3）第三阶梯用药：为强效阿片类镇痛药，如吗啡。替代药物有氢吗啡酮、羟吗啡酮、左马喃、美沙酮、芬太尼贴剂和丁丙诺啡等，适用于重度疼痛。

第十单元　内镜与腔镜外科技术

重点提示

本单元的重点是内镜检查的并发症，重点掌握纤维胆道镜检查的并发症。注意区别内镜、腔镜检查的并发症，不可混淆。

考点集合

一、内镜外科技术

1. 纤维胃镜检查的并发症　穿孔、出血、心血管意外、药物反应和感染。
2. 纤维胆道镜检查的并发症　出血、胰腺炎、胆管炎、感染（2017）。

二、腔镜外科技术

腹腔镜手术并发症：CO_2气腹相关的并发症与不良反应，血管损伤，内脏损伤，腹壁并发症。

第十一单元　外科感染

☆ 重点提示

外科感染是外科疾病中最为重要的内容，也是考试中分值比例较大的单元。考生要重点复习局部化脓性感染，疖、痈、丹毒等均为常考知识点。特异性感染中气性坏疽也是临床的常见病证，故也应熟悉了解。从考查方式上看，中医的病因病机及西医的致病菌为考试的常考内容。另外，疾病的中西医病名也要牢记，往年曾对此做过考查。

考点集合

一、浅部组织的化脓性感染

1. 疖和疖病

（1）临床表现：初起毛囊处有红、肿、热、痛的小结节，逐渐肿大并隆起，数天后出现脓栓，继而脱落，脓液排出，炎症消退。一般无全身症状。可出现全身不适、畏寒、发热、头痛、厌食等。面部"危险三角区"的疖，沿眼内眦静脉和眼静脉感染到颅内，出现眼部周围红肿、硬块、疼痛，并有全身寒战高热、头痛、昏迷，甚至死亡。

（2）西医治疗：以局部治疗为主。初起可热敷、理疗、药物外敷，促其吸收消散。如成脓有波动感变软时，可切开引流。有全身症状的疖和疖病应给予抗生素治疗，并增加营养。面部疖应避免切开、挤压。

（3）中医辨证治疗

暑疖——清热利湿解毒——清暑汤加减（2012）。

蝼蛄疖——补益气血，托毒生肌——托里消毒散加减。

疖病——祛风清热利湿——防风通圣散加减。

2. 痈

（1）临床表现：早期在局部呈片状稍隆起的紫色浸润区，质地坚韧，边界不清。随后中央形成多个脓栓，破溃后呈蜂窝眼状。常有局部淋巴结肿大、疼痛。

大多数病人有畏寒发热、食欲不振、白细胞计数增高等表现。

（2）西医治疗：静脉使用抗生素。糖尿病患者控制血糖。初起热敷、理疗、药物外敷，成脓后切开引流。

（3）中医辨证治疗

热毒蕴结——和营托毒，清热利湿——仙方活命饮加减。

阴虚火盛——滋阴生津，清热托毒——竹叶黄芪汤加减（2013）。

气血两虚——调补气血——十全大补汤加减。

3. 急性蜂窝织炎

（1）临床表现：由溶血性链球菌引起的病变扩展迅速，不易局限，有时引起脓毒血症；由金黄色葡萄球菌感染引起的则易局限形成脓肿；由厌氧菌感染引起的可出现捻发音。发生部位浅者红、肿、热、痛等局部症状明显，范围扩大迅速，进而中心坏死、化脓，出现波动感。部位深者局部红肿不明显，但局部水肿、压痛明显，并伴有全身症状。发生于口底、颌下、颈部的急性蜂窝织炎可因炎症水肿扩展引起喉头水肿，出现呼吸困难，有发生窒息的危险。

（2）西医治疗：加强营养支持、止痛，应用抗生素治疗。初起理疗，药物外敷。脓成及时切开引流。位于口底、颌下者早期切开减压引流。

（3）中医辨证治疗

锁喉痈——散风清热，化痰解毒——普济消毒饮加减。

臀痈——清热解毒，和营利湿——黄连解毒汤合仙方活命饮加减。

足发背——清热解毒，和营利湿——五神汤加减。

4. 丹毒

（1）临床表现：好发于下肢和头面部。常有头痛、畏寒、发热等全身症状。起病急，局部出现片状红疹，颜色鲜红，中间较淡，边缘清楚，略为隆起。压之退色（2005，2008，2013）。红肿向四周扩展时，中央红色逐渐消退、脱屑，转为棕黄色。红肿区时有水疱形成，局部有烧灼样疼痛。常伴有附近淋巴结肿大、疼痛。

（2）西医治疗：注意休息，抬高患肢；局部湿热敷；全身应用青霉素或磺胺药。

（3）中医辨证治疗

风热毒蕴——疏风清热解毒——普济消毒饮。

肝脾湿火——清肝泻热利湿——龙胆泻肝汤或柴胡清肝汤加减（2011，2019）。

湿热毒蕴——利湿清热解毒（2019）——五神汤合萆薢渗湿汤加减。

胎火胎毒——凉血清热解毒——犀角地黄汤加减（2012）。

5. 浅部急性淋巴管炎和淋巴结炎

（1）临床表现：急性淋巴管炎分为网状淋巴管炎（丹毒）和管状淋巴管炎。管状淋巴管

外科

炎常见于四肢，尤以下肢多见，常合并手足癣感染。管状淋巴管炎又分为深、浅两种。浅部淋巴管受累常在伤口或感染灶肢体近侧出现一条或数条"红线"，硬且明显压痛。深部淋巴管炎看不到红线，但肢体明显肿胀和压痛。伴有全身不适、畏寒发热、头痛、乏力、食欲不振等。急性淋巴结炎早期有局部淋巴结肿大和压痛，炎症继续向淋巴结周围蔓延，也可发展形成脓肿。

（2）西医治疗：及时处理原发病灶，抬高患肢，局部休息。早期全身使用抗生素。急性淋巴结炎形成脓肿应切开引流。

（3）中医辨证治疗

红丝疗——清热解毒——五味消毒饮加减（2013）。

颈痈——散风清热，化痰消肿——牛蒡解肌汤加减（2009，2011，2014）。

腋痈——清肝解郁，消肿化毒——柴胡清肝汤加减。

胯腹痈——清热利湿解毒——五神汤合萆薢渗湿汤加减。

委中毒——和营祛瘀，清热利湿——活血散瘀汤加减。

6. 脓肿

（1）临床表现：浅表脓肿可见局部隆起，红、肿、热、痛明显，压之剧烈，有波动感。深部脓肿红肿及波动感不明显，但局部疼痛、水肿，有压痛等症状，患处可发生功能障碍。

（2）西医治疗：有全身症状者应用敏感抗生素治疗并对症处理。脓肿形成者，应切开引流。

（3）中医辨证治疗

余毒流注——清热解毒，凉血通络——黄连解毒汤合犀角地黄汤加减。

火毒结聚——清火解毒透脓——五味消毒饮合透脓散加减。

瘀血流注——和营祛瘀，清热化湿——活血散瘀汤加减。

暑湿流注——清热解毒化湿——清暑汤加减。

二、手部急性化脓性感染

1. 脓性指头炎

（1）临床表现：初起时指端有针刺样疼痛，当指动脉被压时转为搏动性疼痛。多伴有发热，全身不适，白细胞计数增高等。晚期大部分组织因缺血坏死神经末梢受压和营养障碍而麻痹，疼痛反而减轻，因指骨缺血坏死，可形成慢性骨髓炎。

（2）西医治疗：初起可采用热敷，并酌情使用抗生素或内服中药治疗。出现跳痛，指头张力增高即应切开减压引流。

（3）中医辨证治疗

火毒结聚——清热解毒——五味消毒饮加减。

热盛肉腐——泻火解毒，透脓止痛——黄连解毒汤合五味消毒饮加减。

2. 急性化脓性腱鞘炎和化脓性滑囊炎

（1）临床表现：①急性化脓性腱鞘炎：除手指末节外，患指呈明显均匀肿胀，皮肤高度紧张，轻度屈曲使腱鞘处于松弛位。②化脓性滑囊炎：小指腱鞘炎可蔓延到尺侧滑液囊，拇指腱鞘炎可蔓延到桡侧滑液囊而引起滑囊炎，同时还有小鱼际或大鱼际处的剧烈肿胀疼痛和压痛。

（2）西医治疗：早期治疗与脓性指头炎相同。如治疗无好转，应及早切开减压引流。

（3）中医辨证治疗：参照"脓性指头炎"。

3. 掌深部间隙感染

（1）临床表现：①掌深部间隙感染：掌心凹陷消失、隆起，皮肤紧张发白，压痛明显，中指、无名指、小指半屈位，手背肿胀严重，伴有高热、头痛、脉快等全身症状。②鱼际间隙感染：大鱼际处和拇指指蹼肿胀，压痛显著，掌中凹陷存在，食指半屈位，拇指半屈并外展，活动受限，不能对掌，同时伴全身症状。

（2）西医治疗：早期行理疗外敷药物，并使用大剂量抗生素，及早切开引流。

（3）中医辨证治疗：参照"脓性指头炎"。

三、全身性感染

1. 西医治疗　原发感染灶的处理、抗菌药物的应用、支持疗法、对症治疗、减轻中毒症状和防治休克。

2. 中医辨证治疗

疔疮走黄——凉血清热解毒——五味消毒饮合黄连解毒汤加减。

火陷——凉血解毒，泄热养阴，清心开窍——清营汤加减。

干陷——补养气血，托毒透邪，佐以清心安神——托里消毒散加减。

虚陷——温补脾肾——附子理中汤加减。

四、特异性感染

1. 破伤风

（1）临床表现：①潜伏期：潜伏期越短，死亡率越高。②前驱症状：有头昏、头痛、失眠、乏力、烦躁不安，咀嚼肌酸胀，反射亢进。一般持续 10～24 小时。③典型症状：苦笑面容颈、项强直、角弓反张状、呼吸困难，肌肉阵发性痉挛和抽搐，④并发症：呼吸困难窒息是破伤风病人死亡的主要原因，肺部感染，水电解质紊乱和酸中毒，肌肉撕裂骨折。

（2）西医治疗：①消除毒素来源，扩创引流。②中和游离毒素，使用破伤风抗毒素。③控制和解除痉挛。④应用抗生素抑制破伤风杆菌生长，防止其他细菌感染。⑤支持治疗。⑥保持呼吸道通畅。

（3）中医辨证治疗

风毒在表——驱风镇痉——玉真散合五虎追风散加减。

风毒入里——祛风镇痉，清热解毒——木萸散加减。

阴虚邪留——益胃养阴，疏风通络——沙参麦冬汤加减。

2. 气性坏疽（2014）

（1）临床表现：通常在伤后 1～4 日出现此创伤并发症（2016）。病情突然恶化，烦躁不安，有恐惧或欣快感；皮肤、口唇变白，大量出汗，脉搏快，体温逐步上升。可发生溶血性贫血、黄疸、血红蛋白尿、酸中毒，全身情况可在 12～24 小时全面迅速恶化。伤肢沉重或疼痛，持续加重，犹如胀裂，止痛剂不能奏效；局部肿胀与创伤所能引起的程度不成比例，并迅速向上、下蔓延。伤口中有大量浆液性或浆液血性渗出物，有时可见气泡从伤口中冒出。皮下可触及捻发音。伤口可有恶臭。

（2）西医治疗：急症清创；应用抗生素，首选青霉素；高压氧治疗；全身支持疗法。

（3）中医辨证治疗

湿热火盛，燔灼营血——清火利湿，凉血解毒——黄连解毒汤、犀角地黄汤合三妙丸。

气血不足，心脾两虚——益气补血，养心健脾——八珍汤合归脾汤。

第十二单元 损 伤

重点提示

损伤是外科最为常见的疾病，也是考试的常考点。本单元的重点在于损伤的各种类型，如颅脑损伤、胸部损伤、腹部损伤、烧伤等，注意临床表现与鉴别。另外，损伤的五步急救措施——复苏、通气、止血、包扎、固定，无论是对于考试还是临床应用都应了解。

━━━━━━━━━━ 考点集合 ━━━━━━━━━━

一、颅脑损伤

1. 脑震荡

（1）临床表现：一过性昏迷；近事遗忘症；较重者昏迷期间可有皮肤苍白、出汗、血压下降、心动徐缓、呼吸浅慢等，随着意识的恢复很快趋于正常，清醒后可有头痛、头晕、恶心、呕吐等症状；神经系统检查无阳性体征。

（2）西医治疗：对症治疗，输液、吸氧，适量给予镇静止痛剂和调节血管药物。恶心呕吐较重者，静脉应用脱水药。

2. 脑挫裂伤 临床表现：①昏迷；②局灶症状和体征，随脑受损的部位、范围和程度不同而异，如大脑功能区受损可立即呈现相应的神经功能障碍或体征，如运动区损伤出现锥体束征、肢体抽搐或偏瘫，如语言中枢损伤出现失语等；③颅内压增高与脑疝；④其他，常合并蛛网膜下腔出血而出现脑膜刺激征，如合并颅底骨折则引起脑脊液漏。

3. 颅内血肿 临床表现：①意识障碍，有嗜睡、蒙眬、浅昏迷、深昏迷几个级别；②瞳孔多在患侧发生改变，可先缩小，对光反应迟钝，继之瞳孔进行性扩大，对光反应消失；③锥体束征；④生命体征，常为进行性的血压升高、心率减慢和呼吸深慢（"两慢一高"）。

二、胸部损伤

1. 肋骨骨折

（1）临床表现：有明确的外伤史，局部疼痛，受伤的局部胸壁有时肿胀，按之有压痛，甚至可有骨摩擦感。

（2）西医治疗：①闭合性单处肋骨骨折：止痛，固定胸廓（2018）和防治并发症。②闭合性多根多处肋骨骨折：清除呼吸道分泌物，对咳嗽无力不能有效排痰或呼吸衰竭者，要行气管插管或气管切开。③胸壁反常呼吸运动的局部处理：包扎固定法、牵引固定法、内固定法。④开放性肋骨骨折：需彻底清创，如胸膜已穿破，尚需行胸膜腔引流术，多根多处肋骨骨折者于清创后用不锈钢丝做内固定术，手术后应用抗生素。

（3）中医辨证治疗

气滞血瘀——活血化瘀，理气止痛——复元活血汤加减。

肺络损伤——宁络止血，止咳平喘——十灰散合止嗽散加减。

筋骨不续——续筋接骨，理气活血——接骨紫金丹加减。

肝肾不足——调补肝肾，强筋壮骨——六味地黄丸加减。

气血亏虚——益气养血——八珍汤加减

2. 气胸与血胸

（1）气胸：胸膜腔内积气，可分为闭合性气胸、开放性气胸、张力性气胸。闭式胸膜腔引流的穿刺部位：液体一般选在腋中线和腋后线之间的第 6～8 肋间隙插管引流。气体常选锁骨中线第 2 肋间隙（2014）。

（2）血胸：小量血胸无需穿刺抽吸。若积血量较多，应早期进行胸膜腔穿刺。

三、腹部损伤

1. 脾破裂　脾破裂可分为中央型破裂、包膜下破裂和真性破裂。真性脾破裂表现为急性失血性休克和血性腹膜炎的症状。

2. 肝破裂　表现为腹腔内出血和腹膜刺激征，常引起出血性休克，右肩部放射性疼痛。有腹膜刺激征，出现移动性浊音；指检在直肠膀胱陷凹内有饱满隆起的感觉。胆囊及胆总管损伤者可出现陶土样便、黄疸、胆红素尿、皮肤发痒。胆管创伤后胆汁外溢，可造成胆瘘及胆汁性腹膜炎。

3. 胰腺损伤　较重的胰腺损伤表现为上腹部剧烈疼痛及弥漫性腹膜炎征象；刺激膈肌而出现肩背部疼痛，伴恶心、呕吐、腹胀；可因疼痛与大量体液丢失而出现休克。脐周皮肤可呈青紫色。

4. 十二指肠及小肠损伤　主要临床表现为腹痛、腹胀、恶心呕吐、腹部压痛及反跳痛、腹肌紧张、肠鸣音减弱或消失、移动性浊音、肝浊音界缩小或消失，严重时可出现休克。

5. 结肠与直肠损伤　主要表现为细菌性腹膜炎。

四、泌尿系损伤

1. 肾损伤　临床表现：休克、血尿、疼痛、发热（2010）等症状。腰腹部有肿块和触痛。

2. 膀胱损伤　临床表现：膀胱破裂可产生休克、腹痛、排尿困难和血尿等。膀胱损伤时，可行导尿试验。导尿管可顺利插入膀胱，仅流出少量血尿或无尿流出。经导尿管注入灭菌生理盐水 200mL，片刻后吸出。液体外漏时吸出量会减少，腹腔液体回流时吸出量会增多。若液体进出量差异很大，提示膀胱破裂（2016）。

3. 尿道损伤

（1）临床表现：休克、肉眼血尿、疼痛、排尿困难（2010）。

（2）紧急处理：应尽早采取抗休克措施。尿潴留未能立即手术者，可进行耻骨上膀胱穿刺造瘘引流尿液。尿道损伤或轻度裂伤者排尿有困难时，予以保留导尿 1 周（2013），并用抗生素。

五、烧伤

1. 临床表现

（1）全身表现：①生命体征变化（脉搏、心率加快，呼吸加深、频率加快）；②发热（38℃左右）；③其他（口渴、尿少、纳差、便秘等）。

（2）局部表现：①疼痛；②红斑；③水疱；④渗出；⑤焦痂。

（3）并发症：休克、全身性感染、应激性溃疡、肝功能衰竭、心力衰竭、急性肾功能不全、成人呼吸窘迫综合征、多系统器官功能障碍综合征。

2. 诊断

（1）烧伤面积的估计：①中国新九分法：按体表面积划分为 11 个 9% 的等份，另加 1%，构成 100% 的体表面积，即头颈部：1×9%；躯干前后包括外阴：3×9%；两上肢：2×9%；双下肢包括臀部：5×9%+1%，共为 11×9%+1%。②手掌法：患者并指的掌面约占体表面积的 1%。

（2）深度烧伤的鉴别：Ⅰ°烧伤：仅伤及表皮浅层。表面呈红斑状，干燥无渗出，有烧灼感，3~7天痊愈，短期内可有色素沉着。浅Ⅱ°烧伤：伤及表皮的生发层、真皮乳头层。局部红肿明显，有薄壁大水疱形成，内含淡黄色澄清液体，水疱皮如被剥脱，创面红润、潮湿，疼痛明显。如不发生感染，1~2周内愈合，一般不留瘢痕，多数有色素沉着。深Ⅱ°烧伤：伤及皮肤的真皮层，介于浅Ⅱ°和Ⅲ°之间，也可有水疱，但去疱皮后创面微湿，红白相间，痛觉较迟钝。Ⅲ°烧伤：为全层皮肤烧伤，甚至达到皮下、肌肉或骨骼。创面无水疱，呈蜡白或焦黄色，甚至炭化，痛觉消失，局部温度低，皮层凝固性坏死后形成焦痂，触之如皮革，痂下可见树枝状栓塞的血管。

3. 治疗

（1）现场急救：尽快消除致伤因素，脱离现场，保护烧伤部位，积极实施危及损伤的救治。

（2）防治休克：尽快恢复血容量。

（3）防治感染：纠正休克，正确处理创面，合理选择抗生素，给予营养支持、水与电解质紊乱的纠正、脏器功能的维护等综合措施。

六、冷伤

临床表现

（1）Ⅰ°冻伤：伤及表皮层。局部红肿，有发热、痒、刺痛的感觉。

（2）Ⅱ°冻伤：伤及真皮层。有水疱形成，自觉疼痛，知觉迟钝。

（3）Ⅲ°冻伤：伤及皮肤全层或深至皮下组织。创面由白变为黑褐色，知觉消失，其周围红肿疼痛，可出现血疱。

（4）Ⅳ°冻伤：损伤深达肌肉、骨骼等组织。伤处出现坏死，周围有炎症反应。

七、咬蜇伤

毒蛇咬伤

（1）临床表现：①神经毒：毒蛇咬伤者表现为头昏头痛、胸闷恶心、四肢乏力麻木、眼睑下垂，重者声音嘶哑、语言不利、呼吸困难、瞳孔散大、全身瘫痪、惊厥抽搐（2015），终致呼吸麻痹而死亡。②血液毒：毒蛇咬伤者短期内即出现全身中毒症状，重者可有广泛的皮下出血或瘀斑，以及内脏出血，最终因循环衰竭、休克而死亡。③混合毒：毒蛇咬伤者兼见上述两种表现。

（2）辨证治疗

风毒（神经毒）——活血通络，驱风解毒（2017）——活血驱风解毒汤加减。

火毒（血液毒）——泻火解毒，凉血活血——龙胆泻肝汤合五味消毒饮加减。

风火毒——清热解毒，凉血息风——黄连解毒汤合五虎追风散加减。

蛇毒内陷——清营凉血解毒——清营汤加减。

第十三单元　常见体表肿物

重点提示

本单元要求掌握常见体表肿物的鉴别，应熟悉脂肪瘤、纤维瘤、神经纤维瘤等的临床表现。

━━━━━━━━ 考点集合 ━━━━━━━━

1. 脂肪瘤　单发或多发。好发于肩、背、臀部。边界清楚，呈圆形、扁圆形或分叶状，无痛，有假性波动感，基底活动度不大。

2. 纤维瘤　多见于面、颈、胸背部，质地较硬，生长缓慢。与周围组织无粘连，活动度大，无压痛，很少引起压迫症状和功能障碍（2005）。

3. 神经纤维瘤　数目不定，大小不一，突出皮肤表面，或软或硬，沿神经干走向生长，呈念珠状或蚯蚓结节状，皮肤出现咖啡斑（2016）。

4. 皮脂腺囊肿　多呈圆形，直径多在 1～3cm，略隆起。质软，界清，表面与皮肤粘连，稍可移动，肿物中央皮肤表面可见一小孔，有时可见一黑色粉样小栓。

5. 血管瘤

（1）毛细血管瘤：色鲜红或暗红，边缘不规则，不高出皮肤的斑片状，或高出皮肤，分叶，似草莓样。大小不一，界限清楚，柔软可压缩，压之可退色。

（2）海绵状血管瘤：紫红或暗红色，柔软如海绵，大小不等，边界清楚，位于皮下或黏膜下组织内者可境界不清。指压柔软，有波动感（2016）。

（3）蔓状血管瘤：外观常见蚯蚓状蜿蜒迂曲的血管，有压缩性和膨胀性，紫红色，有搏动、震颤及血管杂音，局部温度稍高。肿瘤周围有交通的小动脉，压之搏动消失（2020）。

第十四单元　甲状腺疾病

重点提示

本单元的重点为甲亢及甲状腺癌的诊断和治疗，对甲状腺良性肿瘤、甲状腺炎只需做一般了解。

━━━━━ 考 点 集 合 ━━━━━

一、单纯性甲状腺肿

1. 临床表现　甲状腺肿大；压迫症状，单纯性甲状腺肿体积较大时可压迫气管、食管和喉返神经。

2. 西医治疗　药物治疗（干甲状腺制剂、左旋甲状腺素）、手术治疗。

3. 中医辨证治疗

肝郁脾虚——疏肝解郁，健脾益气——四海舒郁丸加减。

肝郁肾虚——疏肝补肾，调摄冲任——四海舒郁丸合右归丸加减。

二、慢性淋巴性甲状腺炎

1. 临床表现　无痛性弥漫性甲状腺肿，峡部显著，两侧多对称；肿块质硬，表面光滑，病程较长者可扪及结节；多伴甲状腺功能减退，早期可有甲亢表现。

2. 西医治疗　常用甲状腺激素替代疗法和免疫抑制治疗。甲状腺肿大有明显压迫症状者及合并恶性病变者应手术治疗，行甲状腺峡部切除、甲状腺大部切除及根治性切除。手术后大多继发甲减，需长期服用甲状腺制剂。

3. 中医辨证治疗

气滞痰凝——疏肝理气，化痰散结——海藻玉壶汤加减。

肝郁胃热——清肝泄胃，解毒消肿——普济消毒饮合丹栀逍遥散加减。

脾肾阳虚——温补脾肾，化痰散结——阳和汤加减。

三、甲状腺功能亢进症的外科治疗

1. **手术治疗指征** 中度以上的原发性甲亢；继发性甲亢，或高功能甲状腺腺瘤；胸骨后甲状腺肿并发甲亢；腺体较大伴有压迫症状的甲亢；抗甲状腺药物或¹³¹I治疗后复发，或不适宜药物及¹³¹I治疗的甲亢；妊娠早、中期的甲亢患者又符合上述适应证者（2020）。

2. **术后并发症** 术后呼吸困难和窒息（最危急）、喉返神经损伤、喉上神经损伤（2013）、手足抽搐、甲状腺危象、甲状腺功能减退。

3. **中医辨证治疗**

肝郁痰结——疏肝理气，软坚散结（2016）——柴胡疏肝散合海藻玉壶汤加减。

肝火旺盛——清肝泻火，解郁散结——龙胆泻肝汤合藻药散加减（2014）。

胃火炽盛——清胃泻火，生津止渴——白虎加人参汤合养血泻火汤加减。

阴虚火旺——滋阴清热，化痰软坚——知柏地黄汤合当归六黄汤加减。

气阴两虚——益气养阴，泻火化痰——生脉散合补中益气汤加减。

四、甲状腺肿瘤

1. **甲状腺腺瘤**

（1）临床表现：颈前无痛性肿块为首发症状。颈部出现圆形或椭圆形结节，质韧有弹性，表面光滑、边界清楚、无压痛，多为单发，随吞咽上下移动。有时可压迫气管移位，可引起甲亢及发生恶性变（2020）。

（2）中医辨证治疗

肝郁气滞——疏肝解郁，软坚化痰——逍遥散合海藻玉壶汤加减（2014）。

痰凝血瘀——活血化瘀，软坚化痰——海藻玉壶汤合神效瓜蒌散加减。

肝肾亏虚——养阴清火，软坚散结——知柏地黄丸合消瘰丸加减。

2. **甲状腺癌**

（1）临床表现：甲状腺肿块；压迫症状；转移及扩散；髓样癌常有家族史，癌肿可产生5-羟色胺和降钙素，临床上可出现腹泻、心悸、脸面潮红和血钙降低等症状。

（2）检查：①放射免疫测定血浆降钙素。②放射性同位素检查。③影像学检查：X线检查对诊断颈部有无转移及气管、血管有无受累有帮助；B超检查可检测甲状腺肿块的形态、大小、数目，可确定其为囊性还是实性。④穿刺细胞学检查与病理切片。

（3）西医治疗：手术治疗、内分泌治疗、外放射治疗、放射性核素治疗、化学治疗。

（4）中医辨证治疗

气郁痰凝——理气开郁，化痰消坚——海藻玉壶汤合逍遥散加减。

气血瘀滞——理气化痰，活血散结——桃红四物汤合海藻玉壶汤加减。

瘀热伤阴——养阴和营，化痰散结——通窍活血汤合养阴清肺汤加减。

第十五单元　胸部疾病

☆ 重点提示

本单元的重点为原发性支气管肺癌和食管癌，要求掌握肺癌和食管癌的临床表现与检查、外科治疗和中医辨证治疗。

一、原发性支气管肺癌

1. 临床表现与检查

（1）临床表现：咳嗽、血痰、胸痛、发热、气短及胸闷。

（2）检查：痰液细胞学检查是肺癌确诊的重要手段之一；X线摄片、CT等能提高肺癌的确诊率。

2. 外科治疗　全肺切除术、肺叶切除术、袖状肺叶切除术、胸腔镜下肺段或肺叶切除术。

3. 中医辨证治疗

气滞血瘀——行气化瘀，软坚散结——血府逐瘀汤加减。

脾虚痰湿——健脾除湿，化痰散结——六君子汤合海藻玉壶汤加减。

阴虚内热——养阴清热，软坚散结——百合固金汤加减。

热毒炽盛——清热泻火，解毒散肿——白虎承气汤加减。

气阴两虚——益气养阴，清肺解毒——沙参麦冬汤加减，或四君子汤合清燥救肺汤化裁。

二、食管癌

1. 临床表现与检查

（1）临床表现

①早期症状：吞咽食物梗噎感，胸骨后疼痛，食管内异物感，咽喉部干燥与紧缩感，食物吞咽缓慢并有滞留感。

②中晚期症状：吞咽困难、梗阻症状，严重者常伴有反流，持续吐黏液，胸骨后或背部肩胛区持续性绞痛，出血，呕血或黑便，声音嘶哑，体重减轻和厌食。

（2）检查：食管拉网细胞学检查是诊断早期食管癌比较有效的方法；食管镜检查可以在直视下观察肿瘤大小、形态和部位。

2. 外科治疗

（1）手术适应证：全身情况良好，有较好的心肺功能储备，无明显远处转移征象者。

（2）手术禁忌证：全身情况差，已呈现恶病质，有严重心肺或肝肾功能不全者；X线造影及其他影像学检查发现病变侵犯范围大，已有明显外侵现象及穿孔征象或侵及邻近重要脏器者，已有远处转移者。

3. 中医辨证治疗

痰气交阻——开郁，化痰，润燥——启膈散合逍遥散加减。

痰湿内蕴——除湿化痰，降逆止呕——二陈汤合旋覆代赭汤加减。

瘀毒内结——活血化瘀，解毒祛邪——桃仁四物汤合犀角地黄汤加减。

津亏热结——清热养阴——五汁安中饮加味。

阴枯阳衰——滋阴壮阳，益气养血——大补元煎加减。

第十六单元　乳腺疾病

☆ 重点提示

本单元的重点内容为各种乳腺疾病的鉴别诊断及乳腺癌的临床表现和诊断治疗；对于乳腺的良性肿瘤、炎症性疾病和增生疾病只需要做一般的了解。

外科

一、急性乳腺炎

1. 病因病理　原因为乳汁淤积和细菌入侵。致病菌以金黄色葡萄球菌为主，少数可为链球菌感染。常发生于产后哺乳的妇女。

2. 临床表现与检查

（1）临床表现：乳房肿胀疼痛；发热；初起可见骨节酸痛、胸闷、呕吐、恶心等，化脓时可见口渴、纳差、小便黄、大便干结等。初起时患部压痛，结块或有或无，皮色微红或不红。化脓时患部肿块逐渐增大，结块明显，皮肤红热水肿，触痛显著，拒按。脓已成时肿块变软，按之有波动感。

（2）检查：血常规检查、患部穿刺抽脓、B型超声波检查。

3. 西医治疗　①早期用含有100万U青霉素的等渗盐水20mL注射在炎性结块四周。②应用广谱抗菌药物（青霉素、红霉素、头孢类抗生素等）。③脓肿形成后宜及时切开排脓（2014）。④感染非常严重或脓肿切开引流损伤乳管者，可终止乳汁分泌。

4. 中医辨证治疗

肝胃郁热——疏肝清胃，通乳散结——瓜蒌牛蒡汤加减（2004，2006）。

热毒炽盛——清热解毒，托里透脓——五味消毒饮合透脓散。

正虚毒恋——益气和营，托毒生肌——托里消毒散加减。

气虚凝滞——疏肝活血，温阳散结——四逆散加味。

二、乳腺增生病

1. 临床表现与检查

（1）临床表现：乳房内肿块；乳房胀痛；乳头溢液；可伴胸闷不舒，失眠多梦，疲乏无力等。乳房内可扪及多个形态不规则的肿块，边界都不甚清楚，与皮肤及深部组织无粘连，推之能活动，多有压痛。

（2）检查：①X线钼靶摄片为边缘模糊不清的阴影或有条索状组织穿越其间。②B超为不均匀的低回声区以及无回声囊肿。③切除（或切取）活检是最确切的诊断方法。

2. 西医治疗

（1）药物治疗：①维生素类药物：口服维生素 B_6 与维生素E，或口服维生素A。②激素类药物：黄体酮、达那唑、丙酸睾丸酮等。

（2）手术治疗：如有癌变，行乳癌根治手术；如有乳癌家族史，或切片检查发现上皮细胞增生活跃，行单纯乳房切除术。

3. 中医辨证治疗

肝郁气滞——疏肝理气，散结止痛——逍遥散加减（2008，2016）。

痰瘀凝结——活血化瘀，软坚祛痰——失笑散合开郁散加减。

气滞血瘀——行气活血，散瘀止痛——桃红四物汤合失笑散加减。

冲任失调——调理冲任，温阳化痰，活血散结——二仙汤加减。

三、乳房纤维腺瘤

1. 临床表现与检查

（1）临床表现：乳房肿块；乳房轻微疼痛；乳房内可扪及单个或多个圆形或卵圆形肿块，质地坚韧，表面光滑，边缘清楚，无粘连，极易推动。患乳外观无异常，腋窝淋巴结不肿大。

（2）检查：钼靶 X 线乳房摄片、B 型超声波检查、活体组织病理切片检查。

2. 中医辨证治疗

肝气郁结——疏肝解郁，化痰散结——逍遥散加减。

血瘀痰凝——疏肝活血，化痰散结——逍遥散合桃红四物汤加味。

四、乳腺癌

1. 临床表现与检查

（1）临床表现：<u>乳房内包块</u>；局部皮肤改变，包块表面<u>皮肤出现明显的凹陷性酒窝征，皮肤呈橘皮样改变；乳头部抬高或内陷（2010）</u>；炎性乳癌见整个乳房高度肿胀，质地坚硬，无明显的局限性包块。乳房的触诊一般应在月经期后进行，检查的顺序是内上、外上、外下、内下四个象限及乳晕区域。

（2）检查：X 线检查、B 超、热像、红外线乳腺、针刺活检、细胞学等。

2. 西医治疗　手术治疗、放射治疗、化学药物治疗、内分泌疗法。

3. 中医辨证治疗

肝郁气滞——疏肝解郁，理气化痰——逍遥散加减。

冲任失调——调摄冲任，理气散结——二仙汤合开郁散加减。

毒热蕴结——清热解毒，活血化瘀——清瘟败毒饮合桃红四物汤加减。

气血两虚——调理肝脾，益气养血——人参养荣汤加减。

第十七单元　胃与十二指肠疾病

重点提示

　　本单元内容较为重要。胃及十二指肠溃疡急性穿孔及出血均应掌握其临床表现、诊断及治疗方法。瘢痕性幽门梗阻考试涉及较少，且本单元的考查重点也不在此，考生在复习时熟悉即可，不需重点记忆。

━━━━━━━━ 考点集合 ━━━━━━━━

一、胃及十二指肠溃疡急性穿孔

1. 临床表现及检查

（1）症状：剧烈腹痛；休克症状；恶心呕吐；全身情况（蜷曲静卧，面色苍白，脉搏细速。6～12 小时后体温开始明显上升，常伴脱水、感染、麻痹性肠梗阻、休克）。

（2）体征：腹部压痛及腹肌强直，腹腔内积气积液。

（3）检查：<u>X 线提示膈下新月状游离气体（2004，2009，2010，2020）</u>。

2. 诊断与鉴别诊断　既往溃疡病史，突发上腹部<u>剧烈疼痛扩散全腹</u>，伴轻度休克，腹膜刺激征明显，并多有肝浊音界缩小或消失。需与下列疾病鉴别。

（1）急性胆囊炎：<u>大多右上腹绞痛，Murphy 征阳性，B 超示胆结石（2008）</u>。

（2）急性胰腺炎：疼痛位于上腹偏左并放射至背部，血尿淀粉酶显示改变。

（3）急性阑尾炎穿孔：体征局限于右下腹，无腹壁板样强直。

3. 治疗

（1）非手术治疗：适用于穿孔小或空腹穿孔，不伴休克及重要脏器严重病变者；单纯性溃疡穿孔；年龄较轻，溃疡病史不长，非顽固性溃疡；就诊时腹腔炎症已有局限趋势者。

（2）手术治疗：适用于不适合非手术治疗的患者；经过非手术治疗 6~12 小时，症状体征不见缓解者。

二、胃及十二指肠溃疡大出血

1. 临床表现及检查　主要表现为呕血和黑便，上腹压痛，肠鸣音活跃，检查可发现红细胞计数及血红蛋白、红细胞压积呈进行性下降。急诊胃镜检查，可直接观察溃疡的部位、大小、深度等。

2. 治疗

（1）内科紧急处理：建立输液通道，应用止血药物，抗酸抗溃疡治疗，经胃管注入冰的生理盐水，经选择性动脉造影栓塞止血，纤维胃镜下应用激光、电凝止血。

（2）外科治疗：①耐受力良好者采用胃大部切除术。②难忍长时间手术者，切开胃前壁，对出血部位的血管做"8"字缝合，确定不再出血后再将前壁缝合。③耐受力尚可，但估计难以承受胃大部切除术者可行溃疡局部切除术，施行迷走神经切断加幽门成形或胃－空肠吻合及溃疡出血点缝扎术。

三、胃及十二指肠溃疡瘢痕性幽门梗阻

1. 临床表现与检查

（1）临床表现：食欲减退、恶心、上腹部饱胀及沉重感。完全性梗阻时，呕吐频繁，呕吐量大且多含宿食，有酸臭味，呕吐物中不含胆汁，呕吐后上腹饱胀感减轻，腹痛消失，明显消瘦，伴严重脱水，营养不良。

（2）检查：①实验室检查：呈血液浓缩状，血清钾、氯化物和血浆蛋白均低于正常，二氧化碳结合力和非蛋白氮增高，尿比重升高，偶可见尿酮。②X 线钡餐检查。③纤维胃镜检查。

2. 西医治疗

（1）手术前处理：胃肠减压，洗胃，纠正血容量及水、电解质和代谢紊乱，降低胃酸分泌，并开始肠外营养支持。

（2）手术方式：胃大部切除术、迷走神经干切断加胃窦部切除。

3. 中医辨证治疗

脾胃虚寒——温中健脾，和胃降逆——丁香透膈散加减。

痰湿阻胃——涤痰化浊，和胃降逆——导痰汤加减。

胃中积热——清泻胃热，和中降逆——大黄黄连泻心汤加减。

气阴两虚——益气生津，降逆止呕——麦门冬汤加减（2016）。

第十八单元　原发性肝癌

☆ 重点提示

本单元的重点为原发性肝癌的临床表现与治疗，要求掌握原发性肝癌的临床表现、检查、西医治疗和中医辨证治疗。

══════════ 考点集合 ══════════

1. 临床表现

（1）症状：肝区疼痛、腹胀、消瘦、乏力、纳差、上腹肿块。

（2）体征：肝肿大、黄疸、腹水。

（3）临床分型：单纯型、硬化型、炎症型。

（4）并发症：<u>上消化道出血、肝昏迷、肝癌结节破裂</u>。

2. 检查

（1）<u>甲胎蛋白（AFP）检测</u>：对原发性肝癌的诊断价值很大，特异性较高。

（2）肝功能及酶学检查：血清碱性磷酸酶 γ - GT 增高。

（3）超声检查。

（4）X 线检查：肝右叶的癌肿可发现右膈肌抬高，运动受限或局部隆起；肝左叶或巨大肝癌在行胃肠钡餐造影时可见胃及结肠肝曲被推压现象。

（5）CT：可以明确病灶的数目位置大小及与重要血管的关系。

（6）<u>核磁共振显像</u>（MRI）。

（7）肝血管造影。

（8）肝穿刺活组织检查。

3. 西医治疗

（1）手术治疗：肝区段切除术、左右半肝切除术、肝中叶切除术、左右肝三叶切除术等。

（2）介入治疗：肝动脉灌注 TAI + TAE 无水酒精瘤内注射经皮射频治疗。

（3）生物治疗。

（4）放射治疗。

4. 中医辨证治疗

气滞血瘀——<u>疏肝理气，活血化瘀</u>——小柴胡汤合大黄蟅虫丸加减。

脾虚湿困——<u>益气健脾，化湿祛痰</u>——四君子汤合逍遥散加减。

肝胆湿热——清利湿热，活血化瘀——茵陈蒿汤合鳖甲煎丸加减。

肝肾阴虚——养阴散结，凉血解毒——青蒿鳖甲汤合一贯煎加减。

第十九单元　门静脉高压症

☆ 重点提示

本单元内容虽然较少，但因其临床的普遍性也应作为重点了解。门静脉高压症是继发于肝硬化后的症状，它表现为脾大、脾功能亢进，交通支扩张，呕血、黑便，腹水等。其中以交通支扩张危害最大，交通支的扩张，特别是食管胃底静脉曲张容易引起曲张静脉破裂而出血。本单元主要了解食管胃底静脉破裂出血的临床表现和外科处理。

━━━ 考点集合 ━━━

1. 临床表现及检查　<u>脾肿大、脾功能亢进</u>，<u>呕血</u>、柏油样黑便，腹水，及非特异性全身症状。可参考以下辅助检查。

（1）血象：白细胞记数减少至 $3 \times 10^9/L$ 以下；血小板计数减少至（70~80）$\times 10^9/L$ 及以下。

（2）肝功能。

（3）X 线检查：上消化道造影显示食管及胃底静脉曲张，表现为食管、胃底黏膜紊乱，呈蚯蚓状或蚕食样。

（4）内镜检查：最好在出血 24 小时内进行，阳性率高。

（5）B 超检查及多普勒测定：是目前最方便的测定方法。

（6）特殊检查：肝活检、免疫学检查、脾静脉造影。

（7）门静脉压力的测定：术前及术中测定门静脉压力对诊断、选择手术方法及其预后判断均有帮助。

2. 西医治疗　主要为预防和控制食管胃底曲张静脉破裂出血。

（1）非手术治疗：补充血容量；应用血管活性药物，如加压素、生长抑素等；内镜下行硬化剂注射，食管曲张静脉套扎术；三腔管压迫止血；经颈静脉肝内门体分流术。

（2）手术治疗：分流术、断流术、转流术。

3. 中医辨证治疗

瘀血内结——祛瘀软坚，兼调脾胃——膈下逐瘀汤加减（2013）。

寒湿困脾——温中健脾，行气利水——实脾饮加茵陈（2016）。

气随血脱——益气固脱——独参汤（2018）。

第二十单元　急　腹　症

☆ 重点提示

本单元为复习的重点内容。急性阑尾炎、肠梗阻、胆道疾病、急性胰腺炎等典型疾病的临床表现及辅助检查均为本单元的重点。考生在复习时尤应注意几个临床表现的关键词。另外，急腹症若处理不当，可以引起脏器的损害甚至危及生命，所以对上述疾病的外科处理方法，也应有一定的了解。

━━━━━━━━━━━━ 考点集合 ━━━━━━━━━━━━

一、急性阑尾炎

1. 临床表现（2014）及检查

（1）腹痛：转移性右下腹疼痛。

（2）胃肠道症状：厌食、恶心、呕吐等。

（3）全身症状：乏力、头晕、头痛、汗出等。

（4）体征：右下腹压痛、反跳痛及腹肌紧张，脓肿时右下腹可触及包块。

2. 诊断与鉴别诊断

（1）诊断：根据转移性右下腹疼痛的病史和右下腹局限性压痛的特点，一般即可做出诊断。

（2）鉴别诊断

①胃、十二指肠溃疡穿孔：有上消化道溃疡病史，突然出现上腹部剧烈疼痛并迅速波及全腹。腹膜刺激征明显，多有肝浊音界消失，可出现休克，X线可见膈下游离气体。

②急性胃肠炎：有饮食不洁史，肠鸣音亢进，无腹膜刺激征，大便有脓细胞及未消化食物。

③急性胆囊炎、胆石症：右上腹持续性疼痛，阵发性加剧，可伴右肩部放射痛，腹膜刺激征以右上腹为甚，墨菲征阳性。

④右侧输尿管结石：突然剧烈绞痛，向会阴部及大腿内侧放射，有肾区叩击痛，可伴尿频、尿急、尿痛或肉眼血尿等，无发热。X线可发现阳性结石。

⑤异位妊娠破裂：常有急性失血症状和下腹疼痛症状，有停经史，妇科检查阴道内有血液，阴道后穹隆穿刺有血等。

3. 治疗

（1）手术治疗：绝大多数急性阑尾炎一旦发作，应早期实行阑尾切除术。

（2）中医辨证治疗

瘀滞——行气活血，通腑泄热——大黄牡丹汤合红藤煎剂加减（2014）。

湿热——通腑泄热，利湿解毒——复方大柴胡汤加减（2005，2009）。

热毒——通腑排毒，养阴清热——大黄牡丹汤合透脓散加减。

二、肠梗阻

1. 分类　①按发病的基本原因分：机械性肠梗阻、动力性肠梗阻（麻痹性肠梗阻、痉挛性肠梗阻）、血运性肠梗阻。②按肠壁有无血运障碍分：单纯性肠梗阻、绞窄性肠梗阻。③按梗阻部位分：高位小肠梗阻、低位小肠梗阻或结肠梗阻。④按梗阻程度分：完全性肠梗阻和不完全性肠梗阻。⑤按梗阻进展速度分：急性肠梗阻、慢性肠梗阻。

2. 临床表现及检查　腹痛，呕吐，腹胀，停止排气排便。腹部膨胀，有腹膜刺激征。肠胀气时呈鼓音，绞窄性肠梗阻时可出现移动性浊音。肠鸣音亢进，呈高调金属音或气过水声；麻痹性肠梗阻时肠鸣音减弱或消失。直肠肿瘤引起肠梗阻时，可触及直肠内肿物；肠套叠、绞窄性肠梗阻时，指套可染有血迹。X线可见肠管气液平面。

3. 诊断与鉴别诊断

（1）诊断：典型的肠梗阻有痛、呕、胀、闭四大症状，腹部可见肠型及肠蠕动波，肠鸣音亢进，可出现全身脱水的体征，结合腹部X线检查，明确诊断并不困难。

（2）鉴别诊断：判断是机械性还是动力性梗阻；是单纯性还是绞窄性梗阻；是高位还是低位梗阻；是完全性还是不完全性梗阻；是什么原因引起的梗阻。

4. 治疗

（1）非手术疗法：禁食与胃肠减压，纠正水、电解质、酸碱平衡紊乱，防治感染和毒血症，灌肠疗法，颠簸疗法，穴位注射阿托品，嵌顿疝的手法复位回纳，腹部推拿按摩等。

（2）手术疗法（2014）：解除梗阻病因，切除病变肠管行肠吻合术，短路手术，肠造口术或肠外置术。

（3）中医辨证治疗

气滞血瘀——行气活血，通腑攻下——桃核承气汤加减。

肠腑热结——活血清热，通里攻下——复方大承气汤加减（2013）。

肠腑寒凝——温中散寒，通里攻下——温脾汤加减。

水结湿阻——理气通下，攻逐水饮——甘遂通结汤加减。

虫积阻滞——消导积滞，驱蛔杀虫——驱蛔承气汤加减。

三、胆道感染及胆石症

1. 急性胆道感染

（1）急性胆囊炎（2014）：突发右上腹阵发性绞痛；疼痛常放射至右肩部、肩胛部和背部；右上腹可有不同程度和范围的压痛、反跳痛及肌紧张，Murphy征阳性。

（2）急性梗阻性化脓性胆管炎：发病急，进展快，除Charcot三联征（腹痛、寒战高热、黄疸）外，还可出现休克、中枢神经系统受抑制表现，即Reynolds五联征。

（3）中医辨证论治

蕴热证（肝胆蕴热）——疏肝清热，通下利胆——金铃子散合大柴胡汤加减（2014）。

湿热证（肝胆湿热）——清胆利湿，通气通腑——茵陈蒿汤合大柴胡汤加减。

毒热证（肝胆脓毒）——泻火解毒，通腑救逆——黄连解毒汤合茵陈蒿汤加减。

2. 胆石症

（1）临床表现：①胆囊结石：阵发性绞痛，可向右肩胛部放射。高脂肪餐、暴饮暴食、过度疲劳可诱发胆绞痛。右上腹有程度不同的压痛。②肝外胆管结石：发作期间见 Charcot 三联征（2020）。③肝内胆管结石：急性发作时肝区疼痛，寒战发热，可有轻度黄疸、肝脏不对称增大、肝区叩击痛。不发作期间症状不典型。

（2）西医治疗：排石疗法、电针排石、溶石疗法、碎石疗法、取石疗法、外科手术。

（3）中医辨证治疗

肝郁气滞——疏肝利胆，理气开郁——金铃子散合大柴胡汤加减。

肝胆湿热——疏肝利胆，清热利湿——茵陈蒿汤合大柴胡汤加减。

肝胆脓毒——泻火解毒，养阴利胆——茵陈蒿汤合黄连解毒汤加味。

肝阴不足——滋阴柔肝，养血通络——一贯煎加减。

四、急性胰腺炎

1. 西医病理　分为急性水肿性胰腺炎、急性出血坏死性胰腺炎。

2. 临床表现与检查　①症状：腹痛、恶心、呕吐、腹胀。②体征：发热、黄疸、腹膜炎体征、休克、皮肤瘀斑、手足搐搦、呼吸窘迫综合征和多器官功能衰竭。③检查：胰酶测定（血、尿淀粉酶测定是最常用的诊断方法）、腹部 B 超、增强 CT 扫描。

3. 临床分型　轻型急性胰腺炎、重型急性胰腺炎。

4. 诊断与鉴别诊断

（1）诊断：急性胰腺炎表现为急性、持续性腹痛（偶无腹痛），血清淀粉酶活性增高≥正常值上限 3 倍，影像学提示胰腺有或无形态改变，排除其他疾病者（2016）。可有或无其他器官功能障碍。少数病例血清淀粉酶活性正常或轻度增高。

（2）鉴别诊断

①消化道溃疡穿孔：有溃疡病史，初起即为持续性剧痛，腹肌紧张呈板状腹，肝浊音界缩小或消失，腹部 X 线片示有膈下游离气体。

②急性胆囊炎：右上腹绞痛，向右肩背部放射，呕吐后腹痛稍有减轻，伴寒战发热，右上腹压痛、肌紧张。

③急性肠梗阻：多有手术或腹膜炎病史，伴有呕吐、不排便、不排气。可闻及气过水声或金属音，腹部透视有肠内气液平面、闭袢影像等。

④急性肾绞痛：阵发性绞痛，血尿。

5. 治疗

（1）非手术治疗：禁食，胃肠减压，补充血容量，抑制胰腺分泌和抑制胰酶活性，支持疗法，防治感染，腹腔灌洗，脏器支持治疗。

（2）手术治疗：引流术、坏死组织清除术和规则性胰腺切除术。

（3）中医辨证治疗

肝郁气滞——疏肝理气，清热燥湿通便——柴胡清肝饮、大柴胡汤、清胰汤Ⅰ号。

脾胃实热——清热泻火，通里逐积，活血化瘀——大陷胸汤、大柴胡汤、清胰合剂。

脾胃湿热——清热利湿，行气通下——龙胆泻肝汤、清胰汤Ⅰ号。

蛔虫上扰——清热通里，制蛔驱虫——清胰汤Ⅱ号、乌梅汤等。

第二十一单元　腹　外　疝

重点提示

本单元的重点是对腹股沟直疝和斜疝的掌握，对于其他特殊类型的疝，如股疝、切口疝、白疝等只需做一般了解。

━━━━━━━━━━━━ **考点集合** ━━━━━━━━━━━━

一、概述

1. 西医病因病理

（1）病因：腹壁强度降低，腹内压力增高。

（2）病理：典型的腹外疝由疝囊、疝内容物和疝外被盖三部分组成。

2. 临床类型

（1）易复性疝：疝内容物很容易回纳回腹腔。

（2）难复性疝：疝内容物不能回纳或不能完全回纳回腹腔，但是不引起严重症状。

（3）嵌顿性疝：疝囊颈较小，腹内压突然增高，疝内容物卡于疝囊颈，不能回纳（2010）。

（4）绞窄性疝等：肠管嵌顿后引起血流被阻断。

（5）其他：肠管壁疝（Richter疝）、Litter疝。

二、腹股沟斜疝

1. 临床表现

（1）易复性斜疝：咳嗽时可扪及膨胀性冲击感，平卧或用手法将包块向腹环处推挤，包块可回纳消失。

（2）难复性斜疝：坠胀感、牵引痛稍重，包块不能完全回纳，消化不良和便秘等（2013）。

（3）嵌顿性和绞窄性斜疝：常发生在高强度劳动或剧烈咳嗽及腹内压骤增时，表现为包块突然增大，伴有明显疼痛，包块变硬无弹性，触痛明显，不能回纳。

2. 西医治疗

（1）非手术疗法：1岁以内的婴儿用棉线束带或绷带压住腹股沟管内环，老年体弱或因故不适于手术者可用疝带治疗。

（2）手术疗法：①疝高位结扎：多用于婴幼儿（2013，2019）。②疝修补术：内环修补、腹股沟管壁修补（弗格森法、巴西尼法、麦可威法）（2017）、无张力疝修补术。③疝成形术。

三、腹股沟直疝

包块位于腹股沟内侧和耻骨结节的外上方，多呈半球状，从不进入阴囊。起立时出现，平卧时消失。

四、股疝

常在腹股沟韧带下方卵圆窝处出现一半球形肿块，一般约核桃大小，除部分病人在久站或咳嗽时感到患处胀痛外，无其他明显症状。常用腹股沟上、下修补法治疗。

第二十二单元　肛肠疾病

重点提示

本单元要求掌握痔的分类、临床表现和治疗，对于内痔、外痔的鉴别是考试的常考点。肛门周围脓肿等疾病只需做一定了解。

一、痔

1. 痔的分类与病理

（1）分类

①内痔：是发生于齿线上，由直肠上静脉丛淤血扩张屈曲所形成的柔软静脉团。

内痔分期：

Ⅰ期内痔：无明显自觉症状。痔核小，便时粪便带血，或滴血，量少，无痔核脱出。镜检痔核小，质软，色红。

Ⅱ期内痔：周期性、无痛性便血。呈滴血或射血状，量较多，痔核较大，便时痔核能脱出肛外，便后能自行还纳。

Ⅲ期内痔：便血少或无便血。痔核大，呈灰白色，便时痔核经常脱出肛外，甚至行走、咳嗽、喷嚏、站立时也会脱出肛门，不能自行还纳，须用手托、平卧休息或热敷后方能复位。

Ⅳ期内痔（嵌顿性内痔）：平时或腹压稍大时痔核即脱出肛外，手托亦常不能复位。痔核常位于肛外，易感染，形成水肿、糜烂和坏死，疼痛剧烈。指诊肛门括约肌松弛，肛内可触及较大、质硬的痔核。镜检见痔核表面纤维组织增生变厚呈灰白色，长期便血者可引起贫血。

②外痔：是发生于齿线下，由痔外静脉丛扩大曲张，或痔外静脉丛破裂，或反复发炎纤维增生所形成的疾病。

③混合痔：是直肠上下静脉丛淤血扩张屈曲相互沟通吻合而形成的静脉团。

（2）病理：肛垫内正常纤维弹力结构的破坏伴有肛垫内静脉的曲张和慢性炎症纤维化，肛垫出现病理性肥大且向远侧移位后而形成痔。

2. 临床表现与检查

（1）临床表现：①症状：便血、脱出、疼痛、肿胀、异物感、黏液外溢、瘙痒、便秘等（2019）。②体征：血栓性外痔可见肛门缘周围有暗紫色椭圆形肿块突起，表面水肿。结缔组织性外痔可见肛门缘有不规则赘皮突起。内痔或混合痔一般不能见之于外。当痔核发生脱出时，可见脱出痔块呈暗紫色，时有活动性出血点。

（2）检查：①指诊：内痔可触及颗粒状柔软肿块，血栓性外痔触之质硬，剧痛，不能活动。

②肛门镜检查：内痔可见直肠下端齿线上黏膜呈大小不等的圆形或椭圆形肿块，质软，色红，或黏膜变厚，肿块表面糜烂渗出或粗糙，呈紫红色或暗红色，并有少量分泌物，有时肿块表面可见活动性出血点。

3. 西医治疗

（1）一般治疗：多摄入纤维性食物，养成良好的排便习惯，热水坐浴等。

（2）外治：①熏洗法：适用于各期内痔及内痔脱出或外痔肿胀明显或脱肛者。②外敷法：适用于各期内痔、外痔感染发炎及手术后换药。③塞药法：适用于Ⅰ、Ⅱ期内痔。④枯痔法：适用于Ⅱ、Ⅲ期内痔。

（3）手术治疗：痔切除术、血栓性外痔剥离术、外痔剥离内痔结扎术、外切内注结扎术、吻合器痔上黏膜环切术。

4. 中医辨证治疗

风伤肠络——清热凉血祛风——凉血地黄汤加减（2006，2012）。

湿热下注——清热渗湿止血——脏连丸加减。

气滞血瘀——清热利湿，祛风活血——止痛如神汤加减（2011，2020）。

脾虚气陷——补气升提——补中益气汤加减。

二、肛周脓肿

1. 病因病理　病因为肛窦感染，病理改变分为肛窦炎、肛周炎、脓肿、瘘道四期。

2. 临床表现与检查　肛门周围突发肿块，继则剧烈疼痛，局部红肿灼热，坠胀不适，结块，伴有不同程度的全身症状，易肿，易脓，易溃，不易敛，溃后易形成肛瘘。体格检查见肛周肿块，局部皮肤发红，有压痛，成脓后可触及波动感。直肠镜检查可见直肠黏膜有明显局限性肿胀、发红；B超和CT检查可发现脓腔。

3. 西医治疗　非手术治疗主要为运用抗生素，局部理疗，口服泻剂或石蜡油减轻排便疼痛；手术疗法为切开引流术、切开挂线疗法、分次手术。

第二十三单元　泌尿与男性生殖系统疾病

重点提示

一般泌尿生殖系统疾病有共同的常见临床表现，如尿痛、血尿等，不同类型的泌尿系统疾病又有其特殊的表现。本单元的重点为泌尿系结石、前列腺增生症的临床表现和诊断。对于睾丸炎等只需做一般了解。

━━━━━ 考点集合 ━━━━━

一、泌尿系结石

1. 临床表现与检查

（1）临床表现：①上尿路结石：疼痛（肾绞痛、腰腹部钝痛、放射痛）、血尿、梗阻。②下尿路结石：膀胱结石——排尿突然中断，疼痛放射至阴茎头部和远端尿道（2020）；尿道结石——突发性尿线变细、排尿费力、呈点滴状、尿流中断，甚至发生急性尿潴留。

（2）检查：腹部平片、静脉尿路造影、B超等有助于诊断。

2. 西医治疗

（1）一般治疗：大量饮水、调节饮食与尿pH值、控制感染。

（2）肾绞痛的治疗：消炎痛栓、阿托品、哌替啶、黄体酮等。

（3）体外冲击波碎石：适用于直径≤2.5cm的上尿路结石（2013）。

（4）手术治疗：①腔镜手术：输尿管镜取石或碎石术、经皮肾镜取石或碎石术。②开放手术：肾盂、肾窦、肾实质切开取石术以及肾部分切除术、肾切除术、输尿管切开取石术、膀胱切开取石术。

3. 中医辨证治疗

湿热蕴结——清热利湿，通淋排石——八正散加减。

气滞血瘀——行气活血，通淋排石——金铃子散合石韦散加减。

肾气不足——补益肾气，通淋排石——济生肾气丸加减。

二、睾丸炎与附睾炎

1. 临床表现

（1）急性非特异性睾丸炎：睾丸肿痛，向腹股沟放射，阴囊皮肤发红肿胀。

（2）腮腺炎性睾丸炎：常在腮腺炎后4~7天发病，可由单侧累及双侧。

（3）急性附睾炎：突发性阴囊疼痛，坠胀不适。患侧阴囊肿胀，阴囊皮肤发红发热疼痛，沿精索放射至腹股沟，甚至放射至腰部，疼痛剧烈。附睾肿大发硬，触痛明显，附睾睾丸界限不清，形成脓肿时可有波动感，脓溃则有瘘管。

（4）慢性附睾炎：<u>阴囊轻度坠胀不适或疼痛，可放射至下腹部及同侧大腿内侧</u>，休息后好转。患侧附睾局限性增厚肿大，精索及输精管增粗，与睾丸界限清楚。

2. 西医治疗　卧床休息，将阴囊托起，口服止痛退热药，并选用有效抗生素。冰敷防肿胀，热敷退炎症。

3. 中医辨证治疗

湿热下注——清热利湿，解毒消肿——龙胆泻肝汤加减。

<u>火毒炽盛——清火解毒，活血透脓——仙方活命饮加减。</u>

脓出毒泄——益气养阴，清热除湿——滋阴除湿汤加减。

寒湿凝滞——温经散寒止痛——<u>暖肝煎加减（2013）</u>。

三、前列腺炎

1. 临床表现与检查

（1）临床表现：①急性细菌性前列腺炎：全身症状（发热，寒战，乏力，恶心呕吐等）、局部症状（腰骶部等坠胀、疼痛，排便或久坐后加重）、尿路症状（尿频、尿急、尿痛、尿滴沥、尿潴留、血尿等）、直肠症状（胀满，里急后重，用力排便时肛门疼痛，尿道口溢出白色黏液）、性功能障碍、前列腺触诊（肿大、触痛明显）。②慢性前列腺炎：疼痛、尿路症状、尿道口滴白、性功能障碍、神经衰弱症状、虹膜炎等，前列腺触诊可见腺体正常或稍大，两侧叶不对称，表面软硬不均，中央沟存在等。

（2）检查：①尿三杯试验见细菌和白细胞增多。②前列腺液检查每高倍视野白细胞 10 个以上或少于 10 个。③免疫学检查：急性前列腺炎患者前列腺液 IgA 和 IgG 水平增高，慢性患者的前列腺液 IgA 增加最明显，其次为 IgG。

2. 西医治疗　①一般治疗：加强锻炼，性生活规律，注意饮食，避免久坐等。②抗生素治疗：<u>复方新诺明（2014）</u>、喹诺酮类。③心理治疗。④外治法：前列腺按摩、熏洗坐浴疗法、药物离子投入疗法、针灸、理疗等。

3. 中医辨证治疗

<u>湿热下注——清热利湿——八正散或龙胆泻肝汤加减。</u>

<u>气滞血瘀——活血化瘀，行气止痛——前列腺汤加减（2004，2006）。</u>

阴虚火旺——滋阴降火——<u>知柏地黄汤加减（2019）</u>。

肾阳虚衰——温补肾阳——济生肾气丸加减。

四、前列腺增生症

1. 临床表现与检查

（1）尿频：最常见的早期症状，夜间更加明显。

（2）排尿困难：出现残余尿。

（3）血尿、尿潴留。

（4）直肠指检：可于直肠前壁触及增生的前列腺。

（5）尿流率检查：可检查下尿路有无梗阻和梗阻的程度。

（6）血清前列腺特异抗原测定、B 超检查等。

2. 西医治疗

（1）一般治疗：防止受凉，预防感染，戒烟禁酒，多饮水等。

（2）药物治疗：激素类药物、<u>α 受体阻滞剂（2014）</u>、降胆固醇药及植物药等。

（3）手术治疗：开放性手术包括经耻骨上前列腺摘除术、耻骨后前列腺摘除术、经会阴前列腺摘除术。经尿道前列腺电切术、等离子双极切除术等是非开放性腔内手术。

3. 中医辨证治疗

<u>湿热下注——清热利湿，通闭利尿——八正散加减。</u>

气滞血瘀——行气活血，通窍利尿——沉香散加减（2005）。

脾肾气虚——健脾温肾，益气利尿——补中益气汤加减（2016）。

肾阳衰微——温补肾阳，行气化水——济生肾气丸加减（2005）。

肾阴亏虚——滋补肾阴，清利小便——知柏地黄丸加减。

第二十四单元　周围血管疾病

重点提示

周围血管疾病种类繁多。本单元要求掌握下列四类疾病的临床表现，对其治疗方法重点了解血栓闭塞性脉管炎。

━━━━━━━━━━ 考点集合 ━━━━━━━━━━

一、血栓闭塞性脉管炎

1. 临床表现与检查

（1）症状：①疼痛为最突出的症状，患肢伴发凉、麻木、足底弓疼痛；"间歇性跛行"。②患肢发凉。③感觉异常，甚至出现部分感觉丧失区。

（2）体征：①皮肤颜色改变。②游走性血栓性浅静脉炎。③营养障碍。④动脉搏动减弱或消失。⑤雷诺现象（2013）。⑥坏疽和溃疡，大多发生干性坏疽，待部分组织坏死后脱落即形成溃疡，此时如继发感染即变为湿性坏疽。Ⅰ级——坏疽、溃疡只限于趾部；Ⅱ级——坏疽、溃疡延及跖趾（掌指）关节或跖（掌）部；Ⅲ级——坏疽、溃疡延及全足背（掌背）或侵及跟踝（腕）关节或腿部。

（3）检查：在室温下（15～25℃）患者的皮肤温度低于正常体温2℃时，则表示血液供应不足。

2. 西医治疗

（1）药物治疗：扩血管药物（妥拉苏林、罂粟碱、烟酸）（2013）、抗血小板聚集药（阿司匹林、潘生丁）、改善微循环药物（前列腺素 E_1、己酮可可碱）、止痛剂、抗生素。

（2）手术治疗：腰交感神经节切除术，血管重建，大网膜移植术，截肢（趾、指）术，神经压榨术。

（3）高压氧疗法。

3. 中医辨证治疗

寒湿——温阳通脉，祛寒化湿——阳和汤加减（2008，2010，2014）。

血瘀——活血化瘀，通络止痛——桃红四物汤加减。

热毒——清热解毒，化瘀止痛——四妙勇安汤加减（2010，2014）。

气血两虚——补气养血，益气通络——十全大补丸加减。

肾虚——肾阳虚者温补肾阳；肾阴虚者滋补肾阴——肾阳虚者附桂八味丸加减；肾阴虚者六味地黄丸加减。

二、动脉硬化性闭塞症

1. 临床表现与检查　主要为肢体发凉、间歇性跛行，可有肢体麻木、沉重无力、酸痛、刺痛及烧灼感，继而出现静息痛。体征为皮肤温度下降，皮肤颜色变化，肢体失养，动脉搏动减弱或消失。超声多普勒可清晰地显示血管腔形态及血流状态。

2. 西医治疗　①非手术治疗：降血脂、扩血管、抗凝祛聚、去纤溶栓、抗生素应用、体液补充等。②手术疗法：经皮腔内血管成形术、动脉旁路转流术、动脉内膜剥脱术、截肢术。

3. 中医辨证治疗

寒凝血脉——温经散寒，活血化瘀——阳和汤加减。

血瘀脉络——活血化瘀，通络止痛——桃红四物汤加减。

热毒蕴结——<u>清热解毒，利湿通络（2016）</u>——四妙勇安汤加减。

脾肾阳虚——补肾健脾，益气活血——八珍汤合左归丸或右归丸加减。

三、下肢深静脉血栓形成

1. 临床表现与检查

（1）<u>临床表现（2020）</u>：①中央型：患肢沉重、胀痛或酸痛，股三角区疼痛。下肢肿胀明显，患侧髂窝股三角区有疼痛和压痛；胫前可有压陷痕，患侧浅静脉怒张。可伴发热，肢体皮肤温度可升高。②周围型：大腿或小腿肿痛、沉重、酸胀，皮温一般升高不明显，皮肤颜色正常或稍红。局限于小腿深静脉者小腿剧痛，不能行走，行走则疼痛加重，跛行，腓肠肌压痛明显，<u>Homans 征阳性（2013）</u>。③混合型：下肢沉重、酸胀、疼痛，股三角及腘窝和小腿肌肉疼痛，压痛明显。

（2）检查：超声多普勒、放射性核素、<u>数字减影血管造影（2020）</u>、凝血系列指标检查。

2. 西医治疗　卧床，抬高患肢，适当活动；溶栓疗法；抗凝疗法；祛聚疗法；祛纤疗法；手术疗法。

3. 中医辨证治疗

湿热蕴阻，气滞血瘀——理气活血，清热利湿——桃红四物汤合萆薢渗湿汤加减。

气虚血瘀，寒湿凝滞——益气活血，通阳利水——补阳还五汤合阳和汤加减。

四、单纯性下肢静脉曲张

1. 临床表现与检查

（1）临床表现：下肢浅静脉扩张、迂曲，状如蚯蚓，下肢沉重、酸胀感，下肢皮肤色素沉着，溃疡形成。

（2）检查：①深静脉通畅试验；②大隐静脉瓣膜功能试验；③交通静脉瓣膜功能试验。

2. 西医治疗

（1）一般措施：弹力袜。

（2）硬化剂注射和压迫疗法。

（3）手术治疗：大隐静脉高位结扎加剥脱术。

3. 中医辨证治疗

气血瘀滞——行气活血，祛瘀除滞——柴胡疏肝散加减。

湿热瘀阻——清热利湿，活血祛瘀——萆薢渗湿汤合大黄䗪虫丸加减。

第二十五单元　皮肤及性传播疾病

重点提示

本单元主要掌握临床表现与中医辨证论治。考查以皮肤病为主，重点掌握银屑病、带状疱疹、湿疹、癣。性病较少考查，了解淋病、梅毒即可。

================ 考点集合 ================

一、带状疱疹

1. 临床表现　前驱症状；不规则红斑，簇集性丘疱疹，水疱；皮疹多沿某一周围神经分布，排列呈带状，发于身体一侧，不超过正中线，好发部位为肋间神经、颈部神经、三叉神经及腰骶神经支配区；神经痛。临床可有多种类型：顿挫性、出血性、坏疽性、泛发性；<u>角膜溃疡（2014）</u>、眼带状疱疹、Ramsay – Hunt 综合征、内脏带状疱疹。

2. 诊断　春秋季节常见，<u>皮疹簇集性、呈带状排列、单侧分布，神经痛。病程 2 ~ 3 周，愈后极少复发。</u>

3. 西医治疗　抗病毒药物、止痛药物、维生素药物、免疫调节剂、皮质类固醇激素。

4. 中医辨证治疗

肝经郁热——清泻肝火，解毒止痛——龙胆泻肝汤加减。

脾虚湿蕴——健脾利湿，清热解毒——除湿胃苓汤加减。

气滞血瘀——理气活血，通络止痛——柴胡疏肝散合桃红四物汤加减。

二、癣

1. 临床表现

（1）<u>黄癣（2019）</u>：好发于儿童。初起毛发根部出现红色丘疹或脓疱，干后黄痂，逐渐增厚扩大，形成碟形黄癣痂，上有毛发贯穿。痂皮下为鲜红湿润的糜烂面或浅表溃疡，鼠尿臭味。遗留永久性脱发，严重时只在头皮的边缘保留残余的头发。瘙痒剧烈，可伴发热，局部淋巴结肿大。也可侵犯头皮外的光滑皮肤及甲部，偶见侵犯内脏器官。

（2）<u>白癣（2014）</u>：好发于头顶中间，也可在额顶部或枕部。开始时为大小不一的灰白色鳞屑性斑片，圆形或椭圆形，日久蔓延扩大，形成大片。患部头发一般距头皮 2 ~ 4mm 处折断，断发极易拔除。患部皮肤无炎症反应。病程缠绵，数年不愈，但至青春期大多自愈，新发再生，不留瘢痕。若患处发生感染化脓，则该处头发永不再生而留有瘢痕。

（3）黑点癣：发病初起为散在性、局限性点状红斑，以后发展为大小不等的圆形或不规则形灰白色鳞屑斑，边缘清楚。病发长出头皮后即折断，远望形如黑点，自觉瘙痒。进展缓慢，可经年不愈，因毛囊被破坏而形成瘢痕。亦可侵犯光滑的皮肤及指（趾）甲。

2. 诊断

（1）黄癣：皮损为<u>以毛发为中心的黄癣痂，伴鼠尿臭味，发展缓慢，毛发脱落，形成永久性脱发</u>。直接镜检为<u>发内菌丝孢子（2014）</u>，滤过紫外线检查显示暗绿色荧光，培养为许兰毛癣菌。

（2）白癣：皮损为白色鳞屑斑，断发有白色菌鞘，愈后不留瘢痕，青春期可自愈。镜检发外密集小孢子，滤过紫外线检查显示亮绿色荧光，培养为大小孢子菌或铁锈色小孢子菌或羊毛状小孢子菌。

（3）黑点癣：皮损为小片白色鳞屑斑，低位断发，形如黑点，进展缓慢，有的至青春期可自愈，病久可形成瘢痕。镜检可见发内呈链状排列稍大的小孢子，培养为堇色毛菌和断发毛癣菌。

3. 西医治疗　抗菌疗法（灰黄霉素、酮康唑）；<u>局部治疗（碘酊、硫黄软膏、复方苯甲酸软膏、硝酸咪康唑霜剂及洗剂）（2015）</u>。

4. 中医辨证治疗

头癣：虫毒湿聚——祛风除湿，杀虫止痒——苦参汤加减。

三、湿疹

1. 临床表现与诊断

（1）急性湿疹：<u>急性发病</u>，皮损多为密集的粟粒大小的丘疹、丘疱疹，基底潮红，丘疹、丘疱疹或水疱顶端抓破后流滋、糜烂及结痂，皮损中心较重，外周有散在丘疹、红斑、丘疱疹。病变常为片状或弥漫性，无明显边界。<u>皮损呈多形性，常有数种皮损共存。可发生在身体的任何部位，亦可泛发全身</u>，常发于头面、耳后、手足、阴囊、外阴、肛门等，<u>多呈对称分布</u>。可发展成亚急性或慢性湿疹。

（2）亚急性湿疹：常由于急性湿疹未能及时治疗，或处理不当，致病程迁延所致。皮损较急性湿疹轻，以丘疹、结痂、鳞屑为主，仅有少量水疱及轻度糜烂。自觉瘙痒剧烈。

（3）慢性湿疹（2016）：由急性和亚急性湿疹处理不当、长期不愈或反复发作而成。部分病例一开始即表现为慢性湿疹的症状。皮损表现为皮肤肥厚粗糙、浸润，色暗红或紫褐色，有不同程度的苔藓样变。皮损表面常附有鳞屑伴抓痕、血痂、色素沉着，部分皮损可出现新的丘疹或水疱，抓破后有少量流滋。皮损多局限于某一部位，发生于手足及关节部位者常易出现皲裂，自觉疼痛，影响活动。阵发性瘙痒，夜间或精神紧张、饮酒、食辛辣发物时瘙痒加剧。病程较长，反复发作，时轻时重。

2. 西医治疗

（1）全身治疗：抗组胺类药物，镇静剂，非特异性脱敏疗法，普鲁卡因静脉注射，皮质类固醇激素，抗生素。

（2）局部治疗：急性湿疹或湿敷或用干燥疗法（2013），亚急性湿疹可用糊剂，慢性湿疹以止痒、抑制表皮细胞增生、促进真皮炎症浸润吸收为原则。

3. 中医辨证治疗

湿热浸淫——清热利湿——萆薢渗湿汤合三妙丸加减。

脾虚湿蕴——健脾利湿——除湿胃苓汤加减。

血虚风燥——养血润肤，祛风止痒——当归饮子加减。

四、荨麻疹

1. 临床表现　发病突然，在皮肤上出现大小形态不一的鲜红或白色的风团。少数患者也可仅有水肿性红斑，可因搔抓刺激，风团互相融合成片，有时在风团表面出现水疱，消退迅速，不留痕迹。以后又不断成批发生，时隐时现，可泛发全身。分为急性和慢性两种。急性者，骤发速愈，一般经1周左右可以痊愈。慢性者，病程在1~2个月以上，反复发作，迁延数月，甚至数年。

2. 诊断和鉴别诊断

（1）诊断：突然发作，皮损为大小不等、形状不一的风团及水肿性斑块，皮疹时隐时现，发无定处，剧烈瘙痒，消退后不留痕迹。部分病人可有腹痛、腹泻、发热、关节痛等症状。严重者可有呼吸困难，甚至窒息，结合各项检查有助于病因诊断。

（2）鉴别诊断

①接触性皮炎：明确接触史。皮损多局限于接触部位，有红斑、肿胀、丘疹、水疱、糜烂、渗出等。但以单一皮损为主，如不接触致敏物，一般不再复发。

②多形性红斑：损害多在手足背、颜面、耳等处，为红斑、水疱，呈环形，时轻时重，不易消退。

3. 西医治疗

（1）全身治疗：抗组胺类药物，肾上腺皮质激素，拟交感神经药，维生素类，组胺球蛋白及肽酶治疗慢性荨麻疹。

（2）局部治疗：外搽止痒洗剂，如荷酚液、1%麝香草酚、2%碳酸等。

4. 中医辨证治疗

风寒束表——疏风散寒，调和营卫——麻黄桂枝各半汤加减。

风热犯表——疏风清热止痒——消风散加减。

胃肠湿热——疏风解表，通腑泄热——防风通圣散加减。

血虚风燥——养血祛风，润燥止痒——当归饮子加减。

五、皮肤瘙痒症

1. 临床表现与诊断

（1）全身性瘙痒症：初起瘙痒局限于一处，进而扩展至大部或全身。瘙痒常为阵发性，尤以夜间为重。

（2）局限性瘙痒症：肛门瘙痒症、阴囊瘙痒症、女阴瘙痒症。

2. 西医治疗

（1）全身治疗：抗组胺类药，普鲁卡因静脉封闭、钙剂或硫代硫酸钠静脉注射、组织胺蛋白皮下注射，老年患者可用性激素治疗。

（2）局部治疗：炉甘石洗剂、达克罗宁洗剂或乳剂、薄荷脑软膏、苯唑卡因软膏、糠馏油、黑豆馏油霜、皮质类固醇激素软膏或霜剂等。

（3）物理疗法：<u>紫外线照射、皮下输氧、淀粉浴、糠浴或矿泉浴等（2014）</u>。

3. 中医辨证治疗

风热血热——疏风清热，凉血止痒——消风散合四物汤加减。风盛者加全蝎、防风；夜间痒甚者加蝉蜕、牡蛎、珍珠母。

湿热蕴结——清热利湿止痒——龙胆泻肝汤加减。

血虚肝旺——养血润燥，祛风止痒——当归饮子加减。

六、银屑病

1. 临床表现与诊断

（1）寻常型银屑病：<u>白色鳞屑、发亮薄膜和点状出血（2014，2016）</u>。

（2）脓疱型银屑病：①泛发性脓疱型银屑病；②掌跖脓疱型银屑病。在寻常型银屑病基础上出现多数小脓疱，且反复发生。

（3）关节病型银屑病：与寻常型银屑病或脓疱型银屑病同时发生，大、小关节可以同时发病，特别是指关节易发病。血清类风湿因子检查阴性。

（4）红皮病型银屑病：皮肤弥漫性发红、干燥，覆以薄鳞屑，有正常皮岛，有银屑病史。

2. 西医治疗

全身治疗：维生素类药，抗肿瘤药，免疫疗法，皮质激素，封闭疗法，抗生素。

3. 中医辨证治疗

风热血燥——清热凉血，祛风润燥——凉血地黄汤加减。

血虚风燥——养血和血，祛风润燥——当归饮子加减。

瘀滞肌肤——活血化瘀，祛风润燥——桃红四物汤加减。

湿热蕴阻——清热利湿，和营通络——萆薢渗湿汤加减。

火毒炽盛——凉血清热解毒——清营汤加减。

七、白癜风

1. 临床表现　皮损为局部色素脱失斑，呈乳白色斑点或斑片，境界清楚，边缘褐色，皮损区内毛发可变白，但无皮肤萎缩、硬化及脱屑等变化，无自觉症状。患处经日光曝晒后，特别是浅色肤种病人易产生潮红、疼痛，甚至起水疱。皮损可发于任何部位，多见于面、颈、手背、躯干、外生殖器等部位。

2. 诊断　根据脱色斑为后天性，呈乳白色，周边有色素沉着带，无自觉症状，可诊断本病。

3. 西医治疗　<u>补骨脂素及其衍生物（2015）</u>；皮质类固醇激素；自体表皮移植。

4. 中医辨证治疗

气血不和——调和气血，消风通络——柴胡疏肝散加减。

肝肾不足——滋补肝肾，养血祛风——六味地黄汤加减。

八、淋病

1. 临床表现　有不洁性交或间接接触传染史。<u>潜伏期一般为 2～10 天，平均 3～5 天</u>

(2017)。

（1）男性淋病

①急性淋病：尿道口红肿发痒及轻度刺痛，继而有稀薄黏液流出，排尿不适，24 小时后症状加剧。排尿开始时有尿道外口刺痛或灼热痛，排尿后疼痛减轻。尿道口溢脓，开始为浆液性分泌物，以后逐渐出现黄色黏稠的脓性分泌物。

②慢性淋病：尿痛轻微，排尿时仅感尿道灼热或轻度刺痛，常可见终末血尿。尿道外口不见排脓，挤压阴茎根部或用手指压迫会阴部，尿道外口仅见少量稀薄浆液性分泌物。

（2）女性淋病

①急性淋病：淋菌性宫颈炎，淋菌性尿道炎，淋菌性前庭大腺炎。

②慢性淋病：幼女淋菌性外阴阴道炎，并发盆腔炎、输卵管炎子宫内膜炎，播散性淋病，其他部位淋病。

2. 诊断

（1）感染史：有与淋病患者性交或不洁性交或共同生活史，慢性期患者曾有淋病病史。

（2）典型症状：主要表现为尿道炎、阴道炎等，出现急性、慢性尿道炎症及局部红、肿、热、痛，有分泌物或呈脓性。

（3）实验室检查：尿道、阴道等处分泌物及局部刮片、挤压液和抽取液涂片或培养，淋球菌呈阳性，血清学检查可作为诊断参考。

3. 西医治疗　青霉素类，壮观霉素（淋必治），喹诺酮类。

4. 中医辨证治疗

湿热毒蕴（急性淋病）——清热利湿，解毒化浊——龙胆泻肝汤酌加土茯苓、红藤、草薢等。热毒入络者合清营汤加减。

阴虚毒恋（慢性淋病）——滋阴降火，利湿祛浊——知柏地黄丸酌加土茯苓、草薢等。

九、梅毒

1. 临床表现

（1）一期梅毒：疳疮（硬下疳）（2017），发生于不洁性交后 2～4 周，常发生在外生殖器部位，少数发生在唇、咽、宫颈等处，男性多发生在阴茎的包皮、冠状沟、系带或龟头上。

（2）二期梅毒：杨梅疮（2016），一般发生在感染后 7～10 周或硬下疳出现后 6～8 周。早期症状有流感样综合征，继而出现皮肤黏膜损害、骨损害、眼梅毒、神经梅毒等。

（3）三期梅毒：亦称晚期梅毒。此期病程长，易复发，除皮肤黏膜损害外，常侵犯多个脏器。

（4）潜伏梅毒（隐性梅毒）：未经治疗或用药剂量不足，无临床症状，血清反应阳性，排除其他可引起血清反应阳性的疾病存在，脑脊液正常，称为潜伏梅毒。

（5）胎传梅毒：母体内的梅毒螺旋体导致胎儿感染的梅毒。

2. 诊断

（1）病史：①多有冶游史或不洁性交史，或有与梅毒病人密切接触史，或有与梅毒病人共用物品史；②曾有性病史，或有硬下疳、二期或三期梅毒表现的病史。

（2）症状体征：皮肤、黏膜、阴部、肛门、口腔等处有梅毒性表现，感染期较长者有内脏受损的症状、体征。

（3）实验室检查：梅毒螺旋体检查和梅毒血清试验阳性。

（4）治疗性诊断：驱梅疗法多有显效。

3. 西医治疗　抗生素治疗首选青霉素（2013）。

4. 中医辨证治疗

肝经湿热——清热利湿，解毒驱梅——龙胆泻肝汤加减。

血热蕴毒——凉血解毒，泄热散瘀——清营汤合桃红四物汤加减。

毒结筋骨——活血解毒，通络止痛——五虎汤加减。

肝肾亏损——滋补肝肾，填髓息风——地黄饮子加减。

心肾亏虚——养心补肾，祛瘀通阳——苓桂术甘汤加减。

十、尖锐湿疣

1. 临床表现与诊断

（1）病史：有与尖锐湿疣患者不洁性交或生活接触史。潜伏期 1～12 个月，平均 3 个月（2017）。

（2）皮损特点：淡红色或暗红褐色、柔软的表皮赘生物。赘生物大小不一，单个或群集分布，外观上常表现为点状、线状、重叠状、乳头瘤状、鸡冠状、菜花状、蕈状等不同形态。

（3）好发部位：男性好发于阴茎龟头、冠状沟、系带；同性恋者发生于肛门、直肠；女性好发于外阴、阴蒂、宫颈、阴道和肛门。

（4）醋酸白试验：3%～5% 的醋酸液涂擦或湿敷 3～10 分钟，阳性者局部变白，病灶稍隆起，在放大镜下观察更明显。

2. 西医治疗　口服或注射抗病毒药物和免疫增强剂，外涂，激光、冷冻、电灼，较大者可手术切除。

3. 中医辨证治疗

湿毒下注——利湿化浊，清热解毒——萆薢化毒汤加黄柏、土茯苓、大青叶（2019）。

湿热毒蕴——清热解毒，化浊利湿——黄连解毒汤加苦参、萆薢、土茯苓、大青叶、马齿苋等（2019）。

第八篇　中西医结合妇产科学

第一单元　女性生殖系统解剖

重点提示

本单元内容考试较少涉及，考生在复习时主要对内生殖器的功能了解即可，对于解剖结构等知识点，考查的可能性很小，略微熟悉即可。

━━━━━━━━━━ 考点集合 ━━━━━━━━━━

一、骨盆

1. 骨盆的组成　包括骨盆的骨骼、骨盆的关节、骨盆的韧带（2008，2012）。
2. 骨盆的分界　以耻骨联合上缘、髂耻缘及骶岬上缘的连线为界，将骨盆分为假骨盆和真骨盆两部分。
3. 骨盆的类型　分为女型、扁平型、类人猿型、男型。

二、内、外生殖器（2013，2014，2016）

1. 外阴的范围和组成
（1）外阴指生殖器的外露部分，包括两股内侧从耻骨联合到会阴之间的组织。
（2）包括阴阜、大阴唇、小阴唇、阴蒂、阴道前庭（前庭球、前庭大腺、尿道外口、阴道口和处女膜）。

2. 内生殖器及其功能　阴道，是性交器官，也是月经血排出及胎儿娩出的通道；子宫，是孕育胚胎、胎儿和产生月经的器官；输卵管，是精子与卵子相遇受精的场所；卵巢为一对性腺，呈扁椭圆形，外侧以骨盆漏斗韧带与盆壁相连，内侧以卵巢固有韧带与子宫相连，表面无腹膜。

第二单元　女性生殖系统生理

重点提示

本单元大多为基础记忆性知识点，其中卵巢的功能及周期性变化、月经周期的调节的内容需重点掌握。卵巢各种激素的作用，尤其是孕激素经常在考题中出现。另外，中医学对月经及妇女其他相关的生理认识，在中医基础理论中也重复过，此部分较为简单，着重在于理解。

一、妇女一生各生理阶段

妇女一生各生理阶段包括胎儿期、新生儿期（出生后4周内）、儿童期（出生4周到12岁左右）、青春期（自乳房等第二性征发育至生殖器官发育成熟，获得性生殖能力）、性成熟期（自18岁左右开始，历时30年左右）、绝经过渡期（指从开始出现绝经趋势直至最后一次月经的时期）、绝经后期（指绝经后的生命时期）。

二、月经及月经期的临床表现

1. 概念　伴随卵巢周期性变化而出现的子宫内膜周期性脱落及出血。初潮年龄多在13～14岁，可提前或延迟2岁。

2. 正常表现　正常月经具有周期性和自限性。月经周期多为21～35日，平均28日。经期一般为2～8日，多为4～6日。经量通常20～60mL。月经血一般呈暗红色，不凝，出血量多时可有血凝块（2020）。

三、卵巢功能及周期性变化

1. 功能　产生卵子并排卵和分泌女性激素。
2. 周期性变化　卵泡的发育及成熟，排卵，黄体形成及退化。
3. 卵巢激素及其生理作用

（1）雌激素：促进子宫肌细胞增生肥大、使子宫内膜腺体及间质增生修复、使宫颈口松弛、促进输卵管肌层发育及上皮的分泌活动、促进第二性征发育、协同卵泡刺激素（FSH）、维持促进骨基质代谢等（2011，2014）。

（2）孕激素：在雌激素的基础上发挥作用，使基础体温升高（2005）。

（3）孕激素与雌激素的协同和拮抗作用：孕激素在雌激素作用的基础上促使女性生殖器和乳房的发育；雌激素促进子宫内膜增生及修复，孕激素则限制子宫内膜增生，并使增生期内膜转化为分泌期。

（4）雄激素：对生殖系统、生理代谢均产生影响。

四、子宫内膜及其他生殖器的周期性变化

1. 子宫内膜周期性变化　①子宫内膜的组织学变化：增生期、分泌期、月经期。②子宫内膜分为基底层和功能层。功能层是胚胎植入的部位，由基底层再生而来，受卵巢性激素的影响呈现周期性变化，若未受孕功能层则坏死脱落形成月经。

2. 其他生殖器的周期性变化　阴道黏膜的周期性变化（阴道上段表现最明显）、宫颈黏液的周期性变化、输卵管的周期性变化（形态和功能）、乳房的周期性变化。

五、月经周期的调节

1. 下丘脑促性腺激素释放激素（GnRH）　分泌呈脉冲式。
2. 腺垂体生殖激素　分泌的激素有促性腺激素，对GnRH的脉冲式刺激起反应，亦呈脉冲式分泌。
3. 卵巢性激素的反馈作用　其对下丘脑和垂体具有反馈调节作用。

六、中医对月经、带下及其产生机理的认识

1. 月经　月经指有规律、周期性的子宫出血。女子14岁（二七）左右初潮，49岁（七

七）左右绝经。特殊的月经生理现象有并月、居经（季经）、避年、暗经、激经（盛胎、垢胎）。月经是肾气、天癸、冲任、气血协调作用于胞宫，并在其他脏腑、经络的协同作用下，使胞宫定期藏泻而产生的生理现象，是女性生殖功能正常的反映。在月经周期中，肾阴阳消长、气血盈亏具有周期性的消长变化，形成胞宫定期藏泻的节律。

2. 带下　生理性带下是润泽于阴户和阴道的无色透明、黏而不稠、无特殊气味的液体。有时略呈白色，也称白带。肾气旺盛，并化生天癸，在天癸作用下，任脉广聚脏腑所化水谷之精津，使任脉所司的阴精、津液旺盛充沛，下注于胞中，流于阴股，形成生理性带下，此过程又得到督脉的温化和带脉的约束。

第三单元　妊娠生理

重点提示

本单元知识点较少且大多需对概念记忆，对于胎盘、胎膜、脐带、羊水的作用应有所了解，其他内容熟悉即可。虽然考查概率不大，也要对大部分知识留有印象。

━━━━━━━━ 考点集合 ━━━━━━━━

一、受精与受精卵发育、输送及着床

1. 相关概念　精子和次级卵母细胞结合形成受精卵的过程称为受精。在受精后的第 6~7 日，晚期囊胚之透明带消失以后侵入子宫内膜的过程，称为受精卵植入。

2. 受精与受精卵发育、输送及着床的机制　受精卵着床需要经过定位、黏着、穿透 3 个阶段。受精卵着床后，子宫内膜迅速发生蜕膜变，此时的子宫内膜称蜕膜。

二、胎儿附属物的形成和功能

胎儿附属物包括胎盘、胎膜、脐带、羊水（2009）。
1. 胎盘　维持胎儿生长发育的重要器官，包括羊膜、叶状绒毛膜、底蜕膜三部分。
2. 胎膜　由绒毛膜和羊膜构成。
3. 脐带　胎儿与胎盘的条索状组织。
4. 羊水　来源于母体血清和胎儿的尿液。胚胎在羊水中生长发育。

三、妊娠期母体的变化

妊娠期各系统变化特点：包括生殖系统的变化、乳房的变化、血液循环系统的变化、泌尿系统的变化、呼吸系统的变化、消化系统的变化、内分泌系统的变化、新陈代谢的变化、皮肤及其他。

四、中医对妊娠生理的认识

中医称妊娠为“重身”“怀子”或“怀孕”。
妊娠的机制：受孕的机制在于肾气充盛，天癸成熟，冲任二脉功能正常，男女两精相合，就可以构成胎孕。

五、妊娠诊断

1. 早期妊娠的诊断

（1）临床表现：停经、早孕反应、尿频等。

（2）妇科检查：乳房增大、阴道及宫颈变松软。有黑格征。

（3）辅助检查：妊娠试验、B超检查。

2. 中、晚期妊娠的诊断

（1）临床表现：子宫增大（2015）、胎动、胎心音、胎体。

（2）辅助检查：B超检查、彩色多普勒超声。

3. 胎产式、胎先露、胎方位

（1）胎产式：是指胎体的纵轴与母体纵轴的关系。

（2）胎先露：是指最先进入骨盆入口的胎儿部分。

（3）胎方位：是指胎儿先露的指示点与母体骨盆的关系。

第四单元　产前保健

重点提示

本单元内容较为次要，考生只需对围生期的概念及其分期、预产期的推算、胎盘功能检查等内容熟悉即可。基本考查的概率不大。

━━━━━━━━━━━━━━━ 考点集合 ━━━━━━━━━━━━━━━

一、围生期概念

围生期是指产前、产时和产后的一段时间。围生期的规定有4种：①围生期Ⅰ：从妊娠满28周至产后1周。②围生期Ⅱ：从妊娠满20周至产后4周。③围生期Ⅲ：从妊娠满28周至产后4周。④围生期Ⅳ：从胚胎形成至产后1周。

二、孕妇监护

1. 产前检查时间　应从确诊早孕时开始，目前推荐的产前检查孕周分别是：妊娠$6 \sim 13^{+6}$周，$14 \sim 19^{+6}$周，$20 \sim 24$周，$25 \sim 28$周，$29 \sim 32$周，$33 \sim 36$周，$37 \sim 41$周（每周1次），高危孕妇酌情增加次数。

2. 预产期推算　按末次月经第一日算起，月份减3或加9，日数加7（农历日数加14）（2008，2014）。

3. 产前检查的步骤及方法

（1）腹部检查：①望诊：腹形及大小，有无妊娠纹、手术瘢痕及水肿等。②触诊：软尺测耻上子宫长度及腹围值，四步触诊法检查子宫大小、胎产式、胎先露、胎方位及先露部是否衔接。③听诊：靠近胎背上方的腹壁听胎心音最清楚。

（2）产道检查：①骨产道检查：包括骨盆外测量及内测量，首次产检应做骨盆外测量。②骨盆内测量：对角径、坐骨棘间径、坐骨切迹宽度。③软产道检查。

（3）肛门指诊检查：可了解胎先露部、骶骨前面弯曲度等。

三、评估胎儿健康的技术

1. 胎儿宫内情况监护　确定是否为高危儿、胎儿宫内情况监护（预测胎儿宫内储备能力——无应激试验、缩宫素激惹试验、胎儿生物物理监测）。

2. 胎肺成熟度的监测　孕周、卵磷脂/鞘磷脂比值、磷脂酰甘油。

四、孕期用药

1. 西医孕期用药原则　①必须有明确的指征；②选用有效且对胎儿相对安全的药物；③尽量单一用药，避免联合用药；④尽可能用疗效肯定的老药，避免用对胎儿影响难以确定的新药；⑤严格掌握剂量和用药持续时间，及时停药；⑥妊娠早期病情允许，尽量推迟到中晚期再用药。

2. 中医孕期用药原则　妊娠期间，凡峻下、滑利、祛瘀、破血、耗气、散气以及一切有毒药品，都应慎用或禁用。如病情需要，适当选用，所谓"有故无殒，亦无殒也"。但须严格掌握剂量，并"衰其大半而止"，以免动胎、伤胎。

第五单元　正常分娩

☆ 重点提示

本单元内容不多，从历年考试来看涉及的知识点也比较集中，考生在复习时主要对临产的诊断，特别是临产的标志要熟悉，一些典型的症状都要牢记。其次要对产程各期的临床表现熟悉了解，尤其是每个产程的典型表现，也是历年考试经常考查的内容。分娩因素及枕先露等其他内容通读即可。

━━━━━━━━━━考点集合━━━━━━━━━━

一、决定分娩的四因素

1. 产力　将胎儿及其附属物从子宫内逼出的力量。
2. 产道　胎儿娩出的通道，分骨产道和软产道。
3. 胎儿　决定分娩的重要因素之一。
4. 精神心理因素　能够影响机体内部的平衡、适应力和健康。

二、枕先露的分娩机制

枕先露临床经过及处理：包括衔接、下降、仰屈、内旋转、仰伸、复位及外旋转、胎肩及胎儿娩出等动作（2014）。

三、先兆临产及临产的诊断

1. 先兆临产

（1）假临产：分娩发动之前，孕妇常出现不规则子宫收缩，称为"假临产"。特点是宫缩持续时间短而不恒定，宫缩强度并不逐渐增强，间歇时间长而不规律；宫颈管不缩短，宫口不扩张；常在夜间出现清晨消失；镇静剂能抑制假临产。

（2）胎儿下降感：胎先露下降进入骨盆入口后，子宫底下降，产妇多有轻松感，呼吸较前轻快，进食量增多。

（3）见红：在临产前24～48小时，因宫颈内口附近的胎膜与该处的子宫壁分离，毛细血管破裂经阴道排出少许血液，与宫颈黏液相混排出，称见红，是分娩即将开始比较可靠的征象。

2. 临产诊断　临产开始的标志为有规律而且逐渐增强的子宫收缩，持续30秒及以上，间歇5~6分钟，同时伴有进行性宫颈管消失，宫口扩张和胎先露部下降（2006，2020）。

四、分娩的临床经过及处理

1. 各产程的临床经过及处理

（1）第一产程

表现：规律宫缩、宫口扩张（从1cm扩张到10cm）、胎先露下降程度、胎膜破裂（2005，2009）。

处理：子宫收缩；宫口扩张及胎先露下降；胎膜破裂。

（2）第二产程

表现：产妇有排便感，并不自主地产生向下用力屏气的动作。会阴膨隆和变薄，肛门松弛，胎头于宫缩时露出于阴道口，露出部分随产程进展而不断增大，在宫缩间歇期胎头又回缩至阴道内。当胎头双顶径超过骨盆出口，宫缩间歇期胎头也不再回缩。产程继续进展，胎头娩出，然后胎肩、胎体娩出。

处理：应勤听胎心，指导产妇用力，做好接产准备。

（3）第三产程

表现：胎儿娩出后子宫迅速收缩，剥离面不断增加，最终胎盘完全从子宫壁剥离而排出，子宫体上升而外露的脐带不再回缩。

处理：清理新生儿呼吸道、处理脐带，协助胎盘娩出，检查胎盘胎膜，检查软产道，预防产后出血，产后观察。

2. 中医关于分娩的认识　妊娠末期，即孕280天左右，胎儿及胎衣自母体阴道娩出的过程，称为分娩。

孕妇分娩，又称临产，分娩前多有征兆，如胎位下移，小腹坠胀，有便意感，或"见红"等。《胎产心法》说："临产自有先兆，须知凡孕妇临产，或半月数日前，胎胚必下垂，小便多频数。"此外，古人还有试胎（试月）、弄胎的记载。《达生编》提出了"睡、忍痛、慢临盆"的临产调护六字要诀。

第六单元　正常产褥

重点提示

本单元内容不多，主要掌握产褥期的临床表现。另外，母体变化特点及产褥期的处理和保健大致了解即可，不必重点复习。

━━━━━━━━　考点集合　━━━━━━━━

一、产褥期母体的变化

产褥期母体的变化特点：①生殖系统：子宫复旧、子宫颈恢复、阴道外阴逐渐恢复及盆底组织变化。②乳房：泌乳。③循环系统与血液系统：血容量2~3周恢复，血沉3~4周恢复。

二、产褥期临床表现

①体温：一般不超过38℃，脉搏、呼吸、血压均有不同下降。②子宫复旧：在产后10天左右。③产后宫缩痛：产后1~2日出现。④恶露：血性恶露、浆液恶露、白色恶露。⑤褥汗：

夜间或初醒时排汗明显，不属病态。

三、产褥期处理及保健

1. 产褥期的处理　①产后 2 小时内的处理；②饮食；③排尿与排便；④观察子宫复旧及恶露；⑤会阴处理；⑥乳房护理；⑦脉搏、呼吸、血压。

2. 产褥期保健　①产后活动；②避孕；③产后检查（2014）。

第七单元　妇产科疾病的病因与发病机理

重点提示

本单元内容较少，重点掌握中医常见病因，其他内容熟悉即可。

========== 考点集合 ==========

病因

1. 西医病因　生物因素、精神因素、营养因素、理化因素、免疫因素、先天及遗传因素。

2. 中医常见病因　淫邪致病（寒热湿为主）（2016）、情志因素、生活失调、体质因素。

第八单元　妊　娠　病

☆ 重点提示

本单元为妇科学的重点内容。考生需重点掌握妊娠剧吐的中西医治疗、先兆流产的临床表现及治疗。异位妊娠的临床表现和中医治疗在考试中也偶有涉及。注意区别子肿、子晕、子痫，其各自的辨证论治都应熟悉了解，并且曾在往年的考试中出现过，考生应予注意。

========== 考点集合 ==========

一、妊娠剧吐

（一）概念

孕妇频繁恶心呕吐，不能进食，以致发生体液失衡及新陈代谢障碍，甚至危及孕妇生命。本病属中医"妊娠恶阻"范畴，亦称"恶阻""阻病""子病""病儿"等。

（二）中医发病机理

发病机理是冲气上逆，胃失和降（2006，2008）。常见病因病机有脾胃虚弱、肝胃不和、痰滞。

（三）临床表现

停经 6 周左右出现恶心呕吐频繁，食入即吐，伴头晕、倦怠乏力等。明显消瘦，精神萎靡，面色苍白，严重可见黄疸、昏迷等。妇科检查可见妊娠子宫大小与停经月份相符。

（四）诊断

根据有停经 6 周左右出现频繁呕吐不能进食的临床表现，结合以下实验室检查明确诊断：①妊娠试验阳性；②尿液检查；③血液检查；④必要时进行心电图检查、眼底检查及神经系统检查。

（五）西医治疗

止呕（口服维生素 B_6、维生素 B_6 – 多西拉敏复合制剂、甲氧氯普胺），纠正脱水、电解质紊乱及酸碱失衡。

（六）中医辨证论治

1. 脾胃虚弱——健脾和胃，降逆止呕

证候：妊娠早期恶心，呕吐清水、清涎或饮食物，甚或食入即吐，头晕乏力，神疲倦怠。舌淡，苔白，脉缓滑无力（2005）。

方药：香砂六君子汤。

2. 肝胃不和——清肝和胃，降逆止呕

证候：妊娠早期恶心，呕吐酸水或苦水，口干口苦，胸胁胀满，喜叹息。舌红苔薄黄或黄，脉弦滑数。

方药：橘皮竹茹汤加黄连或黄连温胆汤合左金丸（2013）。

3. 痰滞——化痰除湿，降逆止呕

证候：妊娠早期，呕吐痰涎，胸膈满闷，不思饮食，口中淡腻，头晕目眩，心悸气短。舌淡胖，苔白腻，脉滑。

方药：青竹茹汤。

二、流产

（一）概念

妊娠不足 28 周、胎儿体重不足 1000g 而终止者称流产。

（二）临床类型与临床表现

1. 先兆流产 妊娠 28 周前出现少量阴道流血，下腹痛或腰背痛。妇科检查：子宫颈口未开，胎膜未破，子宫大小与停经周数相符（2006，2012）。经治疗及休息后症状消失，可继续妊娠。中医称"胎漏""胎动不安"。

2. 难免流产 多由先兆流产发展而来。此时阴道流血增多，阵发性腹痛逐渐加剧，或出现阴道流水（胎膜破裂）。

3. 不全流产 妊娠产物已部分排出体外，尚有部分残留于宫腔内，由难免流产发展而来。由于宫腔内残留部分妊娠产物，影响子宫收缩，致使子宫出血持续不止，甚至因流血过多而发生失血性休克。妇科检查宫颈口已扩张，不断有血液自宫颈口内流出，有时尚可见胎盘组织堵塞于宫颈口，或部分妊娠产物已排出于阴道内，而部分仍留在宫腔内。一般子宫小于停经周数。

4. 完全流产 妊娠物已完全排出，流血逐渐停止，腹痛随之消失。

5. 稽留流产 胚胎或胎儿已死亡，滞留在宫腔内未及时自然排出，又称过期流产。胚胎或胎儿死后子宫不增大反缩小，早孕反应消失。

6. 复发性流产 与同一性伴侣自然流产连续发生 3 次或 3 次以上。

7. 流产合并感染 严重时感染可扩展到盆腔、腹腔，甚至全身，并发盆腔炎、腹膜炎、败血症及感染性休克等。

（三）诊断与鉴别诊断

1. 诊断 根据患者有停经、早孕反应或反复流产史，有阴道流血，或伴有腹痛，结合必要的检查手段即可诊断流产。

妇科

· 339 ·

2. 鉴别诊断　注意各种类型流产的鉴别诊断。早期流产应与异位妊娠、葡萄胎、异常子宫出血及子宫肌瘤等鉴别。

（四）西医治疗（2014）

1. 先兆流产　应卧床休息，禁忌性生活，黄体功能不足的患者给予黄体酮（2014）和维生素E，甲状腺机能减退者给予甲状腺素片（2008）。

2. 难免流产　一旦确诊，应尽早使胚胎及胎盘组织完全排出。早期流产应及时行负压吸宫术，对妊娠产物进行认真检查，并送病理检查。晚期流产，可用缩宫素促使子宫收缩。当胎儿及胎盘排出后需检查是否完全，必要时清宫。

3. 不全流产　及时行刮宫术或钳刮术，以清除宫腔内残留组织。必要时输血输液，并给予抗生素预防感染。

4. 完全流产　如无感染征象，一般不需特殊处理。

5. 稽留流产　确诊后应尽早清宫。若凝血功能正常，先给3~5天雌激素以提高子宫肌对缩宫素的敏感性。若子宫小于12孕周，采用刮宫术。子宫大于12孕周者，应静脉滴注缩宫素，也可用米非司酮加米索前列醇使胎儿、胎盘自然排出。若凝血功能障碍，应尽早使用肝素、纤维蛋白原及输新鲜血等。

6. 复发性流产　孕前需查出引起复发性流产的原因。若宫颈机能不全宜在妊娠12~14周行宫颈环扎术。黄体功能不足者，尽早肌注黄体酮。

7. 流产合并感染　控制感染的同时尽快清除宫内残留物。

（五）胎漏、胎动不安、滑胎的中医病因病机

1. 妊娠期间，阴道不时有少量出血，时出时止，或淋漓不断，而无腰酸、腹痛、小腹下坠者称为胎漏。机制为冲任损伤，胎元不固。

2. 妊娠期间出现腰酸、腹痛、小腹下坠，或伴有少量阴道出血者，称为胎动不安。机制为冲任损伤，胎元不固。

3. 凡堕胎或小产连续发生3次或3次以上者称为滑胎。病因病机主要有肾虚和气血虚弱。

（六）中医辨证论治

1. 胎漏、胎动不安

肾虚——补肾益气，固冲安胎——寿胎丸加党参、白术（2008，2012，2014）。

气血虚弱——益气养血，固肾安胎——胎元饮（2016，2020）。

血热——清热凉血，固冲安胎——保阴煎（2010，2014）。

血瘀——活血消癥，补肾安胎——桂枝茯苓丸加菟丝子、桑寄生、续断（2010）。

2. 滑胎

肾气亏损——补肾益气，调固冲任——补肾固冲丸（2011，2016）。

气血虚弱——益气养血，固冲安胎——泰山磐石散（2011，2020）。

三、异位妊娠

（一）概念

受精卵在子宫体腔以外着床称异位妊娠。

（二）病因病理

1. 病因　主要有输卵管炎症、输卵管手术史、输卵管发育不良或功能异常、宫内节育器及盆腔内肿瘤压迫、子宫内膜异位症形成的粘连、受精卵游走等。其中输卵管炎症是输卵管妊娠最主要的病因。

2. 病理　输卵管妊娠流产（壶腹部妊娠，8~12周）；输卵管妊娠破裂（峡部，6~8周）；继发腹腔妊娠；陈旧性宫外孕；子宫变化。

（三）临床特点

1. 症状　停经、腹痛、阴道流血、晕厥休克。

2. 体征　一般情况、腹部检查、盆腔检查。

（四）诊断与鉴别诊断

1. 诊断　结合病史、临床表现及如下检查以确诊：HCG测定、超声诊断、阴道后穹隆穿刺、腹腔镜检查、诊断性刮宫。

2. 鉴别诊断　与流产、急性输卵管炎、黄体破裂、卵巢囊肿蒂扭转相鉴别。

（五）中西医结合处理原则及方法

1. 西医治疗　药物治疗（适用于早期输卵管妊娠、要求保留生育能力的年轻患者。可采用化学药物治疗、中医中药治疗）；手术治疗。

2. 中医辨证论治

（1）未破损期

胎阻胞络——活血祛瘀，杀胚消癥——宫外孕Ⅱ号方（2012）加紫草、蜈蚣、水蛭、天花粉。

（2）已破损期

①不稳定型（多见于输卵管妊娠流产）

胎元阻络、气虚血瘀——益气化瘀，消癥杀胚——宫外孕Ⅰ号方加党参、黄芪、紫草、蜈蚣、天花粉。

②休克型（多见于输卵管妊娠破裂）

气陷血脱——回阳救逆，益气固脱（2016）——参附汤合生脉散加黄芪、柴胡、炒白术。

③包块型（陈旧性宫外孕）

瘀结成癥——活血化瘀，消癥散结——理冲汤加土鳖虫、水蛭、炙鳖甲。

（3）外治法：外敷中药及中药保留灌肠适用于未破损型或陈旧性宫外孕。

四、妊娠期高血压疾病

（一）病理生理变化

全身小血管痉挛，内皮损伤及局部缺血是妊娠期高血压疾病的基本病理生理变化。

（二）分类与临床表现

1. 妊娠期高血压　妊娠20周后出现BP≥140/90mmHg，产后12周恢复正常；尿蛋白（－），产后方可确诊。

2. 子痫前期　①轻度：妊娠20周后出现BP≥140/90mmHg；尿蛋白≥0.3g/24h或随机尿蛋白（＋）。②重度：BP≥160/110mmHg；尿蛋白≥5.0g/24h或随机尿蛋白（＋＋＋）；血肌酐>106μmol/L；血小板<100×10^9/L；微血管病性溶血（血LDH升高）；血清ALT或AST升高；持续性头痛或其他脑神经或视觉障碍；持续性上腹不适。

3. 子痫　子痫前期孕妇抽搐而不能用其他原因解释。

4. 慢性高血压并发子痫前期　高血压孕妇妊娠前无尿蛋白，妊娠20周后出现尿蛋白≥0.3g/24h；或孕后突然尿蛋白增加，或血压进一步升高或血小板<100×10^9/L。

5. 妊娠合并慢性高血压　孕20周前收缩压≥140mmHg和（或）舒张压≥90mmHg，但妊娠期无明显加重；或孕20周后首次诊断高血压并持续到产后12周后。

（三）诊断与鉴别诊断

1. 诊断　根据病史、高血压、尿蛋白、水肿、辅助检查进行诊断。

2. 鉴别诊断　子痫前期应与慢性肾炎合并妊娠相鉴别。子痫应与癫痫、脑炎等相鉴别。

（四）子痫前期及子痫的西医治疗原则

1. 子痫前期的西医治疗原则　休息、镇静、解痉、降压、合理扩容、必要时利尿、密切监测母胎状态、适时终止妊娠（2014）。

2. 子痫的西医治疗原则　一旦发生子痫，立即左侧卧位以减少误吸，开放呼吸道，建立静脉通道。留置尿管监测尿量，观察生命体征，预防坠地、唇舌咬伤。治疗原则：控制抽搐，纠正缺氧和酸中毒，降低颅压，控制血压，抽搐控制后终止妊娠。

（五）子肿、子晕、子痫的概念及辨证论治

1. 概念

（1）子肿：妊娠中晚期，孕妇出现肢体面目肿胀者称"子肿"。亦称"妊娠肿胀"。

（2）子晕：妊娠期出现以头晕目眩，状若眩冒为主证，甚或眩晕欲厥，称"子晕"，亦称"妊娠眩晕"。

（3）子痫：妊娠晚期或临产前及新产后，突然发生眩晕倒仆，昏不知人，两目上视，牙关紧闭，四肢抽搐，全身强直，须臾醒，醒复发，甚至昏迷不醒者，称为"子痫"，又称"子冒""妊娠痫证"。

2. 辨证论治

脾肾两虚——健脾温肾，行水消肿——白术散合五苓散（2005，2014）。

气滞湿阻——理气行滞，除湿消肿——天仙藤散（2005，2010，2011）。

阴虚肝旺——滋阴养血，平肝潜阳——杞菊地黄丸加天麻、钩藤、石决明（2006）。

脾虚肝旺——健脾利湿，平肝潜阳——半夏白术天麻汤。

肝风内动——滋阴清热，平肝息风——羚角钩藤汤（2016）。

痰火上扰——清热豁痰，息风开窍——牛黄清心丸。

五、胎儿生长受限

（一）概念、病因

1. 概念　是指孕37周后，胎儿出生体重小于2500g，或低于同孕龄平均体重的2个标准差，或低于同孕龄正常体重的第10百分位数。中医称为"胎萎不长"。

2. 病因　母体因素、胎儿因素、胎盘脐带因素。

（二）诊断

主要依据病史、临床表现（宫高、腹围、体重、推测胎儿大小等）、B超、多普勒超声、抗心磷脂抗体测定。

（三）西医治疗

1. 一般治疗　均衡膳食；吸氧；卧床休息，左侧卧位。

2. 母体静脉营养　通过静脉营养给予母体补充氨基酸、能量合剂及葡萄糖。

3. 药物治疗　β-肾上腺素激动剂、硫酸镁、丹参、低分子肝素、阿司匹林。

4. 胎儿健康状况监测　无应激试验（NST）、胎儿生物物理评分（BPP）、胎儿血流监测等。

5. 产科处理

（1）继续妊娠指征：胎儿状况良好，胎盘功能正常，妊娠未足月、孕妇无合并症及并发症者，可在密切监护下妊娠至 38 ~ 39 周，但不应超过预产期。

（2）终止妊娠指征：①脐动脉舒张末期血流消失，可期待至≥34 周终止妊娠；②脐动脉舒张末期血流倒置，考虑期待至≥32 周终止妊娠；③32 周前出现脐动脉舒张末期血流缺失或倒置，合并静脉导管血流异常，综合考虑孕周、新生儿重症监护水平，完成促胎肺成熟后，考虑终止妊娠。

（3）分娩方式选择：阴道分娩、剖宫产。

（四）中医辨证论治

肾气亏虚——补肾益气，填精养胎——寿胎丸。

气血虚弱——益气养血，滋养胎元——胎元饮。

阴虚内热——滋阴清热，养血育胎——保阴煎。

胞宫虚寒——温肾扶阳，养血育胎——长胎白术散（2015）。

六、前置胎盘

（一）概念、病因及临床表现

1. 概念　妊娠 28 周后，胎盘附着于子宫下段，甚至胎盘下缘达到或覆盖宫颈内口，其位置低于胎先露部。

2. 病因　子宫内膜病变及损伤、胎盘异常、受精卵滋养层发育迟缓及辅助生殖技术。

3. 临床表现　妊娠晚期或临产时，发生无诱因无痛性反复阴道流血。子宫软，无压痛，子宫大小与停经月份相符，胎先露高浮。

（二）诊断要点及处理原则

1. 诊断　病史、临床表现、辅助检查。

2. 处理原则　卧床休息、抑制宫缩、止血、纠正贫血和预防感染，适时终止妊娠。

（三）对母儿的危害性

产时产后出血、植入性胎盘、贫血及感染、围生儿预后不良。

七、胎盘早剥

（一）病因病理及临床表现

1. 病因　孕妇血管病变、机械因素、宫腔内压力骤减、其他高危因素。

2. 病理　底蜕膜出血，形成血肿，使胎盘从附着处分离。

3. 临床表现　阴道流血、腹痛，伴子宫张力增高和子宫压痛，尤以胎盘剥离处最明显。0 级为分娩后回顾性产后诊断。Ⅰ 级为外出血，子宫软，无胎儿窘迫。Ⅱ 级为胎儿宫内窘迫或胎死宫内。Ⅲ 级为产妇出现休克症状，伴或不伴弥散性血管内凝血。

（二）诊断要点及治疗原则

1. 诊断　依据病史、症状、体征、结合实验室检查结果做出临床诊断。

2. 治疗原则　早期识别，积极处理休克，及时终止妊娠，控制 DIC，减少并发症。

八、羊水过多

（一）概念、西医病因与中医病因病机

1. 概念　妊娠期间羊水量超过 2000mL 为羊水过多。

2. 西医病因　可能与胎儿畸形、多胎妊娠及巨大儿、胎盘及脐带病变、胎儿水肿、妊娠期合并症、特发性羊水过多等有关。

3. 中医病因病机　脾气虚弱、气滞湿郁、肾阳亏虚。

（二）诊断

1. 诊断

（1）临床表现：妊娠 20～32 周腹部胀大迅速、子宫明显大于妊娠月份并伴有压迫症状和胎位不清、胎心音遥远等。

（2）实验室及其他检查：B 型超声检查、实验室检查（羊水检查、血糖检查、胎儿染色体检查）。

（三）西医治疗

1. 胎儿正常

（1）一般治疗：低盐饮食、减少孕妇饮水量、左侧卧位，每周复查羊水指数及胎儿生长情况。

（2）羊膜穿刺。

（3）前列腺素合成酶抑制剂。

（4）病因治疗。

（5）分娩期处理。

2. 胎儿异常　一旦确诊胎儿畸形，染色体异常，应及时终止妊娠。根据具体情况选择人工破膜引产或依沙吖啶引产。

（四）中医治疗

脾气虚弱——健脾渗湿，养血安胎——鲤鱼汤加陈皮、大腹皮、桑寄生、续断。

气滞湿郁——理气行滞，利水除湿——茯苓导水汤去槟榔，加防己。

肾阳亏虚——补肾温阳，化气行水安胎——真武汤加减

九、母胎血型不合

（一）概念、病因及危害

1. 概念　母胎血型不合主要是孕妇和胎儿之间血型不合而发生的同族血型免疫疾病，可使胎儿红细胞凝集破坏，引起胎儿或新生儿溶血症。

2. 病因　常见的有 Rh 血型不合和 ABO 血型不合两大类型。

3. 危害　母胎血型不合可出现胎儿或新生儿溶血，造成流产、死胎、胎儿水肿、新生儿黄疸，存活者也可能留下后遗症而智力低下、痴呆或运动障碍，甚至死亡。

（二）中医病因病机

常见病因病机有湿热内蕴、热毒内结、瘀热互结、阴虚血热。

（三）诊断及鉴别诊断

1. 诊断要点　病史；血型检查、血型抗体测定；B 超检查；羊水检查；电子胎心监护；脐带血管穿刺。

2. 鉴别诊断　ABO 血型不合与 Rh 血型不合相鉴别；新生儿黄疸者与新生儿生理性黄疸相鉴别；母儿血型不合与先天性胆管闭锁鉴别；新生儿水肿者与先天性心脏病、多囊肾或其他肾先天畸形等相鉴别。

（四）中医辨证论治

湿热内蕴——清热利湿，固冲安胎——茵陈二黄汤（2011，2016）。

热毒内结——清热解毒，利湿安胎——黄连解毒汤加茵陈、苎麻根、甘草。

瘀热互结——清热凉血，化瘀安胎——二丹茜草汤。

阴虚血热——滋阴清热，养血安胎——知柏地黄丸加茵陈、桑寄生、菟丝子。

第九单元　妊娠合并疾病

☆ 重点提示

　　本单元内容较少，历年的出题率也一般，可合并上个单元一同复习。主要了解妊娠对心脏、肝脏、糖尿病的影响，重点掌握各类疾病中医的辨证论治。其余内容可结合中诊的知识联合记忆，脑中留有印象即可，不需重点复习。

━━━━━━━━━━━━ 考点集合 ━━━━━━━━━━━━

一、心脏病

（一）诊断

　　1. 病史　妊娠前有心悸、气急或心力衰竭史，或体检曾被诊断有器质性心脏病，或曾有风湿热病史。

　　2. 临床表现　劳力性呼吸困难、经常性夜间端坐呼吸、咯血、经常性胸闷、胸痛、紫绀、杵状指、持续性颈静脉怒张。心脏听诊2级以上舒张期杂音或粗糙的3级以上全收缩期杂音。

　　妊娠合并心脏病的孕妇，若出现下述症状与体征，应考虑早期心衰：①轻微活动后即出现胸闷、心悸、气短；②休息时心率 >110 次/分，呼吸 >20 次/分；③夜间常因胸闷而坐起，或到窗口呼吸新鲜空气；④肺底部出现少量持续性湿啰音，咳嗽后不消失。

　　3. 辅助检查　心电图提示严重心律失常或心肌损害，X线或超声心动检查提示心界显著扩大、心脏结构异常。

（二）中医治疗及西医处理原则

　　1. 中医辨证论治

　　心气虚——益气养血，宁心安胎——养心汤去肉桂、半夏，加麦冬。

　　心血虚——养血益气，宁心安胎——归脾汤（2008）。

　　阳虚水泛——温阳化气，行水安胎——真武汤合五苓散去猪苓，加桑寄生、菟丝子（2014）。

　　气虚血瘀——益气化瘀，通阳安胎——补阳还五汤合瓜蒌薤白半夏汤去红花、桃仁、半夏、地龙，加桑寄生、杜仲。

　　2. 西医处理原则　①急性左侧心力衰竭（减少肺循环血量及静脉回心血量，改善气体交换）；②妊娠期处理（终止妊娠）；③分娩期处理（选择恰当的分娩方式）；④产褥期处理（严密监测生命体征）；⑤心脏手术的指征（一般不主张手术）。

二、病毒性肝炎

（一）诊断与鉴别诊断

　　1. 诊断　根据病史、临床表现、实验室检查即可诊断。

　　2. 鉴别诊断　与妊娠剧吐及妊娠期高血压疾病引起的肝损害、妊娠期肝内胆汁淤积症、妊娠期急性脂肪肝相鉴别。

（二）中西医治疗原则

　　1. 西医治疗原则　保护肝脏，预防治疗肝性脑病，预防及治疗DIC，治疗肾衰竭。

妇科

2. 中医辨证论治

湿热蕴结——<u>清热利湿，佐以安胎——茵陈蒿汤加金钱草、虎杖、桑寄生、续断。</u>

湿邪困脾——<u>健脾化湿，养血安胎——胃苓汤去桂枝、泽泻，加桑寄生、菟丝子。</u>

肝郁脾虚——疏肝理气，健脾安胎——逍遥散加桑寄生、菟丝子。

热毒内陷——清热解毒，凉血救阴——犀角地黄汤合黄连解毒汤加茵陈、大青叶。

三、糖尿病

（一）妊娠与糖尿病的相互影响

①妊娠可以使隐性糖尿病显性化，使原有糖尿病病情加重；②糖尿病对孕妇的影响（易发生妊娠期高血压疾病、泌尿系统炎症、羊水过多等）；③<u>糖尿病对胎儿的影响（使巨大儿发生率增高、胎儿畸形率增高、引起早产及流产等）（2015）</u>；④糖尿病对新生儿的影响（新生儿呼吸窘迫综合征发生率增高）。

（二）中医辨证论治

肺热津伤——<u>清热润肺，生津止渴——消渴方去天花粉，加葛根、麦冬、石斛、黄芩、菟丝子。</u>

胃热炽盛——清胃泻火，养阴增液——玉女煎去牛膝，加玄参、芦根、黄连、黄芩。

肾阴亏虚——滋补肝肾，养阴清热——六味地黄丸合地黄饮子去牡丹皮、茯苓，加菟丝子。

阴阳两虚——滋阴助阳——金匮肾气丸去泽泻、牡丹皮、附子，加淫羊藿、菟丝子、益智仁。

四、尿路感染

（一）概念、中医病因病机

尿路感染可造成早产、败血症，甚至诱发急性肾衰竭。以急性肾盂肾炎最为常见。属中医"子淋"范畴。常见病因病机为阴虚火旺，心火偏亢，湿热下注膀胱，致膀胱气化失司，水道不利。

（二）诊断

1. 病史　孕前或有尿频、尿急、尿痛病史。

2. 症状　无症状菌尿症仅出现菌尿；急性膀胱炎表现为膀胱刺激征（尿频、尿急、尿痛）；急性肾盂肾炎起病急骤，常突然出现寒战、高热、头痛、周身酸痛、恶心、呕吐及腰痛和膀胱刺激征，排尿时伴有下腹疼痛。慢性肾盂肾炎表现为反复发作的泌尿道刺激症状或仅有菌尿症，可有慢性肾功能不全。

3. 体征　急性肾盂肾炎肋腰点（腰大肌外缘与第12肋骨交叉处）有压痛，右肾区或双肾区叩击痛。

4. 实验室检查　中段清洁尿常规、中段尿细菌培养及12小时尿沉渣计数检查。急性肾盂肾炎外周血白细胞增高。

（三）<u>中医辨证论治（2014）</u>

阴虚火旺——养阴泻火通淋——知柏地黄丸去牡丹皮，加麦冬、五味子、车前草。

心火偏亢——清心泻火通淋——<u>导赤散去木通，加黄连、玄参、车前草（2013）</u>。

湿热下注——清热利湿通淋——五淋散加车前子。

第十单元　异常分娩

☆ 重点提示

本单元内容较少，知识点大多与西医有关，历年考试也较少涉及，整体通读了解即可。对于各种异常的临床表现要多加留意。

━━━━━━━━ 考点集合 ━━━━━━━━

一、产力异常

1. 原因及类型

(1) 原因：头盆不称或胎位异常、子宫因素、精神因素、内分泌失调和药物影响。

(2) 类型：子宫收缩乏力、子宫收缩过强。每类又分协调性子宫收缩和不协调性子宫收缩。

2. 临床表现

(1) 子宫收缩乏力：①协调性宫缩乏力（2014）；②不协调性宫缩乏力；③产程图曲线异常。

(2) 子宫收缩过强：①协调性子宫收缩过长；②不协调性子宫收缩过强：强直性子宫收缩、子宫痉挛性狭窄环。

3. 对母儿影响

(1) 对产妇的影响：水、电解质平衡紊乱，以及酸中毒、泌尿生殖道瘘、产后出血、产褥感染等。

(2) 对胎儿的影响：胎儿宫内窘迫等。

二、产道异常

1. 临床分类　分为骨产道异常、软产道异常（子宫下段、外阴、阴道、宫颈异常）。

2. 诊断及对母儿影响

(1) 诊断：根据临床表现、体格检查、骨盆测量进行诊断。

(2) 影响：对产妇的影响（引发继发性宫缩乏力，产程延长，易发感染等），对胎儿及新生儿的影响（易发生胎膜早破、脐带脱垂、胎儿宫内窘迫、产程延长、胎头受压、产伤及感染等）。

三、胎位异常

1. 分类　包括胎头位置异常，臀先露，肩先露，复合先露。

2. 诊断　根据临床表现、腹部检查、肛门检查及阴道检查、B超检查等可确诊。

3. 处理原则　持续性枕后位、枕横位在骨盆无异常、胎儿不大时可以试产。

第十一单元　胎儿窘迫与胎膜早破

重点提示

本单元重点掌握胎儿窘迫的临床表现、胎膜早破的西医病因。另外，胎儿窘迫的西医处理也需掌握，考试涉及的概率较大。

妇科

一、胎儿窘迫

1. 西医病因　胎儿急性缺氧、胎儿慢性缺氧。

2. 临床表现

（1）急性胎儿窘迫：产时胎心率异常、羊水胎粪污染、胎动异常、酸中毒。

（2）慢性胎儿窘迫：<u>胎动减少或消失、胎儿电子监护、胎盘功能低下、B 型超声监测</u>（2013）。

3. 诊断　根据病史、临床表现、辅助检查做出诊断。

4. 西医处理

（1）急性胎儿窘迫：<u>左侧卧位，吸氧，纠正脱水、酸中毒及电解质紊乱（2015）</u>。宫口开全或近开全，尽快经阴道助产分娩。宫口未开全，短时间不能经阴道分娩者，剖宫产分娩。胎儿娩出后，应做好新生儿窒息抢救准备。

（2）慢性胎儿窘迫：卧床休息，左侧卧位。定时间断吸氧。积极治疗妊娠合并症及并发症。孕周小，估计胎儿娩出后存活可能性小者，应尽量延长孕周，同时促胎肺成熟。妊娠近足月者，行剖宫产术终止妊娠。

二、胎膜早破

1. 西医病因　<u>生殖道感染、羊膜腔压力增高、胎膜受力不均、创伤、营养因素等</u>（2014）。

2. 诊断（2020）

（1）临床表现：孕妇主诉阴道流液或外阴湿润等。

（2）实验室及其他检查：阴道酸碱度检查（pH≥6.5）、阴道液涂片检查、羊膜镜检查、超声检查、羊膜腔感染检测、胰岛素样生长因子结合蛋白 – 1（IGFBP – 1）、可溶性细胞间黏附分子 – 1（sICAM – 1）、胎盘 α 微球蛋白 – 1（PAMG – 1）检测等。

3. 西医处理

（1）期待疗法：<u>卧床休息，保持外阴部清洁，预防感染，抑制子宫收缩，促胎肺成熟</u>（2020）。

（2）终止妊娠：经阴道分娩、剖宫产。

第十二单元　分娩期并发症

重点提示

本单元对于产后出血、羊水栓塞的概念、病因的内容要重点复习，其中以羊水栓塞较为重要。

一、产后出血

1. 概念、病因

（1）概念：胎儿娩出后 24 小时内失血量≥500mL，剖宫产时≥1000mL。居我国孕产妇死亡原因首位。

（2）病因：子宫收缩乏力、胎盘因素、软产道损伤、凝血功能障碍。

2. 临床表现　胎儿娩出后阴道大量出血，24 小时出血量≥500mL，继发休克。检查可见宫底升高、轮廓不清，胎盘、胎膜缺损，阴道、会阴、宫颈裂伤等。

3. 西医治疗

（1）子宫收缩乏力：按摩子宫，应用宫缩剂（2014），必要时行子宫次全切除或子宫全切除术。

（2）胎盘因素：取出胎盘，钳刮术或刮宫术。

（3）软产道损伤：缝合，行裂伤修补术。

（4）凝血功能障碍：输新鲜全血，补充血小板、纤维蛋白原或凝血酶原复合物、凝血因子等。

4. 中医辨证论治

气虚——补气固冲，摄血止崩——升举大补汤去黄连，加地榆炭、乌贼骨（2014）。

血瘀——活血化瘀，理血归经——化瘀止崩汤。

二、子宫破裂

1. 病因及临床表现

（1）病因：梗阻性难产、瘢痕子宫、子宫收缩药物使用不当、产科手术损伤。

（2）临床表现：先兆子宫破裂表现为病理缩复环、下腹部压痛、胎心率的变化及血尿（2015）。子宫破裂在先兆子宫破裂的基础上突然发生剧烈腹痛，有休克及明显的腹部体征。

2. 预防　做好产前检查，密切观察产程进展，严格掌握宫缩剂使用的适应证、禁忌证，规范手术操作等。

三、羊水栓塞

1. 概念、病因

（1）概念：在分娩过程中羊水突然进入母体血液循环引起急性肺栓塞、休克、DIC、肾衰竭或突发死亡的分娩严重并发症。

（2）病因：羊水中的有形物质进入母体血液循环引起。

2. 诊断

（1）病史：分娩过程中宫缩过强、胎膜早破等。

（2）临床表现：胎膜破裂后、胎儿娩出后或手术中产妇突然出现寒战、呛咳、气急、烦躁不安、尖叫、发绀、呼吸困难、抽搐、出血、不明原因休克等（2008）。

（3）实验室及其他检查：镜检见到羊水成分可以确诊。血小板计数、纤维蛋白原定量、凝血酶原时间测定等可协助诊断 DIC。胸部 X 线见双肺弥漫性点片状浸润阴影，伴右心扩大。

3. 西医治疗　一旦发生，立即抢救。早期以抗过敏、纠正呼吸循环功能衰竭和改善低氧血症、抗休克为主（2013，2014）；DIC 阶段早期抗凝治疗，晚期抗纤溶治疗（2016）；少尿无尿阶段，应及时使用利尿剂。

四、脐带异常

1. 类型　脐带长度异常、脐带先露、脐带脱垂、脐带缠绕、脐带打结、脐带扭转、脐带附着异常。

2. 西医处理

（1）脐带先露：经产妇、胎膜未破、宫缩良好者，取头低臀高位，胎心持续良好者，可经阴道分娩。初产妇、足先露或肩先露者，应行剖宫产术。

（2）脐带脱垂：若胎心尚好，尽快分娩出胎儿。

第十三单元　产　后　病

☆ 重点提示

本单元虽然内容较多，但重点较少，历年考查点也比较集中。考生需重点复习产褥感染的病理、临床表现，及产后缺乳、产后排尿异常的辨证论治。另外，对于晚期产后出血的病因病机、治疗及产褥中暑、产后关节痛的辨证论治也应了解。

━━━━━━━━ 考点集合 ━━━━━━━━

一、中医对产后病的认识

（一）产后"三冲""三病""三急"

产后三冲是指产后败血上冲，冲心、冲胃、冲肺。产后三急指产后呕吐、盗汗、泄泻，三者并见必危（2016）。产后三病指产后病痉、病郁冒、大便难（2020）。

（二）产后"三审"

先审小腹痛与不痛，以辨有无恶露停滞；次审大便通与不通，以验津液之盛衰；再审乳汁的行与不行及饮食多少，以察胃气之强弱（2014）。

（三）产后用药"三禁"

即禁大汗，以防亡阳；禁峻下，以防亡阴；禁通利小便，以防亡津液。

二、晚期产后出血

1. 概念、病因及临床表现

（1）概念：分娩24小时后，在产褥期内发生的子宫大量出血，称晚期产后出血。

（2）病因：胎盘胎膜残留、蜕膜残留、子宫胎盘附着面感染或复旧不全、剖宫产术后子宫伤口裂开，或产后子宫滋养细胞肿瘤、子宫黏膜下肌瘤等。

（3）临床表现：阴道流血，腹痛，发热，头晕，休克，贫血貌，可扪及子宫增大、变软，宫口松弛，有时可触及残留组织和血块。

2. 中医病因病机　本病的发生机制主要是冲任不固，气血运行失常（2011）。常见病因病机有气虚、血热和血瘀。

3. 中西医治疗

（1）西医治疗：止血；抗感染；清除宫内残留物；对于产后及剖宫产术后阴道大量流血者，必要时应行开腹探查术。

（2）中医辨证论治

气虚——补脾益气，固冲摄血——补中益气汤加艾叶炭、鹿角胶。

血热——清热凉血，安冲止血——保阴煎加七叶一枝花、贯众、炒地榆、煅牡蛎。

血瘀——活血化瘀，调冲止血——生化汤合失笑散加益母草、茜草（2009，2014，2015）。

三、产褥感染

1. 西医病因

（1）诱因：产妇体质虚弱、营养不良、产程延长等。

（2）病原体种类：外源性如衣原体、支原体以及淋病奈瑟菌等；内源性为孕期及产褥期生殖道寄生大量需氧菌、厌氧菌、假丝酵母菌及支原体等，以厌氧菌为主。

2. 病理　①急性外阴、阴道、宫颈炎；②急性子宫内膜炎、子宫肌炎；③急性盆腔结缔组织炎、急性输卵管炎；④血栓静脉炎；⑤脓毒血症及败血症；⑥急性盆腔腹膜炎及弥漫性腹膜炎（2006）。

3. 临床表现

（1）发热：一般出现在产后 3～7 天。

（2）腹痛：多从下腹部开始，逐渐波及全腹，可有压痛、腹肌紧张及反跳痛。

（3）恶露异常：恶露明显增多，混浊，或呈脓性，有臭味。

（4）下肢血栓静脉炎：可见下肢持续性疼痛、肿胀，站立时加重，行走困难。如形成脓毒血症、败血症，则可出现持续高热、寒战、谵妄、昏迷、休克，甚至死亡。

4. 西医治疗　一般治疗；清除宫腔残留物，脓肿切开引流，半卧位以利于引流；抗生素应用（青霉素类和头孢类，加用甲硝唑）。

5. 中医辨证论治（2016）

感染邪毒——清热解毒，凉血化瘀——五味消毒饮合失笑散加牡丹皮、赤芍、鱼腥草、益母草（2014）。

热入营血——清营解毒，散瘀泄热（2016）——清营汤加紫花地丁、蒲公英、栀子、牡丹皮。

热陷心包——清心开窍——清营汤送服安宫牛黄丸或紫雪丹。

四、产褥中暑

1. 西医治疗原则　立即改变高温和不通风环境，迅速降温，纠正水、电解质紊乱及酸中毒。迅速降低体温是抢救成功的关键。

2. 中医辨证论治

暑入阳明——清暑泄热，透邪外达——白虎汤加西瓜翠衣、竹叶、芦根。

暑伤气津——清热解暑，益气生津——清暑益气汤（2006，2011）。

暑入心营——清营泻热，清心开窍（2016）——清营汤送服安宫牛黄丸或紫雪丹或至宝丹。

五、产褥期抑郁症

1. 概念　产妇在产褥期间出现抑郁症状，称为产褥期抑郁症。多在产后 2 周内发病，4～6 周症状明显。

2. 中医辨证论治

心脾两虚——补益心脾，养血安神——甘麦大枣汤合归脾汤（2006，2015）。

瘀阻气逆——活血化瘀，镇逆安神——癫狂梦醒汤加酸枣仁（2019）。

肝郁气结——疏肝解郁，镇静安神——逍遥散加夜交藤、合欢皮、磁石、柏子仁（2019）。

六、产后缺乳

1. 概念　产后哺乳期内，产妇乳汁甚少或无乳可下者称产后缺乳。

2. 中医病因病机　发病机制为气血化源不足，或乳汁运行受阻。常见病因病机是气血虚弱、肝郁气滞和痰浊阻滞。

3. 中医辨证论治

气血虚弱——补气养血，佐以通乳——通乳丹去木通，加通草（2010）。

肝郁气滞——疏肝解郁，通络下乳——下乳涌泉散（2006，2019）。

痰浊阻滞——健脾化痰通乳——苍附导痰丸合漏芦散。

七、产后关节痛

1. 概念、中医病因病机　产妇在产褥期内，出现肢体或关节酸楚、疼痛、麻木、重着者。本病多因产后气血虚弱，风、寒、湿等邪乘虚而入，使气血凝滞，"不通则痛"，或经脉失养，"不荣则痛"，导致肢体关节疼痛。常见病因病机有血虚、血瘀、风寒和肾虚。

2. 中医辨证论治

血虚——养血益气，温经通络——黄芪桂枝五物汤加当归、鸡血藤。

血瘀——养血活络，行瘀止痛——生化汤加桂枝、牛膝或身痛逐瘀汤（2014）。

风寒——养血祛风，散寒除湿——独活寄生汤。

肾虚——补肾养血，强腰壮骨——养荣壮骨汤加秦艽、熟地黄。

八、产后排尿异常

1. 概念、中医病因病机　产后膀胱充盈而不能自行排尿或排尿困难者称为产后尿潴留。病机为膀胱气化不利。常见病因病机有肺脾气虚、肾阳亏虚、血瘀、气滞。产后排尿失去控制，不能自主排出者称为尿失禁。病因病机有肺脾气虚、肾气亏虚。

2. 中医辨证论治

（1）产后尿潴留

肺脾气虚——益气生津，宣肺利水——补气通脬饮。

肾阳亏虚——补肾温阳，化气利水——济生肾气丸。

血瘀——养血活血，祛瘀利尿——加味四物汤。

气滞——理气行滞，行水利尿——木通散。

（2）产后小便失禁与频数

肺脾气虚——益气固摄——黄芪当归散加山茱萸、益智仁。

肾气亏虚——温阳化气，补肾固脬——肾气丸加益智仁、桑螵蛸（2016）。

第十四单元　外阴色素减退性疾病

重点提示

本单元内容较偏，考试也很少涉及，考生在复习时整体通读了解即可。重点熟悉各临床表现。

━━━━ **考点集合** ━━━━

一、外阴慢性单纯性苔藓

1. 临床表现　外阴瘙痒剧烈，早期皮肤暗红或粉红，角化过度则呈白色。局部皮肤增厚似皮革或苔藓样变。

2. 中医辨证论治

肝郁气滞——疏肝解郁，养血通络——黑逍遥散去生姜，加川芎（2020）。

湿热下注——清热利湿，通络止痒——龙胆泻肝汤去木通。

二、外阴硬化性苔藓

1. 临床表现　外阴瘙痒或无不适，晚期出现性交困难；皮肤粉红或白色，萎缩变薄，干燥皲裂，晚期皮肤菲薄，阴道口挛缩狭窄，甚至仅容指尖。

2. 中医辨证论治

肝肾阴虚——补益肝肾，养荣润燥——归肾丸合二至丸（2014，2015，2016）。

血虚化燥——益气养血，润燥止痒——人参养荣汤（2019）。

脾肾阳虚——温肾健脾，养血润燥——右归丸加黄芪、白术（2019）。

第十五单元　女性生殖系统炎症

重点提示

首先掌握生殖系统各类炎症的病因病理、临床表现和中医西医的治疗，尤其是中医的辨证论治需要重点掌握。

=== 考点集合 ===

一、前庭大腺炎症

（一）西医病因病理

病原体多为葡萄球菌、大肠埃希菌、链球菌及肠球菌等，淋菌奈瑟菌及沙眼衣原体亦为常见病原体。

（二）中医病因病机

热毒蕴结、寒凝痰瘀。

（三）临床表现

1. 急性炎症　局部肿胀、疼痛、灼热感，常伴恶寒、发热等全身症状。

2. 慢性炎症　前庭大腺囊肿肿块大小不一。

（四）西医治疗

1. 急性期应卧床休息，保持外阴部清洁。

2. 慢性期囊肿者可定期观察，对较大或反复急性发作的囊肿应作囊肿造口术。

（五）中医辨证论治

热毒蕴结——清热解毒，消肿散结——仙方活命饮。

寒凝痰瘀——温经散寒，涤痰化瘀——阳和汤。

二、阴道炎

（一）滴虫阴道炎、外阴阴道假丝酵母菌病、细菌性阴道病、萎缩性阴道炎的病因

1. 滴虫阴道炎　阴道毛滴虫。有直接传播、间接传播、医源性传播。

2. 外阴阴道假丝酵母菌病　假丝酵母菌。感染途径为内源性传染、性交、衣物传染。

3. 细菌性阴道病　加德纳菌、厌氧菌及人型支原体。与频繁性交或阴道灌洗有关。

4. 萎缩性阴道炎　卵巢功能减退，阴道上皮糖原减少，抵抗力下降，致病菌过度繁殖。

妇科

（二）各种阴道炎的临床表现

1. 滴虫阴道炎 <u>白带多，呈灰黄色稀白泡沫状（2006）</u>。
2. 外阴阴道假丝酵母菌病 白带多，呈凝乳状或豆渣样。
3. 细菌性阴道病 灰白色、均质、稀薄、腥臭味白带。
4. 萎缩性阴道炎 阴道分泌物增多及外阴瘙痒、灼热感。

（三）中西医治疗方法

1. 西医治疗 包括局部治疗和全身用药。
（1）滴虫阴道炎：1%乳酸或0.5%醋酸液阴道冲洗，甲硝唑栓；口服甲硝唑。
（2）外阴阴道假丝酵母菌病：2%～3%苏打液外阴及阴道冲洗或坐浴；制霉菌素、酮康唑、克霉唑、咪康唑栓等局部外用；口服伊曲康唑，氟康唑。
（3）细菌性阴道病：甲硝唑栓或2%克林霉素软膏；口服甲硝唑。
（4）萎缩性阴道炎：1%乳酸或0.5%醋酸液阴道冲洗，己烯雌酚片或甲硝唑；口服己烯雌酚或尼尔雌醇。

2. 中医辨证论治
肝经湿热——清热利湿，杀虫止痒——<u>龙胆泻肝汤加苦参、百部、蛇床子（2019）</u>。
湿虫滋生——清热利湿，解毒杀虫——萆薢渗湿汤加苦参、防风。

三、子宫颈炎症

（一）病因病理

1. 病因 病原体感染如淋病奈瑟菌、沙眼衣原体、生殖支原体、葡萄球菌、链球菌、大肠埃希菌、厌氧菌等，也可由机械性刺激或损伤并发感染而发病。
2. 病理 包括急性子宫颈炎和慢性子宫颈炎（慢性子宫颈管黏膜炎、子宫颈息肉、子宫颈肥大）。

（二）临床表现及诊断

1. 病史 常有分娩、流产、手术感染史，不洁性生活、宫颈损伤或病原体感染等病史。
2. 临床表现 阴道分泌物增多，呈淡黄色或脓性，甚至有血性白带或性交后出血，或伴有外阴瘙痒或腰酸，下腹坠痛。
3. 妇科检查 可见宫颈充血、水肿、黏膜外翻，有脓性白带从宫颈口流出，量多。
4. 实验室及其他检查
（1）实验室检查：阴道分泌物检查白细胞增多，宫颈刮片或做TCT宫颈细胞学检查。
（2）其他检查：B型超声、彩色超声多普勒了解宫颈及盆腔情况，阴道镜检查或活检。

（三）中西医治疗方法

1. 西医治疗 ①急性子宫颈炎治疗：淋病奈瑟菌性宫颈炎常用药物如头孢曲松钠、头孢克肟或氨基糖苷类，治疗沙眼衣原体药物主要有四环素类、红霉素类。②慢性子宫颈管黏膜炎：选用相应抗感染药物。③子宫颈息肉：行息肉摘除术，将切除组织送病理。④子宫颈肥大：一般无须治疗。

2. 中医辨证论治
热毒蕴结——清热解毒，燥湿止带——止带方合五味消毒饮。
<u>湿热下注——疏肝清热，利湿止带——龙胆泻肝汤去木通（2008，2014）</u>。
脾虚湿盛——健脾益气，升阳除湿——完带汤。
肾阳虚损——温肾助阳，涩精止带——内补丸。

四、盆腔炎性疾病

（一）病因病理

主要有产后体虚，宫腔内手术操作感染，经期产褥期卫生不洁等。若病情迁延，可致盆腔炎性疾病后遗症。

（二）临床表现

1. 盆腔炎性疾病　腹痛、发热、阴道分泌物增多。下腹部肌紧张、压痛、反跳痛。阴道充血，有大量脓性分泌物，穹隆明显触痛。宫颈充血、水肿，举痛明显，宫体稍大，较软，压痛，活动受限。输卵管压痛明显，有时扪及包块。

2. 盆腔炎性疾病后遗症　下腹部疼痛，痛连腰骶，伴低热起伏，易疲劳，劳则复发，带下增多，月经不调，甚至不孕。

（三）中西医治疗方法

1. 西医治疗　抗生素治疗（青霉素类、头孢菌素类、氨基糖苷类、大环内酯类等），手术治疗。

2. 中医辨证论治

（1）盆腔炎性疾病

热毒炽盛——清热解毒，化瘀凉血——五味消毒饮合大黄牡丹皮汤（2013）。

湿热瘀结——清热利湿，化瘀止痛——仙方活命饮加薏苡仁、冬瓜仁（2019）。

（2）盆腔炎性疾病后遗症

湿热瘀结——清热利湿，化瘀止痛——银甲丸或当归芍药散。

气滞血瘀——活血化瘀，理气止痛——膈下逐瘀汤。

寒湿凝滞——祛寒除湿，活血化瘀——少腹逐瘀汤。

气虚血瘀——益气健脾，化瘀散结——理冲汤。

第十六单元　月　经　病

☆ 重点提示

月经病是妇科最常见的疾病，所以也是妇产科学的重点单元。本单元要点较多，从历年的考查趋势上看，考点也较为分散，没有规律。所以考生在复习时必须按部就班地对知识点逐个进行复习。重点掌握每种疾病的中医病因病机和辨证论治，对于各类月经病的临床表现也应了解。本单元考查的侧重点基本都是中医的辨证论治，其他内容可结合中医诊断学的知识联合记忆。

━━━━━━━━━━━ 考点集合 ━━━━━━━━━━━

一、排卵障碍性异常子宫出血

（一）中医对排卵障碍性异常子宫出血的认识

1. 排卵障碍性异常子宫出血　包括中医学的崩漏及月经不调。

2. 崩漏　指妇女在非行经期间阴道大量流血或持续淋漓不断，前者称"崩中"或"经崩"，后者称"漏下"或"经漏"。

3. 月经不调　指月经的周期、经期和经量发生异常的一组月经病的总称，包括月经先期、月经后期、月经先后无定期、月经过多、月经过少、经期延长以及经间期出血等。

（二）排卵障碍性异常子宫出血的病因病理、临床类型及表现

1. 下丘脑–垂体–卵巢轴功能调节失调，与子宫内膜出血自限机制有关。

2. 分为无排卵性异常子宫出血、排卵性异常子宫出血。

3. 中医病因病机为冲任损伤，不能制约经血，胞宫蓄溢失常。

4. 无排卵性异常子宫出血的表现是子宫不规则出血、月经周期紊乱、经期长短不一、经量不定，甚至大出血。排卵性异常子宫出血分为排卵性月经过多、黄体功能不足（2020）、子宫内膜不规则脱落、排卵期出血。

（三）常用诊断方法、鉴别诊断要点

1. 诊断方法　根据病史、临床表现和实验室及其他检查(诊断性刮宫、B 超、宫腔镜检查、基础体温测定、激素测定、血常规及凝血功能测定、宫腔镜检查)（2016）以明确诊断。

2. 鉴别要点　应与异常妊娠或妊娠并发症、生殖器官肿瘤、生殖器官感染及全身性疾病如血液病、内分泌失调等引起的阴道流血相鉴别。并注意有无放置宫内节育器、口服避孕药及服用性激素药物等。

（四）中西医治疗原则

1. 西医治疗　无排卵性异常子宫出血以止血、调整月经周期、促进排卵和手术为主。排卵性异常子宫出血以改善黄体功能和治疗子宫内膜不规则脱落为主。

2. 崩漏应根据病情的缓急轻重、出血的久暂，采用"急则治其标，缓则治其本"的原则，灵活运用"塞流""澄源""复旧"三法。

3. 中医辨证论治

（1）无排卵性异常子宫出血（崩漏）

血虚热——滋阴清热，止血调经——保阴煎合生脉散加阿胶。

血实热——清热凉血，止血调经——清热固经汤加沙参、麦冬（2005）。

肾阳虚——温肾固冲，止血调经——右归丸去肉桂，加艾叶炭、补骨脂、黄芪（2014）。

肾阴虚——滋肾益阴，固冲止血——左归丸去牛膝合二至丸（2014）。

脾虚——补气摄血，固冲调经——固本止崩汤或固冲汤（2014）。

血瘀——活血化瘀，止血调经——逐瘀止血汤。

（2）排卵性异常子宫出血

①排卵性月经过多（月经过多）

气虚——补气升提，固冲止血——举元煎或安冲汤加升麻。

血热——清热凉血，固冲止血——保阴煎加炒地榆。

血瘀——活血化瘀，固冲止血——桃红四物汤加三七、茜草、蒲黄。

②子宫内膜不规则脱落（经期延长）

气虚——补气摄血，固冲调经——举元煎。

虚热——养阴清热，凉血调经——两地汤合二至丸。

湿热蕴结——清热利湿，止血调经——固经丸。

血瘀——活血化瘀，固冲调经——桃红四物汤合失笑散（2016）。

③黄体功能不足（月经先期）

脾气虚——健脾益气，固冲调经——补中益气汤。

肾气虚——补肾益气，固冲调经——固阴煎。

阳盛血热——清热降火，凉血调经——清经散（2005）。

肝郁血热——疏肝解郁，清热调经——丹栀逍遥散（2016）。

阴虚血热——养阴清热，固冲调经——两地汤。

④排卵期出血（经间期出血）

肾阴虚——滋肾养阴，固冲止血——加减一阴煎。

湿热——清热除湿，凉血止血——清肝止淋汤去阿胶、红枣，加茯苓、炒地榆。

二、闭经

（一）概念

年过 16 岁，第二性征已经发育尚未来经者或者年龄超过 14 岁第二性征没有发育者称原发性闭经；月经已来潮又停止超过 6 个月或 3 个周期以上者称继发性闭经。

（二）病因及分类

（1）原发性闭经。

（2）继发性闭经：①下丘脑性闭经；②垂体性闭经；③卵巢性闭经；④子宫性闭经；⑤其他内分泌功能异常。

（三）中医病因病机

病因病机有虚实两端。主要包括肾气亏损、肝肾阴虚、气血虚弱、阴虚血燥、痰湿阻滞、气滞血瘀和寒凝血瘀。

（四）诊断

根据病史、临床表现（原发或继发闭经）、体格检查、妇科检查、实验室检查（孕激素试验、雌孕激素序贯试验、垂体兴奋试验、激素测定）及影像学检查（盆腔超声检查、子宫输卵管造影、CT 或 MRI、宫腔镜检查、腹腔镜检查、染色体检查、靶器官检查）可确诊。

（五）中西医治疗

1. 西医治疗　全身治疗、病因治疗、性激素治疗、辅助生殖技术、手术治疗。

2. 中医辨证论治

肾气亏损——补肾益气，养血调经——加减苁蓉菟丝子丸加淫羊藿、紫河车。

肝肾阴虚——滋补肝肾，养血调经——育阴汤去海螵蛸、牡蛎，加当归、菟丝子。

气血虚弱——益气健脾，养血调经——人参养营汤（2004，2014，2019）。

阴虚血燥——养阴清热，养血调经——加减一阴煎加丹参、黄精、女贞子、香附。

气滞血瘀——行气活血，祛瘀调经——血府逐瘀汤。

寒凝血瘀——温经散寒，活血通经——温经汤（2020）。

痰湿阻滞——燥湿化痰，活血通经——丹溪治湿痰方、苍附导痰丸合佛手散（2005，2016）。

三、痛经

1. 中医病因病机　痛经的发生与冲任胞宫的周期性气血变化密切相关，主要为"不通则痛"和"不荣则痛"。常见病因病机有气滞血瘀、寒凝血瘀、湿热瘀阻、气血虚弱、肝肾亏损及阳虚内寒。

2. 中医辨证论治

气滞血瘀——理气活血，逐瘀止痛——膈下逐瘀汤加蒲黄（2004）。

寒凝血瘀——温经散寒，化瘀止痛——少腹逐瘀汤加乌药（2019，2020）。

湿热瘀阻——清热除湿，化瘀止痛——清热调血汤加蒲公英、薏苡仁（2019）。

气血虚弱——补气养血，调经止痛——黄芪建中汤加党参、当归。

妇科

肝肾亏损——滋肾养肝，调经止痛——调肝汤加桑寄生、肉苁蓉（2013）。

阳虚内寒——温经扶阳，暖宫止痛——温经汤《金匮要略》加附子、艾叶、小茴香。

四、多囊卵巢综合征

（一）西医病理、中医病因病机

1. 西医病理　双侧卵巢较正常增大2～5倍，呈灰白色，胞膜增厚、坚韧。子宫内膜呈现不同程度的增生性改变。

2. 中医病因病机　肾虚、痰湿阻滞、肝经湿热和气滞血瘀。

（二）临床表现及诊断

1. 临床表现　月经失调、不孕、多毛、痤疮、肥胖、黑棘皮症、其他男性化体征如秃发等。

2. 实验室及其他检查　激素测定（血清FSH偏低，LH升高，LH/FSH≥2～3）、基础体温的测定（呈单相型）、诊断性刮宫、B超检查、腹腔镜检查。

3. 诊断标准　①稀发排卵或无排卵；②雄激素水平升高的临床表现和（或）高雄激素血症；③卵巢多囊改变。上述3条中符合2条，并排除其他致雄激素水平升高的病因。

（三）西医治疗

药物治疗（调整月经周期——短效避孕药、孕激素；高雄激素血症的治疗；胰岛素抵抗的治疗；促排卵治疗）（2016）、手术治疗。

（四）中医辨证论治

肾阴虚证——滋阴补肾，调补冲任——左归丸。

肾阳虚证——温肾助阳，调补冲任——右归丸。

痰湿阻滞——燥湿除痰，活血调经——苍附导痰丸合佛手散（2016）。

肝经湿热——清肝解郁，除湿调经——龙胆泻肝汤。

气滞血瘀——行气活血，祛瘀通经——膈下逐瘀汤。

五、经前期综合征

（一）中医对经前期综合征的认识

本病属于中医的"经行头痛""经行乳房胀痛""经行发热""经行身痛""经行泄泻""经行浮肿"等范畴。常见的病因病机有肝郁气滞、肝肾阴虚、脾肾阳虚、心肝火旺、气滞血瘀、痰火上扰等。

（二）临床表现

1. 症状　躯体症状（头痛、乳房胀痛、腹部胀满、肢体浮肿、体重增加等）、精神症状（易怒、焦虑、抑郁等）、行为改变（思想不集中、工作效率低、自杀意图等）。

2. 体征　每随月经周期见颜面及下肢凹陷性水肿，体重增加，或乳房胀痛，且有触痛性结节，或口腔黏膜溃疡，或见荨麻疹、痤疮。

（三）中医辨证论治

肝郁气滞——疏肝解郁，养血调经——柴胡疏肝散（2014，2016）。

肝肾阴虚——滋肾养肝，育阴调经——知柏地黄丸。

脾肾阳虚——温肾健脾，化湿调经——右归丸合苓桂术甘汤。

心肝火旺——疏肝解郁，清热调经——丹栀逍遥散加黄芩。

气滞血瘀——理气活血，化瘀调经——血府逐瘀汤。

痰火上扰——清热化痰，宁心安神——生铁落饮加郁金、黄连。

六、绝经综合征

（一）概念

妇女在绝经前后出现性激素波动或减少所致的一系列躯体及精神心理症状。属于中医"绝经前后诸证""经断前后诸证"范畴。

（二）内分泌变化

雌激素下降，孕激素减少，雄激素（睾酮和雄烯二酮）产生，促性腺激素显著升高，促性腺激素释放，血抑制素浓度下降，抗米勒管激素水平下降。

（三）中医病因病机

常见病因病机是肝肾阴虚、脾肾阳虚、肾虚肝郁、心肾不交和肾阴阳两虚。

（四）临床表现

月经紊乱、血管舒缩症状、自主神经失调症状、精神神经症状、泌尿生殖道症状、骨质疏松、阿尔茨海默症、心血管病变。

（五）西医治疗

1. 性激素补充疗法　以雌激素（口服戊酸雌二醇、结合雌激素、尼尔雌醇）为主，辅以孕激素。

2. 非激素类药物　缓解血管舒缩症状及精神神经症状者可口服盐酸帕罗西汀；防治骨质疏松选用钙剂、降钙素、双磷酸盐类等。

（六）中医辨证论治

肝肾阴虚——滋养肝肾，育阴潜阳——杞菊地黄丸去泽泻。

脾肾阳虚——温肾扶阳——右归丸加减。

肾虚肝郁——滋肾养阴，疏肝解郁——一贯煎（2014，2016）。

心肾不交——滋阴降火，交通心肾——天王补心丹去人参、朱砂，加太子参、桑椹。

肾阴阳两虚——滋阴补肾，调补冲任——二仙汤合二至丸（2012，2014）。

第十七单元　女性生殖器官肿瘤

重点提示

本单元内容相对较少，历年考试涉及不多，大部分内容了解即可。主要掌握子宫肌瘤的临床表现、手术的处理原则。其余内容也要通读留有印象。

── 考点集合 ──

一、宫颈癌

1. 病因病理

（1）病因：高危型 HPV 的持续感染是主要危险因素（2016），16、18 型所致的宫颈癌约占全部宫颈癌的 70%；性行为及分娩次数；其他如吸烟。

（2）病理：浸润性鳞状细胞癌（占宫颈癌的 80% ~85%）（2016）、腺癌、腺鳞癌（癌组织中含有腺癌及鳞癌 2 种成分）、腺性基底细胞癌。

妇科

2. 分期、临床表现和诊断方法

（1）分期：Ⅰ期、Ⅱ期、Ⅲ期、Ⅳ期。

（2）表现：阴道流血、阴道排液、晚期癌的症状。

（3）诊断：病史、症状、宫颈细胞学检查（2015，2019）、HPV 检测、阴道镜检查、子宫颈活组织检查、子宫颈锥切术。

3. 西医治疗　手术治疗、放射治疗、化疗。

二、子宫肌瘤

1. 分类、病理、变性

（1）分类：按肌瘤生长部位分为宫体肌瘤、宫颈肌瘤。按肌瘤与子宫壁的关系分为肌壁间肌瘤、浆膜下肌瘤、黏膜下肌瘤（2020）。

（2）病理：巨检（实质性球形，表面光滑，质地较硬，切面呈灰白色）、镜检（由梭形平滑肌细胞和不等量纤维结缔组织构成）。

（3）变性：肌瘤失去原有的典型结构。常见玻璃样变（最常见）、囊性变、红色样变（多见于妊娠期或产褥期）、肉瘤样变（极少见）、钙化（2020）。

2. 临床表现和诊断（2014）

（1）临床表现：月经异常、下腹包块、压迫症状、白带增多、不孕、继发性贫血。妇检子宫增大，表面不规则单个或多个结节状突起，黏膜下肌瘤位于宫腔内者子宫均匀增大，脱出于宫颈外口者，阴道窥器检查即可看到宫颈口处有肿物，粉红色，表面光滑，宫颈外口边缘清楚。

（2）诊断：病史、体征和妇科检查。

3. 西医治疗原则　药物治疗（促进性腺激素释放激素类似物、米非司酮等）、手术治疗、介入治疗、妊娠合并子宫肌瘤的处理。

4. 中医辨证论治（2013）

气滞血瘀——行气活血，化瘀消癥——膈下逐瘀汤。

寒湿凝滞——温经散寒，活血消癥——少腹逐瘀汤加艾叶、苍术、吴茱萸。

痰湿瘀阻——化痰除湿，活血消癥——开郁二陈汤加丹参、水蛭（2016，2020）。

肾虚血瘀——补肾活血，消癥散结——金匮肾气丸合桂枝茯苓丸。

气虚血瘀（2014）——益气养血，消癥散结——圣愈汤加桂枝、茯苓、丹参、山楂、山慈菇、益母草、煅龙牡。

湿热瘀阻——清热利湿，活血消癥——大黄牡丹汤加红藤、败酱草、石见穿、赤芍。

三、卵巢肿瘤

1. 组织学分类　上皮性肿瘤、性索－间质肿瘤、生殖细胞肿瘤、转移性肿瘤。

2. 临床分期　Ⅰ期局限于卵巢；Ⅱ期累及一侧或双侧卵巢肿瘤，伴盆腔内扩散；Ⅲ期一侧或双侧卵巢肿瘤，并有镜检证实的盆腔外腹膜转移和（或）局部淋巴结转移；Ⅳ期远处转移（胸腔积液中有癌细胞，肝实质转移）。

3. 临床表现

	良性肿瘤	恶性肿瘤
病史	病程长，逐渐增大	病程短，迅速增大
体征	单侧多，活动，囊性，表面光滑，通常无腹水	双侧多，固定，实性或囊实性，表面凹凸不平，常伴腹水，多为血性，可查到癌细胞

	良性肿瘤	恶性肿瘤
一般情况	良好	逐渐出现恶病质
B型超声	为液性暗区，可有间隔光带，边界清晰	液性暗区内有杂乱光团、光点，肿块边界不清

4. 诊断　结合病史和体征，辅以必要的辅助检查。

5. 并发症　蒂扭转（约10%）、破裂（约3%）、感染（较少见）和恶变。

四、子宫内膜癌

1. 西医病因病理　两种发病类型：Ⅰ型即雌激素相关型，占多数，预后好；Ⅱ型为非雌激素相关型，预后不良。巨检分为局灶型和弥散型。

2. 诊断

（1）病史：有绝经过渡期月经紊乱史、绝经后阴道流血。

（2）辅助检查：分段诊断性刮宫是确诊本病的主要依据（2016）；B型超声检查；宫腔镜检查；其他。

3. 西医治疗原则　手术治疗是内膜癌的首选治疗方法；放疗；化疗；孕激素。

4. 中医辨证论治

痰湿结聚——化湿涤痰，软坚散结——苍附导痰丸加半枝莲、夏枯草、海藻、昆布。

湿热瘀毒——清热解毒，活血化瘀——黄连解毒汤加土茯苓、薏苡仁、牡丹皮、赤芍、半枝莲、白花蛇舌草。

肝肾阴虚——滋阴降火，清热解毒——知柏地黄丸加白花蛇舌草、半枝莲、椿根皮、甘草。

脾肾阳虚——温肾健脾，益气化瘀——固冲汤合肾气丸加三七。

第十八单元　妊娠滋养细胞疾病

重点提示

本单元重点掌握葡萄胎的临床表现、检查、治疗及随访，尤其是随访的时间及随访期间避孕的时长。妊娠滋养细胞肿瘤的临床表现一般掌握，其余内容熟悉了解。

考点集合

一、葡萄胎

1. 诊断

（1）病史：有停经史，时间多为2~4个月。

（2）临床表现：停经后阴道流血，下腹痛，子宫异常增大变软，妊娠呕吐及子痫前期征象，甲状腺功能亢进现象，贫血与感染。

（3）实验室及其他检查：①HCG测定：葡萄胎时血清中β-HCG浓度明显高于正常妊娠月份的相应值。②超声检查：常用又准确。B超示子宫腔内呈"落雪状"（2019）或"蜂窝状"影像，超声多普勒检查能探测到子宫血流杂音而探测不到胎心。

2. 西医治疗及随访

（1）西医治疗：清宫、子宫切除术（2019）、卵巢黄素化囊肿的处理、预防性化疗。

妇科

（2）随访：①HCG定量测定：在葡萄胎排空后每周一次直至 HCG 正常后 6 个月，然后再每 2 个月一次，共 6 个月，自第一次阴性后共计一年。②应注意月经是否规则，有无阴道异常流血、咳嗽、咯血及其他转移灶症状，并做妇科检查，定期或必要时做盆腔 B 型超声、X 线胸片或 CT 检查。葡萄胎随访期间必须严格避孕 6 个月（2014）。

二、妊娠滋养细胞肿瘤

1. 诊断
（1）病史：有葡萄胎、流产、足月产或异位妊娠史。
（2）临床表现：阴道流血，子宫增大，卵巢黄素化囊肿，腹痛，转移症状。妇科检查生殖道变软、着色，或阴道内见到紫蓝色结节，子宫大而软，附件区或可触及包块。
（3）实验室及其他检查：血 β - HCG 连续测定、超声检查、病理检查、CT、X 线胸部摄片、磁共振检查等。
2. 西医治疗　化疗、手术、放疗。

第十九单元　子宫内膜异位症及子宫腺肌病

☆ 重点提示

本单元包括子宫内膜异位症及子宫肌腺病两部分内容，其中子宫内膜异位症为考试常考的知识点，其中医病因病机、辨证论治都应掌握。另外，对于临床表现及实验室检查也应了解。尤其记住腹腔镜检查这个"金标准"。

========考点集合========

一、子宫内膜异位症

1. 西医病因病理、中医病因病机
（1）病因：种植学说、体腔上皮化生学说、诱导学说等。
（2）病理：异位内膜随卵巢激素的变化而发生周期性出血，使周围纤维组织增生和粘连，出现紫褐色斑点或小泡，最后发展为大小不等的紫蓝色结节或包块。巨检下卵巢子宫内膜异位症最为多见（2015）。
（3）中医病因病机：瘀血阻滞冲任胞宫为基本病机，病因为气滞血瘀、寒凝血瘀、肾虚血瘀、气虚血瘀、瘀热互结、痰瘀互结。
2. 临床特征、实验室及其他检查
（1）临床表现：下腹痛和痛经、性交痛、不孕、月经失调、其他特殊症状。盆腔检查扪及与子宫相连的囊性包块或盆腔内有触痛性结节。
（2）检查：B 超检查、CA_{125} 值检测、腹腔镜检查（为"金标准"）（2008）。
3. 西医治疗　药物治疗（非甾体抗炎药、避孕药、高效孕激素、孕激素受体拮抗剂、孕三烯酮、促性腺激素释放激素激动剂）、手术治疗、药物与手术联合治疗、根治性手术。
4. 中医辨证论治
气滞血瘀——理气活血，化瘀止痛——膈下逐瘀汤（2005，2010，2011）。
寒凝血瘀——温经散寒，化瘀止痛——少腹逐瘀汤（2014）。
瘀热互结——清热凉血，活血祛瘀——清热调血汤加红藤、薏苡仁、败酱草。
痰瘀互结——化痰散结，活血逐瘀——苍附导痰汤合桃红四物汤。

气虚血瘀——益气活血，化瘀散结——理冲汤。
肾虚血瘀——补肾益气，活血化瘀——归肾丸合桃红四物汤（2013，2016）。

二、子宫腺肌病

1. 病因病理
（1）病因：与多次妊娠和分娩时子宫壁创伤及慢性子宫内膜炎有关。
（2）病理：子宫多呈均匀增大，剖面可见其肌层明显增厚且硬，腔中偶见陈旧血液。
2. 临床表现　经量增多、经期延长、进行性加剧痛经、子宫均匀增大、质硬有压痛。
3. 西医治疗　药物治疗、手术治疗。

第二十单元　子宫脱垂

☆ 重点提示

本单元重点掌握子宫脱垂的病因病机及临床分度。对于中医的辨证论治也应熟悉了解。

━━━━━ 考点集合 ━━━━━

1. 病因　妊娠、分娩、衰老、长期腹压增加、医源性原因。
2. 临床表现及分度　Ⅰ度：轻型，宫颈外口距处女膜缘小于4cm，未达处女膜缘；重型，宫颈外口已达处女膜边缘，在阴道口可见到宫颈。Ⅱ度：轻型，宫颈也脱出阴道口外，宫体仍在阴道内；重型，宫颈及部分宫体已脱出阴道口。常有腰骶部疼痛或下坠感。Ⅲ度：宫颈及宫体全部脱出至阴道口外。常伴排尿排便异常。
3. 中西医治疗方法
（1）西医治疗：保守治疗（使用子宫托）、手术治疗（曼氏手术、阴式子宫全切除及阴道前后壁修补术、阴道封闭术、盆底重建手术）。
（2）中医辨证论治
中气下陷——补益中气，升阳举陷——补中益气汤加枳壳（2008，2014，2015）。
肾气亏虚——补肾固脱，益气升提——大补元煎加黄芪、升麻、枳壳（2011，2016）。
湿热下注——清热利湿——龙胆泻肝汤合五味消毒饮。

第二十一单元　不孕症与辅助生殖技术

☆ 重点提示

本单元内容也相对比较少，需要了解不孕症的概念、分类及检查方法，中医的辨证论治要重点掌握。根据症状和实验室检查判断疾病类型、选择合理的药物，这是复习的目的。

━━━━━ 考点集合 ━━━━━

一、不孕症

1. 概念、分类　凡婚后有正常性生活未避孕，同居1年未受孕者称不孕症。分为原发性不孕、继发性不孕。
2. 西医病因　①女性因素60%～70%。②男性因素10%～30%。③不明原因：10%～20%。

妇科

3. 中医病因病机　肾虚（肾气虚、肾阳虚、肾阴虚）、肝气郁结、痰湿内阻、瘀滞胞宫、湿热内蕴。

4. 检查与诊断　常用卵巢功能检查、输卵管通畅检查、免疫试验、宫腔镜检查、腹腔镜检查、染色体检查、CT 或 MRI 检查等。结合病史、临床表现、体格检查可确诊。

5. 西医治疗　纠正盆腔器质性病变、诱导排卵、不明原因不孕的治疗、辅助生殖技术。

6. 中医辨证论治（2014）

肾气虚弱——补肾益气，温养冲任——毓麟珠（2010）。

肾阴虚——滋阴养血，调冲益精——养精种玉汤合清骨滋肾汤（2008，2010）。

肾阳虚——温肾养血益气，调补冲任——温胞饮。

肝气郁结——疏肝解郁，养血理脾——开郁种玉汤（2010）。

痰湿内阻——燥湿化痰，调理冲任——启宫丸（2014）。

瘀滞胞宫——活血化瘀，调理冲任——少腹逐瘀汤（2005，2010，2014，2016）。

湿热内蕴——清热除湿，活血调经——仙方活命饮加红藤、败酱草。

二、辅助生殖技术

1. 概念与方法

（1）概念：辅助生殖技术是指体外对配子、胚胎或者基因物质进行显微操作帮助不孕夫妇受孕的一组方法。

（2）方法：包括人工授精、体外受精 – 胚胎移植（IVF – ET）、配子输卵管内移植（GIFT）、赠卵联合体外受精（IVF）、卵细胞胞浆内单精子注射（ICSI）联合体外受精（IVF）以及着床前遗传学诊断（PGD）等助孕手段。

第二十二单元　计划生育

重点提示

本单元内容在考试中偶有涉及，考生在复习时着重注意几种避孕方法，以及人流的适应证、禁忌证。

========= 考 点 集 合 =========

一、避孕

1. 临床常用避孕方法　宫内节育器、激素避孕及其他避孕方法。

2. 放置宫内节育器的适应证、禁忌证及并发症

（1）适应证：已婚育龄妇女自愿要求以 IUD 避孕而无禁忌证者（2002）。

（2）禁忌证：①妊娠或妊娠可疑。②生殖道急性炎症。③人工流产出血多，怀疑有妊娠组织物残留或感染可能；中期妊娠引产、分娩或剖宫产胎盘娩出后，子宫收缩不良有出血或潜在感染可能。④生殖器肿瘤。⑤生殖器畸形如纵隔子宫、双子宫等。⑥宫颈内口过松、重度陈旧性宫颈裂伤或子宫脱垂。⑦严重的全身性疾病。⑧宫腔 < 5.5cm 或 > 9.0cm（除外足月分娩后、大月份引产后或放置含铜无支架宫内节育器）。⑨近 3 个月内有月经失调、阴道不规则流血。⑩有铜过敏史。

（3）并发症：子宫穿孔、节育器异位；节育器嵌顿或断裂；节育器下移或脱落；带器妊娠。

二、人工流产

1. 负压吸引术

适应证：妊娠10周内要求终止妊娠而无禁忌证的患者及妊娠10周内因某种因素而不宜继续妊娠者。

禁忌证：生殖器官急性炎症；各种疾病的急性期，或严重的全身性疾病不能耐受手术者；术前两次体温高于37.5℃者。

2. 药物流产

适应证：妊娠7周以内者，手术有恐惧心理者，高危人流对象等。

禁忌证：有使用米非司酮、米索前列醇的禁忌证；过敏体质、宫外孕、妊娠剧吐等。

三、节育措施常见不良反应的中医药治疗

1. 月经异常

肝郁血瘀——理气化瘀止血——四草止血方。

阴虚血瘀——养阴清热，化瘀止血——二至丸加生地黄、炒蒲黄、茜草、山萸肉、甘草。

气虚血瘀——益气化瘀止血——举元煎合失笑散加血余炭、茜草。

瘀热互结——清热凉血，化瘀止血——清经散去黄柏，熟地黄改为生地黄，加茜草、三七。

2. 流产术后出血

瘀阻胞宫——活血化瘀，固冲止血——生化汤加益母草。

气血两虚——益气养血，固冲止血——八珍汤加乌贼骨、仙鹤草。

湿热壅滞——清利湿热，化瘀止血——固经丸加马齿苋、薏苡仁。

妇科

第九篇　中西医结合儿科学

第一单元　儿科学基础

☆ 重点提示

本单元考点较多，基本都为基础记忆性内容。其中小儿年龄分期标准、生长发育指标、稚阴稚阳的含义及小儿按诊的内容均为考试的常考点，考生须重点记忆。另外，脱水、小儿辨证的内容也应熟悉，其余通读了解即可。

━━━━━━━━━━━━ 考点集合 ━━━━━━━━━━━━

一、小儿年龄分期与生长发育

1. 年龄分期标准、各年龄期特点及预防保健

(1) 胎儿期：从受精卵形成到小儿出生。依靠母体而生存。

(2) 新生儿期：从出生后脐带结扎开始，至出生后 28 天。发病率高，常有产伤、感染、窒息、出血、溶血及先天畸形等疾病发生。

(3) 婴儿期：从出生到满 1 周岁（2005）。生长发育迅速，容易发生消化系统、呼吸系统的疾病和各种传染病。

(4) 幼儿期：1 周岁后至 3 周岁。智力发育迅速，但识别能力差，要注意加强营养。

(5) 学龄前期：3 周岁后到 7 周岁。加强思想品德教育，具有较大的可塑性，易患肾炎、风湿热等疾病。

(6) 学龄期：7 周岁后至青春期之前。换上恒牙（2004），大脑发育已经与成人相同，发病率较前有所降低，但要注意预防近视和龋齿等。

(7) 青春期：女孩 11~12 岁到 17~18 岁，男孩 13~14 岁到 18~20 岁（2008），发育迅速，第二性征逐渐明显，形体增长出现第二个高峰，应进行生理、心理的教育。

2. 小儿体格生长指标

(1) 体重：小儿初生体重平均 3kg。生后 3 月龄的婴儿体重约为出生时的 2 倍；12 月龄时婴儿体重约为出生时的 3 倍，是第一个生长高峰；2 岁时婴儿体重约为出生时的 4 倍；2 岁后到 11~12 岁前每年体重增长约 2kg。公式：1~6 个月体重（kg）= 出生时体重（kg）+ 0.7 × 月龄；7~12 个月体重（kg）= 6 + 0.25 × 月龄（2006，2012）；1 岁至青春期前体重（kg）= 8 + 年龄 × 2。

(2) 身高：小儿初生时身长约 50cm。出生后第一年增长 25cm。以后用公式推算：身高（cm）= 75 + 7 × 年龄（2006，2008，2012）。

(3) 颅骨发育：后囟最迟于生后 6~8 周闭合。颅骨缝在生后 3~4 个月闭合（2009），前囟关闭在生后 12~18 个月（2004，2006，2009，2020）。

(4) 头围：新生儿平均头围 34cm，2 岁时 48cm，5 岁时 50cm，15 岁时接近成人，为 54~

58cm（2016）。

（5）胸围：出生时平均为32cm。比头围小1~2cm，1周岁左右头、胸围相等，以后胸围逐渐大于头围，1岁至青春前期胸围超过头围的厘米数约等于小儿岁数减1（2016）。

（6）牙齿：正常婴幼儿乳牙的数目可用公式推算：牙齿数＝月龄－4（或6）。

（7）脊柱：6~7岁时固定。

（8）长骨发育：3个月——头状骨、钩骨；1岁——下桡骨骺；2~2.5岁——三角骨；3岁——月骨；3.5~5岁——大、小多角骨；5~6岁——舟骨；6~7岁——下尺骨骺；9~10岁——豆状骨；10岁出全，共10个。故1~9岁腕部骨化中心的数目约为其岁数加1。

3. 各年龄段呼吸、脉搏、血压常数

（1）呼吸、脉搏：各年龄小儿呼吸脉搏（每分钟）见下表。

年龄	呼吸	脉搏	呼吸：脉搏
新生儿	45~40	140~120	1:3
≤1岁	40~30	130~110	1:（3~4）
1^+~3岁	30~25	120~100	1:（3~4）
3^+~7岁	25~20	100~80	1:4
7^+~14岁	20~18	90~70	1:4

（2）血压：计算公式：收缩压（mmHg）＝80＋2×年龄，舒张压（mmHg）＝收缩压×2/3。

4. 感觉、运动和语言发育

（1）感觉发育：①视觉：1个月可凝视光源，开始有头眼协调；3~4个月看自己的手；4~5个月认识母亲面容，初步分辨颜色，喜欢红色；1~2岁喜看图画，能区别形状；6岁视深度已充分发育，视力达1.0。②听觉：3~7日后羊水逐渐吸收听觉已相当好；3~4个月时头可转向声源，听到悦耳声时会微笑；7~9个月时能确定声源，开始区别语言的意义；1岁时听懂自己的名字；2岁后能区别不同声音；4岁听觉发育完善。

（2）运动发育：①平衡与大运动：3个月抬头较稳，4个月翻身，6个月时能独坐，8~9个月可用双上肢向前爬，1岁能走，2岁会跳，3岁才能快跑。②细动作：生后3个月时能有意识地握物，3~4个月时能玩弄手中物体，6~7个月时出现换手、捏与敲等探索性动作，9~10个月能用拇指取细小物品，12~15月时能用匙取食、乱涂画，2~3岁会用筷子，4岁能自己穿衣，绘画及书写。

（3）语言发育：3个月咿呀作语；6个月时能发出个别音节；1岁时能连说两个重音的字，会叫"妈妈"，先单音节、双音节，后组成句子；4岁时能清楚表达自己的意思，能叙述简单事情；6岁时说话完全流利，句法基本正确。

二、小儿生理特点、病理特点

1. 生理特点　①脏腑娇嫩，形气未充；②生机蓬勃，发育迅速。古代医家把小儿生机蓬勃、发育迅速的特点概括为"纯阳之体"或"体禀纯阳"。

2. 病理特点　①发病容易，传变迅速；②脏气清灵，易趋康复（2010，2020）。

3. 稚阴稚阳学说的意义　这里的"阴"，指机体的精、血、津液及脏腑、筋骨、脑髓、血脉、肌肤等有形之质；"阳"指脏腑等各种生理功能；"稚"指幼稚而未曾成熟。稚阴稚阳包括了机体柔嫩、气血未盛、脾胃薄弱、肾气未充、腠理疏松、神气怯弱、筋骨未坚等特点（2006）。

儿科

三、小儿喂养与保健

1. 母乳喂养的优点和方法

（1）优点：母乳营养丰富；母乳易于消化、吸收和利用；含有丰富的抗体和免疫活性物质，有抗感染和抗过敏的作用；母乳温度适宜、经济、卫生；母乳喂养能增进母子感情；产后哺乳可刺激子宫收缩，促其早日恢复。

（2）方法：尽早开奶，按需哺乳。

2. 人工喂养的基本知识　用牛奶、羊乳或其他母乳代用品喂养婴儿。

3. 辅助食品的添加原则　①从少到多；②由稀到稠；③由细到粗；④由一种到多种；⑤天气炎热或婴儿患病时，应暂缓添加新品种（2016）。

4. 计划免疫

（1）1 岁内婴儿需完成卡介苗、脊髓灰质炎三型混合疫苗、百日咳、白喉、破伤风类毒素混合制剂、麻疹减毒疫苗及乙型肝炎病毒疫苗等预防接种。

（2）根据流行地区、季节进行乙型脑炎疫苗、流行性脑脊髓膜炎疫苗、风疹疫苗、流感疫苗、腮腺炎疫苗、甲型肝炎病毒疫苗等的接种。

四、小儿诊法概要

1. 望诊的主要内容及临床意义

（1）主要内容：望神色形态、审窍、辨斑疹、察二便、察指纹（2014）。

（2）临床意义：小儿反映病情的真实性较成人更为明显，通过望诊可以观察病儿的全身和局部情况，从而获得有关的症状体征。

2. 指纹诊查的方法及临床意义

（1）方法：观察指纹是儿科的特殊诊法，适用于 3 岁以下小儿。指纹是从虎口沿食指内侧（桡侧）所显现的脉络。食指根的第一指节为风关，第二指节为气关，第三指节为命关。

（2）临床意义：正常小儿指纹隐约可见，色泽淡紫，纹形伸直，不超过风关（2011，2012）。指纹的辨证纲要可以归纳为"浮沉分表里，红紫辨寒热，淡滞定虚实，三关测轻重"（2011，2014）。

3. 闻诊的主要内容及临床意义（啼哭声、尿液、粪便气味）

（1）啼哭：健康小儿啼哭有泪，声音洪亮，属正常；若啼哭声尖锐、忽然惊啼、哭声嘶哑、大哭大叫不止，或常啼无力，声慢而呻吟者，当详察原因。

（2）尿液：清澈量多为寒。色黄量少为热；色深黄为湿热内蕴；黄褐如浓茶，多为湿热黄疸。色红如洗肉水或镜检红细胞增多者为尿血，大体鲜红色为血热妄行，淡红色为气不摄血，红褐色为瘀热内结，暗红色为阴虚内热。

（3）粪便：①胎粪——黏稠糊状，褐色，无臭气，日行 2～3 次。单纯母乳喂养——卵黄色，稠而不成形，稍有酸臭气，日行 3 次左右。牛乳、羊乳为主喂养——色淡黄，质较干硬，有臭气，日行 1～2 次。②燥结为内有实热或阴虚内热；稀薄夹有白色凝块，为内伤乳食；稀薄，色黄秽臭，为肠腑湿热；下利清谷，洞泄不止，为脾肾阳虚；赤白黏冻，为湿热积滞，常见于痢疾；果酱色，伴阵发性哭闹，常为肠套叠；灰白不黄，多系胆道阻滞。

4. 问诊的主要内容及临床意义　①出生史；②喂养史；③生长发育史；④预防接种史。

5. 基本脉象　基本脉象主要分为浮、沉、迟、数、有力、无力 6 种（2010）。浮沉分表里，迟数辨寒热，有力、无力定虚实。轻按能及为浮脉，多见于表证，浮而有力为表实，浮而无力为表虚；重按才能触及的为沉脉，多见于里证，沉而有力为里实，沉而无力为里虚；脉搏频速，一息六七次以上的数脉，多见于热证，数而有力为实热，数而无力为虚热。肝病、惊风可见弦脉；痰涎壅盛或积滞内蕴，常有滑脉。

6. 按诊（皮肤、头颅、胸腹、四肢）

（1）按皮肤：肤冷汗多为阳气不足；肤热无汗为热闭于内。肌肤肿胀，按之随手而起，属阳水水肿；肌肤肿胀，按之凹陷难起，属阴水水肿。

（2）按头颅：囟门隆凸，按之紧张，为囟填，多为风火痰热上攻，肝火上亢，热盛生风。囟门凹陷，为囟陷，常因阴津大伤，若兼头颅骨软者为气阴虚弱，精亏骨弱；颅骨按之不坚而有弹性感多为维生素 D 缺乏性佝偻病（2007）。

（3）按胸腹：若虚里搏动太强，节律不匀，为宗气内虚外泄；若搏动过速，伴喘促，是宗气不继之证。胸骨高耸如鸡之胸，后凸如龟之背是为骨疳；肋骨串珠为虚赢之证。按察腹部，右上腹胁肋下触及痞块，或按之疼痛，为肝大；左上腹胁肋下触及有痞块，为脾大，俱多为气滞血瘀之征。

（4）按四肢：平时手足冷者多为阳气虚弱；手足心发热多为阴虚内热。高热时四肢厥冷为热深厥甚；四肢肌肉结实者体壮，松弛软弱者脾气虚弱。

五、儿科辨证的意义

1. 八纲辨证的意义　表里是辨别疾病病位的纲领；寒热是辨别疾病性质的纲领；虚实是辨别人体正气强弱和病邪盛衰的纲领；而阴阳是辨别疾病性质的总纲领。小儿生长发育快，新陈代谢旺盛，故得病后，病情发展变化均较迅速，传变也较复杂。因此，必须结合证候仔细辨别。

2. 脏腑辨证的意义　脏腑辨证是按中医五脏六腑的生理功能和病理表现来分析内脏病变的部位和性质。在儿科临床上，脏腑辨证是杂病辨证的基本方法，被认为是儿科病辨证最为重要的辨证方法之一。

3. 卫气营血辨证的意义　温病即热性病，以发病急、进展快、变化多为特点，是在《伤寒论》六经辨证的基础上，根据病情发展的规律，运用三焦辨证和卫气营血辨证（2006）。在儿科可分为表证、表里兼证和里证三个阶段。

六、儿科治疗概要

1. 治疗原则　①中西医有机结合，取长补短；②治疗及时，方药精简；③调理和顾护脾胃。

2. 药物剂量计算常用方法

（1）按体重计算：每日（次）剂量 = 病儿体重（kg）× 每日（次）每千克体重需要量。

（2）按体表面积计算

体重 < 30kg：小儿体表面积（m^2）= 体重（kg）× 0. 035 + 0. 1

体重 > 30kg：小儿体表面积（m^2）= ［体重（kg）- 30］× 0. 02 + 1. 05

剂量 = 小儿体表面积（m^2）× 剂量/（cm^2）

（3）按年龄计算，比较简单易行。

（4）按成人剂量折算：小儿剂量 = 成人剂量 × 小儿体重（kg）/50。

（5）小儿中药用量：新生儿用成人量的1/6（2020），乳婴儿为成人量的1/3，幼儿为成人量的1/2（2016，2020），学龄儿童为成人量的2/3 或成人量。

3. 常用内治法则　疏风解表、止咳平喘、清热解毒、消食导滞、镇惊开窍、凉血止血、利水消肿、益气健脾、培元补肾、回阳救逆、活血化瘀。

4. 常用外治法及适应证

（1）推拿疗法：推拿是根据经络腧穴、营卫气血的原理，结合现代医学神经、循环、消化、代谢、运动等解剖生理知识，用手法物理刺激经穴和神经，以达到促进气血运行、经络通畅，调节神经功能，增强体质和调和脏腑的作用。主要用于治疗小儿泄泻、腹痛、厌食、斜颈等病证。

（2）捏脊疗法：捏脊疗法是通过对督脉和膀胱经的捏拿，达到调整阴阳、通理经络、调和气血、恢复脏腑功能为目的的一种疗法。常用治疳证、婴儿泄泻及脾胃虚弱的患儿。

（3）针灸与打刺疗法：①针灸疗法就是针刺或温灸一定的穴位或部位，达到通经脉、调气血的目的，使人体阴阳平衡，以治疗疾病的一种外治法。灸法常适用于慢性虚弱性疾病及以风寒湿邪为患的病证。②打刺疗法也称皮肤针刺法（梅花针、七星针），主要用于治疗脑瘫后遗症。③刺四缝疗法，四缝是经外奇穴，位于食、中、无名及小指四指中节横纹中点，是手三阴经所过之处。针刺四缝有解热除烦、通畅百脉、调和脏腑的功效，常用于治疗疳证、厌食。

（4）拔罐疗法：本法可促进气血流畅、营卫运行，也有祛风散寒、宣肺止咳、舒筋活络的作用。常用于治疗肺炎喘嗽、哮喘、腹痛、遗尿等病证。

七、小儿体液平衡的特点和液体疗法

1. 脱水程度的判断

（1）轻度脱水（失水量占体重的 5% 以下）。

（2）中度脱水（失水量占体重的 5%～10%）（2020）。

（3）重度脱水（失水量占体重的 10% 以上）（2005）。

2. 代谢性酸中毒的主要临床表现

（1）轻度酸中毒的症状不明显，常被原发病所掩盖。

（2）较重酸中毒表现为呼吸深而有力，唇呈樱桃红色，精神萎靡，嗜睡，恶心，频繁呕吐，心率增快，烦躁不安，甚则出现昏睡、昏迷、惊厥等。

（3）严重酸中毒，血浆 pH < 7.2 时，心肌收缩无力，心率转慢，心排血量减少，周围血管阻力下降，致低血压，心力衰竭和室颤。半岁以内小婴儿呼吸代偿功能差，酸中毒时其呼吸改变可不典型，往往仅有精神萎靡、面色苍白等。

第二单元　新生儿疾病

重点提示

本单元出题率一般，考点集中在新生儿黄疸上。其余内容可通读了解。

━━━━━━━━━━━ 考点集合 ━━━━━━━━━━━

一、新生儿黄疸

1. 西医病因与发病机理

（1）感染性：①新生儿肝炎；②新生儿败血症。

（2）非感染性：①新生儿溶血病（母婴 ABO 血型不合、Rh 血型不合）（2016）；②胆管阻塞（先天性胆道闭锁和先天性胆总管囊肿）；③母乳性黄疸；④遗传疾病、药物因素。

2. 生理性黄疸与病理性黄疸的鉴别

分类	生理性黄疸（2020）	病理性黄疸（2014）
出现时间	晚（出生后 2 ~ 3 天）	早（出生后 24 小时）
消退时间	10 ~ 14 天	>14 天
临床表现	一般情况良好	一般情况差
血清胆红素	<221μmol/L	>221μmol/L
黄疸消退后	不再出现	可再出现

3. 中医辨证论治

（1）湿热郁蒸——清热利湿退黄（2004）

证候：面目皮肤发黄，颜色鲜明，精神疲倦或烦躁啼哭，不欲吮乳，小便短黄，舌质红，舌苔黄腻。重者腹胀，呕吐，甚或神昏、抽搐（2014）。

方药：茵陈蒿汤加味（2010）。

（2）寒湿阻滞——温中化湿退黄（2004）

证候：面目皮肤发黄，色泽晦暗，黄疸持久不退，精神倦怠，四肢欠温，不欲吮乳，时时啼哭，大便溏薄，或便色灰白，小便短少，舌质偏淡，舌苔白腻（2005）。

方药：茵陈理中汤加味。

（3）气滞血瘀——化瘀消积退黄

证候：面目皮肤发黄，颜色晦滞，日益加重，腹部胀满，右胁下痞块，神疲纳呆，小便短黄，大便不调或灰白，舌紫暗有瘀斑、瘀点，舌苔黄或白。

方药：血府逐瘀汤加减。

二、新生儿硬肿症

1. 中西医病因病机

（1）中医病因病机：小儿先天禀赋不足，阳气虚弱，为本病发病的内因。护养保暖不当，复感寒邪，或感受他病为发病之外因。病机为阳气虚衰，寒凝血涩。

（2）西医病因病机：寒冷和保温不当，能源物质的氧化发生障碍及某些器官发生损害。

2. 西医治疗原则　①复温是治疗的首要措施；②热量和液体；③纠正器官功能紊乱；④控制感染。

3. 中医辨证论治

寒凝血滞——温经散寒，活血通络——当归四逆汤加减（2016）。

阳气虚弱——益气温阳，通经活血——参附汤加味。

第三单元　呼吸系统疾病

☆ 重点提示

本单元为重点复习的内容。其中上呼吸道感染、肺炎是考试的重点内容。其病因病机、临床表现及中医治疗均应熟练掌握，特别是肺炎的内容。另外，对于肺炎心力衰竭的诊断及肺炎病原学治疗的抗生素药物选择也应有所了解。

儿科

一、急性上呼吸道感染

1. 主要病原体及临床表现　上呼吸道感染的病原体90%以上为病毒，主要有鼻病毒、呼吸道合胞病毒、副流感病毒、流感病毒、柯萨奇病毒、管状病毒、单纯疱疹病毒、EB病毒、埃可病毒及腺病毒等。

（1）一般类型：轻症以鼻咽部症状为主，重症病例可引起很多并发症，如中耳炎、风湿热、心包炎、骨髓炎等疾病。

（2）特殊类型：①疱疹性咽峡炎：病原体为柯萨奇A组病毒。咽腭弓、悬雍垂、软腭或扁桃体上有2~4mm大小的疱疹，周围有红晕，疱疹破溃后形成小溃疡，病程1周左右。②咽结合膜热：病原体为腺病毒3、7型，病程1~2周（2016）。多呈高热、咽痛、眼部刺痛，体检时可见咽部充血，一侧或两侧滤泡性眼结合膜炎，颈部、耳后淋巴结肿大。

2. 常见兼夹证（夹痰、夹滞、夹惊）（2005，2008，2011）

（1）夹痰：小儿肺脏娇嫩，感邪之后，失于宣肃，气机不利，津液不得敷布而内生痰液，痰壅气道，则咳嗽加剧，喉间痰鸣，此为感冒夹痰（2004）。

（2）夹滞：小儿脾常不足，感邪之后，脾运失司，稍有饮食不节，致乳食停滞，阻滞中焦，则脘腹胀满，不思乳食，或伴呕吐、泄泻，此为感冒夹滞（2005）。

（3）夹惊：小儿神气怯弱，肝气未盛，感邪之后，热扰心肝，易致心神不宁，睡卧不安，惊惕抽风，此为感冒夹惊（2005）。

3. 中医辨证论治

（1）主证

①风寒感冒——辛温解表

证候：发热，恶寒，无汗，头痛，鼻流清涕，喷嚏，咳嗽，咽部不红肿，舌淡红，苔薄白，脉浮紧或指纹浮红。

方药：荆防败毒散加减。

②风热感冒——辛凉解表

证候：发热重，恶风，有汗或少汗，头痛，鼻塞，或鼻流浊涕，喷嚏，咳嗽，痰稠，色白或黄，咽红肿痛，口干渴，舌质红，苔薄黄，脉浮数或指纹浮紫。

方药：银翘散加减。

③暑邪感冒——清暑解表

证候：发热，无汗或汗出热不解，头痛，头晕，鼻塞，身重困倦，胸闷，泛恶，口渴心烦，食欲不振，或有呕吐、泄泻，小便短黄，舌质红，苔黄腻，脉数或指纹紫滞。

方药：新加香薷饮加减（2008）。

④时邪感冒——清瘟解毒

证候：起病急骤，全身症状重。高热，恶寒，无汗或汗出热不解，头痛，心烦，目赤咽红，肌肉酸痛，腹痛，或有恶心、呕吐，舌质红，舌苔黄，脉数。

方药：银翘散合普济消毒饮加减。

（2）兼证

①夹痰——辛温解表，宣肺化痰；辛凉解表，清肺化痰

证候：感冒兼见咳嗽较剧，痰多，喉间痰鸣。

方药：在疏风解表的基础上，风寒夹痰证加用三拗汤、二陈汤加减；风热夹痰证加用桑菊饮加减。

②夹滞——解表兼以消食导滞

证候：感冒兼见脘腹胀满，不思饮食，呕吐酸腐，口气秽浊，大便酸臭，或腹痛泄泻，或大便秘结，小便短黄，舌苔厚腻，脉滑。

方药：在疏风解表的基础上，加用保和丸加减。

③夹惊——解表兼以清热镇惊

证候：感冒兼见惊惕哭闹，睡卧不宁，甚至骤然抽风，舌质红，脉浮弦。

方药：在疏风解表的基础上，加用镇惊丸加减。另服小儿回春丹或小儿金丹片。

二、肺炎

1. 常见病原体　发达国家中小儿肺炎病原以病毒为主，发展中国家则以细菌为主。其中肺炎链球菌、金黄色葡萄球菌、流感嗜血杆菌是重症肺炎的主要病因。

2. 中医病因病机　外因责之于感受风邪，或由其他疾病传变而来；内因责之于小儿形气未充，肺脏娇嫩，卫外不固。病机关键为肺气闭郁。

3. 临床分类方法

（1）病理分类：支气管肺炎、大叶性肺炎、间质性肺炎、毛细支气管炎。

（2）病因分类：病毒性肺炎、细菌性肺炎、支原体肺炎、衣原体肺炎、真菌性肺炎、原虫性肺炎、坠积性肺炎、嗜酸细胞性肺炎、吸入性肺炎等。

（3）病程分类：病程小于1个月为急性肺炎；1～3个月为迁延性肺炎（2013）；大于3个月为慢性肺炎。

（4）病情分类：轻症，呼吸系统症状为主，无全身中毒症状。重症，除呼吸系统受累严重外，其他系统亦受累，且全身中毒症状明显。

4. 支气管肺炎、腺病毒肺炎、合胞病毒肺炎、支原体肺炎的临床特点

（1）支气管肺炎：起病急，发病前多数有上呼吸道感染表现。以发热、咳嗽、气促为主症。热型多为不规则热，也可见弛张热或稽留热，气促加重，可出现呼吸困难，表现为鼻翼扇动、点头呼吸、三凹征等。肺部体征早期可不明显或仅有呼吸音粗糙，以后可闻及固定的中、细湿啰音。新生儿肺炎肺部听诊仅可闻及呼吸音粗糙或减低，病程中亦可出现细湿啰音或哮鸣音。

（2）腺病毒肺炎：以发热、咳嗽、呼吸困难为主症。急骤发热，体温可达39℃以上，第3～4日多呈稽留热或不规则的高热。咳嗽较剧，频咳或阵咳。呼吸困难多开始于第3～6日。重症者可出现鼻翼扇动、三凹征、喘憋及口唇甲床青紫。肺部体征出现较晚，初期听诊仅有呼吸音粗糙或干啰音，发热4～5日后方可闻及湿啰音。

（3）合胞病毒肺炎：多见于2岁以内，尤以2～6个月婴儿多见，男性多于女性，以高热、咳嗽、喘憋为主要症状。中、重症患儿有喘憋、呼吸困难，出现呼吸增快、三凹征、鼻翼扇动及口唇发绀。肺部听诊可闻及喘鸣音，肺基底部可听到细湿啰音。

（4）支原体肺炎：以发热、咳嗽、咳痰为主症。热型不定，大多在39℃左右，热程为1～3周。刺激性剧烈咳嗽为突出表现。年长儿常伴有咽痛、胸闷及胸痛，婴幼儿则起病急，病情重，常有呼吸困难及喘憋。叩诊呈浊音，听诊呼吸音减弱，有时可闻及湿啰音。部分可闻及哮鸣音。

5. 肺炎心衰的诊断标准　①呼吸突然加快，>60/min；②心率突然加快，婴儿>180/min，幼儿超过160/min；③骤发极度烦躁不安，明显发绀，面色苍白发灰，指甲微循环充盈时间延长；④心音低钝、奔马律、颈静脉怒张；⑤肝脏迅速增大；⑥尿少或无尿，颜面、眼睑、双下肢水肿。具备前5项者即可诊断心力衰竭。

6. 抗生素药物选择原则　①根据病原菌选择敏感药物；②早期治疗；③选用渗入下呼

道浓度高的药物；④足量、足疗程；⑤重症宜联合用药，经静脉给药。

7. 中医辨证论治

（1）常证

①风寒闭肺——辛温宣肺，化痰止咳

证候：恶寒发热，无汗，呛咳不爽，呼吸气急，痰白而稀，口不渴，咽不红，舌质不红，舌苔薄白或白腻，脉浮紧，指纹浮红。

方药：华盖散加减。

②风热闭肺——辛凉宣肺，化痰止咳

证候：初起证候稍轻，发热恶风，咳嗽气急，痰多，痰稠黏或黄，口渴咽红，舌红，苔薄白或黄，脉浮数。重症则见高热烦躁，咳嗽微喘，气急鼻扇，喉中痰鸣，面色红赤，便干尿黄，舌红苔黄，脉滑数，指纹紫滞。

方药：银翘散合麻杏石甘汤加减（2005）。

③痰热闭肺——清热涤痰，开肺定喘

证候：发热烦躁，咳嗽喘促，呼吸困难，气急鼻扇，喉间痰鸣，口唇紫绀，面赤口渴，胸闷胀满，泛吐痰涎，舌质红，舌苔黄腻，脉象弦滑。

方药：五虎汤合葶苈大枣泻肺汤加减（2004，2006，2011）。

④毒热闭肺——清热解毒，泻肺开闭

证候：高热持续，咳嗽剧烈，气急鼻扇，甚至喘憋，涕泪俱无，鼻孔干燥如烟煤，面赤唇红，烦躁口渴，溲赤便秘，舌红而干，舌苔黄腻，脉滑数。

方药：黄连解毒汤合麻杏石甘汤加减。

⑤阴虚肺热——养阴清肺，润肺止咳。

证候：病程较长，低热盗汗，干咳无痰，面色潮红，舌红少津，舌苔花剥、苔少或无苔，脉细数。

方药：沙参麦冬汤加减。

⑥肺脾气虚——补肺健脾，益气化痰

证候：低热起伏不定，面白少华，动则汗出，咳嗽无力，纳差便溏，神疲乏力，舌质偏淡，舌苔薄白，脉细无力。

方药：人参五味子汤加减（2016）。

（2）变证（2014）

①心阳虚衰——温补心阳，救逆固脱

证候：骤然面色苍白，口唇紫绀，呼吸困难或呼吸浅促，额汗不温，四肢厥冷，虚烦不安或神情淡漠，右胁下出现痞块并渐增大，舌质略紫，苔薄白，脉细弱而数，指纹青紫，可达命关（2015）。

方药：参附龙牡救逆汤加减（2005，2006）。

②邪陷厥阴——平肝息风，清心开窍

证候：壮热烦躁，神昏谵语，四肢抽搐，口噤项强，双目上视，舌质红绛，指纹青紫，可达命关，或透关射甲。

方药：羚角钩藤汤合牛黄清心丸加减。

三、支气管哮喘

1. 中医病因病机　外因——感受外邪（接触异物、气味及嗜食咸酸）等；内因——肺、脾、肾（2006，2011）三脏功能不足。病机为外因诱发，触动伏痰，痰阻气道（2005）。

2. 发作期的西医发病机制　气道慢性（变应性）炎症引起气流受限、气道高反应性。参与的有：免疫因素（免疫介质、淋巴细胞、嗜酸性粒细胞和肥大细胞）；神经、精神因素（β肾上腺素）。

3. 诊断要点　①反复发作的喘息、气促、胸闷或咳嗽，多与接触变应原、冷空气、物理或化学性刺激、病毒性上下呼吸道感染、运动等有关；②发作时双肺闻及以呼气相为主的哮鸣音，呼气相延长；③支气管舒张药有明显疗效；④除外其他引起喘息、胸闷和咳嗽的疾病；⑤症状不典型，同时在肺部闻及哮鸣音者，酌情采用支气管舒张试验，若阳性可确诊。

4. 中医辨证论治

（1）发作期

寒性哮喘——温肺散寒，化痰定喘——小青龙汤合三子养亲汤（2010）。

热性哮喘——清热化痰，止咳定喘——麻杏石甘汤或定喘汤加减（2006）。

外寒内热——降气化痰，补肾纳气——射干麻黄汤合都气丸加减（2016）。

（2）缓解期

肺气虚弱——补肺固表——玉屏风散加减（2005）。

脾气虚弱——健脾化痰——六君子汤加减（2005）。

肾虚不纳——补肾固本——金匮肾气丸加减（2005）。

5. 急性发作期西医治疗　吸氧，$β_2$ 受体激动剂吸入治疗，糖皮质激素，静脉滴注氨茶碱可作为一种选择，辅助机械通气治疗。

四、反复呼吸道感染

1. 诊断标准

（1）0～2岁，上呼吸道感染每年7次，下呼吸道感染每年3次；3～5岁，上呼吸道感染每年6次，下呼吸道感染每年2次；6～12岁，上呼吸道感染每年5次，下呼吸道感染每年2次以上。

（2）上呼吸道感染：第2次距第1次至少要间隔7天（2014）。

2. 中医病因病机　禀赋不足，体质虚弱；喂养不当，调护失宜；少见风日，不耐风寒；用药不当，损伤正气；正虚邪伏，遇感乃发。

3. 中医辨证论治

（1）营卫失和，邪毒留恋——扶正固表，调和营卫

证候：反复感冒，恶寒怕热，不耐寒凉，平时汗多，肌肉松弛；或伴有低热，咽红不退，扁桃体肿大；或肺炎喘嗽后久不康复；舌淡红，苔薄白，或花剥，脉浮数无力，指纹紫滞（2016）。

方药：黄芪桂枝五物汤加减（2014）。

（2）肺脾两虚，气血不足——健脾益气，补肺固表

证候：屡受外邪，咳喘迁延不已，或愈后又作，面黄少华，厌食，或恣食肥甘生冷，肌肉松弛，或大便溏薄，咳嗽多汗，唇口色淡，舌质淡红，脉数无力，指纹淡。

方药：玉屏风散加味（2014）。

（3）肾虚骨弱，精血失充——补肾壮骨，填阴温阳

证候：反复感冒，甚则咳喘，面白无华，肌肉松弛，动则自汗，寐则盗汗，睡不安宁，五心烦热，立、行、齿、发、语迟，或鸡胸龟背，舌苔薄白，脉数无力。

方药：补肾地黄丸加味。

第四单元　循环系统疾病

☆ 重点提示

本单元内容出题率一般。对于病毒性心肌炎的诊断标准及中医辨证论治要重点掌握，另外应注意心电图等辅助检查。

━━━━━━━━━━━━ 考 点 集 合 ━━━━━━━━━━━━

病毒性心肌炎

1. 西医发病机制　以病毒对心肌的直接损伤和继发性免疫损伤为主。

2. 中医病因病机　小儿素体正气亏虚是发病之内因，温热邪毒侵袭是发病之外因。病变部位主要在心，常涉及肺、脾、肾。以外感风热、湿热邪毒为发病主因，瘀血、痰浊为病变过程中的病理产物，耗气伤阴、血脉阻滞为主要病理变化，病程中或邪实正虚，或以虚为主，或虚中夹实，尤须警惕心阳暴脱变证的发生。

3. 临床诊断依据　①心功能不全、心源性休克或心脑综合征；②心脏扩大（X 线、超声心动图检查具有表现之一）；③心电图改变，以 R 波为主的 2 个或 2 个以上的主要导联（Ⅰ、Ⅱ、aVF、V_5）的 ST－T 改变持续 4 天以上伴动态变化（2005），窦房传导阻滞、房室传导阻滞，完全性右或左束支阻滞，成联律、多形、多源、成对或并行性早搏，非房室结及房室折返引起的异位性心动过速，低电压（新生儿除外）及异常 Q 波；④CK－MB 升高或心肌肌钙蛋白（cTnI 或 cTnT）阳性（2013，2014）。

4. 中西医治疗

（1）常用的西药治疗方法：急性期卧床；营养心肌药物（辅酶 Q10、1,6－二磷酸果糖、维生素 C）（2005，2010，2011）；肾上腺皮质激素主要用于心源性休克、致死性心律紊乱等的抢救；控制心力衰竭（地高辛、西地兰等）。

（2）中医辨证论治

风热犯心——清热解毒，宁心复脉——银翘散加减（2013）。

湿热侵心——清热化湿，宁心复脉——葛根黄芩黄连汤加减（2012）。

气阴亏虚——益气养阴，宁心复脉——炙甘草汤合生脉散加减。

心阳虚弱——温振心阳，宁心复脉——桂枝甘草龙骨牡蛎汤加减。

痰瘀阻络——豁痰化瘀，活血通络——瓜蒌薤白半夏汤合失笑散加减（2006，2016）。

第五单元　消化系统疾病

☆ 重点提示

本单元内容较为重要。其中鹅口疮的中医治疗、腹泻的诊断及治疗都是考试经常涉及的内容。另外，对于疱疹性口炎的辨证论治也应熟悉了解。其余内容通读即可。

━━━━━━━━━━━━ 考 点 集 合 ━━━━━━━━━━━━

一、鹅口疮

1. 病因及临床特征

（1）病因：积热内蕴，口腔不洁，感受秽毒之邪。由白色念珠菌感染所致（2008，

2020）。

（2）临床特征：主要为口腔黏膜上出现白色或灰白色乳凝块样白膜（2014）。初起时，呈点状和小片状，微凸起，可逐渐融合成大片，白膜界线清楚，不易拭去。

2. 中医辨证论治

（1）心脾积热——清心泻脾

证候：口腔满布白屑，周围鲜红较甚，面赤，唇红，或伴发热、烦躁、多啼，口干或渴，大便干结，小便黄赤，舌红苔黄厚，脉滑或指纹紫滞（2020）。

方药：清热泻脾散加减（2006，2011）。

（2）虚火上浮——滋阴泻火

证候：口腔内白屑散在，周围红晕不著，形体瘦弱，颧红，手足心热，口干不渴，舌红，苔少，脉细或指纹紫。

方药：知柏地黄丸加减（2006，2007，2011）。

二、疱疹性口炎

1. 中医病因　由风热乘脾，心脾积热，或虚火上炎所致。

2. 中医辨证论治

风热乘脾——疏风清热，泻火解毒——银翘散加减。

心火上炎——清心泻火——泻心导赤汤加减（2012，2016）。

虚火上炎——滋阴降火，引火归原——六味地黄丸加肉桂。

三、胃炎

1. 西医诊断要点及鉴别诊断

（1）诊断要点：急性胃炎无特征性临床表现，诊断主要依靠病史、体检、临床表现及内镜检查。慢性胃炎诊断及分类主要根据胃镜下表现和病理组织学检查。

（2）鉴别诊断

①消化性溃疡：纤维胃镜检查是当前诊断溃疡病准确率最高的办法。

②急性胰腺炎：上腹疼痛、恶心、呕吐，血清及尿淀粉酶常增高。

③肠蛔虫症：不固定腹痛、偏食、异食癖、恶心、呕吐等消化功能紊乱症状。

④肠痉挛：反复发作的阵发性腹痛，腹部无异常体征，排气、排便后可缓解。

⑤心理因素所致非特异性腹痛：弥漫性、发作性腹痛，持续数十分钟或数小时而自行缓解。

2. 中医辨证论治

乳食积滞——消食消乳，和胃止痛——伤食用保和丸加减；伤乳用消乳丸加减。

寒邪犯胃——温散寒邪，和胃止痛——香苏散合良附丸加减。

湿热中阻——清热化湿，理气止痛——黄连温胆汤加减。

肝气犯胃——疏肝理气，和胃止痛——柴胡疏肝散加减。

脾胃虚寒——温中健脾，益气和胃——黄芪建中汤加减。

胃阴不足——养阴益胃，和中止痛——益胃汤加减。

四、小儿腹泻

1. 中医病因病机　以感受外邪、伤于饮食、脾胃虚弱、脾肾阳虚为多见，其主要病变在脾胃。

2. 临床表现

（1）胃肠道症状：大便次数增多，大便每日数次至数十次，多为黄色水样或蛋花样大便，含有少量黏液，少数患儿也可有少量血便。食欲低下，常有呕吐，严重者可吐咖啡色液体。

（2）重型腹泻除较重的胃肠道症状外，常有较明显的脱水、电解质紊乱和全身中毒症状。

3. 诊断和鉴别诊断

（1）诊断：根据发病季节、病史（包括喂养史和流行病学资料）、临床表现和大便性状易于做出临床诊断。必须判定有无脱水（程度和性质）、电解质紊乱和酸碱失衡；注意寻找病因，肠道内感染的病原学诊断比较困难，从临床诊断和治疗需要考虑，可先根据大便常规有无白细胞将腹泻分为大便无或偶见白细胞者、大便有较多白细胞者。

（2）鉴别诊断

①生理性腹泻：多见于6个月以下的小儿，外观虚胖，常有湿疹。生后不久即腹泻，但除大便次数增多外，无其他症状。食欲好，无呕吐，生长发育不受影响，添加辅食后大便即逐渐转为正常。

②导致小肠消化吸收功能障碍的各种疾病：如乳糖酶缺乏、葡萄糖－半乳糖吸收不良、失氯性腹泻、原发性胆酸吸收不良、过敏性腹泻等。

③细菌性痢疾：急性起病，便次频多，大便稀，有黏液脓血，腹痛明显，里急后重。大便常规检查脓细胞、红细胞增多，可找到吞噬细胞，大便培养有痢疾杆菌生长。

④坏死性肠炎：中毒症状严重，腹痛、腹胀、频繁呕吐、高热，起初大便为稀水黏液状或蛋花汤样，逐渐出现血便或呈红豆汤样便，具有腥臭味，重症常出现休克。

4. 常见类型肠炎的临床特点

（1）轮状病毒肠炎：起病急，病初1~2天常发生呕吐，随后出现腹泻。大便呈黄色水样或蛋花汤样。为自限性疾病，自然病程3~8天。

（2）诺如病毒肠炎：阵发性腹痛、恶心、呕吐和腹泻，全身症状有畏寒、发热、头痛、乏力、肌痛等。本病为自限性疾病，症状持续12~72小时。

（3）产毒性细菌引起的肠炎：轻症仅大便次数增多，性状轻微改变。重症腹泻频繁，量多，镜检无白细胞。本病为自限性疾病，自然病程一般3~7天。

（4）侵袭性细菌引起的肠炎：急性起病，高热，腹泻频繁，大便黏液状，带脓血，有腥臭味。常伴恶心、呕吐、腹痛和里急后重。大便镜检有大量白细胞和数量不等的红细胞。粪便培养可找到相应的致病菌。

（5）抗生素相关性腹泻：①金黄色葡萄球菌肠炎：典型大便为暗绿色，量多带黏液，少数为血便。大便镜检有大量脓细胞和成簇的革兰阳性球菌。②假膜性小肠结肠炎：由难辨梭状芽孢杆菌引起。大便厌氧菌培养、组织培养法检测细胞毒素可助诊断。③真菌性肠炎：多为白色念珠菌所致。便镜检有真菌孢子和菌丝。

5. 西医治疗原则　①饮食疗法。②液体疗法。③药物治疗（控制感染、微生态疗法、肠黏膜保护剂）。④迁延性和慢性腹泻病的治疗：针对病因治疗；同时做好液体疗法、营养治疗和药物疗法。

6. 中医辨证论治

（1）常证

湿热泻——清肠解热，化湿止泻——葛根黄芩黄连汤加减（2005）。

风寒泻——疏风散寒，化湿和中——藿香正气散加减（2016）。

伤食泻——运脾和胃，消食化滞——保和丸加减。

脾虚泻——健脾益气，助运止泻——参苓白术散加减（2014）。

脾肾阳虚泻——温补脾肾，固涩止泻——附子理中汤合四神丸加减（2006）。

（2）变证

气阴两伤——益气养阴——人参乌梅汤加减。

阴竭阳脱——回阳固脱——生脉散合参附龙牡救逆汤加减。

第六单元　泌尿系统疾病

☆ 重点提示

急性肾小球肾炎和肾病综合征是泌尿系统的重点病证，考生在复习时对其各自的中医病因病机、临床表现及辨证论治要重点掌握。每部分内容都是考试的常考点。另外，对于西医的治则治法也应有所了解。

━━━━━━━━━━━ 考点集合 ━━━━━━━━━━━

一、急性肾小球肾炎

1. 西医发病机制

（1）病因：A 组乙型溶血性链球菌（12 型、49 型）、葡萄球菌、肺炎链球菌和革兰阴性杆菌等；某些病毒（流感病毒、腮腺炎病毒、柯萨奇病毒 B4 和埃可病毒等）、真菌、钩端螺旋体、立克次体和疟原虫。

（2）发病机制：细菌感染多数通过抗原 - 抗体免疫反应引起肾小球毛细血管炎症病变，而病毒和其他病原体则直接侵袭肾组织而导致肾炎。

2. 中医病因病机　①感受风寒，或风热客于肺卫，阻于肌表，导致肺气失宣，肃降无权，水液不能下达，以致风遏水阻，风水相搏，流溢肌肤而发为水肿。②疮毒疔肿侵袭皮肤，邪毒湿热郁遏肌表，内犯肺脾，致使肺失通调，脾失健运，水无所主，流溢肌肤，发为水肿。

3. 临床表现

（1）前驱感染：发病前 1~3 周有上呼吸道或皮肤等前驱感染。

（2）典型表现（2020）：①浮肿（早期最常见的症状）、少尿。自颜面眼睑开始，1~2 日渐及全身；少数亦可有胸水、腹水，可伴尿量减少。②血尿（镜下血尿几乎都有，肉眼血尿 30%~50%）。③高血压。

（3）严重表现：①循环充血而见呼吸急促、肺部湿啰音，严重者可出现呼吸困难、胸闷及频咳，两肺满布湿啰音，甚至心界扩大、肝大及压痛，水肿加剧；②高血压脑病，常见于病程早期，（150~160）/（100~110）mmHg 以上，剧烈头痛、恶心呕吐、视力障碍、惊厥、昏迷等；③急性肾衰竭。

（4）非典型表现：①无症状性急性肾炎，仅有血尿或血补体 C_3 降低而无临床症状；②肾外症状性急性肾炎，水肿和（或）高血压起病，严重者有高血压脑病或循环充血症状，尿改变轻微或无改变，但有链球菌前驱感染、血补体 C_3 明显降低；③以肾病综合征表现的急性肾炎，大量蛋白尿、低蛋白血症和高胆固醇血症，水肿严重并部分转变为凹陷性。

4. 诊断　急性起病，1~3 周前有链球菌感染史（上呼吸道或皮肤感染），典型表现为浮肿，高血压和血尿，不同程度蛋白尿，急性期血清 ASO 滴度升高，总补体及 C3 暂时性下降，可临床诊断为急性肾炎。

5. 鉴别诊断

（1）急性肾盂肾炎：可表现有血尿，但多伴有发热，尿路刺激症状，尿中多有白细胞，尿细菌培养阳性。

（2）慢性肾炎急性发作：呼吸道感染后 2~4 天出现；既往有肾炎病史；可有贫血、低蛋白血症、高脂血症，血清补体浓度多正常，偶有持续性降低；尿量不定但比重偏低。

（3）急进性肾炎：常在 3 个月内病情持续进展恶化，血尿、高血压、急性肾衰竭伴少尿或无尿持续不缓解，病死率高。

（4）病毒性肾炎：在病毒感染的极期突然发生肉眼血尿，1～2 天内肉眼血尿消失，镜下血尿持续较长，高血压、浮肿及全身症状较轻。

6. 西医治疗原则　防治感染、利尿、降压。

7. 中医辨证论治

（1）急性期常证

①风水相搏——疏风宣肺，利水消肿

证候：水肿自眼睑开始迅速波及全身，以头面部肿势为著，皮色光亮，按之凹陷随手而起，尿少色赤，微恶风寒或伴发热，咽红咽痛，骨节酸痛，鼻塞咳嗽，舌质淡，苔薄白或薄黄，脉浮。

方药：麻黄连翘赤小豆汤合五苓散加减（2006，2008，2010，2016）。

②湿热内侵——清热利湿，凉血止血

证候：浮肿或轻或重，小便黄赤而少，甚者尿血，烦热口渴，头身困重，常有近期疮毒史，舌质红，苔黄腻，脉滑数（2005）。

方药：五味消毒饮合小蓟饮子加减。

（2）急性期变证

①邪陷心肝——平肝泻火，清心利水

证候：肢体面部浮肿，头痛眩晕，烦躁不安，视物模糊，口苦，恶心呕吐，甚至抽搐、昏迷，尿短赤，舌质红，苔黄糙，脉弦数。

方药：龙胆泻肝汤合羚角钩藤汤加减。

②水凌心肺——泻肺逐水，温阳扶正

证候：全身明显浮肿，频咳气急，胸闷心悸，不能平卧，烦躁不宁，面色苍白，甚则唇指青紫，舌质暗红，舌苔白腻，脉沉细无力。

方药：己椒苈黄丸合参附汤加减（2005，2007）。

③水毒内闭——辛开苦降，解毒利尿

证候：全身浮肿，尿少或尿闭，色如浓茶，头晕头痛，恶心呕吐，嗜睡，甚则昏迷，舌质淡胖，苔垢腻，脉象滑数或沉细数。

方药：温胆汤合附子泻心汤加减。

（3）恢复期

①阴虚邪恋——滋阴补肾，兼清余热

证候：乏力头晕，手足心热，腰酸盗汗，或有反复咽红，舌红苔少，脉细数。

方药：知柏地黄丸合二至丸加减。

②气虚邪恋——健脾益气，兼化湿浊

证候：身倦乏力，面色萎黄，纳少便溏，自汗出，易于感冒，舌淡红，苔白，脉缓弱。

方药：参苓白术散加减。

二、肾病综合征

1. 主要临床特点、分型　大量蛋白尿，低蛋白血症，高胆固醇血症（高脂血症）和不同程度的水肿（2016，2020）。肾病综合征按病因可分为原发性、继发性和先天性三种类型。

2. 诊断与鉴别诊断

（1）诊断要点：大量蛋白尿（尿蛋白＋＋＋～＋＋＋＋，1 周内 3 次测定 24 小时尿蛋白定量≥50mg/kg）；血浆白蛋白低于 30g/L；血浆胆固醇高于 5.7mmol/L；不同程度的水肿。以上以大量蛋白尿和低白蛋白血症为必要。

（2）鉴别诊断：临床可分为两型，符合上述标准诊断为单纯性肾病；在符合单纯性肾病基础上凡具有以下四项之一或多项者属于肾炎性肾病（2014）：①2周内分别3次以上离心尿检查红细胞≥10/HP，并证实为肾小球源性血尿者。②反复或持续高血压（学龄儿童≥130/90mmHg，学龄前儿童≥120/80mmHg）并除外使用糖皮质激素等原因所致。③肾功能不全，并排除由于血容量不足等所致。④持续低补体血症。

3. 常见并发症　感染、电解质紊乱和低血容量、血栓形成、肾小管功能障碍、急性肾衰竭、肾上腺危象、生长迟缓。

4. 肾上腺皮质激素治疗方案

（1）初治病例：尽早选用泼尼松治疗，多采用中、长程疗法。

（2）复发和糖皮质激素依赖性肾病的激素治疗：糖皮质激素的剂量恢复到初始疗效剂量或上一个疗效剂量；或改隔日疗法为每日疗法，或将激素减量的速度放慢，延长疗程；亦可慎用甲基泼尼松龙冲击治疗。

（3）激素治疗的副作用：代谢紊乱；消化性溃疡和精神欣快感；白内障、无菌性股骨头坏死、高凝状态、生长停滞等；易发生感染或诱发结核灶的活动；急性肾上腺皮质功能不全，戒断综合征。

5. 中医辨证论治

（1）本证

①肺脾气虚——益气健脾，宣肺利水

证候：全身浮肿，面目为著，尿量减少，面白身重，气短乏力，纳呆便溏，自汗出，易感冒，或有上气喘息，咳嗽，舌淡胖，脉虚弱（2005）。

方药：防己黄芪汤合五苓散加减（2007）。

②脾肾阳虚——温肾健脾，化气行水

证候：全身明显浮肿，按之深陷难起，腰腹下肢尤甚，面白无华，畏寒肢冷，神疲蜷卧，小便短少不利，可伴有胸水、腹水，纳少便溏，恶心呕吐，舌质淡胖或有齿痕，苔白滑，脉沉细无力。

方药：偏肾阳虚，真武汤合黄芪桂枝五物汤加减；偏脾阳虚，实脾饮加减（2006，2013）。

③肝肾阴虚——滋阴补肾，平肝潜阳

证候：浮肿或重或轻，头痛头晕，心烦躁扰，口干咽燥，手足心热或有面色潮红，目睛干涩或视物不清，痤疮，失眠多汗，舌红苔少，脉弦细数。

方药：知柏地黄丸加减（2013）。

④气阴两虚——益气养阴，化湿清热

证候：面色无华，神疲乏力，汗出，易感冒或有浮肿，头晕耳鸣，口干咽燥或长期咽痛，咽部暗红，手足心热，舌质稍红，舌苔少，脉细弱。

方药：六味地黄丸加黄芪。

（2）标证

①外感风邪——外感风寒，辛温宣肺祛风；外感风热，辛凉宣肺祛风

证候：发热，恶风，无汗或有汗，头身疼痛，流涕，咳嗽，或喘咳气急，或咽痛乳蛾肿痛，舌苔薄，脉浮。

方药：外感风寒，麻黄汤加减；外感风热，银翘散加减。

②水湿——一般从主证治法。伴水鼓、悬饮者可短期采用补气健脾、逐水消肿法

证候：全身浮肿，肿甚者皮肤光亮，可伴见腹胀水鼓，水聚肠间，辘辘有声，或见胸闷气短，心下痞满，甚有喘咳，小便短少，脉沉。

方药：防己黄芪汤合己椒苈黄丸加减。

③湿热——上焦湿热，清热解毒；中焦湿热，清热解毒，化浊利湿；下焦湿热，清热利湿

证候：皮肤脓疱疮、疖肿、疮疡、丹毒等，或口黏口苦、口干不欲饮、脘闷纳差等，或小便频数不爽、量少、有灼热或刺痛感、色黄赤混浊、小腹坠胀不适，或有腰痛、恶寒发热、口苦便秘，舌质红，苔黄腻，脉滑数。

方药：上焦湿热，五味消毒饮加减；中焦湿热，甘露消毒丹加减；下焦湿热，八正散加减。

④血瘀——活血化瘀

证候：面色紫暗或晦暗，眼睑下青暗，皮肤不泽或肌肤甲错，有紫纹或血缕，常伴有腰痛或胁下癥瘕积聚，唇舌紫暗，舌有瘀点或瘀斑，苔少，脉弦涩等。

方药：桃红四物汤加减。

⑤湿浊——利湿降浊

证候：纳呆，恶心呕吐，身重困倦或精神萎靡，水肿加重，舌苔厚腻，血尿素氮、肌酐增高。

方药：温胆汤加减。

第七单元　神经系统疾病

重点提示

本单元重点掌握病毒性脑炎的临床表现及治疗。

━━━━━━━━━━ **考点集合** ━━━━━━━━━━

一、癫痫

1. 临床表现　一过性的意识丧失或意识改变，肢体肌肉强直或阵挛性抽搐，还可出现行为、情感、知觉等方面的异常。

2. 诊断要点与鉴别诊断

（1）诊断要点：详细病史、体格检查、脑电图检查、神经影像学检查和相关实验室检查等。

（2）鉴别诊断

①晕厥：发作时先有出汗、面色苍白、视物模糊，继之意识障碍，全身肌张力丧失，严重者可见惊厥发作，一般无二便失禁，无发作后有嗜睡及神经系统体征，脑电图正常。

②屏气发作：发作时先大哭，随之呼吸暂停，青紫，重者意识丧失、躯体强直或抽动，或苍白，失张力，心率减慢，持续 1~3 分钟缓解。本病有明显诱因，脑电图正常。

二、病毒性脑炎

1. 中西医病因

（1）中医病因：外感温热邪毒（疫毒）（2006）。

（2）西医病因：有 100 多种病毒可引起脑炎病变，但引起急性脑炎较常见的病毒是肠道病毒、单纯疱疹病毒、虫媒病毒、腺病毒、巨细胞病毒及某些传染病病毒等。

2. 临床表现

（1）前驱症状：发热，头痛，上呼吸道感染症状，精神萎靡，恶心呕吐，腹痛，肌痛。

（2）神经系统症状体征：①发热；②颅内压增高，见头痛、呕吐、血压增高等，小婴儿见

烦躁不安、易激惹、前囟饱满、并发脑疝（呼吸节律不规则或瞳孔不等大）等；③意识障碍，见嗜睡、昏睡及昏迷等，或见精神情绪异常（躁狂、幻觉、失语），定向力、计算力与记忆力障碍等；④惊厥；⑤病理征和脑膜刺激征阳性；⑥因感染病毒不同，临床伴有症状各有特点。

3. 诊断与鉴别诊断

（1）诊断要点：流行病史、临床表现、相应的脑脊液改变和病原学鉴定。

（2）鉴别诊断：①化脓性、结核性、隐球性脑膜炎——脑脊液外观、常规、生化和病原学检查。②Reye综合征——肝功能异常、部分血糖下降等特点。

4. 西医治疗措施　以对症处理和支持疗法为主。

（1）对症处理：营养供给；控制高热；呼吸道和心血管功能的监护与支持，及时处理颅内高压和呼吸循环功能障碍；降低颅内压；控制惊厥（2013，2016）。

（2）病因治疗：单纯性疱疹病毒给予阿昔洛韦；其他病毒感染酌情选用干扰素、更昔洛韦、病毒唑、免疫球蛋白、中药等。

（3）肾上腺皮质激素的应用：重症、急性期考虑应用肾上腺皮质激素，如地塞米松。

5. 中医辨证论治

痰热壅盛——清热祛痰——清瘟败毒饮加减。

痰蒙清窍——涤痰开窍——涤痰汤加减。

痰阻经络——涤痰通络，活血化瘀——指迷茯苓丸合桃红四物汤加减（2007）。

第八单元　小儿常见心理障碍

重点提示

本单元内容较少，往年虽有涉及但总体频率较低，所以不作为考试复习的重点。考生只需熟悉抽动障碍的临床表现及中医辨证论治即可。

====考点集合====

一、抽动障碍

1. 中医病因病机　由先天禀赋不足、饮食所伤、感受外邪、情志失调以及劳倦过度等因素所致。基本病机为肝风、痰火胶结成疾。病位主要在肝，常涉及心、脾、肾三脏。

2. 临床表现　①多发性抽动（躯体多部位肌群）；②发声抽动（喉部、舌肌、鼻部）；③秽语症；④其他，约有半数出现共鸣，最常见的形式是模仿他人的语言、习惯等（2014）。

3. 诊断要点　诊断标准根据DSM-Ⅳ诊断标准。

（1）具有多种运动抽动和一种或多种发声抽动，但不一定同时存在。所指的抽动为突然、快速、反复性、非节律性、刻板的动作或发声。

（2）一天内发作多次抽动（通常是一阵阵发作），病情持续或间歇发作超过一年，其无抽动间歇期连续不超过3个月。

（3）上述症状引起明显的不安，显著影响社交、就业和其他重要活动。

（4）发病于18岁前。

（5）上述症状不是直接由某些药物（如兴奋剂）或内科疾病（如亨廷顿舞蹈病或病毒感染后脑炎）引起。

4. 主要西药选择

（1）氟哌啶醇：为多巴胺受体强有力的阻滞剂。主要副作用为易出现锥体外系症状等。

（2）泰必利：新合成的神经精神安定药，具有阻断中脑边缘系统多巴胺能受体作用，抗抽动作用较氟哌啶醇弱。

5. 中医辨证论治

外风引动——疏风解表，息风止动——银翘散。

肝亢风动——平肝潜阳，息风止动——天麻钩藤饮。

痰火扰神——清热化痰，息风止动——黄连温胆汤。

脾虚肝旺——抑木扶土，调和肝脾——缓肝理脾汤。

阴虚风动——滋水涵木，柔肝息风——大定风珠。

二、注意力缺陷多动障碍

1. 临床表现与诊断　本病的临床表现以动作过多、易冲动和注意力不集中为主（2014）。大多智力正常而学习困难。可出现某些行为问题、认知功能障碍或合并抽动症等。

2. 鉴别诊断　注意力缺陷多动障碍病没有抽动症状。但部分多发性抽动症患儿可同时伴有注意力缺陷多动障碍。

3. 中医辨证论治

肝肾阴虚——滋养肝肾，平肝潜阳——杞菊地黄丸加减。

心脾两虚——健脾养心，益气安神——归脾汤合甘麦大枣汤加减。

痰火内扰——清热化痰，宁心安神——黄连温胆汤加减（2016）。

第九单元　造血系统疾病

☆ 重点提示

本单元内容较少，考查的知识点也相对简单。重点复习营养性缺铁性贫血的中医病因病机、临床表现及治疗；免疫性血小板减少症的临床表现及中医治疗也应熟悉，再次考查的可能性较大。

———— 考点集合 ————

一、营养性缺铁性贫血

1. 中医病因病机　先天禀赋不足、脾肾素虚、后天喂养不当、诸虫疾病耗伤气血，偏食少食或未按时添加辅食，以及大病、久病原因，均可导致小儿气血生化不足而产生贫血。以上各种病因，造成脾虚运化失职不能化生气血，即可致气血虚弱而生本病。

2. 临床表现与诊断

（1）临床表现：皮肤黏膜苍白，以口唇、甲床和睑结膜最为明显，疲乏无力，食欲减退，或异食癖。年长儿可有头晕、眼花、耳鸣等（2005），部分可有肝脾大。

（2）实验室检查：小细胞低色素性贫血；网织红细胞数正常或轻度减少；白细胞、血小板一般无特殊改变；血清铁、总铁结合力、运铁蛋白饱和度、红细胞原卟啉血清铁蛋白等异常（2005）。

3. 西医治疗方法　①口服铁剂：常用制剂有2.5%硫酸亚铁合剂、富马酸亚铁和葡萄糖酸亚铁等。最好于两餐之间服药，既减少对胃黏膜的刺激，又利于吸收；同时口服维生素C能促进铁的吸收。牛奶、茶、咖啡及抗酸药等与铁剂同服均可影响铁的吸收。②注射铁剂：血红蛋白达正常水平后应继续服用铁剂6~8周再停药，以补足铁的贮存量（2016）。

4. 中医辨证论治

脾胃虚弱——健运脾胃，益气养血——六君子汤加减（2005，2009）。

心脾两虚——补脾养心，益气生血——归脾汤加减。

肝肾阴虚——滋养肝肾，益精生血——左归丸加减。

脾肾阳虚——温补脾肾，益精养血——右归丸加减。

二、免疫性血小板减少症

1. 临床表现　病前1~3周或同时有急性病毒感染史；突然起病，出血严重，以皮肤、黏膜自发性出血为主；皮肤见针点样出血点、瘀点，少数病例轻度肝脾大。

2. 诊断与鉴别诊断

（1）诊断要点：根据病史、临床表现和实验室检查，即可做出诊断。临床以出血为主要症状；实验室检查血小板计数 $<100\times10^9/L$，急性型大多 $<20\times10^9/L$；骨髓巨核细胞多增多，幼稚型和/或成熟未释放血小板的巨核细胞增多；血清中检查出血小板表面抗体；需排除其他引起血小板减少的疾病。

（2）鉴别诊断：①过敏性紫癜，紫癜多见于下肢、臀部，为出血性斑丘疹，呈对称分布，伸侧面多于屈侧面，血小板不减少。常伴有荨麻疹及不同程度的关节痛和腹痛。②再生障碍性贫血，以贫血为主要表现，除出血及血小板减少外，呈全血细胞减低现象，红细胞、白细胞总数及中性粒细胞减少，网织红细胞不高。骨髓系统生血功能减低，三系造血细胞均减少，巨核细胞减少或极难查见。

3. 中医辨证论治

血热伤络——清热解毒，凉血止血——犀角地黄汤加减（2008，2016）。

气不摄血——益气健脾，摄血养血——归脾汤加减。

阴虚火旺——滋阴清热，凉血宁络——大补阴丸合茜根散加减（2014）。

气滞血瘀——活血化瘀，理气止血——桃仁汤加减。

第十单元　内分泌疾病

重点提示

本单元熟悉儿童期糖尿病、性早熟的中医辨证论治。

考点集合

一、儿童期糖尿病

1. 诊断与鉴别诊断　①空腹血糖≥7.0mmol/L。②随机血糖≥11.1mmol/L。③糖耐量试验中120分钟血糖≥11.1mmol/L。凡符合上述任何一条即可诊断为糖尿病。应与肾性糖尿病、非糖尿病性葡萄糖尿症等相鉴别。

2. 中医辨证论治

肺热津伤——清热润肺，生津止渴——玉女煎加减。

胃燥津伤——清胃泻热，养阴保津——白虎加人参汤合增液汤加减。

肾阴亏损——滋阴补肾，生津清热——六味地黄丸加减。

阴阳两虚——育阴温阳，阴阳双补——金匮肾气丸加减。

二、性早熟

1. 临床表现

（1）中枢性性早熟：临床特征与正常青春发育程序相似，但临床变异较大，症状发展快慢不一。女孩可表现为乳房、大小阴唇及阴毛的发育，男孩可表现为睾丸、阴茎增大，出现阴毛、痤疮、变声等。此外，由于过早发育引起患儿近期蹿长，骨骼生长加速，骨龄提前，骨骺提前融合，可造成终生身高落后。

（2）外周性性早熟：临床表现可有第二性征出现，但非青春期发动，一般无性腺增大。

2. 诊断与鉴别诊断　真性性早熟第二性征发育的顺序与正常发育是一致的，并可造成终生身高落后。假性性早熟停止摄入外源性激素后，第二性征发育征象会逐渐自行消失。Mc-Cune-Albright 综合征除性早熟外，还伴有单侧或双侧多发性的骨纤维结构不良（X线摄片可见），同侧肢体皮肤有片状的棕褐色色素沉着（牛奶咖啡斑），也可伴有多种内分泌腺的功能异常。GnRH 兴奋试验，亦称黄体生成素释放激素（LHRH）兴奋试验，对鉴别真性和假性性早熟非常有价值（2014）。

3. 中医辨证论治

阴虚火旺——滋补肾阴，清泻相火——知柏地黄丸加减（2016）。

肝经郁热——疏肝解郁，清利湿热——丹栀逍遥散加减。

第十一单元　免疫系统疾病

☆ 重点提示

本单元需全面掌握过敏性紫癜的内容，尤其是其中医辨证论治。

━━━━━━━━━━ 考 点 集 合 ━━━━━━━━━━

一、过敏性紫癜

1. 中西医病因病机

（1）中医：本病的发生与外感风热、饮食失节、瘀血阻络等因素有关，其病机为血热和血瘀（2006）。

（2）西医：尚未明确的感染源或过敏原，作用于具有遗传背景的个体，引起机体异常免疫应答，激发 B 细胞克隆增殖，IgA 介导，导致皮下组织、黏膜及内脏器官出血及水肿的系统性免疫性血管炎。

2. 临床表现与诊断（2014）

（1）起病前 1~3 周常有上呼吸道感染史，可伴有低热、乏力、食欲减退等全身症状。

（2）皮肤紫癜为首发症状。病程中皮肤紫癜反复出现，新旧并存。多见于四肢及臀部，部分累及上肢、躯干，面部少见，呈对称性分布。典型皮疹初为小型荨麻疹或紫红色斑丘疹，重症大片融合成大疱伴出血性坏死。

（3）腹痛伴呕吐，便血甚至呕血；多发性大关节肿痛；血尿和蛋白尿，为紫癜性肾炎，肾病综合征表现，急性肾衰竭，尿毒症；偶可发生颅内出血、惊厥、昏迷、失语等。

3. 中医辨证论治（2013）

风热伤络——祛风清热，凉血安络——银翘散加减。

血热妄行——清热解毒，凉血止血——犀角地黄汤加减（2006）。

<u>湿热痹阻——清热利湿，通络止痛——四妙散加味（2014，2016）</u>。

胃肠积热——泻火解毒，清胃化斑——葛根黄芩黄连汤合小承气汤加味。

<u>阴虚火旺——滋阴降火，凉血止血——知柏地黄丸加减（2010，2016）</u>。

气虚血瘀——益气活血，化瘀消斑——黄芪桂枝五物汤加减。

二、皮肤黏膜淋巴结综合征

1. 临床表现及实验室检查

（1）临床表现：发热、球结膜充血、唇及口腔表现、手足症状、多形性皮疹、颈淋巴结肿大、心脏表现、伴随症状偶见腹痛、腹泻及关节肿痛。

（2）实验室检查：血常规、血沉明显增快、C反应蛋白增高、血清蛋白电泳显示球蛋白升高、心电图改变、超声心动图。

2. 诊断与鉴别诊断

（1）诊断要点：日本MCLS研究会（1984年）提出本病诊断标准应在下述6条主要临床症状中包括发热在内的5条即可确诊：①不明原因的发热，持续5天或更久。②双侧球结膜弥漫性充血。③口腔及咽部黏膜弥漫充血，唇发红及干裂，并呈杨梅舌。④发病初期手足硬肿和掌跖发红，恢复期指趾端出现膜状脱皮或肛周脱屑。⑤躯干部多形充血性红斑。⑥颈淋巴结非化脓性肿大。

（2）鉴别诊断

①猩红热：发热、咽痛为初期症状，病后1～2天出现皮疹，为粟粒状弥漫性均匀皮疹，疹间皮肤潮红，指趾肿胀不明显，有口周苍白圈、帕氏线、杨梅舌等特殊体征，青霉素等抗生素治疗有效。

②传染性单核细胞增多症：无球结膜充血及口腔黏膜改变，四肢末端无硬肿及脱皮。外周血白细胞分类以单核淋巴细胞为主，占70%～90%，异常淋巴细胞达10%。

③幼年类风湿关节炎：发热时间长，无手指、足趾末端红肿，无掌跖潮红、球结膜充血、口唇潮红、口咽黏膜充血及杨梅舌，无冠脉损害等症状。可出现关节疼痛，类风湿因子可为阳性。

第十二单元　营养性疾病

重点提示

虽然近年来生活水平不断提高，但是小儿营养性疾病在临床上还是较为常见。主要熟悉小儿肥胖症、小儿营养不良的中西医病因病机。维生素D缺乏症的内容通读了解即可，考试虽有涉及，但大多为基础记忆考点，不需重点复习。

考点集合

一、小儿肥胖症

1. 中医病因病机　主要病因为饮食失调和脾肾两虚（2016）。基本病机是脾胃运化失常，痰湿、脂膏内停。<u>痰湿、脂膏为其主要病理产物。病位主要在脾、胃，涉及肝、肺、肾，属本虚标实之证（2014）</u>。

2. 诊断与鉴别诊断

（1）诊断要点：常用指标为身高标准体重和体重指数。①<u>体重大于参照人群（同年龄、</u>

同性别、同身高人群）体重的 20%（2013）。②有过度营养、运动不足、行为偏差的特征。③除外某些内分泌、代谢、遗传、中枢神经系统疾病引起的继发性肥胖或药物引起的肥胖。④脂肪分布均匀，腹部、肩部、面颊部、乳房等处尤为明显。凡具有上述 4 项者，可诊断为单纯性肥胖症。

（2）鉴别诊断：①Prader - Willi 综合征，为常染色体显性遗传，1～3 岁开始发病，呈周围性肥胖，面部特征为杏仁样眼、鱼样嘴、鞍状鼻和内眦赘皮。②其他内分泌疾病如肾上腺皮质增生症、甲状腺功能减低症、生长激素缺乏症等。

3. 中医辨证论治

脾虚痰阻——运脾除湿——胃苓汤加减。

胃热湿阻——清胃泻热，兼以化湿——泻黄散加减。

脾肾两虚——补益脾肾，温阳化湿——苓桂术甘汤合真武汤加减。

二、蛋白质－能量营养不良

1. 病因

（1）原发性：供给不足、喂养不当、不良饮食习惯和其他一些精神因素（2006）。

（2）继发性：消化吸收障碍和需要量增加。

2. 发病机制　由于蛋白质和能量长期摄入不足，导致处于生长发育期的小儿新陈代谢失调、各系统组织器官功能低下、免疫功能抑制而发生一系列病生理改变。

3. 临床表现

（1）消瘦型营养不良：多见于 1 岁以内婴儿。其最早出现的症状是体重不增，继则体重下降，病程持久时身高也会低于正常，同时智力发育受到影响。皮下脂肪减少，肌肉发育不良；精神萎靡，对外界刺激反应差；体温偏低，心率缓慢，心音低钝；食欲低下，腹泻与便秘交替出现。

（2）水肿型营养不良：又称恶性营养不良病，常见于 1～3 岁幼儿。凹陷性水肿为本病的重要表现。

（3）消瘦－水肿型营养不良：临床表现介于上述两者之间。

4. 中医辨证论治

（1）疳气——和脾健运——资生健脾丸加减（2015）。

（2）疳积——消积理脾——肥儿丸加减。

（3）干疳——补益气血——八珍汤加减。

（4）兼证

眼疳——养血柔肝，滋阴明目——石斛夜光丸加减。

口疳——清心泻火，滋阴生津——泻心导赤散加减。

疳肿胀——健脾温阳，利水消肿——防己黄芪汤合五苓散加减。

三、维生素 D 缺乏性佝偻病

1. 中医病因病机　先天禀赋不足，或长期营养失调、日照较少，或早产、多胎等因素，导致脾肾两虚。病位主要在脾肾，常累及心肝肺。

2. 西医发病机制　机体为维持血钙水平对骨骼造成损害。

3. 临床表现（2011）与诊断要点　多见于 3 个月～2 岁，临床表现主要为生长最快部位的骨骼改变、肌肉松弛和神经兴奋性改变。临床分为四期。

（1）初期：多见于 6 个月以内，尤其是 3 个月以内。神经兴奋性增高——激惹、烦躁、睡眠不安、易惊、夜啼、多汗、枕秃等。

（2）激期（2020）：①骨骼改变——颅骨软化、方颅、前囟较大且迟闭、乳牙萌出迟；胸部见肋骨串珠、肋膈沟、鸡胸或漏斗胸；四肢"手镯""脚镯"、下肢弯曲、膝内翻或外翻，长骨可发生青枝骨折；脊柱后凸或侧弯畸形，严重可致骨盆畸形。②肌肉改变——全身肌肉松弛、乏力、肌张力降低，坐、立、行等运动功能发育落后，腹肌张力低下，腹部膨隆如蛙腹。③其他改变——重症患儿神经系统发育落后，表情淡漠，语言发育落后，条件反射形成迟缓；免疫力低下，易合并感染及贫血。④血生化明显改变，血钙正常或下降，血磷下降，碱性磷酸酶明显升高；X线显示骨骺端钙化带消失，呈杯口状、毛刷状改变，骨骺软骨带增宽。

（3）恢复期：临床症状和体征逐渐减轻、消失，血生化正常，骨骼 X 线片出现不规则钙化线。

（4）后遗症期：临床症状消失，血生化和 X 线摄片正常。少数重症：残留不同程度的骨骼畸形，多见于 2 岁以上儿童。

4. 维生素 D 制剂的用药方法　口服法和突击疗法（肌内注射）。

5. 中医辨证论治

肺脾气虚——健脾益肺，调和营卫——四君子汤合黄芪桂枝五物汤加减。

脾虚肝旺——健脾助运，平肝息风——益脾镇惊散加减（2016）。

肾虚骨弱——健脾补肾，填精补髓——补肾地黄丸加减。

四、维生素 D 缺乏性手足搐搦症

1. 临床表现与诊断

（1）惊厥；手足抽搐；喉痉挛；其他症状往往有出汗、睡眠不安、易惊哭等神经兴奋症状。

（2）不发作时可引出佛斯特征、腓反射、陶瑟征（人工手痉挛征）。

2. 鉴别诊断　低血糖症；低镁血症；原发性甲状旁腺功能减退症；婴儿痉挛症（头、躯干及上肢均屈曲，手握拳，下肢弯曲至腹部，伴点头状抽搐，意识障碍，智力多受影响，脑电图有高幅异常节律）。

3. 西医治疗原则　止惊、吸氧、通畅气道、钙剂治疗和维生素 D 剂治疗。

第十三单元　感染性疾病

☆ 重点提示

本单元为儿科学的重点单元。考点较散较多，可按照大纲的要求依次复习。首先掌握麻疹、风疹的传播途径、临床表现、中医辨证论治。其次掌握水痘与脓疱疮、丘疹型荨麻疹的鉴别，水痘的辨证论治。而后重点掌握猩红热的中西医病因、病原学治疗和中医治疗。最后了解流行性腮腺炎、中毒型细菌性痢疾的病因病机、临床表现及中医治疗。传染性单核细胞增多症虽然在大纲中有要求，但是考试几乎没有涉及，大致了解即可。

━━━━━━━━━━━━━ 考点集合 ━━━━━━━━━━━━━

一、麻疹

1. 流行病学特点　多见于 6 个月以上 5 岁以下小儿，传播方式主要为空气飞沫传染。

2. 临床表现（2010）

（1）潜伏期：在潜伏期内可有轻度体温上升。

（2）前驱期：发热、咳嗽、流涕、流泪、咽部充血、畏光，伴全身不适、食欲减退、恶心呕吐、腹泻等。发热 2～3 天于口腔两颊黏膜近白齿处出现直径 0.5～1mm 的灰白色斑点，绕以红晕，称麻疹黏膜斑，为本病早期特征（2000）。

（3）出疹期：多在发热后 3～4 天出现皮疹。先见于耳后、发际，渐次延及头面、颈部，自上而下至胸、腹、背、四肢，最后在手心、足心及鼻准部见疹点（2013），疹点色泽红活，分布均匀，多在 3 天内透发完毕。初起为玫瑰红色斑丘疹，压之退色，大小不等，稀疏分明，继而疹色加深，呈暗红色。

（4）恢复期：出疹 3～4 天后皮疹开始消退，消退顺序与出疹时相同。

3. 并发症　①喉炎。②肺炎：麻疹最常见的并发症，是麻疹死亡的主要原因之一。③心肌炎：重者可出现心力衰竭、心源性休克。④脑炎：20%～50% 患儿留有后遗症。

4. 中医辨证论治

（1）顺证

邪犯肺卫（初热期）——辛凉透表，清宣肺卫——宣毒发表汤加减（2006）。

邪入肺胃（见形期）——清热解毒，佐以透发——清解透表汤加减（2015）。

阴津耗伤（收没期）——养阴生津，清解余邪——沙参麦冬汤加减。

（2）逆证

邪毒闭肺——宣肺开闭，清热解毒——麻杏石甘汤加减（2016）。

麻毒攻喉——清热解毒，利咽消肿——清咽下痰汤加减（2007，2016）。

邪陷心肝——平肝息风，清心开窍——羚角钩藤汤加减。

二、风疹

1. 临床表现及诊断

（1）后天性风疹：①潜伏期一般为 14～21 天。②前驱期多数为 1～2 天，低或中度发热，轻咳、咽痛、流涕，或轻度呕吐、腹泻等。耳后、枕后及颈部淋巴结肿大，有轻度压痛。③出疹期多在发热 1～2 天后，皮疹多为散在淡红色斑丘疹，也可呈大片皮肤发红或针尖状猩红热样皮疹。先见于面部，一天内波及全身（2010）。1～2 天后，发热渐退，皮疹逐渐隐没，皮疹消退后，可有皮肤脱屑，但无色素沉着（2006）。

（2）先天性风疹综合征：宫内感染风疹病毒者，生后可发生：①一过性新生儿期表现，如肝脾肿大，紫癜等；②永久性器官畸形和组织损伤；③慢性或自身免疫引起的晚发疾病，可在生后 2 个月至 20 年内发生。

2. 中医辨证论治

邪郁肺卫——疏风清热，解表透疹——银翘散加减（2013）。

邪入气营——清热解毒，凉血透疹——透疹凉解汤加减。

3. 孕妇预防风疹的重要性　孕妇在妊娠早期尽可能避免与风疹病人接触，有接触史者接种风疹减毒活疫苗。一旦发生风疹，应考虑终止妊娠。

三、幼儿急疹

1. 临床表现　多发生于 2 岁以下的婴幼儿，尤多见于 6 个月～1 岁婴儿。起病急骤，常突然高热，持续 3～4 天后热退（2013），但全身症状轻微，身热始退，或热退稍后，即出现玫瑰红色皮疹。皮疹以躯干、腰部、臀部为主，面部及肘、膝关节等处少见。皮疹出现 1～2 天后即消退，疹退后无脱屑及色素沉着斑。可见枕部、颈部及耳后淋巴结轻度肿大。血常规检查示白细胞总数偏低，分类以淋巴细胞为主。

2. 鉴别诊断

病名	麻疹	幼儿急疹（2012）	风疹	猩红热
潜伏期	6～21 天	7～17 天	5～25 天	1～7 天
初期症状	发热，咳嗽，流涕，泪水汪汪	突然高热，一般情况好	发热，咳嗽，流涕，枕部淋巴结肿大	发热，咽喉红肿化脓疼痛
出疹与发热的关系特殊体征	发热 3～4 天出疹，出疹时发热更高麻疹黏膜斑	发热 3～4 天出疹，热退疹出 无	发热 1/2～1 天出疹 无	发热数小时～1 天出疹，出疹时热高 环口苍白圈，草莓舌，贫血性皮肤划痕，帕氏线
皮疹特点	玫瑰色斑丘疹自耳后发际→额面、颈部→躯干→四肢，3 天左右出齐。疹退后遗留棕色色素斑、糠麸样脱屑	玫瑰色斑疹或斑丘疹，较麻疹细小，发疹无一定顺序，疹出后 1～2 天消退。疹退后无色素沉着，无脱屑	玫瑰色细小斑丘疹自头面→躯干→四肢，24 小时布满全身。疹退后无色素沉着，无脱屑	细小红色丘疹，皮肤猩红，自颈、腋下、腹股沟处开始，2～3 天遍布全身。疹退后无色素沉着，有大片脱皮
血常规	白细胞总数下降，淋巴细胞升高	白细胞总数下降，淋巴细胞升高	白细胞总数下降，淋巴细胞升高	白细胞总数升高，中性粒细胞升高

3. 中医辨证论治

邪郁肺卫——辛凉解表，清宣肺卫——银翘散加减。

邪蕴肌腠——疏风透疹，清热解毒——化斑解毒汤加减。

四、猩红热

1. 病原菌　A 组乙型溶血性链球菌。

2. 中医病因病机　痧毒疫疠之邪从口鼻而入，侵犯肺胃，郁而化热、化火。火热之毒发散，犯卫、入营、伤阴，从而形成邪侵肺卫，毒在气营，疹后伤阴 3 个病理阶段（2005）。

3. 临床表现

（1）普通型（2010）

①前驱期：起病急，发热，头痛，咽痛，全身不适，体温一般在 38～39℃，重者可高达 40℃。咽及扁桃体显著充血，扁桃体上出现点状或片状白色脓性分泌物，软腭处有细小红疹或出血点。病初舌苔白，舌尖和边缘红肿，突出的舌乳头也呈白色，称为"白草莓舌"（2013）。

②出疹期：皮疹于发热第 2 天迅速出现，最初见于腋下、颈部与腹股沟，于一日内迅速蔓延至全身。在全身皮肤弥漫性充血潮红，上出现均匀、密集、针尖大小的猩红色小丘疹，呈鸡皮样，触之似粗砂纸样。疹间皮肤潮红，用手压可暂时苍白，去压后红疹又出现。面颊部潮红无皮疹，而口鼻周围皮肤苍白，形成口周苍白圈。皮肤皱褶处皮疹密集，色深红，其间有针尖大小出血点，形成深红色横纹线，称"帕氏线"。起病 4～5 天时，白苔脱落，舌面光滑鲜红，舌乳头红肿突起，称"红草莓舌"。颈前淋巴结肿大压痛。

③恢复期：皮疹按出疹顺序消退，先从脸部糠屑样脱皮，渐及躯干，最后四肢，可见大片状脱皮，轻者脱皮较轻。脱皮后无色素沉着。

（2）轻型：缺乏特征性症状，容易漏诊，继发肾炎的可能性较大。

4. 诊断要点

（1）病史：有与猩红热病人接触史。潜伏期通常为 2~3 天，短者 1 天，长者 5~6 天。

（2）临床表现：三期典型的临床表现。

（3）实验室检查：血常规检查白细胞总数及中性粒细胞增高；CRP 升高，鼻咽拭子或其他病灶内标本细菌培养可分离出 A 族乙型溶血性链球菌。

5. 并发症　少数患儿在病后 2~3 周可发生急性肾小球肾炎、风湿性心脏病、风湿性关节炎等并发症（2014）。

6. 西医治疗　控制感染，消除症状，预防并发症。首选青霉素，青霉素过敏可用红霉素等。

7. 中医辨证论治

邪侵肺卫——辛凉宣透，清热利咽——解肌透痧汤加减。

毒在气营——清气凉营，泻火解毒——凉营清气汤加减（2014，2015，2016）。

痧后伤阴——养阴生津，清热润喉——沙参麦冬汤加味。

五、水痘

1. 临床表现

（1）典型水痘：潜伏期 12~21 天，平均 14 天。前驱期可无症状或仅有轻微症状，可见低热或中等程度发热、头痛、全身不适、乏力、食欲减退、咽痛、咳嗽等，持续 1~2 天。出疹期皮疹初为红斑疹，后变为深红色丘疹，再发展为疱疹。位置表浅，形似露珠水滴，椭圆形，壁薄易破，周围有红晕，皮疹呈向心分布，先出现于躯干和四肢近端，继为头面部、四肢远端，手掌、足底较少。皮疹分批出现，在同一时期，斑疹、丘疹、疱疹、干痂并见（2011，2012）。

（2）重症水痘：高热及全身中毒症状重，皮疹呈离心分布，多而密集，易融合成大疱型或呈出血型，继发感染者呈坏疽型。

2. 鉴别诊断

（1）脓疱疮：好发于炎热夏季，多见于头面部及肢体暴露部位，病初为疱疹，很快成为脓疱，疱液混浊。疱液可培养出细菌。

（2）丘疹样荨麻疹：好发于婴儿，多有过敏史，多见于四肢，呈风团样丘疹，长大后其顶部略似疱疹，较硬，不易破损，数日后渐干或轻度结痂，瘙痒重，易反复出现。

3. 中医辨证论治

邪郁肺卫——疏风清热，解毒利湿——银翘散加减（2005，2014）。

毒炽气营——清气凉营，化湿解毒——清胃解毒汤加减。

六、手足口病

1. 西医病因　由柯萨奇病毒 A 组型引起。

2. 中医病因病机　感受手足口病时邪，其病变部位在肺脾二经。时邪疫毒由口鼻而入，轻则内侵肺脾，肺气失宣，脾气失健，胃失和降；重则毒热内盛，甚或邪毒内陷或邪毒犯心。

3. 临床表现

（1）病前 1~2 周有接触史；潜伏期 2~7 天，多突然起病；于发病前 1~2 天或同时出现发热（38℃左右），可伴头痛、咳嗽、流涕、口痛、纳差、恶心、呕吐、泄泻等。

（2）口腔及手足部发生疱疹：口腔疱疹出现后 1~2 天可见皮肤斑丘疹，呈离心性分布，以手足部多见，并很快变为圆形或椭圆形疱疹，米粒至豌豆大，质地较硬，多不破溃，内有混浊液体，周围红晕，几个至百余个，一般 7～10 天消退，疹退后无瘢痕及色素沉着。

4. 诊断与鉴别诊断

（1）诊断要点：病前 1～2 周有接触史；起病较急，常见手掌、足跖、口腔、臀部疱疹及发热等症，部分病例可无发热；病情严重者，可见高热不退、头痛烦躁、嗜睡易惊、肢体抖动，甚至喘憋紫绀、昏迷抽搐、汗出肢冷、脉微欲绝等症。

（2）实验室检查：①病原学检查，咽分泌物、疱疹液及粪便肠道病毒特异性核酸检测阳性或分离出肠道病毒。②血清学检查，急性期与恢复期血清肠道病毒中和抗体升高 4 倍以上。

（3）鉴别诊断：水痘由感染水痘病毒导致；疱疹多呈椭圆形，较手足口病稍大，呈向心性分布，在同一时期、同一皮损区斑丘疹、疱疹、结痂并见为其特点。

5. 常见并发症　中枢神经系统感染、脊髓灰质炎样麻痹、神经源性肺水肿、暴发性心肌炎（2014）。

6. 中医辨证论治

邪犯肺脾——宣肺解表，清热化湿——甘露消毒丹加减（2013）。

湿热蒸盛——清热凉营，解毒祛湿——清瘟败毒饮加减（2013，2014，2016）。

七、流行性腮腺炎

1. 中医病因病机　感受风温时邪，从口鼻而入，侵犯足少阳胆经，邪毒壅阻于足少阳经脉，与气血相搏，凝结于耳下腮部所致。

2. 临床表现　潜伏期 2～3 周。可有发热、头痛、乏力、食欲不振等前驱症状。常一侧腮腺先肿大，2～4 天累及对侧。腮腺肿胀以耳垂为中心向前、后、下发展，边缘不清，触之有弹性感及触痛，表面皮肤不红，张口、咀嚼困难。腮肿 3～5 天达高峰，1 周左右逐渐消退。

3. 并发症　脑膜脑炎、睾丸炎或卵巢炎、胰腺炎、听力丧失、视神经乳头炎等。

4. 中医辨证论治

（1）常证

邪犯少阳——疏风清热，散结消肿——柴胡葛根汤加减（2014，2020）。

热毒蕴结——清热解毒，软坚散结——普济消毒饮加减（2016）。

（2）变证

邪陷心肝——清热解毒，息风开窍——清瘟败毒饮加减（2006）。

毒窜睾腹——清肝泻火，活血止痛——龙胆泻肝汤加减。

八、中毒型细菌性痢疾

1. 中医病因病机　本病的病变主要在肠腑，为邪毒滞于肠腑，凝滞津液、蒸腐气血所致。

2. 临床表现及辅助检查

（1）临床表现

①休克型（皮肤内脏微循环障碍型）：以周围循环衰竭为主要表现。轻者早期可见精神萎靡，面色苍白，肢端发凉，脉压变小，脉搏细数，呼吸加快，心率增快，心音低钝。重者可见神志模糊或昏迷，面色苍灰，四肢湿冷，血压下降或测不到，脉搏微弱或摸不到，皮肤花纹，口唇紫绀，可伴心、肺、血液、肾脏等多系统功能障碍。

②脑型（脑循环障碍型）：以神志改变、反复惊厥为主要表现。早期表现为萎靡、嗜睡、烦躁交替出现，继而频繁抽搐，神志昏迷，呼吸节律不整、叹息样呼吸、下颌呼吸等。瞳孔大小不等，对光反射迟钝或消失，视乳头水肿，眼底动脉痉挛。

③肺型（肺微循环障碍）：又称呼吸窘迫综合征，以肺微循环障碍为主，常在中毒性痢疾脑型或休克型基础上发展而来。

④混合型：以上三型症状先后出现或同时存在。

（2）辅助检查：大便常规（病初可正常，以后出现黏液血便，镜检有成堆脓细胞、红细胞、吞噬细胞）、大便培养（可分离出痢疾杆菌）、外周血象（白细胞总数增多，以中性粒细胞为主）、免疫学检测、特异性核酸检测。

3. 诊断与鉴别诊断

（1）诊断要点：3~5岁，夏秋季节突然高热，伴反复惊厥、脑病和休克表现；可用肛拭子或灌肠取便，若镜检发现大量脓细胞或红细胞可确诊。

（2）鉴别诊断

①高热惊厥：多见于6个月~3岁小儿；可在任何季节发生；常在上呼吸道感染体温突然升高时出现惊厥；无其他感染中毒症状，便常规正常。

②流行性乙型脑炎：有严格的季节性（7~9月）；脑膜刺激征明显阳性，脑脊液多有改变；便常规正常。

③急性坏死性肠炎：发病于任何年龄，多见于4~14岁；一般不出现惊厥和昏迷表现，大便多呈血水样，有特殊腐败腥臭味，很少有黏液脓性便；镜检以红细胞为主。

4. 西医治疗

（1）治疗原则：早期积极抢救，以西医治疗为主，抗感染、抗休克，防治脑水肿和呼吸衰竭等。

（2）治疗措施：①降温止惊；②防治脑水肿和呼吸衰竭；③防治循环衰竭；④抗炎。

5. 中医辨证论治

毒邪内闭——清肠解毒，泄热开窍——黄连解毒汤加味。

内闭外脱——回阳救逆，益气固脱——参附龙牡救逆汤加味（2014）。

九、传染性单核细胞增多症

1. 中医病因病机　病因为感受温热时邪。小儿脏腑娇嫩，形气未充，卫表不固，瘟疫病毒由口鼻而入，侵于肺卫，结于咽喉，并内传脏腑，瘀滞经络，伤及营血，发生本病。以卫、气、营、血的规律进行传变，热、毒是主要病因，痰、瘀是主要病理产物。

2. 临床表现　发热，38~39℃，甚至40℃以上，多持续1~3周；中毒征象不明显；淋巴结肿大；咽峡炎；肝脾大，甚至黄疸、肝衰竭；皮疹以风疹样红色斑丘疹最常见，亦可呈猩红热样皮疹、荨麻疹、多形红斑或瘀点等。

3. 诊断与鉴别诊断

（1）诊断要点：当地有本病流行，并有接触史；发热，咽峡炎，淋巴结肿大；部分病例可出现肝脾大，少数病例可出现黄疸、皮疹、肺炎、脑膜炎等。

（2）实验室检查：早期白细胞总数正常或偏低，继而轻度增多；淋巴细胞增多可达50%以上，其中异常淋巴细胞占10%（或绝对值1000）以上；抗EB病毒IgM抗体出现，并在病程中效价增高者，可确诊。

（3）鉴别诊断：①巨细胞病毒感染、弓形虫病症状酷似传染性单核细胞增多症，血清嗜异性凝集试验阴性，特异性抗体及病毒分离可资鉴别。②细菌性咽峡炎、扁桃体炎，中性粒细胞增多，咽拭子细菌培养可得阳性结果，且青霉素治疗有效。③某些药物反应可引起类似传染性单核细胞增多症的症状，但血清嗜异性凝集反应阴性或抗体效价很低，停用后病情迅速好转，异淋百分比迅速下降。

4. 中医辨证论治

邪郁肺卫——疏风清热，清肺利咽——银翘散加减。

热毒炽盛——清热泻火，解毒利咽——普济消毒饮加减。

热瘀肝胆——清热解毒，利湿化瘀——茵陈蒿汤加减。

正虚邪恋——益气养阴，兼清余热，佐以通络化痰——气虚为主，宜竹叶石膏汤加减；阴虚为主，宜青蒿鳖甲汤加减。

第十四单元　寄生虫病

重点提示

随着人们对卫生习惯的不断重视，寄生虫病在临床上已较少见，考试的出题率也是呈降低的趋势，考生在复习时只需对其感染途径有所了解即可。

===== 考点集合 =====

一、蛔虫病

1. 感染途径　蛔虫病患者是本病的主要传染源，经口吞入感染性蛔虫卵是主要传播途径。蛔虫卵随粪便排出后，可污染土壤、蔬菜、瓜果等，小儿通过污染的手拿取食物或生吃未经洗净且附有感染性虫卵的蔬菜、瓜果等，均易受感染；蛔虫卵亦可随灰尘飞扬被吸至咽部而吞入。

2. 中医辨证论治

蛔虫证——驱蛔杀虫，调理脾胃——使君子散加减。

蛔厥证——安蛔定痛，继以驱虫——乌梅丸加减。

二、蛲虫病

1. 感染途径　蛲虫患者是唯一的传染源。主要经口食入被虫卵污染的食物及手指而感染。

2. 临床表现　肛周和会阴皮肤强烈瘙痒，夜间为甚，伴睡眠不安。

第十五单元　小儿危重症的处理

重点提示

本单元内容较为次要，考生需对心搏呼吸骤停的临床表现及休克的临床表现及治疗重点了解，其余内容留有印象即可。

===== 考点集合 =====

一、心搏呼吸骤停与心肺复苏术

1. 病因

（1）呼吸骤停的病因：新生儿窒息、婴儿猝死综合征、喉炎、喉痉挛、喉梗阻、气管异物、胃食管反流、中毒或药物过敏、呼吸衰竭、呼吸窘迫综合征、代谢性疾病等。迅速进展的肺部疾病如严重哮喘、重症肺炎、肺透明膜病，神经系统疾病急剧恶化。

（2）心搏骤停的病因：心肌病、心肌炎、先天性心脏病、循环系统状态不稳定，如失血性休克、心力衰竭、严重低血压、严重心律失常以及各种意外损伤等。

（3）临床难以预料的易触发心搏呼吸骤停的高危因素：大量持续静脉滴注、不适当胸部物理治疗（拍背、吸痰等）、气道吸引、气管插管、呼吸机的撤离等。

2. 临床表现及诊断（2006）

（1）突然昏迷：可在心搏停跳 8～12 秒后出现，可有一过性抽搐。

（2）大动脉搏动消失：颈动脉、股动脉、肱动脉搏动消失，血压测不出。年幼儿可直接触摸心尖部确定有无心跳。

（3）心音消失或心跳过缓：心音消失或年长儿心率低于 30 次/分，新生儿低于 60 次/分，初生新生儿低于 100 次/分，均需施行心脏按压。

（4）瞳孔扩大：心脏停搏 30～40 秒瞳孔开始扩大，对光反射消失，瞳孔大小可反映脑细胞功能受损程度。

（5）呼吸停止或严重呼吸困难：面色灰暗或发绀，应注意，呼吸过于浅弱、缓慢或呈倒吸气样时，不能进行有效气体交换所造成的病理生理改变与呼吸停止相同。

（6）心电图表现：①心搏徐缓；②室性心动过速；③心室纤颤；④心室停搏。

（7）眼底变化：眼底血管血流缓慢或停滞，血细胞聚集呈点彩样改变。提示血流已中断，脑细胞即将死亡。

前两项即可诊断心搏呼吸骤停，而不必反复触摸脉搏或心音，以免贻误抢救时机。

3. 心肺复苏术的基本生命支持

（1）一看二听三感觉，摸颈动脉，呼叫急救电话。

（2）心肺按压，按压频率 100～120 次/分，按压与人工呼吸频率之比为 30∶2。

（3）按压定位，胸骨下半部。

（4）人工呼吸 2 次。

重复（2）、（3）、（4）步骤，连续 5 个周期。

4. 药物治疗　肾上腺素（首选）、碳酸氢钠、阿托品、葡萄糖、钙剂、利多卡因（室颤可用）（2014）。

二、脓毒性休克

1. 西医发病机制　感染性休克是在病原体及其毒素作用下，由血流动力学异常、组织细胞能量代谢障碍、多脏器功能衰竭三种不同机制综合作用的结果。

2. 临床表现及诊断

（1）休克早期（代偿期）（2016）——脏器低灌注：神志清楚，烦躁不安或萎靡不振，面色苍白，肢端发凉，呼吸加快，心率增快，血压正常或稍低，脉压变小，实验室检查可出现高乳酸血症和低氧血症。

（2）休克中期（失代偿期）——低血压和酸中毒：意识模糊，嗜睡，面色青灰，四肢厥冷，肛指温差 >6℃，唇绀，毛细血管再充盈时间 >3 秒。血压下降，呼吸表浅且快，心率快，心音低钝，尿少甚则无尿。可出现各脏器功能不全。

（3）休克晚期（不可逆期）：血压明显下降，心音极度低钝，常合并多脏器功能衰竭，常规抗休克治疗难以纠正。

3. 治疗原则　积极控制感染和抗休克治疗。配合中医治以回阳救逆，益气固脱。

4. 中医辨证论治

热毒内闭——清热解毒，通腑开窍——清瘟败毒饮合小承气汤加减（2006，2015）。

气阴亏虚——益气养阴，救逆固脱——生脉散加减（2014）。

阴竭阳脱——益气回阳，救逆固脱——参附汤或参附龙牡救逆汤加减。

第十六单元　中医相关病证

重点提示

本单元为复习的重点内容，重点掌握急惊风的临床表现及其四证八候的内容。积滞和厌食作为小儿的常见疾病也应予重视，其病机及辨证论治都应有所了解。其余内容熟悉即可。

━━━━━━━━ **考点集合** ━━━━━━━━

一、慢性咳嗽

1. 辨病思路
（1）本病辨证主要是辨风、痰、虚证。
（2）常见病因有咳嗽变异性哮喘、上气道咳嗽综合征和呼吸道感染后咳嗽、胃食管反流性咳嗽等。
（3）儿童慢性咳嗽的辨证除了八纲辨证及脏腑辨证外，还强调辨证与辨病相结合。
2. 中医辨证论治
风伏肺络——疏风通窍，宣肺止咳——三拗汤合苍耳子散加减。
痰湿蕴肺——燥湿化痰，肃肺止咳——二陈汤合三子养亲汤加减。
痰热郁肺——清肺化痰，肃肺止咳——清气化痰汤加减。
肝火犯肺——清肝泻肺，化痰止咳——黛蛤散合泻白散加减。
肺脾气虚——健脾补肺，培土生金——异功散合玉屏风散加减。
阴虚肺燥——养阴清热，润肺止咳——沙参麦冬汤加减。

二、腹痛

1. 中医病因病机　小儿脾胃薄弱，经脉未盛，易为各种病邪所干扰。六腑以通降为顺，经脉以流通为畅，感受寒邪、乳食积滞、脾胃虚寒、情志刺激、外伤，皆可使气滞于脾胃肠腑，经脉失调，凝滞不通则腹痛。
2. 中医辨证论治
腹部中寒——温中散寒，理气止痛——养脏汤加减。
乳食积滞——消食导滞，行气止痛——香砂平胃散加减。
胃肠结热——通腑泄热，行气止痛——大承气汤加减。
脾胃虚寒——温中理脾，缓急止痛——小建中汤合理中丸加减（2006）。
气滞血瘀——活血化瘀，行气止痛——少府逐瘀汤加减。

三、厌食

1. 中医病因病机　病因多为喂养不当，他病伤脾，先天不足，情志失调。病机关键为脾失健运，纳化不和；病位主要在脾、胃。
2. 中医辨证论治
脾失健运——调和脾胃，运脾开胃——不换金正气散加减（2006）。
脾胃气虚——健脾益气，佐以助运——异功散加味。
脾胃阴虚（2013）——滋脾养胃，佐以助运——养胃增液汤加减。
3. 其他疗法　①针灸疗法：体针、耳穴。②推拿疗法。③中药外治法。④中成药

四、积滞

1. 病因病机　积滞是因乳食不节，伤及脾胃，致脾胃运化功能失调，或脾胃虚弱，腐熟运化不及，乳食停滞不化。其病位在脾胃，基本病理机制为乳食停聚中焦，积而不化，气滞不行。

2. 辨病思路

（1）临诊时应详细询问患儿食欲好坏、腹胀时间、大便情况，并应询问喂养方式、喂养情况。

（2）应注意临床症状特点以明确原发疾病，血常规、血培养、血生化、神经系统检查等有利于诊断相关疾病。

3. 辨证论治

乳食内积（2013）——消乳化食，和中导滞——乳积者，消乳丸加减；食积者，保和丸加减。

脾虚夹积——健脾助运，消食化滞——健脾丸加减（2006，2008，2016）。

五、便秘

1. 中医病因病机

（1）常见病因：饮食因素、情志因素、燥热内结、气血亏虚等。

（2）主要病位：大肠。

（3）病机关键：大肠传导失常。

2. 中医辨证论治

（1）辨证思路：①辨虚实。②辨寒热。

（2）治疗原则：以润肠通便为基本法则。常用消食导滞、清腑泄热、疏肝理气、益气养血之法。

（3）分证论治

乳食积滞——消积导滞，清热和中——枳实导滞丸加减。

燥热内结——清热导滞，润肠通便——麻子仁丸加减。

气机郁滞——疏肝理气，导滞通便——六磨汤加减。

气血亏虚——补气养血，润肠通便——黄芪汤合润肠丸加减。

六、尿血

1. 中医病因病机

（1）病因：感受外邪、饮食所伤、禀赋不足、脏腑虚损。

（2）病位：肾与膀胱。

（3）病机：热伤血络，或气不摄血，导致血溢脉外，随尿排出。

2. 辨病思路　先确定是否为真性血尿，若为真性血尿，应注意鉴别血尿的来源，注意区别肾小球性血尿和非肾小球性血尿。

3. 中医辨证论治

（1）辨证要点：以八纲辨证为主，结合脏腑辨证，其中辨别虚实甚为关键。

（2）治疗原则：治疗上实证尿血以祛邪为主，在疏风散邪、清热利湿的基础上，佐以凉血止血；虚证尿血则以扶正为要，在补中益气、滋阴清热的基础上，配以凉血、固涩之法。

（3）证治分类

风热伤络——疏风散邪，清热凉血——连翘败毒散加减。

下焦湿热——清热利湿，凉血止血——小蓟饮子加减。

脾不摄血——补中健脾，益气摄血——归脾汤加减。

脾肾两虚——健脾固肾——济生肾气丸加减。

阴虚火旺——滋阴清热，凉血止血——知柏地黄丸加减。

七、急惊风

1. 中医病因病机　急惊风的产生主要是由于小儿感受时邪，化热化火，内陷心包，引动肝风，则惊风发作。其病变部位主要在心、肝二经，疾病性质以实为主。

2. 临床表现与诊断要点　①多见于 3 岁以下，5 岁以上则逐渐减少。有接触疫疠之邪，或暴受惊恐史。②有明显的原发疾病，如感冒、肺炎喘嗽、疫毒痢、流行性腮腺炎、流行性乙型脑炎等。③以四肢抽搐，颈项强直，角弓反张，神志昏迷为主要临床表现。④中枢神经系统感染者，神经系统检查病理反射阳性。⑤通过血常规、血培养、脑脊液、脑 CT 或 MRI、大便常规、大便培养等检查，可协助诊断原发疾病。

3. 四证八候　四证——痰、热、惊、风。八候——搐、搦、颤、掣、反、引、窜、视。

4. 中医辨证论治

感受风邪——疏风清热，息风定惊——银翘散加减。

温热疫毒，邪陷心肝——平肝息风，清心开窍——羚角钩藤汤合紫雪丹加减。

温热疫毒，气营两燔——清气凉营，息风开窍——清瘟败毒饮加减。

湿热疫毒——清热化湿，解毒息风——黄连解毒汤加减。

暴受惊恐——镇惊安神，平肝息风——琥珀抱龙丸加减。

5. 急救处理

（1）一般处理：①体位：抽搐发作时，切勿强力牵拉，以免扭伤筋骨。将患儿平放于床上，头侧位，并用纱布包裹压舌板，置于上、下牙齿之间，以防咬伤舌体。②保持呼吸道通畅。③密切观察患儿生命体征。④维持营养及体液的平衡。

（2）抗惊厥药物：首选地西泮（2014）；苯巴比妥效果好，维持时间长，副作用少；苯妥英钠一般在地西泮、苯巴比妥无效时使用。

（3）病因治疗：控制高热——物理降温；降低颅压——脱水治疗。

八、遗尿

1. 中医病因病机　遗尿主要是膀胱不能约束所致。造成膀胱失约的原因主要有下元虚寒、肺脾气虚、心肾失交、肝经湿热。

2. 中医辨证论治（2014）

下元虚寒——温补肾阳，固涩止遗——菟丝子散加减（2016）。

肺脾气虚——补肺健脾，固涩止遗——补中益气汤合缩泉丸加减。

心肾失交——清心滋肾，安神固脬——交泰丸合导赤散加减。

肝经湿热——清热利湿，缓急止遗——龙胆泻肝汤加减。

九、汗证

1. 中医病因病机　肺卫不固、营卫失调、气阴亏虚、湿热迫蒸。

2. 临床表现与诊断　小儿在安静状态下，正常环境中，全身或局部出汗过多，甚则大汗淋漓，尤以头颈、胸背部明显。寐则汗出，醒时汗止者称为盗汗；不分寤寐而汗出过多者称为自汗。

3. 鉴别诊断　排除因环境、活动等客观因素及风湿热、结核病等疾病引起的出汗。

4. 中医辨证论治

肺卫不固——益气固表——玉屏风散合牡蛎散加减。

营卫失调——调和营卫——黄芪桂枝五物汤加减。

气阴亏虚——益气养阴——生脉散加味。

湿热迫蒸——清热泻脾——泻黄散加减。

第十篇　针　灸　学

第一单元　经络系统

☆ 重点提示

本单元的内容很重要，对于后面的学习有提纲挈领的作用，首先要重点掌握十二经脉的走向和交接规律，此部分为考试的必考内容，也是基础内容中最容易丢分的地方。其次把握奇经八脉的名称和任督脉的作用。最后要熟记十五络脉的分布特点。其余了解即可。

━━━━━ 考点集合 ━━━━━

一、十二经脉

1. 十二经脉的名称

	阴经（属脏）	阳经（属腑）
手	太阴肺经 厥阴心包经 少阴心经	阳明大肠经 少阳三焦经 太阳小肠经
足	太阴脾经 厥阴肝经 少阴肾经	阳明胃经 少阳胆经 太阳膀胱经

2. 十二经脉的分布　凡属六脏（五脏加心包）的经脉称"阴经"，它们从六脏发出后，多循行于四肢内侧及胸腹部，上肢内侧者为手三阴经，下肢内侧者为足三阴经。凡属六腑的经脉标为"阳经"，它们从六腑发出后，多循行于四肢外侧面及头面、躯干部，上肢外侧者为手三阳经，下肢外侧者为足三阳经。十二经脉在头身四肢的分布规律是：手足三阳经为"阳明"在前，"少阳"在中（侧），"太阳"在后；手足三阴经为"太阴"在前，"厥阴"在中，"少阴"在后。

3. 十二经脉属络表里关系

手	阴经	太阴肺经 （外侧）	厥阴心包经 （中间）	少阴心经 （内侧）	表里相对
	阳经	阳明大肠经	少阳三焦经	太阳小肠经	
足	阳经	阳明胃经 （前侧）	少阳胆经 （外侧）	太阳膀胱经 （后侧）	表里相对
	阴经	太阴脾经	厥阴肝经	少阴肾经	

4. 十二经脉循行走向与交接规律

十二经脉的走向规律为："手之三阴从胸走手，手之三阳从手走头，足之三阳从头走足，足之三阴从足走腹"（2006，2014）。

十二经脉的循行交接规律为：相表里的阴经与阳经在手足端交接；同名的阳经与阳经在头面部交接；相互衔接的阴经与阴经在胸中交接（2020）。

十二经脉的流注次序为：起于肺经→大肠经→胃经→脾经→心经→小肠经→膀胱经→肾经→心包经→三焦经→胆经→肝经，最后又回到肺经（2014）。周而复始，环流不息。

二、奇经八脉

1. 奇经八脉的名称　奇经八脉是任、督、冲、带、阴维、阳维、阴跷、阳跷脉的总称。

2. 奇经八脉的功能

任脉为诸条阴经交会之脉，故称"阴脉之海"（2008），具有调节全身阴经经气的作用。

督脉称"阳脉之海"（2008，2011），诸阳经均与其交会，具有调节全身阳经经气的作用。

冲脉为"十二经之海""血海"，十二经脉均与其交会，具有涵蓄十二经气血的作用（2006）。

带脉约束诸经。阴维脉、阳维脉分别调节六阴经和六阳经的经气，以维持阴阳协调和平衡。阴跷、阳跷脉共同调节肢体运动和眼睑的开合功能。

三、十五络脉

十五络脉的分布特点：十二经脉的别络均从本经四肢肘膝关节以下的络穴分出，走向其相表里的经脉，即阴经别络于阳经，阳经别络于阴经。任脉、督脉的别络及脾之大络主要分布在头身部。任脉的别络从鸠尾分出后散布于腹部；督脉的别络从长强分出后散布于头，左右别走足太阳经；脾之大络从大包分出后散布于胸胁（2006）。

四、十二经筋

十二经筋的分布特点：循行分布均起始于四肢末端，结聚于关节骨骼部，走向躯干头面。十二经筋行于体表，不入内脏，有刚筋、柔筋之分。刚（阳）筋分布于项背和四肢外侧，以手足阳经经筋为主；柔（阴）经分布于胸腹和四肢内侧，以手足阴经经筋为主。足三阳经筋起于足趾，循股外上行结于𬱟（面）；足三阴经筋起于足趾，循股内上行结于阴器（腹）；手三阳经筋起于手指，循臑外上行结于角（头）；手三阴经筋起于手指，循臑内上行结于贲（胸）。

第二单元　腧穴的分类

重点提示

本单元较为简单，虽然简单，还是要稍微花些时间去看，掌握什么是经穴、奇穴和阿是穴，及其主要特点，灵活区分各自的特点。

────── 考点集合 ──────

十四经穴、奇穴、阿是穴

（1）十四经穴：是指具有固定的名称和位置，且归属于十二经和任脉、督脉的腧穴。

（2）奇穴：是指既有一定的名称，又有明确的位置，但尚未归入或不便归入十四经系统的腧穴。这类腧穴的主治范围比较单一，多数对某些病证有特殊疗效，又称"经外奇穴"。

（3）阿是穴：是指既无固定名称，亦无固定位置，而是以压痛点或其他反应点作为针灸施术部位的一类腧穴。又称"天应穴""不定穴"等。

第三单元　腧穴的主治特点和规律

重点提示

本单元相对较为简单，要掌握的东西也不多，重点掌握主治特点的分类及其内容，还有分经主治规律的特点。

━━━━━━ 考点集合 ━━━━━━

一、主治特点

1. 近治作用　是一切腧穴主治作用所具有的共同特点。如所有腧穴均能治疗该穴所在部位及邻近组织、器官的局部病证。

2. 远治作用　是十四经腧穴主治作用的基本规律。在十四经穴中，尤其是十二经脉在四肢肘膝关节以下的腧穴，不仅能治疗局部病证，还可治疗本经循行所及的远隔部位组织器官脏腑的病证，有的甚至可影响全身的功能。

3. 特殊作用　指某些腧穴所具有的双重性良性调整作用和相对特异性而言。如"天枢"既可治泄泻，又可治便秘；"内关"在心动过速时可减慢心率；心动过缓时，又可提高心率。

二、主治规律

分经主治规律：是指某一经脉所属的经穴均可治疗该经循行部位及相应脏腑的病证。

手三阴经分经主治规律表

经名	本经主治	二经相同主治	三经相同主治
手太阴经	肺、喉病		
手厥阴经	心、胃病	神志病	胸部病
手少阴经	心病		

手三阳经分经主治规律表

经名	本经主治	二经相同主治	三经相同主治
手阳明经	前头、鼻、口、齿病		
手少阳经	侧头、胁肋病	目病、耳病	目病、咽喉病、热病（2013）
手太阳经	后头、肩胛病、神志病		

经名	本经主治	二经相同主治	三经相同主治
足阳明经	前头、口齿、咽喉病、胃肠病		
足少阳经	侧头、耳、项、胁肋病、胆病	眼病	神志病、热病（2013，2016）
足太阳经	后头、项、背腰病、肛肠病		

足三阴经分经主治规律表

经名	本经主治	二经相同主治	三经相同主治
足太阴经	脾胃病		
足厥阴经	肝病	前阴病	腹部病、妇科病
足少阴经	肾病、肺病、咽喉病		

任脉、督脉分经主治规律表

经名	本经主治	二经相同主治
任脉	中风脱证、虚寒、下焦病	神志病、脏腑病、妇科病
督脉	中风、昏迷、热病、头面部病	

第四单元 特 定 穴

重 点 提 示

本单元内容以熟悉了解为主，考点内容基本都会在其他单元中用到。重点掌握五输穴的临床应用以及八脉交会穴的内容，其余内容通读了解。

━━━━ 考 点 集 合 ━━━━

特定穴分为"五输穴""原穴""络穴""郄穴""下合穴""俞穴""募穴""八会穴""八脉交会穴"和"交会穴"10类。

1. 五输穴　十二经脉分布在肘膝关节以下的井、荥、输、经、合五个（类）腧穴，总称为五输穴。临床上如井穴可用于急救，<u>荥穴可用于治疗热病，输穴可用于治疗关节痛，经穴可用于治疗喘咳，合穴可用于治疗六腑病证等</u>。另外，五输穴又配属五行，《难经·六十四难》指出"阴井木，阳井金；阴荥火，阳荥水；阴俞土，阳俞木；阴经金，阳经火；阴合水，阳合土"，均依五行相生规律而来。

2. 原穴　<u>原穴是脏腑元气输注、经过和留止于十二经脉四肢部的腧穴，又称为"十二原"</u>（2006）。十二原穴多分布于腕踝关节附近。阴经五脏之原穴，即是五输穴中的输穴，即所谓<u>"阴经以输为原"，"应经之输并于原"</u>，阳经之原穴则位于五输穴中的输穴之后。

3. 络穴　络脉在由经脉分出的部位各有一腧穴，称为络穴，共十五个络穴。十二经脉各有一络穴，均分布在肘膝关节以下本经络脉分出部，任脉之络穴在上腹剑突下，督脉之络穴在尾骨尖下，脾之大络大包穴在腋中线直下第六肋间隙。其主治病证单用可治本经脉、本络脉病，与原穴相配可治表里两经病、表里脏腑病（2021）。

4. 郄穴　经脉气血深聚之处的腧穴，称为郄穴。大部分在四肢肘膝以下的本经上（只有梁丘在膝上）。郄穴多用来治疗本经循行部及所属脏腑的急性病证（2014，2016）。阴经郄穴多用治疗血证，阳经郄穴多用治疗急性痛证。另外，诊断经脉病、脏腑病，循按可在相关郄穴找到反应点。

5. 下合穴　六腑之气下合于足三阳经的六个腧穴，称为下合穴，又称"六腑下合穴"。其中，胃、胆、膀胱的下合穴位于本经，大肠、小肠的下合穴都位于胃经，三焦的下合穴位于膀胱经。下合穴主要用来治疗相应的腑病。

6. 背俞穴　五脏六腑之气输注于背腰部的腧穴，称为背俞穴，又称"俞穴"。都分布在背腰部膀胱经第一侧线上，各脏腑的背俞穴与相应的脏腑位置基本相对应而上、下排列。背俞穴不但可以诊断并治疗与其相应的脏腑病证，也可以治疗与脏腑相关的五官九窍、皮肉筋骨等病证。脏病多用背俞穴治疗。

7. 募穴　脏腑经气结聚于胸腹部的腧穴，称为募穴，六脏六腑共有十二募穴。若六腑有病，相应的募穴会有反应，可诊断六腑有疾。同时，募穴在临床上可用于治腑病（2006）。

8. 八会穴　脏、腑、气、血、筋、脉、骨、髓八者精气会聚的腧穴，称为八会穴。八会穴与其所属的八种脏器组织的生理功能有着密切关系，因此凡与此八者有关的病证均可选用相关的八会穴来治疗。

9. 八脉交会穴　奇经八脉与十二正经脉气相通的八个腧穴，称为八脉交会穴。均分布在腕踝关节上下。由于奇经与正经的经气以八穴相会通，所以此八穴既能治奇经病，又能治正经病（2006）。

10. 交会穴　是两经或数经相交会的腧穴，多分布于头面、躯干部。

第五单元　腧穴的定位方法

☆ 重点提示

本单元内容烦琐，特别是骨度分寸定位法是必须熟记的，是每年考试的必考内容。另外，还要了解体表解剖标志定位法和手指同身寸取穴法。

━━━━━━━━━━ 考点集合 ━━━━━━━━━━

1. 骨度分寸定位法　它是将人体的各个部位分别规定其折算长度，作为量取腧穴的标准。如前后发际间为12寸，两乳间为8寸，胸骨体下缘至脐中为8寸，脐中至耻骨联合上缘为5寸，肩胛骨内缘至背正中线为3寸，腋前（后）横纹至肘横纹为9寸，肘横纹至腕横纹为12寸，股骨大转子至膝中为19寸，腘横纹至外踝尖为16寸，胫骨内侧髁下缘至内踝尖为13寸，内踝尖至足底为3寸（2006，2010，2013，2016，2020，2021）。

2. 体表解剖标志定位法

（1）固定标志：指不受人体活动影响而固定不移的标志。如五官、毛发、指（趾）甲、乳头、肚脐及各种骨节突起和凹陷部。这些自然标志固定不移，有利于腧穴的定位，如两眉之间取"印堂"，两乳之间取"膻中"等。

（2）动作标志：指必须采取相应的动作才能出现的标志。如张口于耳屏前方凹陷处取"听宫"；握拳于手掌横纹头取"后溪"等。

3. 手指同身寸取穴法

（1）中指同身寸：是以患者的中指中节屈曲时内侧两端横纹头之间作为1寸。

（2）拇指同身寸：是以患者拇指指关节的宽度作为1寸。

（3）横指同身寸：又名"一夫法"，是令患者将食指、中指、无名指和小指并拢，以中指中节横纹处为准，四指测量为3寸。

第六单元　手太阴肺经、腧穴

☆ 重点提示

本单元虽然穴位较少，但是都为临床常用穴，所以考试出题的可能性比较大，对于这5个穴位的定位和主治要点，都应熟记。另外，经脉循行虽然在中医基础理论及针灸学总论里都有提及，这里还是要强调一下其重要性，虽然内容较为基础，但万万不能忽略，此部分考题很频繁，每个单元都应注意。

━━━━━ 考点集合 ━━━━━

1. 经脉循行　起于中焦，向下联络大肠，回绕胃口，过膈属于肺脏，从肺系（肺与喉咙相联系的部位）横行出来，沿上臂内侧下行，行于手少阴经和手厥阴经的前面，经肘窝入寸口，沿鱼际边缘，出拇指内侧端（少商）。手腕后方支脉，从列缺处分出，走向食指内侧端，与手阳明大肠经相接。

2. 主治概要　主治胸、肺、咽喉部与肺脏有关及经脉循行部位的其他病证。

3. 常用腧穴

（1）尺泽　合穴

【定位】在肘区，肘横纹上，肱二头肌腱桡侧缘凹陷中（2000，2016）。

【主治】①咳嗽、气喘、咯血、咽喉肿痛等肺系实热性病证；②肘臂挛痛；③急性吐泻、中暑、小儿惊风等急症。

【操作】直刺0.8~1.2寸，或点刺出血。

（2）列缺　络穴；八脉交会穴（通任脉）

【定位】在前臂，腕掌侧远端横纹上1.5寸，拇短伸肌腱和拇长展肌腱之间，拇长展肌腱沟的凹陷中。简便取穴法：两手虎口自然平直交叉，一手食指按在另一手桡骨茎突上，指尖下凹陷中是穴。

【主治】①咳嗽、气喘、咽喉肿痛等肺系病证；②头痛、齿痛、项强、口歪等头面部疾患；③手腕痛。

【操作】向肘部斜刺0.5~0.8寸。

（3）太渊　输穴；原穴；八会穴之脉会

【定位】在腕前区，桡骨茎突与手舟骨之间，拇长展肌腱尺侧凹陷中。

【主治】①咳嗽、气喘、咽痛、胸痛等肺系疾患；②无脉症（2010，2020）；③腕臂痛。

【操作】避开桡动脉，直刺0.3~0.5寸。

（4）鱼际　荥穴

【定位】在手外侧，第1掌骨桡侧中点赤白肉际处。

【主治】①咳嗽、咯血、咽干、咽喉肿痛、失音等肺系热性病证；②掌中热；③小儿疳积（2013）。

【操作】直刺0.5~0.8寸。

（5）少商　井穴

【定位】在手指，拇指末节桡侧，指甲根角侧上方0.1寸。

【主治】①咽喉肿痛、鼻衄等肺系实热证（2011）；②高热，昏迷，癫狂；③指肿，麻木。

【操作】浅刺0.1寸，或点刺出血。

第七单元　手阳明大肠经、腧穴

☆ 重点提示

本单元重点穴位不多，像合谷、曲池、手三里这样的常用穴位应重点记忆。其他穴位也应熟悉了解。

━━━━━━━━ 考点集合 ━━━━━━━━

1. 经脉循行　起于食指末端（商阳），沿食指内（桡）侧向上，通过1、2掌骨之间（合谷）向上进入两筋（拇长伸肌腱与拇短伸肌腱）之间的凹陷处，沿前臂前方，并肘部外侧，再沿上臂外侧前缘，上走肩端（肩髃），沿肩峰前缘向上出于颈椎（大椎），再向下入缺盆（锁骨上窝）部，联络肺脏，通过横膈，属于大肠。

2. 主治概要　主治头面病、五官病、肠胃病、皮肤病、神志病、热病及经脉循行部位的其他病证（2015）。

3. 常用腧穴

（1）商阳　井穴

【定位】在手指，食指末节桡侧，指甲根角侧上方0.1寸。

【主治】①齿痛、咽喉肿痛等五官疾患；②热病、昏迷等热证、急症；③手指麻木。

【操作】浅刺0.1寸，或点刺出血。

（2）合谷　原穴

【定位】在手背，第2掌骨桡侧的中点处。

【主治】①头痛、目赤肿痛、鼻衄、齿痛、口眼歪斜、耳聋等头面五官诸疾；②发热恶寒等外感病证；③热病；④经闭、滞产等妇产科病证；⑤上肢疼痛、不遂；⑥无汗或多汗；⑦皮肤瘙痒、荨麻疹等皮肤科病证；⑧小儿惊风，痉证；⑨腹痛、痢疾、便秘等肠腑病证（2020）；⑩牙拔除术、甲状腺手术等口面五官及颈部手术针麻常用穴。

【操作】直刺0.5～1.0寸。孕妇不宜针灸。

（3）手三里（2011）

【定位】在前臂，肘横纹下2寸处，当阳溪与曲池连线上。

【主治】①齿痛颊肿；②肩臂痛麻、上肢不遂；③腹痛、腹泻。

【操作】直刺0.8～1.2寸。

（4）曲池（2014）　合穴

【定位】在肘区，在尺泽与肱骨外上髁连线中点处。

【主治】①手臂痹痛、上肢不遂等上肢病证；②热病；③眩晕；④腹痛、吐泻等肠胃病证；⑤咽喉肿痛、齿痛、目赤肿痛等五官热性病证；⑥瘾疹、湿疹、瘰疬等皮外科疾患；⑦癫狂。

【操作】直刺1.0～1.5寸。

（5）肩髃（2016）

【定位】在三角肌区，肩峰外侧缘前端与肱骨大结节两骨间凹陷中。

【主治】①肩臂挛痛、上肢不遂等肩、上肢病证；②瘾疹，瘰疬。

【操作】直刺或向下斜刺 0.8~1.5 寸。

(6) 迎香

【定位】在面部，鼻翼外缘中点旁，鼻唇沟中。

【主治】①鼻塞、鼽衄等鼻病；②口歪、面痒等面部病证；③<u>胆道蛔虫症（2013）</u>。

【操作】略向内上方斜刺或平刺 0.3~0.5 寸。

第八单元　足阳明胃经、腧穴

☆ 重点提示

　　本单元穴位较多，应熟记几个常用穴的定位及主治，例如地仓、颊车、足三里、丰隆、内庭等。临床较为常用的穴位，在考试之中必然也是常考的穴位。虽然本经主治肠胃疾病，但是地仓、颊车等穴位对于中风引起的口部疾病也有很好的疗效。

考点集合

　　1. 经脉循行　起于鼻翼两侧（迎香），上行到鼻根部与足太阳经交会，向下沿鼻外侧进入上齿龈内，回出环绕口唇，向下交会于颏唇沟承浆处，再向后沿口腮后下方，出于下颌大迎处，沿下颌角颊车，上行耳前，经上关，沿发际，到达前额（前庭）。

　　2. 主治概要　<u>主治胃肠病、头面五官病、神志病、热病及经脉循行部位的其他病证（2006，2014）</u>。

　　3. 常用腧穴

　　(1) 地仓

【定位】在面部，口角旁约 0.4 寸（指寸）。

【主治】<u>口歪，流涎，面痛</u>。

【操作】斜刺或平刺 0.3~0.8 寸，可向颊车穴透刺。

　　(2) 颊车

【定位】在面部，下颌角前上方一横指（中指）。

【主治】齿痛、牙关不利、颊肿、口歪等局部病证。

【操作】直刺 0.3~0.5 寸，或向颊车穴透刺 1.5~2 寸。

　　(3) 下关

【定位】在面部，颧弓下缘中央与下颌切迹之间凹陷中。

【主治】①牙关不利、面痛、齿痛、口歪等面口病证；②<u>耳聋、耳鸣、聤耳等耳疾</u>。

【操作】直刺 0.5~1 寸。

　　(4) <u>天枢（2016）</u>　大肠之募穴

【定位】在腹部，横平脐中，前正中线旁开 2 寸。

【主治】①腹痛、腹胀、便秘、腹泻、痢疾等胃肠病证；②月经不调、痛经等妇科疾患。

【操作】直刺 1~1.5 寸。

　　(5) 归来

【定位】在下腹部，脐中下 4 寸，前正中线旁开 2 寸。

【主治】①小腹痛，疝气；②月经不调、带下、阴挺、闭经等妇科病证。

【操作】直刺 1~1.5 寸。

（6）足三里　合穴；胃之下合穴

【定位】在小腿外侧，犊鼻下3寸，犊鼻与解溪连线上。

【主治】①胃痛、呕吐、噎膈、腹胀、腹泻、痢疾、便秘等胃肠病证；②下肢痿痹；③不寐、癫狂等神志病；④乳痈；⑤气喘，痰多；⑥虚劳诸证，为强壮保健要穴（2003，2004，2006）。

【操作】直刺1~2寸。

（7）上巨虚　大肠之下合穴

【定位】在小腿外侧，犊鼻下6寸，犊鼻与解溪连线上。

【主治】①肠鸣、腹痛、腹泻、便秘、肠痈等胃肠病证；②下肢痿痹（2004）。

【操作】直刺1~2寸。

（8）条口

【定位】在小腿外侧，犊鼻下8寸，犊鼻与解溪连线上。

【主治】①下肢痿痹、跗肿、转筋等下肢病证；②肩臂痛；③脘腹疼痛。

【操作】直刺1~1.5寸。

（9）丰隆　络穴

【定位】在小腿外侧，外踝尖上8寸，胫骨前肌外缘。

【主治】①头痛、眩晕、癫狂；②咳嗽、痰多等痰饮病证；③下肢痿痹；④腹胀，便秘（2000，2003）。

【操作】直刺1~1.5寸。

（10）内庭　荥穴

【定位】在足背，第2、3趾间，趾蹼缘后方赤白肉际处（2010）。

【主治】①齿痛、咽喉肿痛、鼻衄等五官热性病证；②热病；③胃病吐酸、腹泻、痢疾、便秘等肠胃病证；④足背肿痛，跖趾关节痛（2002，2003）。

【操作】直刺或斜刺0.5~0.8寸，可灸。

第九单元　足太阴脾经、腧穴

☆ 重点提示

本单元需要我们掌握脾经的循行及主治病证。大纲要求的穴位不多，但都应熟悉了解。特别是三阴交和阴陵泉我们必须熟记。另外，血海也是临床常用穴。

————— 考点集合 —————

1. 经脉循行　起于足大趾末端（隐白），沿着大趾内侧赤白肉际，经第一跖趾关节向上行至内踝前，上行腿肚，交出足厥阴经的前面，经膝股部内侧前缘，进入腹部，属脾络胃，过膈上行，夹咽旁系舌根，散舌下（2011）。

2. 主治概要　主治脾胃病，妇科病，前阴病及经脉循行部位的其他病证。

3. 常用腧穴

（1）隐白　井穴

【定位】在足趾，大趾末节内侧，趾甲根角侧后方0.1寸（指寸）。

【主治】①月经过多、崩漏等妇科病；②便血、尿血等出血证；③癫狂，多梦；④惊风；⑤腹满，暴泄。

【操作】浅刺0.1寸。

（2）公孙　络穴；八脉交会穴（通冲脉）

【定位】在跖区，第1跖骨基底部的前下方赤白肉际处。

【主治】①胃痛、呕吐、腹痛、腹泻、痢疾等脾胃肠腑病证；②心烦失眠、狂证等神志病证；③逆气里急、气上冲心（奔豚气）等冲脉病证。

【操作】直刺0.6~1.2寸。

（3）三阴交

【定位】在小腿内侧，内踝尖上3寸，胫骨内侧缘后际（2016）。

【主治】①肠鸣腹胀、腹泻等脾胃病证；②月经不调、带下、阴挺、不孕、滞产等妇产科病证；③遗精、阳痿、遗尿等生殖泌尿系统疾患；④心悸，失眠，眩晕；⑤下肢痿痹；⑥阴虚诸证；⑦湿疹，荨麻疹（2003，2014）。

【操作】直刺1~1.5寸；孕妇禁针。

（4）阴陵泉　合穴

【定位】在小腿内侧，胫骨内侧髁下缘与胫骨内侧缘之间的凹陷中。

【主治】①腹胀、腹泻、水肿、黄疸等脾湿证；②小便不利、遗尿、尿失禁等泌尿系统疾患；③膝痛、下肢痿痹等下肢病证；④阴部痛、痛经、带下、遗精等妇科、男科病证。

【操作】直刺1~2寸。

（5）血海

【定位】在股前区，髌底内侧端上2寸，股内侧肌隆起处。简便取穴法：患者屈膝，医者以左手掌心按于患者右膝髌骨上缘，第2~5指向上伸直，拇指约呈45°斜置，拇指尖下是穴。

【主治】①月经不调、痛经、经闭等妇科病；②瘾疹、湿疹、丹毒等血热性皮外科病；③膝股内侧痛。

【操作】直刺1~1.5寸。

第十单元　手少阴心经、腧穴

☆ 重点提示

本单元穴位较少，主要的几个穴位在考试中也较少涉及，但是复习的时候不可忽略，时间紧张的考生可以将手少阴心经的主治要点熟加记忆，通里、神门这两个穴位也应多留意一下。

考点集合

1. 经脉循行　起于心中，出属心系（心与其他脏器相连系的部位），过膈，联络小肠。

2. 主治概要　主治心、神志病及经脉循行部位的其他病证。

3. 常用腧穴

（1）少海　合穴

【定位】在肘前区，横平肘横纹，肱骨内上髁前缘（2005）。

【主治】①心痛、癫症等心病、神志病；②肘臂挛痛，臂麻手颤；③头项痛，腋胁部痛；④瘰疬。

【操作】直刺0.5~1寸。

（2）通里　络穴

【定位】在前臂前区，腕掌侧远端横纹上1寸，尺侧腕屈肌腱的桡侧缘。

【主治】①心悸、怔忡等心病；②舌强不语，暴喑；③腕臂痛。

【操作】直刺0.5~1寸。

（3）阴郄　郄穴

【定位】在前臂前区，腕掌侧远端横纹上0.5寸，尺侧腕屈肌腱的桡侧缘。

【主治】①心痛、惊悸等心病；②骨蒸盗汗；③吐血，衄血。

【操作】直刺0.3～0.5寸。

（4）神门　输穴；原穴

【定位】在腕前区，腕掌侧远端横纹尺侧端，尺侧腕屈肌腱的桡侧缘。

【主治】①心痛、心烦、惊悸、怔忡、健忘、失眠、痴呆、癫狂痫等心与神志病证；②高血压；③胸胁痛。

【操作】直刺0.3～0.5寸。

（5）少冲　井穴

【定位】在手指，小指末节桡侧，指甲根角侧上方0.1寸（指寸）。

【主治】①心悸、心痛、癫狂、昏迷等心与神志病证；②热病。

【操作】浅刺0.1寸，或点刺出血。

第十一单元　手太阳小肠经、腧穴

☆ 重点提示

本单元穴位较少，考试也较少涉及，主要应记住手太阳小肠经的主治要点，少泽、后溪、听宫这3个穴位应多加留意。听宫为治疗耳鸣、耳聋的常用穴。

考点集合

1. 经脉循行　起于手小指外侧端（少泽），沿手背外侧至腕部，直上沿前臂外侧后缘，经尺骨鹰嘴与肱骨内上髁之间，出于肩关节，绕行肩胛部，交于大椎（督脉），向下入缺盆部，联络心脏，沿食管过膈达胃，属于小肠。

2. 主治概要　主治头面五官，热病、神志病及经脉循行部位的其他病证。

3. 常用腧穴

（1）少泽　井穴

【定位】在手指，小指末节尺侧，指甲根角侧上方0.1寸（指寸）。

【主治】①乳痈、乳少等乳疾（2016）；②昏迷、癫狂等神志病；③头痛、目翳、咽喉肿痛等头面五官病证。④肩臂后侧痛、小指麻木疼痛等上肢病证。

【操作】斜刺0.1寸或点刺出血。孕妇慎用。

（2）后溪　输穴；八脉交会穴（通督脉）（2011，2013）

【定位】在手内侧，第5掌指关节尺侧近端赤白肉际凹陷中。

【主治】①头项强痛、腰背痛、手指及肘臂挛痛等痛证；②耳聋，目赤；③癫狂痫；④盗汗，疟疾。

【操作】直刺0.5～1寸。治手指挛痛可透刺合谷穴。

（3）养老　郄穴

【定位】在前臂后区，腕背横纹上1寸，尺骨头桡侧凹陷中。

【主治】①目视不明，头痛，面痛；②肩、背、肘、臂酸痛，急性腰痛等痛证。

【操作】直刺或斜刺0.5～0.8寸。

（4）天宗

【定位】在肩胛区，肩胛冈中点与肩胛骨下角连线上1/3与下2/3交点凹陷中。

【主治】①肩胛疼痛、肩背部损伤等局部病证；②乳痈；③气喘。

【操作】直刺或斜刺 0.5 ~ 1 寸。遇到阻力不可强行进针。

（5）听宫（2016）

【定位】在面部，耳屏正中与下颌骨髁状突之间的凹陷中。

【主治】①耳鸣、耳聋、聤耳等耳疾；②齿痛；③癫狂痫。

【操作】张口，直刺 1 ~ 1.5 寸。

第十二单元　足太阳膀胱经、腧穴

☆ 重点提示

　　足太阳膀胱经是大经脉，共有 67 个穴位。本经腧穴可主治泌尿生殖系统、精神神经系统、呼吸系统、循环系统、消化系统的病证及本经所过部位的病证。例如癫痫、头痛、目疾、鼻病、遗尿、小便不利及下肢后侧部位的疼痛等证。所以考生在学习穴位主治的时候可结合穴位的近治作用联合记忆。主要穴位的定位及主治要点应多花时间加以复习。委中、昆仑这两个穴位应多加留意。

———— 考点集合 ————

　　1. 经脉循行　起于目内眦（2010），上达额部，左右交会于头顶部。分支从头顶部分出，到耳上角部。直行经脉从头顶部向后行至枕骨处，进入颅腔，络脑，再分左右沿肩胛内侧、脊柱两旁，到达腰部，进入脊柱两旁的肌肉，深入体腔，络肾，属膀胱。本经脉一分支从腰部分出，沿脊柱两旁下行，穿过臀部，从大腿后侧外缘下行至腘窝中。另一分支从项分出下行，经肩胛内侧，夹脊下行至髀枢，经大腿后侧至腘窝中与前一支脉会合，然后下行穿过腓肠肌，出走于足外踝后，沿足背外侧缘至小趾外侧端，与足少阴肾经相接。

　　2. 主治概要　本经腧穴主治脏腑病证、神志病、头面五官病（2006，2014），以及本经脉所经过部位的病证。

　　3. 常用腧穴

　　（1）晴明

　　【定位】在面部，目内眦内上方眶内侧壁凹陷中。

　　【主治】①目赤肿痛、流泪、视物不明、目眩、近视、夜盲、色盲等目疾；②急性腰扭伤，坐骨神经痛。

　　【操作】嘱患者闭目，医者左手轻推眼球向外侧固定，右手缓慢进针，紧靠眶缘直刺 0.5 ~ 1 寸。遇到阻力时，不宜强行进针，应改变进针方向或退针。不捻转，不提插（或只轻微地捻转和提插）。出针后按压针孔片刻，以防出血。针具宜细，消毒宜严。禁灸。

　　（2）攒竹

　　【定位】在面部，眉头凹陷中，额切迹处（2014）。

　　【主治】①头痛，眉棱骨痛；②眼睑𥆧动、眼睑下垂、目视不明、流泪、目赤肿痛等眼疾；③呃逆；④急性腰扭伤。

　　【操作】可向眉中或向眼眶内缘平刺或斜刺 0.5 ~ 0.8 寸，或直刺 0.2 ~ 0.3 寸。禁灸。

　　（3）肺俞　肺之背俞穴

　　【定位】在脊柱区，第 3 胸椎棘突下，后正中线旁开 1.5 寸（2014）。

　　【主治】①咳嗽、气喘、咯血等肺疾；②骨蒸潮热、盗汗等阴虚病证；③皮肤瘙痒、瘾疹等皮肤病。

【操作】斜刺 0.5~0.8 寸。热证宜点刺放血。

（4）心俞　心之背俞穴

【定位】在脊柱区，第 5 胸椎棘突下，后正中线旁开 1.5 寸。

【主治】①心痛、惊悸、失眠、健忘、癫痫、盗汗等心与神志病证；②咳嗽、吐血等肺疾；③盗汗，遗精。

【操作】斜刺 0.5~0.8 寸。

（5）膈俞　八会穴之血会

【定位】在脊柱区，第 7 胸椎棘突下，后正中线旁开 1.5 寸。

【主治】①呕吐、呃逆、气喘等上逆之证；②贫血、吐血、便血等血证；③瘾疹、皮肤瘙痒等皮肤病证；④潮热，盗汗。

【操作】斜刺 0.5~0.8 寸。

（6）肝俞　肝之背俞穴

【定位】在脊柱区，第 9 胸椎棘突下，后正中线旁开 1.5 寸（2010）。

【主治】①黄疸、胁痛等肝胆病证；②目赤、目视不明、目眩、夜盲、迎风流泪等目疾；③癫狂痫；④脊背痛。

【操作】斜刺 0.5~0.8 寸。

（7）脾俞（2013）　脾之背俞穴

【定位】在脊柱区，第 11 胸椎棘突下，后正中线旁开 1.5 寸（2011，2019）。

【主治】①腹胀、纳呆、呕吐、腹泻、痢疾、便血、水肿等脾胃肠腑病证；②多食善饥，身体消瘦；③背痛。

【操作】斜刺 0.5~0.8 寸。

（8）肾俞　肾之背俞穴

【定位】在脊柱区，第 2 腰椎棘突下，后正中线旁开 1.5 寸。

【主治】①头晕、耳鸣、耳聋等肾虚病证；②遗尿、遗精、阳痿、早泄、不育等泌尿生殖系疾患；③月经不调、带下、不孕等妇科病证；④腰痛；⑤慢性腹泻。

【操作】直刺 0.5~1 寸。

（9）大肠俞　大肠之背俞穴

【定位】在脊柱区，第 4 腰椎棘突下，后正中线旁开 1.5 寸（2019）。

【主治】①腰腿痛；②腹胀、腹泻、便秘等胃肠病证。

【操作】直刺 0.8~1.2 寸。

（10）次髎

【定位】在骶区，正对第 2 骶后孔中。

【主治】①月经不调、痛经、带下等妇科病证；②小便不利；③遗精、疝气等男科病证；④腰骶痛，下肢痿痹。

【操作】直刺 1~1.5 寸。

（11）委中　合穴；膀胱之下合穴

【定位】在膝后区，腘横纹中点。

【主治】①腰背痛、下肢痿痹等腰及下肢病证；②腹痛、急性吐泻等急症；③小便不利，遗尿；④丹毒，皮肤瘙痒，疔疮。

【操作】直刺 1~1.5 寸，或用三棱针点刺腘静脉出血。针刺不宜过快，过强、过深，以免损伤血管和神经。

（12）承山

【定位】在小腿后区，腓肠肌两肌腹与肌腱交角处。

【主治】①腰腿拘急、疼痛；②痔疾，便秘；③腹痛，疝气。

【操作】直刺 1～2 寸。不宜过强地刺激，以免引起腓肠肌痉挛。

（13）昆仑　经穴

【定位】在踝区，外踝尖与跟腱之间的凹陷中（2010）。

【主治】①后头痛，项强，腰骶疼痛，足踝肿痛；②癫痫；③滞产。

【操作】直刺 0.5～0.8 寸。孕妇禁用，经期慎用。

（14）申脉　八脉交会穴（通阳跷脉）

【定位】在踝区，外踝尖直下，外踝下缘与跟骨之间凹陷中。

【主治】①头痛，眩晕；②癫狂痫、失眠等神志病证；③腰腿酸痛。

【操作】直刺 0.3～0.5 寸。

（15）至阴　井穴

【定位】在足趾，小趾末节外侧，趾甲根角侧后方 0.1 寸（指寸）。

【主治】①胎位不正，滞产；②头痛，目痛，鼻塞，鼻衄。

【操作】浅刺 0.1 寸。胎位不正用灸法。

第十三单元　足少阴肾经、腧穴

☆ 重点提示

　　本单元穴位较少，在复习时应掌握诀窍。肾经的主治肯定为肾部的疾病，所以妇科病、前阴病、肾脏病等，即为肾经腧穴的主治病证。涌泉、照海、太溪这三个穴位应重点记忆。另外，从真题中也可以看出，穴位不仅考查了其主要的主治证候，所以在此提醒考生在复习时重点内容要顾及全面。

―――――**考点集合**―――――

　　1. 经脉循行　起于足小趾之下，斜向足心（涌泉），出于舟骨粗隆下，沿内踝后向上行于腿肚内侧，经股内后缘，通过脊柱（长强）属于肾脏，联络膀胱。

　　2. 主治概要　主治妇科病，前阴病，头面五官病及经脉循行部位的其他病证。

　　3. 常用腧穴

　　（1）涌泉

【定位】在足底部，屈足时足前部凹陷处（2011）。

【主治】①昏厥、中暑、小儿惊风、癫狂痫、头痛、头晕、目眩、失眠等急症及神志病证；②咯血、咽喉肿痛、喉痹、失音等肺系病证；③大便难，小便不利；④奔豚气；⑤足心热。

【操作】直刺 0.5～1.0 寸。针刺时要防止刺伤足底动脉弓。临床常用灸法或药物贴敷。

　　（2）太溪

【定位】在足内侧，内踝后方，当内踝尖与跟腱之间的凹陷处。

【主治】①头痛、目眩、失眠、健忘、遗精、阳痿等肾虚证；②咽喉肿痛、齿痛、耳鸣、耳聋等阴虚性五官病证（2013）；③咳嗽、气喘、咯血、胸痛等肺系疾患；④消渴，小便频数，便秘；⑤月经不调；⑥腰脊痛，下肢厥冷，内踝肿痛。

【操作】直刺 0.5～0.8 寸。

　　（3）照海

【定位】在足内侧，内踝尖下方凹陷处。

【主治】①癫痫、失眠等精神、神志病证；②咽喉干痛、目赤肿痛等五官热性病证；③月经不调、痛经、带下、阴挺、阴痒等妇科病证；④小便频数，癃闭。

【操作】直刺 0.5~0.8 寸。

（4）复溜

【定位】在小腿内侧，太溪直上 2 寸，跟腱的前方。

【主治】①水肿、腹胀、腹泻等胃肠病证；②水肿、汗证（盗汗、无汗或多汗）等津液输布失调病证；③腰脊强痛，下肢痿痹。

【操作】直刺 0.5~1 寸。

第十四单元　手厥阴心包经、腧穴

☆ 重点提示

本单元需要掌握的内容较少，考试涉及的部分也较少，主要还是穴位定位和主治要点的内容。内关为临床的常用穴，其他三个穴位也应稍加留意，可以与心包经的主治联合记忆。

━━━━━━ 考点集合 ━━━━━━

1. 经脉循行　起于胸中，出属心包络，向下通膈，从胸至腹依次联络上、中、下三焦。

2. 主治概要　主治心胸、胃、神志病及经脉循行部位的其他病证（2014，2016）。

3. 常用腧穴

（1）曲泽　合穴

【定位】在肘前区，肘横纹上，肱二头肌腱的尺侧缘凹陷中。

【主治】①心痛、心悸、善惊等心系病证；②胃痛、呕血、呕吐等胃腑热性病证；③热病，中暑；④肘臂挛痛，上肢颤动。

【操作】直刺 1~1.5 寸；或三棱针点刺出血。

（2）郄门（2020）　郄穴

【定位】在前臂前区，腕掌侧远端横纹上 5 寸，掌长肌腱与桡侧腕屈肌腱之间。

【主治】①心痛、心悸、心烦胸痛等心胸病证；②咯血、呕血、衄血等热性出血证；③疔疮；④癫痫。

【操作】直刺 0.5~1 寸。

（3）内关　络穴；八脉交会穴（通阴维脉）

【定位】在前臂前区，腕掌侧远端横纹上 2 寸，掌长肌腱与桡侧腕屈肌腱之间。

【主治】①心痛、胸闷、心动过速或过缓等心系病证；②胃痛、呕吐、呃逆等胃腑病证；③中风，偏瘫，眩晕，偏头痛；④失眠、郁证、癫狂痫等神志病证；⑤肘臂挛痛（2020）。

【操作】直刺 0.5~1 寸。注意穴位深层有正中神经。

（4）劳宫　荥穴

【定位】在掌区，横平第 3 掌指关节近端，第 2、3 掌骨之间偏于第 3 掌骨。简便取穴法：握拳，中指尖下是穴。

【主治】①中风昏迷、中暑等急症；②心痛、烦闷、癫狂痫等心与神志疾患；③口疮，口臭；④鹅掌风。

【操作】直刺 0.3~0.5 寸。为急救要穴之一。

第十五单元　手少阳三焦经、腧穴

☆ 重点提示

本单元内容考试较少涉及，考生在复习时可留在最后复习。记忆时可通过三焦经的主治来推断各个穴位的主治要点。肩髎、翳风、丝竹空可多加留意。

━━ 考点集合 ━━

1. 经脉循行　起于无名指末端（关冲），上行于第4、5掌骨间，沿腕背出于前臂外侧尺桡骨之间，经肘尖沿上臂外侧达肩部，交大椎，再向前入缺盆部，分布于胸中，络心包，过膈，从胸至腹，属于上、中、下三焦。

2. 主治概要　主治头面五官病，热病及经脉循行部位的其他病证。

3. 常用腧穴

（1）中渚　输穴

【定位】在手背，第4、5掌骨间，第4掌指关节近端凹陷中。

【主治】①头痛、耳鸣、耳聋、目赤、喉痹等头面五官病证；②热病，消渴，疟疾；③肩背肘臂酸痛，手指不能屈伸。

【操作】直刺0.3~0.5寸。

（2）外关　络穴；八脉交会穴（通阳维脉）

【定位】在前臂后区，腕背侧远端横纹上2寸，尺骨与桡骨间隙中点。

【主治】①热病；②咽喉肿痛、口歪、齿痛、目赤肿痛、耳鸣、耳聋等头面五官病证；③瘰疬，胁肋痛；④上肢痿痹不遂。

【操作】直刺0.5~1.0寸。

（3）支沟（2013）　经穴

【定位】在前臂后区，腕背侧远端横纹上3寸，尺骨与桡骨间隙中点。

【主治】①便秘；②耳鸣，耳聋，暴喑；③瘰疬；④胁肋疼痛；⑤热病。

【操作】直刺0.8~1.2寸。

（4）肩髎

【定位】在三角肌区，肩峰角与肱骨大结节两骨间凹陷中。

【主治】①肩臂挛痛不遂；②风疹。

【操作】直刺0.8~1.5寸。

（5）翳风

【定位】在颈部，耳垂后方，乳突下端前方凹陷中。

【主治】①耳鸣、耳聋等耳疾；②口歪、牙关紧闭、颊肿等面、口病证；③瘰疬。

【操作】直刺0.5~1.0寸。

（6）丝竹空

【定位】在面部，眉梢凹陷处。

【主治】①癫痫；②头痛、眩晕、目赤肿痛、眼睑𥆤动等头目病证；③齿痛。

【操作】平刺0.3~0.5寸；不灸。

第十六单元　足少阳胆经、腧穴

☆ 重点提示

本单元需要考生掌握胆经的循行分布及几个主要穴位的定位主治，环跳的定位及阳陵泉、风池、悬钟的主治应重点记忆。在记忆穴位的主治时，只需把几个主要的特点记住即可，不需全部牢记。

━━━━━━━━━ 考点集合 ━━━━━━━━━

1. 经脉循行　起于目外眦（瞳子髎）（2011），向上到额角返回下行至耳后，沿颈部向后交会大椎穴，再向前入缺盆部，入胸过膈，联络肝脏，属胆，沿胁肋部，出于腹股沟，经外阴毛际，横行入髋关节（环跳）。

2. 主治概要　主治头面五官病，肝胆病，神志病，热病（2006，2016）及经脉循行部位的其他病证。

3. 常用腧穴

（1）阳白

【定位】在头部，眉上1寸，瞳孔直上。

【主治】①头痛，眩晕；②眼睑𥆧动，眼睑下垂；③目赤肿痛、视物模糊等目疾（2011）。

【操作】平刺0.3~0.5寸。

（2）风池（2020）

【定位】在颈后区，枕骨之下，胸锁乳突肌上端与斜方肌上端之间的凹陷中。

【主治】①头痛、眩晕、失眠、中风、癫痫、耳鸣、耳聋等内风所致的病证（2011）；②感冒、热病、口眼歪斜等外风所致的病证；③目赤肿痛、视物不明、鼻塞、衄、咽痛等五官病证；④颈项强痛。

【操作】向鼻尖方向斜刺0.8~1.2寸。

（3）肩井　手、足少阳经与阳维脉的交会穴

【定位】在肩胛区，第7颈椎棘突与肩峰最外侧点连线的中点。

【主治】①头痛、眩晕、颈项强痛等头项部病证；②肩背疼痛，上肢不遂；③瘰疬；④乳痈、乳少、难产、胞衣不下等妇科病证。

【操作】直刺0.3~0.5寸，切忌深刺、捣刺。孕妇禁用（2020）。

（4）环跳

【定位】在臀区，股骨大转子最凸点与骶管裂孔连线的外1/3与内2/3交点处。

【主治】①腰腿痛、下肢痿痹、半身不遂等腰腿疾患；②风疹。

【操作】直刺2~3寸。

（5）风市

【定位】在股部，直立垂手，掌心贴于大腿时，中指尖所指凹陷中，髂胫束后缘。

【主治】①下肢痿痹、麻木，半身不遂；②遍身瘙痒。

【操作】直刺1~2寸。

（6）阳陵泉　合穴；胆之下合穴；八会穴之筋会

【定位】在小腿外侧，腓骨头前下方凹陷中。

【主治】①黄疸、胁痛、口苦、呕吐、吞酸等肝胆犯胃病证；②膝肿痛，下肢痿痹、麻木；③小儿惊风。④脚气。

【操作】直刺 1~1.5 寸。

（7）悬钟　八会穴之髓会

【定位】在小腿外侧，外踝尖上 3 寸，腓骨前缘。

【主治】①痴呆、中风、半身不遂等髓海不足疾患；②颈项强痛，胸胁满痛，下肢痿痹，脚气（2013）。

【操作】直刺 0.5~0.8 寸。

（8）丘墟　原穴

【定位】在踝区，外踝的前下方，趾长伸肌腱的外侧凹陷中。

【主治】①目赤肿痛、目生翳膜等目疾；②下肢痿痹，颈项痛，腋下肿，胸胁痛，外踝肿痛，足内翻，足下垂；③疟疾。

【操作】直刺 0.5~0.8 寸。

（9）足临泣　输穴；八脉交会穴（通带脉）

【定位】在足背，第 4、5 跖骨底结合部的前方，第 5 趾长伸肌腱外侧凹陷中（2010）。

【主治】①偏头痛、目赤肿痛、胁肋疼痛、足跗疼痛等痛证；②月经不调，乳痈；③瘰疬；④疟疾。

【操作】直刺 0.3~0.5 寸。

第十七单元　足厥阴肝经、腧穴

☆ 重点提示

本单元需要掌握的内容不多，主要掌握肝经的主治病证即可。另外，经脉的循行分布也应注意。

━━━考点集合━━━

1. 经脉循行　起于足大趾上毫毛部（大敦），经内踝前向上至内踝上 8 寸处交出于足太阴经之后，上行沿股内侧，进入阴毛中，绕阴器，上达小腹，夹胃旁，属肝络胆，过膈，分布于胁肋，沿喉咙后面，向上入鼻咽部，连结于"目系"（眼球连系于脑的部位），上出于前额，与督脉会合于巅顶。

2. 主治概要　主治肝胆病、妇科病、前阴病及经脉循行部位的其他病证。

3. 常用腧穴

（1）大敦　井穴

【定位】在足趾，大趾末节外侧，趾甲根角侧后方 0.1 寸（指寸）。

【主治】①疝气，少腹痛；②遗尿、癃闭、五淋、尿血等泌尿系病证；③月经不调、崩漏、阴缩、阴中痛、阴挺等月经病及前阴病证；④癫痫，善寐。

【操作】浅刺 0.1~0.2 寸，或点刺出血。

（2）行间　荥穴

【定位】在足背，第 1、2 趾间，趾蹼缘后方赤白肉际处（2010，2013，2020）。

【主治】①中风、癫痫、头痛、目眩、目赤肿痛、青盲、口㖞等肝经风热病证；②月经不调、痛经、闭经、崩漏、带下等妇科带病证；③阴中痛，疝气；④遗尿、癃闭、五淋等泌尿系病证；⑤胁痛，黄疸。

【操作】直刺 0.5~0.8 寸。

（3）太冲　输穴；原穴

【定位】在足背，第1、2跖骨间，跖骨底结合部前方凹陷中，或触及动脉搏动处（2013，2016）。

【主治】①中风、癫狂痫、小儿惊风、头痛、眩晕、耳鸣、目赤肿痛、口歪、咽痛等肝经风热病证；②月经不调、痛经、经闭、崩漏、带下、难产等妇科病证；③黄疸、胁痛、腹胀、呕逆等肝胃病证；④癃闭，遗尿；⑤下肢痿痹，足跗肿痛。

【操作】直刺0.5~1寸。

（4）期门　肝之募穴

【定位】在胸部，第6肋间隙，前正中线旁开4寸。

【主治】①胸胁胀痛、呕吐、吞酸、呃逆、腹胀、腹泻等肝胃病证；②奔豚气（2017）；③乳痈（2000）。

【操作】斜刺0.5~0.8寸。

第十八单元　督脉、腧穴

重点提示

本单元要求重点熟悉腰阳关、大椎、水沟和百会的主治。督脉的循行分布考试很少涉及，考生了解即可。

考点集合

1. 经脉循行　起于小腹内，下出于会阴部，向后行于脊柱的内部，上达项后风府，进入脑内，上行巅顶，沿前额下行鼻柱。

2. 主治概要　主治脏腑病，神志病，热病，头面五官病及经脉循行部位的其他病证。

3. 常用腧穴

（1）腰阳关

【定位】在脊柱区，第4腰椎棘突下凹陷中，后正中线上。

【主治】①腰骶疼痛，下肢痿痹；②月经不调、赤白带下等妇科病证；③遗精、阳痿等男科病证。

【操作】向上斜刺0.5~1寸。

（2）大椎

【定位】在脊柱区，第7颈椎棘突下凹陷中，后正中线上。

【主治】①热病、疟疾、恶寒发热、咳嗽、气喘等外感病证；②骨蒸潮热；③癫狂痫证、小儿惊风等神志病证；④项强，脊痛；⑤风疹，痤疮。

【操作】直刺0.5~1寸。

（3）哑门

【定位】在颈后区，第2颈椎棘突上际凹陷中，后正中线上。

【主治】①暴暗，舌强不语；②癫狂病、癔症等神志病证；③头痛，颈项强痛。

【操作】伏案正坐位，头微前倾，项肌放松，向下颌方向缓慢刺入0.5~1寸。不可向上斜刺或深刺，以免刺入枕骨大孔，伤及延髓。

（4）百会

【定位】在头部，前发际正中直上5寸。

【主治】①痴呆、中风、失语、瘛疭、失眠、健忘、癫狂痫证、癔症等；②头风、头痛、眩晕、耳鸣等头面病证；③脱肛、阴挺、胃下垂、肾下垂等气失固摄而致的下陷性病证。

【操作】平刺0.5~0.8寸，升阳固脱多用灸法。

（5）水沟（2006）

【定位】在面部，人中沟的上1/3与中1/3交点处。

【主治】①昏迷、晕厥、中风、中暑、休克、呼吸衰竭等急危重症，为急救要穴之一；②癫症、癫狂痫、急慢惊风等神志病证；③鼻塞、鼻衄、面肿、口歪、齿痛、牙关紧闭等面鼻口部病证；④闪挫腰痛；⑤风水面肿（2003）。

【操作】向上斜刺0.3~0.5寸，强刺激；或指甲按掐。

（6）印堂

【定位】在头部，两眉毛内侧端中间的凹陷中。

【主治】①痴呆、痫证、失眠、健忘等神志病证；②头痛，眩晕；③鼻衄，鼻渊；④小儿惊风，产后血晕，子痫。

【操作】平刺0.3~0.5寸，或三棱针点刺出血。

第十九单元　任脉、腧穴

重点提示

本单元考纲要求的几个穴位均为临床常用穴，所以在考试中也较容易出现。在复习时应对每个穴位的定位及典型的主治病证熟悉掌握。另外，需要注意神阙、廉泉、承浆在治疗中风病上的运用。

考点集合

1. 经脉循行　起于小腹内，下出会阴部，向上行于阴毛部，沿腹内向上经前正中线到达咽喉部，再向上环绕口唇，经面部入目眶下。

2. 主治概要　主治脏腑病、妇科病、男科及前阴病、神志病、虚证及经脉循行部位的其他病证。

3. 常用腧穴

（1）中极　膀胱之募穴

【定位】在下腹部，脐中下4寸，前正中线上。

【主治】①遗尿、小便不利、癃闭等泌尿系病证；②遗精、阳痿、不育等男科病证；③月经不调、崩漏、阴挺、阴痒、不孕、产后恶露不止、带下等妇科病证。

【操作】直刺1~1.5寸，应在排尿后针刺，以免伤及深部膀胱。孕妇慎用。

（2）关元　小肠之募穴

【定位】在下腹部，脐中下3寸，前正中线上（2011）。

【主治】①中风脱证、虚劳冷惫、羸瘦无力等元气虚损病证；②腹泻、痢疾、脱肛、便血等肠腑病证；③五淋、尿血、尿闭、尿频等泌尿系病证；④遗精、阳痿、早泄、白浊等男科病；⑤月经不调、痛经、经闭、崩漏、带下、阴挺、恶露不尽、胞衣不下等妇科病证；⑥保健灸常用穴。

【操作】直刺1~1.5寸，应在排尿后针刺，以免伤及深部膀胱。孕妇慎用。

（3）气海　肓之原

【定位】在下腹部，脐中下1.5寸，前正中线上。

【主治】①虚脱、形体羸瘦、脏气衰惫、乏力等气虚病证；②水谷不化、绕脐疼痛、腹泻、痢疾、便秘等肠腑病证；③小便不利、遗尿等泌尿系病证；④遗精、阳痿、疝气；⑤月经不调、痛经、经闭、崩漏、带下、阴挺、产后恶露不止、胞衣不下等妇科病证；⑥保健灸常用穴。

【操作】直刺1~1.5寸，孕妇慎用。

（4）神阙

【定位】在脐区，脐中央。

【主治】①虚脱、中风脱证等元阳暴脱；②腹痛、腹胀、腹泻、痢疾、便秘、脱肛、水肿等脾肾虚损所致病证；③保健灸常用穴。

【操作】此穴禁针，多用艾条灸或隔盐灸。

（5）中脘　胃之募穴；八会穴之腑会

【定位】在上腹部，脐中上4寸，前正中线上。

【主治】①胃痛、腹胀、纳呆、呕吐、吞酸、呃逆、小儿疳疾等脾胃病证；②黄疸；③癫狂痫、脏躁、失眠等神志病；④哮喘。

【操作】直刺1~1.5寸。

（6）膻中　心包之募穴；八会穴之气会

【定位】在胸部，横平第4肋间隙，前正中线上。

【主治】①咳嗽、气喘、胸闷、心痛、噎膈、呃逆等胸中气机不畅的病证；②产后乳少、乳痈、乳癖等胸乳病证。

【操作】直刺0.3~0.5寸，或平刺。

（7）廉泉

【定位】在颈前区，喉结上方，舌骨上缘凹陷中，前正中线上。

【主治】中风失语、暴喑、吞咽困难、舌缓流涎、舌下肿痛、口舌生疮、喉痹等咽喉口舌病证。

【操作】向舌根斜刺0.5~0.8寸。

（8）承浆

【定位】在面部，颏唇沟的正中凹陷处。

【主治】①口歪、齿龈肿痛、流涎、面肿等口面部病证；②暴喑；③癫痫。

【操作】斜刺0.3~0.5寸。

第二十单元　奇穴

重点提示

经外奇穴是针灸学常考的内容，对于几个重点穴位，如四神聪、十宣、内膝眼的定位、主治及各自特点都应掌握。其余穴位通读了解即可。

━━━━━━ 考点集合 ━━━━━━

1. 四神聪

【定位】在头部，百会前后左右各旁开1寸，共4穴（2016）。

【主治】①头痛，眩晕；②失眠、健忘、癫痫等神志病证；③目疾。

【操作】平刺0.5~0.8寸。

2. 太阳

【定位】在头部，当眉梢与目外眦之间，向后约一横指的凹陷处（2010）。

【主治】①头痛；②目疾；③面瘫，面痛。

【操作】直刺 0.3 ~ 0.5 寸，或点刺出血。

3. 夹脊

【定位】在脊柱区，第 1 胸椎至第 5 腰椎棘突下两侧，后正中线旁开 0.5 寸，一侧 17 穴。

【主治】上胸部的穴位治疗心肺、上肢疾病；下胸部的穴位治疗胃肠疾病；腰部的穴位治疗腰腹及下肢疾病。

【操作】直刺 0.5 ~ 1 寸，或梅花针叩刺。

4. 外劳宫

【定位】在手背，第 2、3 掌骨间，掌指关节后 0.5 寸（指寸）凹陷中。

【主治】①落枕，手臂肿痛；②脐风。

【操作】直刺 0.5 ~ 0.8 寸。

5. 十宣（2006）

【定位】在手指，十指尖端，距指甲游离缘 0.1 寸（指寸），左右共 10 穴。

【主治】①昏迷；②癫痫；③高热，咽喉肿痛；④手指麻木（2002，2005）。

【操作】直刺 0.1 ~ 0.2 寸，或点刺出血。

6. 内膝眼

【定位】屈膝，在髌韧带内侧凹陷处的中央。

【主治】①膝痛，腿痛；②脚气。

【操作】向膝中斜刺 0.5 ~ 1 寸，或透刺对侧膝眼。

7. 胆囊

【定位】在小腿外侧，腓骨小头直下 2 寸。

【主治】①急、慢性胆囊炎，胆石症，胆道蛔虫症等胆腑病证；②下肢痿痹。

【操作】直刺 1 ~ 1.5 寸。

8. 阑尾

【定位】在小腿外侧前侧，髌韧带下 5 寸，胫骨前缘旁开一横指。

【主治】①急、慢性阑尾炎；②消化不良；③下肢痿痹。

【操作】直刺 1 ~ 1.5 寸。

第二十一单元　毫针刺法

重点提示

本单元考点较少，主要熟悉针刺补泻的方法及其内容，了解几种进针方法和针刺角度，以及针刺的异常处理即可。

=====考点集合=====

一、进针方法

1. 指切进针法　又称爪切进针法，用押手拇指或食指端切按在腧穴位置旁，刺手持针，紧靠押手指甲面将针刺入。此法适宜于短针的进针。

2. 夹持进针法　用押手拇、食二指持捏消毒干棉球，夹住针身下端，将针尖固定在腧穴表面，刺手捻动针柄，将针刺入腧穴，此法适用于长针的进针。

3. 舒张进针法　用押手食指、拇指将所刺腧穴部位的皮肤向两侧撑开，使皮肤绷紧，刺手持针，使针从押手拇、食二指的中间刺入。此法主要用于皮肤松弛部位的腧穴。

4. 提捏进针法　用押手拇、食二指将针刺部位的皮肤捏起，刺手持针，从捏起的上端将针刺入。此法主要用于皮肉浅薄部位的进针，如印堂等。

二、针刺的方向、角度和深度

1. 方向

（1）依经脉循行定方向：根据治疗需要使用的针刺补泻手法，采用顺经脉而刺的补法，或逆经脉而刺的泻法。如"迎随补泻"手法，补法针尖须与经脉循行的方向一致；泻法针尖则与经脉循行的方向相反。

（2）依腧穴位置定方向：根据腧穴的局部解剖，针刺某些穴位时，必须朝向某一特定方向进针。如哑门穴，针尖应朝下颌方向缓慢刺入；廉泉穴，针尖应朝向舌根方向缓慢刺入；背部膀胱经第 1 侧线腧穴，针尖一般朝向脊柱方向等。

（3）依病性、病位定方向：根据病位的深浅、病性的虚实，选择针尖朝向阳经刺或朝向阴经刺。另外，为使针感达到病变所在的部位，即达到"气至病所"的目的，针尖应朝向病所。

2. 角度

（1）直刺：针身与皮肤表面呈 90°角左右垂直刺入。此法适于大部分腧穴（2006）。

（2）斜刺：针身与皮肤表面呈 45°角左右倾斜刺入。此法适用于肌肉较浅薄处，或内有重要脏器，或不宜于直刺、深刺的穴位。

（3）平刺：即横刺、沿皮刺。是针身与皮肤表面呈 15°角左右沿皮刺入。此法适于皮薄肉少的部位，如头部的腧穴等。

3. 深度　老年、小儿、形瘦体弱者，阳证、新病、皮薄处宜浅刺。

三、行针与得气

1. 行针的基本手法

（1）提插法：是将针刺入腧穴一定深度后，使针在穴内进行上提下插的操作方法。把针从浅层向下刺入深层为插；由深层向上退到浅层为提。

（2）捻转法：是将针刺入腧穴的一定深度后，以右手拇指和中、食二指持住针柄，进行一前一后来回旋转捻动的操作方法。

2. 得气的概念与临床意义　得气也称针感，是指将针刺入腧穴后所产生的经气感应。得气与否及气至的迟速，不仅直接关系到疗效，而且可以借以窥测疾病的预后。临床上一般是得气迅速时，疗效较好；得气较慢时效果就差；若不得气，则可能无效。

四、针刺补泻

1. 捻转补泻　针下得气后，捻转角度小，用力轻，频率慢，操作时间短，结合拇指向前、食指向后（左转用力为主）者为补法。捻转角度大，用力重，频率快，操作时间长，结合拇指向后、食指向前（右转用力为主）者为泻法。

2. 提插补泻　针下得气后，先浅后深，重插轻提，提插幅度小，频率慢，操作时间短，以下插用力为主者为补法；先深后浅，轻插重提，提插幅度大，频率快，操作时间长，以上提用力为主者为泻法（2006）。

3. 平补平泻　进针得气后均匀地提插、捻转后即可出针。

五、针刺异常情况的表现、处理和预防

1. 晕针的表现、处理与预防

（1）表现：患者突然出现精神疲倦、头晕目眩、面色苍白、恶心欲呕、多汗、心慌、四肢

发冷、血压下降、脉象沉细或神志昏迷、仆倒在地、唇甲青紫、二便失禁、脉微细欲绝。

（2）处理：首先将针全部取出，使患者平卧，头部稍低，注意保暖，轻者在饮温开水或糖水后即可恢复正常，重者在上述处理的基础上，可指掐或针刺人中、素髎、内关、足三里，灸百会、气海、关元等穴，必要时应配合其他急救措施（2014）。

（3）预防：对于初次接受针刺治疗和精神紧张者，应先做好思想工作，消除顾虑；正确选择舒适持久的体位（尽可能采取卧位），取穴不宜太多，手法不宜过重；对于过度饥饿、疲劳者，不予针刺。留针过程中，医者应随时注意观察病人的神色，询问病人的感觉，一旦出现晕针先兆，可及早采取处理措施。

2. 滞针（2020）

（1）表现：针在体内，捻转不动，提插、出针均感困难，若勉强捻转、提插时，则病人痛不可忍。

（2）处理：若病人精神紧张，局部肌肉过度收缩时，可稍延长留针时间，或于滞针腧穴附近，进行循按或叩弹针柄，或在附近再刺一针，以宣散气血，而缓解肌肉的紧张。若行针不当，或单向捻针而致者，可向相反方向将针捻回，并用刮柄、弹柄法，使缠绕的肌纤维回释，即可消除滞针。

（3）预防：对精神紧张者，应先做好解释工作，消除患者不必要的顾虑。注意行针的操作手法和避免单向捻转，若用搓法时，应注意与提插法的配合，则可避免肌纤维缠绕针身而防止滞针的发生。

3. 血肿

（1）表现：出针后，针刺部位肿胀疼痛，继则皮肤呈现青紫色。

（2）处理：若微量的皮下出血而局部小块青紫时，一般不必处理，可以自行消退。若局部肿胀疼痛较剧，青紫面积大而且影响到活动功能时，可先做冷敷止血后，再做热敷或在局部轻轻揉按，以促使局部瘀血消散吸收。

（3）预防：仔细检查针具，熟悉人体解剖部位，避开血管针刺，出针时立即用消毒干棉球揉按压迫针孔。

4. 断针

（1）表现：行针时或出针后发现针身折断，其断端部分针身尚露于皮肤外，或断端全部没入皮肤之下。

（2）处理：嘱患者切勿更动原有体位，以防断针向肌肉深部陷入。若残端部分针身显露于体外时，可用手指或镊子将针起出。若断端与皮肤相平或稍凹陷于体内者，可用左手拇、食二指垂直向下挤压针孔两旁，使断针暴露体外，右手持镊子将针取出。若断针完全深入皮下或肌肉深层时，应在X线下定位，手术取出。

5. 弯针

（1）表现：针柄改变了进针或刺入留针时的方向和角度，提插、捻转及出针均感困难，而患者感到疼痛。

（2）处理：出现弯针后，即不得再行提插、捻转等手法。如针柄轻微弯曲，应慢慢将针起出。若弯曲角度过大时，应顺着弯曲方向将针起出。若由患者移动体位所致，应使患者慢慢恢复原来体位，局部肌肉放松后，再将针缓缓起出，切忌强行拔针以免将针体折断在体内。

6. 刺伤内脏

（1）表现：刺伤内脏主要症状是疼痛和出血。刺伤肝、脾时，可引起内出血，患者可感到肝区或脾区疼痛，有的可向背部放射。如出血不止，腹腔内积血过多，会出现腹痛、腹肌紧张，并有压痛及反跳痛等急腹症症状。刺伤心脏时，轻者可出现剧烈的刺痛；重者有剧烈的撕裂痛，引起心外射血，立即导致休克、死亡。刺伤肾脏时，可出现腰痛，肾区叩击痛，呈血尿，严重时血压下降、休克。刺伤胆囊、膀胱、胃、肠等空腔脏器时，可引起局部疼痛、腹膜刺激征或急腹症症状。

（2）处理：伤轻者，卧床休息后一般即可自愈。如果损伤严重或出血明显者，应密切观察，注意病情变化，特别是要定时检测血压。若损伤严重，出血较多，对于休克、腹膜刺激征，应立即采取相应措施，必须迅速进行输血等急救或外科手术治疗。

7. 刺伤脑与脊髓

（1）表现：如误伤延髓时，可出现头痛、恶心、呕吐、抽搐、呼吸困难、休克和神志昏迷等。如刺伤脊髓，可出现触电样感觉向肢端放射，引起暂时性瘫痪，有时可危及生命。

（2）处理：应立即出针。轻者，安静休息，经过一段时间可自行恢复；重则应配合有关科室如神经外科，进行及时的抢救。

8. 外周神经损伤

（1）表现：刺中神经干或神经根时，会出现触电样针感。当神经受损后，多出现麻木、灼痛等症状，甚至出现神经分布区域及所支配脏器的功能障碍或末梢神经炎等症状。

（2）处理：一旦出现神经损伤症状，勿继续提插捻转，应缓慢出针。可应用 B 族维生素类药物治疗。严重者可在相应经络腧穴上进行 B 族维生素类药物穴位注射，或根据病情需要应用激素冲击疗法以对症治疗。

六、针刺注意事项

（1）过于饥饿、疲劳、精神高度紧张者，不行针刺。体质虚弱者，刺激不宜过强，并尽可能采取卧位。

（2）怀孕 3 个月以下者，下腹部禁针。怀孕 3 个月以上者，上下腹部、腰骶部，以及一些能引起子宫收缩的腧穴，如合谷、三阴交、昆仑、至阴等均不宜针刺。月经期间，如月经周期正常者，最好不予针刺。月经周期不正常者，为了调经可以针刺。

（3）小儿囟门未闭时，头顶部腧穴不宜针刺。此外，因小儿不能配合，故不宜留针。

（4）避开血管针刺，防止出血；常有自发性出血或损伤后出血不止的患者不宜针刺。

（5）皮肤有感染、溃疡、瘢痕或肿瘤的部位不宜针刺。

（6）防止刺伤重要脏器。

第二十二单元　灸　　法

重点提示

本单元需要掌握的内容不是很多，主要掌握灸法的作用与灸法的种类和适用范围，详细内容只需熟悉即可。

━━━━━━━━━━━━━ 考点集合 ━━━━━━━━━━━━━

一、灸法的作用

（1）温经散寒。

（2）扶阳固脱。

（3）消瘀散结。

（4）防病保健。

（5）引热外行。

二、灸法的种类

1. 艾炷灸 将纯净的艾绒放在平板上，用手指搓捏成圆锥形状，称为艾炷。每燃烧一个艾炷称为一壮。艾炷灸分为直接灸和间接灸两类。

（1）直接灸：将艾炷直接放在皮肤上施灸称直接灸。分为瘢痕灸和无瘢痕灸。

（2）间接灸：艾炷不直接放皮肤上，而用药物隔开放在皮肤上施灸。分为隔姜灸、隔蒜灸、隔盐灸、隔附子饼灸。①隔姜灸：有散寒止痛，温中止呕的作用，可用于风寒痹痛、虚寒性呕吐、腹泻、腹痛等（2002，2020）。②隔蒜灸：有清热、解毒、杀虫的作用（2013）。可用于治疗肿疡初起、肺痨、瘰疬等（2016）。③隔附子饼灸：有温肾壮阳作用。可用于命门火衰而致的遗精、阳痿、早泄或疮疡久溃不敛（2015，2020）等。④隔盐灸：有回阳、救逆、固脱的作用。可用于伤寒阴证或吐泻并作、中风脱证等（2011）。

2. 艾条灸

（1）悬起灸：温和灸；雀啄灸；回旋灸。

（2）实按灸：太乙针灸；雷火针灸。

（3）温针灸。

三、灸法的注意事项

1. 灸的施灸量，常以艾炷的大小和灸壮的多少为标准。一般情况，凡初病、体质强壮的艾炷宜大，壮数宜多；久病、体质虚弱的艾炷宜小，壮数宜少。在头面胸部施灸不宜大炷多灸；在腰腹部施灸可大炷多壮。

2. 临床上凡属阴虚阳亢、邪实内闭及热毒炽盛等病证，应慎用灸法。

3. 对颜面五官、阴部、有大血管分布等部位不宜选用直接灸法，对于妊娠期妇女的腹部及腰骶部不宜施灸。

4. 一般空腹、过饱、极度疲劳和对灸法恐惧者，应慎施灸。

第二十三单元 拔 罐 法

重点提示

本单元考点较少，主要熟悉拔罐的方法和适应证，通读了解即可，内容相对简单。

━━━━━━ 考点集合 ━━━━━━

1. 拔罐的方法 留罐法；走罐法；闪罐法；刺血拔罐法；留针拔罐法。

2. 拔罐的作用和适应范围 拔罐法有温经通络、祛风散寒、行气活血及消肿止痛作用。临床多用于以下几个方面：一般多用于风寒湿痹、腰背肩臂腿痛、关节痛、软组织闪挫扭伤、伤风感冒、头痛、咳嗽、哮喘、胃脘痛、呕吐、腹痛、痛经、中风偏枯、瘀血痹阻等。刺血拔罐多用于热证、实证、瘀血证及某些皮肤病等（2006）。

3. 拔罐的注意事项 稳、准、轻、快。根据部位、面积选择适当的罐和体位。注意禁忌证。

针灸

第二十四单元　其他针法

重点提示

熟悉电针法、三棱针法的适应证。

========= 考点集合 =========

1. **电针法**　是将针刺入腧穴得气后，在针具上通以接近人体生物电的微量电流，利用针和电两种刺激相结合，以防治疾病的一种方法。临床常用于各种痛症、痹证和心、胃、肠、胆、膀胱、子宫等器官的功能失调，癫狂，肌肉、韧带、关节的损伤性疾病等，并可用于针刺麻醉。

2. **三棱针法**　用三棱针刺破人体的一定部位，放出少量血液，达到治疗疾病目的的方法，称为三棱针法。凡各种实证、热证、瘀血、疼痛等均可应用。较常用于某些急症和慢性病，如昏厥、高热、中暑、中风闭证、咽喉肿痛、目赤肿痛、顽癣、疖痈初起、扭挫伤、疳证、痔疮、顽痹、头痛、丹毒、指（趾）麻木等。

第二十五单元　治疗总论

重点提示

本单元为最重要单元，要熟悉每个知识点，针灸治疗作用和几种配穴方法、选穴原则都应熟悉了解。本单元考查内容较基础，多偏于理解，不需要考生死记硬背。

========= 考点集合 =========

一、针灸治疗作用

1. **疏通经络**　针灸可使瘀阻的经络通畅而发挥其正常的生理功能。主要是选择相应的腧穴和针刺方法，使经络通畅，促进气血运行正常，从而达到治疗疾病的目的。

2. **调和阴阳**　针灸可使机体从阴阳的失衡状态转化，主要是通过针刺补泻手法和经穴配伍来完成。

3. **扶正祛邪**　针灸可以辅助机体正气及祛除病邪，是通过补虚泻实来实现的。

二、针灸处方

1. 选穴原则

（1）**近部选穴**：就是在病变局部或距离比较接近的范围选取穴位的方法，是腧穴局部治疗作用的体现。

（2）**远部选穴**：就是在病变部位所属和相关的经络上，距病位较远的部位选穴的方法，是"经络所过，主治所及"治疗规律的体现。

（3）**辨证选穴**：就是根据疾病的证候特点，分析病因病机而辨证选取穴位的方法。

（4）**对症选穴**：是针对疾病的个别突出的症状而选取穴位。

2. 配穴方法

（1）按经脉配穴法：①本经配穴法；②表里经配穴法；③同名经配穴法（2020）。

（2）按部位配穴法：①远近配穴法；②上下配穴法；③前后配穴法（2013，2014）；④左右配穴法。

第二十六单元 内科病证的针灸治疗

☆ 重点提示

本单元为考试的重点内容。中风和面瘫的治疗，是中医的特色，历年经常考查这些。只有在熟记各个穴位的基础上，才能做到游刃有余。对于几个病证的穴位处方应熟悉。

━━━━━━━━━━━━━━ 考点集合 ━━━━━━━━━━━━━━

1. 头痛

【主症】外感头痛：头痛较急，痛无休止，外感表证明显。内伤头痛：头痛反复发作，时轻时重，常伴头晕，遇劳或情志刺激而发作、加重。

【治法】调和气血，通络止痛。

【主穴】百会、风池、阿是穴、合谷。

【配穴】太阳头痛配天柱、后溪、昆仑（2014）；阳明头痛配阳白、内庭；少阳头痛配率谷、外关、足临泣；厥阴头痛配四神聪、太冲、内关（2014）。风寒头痛配风门、列缺（2013）；风热头痛配曲池、大椎；风湿头痛配头维、阴陵泉；肝阳上亢头痛配太溪、太冲；痰浊头痛配中脘、丰隆；瘀血头痛配血海、膈俞；血虚头痛配脾俞、足三里。

2. 中风

中经络

【主症】意识清楚，半身不遂，口角歪斜，语言不利。

【治法】疏通经络，醒脑调神。取督脉、手厥阴及足太阴经穴为主。

【主穴】水沟、内关、三阴交、极泉、尺泽、委中（2013，2014）。

【配穴】肝阳暴亢配太冲、太溪；风痰阻络配丰隆、合谷（2016）；痰热腑实配曲池、内庭、丰隆；气虚血瘀配气海、血海、足三里；阴虚风动配太溪、风池。上肢不遂配肩髃、曲池、手三里、合谷；下肢不遂配环跳、足三里、风市、阳陵泉、悬钟、太冲。病侧肢体屈曲拘挛者，肘部配曲泽、腕部配大陵、膝部配曲泉、踝部配太溪；足内翻配丘墟透照海；足外翻配太溪、中封；足下垂配解溪。口角歪斜配地仓、颊车、合谷、太冲；语言謇涩配廉泉、通里、哑门；吞咽困难配廉泉、金津、玉液。

中脏腑

【主症】突然昏仆，不省人事，或神志恍惚、嗜睡，兼见半身不遂，口角歪斜。若见神昏，牙关紧闭，口噤不开，两手握固，肢体强痉，大小便闭者为闭证；昏聩无知，目合口开，四肢瘫软，手撒肢冷，汗多，二便自遗，脉微细欲绝者为脱证。

【治法】闭证：平肝息风，醒脑开窍。取督脉、手厥阴穴位和十二井穴为主。脱证：回阳固脱。以任脉经穴为主。

【主穴】①闭证：水沟、十二井、太冲、丰隆、劳宫（2020）。②脱证：关元、神阙。

【操作】水沟向上方斜刺，用雀啄法，以眼球湿润为度。十二井穴用三棱针点刺出血（2016）。太冲、丰隆、劳宫用泻法。神阙用隔盐灸，关元用大艾炷灸，至四肢转温为止。

3. 眩晕

【主症】头晕目眩、视物旋转。轻者如坐车船，飘摇不定，闭目少顷即可复常；重者两眼昏花缭乱，视物不明，旋摇不止，难以站立，昏昏欲倒，甚则跌仆。

实证

【治法】平肝潜阳，化痰定眩。取足少阳、足厥阴经穴及督脉穴为主。

【主穴】百会、风池、太冲、内关。

【配穴】肝阳上亢配行间、侠溪、太溪；痰湿中阻配头维、中脘、丰隆；高血压配曲池、足三里；颈性眩晕配风府、天柱、颈夹脊。

虚证

【治法】益气养血，填精定眩。以督脉穴和相应背俞穴为主。

【主穴】百会、风池、肝俞、肾俞、足三里。

【配穴】气血两虚配气海、脾俞、胃俞；肾精不足配太溪、悬钟、三阴交。

【操作】<u>实证毫针用泻法，虚证百会、风池用平补平泻法，余穴用补法，可灸（2016）</u>。

4. 面瘫

【主症】以口眼㖞斜为特点。通常急性发作，常在睡眠醒来时发现一侧面部肌肉板滞、麻木、瘫痪，额纹消失，眼裂变大，露睛流泪，鼻唇沟变浅，口角下垂歪向健侧，病侧不能皱眉、蹙额、闭目、露齿、鼓颊；部分患者初起时有耳后疼痛，还可出现患侧舌前 2/3 味觉减退或消失，听觉过敏等症状。部分患者病程迁延日久，可因瘫痪肌肉出现挛缩，口角反牵向患侧，甚则出现面肌痉挛，形成"倒错"现象。

【治法】祛风通络，疏调经筋。取局部穴、手足阳明经穴为主。

【主穴】攒竹、阳白、四白、颧髎、颊车、地仓、合谷、太冲。

【配穴】风寒外袭配风池、风府；风热侵袭配外关、关冲；气血不足配足三里、气海。眼睑闭合不全配鱼腰、申脉；<u>鼻唇沟变浅配迎香（2013）</u>；人中沟歪斜配水沟；<u>颏唇沟歪斜配承浆（2013）</u>；<u>乳突部疼痛配翳风（2014）</u>；舌麻、味觉减退配廉泉、足三里；听觉过敏配听宫、中渚。

5. 不寐

【主症】经常不能获得正常睡眠。轻者入寐困难或寐而易醒，醒后不寐；重者彻夜难眠。

【治法】舒脑宁心，安神利眠。取督脉、手少阴经穴为主。

【主穴】百会、安眠、神门、三阴交、照海、申脉。

【配穴】心脾两虚配心俞、脾俞；心肾不交配太溪、肾俞；心胆气虚配心俞、胆俞；肝火扰神配行间、侠溪；脾胃不和配足三里、内关；噩梦多配厉兑、隐白；头晕配风池、悬钟；不寐重者，配夹脊、四神聪。

【操作】毫针平补平泻，<u>照海用补法，申脉用泻法（2016）</u>。配穴则虚补实泻，心胆气虚者可配合灸法。

6. 感冒

【主症】恶寒发热，鼻塞流涕，咳嗽，头痛，周身酸楚不适。

【治法】祛风解表。<u>取手太阴、手阳明经穴及督脉穴为主（2014）</u>。

【主穴】列缺、合谷、风池、大椎、太阳。

【配穴】<u>风寒感冒配风门、肺俞；风热感冒配曲池、尺泽（2016）</u>；夹湿配阴陵泉；夹暑配委中。体虚感冒配足三里；咽喉疼痛配少商、商阳。

7. 哮喘

实证

【主症】病程短，或当发作期，哮喘声高气粗，呼吸深长有余，呼出为快，体质较强，脉象有力。

【治法】祛邪肃肺，化痰平喘。取手太阴经穴及相应背俞穴为主。

【主穴】列缺、尺泽、肺俞、中府、定喘。

【配穴】风寒外袭配风门、合谷；痰热阻肺配丰隆、曲池。喘甚者配天突。

虚证

【主症】病程长，反复发作或当缓解期，哮喘声低气怯，气息短促，深吸为快，体质虚弱，脉弱无力。

【治法】补益肺肾，止哮平喘。取相应背俞穴及手太阴、足少阴经穴为主。

【主穴】肺俞、膏肓、肾俞、太渊、太溪、足三里、定喘。

【配穴】<u>肺气虚配气海（2015）</u>；肾气虚配关元。

8. 胃痛

【主症】实证病势较急，痛势较剧，痛处拒按，食后痛增；虚证病势较缓，痛势较轻，痛处喜按，空腹痛甚。

【治法】和胃止痛。取胃的募穴、足阳明经穴为主。

【主穴】<u>中脘、足三里、内关（2011）</u>。

【配穴】寒邪客胃配胃俞；饮食伤胃配梁门、下脘；肝气犯胃配期门、太冲；瘀血停胃配膈俞、三阴交。脾胃虚寒配关元、脾俞、胃俞；<u>胃阴不足配胃俞、三阴交、内庭（2014）</u>。

9. 呕吐

【主症】实证一般发病急，呕吐量多，吐出物多酸臭味；虚证病程较长，发病较缓，时作时止，吐出物不多，腐臭味不甚。

【治法】<u>和胃理气，降逆止呕。取胃的募穴及足阳明、手厥阴经穴为主（2016）</u>。

【主穴】中脘、足三里、内关。

【配穴】寒邪客胃配上脘、胃俞；热邪内蕴配合谷、金津、玉液；饮食停滞配梁门、天枢；肝气犯胃配期门、太冲；痰饮内停配丰隆、公孙；脾胃虚寒配脾俞、胃俞。

【操作】<u>主穴毫针平补平泻法（2014）</u>。寒气客胃或脾胃虚寒者宜配合灸法，热邪内蕴者金津、玉液点刺出血。

10. 便秘

【主症】大便秘结不通，排便艰涩难解。

【治法】理肠通便。取大肠的背俞穴、募穴及下合穴为主。

【主穴】<u>天枢、大肠俞、上巨虚、支沟（2020）</u>。

【配穴】热秘配曲池、内庭；气秘配太冲、中脘；冷秘配神阙、关元；虚秘配足三里、脾俞、气海，兼阴伤津亏者加照海、太溪。

11. 腰痛

【主症】根据疼痛部位进行经络辨证：疼痛在腰脊中部者为督脉病证，疼痛在腰脊两侧者为足太阳经证。

【治法】通经止痛。取局部阿是穴及足太阳经穴为主。

【主穴】<u>大肠俞、阿是穴、委中</u>。

【配穴】督脉病证配后溪；足太阳经证配申脉；腰椎病变配腰夹脊；<u>寒湿腰痛配命门、腰阳关（2020）</u>；瘀血腰痛配膈俞、次髎；<u>肾虚腰痛配肾俞、太溪（2014）</u>。

12. 痹证

【主症】关节肌肉疼痛，屈伸不利。

【治法】通络止痛。以局部穴位为主，配合循经取穴及辨证选穴。

【主穴】阿是穴、局部经穴。

【配穴】行痹配膈俞、血海；痛痹配肾俞、关元；着痹配阴陵泉、足三里；热痹配大椎、曲池。另可根据疼痛的部位循经配穴。

第二十七单元　妇儿科病证的针灸治疗

重点提示

本单元内容较少，但是痛经、崩漏、缺乳均是临床常见病，主要针对各种证候了解相对应的治则。尤应注意补法与泻法的区别应用。

————————————————— 考点集合 —————————————————

1. 月经不调

月经先期

【治法】调理冲任，清热调经。取任脉、足太阴经穴为主。

【主穴】关元、三阴交、血海。

【配穴】实热配行间；虚热配太溪；气虚配足三里、脾俞；月经过多配隐白。

月经后期

【治法】温经散寒，行血调经。以任脉、足太阴经穴为主。

【主穴】气海、三阴交、归来。

【配穴】寒凝配关元、命门；血虚配足三里、血海。

月经先后无定期

【治法】调补肝肾，理血调经。以任脉、足太阴经穴为主。

【主穴】关元、三阴交、肝俞。

【配穴】肝郁配期门、太冲；肾虚配肾俞、太溪。

2. 痛经

实证

【治法】行气活血，调经止痛。取任脉、足太阴经穴为主（2016）。

【主穴】中极、次髎、地机、三阴交（2011）。

【配穴】气滞血瘀配太冲、血海；寒凝血瘀配关元、归来。

虚证

【治法】调补气血，温养冲任。取任脉、足太阴、足阳明经穴为主。

【主穴】关元、足三里、三阴交。

【配穴】气血虚弱配气海、脾俞；肾气亏损配太溪、肾俞。

3. 崩漏

实证

【治法】清热利湿，固经止血。取任脉、足太阴经穴为主。

【主穴】关元、三阴交、隐白（2015）。

【配穴】血热配中极、血海；血瘀配血海、膈俞；湿热配中极、阴陵泉；气郁配膻中、太冲。

虚证

【治法】健脾补肾，固冲止血。取任脉及足太阴、足阳明经穴为主。

【主穴】气海、三阴交、肾俞、足三里（2014）。

【配穴】脾虚配百会、脾俞；肾虚配肾俞、太溪。

4. 绝经前后诸证

【主症】月经紊乱，潮热出汗，心悸，情绪不稳定。

【治法】滋补肝肾，调理冲任。取任脉、足太阴经穴及相应背俞穴为主。

【主穴】肾俞、肝俞、太溪、气海、三阴交。

【配穴】肾阴虚配照海、阴谷；肾阳虚配关元、命门；肝阳上亢配风池、太冲；痰气郁结配中脘、丰隆；烦躁失眠配心俞、神门；纳少便溏配中脘、阴陵泉。

5. 遗尿

【主症】睡中尿床，多则一夜数次，醒后方觉。

【治法】调理膀胱，温肾健脾。取任脉、足太阴经穴及膀胱经的背俞穴、募穴为主。

【主穴】关元、中极、膀胱俞、三阴交（2011）。

【配穴】肾气不足配肾俞、命门、太溪；脾肺气虚配肺俞、气海、足三里（2014）；肝经郁热配行间、阳陵泉。夜梦多配百会、神门。

第二十八单元　皮外骨伤科病证的针灸治疗

重点提示

本单元主要包括皮肤科、骨科，比较烦琐。但从考查趋势上看，应该会从内科病证及妇科病证这两个单元出题，时间紧张的考生通读了解即可。

考点集合

1. 瘾疹

【主症】瘾疹起病急骤，皮肤突发瘙痒不止，可见大小不等、形状各异的风团，融合成片或孤立散在，淡红或白色，边界清楚，此伏彼起，一日之内可发作数次者，病情较急；反复发作，缠绵不愈，风团时多时少时无者，病情较缓。

【治法】疏风和营。取手阳明、足太阴经穴为主。

【主穴】曲池、合谷、血海、膈俞、委中、三阴交（2011，2014）。

【配穴】风热犯表配大椎、风门；风寒束表配风门、肺俞；胃肠积热配天枢、足三里；血虚风燥配脾俞、足三里；呼吸困难配天突；恶心呕吐配内关。

2. 蛇串疮

【主症】初起时患部皮肤灼热刺痛、发红，继则出现簇集性粟粒大小丘状疱疹，多呈带状排列，多发生于身体一侧，以腰、胁部最为常见。疱疹消失后部分患者可遗留疼痛，可持续数月或更久。

【治法】泻火解毒，清热利湿。取局部阿是穴及相应夹脊穴为主。

【主穴】局部阿是穴、夹脊穴。

【配穴】肝胆火盛配行间、侠溪；脾胃湿热配阴陵泉、内庭；瘀血阻络配血海、三阴交；便秘配天枢；心烦配神门。

3. 颈椎病

【主症】头枕、颈项、肩背、上肢等部位疼痛以及进行性肢体感觉和运动功能障碍。

【治法】通经止痛。取局部腧穴和手足三阳经穴、督脉穴为主。

【主穴】颈夹脊、天柱、风池、曲池、悬钟、阿是穴。

【配穴】病在太阳经配申脉；病在阳明经配合谷；病在督脉、足太阳配后溪；外邪内侵配合谷、列缺；气滞血瘀配膈俞、合谷；肝肾不足配肝俞、肾俞；上肢麻、痛配合谷、手三里；头晕头痛配百会或四神聪；恶心、呕吐配中脘、内关；耳鸣、耳聋配听宫、外关。

4. 落枕

【治法】疏经活络，调和气血。取局部阿是穴和手太阳、足少阳经穴为主。

【主穴】外劳宫、天柱、阿是穴、后溪、悬钟（2020）。

【配穴】病在督脉、太阳经者配大椎、束骨；病在少阳经配肩井、外关。风寒袭络配风池、合谷（2020）；气滞血瘀配内关、合谷；肩痛配肩髃；背痛配天宗。

5. 漏肩风

【治法】通经活络，舒筋止痛。取局部穴位为主，配合循经远端取穴。

【主穴】肩髃、肩髎、肩贞、阿是穴、阳陵泉、条口透承山。

【配穴】手阳明经证配合谷；手少阳经证配外关；手太阳经证配后溪；手太阴经证配列缺；外邪内侵配合谷、风池；气滞血瘀配内关、膈俞；气血虚弱配足三里、气海。

6. 扭伤

【治法】祛瘀消肿，舒筋通络。取扭伤局部腧穴为主。

【主穴】阿是穴及局部腧穴。

腰部：阿是穴、大肠俞、腰痛点、委中。

颈部：阿是穴、风池、绝骨、后溪。

肩部：阿是穴、肩髃、肩髎、肩贞。

肘部：阿是穴、曲池、小海、天井。

腕部：阿是穴、阳溪、阳池、阳谷。

髋部：阿是穴、环跳、秩边、居髎。

膝部：阿是穴、膝眼、膝阳关、梁丘（2016）。

踝部：阿是穴、申脉、解溪、丘墟。

【配穴】①根据病位配合循经远端取穴。急性腰扭伤：督脉病证配水沟或后溪；足太阳经筋病证配昆仑或后溪；手阳明经筋病证配手三里或三间。②根据病位在其上下循经邻近取穴，如膝内侧扭伤，病在足太阴脾经，可在扭伤部位其上取血海，其下取阴陵泉。③根据手足同名经配穴法进行配穴。方法：踝关节与腕关节对应，膝关节与肘关节对应，髋关节与肩关节对应。例如，踝关节外侧昆仑穴、申脉穴处扭伤，病在足太阳经，可在对侧腕关节手太阳经养老穴、阳谷穴处寻找最明显的压痛的穴位针刺；再如，膝关节内上方扭伤，病在足太阴经，可在对侧手太阴经尺泽穴处寻找最明显的压痛点针刺；以此类推。

第二十九单元　五官科病证的针灸治疗

重点提示

本单元以往考试较少涉及，但均为临床常见病，应熟悉。

═══════ 考点集合 ═══════

1. 目赤肿痛

【主症】目赤肿痛，羞明，流泪，眵多。

【治法】疏风散热，消肿止痛。以近部取穴及手阳明、足厥阴经穴为主。

【主穴】睛明、太阳、风池、合谷、太冲。

【配穴】外感风热配少商、外关；肝胆火盛配行间、侠溪。

2. 耳鸣耳聋

实证

【主症】暴病耳聋，或耳中觉胀，耳鸣如潮，鸣声隆隆不断，按之不减。

【治法】疏风泻火，通络开窍。取局部穴及手足少阳经穴为主（2014）。

【主穴】听会、翳风、中渚、侠溪（2011，2020）。

【配穴】外感风邪配外关、合谷；肝胆火盛配行间、丘墟；痰火郁结配丰隆、阴陵泉。

虚证

【主症】久病耳聋，耳鸣如蝉，时作时止，劳累则加剧，按之鸣声减弱。

【治法】补肾养窍。取局部穴及足少阴经穴为主。

【主穴】听宫、翳风、太溪、肾俞。

【配穴】脾胃虚弱配气海、足三里。

3. 牙痛

【治法】祛风泻火，通络止痛。取手、足阳明经穴为主。

【主穴】合谷、颊车、下关。

【配穴】风火牙痛配外关、风池；胃火牙痛配内庭、二间；虚火牙痛配太溪、行间。

4. 咽喉肿痛

实证

【治法】清热利咽，消肿止痛。取手太阴、手阳明经穴为主。

【主穴】少商、合谷、尺泽、关冲（2020）。

【配穴】外感风热配风池、外关；肺胃热盛配内庭、鱼际。

虚证

【治法】滋阴降火，利咽止痛。取足少阴经穴为主。

【主穴】太溪、照海、列缺、鱼际（2016）。

【操作】实证用泻法，少商、关冲点刺出血（2016）。虚证用补法或平补平泻法，列缺、照海行针时可配合做吞咽动作。

第三十单元　急症的针灸治疗

重点提示

本单元内容考试较少涉及，晕厥为临床常见病，应熟悉。

━━━━━━━━━━ 考点集合 ━━━━━━━━━━

1. 晕厥

【治法】苏厥醒神。以督脉穴为主。

【主穴】水沟、百会、内关、足三里（2020）。

【配穴】虚证配气海、关元；实证配合谷、太冲。

2. 内脏绞痛

心绞痛

【治法】通阳行气，活血止痛。以手厥阴、手少阴经穴为主。

【主穴】内关、郄门、阴郄、膻中（2014）。

【配穴】气滞血瘀配太冲、血海；寒邪凝滞配神阙、至阳；痰浊阻络配中脘、丰隆；阳气虚衰配心俞、至阳。

胆绞痛

【治法】疏肝利胆，行气止痛。以足少阳经穴、胆的俞募穴为主。

【主穴】胆囊穴、阳陵泉、胆俞、日月（2016）。

【配穴】肝胆湿热配内庭、阴陵泉；肝胆气滞配太冲、丘墟；蛔虫妄动配迎香透四白。

肾绞痛

【治法】清利湿热，通淋止痛。以足太阴经穴与背俞穴为主。

【主穴】肾俞、膀胱俞、中极、三阴交、阴陵泉。

【配穴】下焦湿热配委阳、合谷；肾气不足配气海、关元。

针灸

第十一篇　诊断学基础

第一单元　症　状　学

☆ 重点提示

本单元内容较为重要，属考试的重点之一，需重点掌握发热的常见热型，胸痛的病因和临床表现，咳嗽与咳痰的临床表现，咯血、恶心与呕吐、呕血与黑便的常见病因和临床表现，以及黄疸的分类和临床表现。另外，意识障碍的临床表现考生也应注意，此知识点在内科、诊断、药理中常常涉及。总体来说，因本单元所占分值比例较大，考生应多花时间重点复习。

━━━━━━━━━━ 考 点 集 合 ━━━━━━━━━━

一、发热

1. 病因

（1）感染性发热：<u>各种病原体如病毒、细菌、支原体、立克次体、螺旋体、真菌、寄生虫等引起的感染均可出现发热（2005）</u>。

（2）非感染性发热：①无菌性坏死物质的吸收；②<u>抗原－抗体反应（2018）</u>；③内分泌与代谢疾病；④<u>皮肤散热减少（2018）</u>；⑤体温调节中枢功能失常；⑥自主神经功能紊乱。

2. 临床表现

（1）发热的分度：以口腔温度为标准，①低热 37.3～38℃。②中等热度 38.1～39℃。③高热 39.1～41℃。④超高热 41℃以上。

（2）发热的临床经过：①体温上升期常有疲乏无力、肌肉酸痛、皮肤苍白、畏寒或寒战等现象。体温上升有骤升型及缓升型两种方式。②高热持续期表现为皮肤潮红而灼热，呼吸加快加强，心率增快，常出汗。可持续数小时、数日或数周。③体温下降期，此期表现为出汗多、皮肤潮湿，体温下降有骤降及渐降两种方式。

（3）热型与临床意义

稽留热：体温恒定地维持在 39～40℃ 或以上的高水平，达数天或数周，<u>24 小时内体温波动范围不超过 1℃</u>。见于<u>肺炎链球菌性肺炎、伤寒和斑疹伤寒等的发热极期（2013）</u>。

弛张热：体温常在 39℃ 以上，波动幅度大，<u>24 小时内波动范围超过 2℃（2010）</u>，但都在正常水平以上。见于<u>败血症（2018）</u>、风湿热、重症肺结核、化脓性炎症等。

间歇热：<u>体温骤升达高峰后持续数小时，又迅速降至正常水平，无热期（间歇期）可持续 1 天至数天，如此高热期与无热期反复交替出现（2009）</u>。见于疟疾、急性肾盂肾炎等。

波状热：体温逐渐上升达 39℃ 或以上，数天后又逐渐下降至正常水平，持续数天后又逐渐升高，如此反复多次。见于布氏杆菌病。

回归热：体温急骤上升至 39℃ 或以上，持续数天后又骤然下降至正常水平，<u>高热期与无热期各持续若干天后规律性交替一次</u>。见于回归热、霍奇金病、周期热等。

<u>不规则热</u>：发热的体温曲线无一定规律（2004）。见于结核病、风湿热、支气管肺炎、渗出性胸膜炎、感染性心内膜炎等。

3. 问诊要点及临床意义

（1）病史：有无传染病接触史、外伤史、药物或毒物接触史、手术史等。

（2）临床特点：起病缓急、发热程度、持续时间等。

（3）伴随症状：①伴寒战：见于<u>肺炎链球菌肺炎、败血症</u>等。②伴头痛、呕吐或昏迷：见于乙型脑炎、流行性脑脊髓膜炎、脑出血等。③伴关节痛：常见于结核病、结缔组织病等。④伴淋巴结及肝脾肿大：可见于血液病、恶性肿瘤、布氏杆菌病等。⑤伴尿频、尿急、尿痛：提示尿路感染。⑥伴咳嗽、咳痰、胸痛：常见于支气管炎、肺炎、胸膜炎、肺结核等。⑦伴恶心、呕吐、腹痛、腹泻：见于急性胃肠炎、细菌性痢疾等。⑧伴皮肤黏膜出血：见于流行性出血热、钩端螺旋体病、急性白血病、急性再生障碍性贫血等。⑨伴结膜充血：见于流行性出血热、斑疹伤寒、钩端螺旋体病等。⑩伴口唇单纯疱疹：见于肺炎链球菌肺炎、流行性脑脊髓膜炎、间日疟等。

二、头痛

1. 病因　颅内病变（脑出血、蛛网膜下腔出血等）、颅外病变（颈椎病、三叉神经痛等）、全身性疾病、神经症。

2. 问诊要点及临床意义

（1）病史：有无头颅外伤史、感染、发热等。

（2）特点：①头痛的病因及诱因。②头痛的部位。③头痛的性质：三叉神经痛表现为颜面部发作性电击样疼痛，舌咽神经痛的特点是咽后部发作性疼痛并向耳及枕部放射，血管性头痛为搏动样头痛。④头痛的时间：鼻窦炎引起的头痛多为上午重下午轻；<u>紧张性头痛多在下午或傍晚出现；颅内占位性头痛在早上起床时较明显（2014）</u>；丛集性头痛常在夜间发生；药物引起的头痛一般出现在用药后 15～30 分钟，持续时间与药物半衰期有关。

（3）伴随症状：①伴发热：体温升高与头痛同时出现：见于脑炎、脑膜炎等感染，先头痛后出现发热见于脑出血、脑外伤等。②伴呕吐：见于脑膜炎、脑炎、脑肿瘤等引起的颅内压增高；头痛在呕吐后减轻可见于偏头痛。③伴意识障碍：见于脑炎、脑膜炎、脑出血、蛛网膜下腔出血、脑肿瘤、脑外伤、一氧化碳中毒等。④伴眩晕：见于小脑肿瘤、椎 - 基底动脉供血不足等。⑤伴脑膜炎刺激征：见于脑膜炎、蛛网膜下腔出血。

三、胸痛

1. 病因

（1）胸壁疾病：蜂窝组织炎、带状疱疹、肋间神经炎、肋软骨炎、流行性肌炎、肋骨骨折、外伤、劳损等。

（2）心血管疾病：心绞痛、心肌梗死、急性心包炎、胸主动脉瘤、心脏神经症等。

（3）呼吸系统疾病：胸膜炎、胸膜肿瘤、自发性气胸、肺炎、肺结核、支气管肺癌等。

（4）其他：纵隔气肿、纵隔肿瘤、食管炎、食管癌、食管裂孔疝、膈下脓肿、肝脓肿、胆囊炎、胆石症等。

2. 问诊要点及临床意义

（1）一般资料：包括发病年龄、发病急缓、诱因、加重与缓解方式。

（2）胸痛表现：包括胸痛部位、性质、程度、持续时间及其<u>有无放射痛</u>。

（3）伴随症状

①伴咳嗽、咳痰：见于急慢性支气管炎、肺炎、支气管扩张、肺脓肿等。

②伴咯血：见于肺结核、肺炎、肺脓肿、肺梗死或支气管肺癌。

③伴呼吸困难：见于肺炎链球菌肺炎、自发性气胸、渗出性胸膜炎、心绞痛、心肌梗死、急性心包炎、主动脉夹层等。

④伴吞咽困难：见于食管癌等。

⑤伴面色苍白、大汗、血压下降或休克：多考虑急性心肌梗死、主动脉夹层或大块肺栓塞等。

四、腹痛

1. 病因

（1）腹部疾病：<u>急性腹膜炎、腹腔脏器炎症、空腔脏器痉挛或梗阻、腹膜粘连或脏器包膜牵张、化学性刺激、肿瘤压迫与浸润（2006，2007）</u>。

（2）胸腔疾病的牵涉痛：肺炎、心绞痛、急性心肌梗死、急性心包炎、肺梗死、胸膜炎等。

（3）全身性疾病：尿毒症、糖尿病酮症酸中毒、铅中毒。

（4）其他原因：荨麻疹时胃肠黏膜水肿、腹型过敏性紫癜时的肠管浆膜下出血等。

2. 问诊要点及临床意义

（1）病史及年龄。

（2）腹痛的部位。

（3）腹痛的性质与程度。

（4）诱发、加重或缓解腹痛的因素。

（5）腹痛的伴随症状：①伴寒战、高热，可见于急性化脓性胆管炎、肝脓肿、腹腔脏器脓肿等。②伴黄疸，提示肝、胆、胰腺疾病，以及急性溶血等。③伴血尿，多见于尿路结石。④伴休克，常见于腹腔内脏大出血、急性胃肠穿孔、急性心肌梗死、中毒性菌痢等。⑤伴腹胀、呕吐隔餐或隔日食物，见于幽门梗阻；伴腹胀、呕吐、停止排便排气，提示肠梗阻。⑥伴腹泻，见于急性肠炎、急性细菌性痢疾，以及慢性胰腺及肝脏疾病引起的吸收不良等。⑦<u>伴血便，急性者见于急性细菌性痢疾、肠套叠、绞窄性肠梗阻、急性出血性坏死性结肠炎、过敏性紫癜等（2014）</u>；慢性者可见于慢性菌痢、肠结核、结肠癌等；柏油样便提示上消化道出血；鲜血便提示下消化道出血。⑧直肠病变的疼痛常伴里急后重。

五、咳嗽与咳痰

1. 咳嗽的病因

（1）呼吸道疾病：急慢性咽炎、扁桃体炎、喉炎、急慢性支气管炎、肺炎、肺结核、肺癌、支气管扩张症、气管异物及其他化学性气味刺激等。

（2）胸膜疾病：胸膜炎或自发性气胸等。

（3）心血管疾病：肺淤血或肺水肿。

（4）中枢神经因素：脑炎、脑膜炎、脑出血、脑肿瘤等。

2. 咳嗽与咳痰的问诊要点及临床意义

（1）咳嗽的性质：①干性咳嗽：见于急性咽喉炎、急性支气管炎初期、胸膜炎、轻症肺结核、肺癌等。②湿性咳嗽：见于慢性咽喉炎、慢性支气管炎、支气管扩张症、肺炎、肺脓肿、空洞型肺结核等。

（2）咳嗽的时间与节律：突然发生的咳嗽，常见于吸入刺激性气体所致的急性咽喉炎、气管与支气管异物；阵发性咳嗽见于支气管异物、支气管哮喘、支气管肺癌、百日咳等；长期慢性咳嗽见于慢性支气管炎、支气管扩张、慢性肺脓肿、空洞型肺结核等；晨咳或夜间平卧时加剧并伴咳痰，常见于慢性支气管炎、支气管扩张症和肺脓肿等病；左心衰竭、肺结核则夜间咳嗽明显。

（3）咳嗽的音色：<u>声音嘶哑的咳嗽多见于声带炎、喉炎、喉癌，以及喉返神经受压迫；犬吠样咳嗽多见于喉头炎症水肿或气管受压</u>；无声咳嗽可见于极度衰弱或声带麻痹的患者；带有鸡鸣样吼声常见于百日咳；金属调的咳嗽可由于纵隔肿瘤或支气管癌等直接压迫气管所致。

（4）痰的性质与量：支气管扩张症与肺脓肿患者痰液可出现分层现象。痰有恶臭气味者，提示有厌氧菌感染。黄绿色痰提示铜绿假单胞菌感染。粉红色泡沫痰是肺水肿的特征。

（5）伴随症状：①伴发热：多见于呼吸道感染、胸膜炎、肺结核等。②伴胸痛：见于肺炎、胸膜炎、支气管肺癌、自发性气胸等。③伴喘息：见于支气管哮喘、喘息型慢性支气管炎、心源性哮喘等。④伴呼吸困难：见于喉头水肿、喉肿瘤、慢性阻塞性肺病、重症肺炎以及重症肺结核、大量胸腔积液、气胸、肺淤血、肺水肿等。⑤伴咯血：常见于肺结核、支气管扩张症、肺脓肿、支气管肺癌及风湿性二尖瓣狭窄等。

六、咯血

1. 病因

（1）支气管疾病：常见的有支气管扩张症、支气管肺癌、支气管内膜结核和慢性支气管炎等。

（2）肺部疾病：<u>常见有肺结核、肺炎、肺脓肿等（2007）</u>。

（3）心血管疾病：如风湿性二尖瓣狭窄所致的咯血等。

（4）其他：血小板减少性紫癜、白血病等。

2. 问诊要点及临床意义

（1）病史及年龄。

（2）咯血的量及其性状：<u>大量咯血（每日超过500mL）常见于空洞型肺结核、支气管扩张症和肺脓肿；中等量咯血（每日100～500mL）可见于二尖瓣狭窄（2017）</u>；其他原因所致的咯血多为小量咯血（每日在100mL内），或仅为痰中带血。咳粉红色泡沫痰为急性左心衰竭的表现。咯铁锈色血痰可见于典型的肺炎链球菌肺炎。

（3）伴随症状：①伴发热：见于肺结核、肺炎链球菌性肺炎、肺脓肿、肺出血型钩端螺旋体病、流行性出血热等。②伴胸痛：可见于肺炎链球菌性肺炎、肺梗死、肺结核、支气管肺癌等。③伴脓痰：可见于支气管扩张、肺脓肿、空洞型肺结核并发感染、化脓性肺炎等。④伴皮肤黏膜出血：应考虑钩端螺旋体病、流行性出血热、血液病等。

3. 咯血与呕血的鉴别

（1）病因：咯血多为<u>肺结核</u>、支气管扩张症、肺癌、肺炎、肺脓肿、心脏病等引起；呕血多为<u>消化性溃疡</u>、肝硬化、急性胃黏膜病变、胆道出血、胃癌等引起。

（2）出血前症状：咯血前多有喉部痒感、胸闷、咳嗽等；呕血前多有上腹部不适、恶心、呕吐等。

（3）出血方式：咯血为咯出；<u>呕血为呕出，可为喷射状（2007）</u>。

（4）出血的血色：咯血多为<u>鲜红色</u>；呕血多为<u>暗红色</u>、棕色，有时为鲜红色。

（5）血中混有物：咯血多混有痰、泡沫；呕血多混有食物残渣、胃液。

（6）酸碱反应：咯血为碱性；呕血为酸性。

（7）有无黑便：咯血多无黑便，若咽下血液量较多时可有；呕血多伴黑便，可为柏油样便，呕血停止后仍可持续数日。

（8）出血后痰的性状：咯血后常有血痰数日；呕血后则无血痰。

七、呼吸困难

1. 病因

（1）呼吸系统疾病：常见于气道阻塞，肺部疾病，胸壁、胸廓、胸膜腔疾病，神经肌肉疾病，膈运动障碍等。

（2）循环系统疾病：常见于各种原因所致的左心和（或）右心衰竭、心包填塞、肺栓塞和原发性肺动脉高压等。

（3）中毒。

（4）神经精神性疾病：如颅脑疾病引起呼吸中枢功能障碍及精神因素所致呼吸困难。

（5）血液系统疾病。

2. 临床表现

（1）肺源性呼吸困难

吸气性呼吸困难：吸气费力、显著困难，重者出现"三凹征"，常伴干咳与高调吸气性喉鸣（2006）。

呼气性呼吸困难：特点是呼气费力，呼气时间明显延长而缓慢，听诊常伴有哮鸣音。

混合性呼吸困难：特点是吸气、呼气都困难，呼吸频率加快、变浅（2013）。

（2）心源性呼吸困难：主要见于心力衰竭。急性左侧心力衰竭时，常出现阵发性呼吸困难，多在夜间熟睡中发生，称夜间阵发性呼吸困难（2004，2008）。

（3）中毒性呼吸困难：①代谢性酸中毒：呼吸深大而规则，可伴有鼾声，称 Kussmaul 呼吸（2013）。见于尿毒症、糖尿病酮症酸中毒。②药物及中毒：如吗啡、巴比妥类、有机磷农药中毒时，致呼吸减慢，也可呈潮式呼吸。一氧化碳、氰化物中毒时均可引起呼吸加快。

（4）中枢性呼吸困难：脑出血、颅内压增高、颅脑外伤等，呼吸变慢而深，并常伴有呼吸节律的异常。

（5）精神或心理性呼吸困难：见于癔症、抑郁症患者。呼吸非常频速和表浅，并常因换气过度而发生呼吸性碱中毒表现。

3. 问诊要点及临床意义

（1）发病情况。

（2）发病诱因。

（3）伴随症状：①伴发热：见于肺炎、肺脓肿、胸膜炎、肺结核、急性心包炎等。②伴咳嗽、咳痰：见于慢性支气管炎、阻塞性肺气肿合并感染、肺脓肿等。③伴咯粉红色泡沫样痰：见于急性左心衰竭。④伴大量咯血：常见于肺结核、支气管扩张症、肺癌等。⑤伴胸痛：见于肺炎链球菌性肺炎、渗出性胸膜炎、自发性气胸、支气管肺癌、肺梗死、急性心肌梗死、纵隔肿瘤等。⑥伴意识障碍：见于脑出血、脑膜炎、尿毒症、肝性脑病、肺性脑病、各种中毒等。

八、水肿

1. 病因及临床表现

（1）全身性水肿

①心源性水肿：见于右心衰竭、慢性缩窄性心包炎等(2020)。特点是下垂性水肿，严重者可出现胸水、腹水等，常伴有呼吸困难、心脏扩大、心率加快、颈静脉怒张、肝颈静脉回流征阳性等表现。

②肾源性水肿：见于各种肾炎、肾病综合征等。晨起眼睑或颜面水肿，后发展为全身水肿，伴血尿、少尿等。

③肝源性水肿：见于肝硬化、重症肝炎等。常有腹水，也可见下肢坏死水肿并向上蔓延。

④营养不良性水肿：见于低蛋白血症和维生素 B_1 缺乏。有贫血、乏力、消瘦等表现。

⑤内分泌源性水肿：见于甲状腺功能减退症、垂体前叶功能减退症等（2020）。特点是非凹陷性，颜面及下肢较明显，常伴有精神萎靡、食欲不振。

（2）局部性水肿：见于局部组织炎症、静脉阻塞等。可见局部肿胀明显，或伴有静脉曲张。

2. 问诊要点及临床意义　　①水肿开始的部位及发展顺序；②既往疾病史；③伴随症状；④女性患者应注意水肿与月经、妊娠、体位的关系。

九、恶心与呕吐

1. 病因

（1）反射性呕吐：①消化系统疾病：胃源性呕吐，如急慢性胃肠炎、消化性溃疡、幽门梗阻、急性阑尾炎、各型肠梗阻、急性出血坏死性肠炎、急性肝炎、肝硬化、肝淤血、胆囊炎、胰腺炎等。②其他：如异味刺激、急慢性咽炎、肺炎等。

（2）中枢性呕吐：①神经系统疾病。颅内感染：如各种脑炎、脑膜炎。脑血管疾病：如脑出血、脑栓塞、高血压脑病等。②全身性疾病。感染，内分泌与代谢紊乱。其他：如休克、缺氧、中暑、急性溶血等。③药物反应与中毒（2005，2006）。

（3）前庭障碍性呕吐：如迷路炎、梅尼埃病、晕动病等。

（4）精神因素引起的呕吐：胃肠神经症、癔症等。

2. 问诊要点及临床意义

（1）呕吐与进食的关系，呕吐发生时间。

（2）呕吐特点：餐后6小时以上呕吐多见于幽门梗阻；颅内压增高所致呕吐无恶心先兆，呈喷射性。

（3）呕吐物的性质：呕吐隔日食物，其味酸臭见于幽门梗阻；呕吐物呈咖啡色，混有食物残渣见于上消化道出血；呕吐物有粪臭提示低位肠梗阻。

（4）呕吐的伴随症状：伴发热见于感染等；伴剧烈头痛见于颅内高压等；伴腹痛见于急性阑尾炎、急性胰腺炎等；伴眩晕及眼球震颤见于前庭器官疾病。

十、呕血与黑便

1. 病因

（1）食管疾病：食管与胃底静脉曲张破裂、食管炎、食管癌、食管贲门黏膜撕裂、食管异物、食管裂孔疝。

（2）胃及十二指肠疾病：消化性溃疡、胃黏膜病变出血、胃癌、急性及慢性胃炎、胃黏膜脱垂症、十二指肠炎等。

（3）肝、胆、胰的疾病：肝硬化、门静脉高压、胆道感染、胆石症、胆道肿瘤、胰腺癌、急性重症胰腺炎。

（4）全身性疾病：血液疾病、急性传染病、其他。

（5）上消化道大出血前四位的病因是消化性溃疡、食管与胃底静脉曲张破裂、急性胃黏膜病变。

2. 临床表现

（1）幽门以上的出血常表现为呕血和黑便，出血量大，呕吐物呈鲜红色或暗红色，常混有血块；出血量少，呕吐物呈咖啡色或棕褐色，或只有黑便。

（2）幽门以下的出血常无呕血，只表现为黑便。上消化道大出血时，可出现头昏、心悸、乏力、口渴、出冷汗、心率加快、血压下降等循环衰竭的表现。

3. 问诊要点及临床意义

（1）既往史：有无消化性溃疡、肝炎、肝硬化以及长期服药史等。

诊基

（2）估计出血量：出血量 5mL 以上可出现大便潜血阳性，60mL 以上可出现黑便，胃内蓄积血量 300mL 以上可出现呕血（2005，2007）。

（3）伴随症状：伴周期性节律性上腹痛，见于消化性溃疡；伴血管痣、肝掌、腹壁静脉怒张、腹水者，提示肝硬化门静脉高压；伴皮肤黏膜出血者，见于血液病及急性传染病；伴右上腹痛、黄疸、寒战高热者，见于急性梗阻性化脓性胆管炎。

十一、黄疸

1. 各型黄疸的病因、临床表现及实验室检查特点

（1）溶血性黄疸

病因：先天性溶血性贫血、后天获得性溶血性贫血。

临床表现：急性溶血者症状严重，表现为寒战、高热、头痛、呕吐、腰痛等；慢性溶血者，常有反复发作，贫血、黄疸、脾大三大特征。

实验室检查特点：血清总胆红素增多，以非结合胆红素为主，结合胆红素基本正常或轻度增高；尿中胆素原增加，尿胆红素阴性，大便颜色变深；网织红细胞增多，骨髓红系细胞增生旺盛等（2005）。

（2）肝细胞性黄疸

病因：病毒性肝炎、中毒性肝炎、肝硬化、肝癌、钩端螺旋体病等（2004）。

临床表现：黄疸呈浅黄至深黄，伴乏力、倦怠、食欲缺乏等，严重者有出血倾向，肝脾大。

实验室检查特点：血清结合胆红素与非结合胆红素均增加；尿中尿胆原增多，尿胆红素阳性；大便颜色通常改变不明显；肝功能有转氨酶增高。

（3）胆汁淤积性黄疸（阻塞性黄疸）

病因：肝内胆汁淤积、肝外梗阻。

临床表现：黄疸深而色暗，皮肤瘙痒，粪便颜色变浅或呈白陶土色。

实验室检查特点：血清结合胆红素增多；尿胆原减少或阴性；尿胆红素阳性；尿色深，便色变浅（2018）。

2. 问诊要点及临床意义

（1）病史及诱因。

（2）病程：黄疸快速出现者常见于急性病毒性肝炎、急性中毒性肝炎、胆石症、急性溶血等；黄疸持续时间长者见于慢性溶血、肝硬化、肿瘤等；黄疸进行性加重，要考虑胰头癌、胆管癌、肝癌；黄疸波动较大者常见于胆总管结石等。

（3）年龄：新生儿黄疸常见于生理性黄疸、新生儿溶血性黄疸、新生儿败血症及先天性胆管闭锁等。儿童与青少年时期出现的黄疸要考虑先天性与遗传性疾病。病毒性肝炎也多见于儿童及青年人。中年人出现黄疸常见于胆道结石、肝硬化、原发性肝癌。老年人多考虑肿瘤。

（4）伴随症状：①伴有右上腹绞痛：胆石症。②伴有上腹部钻顶样疼痛：胆道蛔虫症。③伴有乏力、食欲不振、厌油腻、肝区疼痛：病毒性肝炎。④伴有进行性消瘦：肝癌、胰头癌、胆总管癌、壶腹癌等。⑤伴有腹痛、发热：急性胆囊炎、胆管炎等。

十二、抽搐

1. 病因

（1）颅脑疾病：脑炎及脑膜炎、脑脓肿、脑寄生虫病、外伤、肿瘤、血管性疾病、癫痫等。

（2）全身性疾病：中毒性肺炎、中毒性菌痢、败血症、狂犬病、破伤风、小儿高热惊厥、

缺氧、中毒、代谢性疾病、心血管疾病、物理损伤、癔症性抽搐等。

2. 问诊要点及临床意义

（1）病史及发病年龄。

（2）发作情况。

（3）伴随症状：①伴高热，见于颅内与全身的感染性疾病、小儿高热惊厥等。注意抽搐本身也可引起高热。②伴高血压，见于高血压脑病、高血压脑出血、妊娠期高血压疾病等。③伴脑膜刺激征，见于各种脑膜炎及蛛网膜下腔出血等。④伴瞳孔散大、意识丧失、大小便失禁，见于癫痫大发作。⑤不伴意识丧失，见于破伤风、狂犬病、低钙抽搐、癔症性抽搐等。

十三、意识障碍

1. 病因

（1）颅脑疾病：①感染性。②非感染性：脑血管疾病、颅内占位性病变、颅脑外伤、癫痫。

（2）全身性疾病：①感染性。②非感染性：内分泌疾病、心血管疾病、代谢性脑病。

2. 临床表现

（1）嗜睡：为持续性的睡眠，轻度刺激，如推动、呼唤可被唤醒，醒后能回答简单问题，但反应迟钝，刺激停止后逐渐入睡（2004，2018）。

（2）昏睡：处于熟睡状态，不易唤醒，强刺激下，如压迫眶上神经可唤醒，但不能回答问题或答非所问，而且很快入睡。

（3）昏迷：①浅昏迷：意识大部分丧失，强刺激也不能唤醒，但对疼痛刺激有痛苦表情及躲避反应。角膜反射、瞳孔对光反射、吞咽反射、眼球运动等都存在。②中度昏迷：意识全部丧失，对强刺激的反应减弱，角膜反射、瞳孔对光反射迟钝，眼球活动消失。③深昏迷：对疼痛等各种刺激均无反应，全身肌肉松弛，角膜反射、瞳孔对光反射、眼球活动均消失，可出现病理反射（2014）。

（4）意识模糊：具有简单的精神活动，但定向力障碍，表现为对时间、空间、人物失去判断力。

（5）谵妄：为意识模糊，伴错觉、幻觉、躁动不安、谵语（2018）。

3. 问诊要点及临床意义

（1）既往史：询问有无高血压、心脏病、肝脏病、肾脏病、糖尿病、甲状腺功能亢进症、慢性阻塞性肺疾病、颅脑外伤、肿瘤、癫痫等病史，有无手术、外伤、中毒及药物过敏史等。

（2）发病诱因：询问糖尿病患者降糖药或胰岛素的用量、肝脏病患者应用镇静剂等情况，有无高温或烈日下的工作环境等。

（3）伴随症状：①伴发热：先发热后有意识障碍，见于脑膜炎、脑炎、败血症等；先有意识障碍后发热，见于脑出血、蛛网膜下腔出血、脑肿瘤、脑外伤等。②伴呼吸缓慢：见于吗啡、巴比妥类、有机磷杀虫剂等中毒、颅内高压等。③伴瞳孔散大，见于脑疝、脑外伤、颠茄类、酒精、氰化物等中毒，癫痫，低血糖昏迷等。④伴瞳孔缩小：见于脑桥出血，吗啡类、巴比妥类及有机磷杀虫剂等中毒。⑤伴高血压：见于高血压脑病、脑梗死、脑出血、尿毒症等。⑥伴心动过缓：见于颅内高压症、房室传导阻滞、甲状腺功能减退症、吗啡类中毒等。⑦伴脑膜刺激征：见于各种脑膜炎、蛛网膜下腔出血等。

第二单元　问　诊

重点提示

本单元内容了解基本概念即可。

1. 问诊的方法与注意事项

（1）问诊的方法：①明确患者本次就诊目的，根据不同患者的具体情况，采用不同类型的提问方式，语言要通俗易懂。②对危重患者询问要简明扼要，迅速，并立即进行抢救。

（2）问诊的注意事项：①问诊时环境要安静。②仪表、礼节和友善的举止；③态度要和蔼、亲切、同情和耐心，应对患者适当微笑或赞许地点头示意。④交谈时采取适当的姿势表示对患者的尊重和理解。⑤不乱解释，不要不懂装懂，也不要简单回答"不知道"，可以提供自己所知道的情况供患者参考。⑥问诊时记录要尽量简单、快速，并与患者作必要的眼神交流。

2. 问诊的内容

（1）一般项目：包括姓名、性别、年龄、籍贯、民族、婚姻、住址、工作单位、职业、就诊或入院日期、记录日期、病史陈述者等。

（2）主诉：患者就诊的最主要、最明显的症状或体征及持续时间（2008）。

（3）现病史（2013）：①起病情况，包括起病时间、发病急缓、原因或诱因等。②主要症状的特点。③病因和诱因。④病情的发展与演变。⑤伴随症状。⑥诊疗经过。⑦病程中的一般情况。

（4）既往史。

（5）个人史。

（6）婚姻史。

（7）月经生育史。

（8）家族史。

第三单元　检体诊断

☆ 重点提示

本单元内容十分重要，是历年考试的热门考点，在执业医师的实践技能考试中也常涉及。重点掌握检体的基本方法，血压的测量方法，生命体征、面容与表情，皮肤、淋巴结的检查方法及异常时的临床意义，头部及其器官、颈部、胸部检查的内容及方法，肺和胸膜的视、触、叩、听等方法，视诊心尖搏动、触诊心尖搏动和震颤、叩诊心浊音界、听诊心音和杂音及心脏杂音的分级，肝、胆、脾、肾的触诊，神经反射检查的基本方法与临床意义。结合实践技能复习更容易加深印象。

一、基本检查法

1. 视诊的内容和方法

（1）视诊既能观察全身的一般状态，如年龄、发育、营养、意识状态、面容与表情、体位、姿态、步态等，又能观察局部体征，如皮肤、黏膜、五官、头颈、胸廓、腹部、脊柱、肌肉、骨骼、关节等外形特点。

（2）视诊时应注意：①应在间接日光下或灯光下进行；②被检者采取适宜的体位，裸露全身或检查部位，如需要可配合做某些动作；③应按一定顺序，系统、全面而细致地对比观察；④应结合触诊、叩诊、听诊、嗅诊等检查方法，综合分析、判断，使检查结果更具有临床意义。

2. 常用触诊的方法及适用范围

（1）浅部触诊法：适用于关节、软组织的浅在病变和浅部动静脉、神经及阴囊和精索等的检查。

（2）深部触诊法：适用于检查腹腔内病变和脏器的检查，分为：①深部滑行触诊，适用于检查腹腔深部包块和胃肠病变（2018）。②双手触诊法，适用于肝、脾、肾、腹腔肿块的实体检查。③深压触诊法，明确胆囊、阑尾等压痛点。④冲击触诊法，用于大量腹水而肝、脾难以触及时（2010，2014，2018）。

3. 叩诊的方法

（1）间接叩诊法：叩诊时左手中指第2指节紧贴于叩诊部位，其余手指稍微抬起，勿与体表接触；右手各指自然弯曲，以右手中指指端叩击左手中指第2指骨的前端。叩击方向应与叩诊部位的体表垂直。叩诊时要运用腕关节与掌指关节的活动，肘关节和肩关节不要参与。叩击动作要灵活短促，富有弹性，叩击力量和间隔要均匀一致。叩诊每个部位时，只需叩打2~3次。不同的病灶或检查部位，可选用不同的叩击力量。

（2）直接叩诊法：适用于胸部或腹部面积较广泛的病变，如胸膜粘连或增厚、气胸、大量胸水或腹水等。

4. 常见叩诊音

（1）清音：音调低，音响较大，振动持续时间较长的非乐性音，见于正常肺部的叩诊音（2014）。

（2）鼓音：单纯而规则的振动所形成的一种和谐的低调乐音，音响比清音更强，振动持续时间也较长，见于左下胸的胃泡区及腹部。病理情况下，见于肺空洞、气胸、气腹等。

（3）过清音：介于鼓音与清音之间，音调较清音低，音响较清音强，见于肺气肿。

（4）浊音：音调较高，音响较弱，振动持续时间较短的非乐性叩诊音，见于被肺的边缘所覆盖的心脏或肝脏部分及在病理情况下肺组织含气减少的叩诊音（2011）。

（5）实音：音调较浊音更高，音响更弱，振动持续时间更短的非乐性叩诊音，见于心脏、肝脏等的叩诊。病理情况下见于大量胸腔积液、肺实变等（2020）。

5. 嗅诊常见异常气味及临床意义

（1）痰液：血腥味，见于大咯血的患者；痰液恶臭，提示支气管扩张症或肺脓肿。

（2）呕吐物味：粪臭味见于肠梗阻；酒味见于饮酒和醉酒等；浓烈的酸味见于幽门梗阻或狭窄（2004）。

（3）呼气味：刺激性蒜味见于有机磷农药中毒；氨味见于尿毒症；烂苹果味见于糖尿病酮症酸中毒；腥臭味见于肝性脑病（2006，2007）；浓烈的酒味见于酒后或醉酒。

（4）脓液：恶臭味应考虑气性坏疽的可能。

二、全身状态检查及临床意义

1. 生命体征检查内容及临床意义

（1）体温测量：①口测法：正常值为36.3~37.2℃。②肛测法：正常值为36.5~37.3℃。③腋测法：正常值为36.0~37.0℃（2004）。

（2）脉搏检查

①脉搏检查法：以食指、中指、无名指的指端来触诊桡动脉的搏动，桡动脉不能触及者可触诊颞动脉、颈动脉、肱动脉。

②脉率：正常成人在安静状态下其脉率为60~100次/分。儿童较快，初生婴儿可达130次/分。病理状态下，发热、疼痛、贫血、甲状腺功能亢进症、心力衰竭、休克、心肌炎等，脉

诊
基

率增快；颅内高压、病态窦房结综合征、二度及以上窦房或房室传导阻滞，或服用强心苷、钙拮抗剂、β受体阻滞剂等药时，脉率减慢。

（3）血压的测量方法、正常值及变异的临床意义

①血压的测量方法：上肢血压一般以坐位右臂血压为准。受检者安静休息至少5分钟，裸露手臂，放在与右心房同一水平，外展45°角。将袖带平展地缚于上臂，其下缘距肘窝2～3cm，不可过松或过紧。将听诊器放在肱动脉上，轻压听诊器体件，然后用橡皮球将空气打入袖带，待动脉音消失，再将汞柱升高20～30mmHg。当听到第一个声音时，所示压力值是收缩压，放气至声音消失时血压计上所示的压力是舒张压。正常人两上肢血压可有5～10mmHg的差别，下肢血压较上肢高20～40mmHg，但在动脉穿刺或插管直接测量时则无显著差异。

②血压正常值及变异的临床意义：未服用抗高血压药的情况下，至少3次非同日测量血压，收缩压在140mmHg或以上，和（或）舒张压在90mmHg或以上，称为高血压。高血压常见于原发性高血压、肾脏疾病、肾上腺皮质和髓质肿瘤、肢端肥大症、甲状腺功能亢进等。血压低于90/60mmHg者，称为低血压，常见于休克、急性心肌梗死、心力衰竭、心包填塞、肾上腺皮质功能减退等。脉压增大见于主动脉瓣关闭不全等。脉压减小见于心包积液、缩窄性心包炎、主动脉瓣狭窄等。

2. 发育与体型的确定及临床意义

（1）正常成人胸围等于身高的一半，两上肢展开的长度等于身高，坐高等于下肢的长度。体型在临床上分为瘦长型（无力型）、矮胖型（超力型）、匀称型（正力型）。

（2）临床意义：发育成熟前腺垂体功能亢进时，体格异常高大称为巨人症；反之体格矮小称为垂体性侏儒症。甲状腺功能亢进，体格发育超过正常；如减低，则体格矮小，智力低下，称为呆小症。性激素可促进第二性征的变化，如结核病、肿瘤破坏了性腺的分泌功能时，可导致第二性征的改变。幼年时期营养不良可影响发育，如维生素D缺乏时可致佝偻病。

3. 营养状态的分级及常见营养异常的原因

（1）营养状态分级：分为良好、不良、中等。

（2）营养异常的原因：①营养不良：体重减轻到低于标准体重的90%时称为消瘦。见于长期的慢性感染、恶性肿瘤、某些内分泌疾病以及精神性厌食。②肥胖：超过标准体重20%以上者为肥胖，主要由于摄食过多所致。此外，内分泌、家族遗传、生活方式与运动、精神因素等皆有影响（2005）。

4. 意识状态判定　通过问诊了解患者思维、反应、情感活动、记忆力、注意力、定向力等，对严重患者还需做痛觉试验、瞳孔对光反应、腱反射等以判断意识障碍的程度。对昏迷患者，重点注意生命体征，尤其是呼吸的频率和节律，瞳孔大小，眼底有无视乳头水肿、出血，有无偏瘫、锥体束征、脑膜刺激征等。

5. 常见异常面容的特点及临床意义

（1）急性病容：面色潮红，呼吸急促，表情痛苦，常见于急性感染性疾病。

（2）慢性病容：容颜憔悴，面色灰暗或苍白，目光无神，表情淡漠，常见于慢性消耗性疾病。

（3）甲亢面容：眼裂增大，眼球凸出，兴奋不安，烦躁易怒，呈惊恐貌。见于甲状腺功能亢进症。

（4）黏液性水肿面容：面色苍白，颜面水肿，睑厚面宽，目光呆滞，反应迟钝，毛发稀疏，见于甲状腺功能减退症。

（5）二尖瓣面容：双颊暗红，口唇轻度发绀，见于风湿性心脏瓣膜病、二尖瓣狭窄。

（6）伤寒面容：表情淡漠，反应迟钝，呈无欲状态，见于伤寒、脑脊髓膜炎、脑炎等。

（7）苦笑面容：牙关紧闭，面肌痉挛，呈苦笑状，见于破伤风。

（8）满月面容：面圆如满月，皮肤发红，常伴痤疮、胡须，见于库欣综合征及长期应用肾上腺皮质激素的患者（2005，2011，2013）。

（9）肢端肥大症面容：头颅增大，面部变长，下颌增大，向前突出，眉弓及两颧隆起，唇舌肥厚，耳鼻增大，见于肢端肥大症。

（10）肝病面容：可见面颊瘦削，面色灰褐，额部、鼻背、双颊有褐色色素沉着，见于慢性肝炎、肝硬化等。

（11）面具面容：面部呆板，无表情，似面具样，见于震颤麻痹等（2012）。

（12）肾病面容：面色苍白，眼睑、颜面浮肿，舌质淡，边缘有齿痕，见于慢性肾炎、慢性肾盂肾炎、慢性肾功能衰竭等。

6. 常见异常体位的特点及临床意义

（1）体位检查

①自动体位：身体活动自如，不受限制，多见于正常人、轻病或疾病早期。

②被动体位：无法自己调整或变换体位，见于极度衰弱或意识丧失的患者（2004）。

③强迫体位：为减轻疾病痛苦，被迫采取的某种体位（2004）。可分为：强迫仰卧位——急性腹膜炎。强迫侧卧位——一侧胸膜炎或胸腔积液（2010）。强迫坐位——心、肺功能不全的患者（2014，2018）。辗转体位——胆绞痛（2019）、肾绞痛、肠绞痛等。角弓反张——破伤风、小儿脑膜炎。强迫俯卧位——脊柱疾病。强迫蹲位——发绀型先天性心脏病（2018，2019）。

（2）常见异常步态的特点及临床意义

①蹒跚步态：走路时身体左右摇摆如鸭步，见于佝偻病（2019）、大骨节病等。

②醉酒步态：行走时躯干重心不稳，步态紊乱不准确如醉酒状，见于小脑疾病等。

③共济失调步态：起步时一脚高抬，骤然重落，且双目向下注视，两脚间距很宽以防身体倾斜，闭目时不能保持平衡，见于小脑或脊髓后索疾病。

④慌张步态：起步动作慢，步距较小，起步后小步急速前行，越走越快，有难以止步之势，见于震颤麻痹（2011）。

⑤剪刀步态：两下肢肌张力增高，以伸肌及内收肌张力增高明显，移步时下肢内收过度，两腿交叉呈剪刀状，见于脑性瘫痪与截瘫患者（2019）。

⑥痉挛性偏瘫步态：瘫痪侧上肢内收、旋前，各关节屈曲，无正常摆动。下肢伸直、外旋，以髋关节在中心，脚尖拖地，向外划半个圆圈跨前一步，多见于脑血管疾病的后遗症（2011，2017）。

⑦间歇性跛行：休息时无症状，行走稍久致下肢麻木、无力、酸痛，难以继续行走，经休息症状好转可重新行走，走走歇歇，如此反复，见于严重下肢动脉硬化等。

三、皮肤检查及临床意义

1. 皮肤弹性、颜色、湿度异常改变的临床意义

（1）弹性：皮肤弹性减弱，皱褶平复缓慢，见于慢性消耗性疾病或严重脱水患者；皮肤弹性增加，多见于发热，血循环加速，周围血管充盈。

（2）颜色：①苍白，贫血，毛细血管痉挛，充盈不足；②发红，毛细血管扩张充血；③发绀，皮肤及黏膜小血管内还原血红蛋白增多，致皮肤青紫；④黄染，见于黄疸；⑤色素沉着，见于慢性肾上腺皮质功能减退，肝硬化、肝癌晚期等；⑥色素脱失，白癜风、白斑、白化症。

（3）湿度：出汗过多见于风湿病、结核病等，夜间盗汗是结核病活动期的重要征象；手脚皮肤发凉而大汗淋漓为冷汗，见于休克和虚脱；无汗见于维生素 A 缺乏、硬皮病、脱水等。

2. 皮疹、皮下出血、蜘蛛痣、水肿、皮下结节、毛发的检查法及临床意义

（1）皮疹：①斑疹，局部皮肤发红，一般不隆起皮面，见于麻疹初起、<u>斑疹伤寒</u>、<u>丹毒</u>、<u>风湿性多形性红斑</u>；②玫瑰疹，鲜红色圆形斑疹，压之退色，松开后又复现，多出现于胸腹部，见于<u>伤寒或副伤寒</u>；③丘疹，局部颜色改变，隆起于皮面，见于<u>药疹</u>、<u>麻疹</u>、<u>猩红热</u>、<u>湿疹</u>等；④斑丘疹，丘疹周围有皮肤发红的底盘，见于<u>风疹</u>、<u>猩红热</u>、<u>药疹</u>；⑤荨麻疹，隆起于皮肤的鲜红色或苍白色风团，伴有瘙痒或烧灼感，消退后不留痕迹，因速发皮肤变态反应引起。

（2）皮下出血：皮肤或黏膜下出血，出血面的直径小于2mm者，称为瘀点；皮下出血直径在3~5mm者，称为紫癜；皮下出血直径>5mm者，称为瘀斑；片状出血并伴有皮肤显著隆起者，称为血肿。皮肤黏膜出血常见于造血系统疾病、重症感染、某些血管损害的疾病，以及某些毒物或药物。

（3）蜘蛛痣：检查时用铅笔压迫痣的中心，其辐射状小血管网即退色，去除压力后又出现。其发生与雌激素增多有关，见于<u>慢性肝炎、肝硬化（2005，2007，2020）</u>。

（4）水肿：①轻度，水肿仅见于眼睑、眶下软组织、胫骨前、踝部皮下组织，指压后可见组织轻度下陷，平复较快；②中度，全身组织均可见明显水肿，指压后可出现明显的或较深的组织下陷，平复较慢；③重度，全身组织严重水肿，低部位皮肤紧张发亮，甚至有液体渗出，体腔可见积液。

（5）皮下结节：直径2~3mm的圆形或椭圆形坚硬小结，无压痛，活动，与皮肤无粘连，与深部结缔组织相连，多在关节附近、长骨隆起部位或肢体肌腱上，见于结缔组织病、囊虫病。检查时注意其大小、硬度、部位、活动度、有无压痛。

（6）毛发：毛发的分布、色泽及多少的改变，受遗传、营养和精神状态的影响并对临床诊断有辅助意义。病理性毛发稀少常见的原因有：①头部皮肤疾病；②神经营养障碍；③某些发热性疾病后；④某些内分泌疾患；⑤理化因素性脱发。某些疾病也可使毛发增多，如库欣综合征或长期使用肾上腺皮质激素者。

四、淋巴结检查

1. 浅表淋巴结的检查方法　检查浅表淋巴结时，其顺序为：耳前、耳后、乳突区、枕骨下区、颌下区、颏下区、颈后三角、颈前三角、锁骨上窝、腋窝、滑车上、腹股沟、腘窝等。当身体某部位发生炎症或癌肿时，可引起相应引流区域的淋巴结肿大。如发现有肿大的浅表淋巴结，应记录其位置、数目、大小、质地、移动度，表面是否光滑，有无红肿、压痛和波动，是否有瘢痕、溃疡和瘘管等，同时应注意寻找引起淋巴结肿大的病灶。

2. 局部和全身浅表淋巴结肿大的临床意义

（1）局部淋巴结肿大：非特异性淋巴结炎（一般炎症所致）、淋巴结结核、转移性淋巴结肿大（恶性肿瘤转移所致）。

（2）全身淋巴结肿大：常见于传染性单核细胞增多症、淋巴细胞性白血病、淋巴瘤和系统性红斑狼疮。

五、头部检查

（一）头颅形状、大小检查

1. 小颅　囟门过早闭合。

2. 方颅　小儿佝偻病和先天性梅毒。

3. 巨颅　脑积水。

（二）眼睑、结膜、巩膜、角膜

1. 眼睑　①上睑下垂：<u>双上眼睑下垂见于重症肌无力、先天性上眼睑下垂（2014）</u>；单侧上眼睑下垂常见于各种疾病引起的动眼神经麻痹，如脑炎、脑脓肿、蛛网膜下腔出血、白喉、外伤等。②眼睑水肿：见于肾炎、慢性肝病、贫血、营养不良、血管神经性水肿等。③眼睑闭合不全：双侧眼睑闭合不全常见于甲状腺功能亢进症（2013）；单侧眼睑闭合不全常见于面神经麻痹。

2. 结膜　结膜发红、水肿、血管充盈为充血，见于结膜炎、角膜炎、沙眼早期；结膜苍白见于贫血；结膜发黄见于黄疸；睑结膜有滤泡或乳头见于沙眼；结膜有散在出血点，见于亚急性感染性心内膜炎；结膜下片状出血，见于外伤及出血性疾病，亦可见于高血压、动脉硬化；球结膜透明而隆起为球结膜下水肿，见于脑水肿或输液过多。

3. 巩膜　检查巩膜有无黄染应在自然光线下进行。黄疸时，巩膜黄染均匀。

4. 角膜　检查时应注意角膜的透明度，有无白斑、云翳、溃疡、角膜软化和血管增生等。凯－费环（角膜色素环），见于肝豆状核变性。

（三）眼球外形和运动

1. 双眼球突出　见于甲状腺功能亢进症。

2. 单眼球突出　局部炎症、眶内占位性病变。

3. 眼球运动　动眼、滑车、展神经麻痹时，会引起眼球运动障碍伴复视。自发的眼球震颤见于耳源性眩晕及小脑疾患等。

4. 眼球压力　增高见于青光眼，减低见于脱水或眼球萎缩。

（四）瞳孔及瞳孔反射

1. 瞳孔　正常直径 2～5mm，检查时注意大小、形态，双侧是否等大、等圆，对光反射和调节是否正常。①瞳孔大小：瞳孔缩小见于虹膜炎、有机磷农药中毒、毒蕈中毒，以及吗啡、氯丙嗪、毛果芸香碱等药物影响；瞳孔扩大见于外伤、青光眼绝对期、视神经萎缩、完全失明、濒死状态、颈交感神经刺激和阿托品、可卡因等药物影响。②瞳孔大小不等：双侧大小不等，见于脑外伤、脑肿瘤、脑疝及中枢神经梅毒等颅内病变（2015）。

2. 瞳孔反射　直接对光反射和间接对光反射，对光反应迟钝或消失见于昏迷患者，调节反射即正常人视近物时瞳孔缩小，同时出现辐辏反射（双侧眼球向内聚合），调节反射和辐辏反射均消失见于动眼神经受损。

（五）鼻外形及鼻窦

1. 鼻外形　检查鼻外形有无畸形、前鼻孔狭窄，鼻梁有无偏曲、塌陷、肿胀、增宽，皮肤色泽是否正常。鼻梁部皮肤红色斑块多见于系统性红斑狼疮；鼻端和鼻翼发红，并有毛细血管扩张和组织肥厚见于酒齄鼻；鼻翼扇动见于哮喘引起的呼吸困难。

2. 鼻窦　鼻窦表面检查时，观察面颊部、内眦及眉根附近皮肤有无红肿，局部有无隆起，眼球有无移位及运动障碍，面颊、眼内上角处有无压痛，额窦前壁有无叩痛等。鼻窦共有四对：额窦、蝶窦、上颌窦、筛窦。鼻窦有压痛多见于鼻窦炎。

（六）唇、口腔黏膜、齿、牙龈、舌、咽、扁桃体及腮腺

1. 唇　口唇苍白，见于虚脱、贫血等；口唇深红见于急性发热性疾病；口唇发绀见于呼吸衰竭和心力衰竭（2015）；口唇疱疹常伴发肺炎链球菌肺炎、感冒等；口唇肥厚增大见于黏液性水肿、肢端肥大症等。

2. 口腔黏膜　正常口腔黏膜光洁呈粉红色。黏膜下出血点或瘀斑多为各种出血性疾病或维生素 C 缺乏；第二磨牙颊黏膜处出现针帽头大小白色斑点见于麻疹（2018）；黏膜充血、肿胀并伴有小出血点，对称性，见于猩红热、风疹等；黏膜溃疡可见于慢性复发性口疮；鹅口疮见于体弱重症的病儿或老年患者，或长期使用广谱抗生素的患者；出现蓝黑色的色素沉着多见于肾上腺皮质功能减退。

3. 齿　检查应注意有无龋齿、残根、缺齿和义齿等，以及牙齿的色泽和形状。牙齿呈黄褐色称为斑釉牙，为长期饮用含氟量过高的水所引起；切牙切缘呈月牙形凹陷且牙间隙分离过宽，为先天性梅毒的重要体征之一；单纯齿间隙过宽见于肢端肥大症。

4. 牙龈　正常牙龈呈粉红色，质坚韧且与牙颈部紧密贴合。牙龈水肿见于慢性牙周炎，牙龈的游离缘出现黑色点线称为铅线，是铅中毒的特征。

5. 舌　草莓舌见于猩红热或长期发热的患者；牛肉舌见于糙皮病；镜面舌见于恶性贫血、缺铁性贫血或慢性萎缩性胃炎；运动异常见于舌下神经麻痹；舌体震颤见于甲亢。

6. 咽　咽部黏膜充血、红肿、黏膜腺分泌增多，多见于急性咽炎；咽部黏膜充血、表面粗糙，并可见淋巴滤泡呈簇状增殖，见于慢性咽炎。

7. 扁桃体　扁桃体增大一般分为三度。Ⅰ度不超过咽腭弓，Ⅲ度达到或超过咽后壁中线，Ⅱ度超咽腭弓介于两者之间（2005）。

8. 腮腺　腮腺体薄而软，触诊时摸不出腺体轮廓。腮腺肿大时可见到以耳垂为中心的隆起，并可触及边缘不明显的包块。腮腺导管开口于上颌第二磨牙对面的颊黏膜上，检查时注意导管口有无分泌物。腮腺肿大见于急性流行性腮腺炎、化脓性腮腺炎、腮腺肿瘤。

六、颈部检查

（一）颈部血管

正常人安静坐位或立位时颈外静脉塌陷，平卧时颈外静脉充盈，充盈水平仅限于锁骨上缘至下颌角的下 2/3 以内。颈静脉怒张见于右心功能不全、缩窄性心包炎、心包积液等（2020）；颈动脉搏动明显见于主动脉瓣关闭不全、甲状腺功能亢进症、高血压或严重贫血等。

（二）甲状腺、气管检查

1. 甲状腺

（1）视诊：观察甲状腺的大小和对称性。

（2）触诊：以明确甲状腺肿大的轮廓或范围。被检查者取坐位，医师站在身后，用双手拇指放在颈后，示指和中指从甲状软骨两侧进行触摸，同时让被检查者做吞咽动作。也可在被检查者对面以一手拇指施压于一侧甲状软骨，示指和中指在对侧甲状软骨进行触摸，同时让被检查者做吞咽动作。检查时应注意甲状腺的大小、硬度，表面是否光滑，有无结节、压痛，两侧是否对称，有无细震颤及对气管的影响等。

（3）听诊：用钟形听诊器直接放在肿大的甲状腺上，常听到低调的连续性血管杂音或吹风样收缩期杂音。

（4）甲状腺肿大分度：不能看出肿大但能触及者为Ⅰ度；能看到肿大又能触及，但在胸锁乳突肌以内者为Ⅱ度；超过胸锁乳突肌外缘者为Ⅲ度（2006）。

（5）引起甲状腺肿大的常见疾病有单纯性甲状腺肿、甲状腺功能亢进症、甲状腺肿瘤等。

2. 气管　检查时嘱患者坐位或仰卧位，以食指和无名指分别放在两侧胸锁关节上，中指放于气管正中以观察气管有无移位。大量胸腔积液、气胸、纵隔肿瘤等可使气管向健侧推移（2019）；肺不张、胸膜增厚及粘连、肝硬化时可将气管拉向患侧（2014）。

七、胸壁及胸廓检查

（一）胸部体表标志（骨骼标志、体表标志线）及分区

1. 骨骼标志　胸骨角、第 7 颈椎棘突、肩胛下角。

2. 体表标志线　前正中线、锁骨中线、腋前线、腋中线、腋后线、肩胛线、后正中线。

3. 分区　腋窝、胸骨上窝、锁骨上窝、锁骨下窝、肩胛上区、肩胛下区、肩胛区、肩胛

间区。

（二）常见异常胸廓的类型及临床意义

1. 桶状胸　见于慢性阻塞性肺气肿及支气管哮喘发作时（2015，2021）。

2. 扁平胸　见于瘦长体型及慢性消耗性疾病（2021）。

3. 鸡胸（佝偻病胸）（2018）　多见于儿童。

4. 漏斗胸　见于佝偻病、胸骨下部长期受压者，也有原因不明者。

（三）胸壁静脉曲张、胸壁及胸骨压痛的临床意义

1. 胸壁静脉曲张　正常胸壁无明显静脉可见。上腔静脉或下腔静脉回流受阻建立侧支循环时，胸壁静脉可充盈或曲张。①血流方向自下向上，为下腔静脉阻塞。②胸前壁静脉扩张，血流方向自上向下，见于上腔静脉阻塞。

2. 胸壁压痛　肋间神经炎、肋软骨炎、胸壁软组织炎及肋骨骨折的患者，受累的局部可有胸壁压痛。骨髓异常增生者，常有胸骨压痛和叩击痛，见于白血病患者。

（四）乳房检查法及乳房常见病变表现

1. 乳房检查法　乳房触诊先由健侧开始，后检查患侧。检查者以并拢的手指掌面略施压力，以旋转或来回滑动的方式进行触诊，切忌用手指将乳房提起来触摸。检查按外上、外下、内下、内上、中央的顺序进行，然后检查淋巴引流部位（腋窝，锁骨上、下窝等处淋巴结）。最后检查有压痛或肿块处，先轻触诊，然后深触诊检查。

2. 乳房常见病变

（1）急性乳腺炎：乳房红、肿、热、痛，常局限于一侧乳房的某一象限。触诊有硬结包块，伴寒战、发热及出汗等全身中毒症状。

（2）乳腺癌：多为单发，并与皮下组织粘连，质地硬，局部皮肤呈橘皮样，乳头常回缩。多见于中年以上的妇女，晚期多伴有腋窝淋巴结转移。

（3）乳腺良性肿瘤：质地较软，边缘光滑，形态规整并有一定的活动度，常见于乳腺囊性增生、乳腺纤维瘤等。

八、肺和胸膜检查

（一）正常呼吸类型及异常改变的临床意义

1. 正常呼吸类型分为胸式呼吸和腹式呼吸。

2. 胸式呼吸减弱而腹式呼吸增强，可见于肺炎、胸膜炎、重症肺结核、肋间肌麻痹、肋骨骨折等；腹式呼吸减弱而胸式呼吸增强，可见于腹膜炎、大量腹水、肝脾极度肿大、巨大卵巢囊肿、胃肠胀气及妊娠晚期。

（二）正常呼吸频率、深度、节律及异常改变的临床意义

1. 呼吸频率　正常成人静息状态下，呼吸为12~20次/分。超过20次/分为呼吸过速。见于发热、疼痛、贫血、甲状腺功能亢进及心力衰竭。低于12次/分称为呼吸过缓，呼吸浅慢见于深睡、吗啡及巴比妥中毒和颅内压增高等。

2. 呼吸深度

（1）呼吸变浅：见于呼吸肌麻痹、腹水和肥胖，以及肺部疾病，如肺水肿、大量胸腔积液和气胸。

（2）呼吸变深：糖尿病酮症酸中毒和尿毒症酸中毒时，常见到呼吸加深。

3. 呼吸节律

（1）潮式呼吸：特点是呼吸由浅慢逐渐变为深快，由深快逐渐变为浅慢，直至呼吸停止片刻，再开始上述周期性呼吸，形成如潮水涨落的节律，见于脑炎、脑膜炎、颅内压增高、脑干损伤等。

（2）间停呼吸：表现为有规律的深度相等的几次呼吸之后，突然停止呼吸，间隔一个短时间后又开始深度相同的呼吸，如此周而复始。常为临终前的危急征象。

（三）胸廓扩张度、触觉语颤和胸膜摩擦感的检查方法及异常改变的临床意义

1. 胸廓扩张度　一侧胸廓扩张度受限，见于大量胸腔积液、气胸、胸膜增厚和肺不张等。

2. 触觉语颤

（1）检查方法：检查者以两手掌或两手掌尺侧缘轻轻平放于病人胸壁两侧的对称部位，通过让病人深呼吸或发长而低的声音来检查两侧感觉是否正常。检查的顺序是：先前胸再后背，由上而下，左右对比进行。

（2）异常改变：触觉语颤加强主要见于肺组织实变，如大叶性肺炎实变期和肺梗死，接近胸膜的肺内巨大空腔如空洞型肺结核、肺脓肿，压迫性肺不张等（2006）。

3. 胸膜摩擦感

（1）检查方法：受检者取仰卧位，令受检者反复做深慢呼吸运动，检查者用手掌轻贴病人胸壁，并感觉有无皮革相互摩擦的感觉，胸膜的任何部位均可出现胸膜摩擦感，但以腋中线第5~7肋间隙最易感觉到。

（2）异常改变：胸膜摩擦感可见于胸膜炎症等。

（四）肺部叩诊方法及正常叩诊音

1. 叩诊方法　一般采用间接叩诊法，患者采取坐位，叩诊顺序是先前胸后侧胸最后背部，由上而下，由外向内，左右对比，叩诊需沿肋间隙进行，用力均匀，轻重适当。

2. 正常叩诊音　正常叩诊音为清音（2014）。

（五）肺下界及肺下界移动度的检查法、正常值及异常改变的临床意义

1. 肺下界　通常嘱患者坐位或仰卧位，平静呼吸时，在两侧锁骨中线、腋中线和肩胛线上叩诊肺下界，正常人分别为第6、第8和第10肋间隙。病理情况下肺下界降低见于肺气肿、腹腔内脏下垂（2010）；肺下界上升见于肺不张和胸腔积液，也可见于腹内压升高使横膈上升，如腹水、肝脾大、腹腔内巨大肿瘤等。

2. 肺下界移动度　首先叩出平静呼吸时肺下界，然后嘱受检者做深吸气并且屏住气，同时向下叩诊。由清音转为浊音处做一标记。待受检者恢复平静呼吸后再嘱其做深呼气，并且屏住，再由上而下，叩肺下界。深吸气和深呼气两个肺下界之间的距离即肺下界移动度。正常人肺下界移动度为6~8cm。肺下界移动度减小见于阻塞性肺气肿、肺不张、肺纤维化、肺炎、胸腔积液及各种原因所致的腹压升高。

（六）肺部病理性叩诊音的临床意义

1. 浊音与实音　主要见于肺组织含气量减少、肺内不含气的病变、胸腔病变、胸壁病变(2019)。

2. 鼓音　主要见于肺内或胸腔内含气过多，如大量胸腔积气、肺大疱、肺空洞等（2007）。

3. 过清音　见于肺内含气量增加且肺泡壁弹性减退，如肺气肿、支气管哮喘发作者。

（七）正常三种呼吸音的听诊特点及听诊部位

1. 支气管呼吸音　正常人在喉部、胸骨上窝、背部第6颈椎至第2胸椎附近可闻及（2012，2014）。

2. 肺泡呼吸音　此为气体进出肺泡产生的声音，正常人在肺部任何区域都可听到（2010，2011，2012）。

3. 支气管肺泡呼吸音　正常人在胸骨角附近（2018），肩胛间区的第3、4胸椎水平及右肺尖可听到支气管肺泡呼吸音。

（八）病理性呼吸音、啰音、胸膜摩擦音的产生机制、听诊特点及异常改变的临床意义

1. 病理性呼吸音

（1）病理性肺泡呼吸音

肺泡呼吸音减弱或消失：由进入肺泡内的空气量减少或声音传导障碍引起。常见于呼吸运动障碍、呼吸道阻塞、肺顺应性降低、胸腔内肿物、胸膜疾患。

肺泡呼吸音增强（2004）：与呼吸运动及通气功能增强，进入肺泡的空气流量增多有关。双侧肺泡呼吸音增强见于运动、发热、甲状腺功能亢进症；肺脏或胸腔病变使一侧或一部分肺的呼吸功能减弱或丧失，则健侧或无病变部分的肺泡呼吸音可出现代偿性增强。

（2）病理性支气管呼吸音：可由肺组织实变、肺内大空腔、压迫性肺不张等引起。

（3）病理性支气管肺泡呼吸音：常见于肺实变区域较小且与正常肺组织掺杂存在，或肺实变部位较深并被正常肺组织所遮盖。

2. 啰音　是伴随呼吸音的附加音，分为湿啰音和干啰音。

（1）湿啰音

产生机制：由于吸气时气体通过呼吸道内的分泌物，如渗出液、痰液、血液、黏液和脓液等，形成的水泡破裂所产生的声音，故又称水泡音。

听诊特点：于吸气时或吸气终末较为明显，部位较恒定，性质不易变，大、中、小水泡音可同时存在，咳嗽后可减轻或消失。

临床意义：湿啰音两肺散在性分布，常见于支气管炎、支气管肺炎、血行播散型肺结核、肺水肿；两肺底分布，多见于肺淤血、肺水肿早期及支气管肺炎；一侧或局限性分布，常见于肺炎、肺结核、支气管扩张症、肺脓肿、肺癌及肺出血等。

（2）干啰音

产生机制：气流通过狭窄的支气管时发生漩涡，或气流通过有黏稠分泌物的管腔时冲击黏稠分泌物引起的震动所致。

听诊特点：音调较高，持续时间较长，吸气及呼气时均可听及，但以呼气时为明显，强度和性质易改变，部位易变换，几种不同性质的干啰音可同时存在，发生于主支气管以上的干啰音，有时不用听诊器都可听到。

临床意义：发生于双侧肺部的干啰音，常见于支气管哮喘，急慢性支气管炎和心源性哮喘等；局限性干啰音，常见于支气管局部结核或肿瘤等（2004）。

3. 胸膜摩擦音

（1）听诊特点：吸气末或呼气始明显，屏住呼吸时消失，胸廓下侧沿腋中线处最明显。

（2）临床意义：见于胸膜炎症、胸膜肿瘤、肺炎等累及胸膜，胸膜高度干燥等。

（九）听觉语音的检查方法及临床意义

1. 检查方法　嘱被检查者用一般面谈的声音强度重复发"1、2、3"，即可在胸壁上听到听觉语音。

2. 临床意义

（1）听觉语音减弱：见于支气管阻塞、肺气肿、胸腔积液、气胸等。

（2）听觉语音增强：见于肺实变、肺空洞及压迫性肺不张。

（十）肺实变、肺气肿、胸腔积液及气胸的典型体征

1. 肺实变

（1）胸廓对称，病侧呼吸运动减弱。

（2）气管居中，病侧语音震颤增强。

（3）病变部位叩诊呈实音。

（4）患侧肺泡呼吸音消失，可听到病理性支气管呼吸音，支气管语音增强。

2. 肺气肿

（1）桶状胸，呼吸运动减弱。

（2）气管居中，双侧语音震颤减弱。

（3）两肺过清音，肺下界降低（2010），肺下界移动度减少。

（4）肺泡呼吸音减弱，呼气延长，听觉语音减弱，心音遥远。

3. 胸腔积液

（1）患侧胸廓饱满，呼吸动度减弱或消失。

（2）气管移向健侧，患侧语音震颤减弱或消失（2004，2007，2020）。

（3）患侧叩诊浊音或实音。

（4）患侧呼吸音减弱或消失。积液上方可闻及减弱的支气管呼吸音。

4. 气胸

（1）患侧胸廓饱满，肋间隙增宽，呼吸运动减弱或消失。

（2）气管向健侧移位，语音震颤减弱或消失。

（3）患侧呈鼓音。右侧气胸时肝浊音界下移。左侧气胸时，心界叩不出。

（4）患侧呼吸音减弱或消失。

5. 阻塞性肺不张

（1）患侧胸廓下陷，肋间隙变窄，呼吸动度减弱或消失。

（2）气管移向患侧，语颤减弱或消失。

（3）患侧呈浊音或实音。

（4）呼吸音消失，听觉语音减弱或消失。

九、心脏、血管检查

（一）心前区隆起的临床意义

心前区局部隆起往往提示：

1. 某些先天性心脏病，如法洛四联症、肺动脉瓣狭窄等（2014）。

2. 儿童时期患慢性风湿性心脏病伴右心室增大者。

（二）正常心尖搏动的位置、范围、强度及其改变的临床意义

1. 位置　心尖搏动一般位于第5肋间左锁骨中线内0.5～1.0cm处。

2. 范围　直径为2.0～2.5cm。

3. 改变的临床意义

（1）位置改变

心脏疾病：左心室增大时心尖搏动向左下移位（2010）；右心室增大时，胸骨左缘第三、四肋间有时可见搏动。

胸部疾病：一侧胸腔积液或气胸，将纵隔推向健侧，心尖搏动亦稍向健侧移位；一侧肺不张或胸膜粘连，纵隔向患侧移位，心尖搏动则稍向患侧移位。

腹部疾病：大量腹水、腹腔内巨大肿瘤等心尖搏动位置上移。

（2）强度及范围变化：左心室肥大、甲亢、重症贫血、发热等疾病时心尖搏动增强；心包积液、左侧气胸或胸腔积液、肺气肿等，心尖搏动减弱甚或消失；负性心尖搏动见于粘连性心包炎、显著右心室增大者。

（三）心脏触诊时震颤、心包摩擦感的检查法及临床意义

1. 震颤　心脏常见震颤的临床意义：①收缩期：胸骨右缘第2肋间震颤，提示主动脉瓣狭窄；胸骨左缘第2肋间震颤，提示肺动脉瓣狭窄；胸骨左缘第3、4肋间震颤，提示室间隔缺损。②舒张期心尖部震颤，提示二尖瓣狭窄。③连续性：胸骨左缘第2肋间及其附近震颤，提示动脉导管未闭。

2. 心包摩擦感　此为干性心包炎的体征，见于结核性、化脓性心包炎，也可见于风湿热、急性心肌梗死、尿毒症、系统性红斑狼疮等引起的心包炎。通常在胸骨左缘第4肋间处较易触及，在心脏收缩期明显。

（四）心脏叩诊法、正常心脏浊音界及异常改变的临床意义

1. 叩诊方法　采用间接叩诊法，沿肋间隙从外向内、自下而上叩诊，板指与肋间隙平行并紧贴胸壁。叩诊心脏左界时，从心尖搏动外2~3cm处由外向内进行叩诊。如心尖搏动不明显，则自第6肋间隙左锁骨中线外的清音区开始，然后按肋间隙逐一上移，至第2肋间隙为止；叩诊心脏右界时，自肝浊音界的上一肋间隙开始，逐一叩诊至第2肋间隙。当沿肋间隙由外向内进行叩诊，发现由清音变为浊音时，表示已达心脏边界，此界称为心脏的相对浊音界，它相当于心脏在前胸壁的投影，反映心脏的实际大小和形状；当越过相对浊音界，继续向内侧叩诊，叩诊音变为实音时，表示已达心脏未被肺遮盖的部分，此界称为心脏的绝对浊音界。

2. 心浊音界改变及其临床意义

（1）心脏病变

左心室增大：心脏浊音区呈靴形，或称"主动脉型"，见于主动脉瓣关闭不全、高血压性心脏病等。

右心室增大：浊音界向两侧均扩大，向左增大较显著，常见于肺源性心脏病、二尖瓣狭窄。

左、右心室增大：心浊音界向两侧扩大且左界向左下扩大，呈普大型。常见于扩张型心肌病等。

左心房增大合并肺动脉段扩大：心脏浊音界呈梨形，或称"二尖瓣型"。

心包积液：坐位时呈三角烧瓶形，仰卧位时心底部浊音区明显增宽。

（2）心外因素

①胸壁较厚或肺气肿时，心浊音界变小或叩不出。

②大量胸腔积液、积气，一侧的心界叩不出。

③大量腹水或腹腔巨大肿瘤可使膈肌抬高，心脏呈横位，心脏的左、右界均增大。

（五）心脏瓣膜听诊区

（1）二尖瓣区：第5肋间左锁骨中线稍内侧（2018）。

（2）肺动脉瓣区：胸骨左缘第2肋间（2018）。

（3）主动脉瓣区：胸骨右缘第2肋间。

（4）主动脉瓣第二听诊区：胸骨左缘第3、4肋间。

（5）三尖瓣区：胸骨体下端左缘或右缘。

（六）正常心率、心律及异常改变的临床意义

1. 心率

（1）正常成人心率范围为60~100次/分。

（2）成年人心率超过100次/分应考虑阵发性心动过速，包括阵发性室上性和室性心动过速。

（3）心率低于60次/分，称为心动过缓，见于甲状腺功能减退、颅内高压症等。

2. 心律

（1）正常成人心律规整，健康青少年及儿童的心律稍有不齐。

（2）心律失常主要有期前收缩和心房颤动。如果每次窦性搏动后出现一次期前收缩称为二联律，每两次窦性搏动后出现一次期前收缩称为三联律。心房颤动的听诊特点为：心律绝对不齐，第一心音强弱不等，脉搏短绌，常见于二尖瓣狭窄、冠状动脉粥样硬化性心脏病、甲状腺功能亢进症等。

（七）正常心音的产生机制、听诊特点及异常改变的临床意义

1. 产生机制

（1）第一心音的产生主要是因二尖瓣和三尖瓣关闭，提示心室收缩的开始。

（2）第二心音的产生主要因主动脉瓣和肺动脉瓣的关闭引起瓣膜振动所致，提示心脏舒张期的开始。

2. 听诊特点

（1）第一心音：①音调较低；②声音较响；③性质较钝；④占时较长；⑤与心尖搏动同时出现；⑥心尖部听诊最清楚。

（2）第二心音：①音调较高；②强度较低；③性质较清脆；④占时较短；⑤在心尖搏动后出现；⑥心底部听诊最清楚。

3. 心音异常改变的临床意义

（1）心音强度改变

第一心音强度的改变：S_1 增强常见于发热、甲亢、二尖瓣狭窄等，完全性房室传导阻滞可产生极响亮的 S_1，称为"大炮音"（2017）；S_1 减弱常见于二尖瓣关闭不全（2011）；S_1 强弱不等常见于心房颤动和完全性房室传导阻滞。

第二心音强度的改变：S_2 增强见于高血压、动脉粥样硬化；S_2 减弱见于低血压、主动脉瓣或肺动脉瓣狭窄和关闭不全。

（2）心音分裂：第二心音分裂较常见，以肺动脉瓣为主（2013）；见于完全性右束支传导阻滞、肺动脉瓣狭窄、二尖瓣狭窄等（2004）。

（八）奔马律与开瓣音的特点及临床意义

1. 舒张早期奔马律　为病理性第三心音。在心尖部容易听到，提示心脏有严重的器质性病变，见于各种原因的心力衰竭。

2. 开瓣音　一般在左侧第3、4肋间心尖与胸骨左缘之间最易听到。提示二尖瓣狭窄，瓣膜弹性和活动性较好，常用来作为二尖瓣分离术适应证的参考条件。

（九）心脏杂音的产生机制，杂音的特征，各瓣膜区常见杂音的临床意义

1. 产生机制　血流加速，瓣膜口狭窄，瓣膜关闭不全，异常通道，心腔内漂浮物，大血管腔瘤样扩张。

2. 特征

（1）最响部位：杂音在某瓣膜区最响，提示病变在该区相对应的瓣膜。

（2）时期：收缩期杂音、舒张期杂音、连续性杂音。

（3）性质：吹风样、隆隆样、叹气样、机器声样及音乐样。

（4）强度：与狭窄程度、血流速度、狭窄口两侧压力差及胸壁厚薄有关，收缩期杂音强度一般分为6级。

3. 常见杂音的临床意义

（1）收缩期杂音

二尖瓣区：功能性杂音为吹风样，性质柔和，短而弱，多局限在收缩中期，不向他处传导，运动后或去除原因后可能消失，常见于发热、贫血、甲状腺功能亢进症、妊娠等；相对性杂音呈吹风样，较柔和，左心室腔缩小后杂音可减弱，见于扩张型心肌病、高血压性心脏病

等；器质性杂音为全收缩期递减型吹风样杂音，可遮盖第一心音，高调较粗糙，强度在 3/6 级或以上，向左腋下或左肩胛下区传导，吸气时减弱，呼气时加强，左侧卧位更明显，主要见于心脏病二尖瓣关闭不全、二尖瓣脱垂、乳头肌功能失调等。

主动脉瓣区：器质性杂音主要见于主动脉瓣狭窄，听诊特点为喷射性，性质粗糙，常伴有震颤，杂音向颈部传导；相对性杂音主要见于主动脉粥样硬化、高血压性心脏病等引起的相对性主动脉瓣狭窄，杂音柔和（2006），常伴有 A_2 亢进。

动脉瓣区：多见于先天性肺动脉瓣狭窄，杂音粗糙，呈喷射性，强度在 3/6 级以上，常伴收缩期震颤；二尖瓣狭窄、房间隔缺损等引起的相对性肺动脉瓣狭窄时，杂音限较短，较柔和，伴 P_2 亢进。

三尖瓣区：多为右心室扩大导致的相对性三尖瓣关闭不全，见于二尖瓣狭窄、肺心病等，杂音柔和，在 3/6 级以下。

其他部位：室间隔缺损时，在胸骨左缘第 3、4 肋间可闻及粗糙而响亮的收缩期杂音，不向左腋下传导，伴震颤。

（2）舒张期杂音

二尖瓣区：二尖瓣狭窄时听诊特点为舒张中晚期隆隆样杂音（2010，2014），呈递增型，音调较低，局限于心尖部，左侧卧位较清楚，常伴有舒张期震颤及第一心音亢进或开瓣音。主动脉瓣关闭不全引起的相对性二尖瓣狭窄，性质柔和，不伴有震颤和第一心音亢进或开瓣音。

主动脉瓣区：在主动脉瓣第二听诊区深呼气末最易听到，为叹气样，递减型，可传至胸骨下端左侧或心尖部，常伴有 A_2 减弱及周围血管征，见于先天性或风湿性主动脉瓣关闭不全、梅毒性升主动脉炎等。

肺动脉瓣区：器质性病变少见。

（十）心包摩擦音的听诊特点、部位及临床意义

1. 听诊特点　音质粗糙，似用指腹摩擦耳壳声，但有时较柔和，近在耳边。发生在收缩期与舒张期，而以收缩期较明显，屏气时摩擦音仍存在。

2. 部位　通常在胸骨左缘第 3、4 肋间隙较易听到（2010）。

3. 临床意义　见于结核性及化脓性心包炎，也可见于风湿热、急性心肌梗死、尿毒症等。

（十一）血管检查的内容、方法及临床意义

1. 内容　包括脉搏、血压、血管杂音和周围血管征。

2. 方法及临床意义

（1）重搏脉：见于伤寒、败血症、低血容量休克等。

（2）毛细血管搏动征：甲床被压后出现红白交替的、与患者心搏一致的节律性血管搏动现象。

（3）水冲脉：脉搏骤起骤降，急促有力。检查者用手紧握患者手腕掌面，将患者的前臂高举过头，则水冲脉更易触知。

（4）交替脉：见于高血压性心脏病、急性心肌梗死或主动脉瓣关闭不全等（2017）。

（5）奇脉：常见于心包积液和缩窄性心包炎（2013，2017）。

（6）周围血管征：包括头部随脉搏节律性点头运动、颈动脉搏动明显、毛细血管搏动征、水冲脉、枪击音、杜氏双重杂音等，均由脉压增大所致，见于主动脉瓣关闭不全、高热、甲状腺功能亢进症、严重贫血等。

（7）无脉：即脉搏消失，见于严重休克及多发性大动脉炎。

（8）枪击音与杜氏双重杂音：将听诊器体件放在肱动脉等外周较大动脉的表面，可听到与心跳一致的"嗒——嗒——"音，称为枪击音。如再稍加压力，则可听到收缩期与舒张期

双重杂音，即"杜氏双重杂音"。

（十二）二尖瓣狭窄及关闭不全、主动脉瓣狭窄及关闭不全的体征

1. 二尖瓣狭窄

（1）视诊：二尖瓣面容，心尖搏动略向左移。

（2）触诊：心尖搏动向左移，心尖部可触及舒张期震颤。

（3）叩诊：心界稍向左扩大，以后向右扩大，心腰部膨出，呈梨形。

（4）听诊：①特征性改变为心尖部听到较局限的低调、隆隆样舒张中晚期递增型杂音（2011）；②可听到第一心音亢进；③P_2亢进和分裂。

2. 二尖瓣关闭不全

（1）视诊：心尖搏动向左下移位。

（2）触诊：心尖搏动向左下移位，可呈抬举样。

（3）叩诊：心浊音界向左下扩大。

（4）听诊：单纯二尖瓣关闭不全者心尖第一音减弱，可闻及响亮的3/6级或以上全收缩期吹风样杂音，性质粗糙，传导广泛，向左腋下或左肩胛下区传导。

3. 主动脉瓣狭窄

（1）视诊：心尖搏动增强，位置可稍移向左下。

（2）触诊：心尖搏动向左下移位，呈抬举样。主动脉瓣区收缩期震颤。

（3）叩诊：心浊音界向左下增大。

（4）听诊：主动脉瓣区高调、粗糙的递增-递减型收缩期杂音，向颈部传导，心尖部S_1减弱，A_2减弱。

4. 主动脉瓣关闭不全

（1）视诊：心尖搏动向左下移位，且范围较广，颈动脉搏动明显，并可有随心搏出现的点头运动。

（2）触诊：心尖搏动移向左下，呈抬举样搏动。周围血管征阳性。

（3）叩诊：心界向左下增大而心腰不大，因而心浊音界轮廓似靴形。

（4）听诊：主动脉瓣第二听诊区可闻及柔和叹气样杂音，可向心尖部传导；心尖部S_1减弱，A_2减弱或消失，可闻及Austin-Flint杂音心率增快，心尖部舒张期奔马律（2010，2011）。

十、腹部检查

（一）腹部外形、腹壁静脉曲张和蠕动波的检查法及临床意义

1. 腹部外形　应注意腹部是否对称，有无膨隆或凹陷，以及局部隆起等，有腹水或腹部包块时，还应测量腹围的大小。

（1）腹部膨隆：全腹膨隆可见于腹水、腹内积气（2015）、腹内巨大包块；局部膨隆常因为脏器肿大，腹内肿瘤或炎症性包块，胃或肠曲胀气，以及腹壁上的肿物和疝等，视诊时应注意膨隆的部位、外形，是否随呼吸而移位或随体位而改变，有无搏动等。

（2）全腹凹陷：多见于显著消瘦、严重脱水及恶病质等。

2. 腹壁静脉曲张

（1）当肝门静脉阻塞有门脉高压而形成侧支循环时，曲张的静脉以脐为中心向四周伸展，肚脐以上腹壁静脉血流方向从下向上，肚脐以下腹壁静脉血流方向自上向下。

（2）下腔静脉阻塞时，曲张的静脉大多数分布在腹壁两侧，脐水平线以下的腹壁静脉血流向上汇入上腔静脉。

（3）上腔静脉阻塞时，脐水平线以上的静脉血流向下汇入下腔静脉。

3. 胃肠型和蠕动波　正常人一般看不到，只有极度消瘦的患者和腹壁松弛菲薄的多产妇有时可以观察到轻微的蠕动波及胃型和肠型，病理情况常见于<u>幽门梗阻和肠梗阻</u>。

（二）腹壁紧张度、压痛和反跳痛的检查法及临床意义

1. 腹壁紧张度

（1）腹壁紧张度增加：<u>因急性胃肠穿孔或脏器破裂所致急性弥漫性腹膜炎，腹膜刺激而引起腹肌痉挛，腹壁常有明显紧张，甚至强直硬如木板，称板状腹</u>（2005）。局限性腹肌紧张多系局限性腹膜炎所致，如右下腹腹壁紧张多见于急性阑尾炎，右上腹腹壁紧张多见于急性胆囊炎；腹膜慢性炎症时，触诊如揉面团一样，称为揉面感，常见于结核性腹膜炎、癌性腹膜炎。

（2）腹壁紧张度减低：全腹紧张度减低，见于慢性消耗性疾病或大量放腹水后，亦见于经产妇或老年体弱、脱水之患者。脊髓损伤所致腹肌瘫痪和重症肌无力可使腹壁紧张消失。

2. 压痛和反跳痛　广泛性压痛见于弥漫性腹膜炎；局限性压痛见于局限性腹膜炎或局部脏器的病变。明确而固定的压痛点是诊断某些疾病的重要依据。如<u>麦氏点压痛多考虑急性阑尾炎</u>（2018）；胆囊区压痛考虑胆囊病变。在检查压痛时，如突然移去手指，患者腹痛加剧，称为反跳痛，提示炎症波及腹膜壁层。腹壁紧张同时伴有压痛和反跳痛，是急性腹膜炎的重要体征，称腹膜刺激征。

3. 液波震颤　见于腹腔内有大量游离液体（3000～4000mL以上）。

（三）肝、胆、脾和肾脏的触诊法及临床意义

1. 肝

（1）触诊法：①单手触诊法。②双手触诊法。

（2）临床意义：①急性肝炎时，病人的<u>肝可轻度肿大</u>，表面光滑，边缘钝，质稍韧，但有充实感及压痛。②肝淤血时，肝可明显肿大，表面光滑，边缘圆钝，质韧，也有压痛。肝－颈静脉回流征阳性为其特征。脂肪肝所致肝大，表面光滑，质软或稍韧，但无压痛。肝硬化的早期肝常肿大，晚期则缩小，质较硬，边缘锐利，表面可能触到<u>小结节</u>，无压痛。肝癌时肝脏逐渐肿大，质地坚硬如石，表面高低不平，有大小不等的结节或巨块，边缘不整，压痛明显。

2. 胆

（1）触诊法：医生将左手掌平放在被检者的右肋，拇指放在胆囊点，用中等压力按压腹壁，然后嘱被检者缓慢深呼吸，如果深吸气时被检者因疼痛而突然屏气，则称<u>胆囊触痛征阳性，见于急性胆囊炎</u>（2019）。

（2）临床意义：<u>胆囊肿大呈囊性感，并有明显压痛，常见于急性胆囊炎。胆囊肿大呈囊性感，无压痛者，常见于壶腹周围癌。胆囊肿大，有实性感者，可见于胆囊结石或胆囊癌</u>（2004）。

3. 脾

（1）触诊法：仰卧位或右侧卧位，右下肢伸直，左下肢屈髋、屈膝进行检查。

（2）临床意义：脾轻度肿大常见于<u>慢性肝炎</u>、伤寒、粟粒型肺结核、急性疟疾、感染性心内膜炎及败血症等，一般质地柔软。中度肿大常见于肝硬化、疟疾后遗症、慢性淋巴细胞性白血病、慢性溶血性黄疸、淋巴瘤、系统性红斑狼疮等，质地一般较硬。<u>高度肿大，脾表面光滑者见于慢性粒细胞性白血病、慢性疟疾和骨髓纤维化症等，表面不平滑而有结节者见于淋巴瘤等</u>（2010）。触到摩擦感且压痛明显见于<u>脾脓肿、脾梗死、脾周围炎</u>等。

4. 肾

（1）触诊法：一般用双手触诊法，可采取仰卧位或立位。卧位触诊右肾时，嘱患者两腿

诊基

屈曲并做较深呼吸。

（2）临床意义：肾脏肿大见于肾盂积水或积脓、肾肿瘤、多囊肾等。当肾盂积水或积脓时，肾的质地柔软而富有弹性，有时有波动感。多囊肾时，肾脏为不规则形增大，有囊性感。肾肿瘤则表面不平，质地坚硬。

（四）肝、脾和膀胱的叩诊法及临床意义

1. 肝

（1）叩诊法：右锁骨中线上，肝浊音区上下径之间的距离为9～11cm；在右腋中线上，肝上界在第7肋间，下界相当于第10肋骨水平；在右肩胛线上，肝上界为第10肋间，下界不易叩出。

（2）临床意义

①肝浊音界上移见于右肺不张、气腹和鼓胀等。

②肝浊音界下移见于肺气肿、右侧张力性气胸等。

③肝浊音界扩大见于肝癌、肝脓肿、肝炎、肝淤血、多囊肝等。

④肝浊音界缩小见于急性肝坏死、肝硬化和胃肠胀气。

⑤肝浊音界消失，代之以鼓音，是急性胃肠穿孔的重要征象，亦可见于人工气腹（2013）。

2. 脾

（1）叩诊法：脾脏叩诊患者取仰卧位或右侧卧位，沿左腋中线由上向下进行轻叩诊。

（2）临床意义：脾大时，脾浊音区扩大；左侧气胸、胃扩张、鼓胀等，脾浊音区缩小或消失。

3. 膀胱

（1）叩诊法：叩诊在耻骨联合上方进行，膀胱空虚时，因耻骨上方有肠管存在，叩诊呈鼓音，叩不出膀胱的轮廓。当膀胱内有尿液充盈时，耻骨上方叩诊呈圆形浊音区。

（2）临床意义：排尿或导尿后叩诊，如浊音区转为鼓音，即为尿潴留所致膀胱增大。腹水时，耻骨上方叩诊也可有浊音区，但此区的弧形上缘凹向脐部，而膀胱胀大时浊音区的弧形上缘凸向脐部。

（五）肠鸣音（肠蠕动音）和振水音的听诊法及临床意义，常见腹部血管杂音的临床意义

1. 肠鸣音（肠蠕动音）

（1）肠蠕动增强时，肠鸣音达每分钟10次以上，称肠鸣音频繁，见于急性肠炎（2018）、服泻药后或胃肠道大出血时。

（2）如次数多且肠鸣音响亮、高亢，甚至呈叮当声或金属音，称肠鸣音亢进，见于机械性肠梗阻。

（3）肠鸣音明显少于正常，或3分钟以上才听到1次，称肠鸣音减弱或稀少，见于老年性便秘、腹膜炎、电解质紊乱（低血钾）及胃肠动力低下等。

（4）如持续听诊3～5分钟未听到肠鸣音，称为肠鸣音消失或静腹，见于急性腹膜炎或麻痹性肠梗阻。

2. 振水音 检查时患者仰卧，医生以一耳凑近上腹部，或将听诊器体件放于此处，同时以冲击触诊法振动胃部，即可听到气、液撞击的声音。若在清晨空腹或餐后6～8小时仍有此音，提示幽门梗阻或胃扩张。

3. 血管杂音 上腹部的两侧出现收缩期血管杂音常提示肾动脉狭窄；左叶肝癌压迫肝动脉或腹主动脉时，可在包块部位闻及吹风样血管杂音；中腹部收缩期血管杂音提示腹主动脉瘤或腹主动脉狭窄；肝硬化门脉高压侧支循环形成时，在脐周可闻及连续性的嗡鸣音。

（六）胃泡鼓音区和移动性浊音叩诊

1. 胃泡鼓音区　胃泡鼓音区上界为膈及肺下缘，下界为肋弓，左界为脾脏，右界为肝左缘。此区明显扩大见于幽门梗阻；明显缩小见于胸腔积液、心包积液、脾肿大及肝左叶肿大等。此区鼓音消失见于急性胃扩张或溺水者。

2. 移动性浊音　当腹腔内有1000mL以上游离液体时，患者仰卧位叩诊，腹中部呈鼓音，腹部两侧呈浊音；侧卧位时，叩诊上侧腹部转为鼓音，下侧腹部呈浊音。这种因体位不同而出现浊音区变动的现象称为移动性浊音阳性，见于肝硬化门静脉高压症、右心衰竭、肾病综合征、严重营养不良以及渗出性腹膜炎等引起的腹水。

（七）腹部常见疾病的体征

1. 急性腹膜炎

（1）急性弥漫性腹膜炎：多呈急性危重病面容，冷汗，表情痛苦，被迫采取仰卧位，两下肢屈曲，呼吸频速表浅。有典型的腹膜炎三联征，即腹壁肌紧张、腹部压痛和反跳痛。

（2）鼓肠或有气腹时，肝浊音区缩小或消失，移动性浊音阳性，肠鸣音减弱或消失。

2. 肝硬化门静脉高压

（1）早期患者面色灰暗，皮肤、巩膜多有黄疸，可见毛细血管扩张或蜘蛛痣、肝掌，肝大，质地变硬，表面不光滑，脾脏轻度至中度肿大，下肢可出现浮肿。

（2）早期肝浊音区轻度扩大；晚期肝浊音区缩小，移动性浊音阳性，肠鸣音正常。

3. 肠梗阻

（1）患者呈重症病容，痛苦表情，脱水貌，呼吸急促，脉搏增快，甚至休克。腹部鼓胀，腹壁紧张，有压痛。

（2）绞窄性肠梗阻有反跳痛。机械性肠梗阻时可见肠型及蠕动波，听诊肠鸣音明显亢进，呈金属音调（2005）。

（3）麻痹性肠梗阻时无肠型可见，肠鸣音减弱或消失。

十一、肛门、直肠检查及临床意义

1. 视诊　检查时应注意是否有肛门闭锁与狭窄、肛门裂、肛门瘘、直肠脱垂。
2. 指诊　①触痛显著，见于肛裂和感染；②触痛伴有波动感，见于肛门、直肠周围脓肿；③触及柔软、光滑而有弹性的包块，多为直肠息肉；④触及坚硬的包块，应考虑直肠癌；⑤指诊后指套表面带有黏液、脓液或血液，说明有炎症或伴有组织破坏。

十二、脊柱与四肢检查及临床意义

（一）脊柱常用检查法及临床意义

1. 脊柱弯曲度　患者取立位或坐位，先从侧面观察脊柱有无过度的前凸与后凸。检查者用手指沿脊椎的棘突尖以适当的压力往下划压，划压后皮肤出现一条红色充血痕，以此痕为标准，观察脊柱有无侧弯。

2. 脊柱活动度　检查脊柱的活动度时，应让病人做前屈、后伸、侧弯、旋转等动作，以观察脊柱的活动情况及有无变形。脊柱活动度受限见于软组织损伤、骨质增生、骨质破坏、脊椎骨折或脱位、椎间盘突出等。

3. 脊柱压痛和叩击痛

（1）压痛：嘱病人取端坐位，身体稍向前倾，检查者以右手拇指自上而下逐个按压脊椎棘突及椎旁肌肉，正常每个棘突及椎旁肌肉均无压痛。常见的病变有脊椎结核、椎间盘突出及脊椎外伤或骨折。

（2）叩击痛：直接叩击法，即用中指或叩诊锤直接叩击各椎体的棘突。多用于检查胸椎与腰椎。间接叩击法，嘱病人取坐位，医师将左手掌置于病人头顶部，右手半握拳以小鱼际肌部位叩击左手背，了解病人脊柱部位有无疼痛。叩击痛多见于脊柱结核、脊椎骨折及椎间盘突出等。

（二）四肢、关节检查内容和临床意义

1. 四肢、关节形态改变及其临床意义

（1）匙状甲（反甲）：常见于缺铁性贫血，偶见于风湿热。

（2）杵状指（趾）：常见于支气管扩张、支气管肺癌、慢性肺脓肿、脓胸以及发绀型先天性心脏病、亚急性感染性心内膜炎等。

（3）指关节变形：以类风湿关节炎引起的梭形关节最常见。

（4）膝内翻、膝外翻：膝内翻为"O"形腿，膝外翻为"X"形腿。常见于佝偻病及大骨节病。

（5）膝关节变形：常见于风湿性关节炎活动期、结核性关节炎。

（6）足内翻、足外翻：多见于先天畸形、脊髓灰质炎后遗症等。

（7）肢端肥大症：见于腺垂体功能亢进、生长激素分泌过多引起的肢端肥大症。

（8）下肢静脉曲张：多见于小腿，是下肢浅静脉血液回流受阻或静脉瓣功能不全所致。表现为下肢静脉如蚯蚓状怒张、弯曲，久立位更明显，严重时有小腿肿胀感，局部皮肤颜色暗紫红色或有色素沉着，甚至形成溃疡。常见于从事站立性工作者或栓塞性静脉炎患者。

2. 运动功能检查　关节活动障碍见于相应部位骨折、脱位、炎症、肿瘤、退行性变等。

十三、神经系统检查及临床意义

（一）脑神经检查

1. 视神经　眼底检查：视乳头水肿常见于颅内出血、脑膜炎、脑炎等引起的颅内压增高。视网膜出血常见于高血压、出血性疾病等。视网膜有渗出物可见于高血压、慢性肾炎等。原发性视神经萎缩见于球后视神经炎或肿瘤。

2. 动眼神经　动眼神经麻痹可表现为上睑下垂；眼球转向外下方，有外斜视和复视；眼球不能向上、向下、向内转动；瞳孔扩大；对光反射、调节反射、集合反射消失。常见于颅底肿瘤、结核性脑膜炎、脑出血合并脑疝等。

3. 三叉神经　常表现为突然发作的一侧面部剧痛，可在眶上孔、上颌孔和颏孔三处有压痛点，且按压时可诱发疼痛。

4. 面神经　中枢性与周围性面神经麻痹的鉴别方法：中枢性面神经麻痹由核上组织病变所致，表现为病灶对侧颜面下部肌肉麻痹，见于脑血管病、肿瘤或炎症。周围性面神经麻痹由面神经核或面神经损害引起，表现为病灶同侧全部面肌瘫痪、舌前2/3味觉障碍，见于受寒、耳部或脑膜感染、听神经纤维瘤等（2006）。

（二）临床常见感觉障碍的类型

1. 末梢型　感觉障碍区呈手套、袜套状，肢体远端较重，两侧对称，各种感觉均有障碍。

2. 神经根型　感觉障碍范围与该神经根的阶段分布一致，呈节段型或带状，在躯干部呈横轴走向，在四肢呈纵轴走向。

3. 脊髓横贯型　表现为脊髓完全被横断，病变水平以上完全正常，病变以下各种感觉均消失并伴有四肢麻痹或截瘫，因锥体束同时受累，故合并排尿排便障碍。

4. 内囊型　出现对侧半身感觉障碍，伴有偏瘫，见于脑血管疾病。

5. 脑干型　同侧面部感觉缺失和对侧躯干及肢体感觉缺失，见于炎症、肿瘤和血管病变。

6. 皮质型 大脑皮质顶叶病变时出现上肢或下肢感觉障碍，一侧有较广泛病变时出现对侧偏身感觉障碍。

（三）运动功能检查及临床意义

1. 肌力

（1）分级：0级：完全瘫痪；1级：肌肉可收缩，但不能产生动作；2级：肢体在床面上能移动，但不能抬离床面；3级：肢体能抬离床面，但不能抗阻力；4级：能做抗阻力动作，但较正常差；5级：正常肌力。

（2）临床意义：不同程度的肌力减退可分别称为完全性瘫痪和不完全性瘫痪（轻瘫）。不同部位或不同组合的瘫痪可分别命名为：单瘫，单一肢体瘫痪，多见于脊髓灰质炎；偏瘫，为一侧肢体（上、下肢）瘫痪，常伴有同侧脑神经损害，多见于颅内病变或脑卒中；交叉性偏瘫，为一侧偏瘫及对侧脑神经损害；截瘫，为双侧下肢瘫痪，是脊髓横贯性损伤的结果，见于脊髓外伤、炎症等。

2. 肌张力 检查时医生持患者完全放松的肢体以不同的速度和幅度对各个关节做被动运动，医生所感到的阻力大小就是肌张力的强度。张力过低或缺失见于周围神经、脊髓灰质前角及小脑病变。折刀样肌张力过高见于锥体束损害，铅管样肌张力过高及齿轮样肌张力过高见于锥体外系损害。

3. 不自主运动

（1）震颤：静止性震颤、动作性震颤、老年性震颤。

（2）舞蹈症：为肢体大关节的快速、无目的、不对称的运动，类似舞蹈，睡眠时可减轻或消失。

（3）手足搐搦：见于低钙血症等。

4. 共济运动

（1）检查方法：指鼻试验、对指试验、轮替动作、跟－膝－胫试验等。

（2）临床意义：正常人动作协调、稳准，如动作笨拙和不协调时称为共济失调。按病损部位分为小脑性、感觉性及前庭性共济失调。

（四）常用神经反射检查法、内容和临床意义

1. 浅反射

（1）角膜反射：嘱被检者向内上注视，以细棉签由角膜外缘向内轻触被检者角膜，正常时该眼睑迅速闭合，称直接角膜反射；若对侧也出现眼睑闭合，则称为间接角膜反射。凡直接与间接反射均消失者为三叉神经病变；如直接反射消失，间接反射存在，为病侧面神经瘫痪（2020）。

（2）腹壁反射：被检者仰卧，下肢稍屈曲，使腹壁松弛，然后用钝头竹签分别沿肋缘下、脐平及腹股沟上的平行方向，由外向内轻划腹壁皮肤，正常反应是局部腹肌收缩。双侧上、中、下部反射均消失见于昏迷和急性腹膜炎患者；一侧上、中、下部腹壁反射消失见于同侧锥体束病损。

（3）提睾反射：与检查腹壁反射相同，叩诊锤柄部末端的钝尖部由下而上轻划股内侧上方皮肤，可引起同侧提睾肌收缩，睾丸上提。双侧反射消失为腰椎1~2节病损；一侧反射减弱或消失见于锥体束损害；局部病变，如腹股沟病、阴囊水肿等也可影响提睾反射。

2. 深反射

（1）肱二头肌反射：被检者前臂屈曲90°，检查者以左拇指置于被检者肘部肱二头肌肌腱上，然后右手持叩诊锤叩左拇指指甲，可使肱二头肌收缩，引出屈肘动作。反射中枢为颈髓5~6节。

诊基

（2）肱三头肌反射：被检者外展上臂，半屈肘关节，检查者用左手托住其上臂，右手用叩诊锤直接叩击鹰嘴上方的肱三头肌肌腱，可使肱三头肌收缩，引起前臂伸展。反射中枢为颈髓 7~8 节。

（3）桡骨骨膜反射：被检者前臂置于半屈半旋前位，医生以左手托住其腕部，并使腕关节自然下垂，随即以叩诊锤叩桡骨茎突，可引起肱桡肌收缩，发生屈肘和前臂旋前动作。反射中枢在颈髓 5~6 节。

（4）膝反射：坐位检查时，被检者小腿完全松弛下垂，卧位检查则病人仰卧，检查者以左手托起其膝关节使之屈曲约120°，用右手持叩诊锤叩击膝盖髌骨下方股四头肌肌腱，可引起小腿伸展。反射中枢在腰髓 2~4 节。

（5）踝反射（2018）：患者仰卧，髋及膝关节稍屈曲，下肢取外旋外展位，检查者左手将被检者足部背屈成直角，以叩诊锤叩击跟腱，反应为腓肠肌收缩，足向跖面屈曲。反射中枢为骶髓1~2 节。

3. 病理反射　指锥体束病损时，大脑失去了对脑干和脊髓的抑制作用而出现的异常反射，1 岁半以内的婴幼儿由于神经系统发育未完善而致。临床常用的检查有巴宾斯基征、奥本海姆征、戈登征、查多克征、肌阵挛、霍夫曼征。

4. 脑膜刺激征　为脑膜受激惹的体征，见于脑膜炎、蛛网膜下腔出血等。颈强直也可见于颈椎病、颈部肌肉病变。凯尔尼格征也可见于坐骨神经痛、腰髓神经根炎等。临床常用的检查有颈强直、凯尔尼格征、布鲁津斯基征（2020）。

5. 拉塞格征　为坐骨神经根受到刺激的表现，又称坐骨神经受刺激征。见于腰椎间盘突出症、坐骨神经痛、腰骶神经根炎等（2020）。

第四单元　实验室诊断

☆ 重点提示

本单元内容较为重要，涉及的参数较多，要求掌握血常规的内容及白细胞、红细胞、血小板等临床参数的意义，贫血和血沉的概念和意义，尿液、粪便、脑脊液、浆膜腔穿刺液、痰液检查的内容和意义，肾功能检查及肝病常用实验室检查、临床常用生物化学检查的内容及意义，免疫球蛋白、补体、病毒性肝炎、肿瘤标志物检查的内容及意义。考生在复习时应将其归类好，以便于区别记忆。

=== 考点集合 ===

一、血液的一般检查及临床意义

（一）血红蛋白、红细胞、白细胞及血小板检查的正常值及异常的临床意义

1. 血红蛋白和红细胞

（1）参考值：血红蛋白：男性 130~175g/L，女性 115~150g/L；红细胞：男性（4.3~5.8）$\times 10^{12}$/L，女性（3.8~5.1）$\times 10^{12}$/L。

（2）临床意义

血红蛋白和红细胞减少：多由红细胞生成减少、红细胞破坏或丢失过多等引起。

血红蛋白和红细胞增多：相对性增多见于反复腹泻、连续呕吐、大面积烧伤等导致大量失水血液浓缩；绝对性增多常与缺氧有关；绝对性增多继发性见于严重的肺气肿、肺源性心脏病等长期缺氧；原发性见于真性红细胞增多症（2004）。

2. 白细胞

（1）参考值：成人（3.5～9.5）×10⁹/L。分类计数：中性分叶核占50%～70%，淋巴细胞占20%～40%，嗜酸性粒细胞占0.5%～5%。

（2）临床意义

中性粒细胞增多：生理性增多见于新生儿、妊娠、分娩、剧烈运动或劳动后。反应性增多见于急性感染、严重组织损伤、急性大出血及急性溶血、急性中毒、恶性肿瘤、类风湿关节炎、自身免疫性贫血等。异常增生型增多见于急、慢性粒细胞白血病、骨髓增殖性疾病。

中性粒细胞降低：感染性疾病（病毒感染最常见）（2019）、血液病、自身免疫性疾病、单核－巨噬细胞系统功能亢进、药物及理化因素的作用。

嗜酸性粒细胞增多：见于变态反应性疾病、寄生虫病、皮肤病、某些血液病等。

嗜酸性粒细胞降低：见于伤寒极期、应激状态等。

淋巴细胞增多：某些病毒或杆菌感染、某些血液病（2020）。

淋巴细胞降低：主要因接触放射性物质及应用皮质激素所致。

3. 血小板

（1）参考值：（125～350）×10⁹/L。

（2）临床意义

血小板减少：主要因为生成障碍；破坏或消耗增多；分布异常。

血小板增多：反应性增多见于急性大出血及溶血后、脾切除术后等。原发性增多见于原发性血小板增多症、真性红细胞增多症、慢性粒细胞白血病、骨髓纤维化早期等（2020）。

（二）网织红细胞、红细胞沉降率、C反应蛋白检查的正常值及异常的临床意义

1. 网织红细胞

（1）参考值：成人0.005～0.015，绝对值（24～84）×10⁹/L。

（2）临床意义：反映骨髓造血功能，协助贫血诊断、疗效判定及指导预后。

2. 红细胞沉降率

（1）参考值：成人男性0～15mm/h，成人女性0～20mm/h（2013）。

（2）临床意义：生理性增快见于妇女月经期、妊娠期、60岁以上高龄者；病理性增快见于各种炎症、组织损伤及坏死、恶性肿瘤、各种原因引起的高球蛋白血症、贫血和高胆固醇血症等。

3. C反应蛋白

（1）参考值：免疫扩散法：血清＜10mg/L。

（2）临床意义：C反应蛋白增高见于各种急性化脓性炎症、菌血症、组织坏死、恶性肿瘤等的早期。

二、血栓与止血检查

1. 出血时间

（1）参考值：（6.9±2.1）分钟。

（2）临床意义：出血时间延长见于血小板显著减少与功能异常、毛细血管壁异常、凝血因子严重缺乏等。

2. 血小板聚集试验

（1）参考值：因加入的血小板致聚集不同，参考值不同。

（2）临床意义：血小板聚集试验增高见于血栓前状态和血栓性疾病，如心肌梗死、脑血管病变、糖尿病、动脉粥样硬化等；血小板聚集试验降低见于血小板无力症、尿毒症、急性白血病和原发性血小板减少性紫癜等（2007）。

3. 凝血因子检测

（1）参考值：手工法为 32～43 秒。

（2）临床意义：凝血时间延长多见于血浆Ⅷ、Ⅸ、Ⅺ因子含量严重减少，凝血酶原严重减少，纤维蛋白原严重减少，纤溶亢进；凝血时间缩短多见于弥散性血管内凝血早期、脑血栓形成等。

三、骨髓检查

骨髓细胞学检查主要用于诊断与造血系统有关的疾病，对各型白血病、巨幼细胞性贫血、骨髓转移瘤、多发性骨髓瘤、特发性血小板减少性紫癜、疟疾等具有明确诊断的作用；对增生性贫血、粒细胞缺乏症、类白血病反应等仅有辅助诊断作用。诊断其他非造血系统疾病，如感染性疾病、某些骨髓转移癌、某些代谢性疾病等。凡临床上遇到不明原因的发热、骨痛或关节痛等，外周血细胞数量或质量异常原因不明时，均可做骨髓细胞学检查。

四、肝病常用的实验室检查

（一）蛋白质、胆红素代谢实验室检查的正常值和异常的临床意义

1. 血清蛋白质

参考值：血清总蛋白 60～80g/L，白蛋白 40～50g/L，球蛋白 20～30g/L，A：G =（1.5～2.5）：1（2013）。

临床意义：血清总蛋白及白蛋白减低见于急性或局灶性肝损害疾病早期；慢性肝病，如慢性肝炎、肝硬化、肝癌；A/G 比值倒置表示肝功能严重损害。

2. 胆红素

（1）参考值：血清胆红素测定包括总胆红素、结合胆红素、非结合胆红素。参考值为总胆红素（STB）3.4～17.1μmol/L，结合胆红素（CB）0～6.8μmol/L，非结合胆红素（UCB）1.7～10.2μmol/L（2004）。

（2）临床意义：①判断有无黄疸：STB >17.1μmol/L 可诊断为黄疸。②反映黄疸程度：轻度 STB 34.2～171μmol/L，中度 STB 171～342μmol/L，重度 STB >342μmol/L。③鉴别黄疸类型：溶血性黄疸 STB、UCB 增高，主要以 UCB 为主；肝细胞性黄疸 STB、UCB、CB 均增高；阻塞性黄疸 STB、CB 增高，主要以 CB 增高为主。

（二）常用血清酶检查的正常值及临床意义

1. 丙氨酸氨基转移酶（ALT）、天门冬氨酸氨基转移酶（AST）

（1）参考值：连续监测法 ALT 5～40U/L，AST 8～40U/L。

（2）临床意义：①肝脏疾病：急性病毒性肝炎 ALT 与 AST 均显著增高，ALT 增高更明显，ALT/AST >1。急性重型肝炎 AST 增高明显，但在病情恶化时，黄疸进行性加深，酶活性反而降低，称为胆－酶分离，提示肝细胞严重坏死。慢性病毒性肝炎：ALT 与 AST 轻度增高或正常，ALT/AST >1；若 AST 增高明显，ALT/AST <1，提示慢性肝炎进入活动期。②急性心肌梗死：病后 6～8 小时 AST 增高，18～24 小时达高峰，4～5 天恢复正常。

2. 血清乳酸脱氢酶（LDH）

（1）参考值：连续监测法为 104～245U/L，速率法 95～200U/L。

（2）临床意义：LDH 测定无特异性，增高主要见于急性心肌梗死、骨骼肌损伤、恶性肿瘤、白血病、病毒性肝炎、肝癌、阻塞性黄疸等。急性心肌梗死患者 LDH 于发作后 24～72 小时达高峰，6～10 日恢复正常，可辅助诊断。

3. γ－谷氨酰转移酶

（1）参考值：男性 11～50U/L，女性 7～32U/L。

（2）临床意义：γ-谷氨酰转移酶增高见于胆道阻塞性疾病（原发性胆汁性肝硬化、硬化性胆管炎等）、肝脏疾病（肝癌、急性病毒性肝炎、慢性肝炎、肝硬化、急性和慢性酒精性肝炎、药物性肝炎）、脂肪肝、胰腺炎等。

（三）甲、乙、丙型肝炎病毒标志物检测的临床意义

1. 甲型肝炎病毒标志物检测

（1）参考值：抗 HAV - IgM、抗 HAV - IgA、抗 HAV - IgG、HAV - RNA、HAVAg 均为阴性。

（2）临床意义

抗 HAV - IgM 于 HAV 感染 1 周后产生，是早期诊断甲型肝炎的特异性抗体。

抗 HAV - IgG 是保护性抗体，一般在感染 HAV 3 周后出现在血清中，且持久性存在，是获得免疫力的标志，提示既往感染，可作为流行病学调查的指标。

HAVAg 见于急性期甲型肝炎。

2. 乙型肝炎病毒标志物检测

（1）参考值：HBsAg、抗 - HBs、HBcAg、抗 - HBc、HBeAg、抗 - HBe 均为阴性。

（2）临床意义

HBsAg、抗 - HBs 测定：HBsAg 阳性是感染 HBV 的标志，抗 - HBs 阳性见于注射过乙肝疫苗、曾感染过 HBV 和乙肝恢复期（2005，2010）。

HBcAg、抗 - HBc 测定：HBcAg 阳性提示病人血清中有感染的 HBV 存在，其越高表示 HBV 复制越活跃，传染性强，预后较差。抗 - HBc 是反映肝细胞受到 HBV 侵害的可靠指标，特别是滴度较高时，常支持乙肝的诊断，并是 HBV 在体内持续复制的指标（2006）。

HBeAg、抗 - HBe 测定：HBeAg 阳性表示 HBV 复制，传染性强（2010）。抗 - HBe 阳性提示乙肝病毒复制减少，传染性降低，但并非保护性抗体。

3. 丙型肝炎病毒标志物检测

（1）参考值：抗 HCV - IgM、抗 HCV - IgG 均为阴性。HCV - RNA 阴性。

（2）临床意义：丙型肝炎抗体是有传染性的标志，抗 HCV - IgM 阳性见于急性丙型肝炎患者，发病后 4 周即可阳性，持续 4~48 周，6 个月内不能转阴者提示转为慢性丙肝；抗 HCV - IgG 阳性表明已有 HCV 感染；HCV - RNA 阳性提示 HCV 复制活跃，传染性强，治愈后会很快消失。抗 - HCV 是非保护性抗体，阳性是诊断 HCV 感染的重要依据。

五、肾功能检查

（一）内生肌酐清除率、血肌酐、尿素氮、肾小球滤过率及昼夜尿比密试验

1. 内生肌酐清除率（Ccr）

（1）参考值：80~120mL/min（2010）。

（2）临床意义：判断肾小球损害的敏感指标；评估肾功能损害的程度（2020）（①肾衰竭代偿期：Ccr 51~80mL/min。②肾衰竭失代偿期：Ccr 50~20mL/min。③肾衰竭期：Ccr 19~10mL/min。④肾衰竭终末期：Ccr < 10mL/min）；指导治疗。

2. 血清肌酐（Cr）

（1）参考值：全血肌酐为 88~177μmol/L；血清或血浆肌酐，男性 53~106μmol/L，女性 44~97μmol/L。

（2）临床意义：①评估肾功能损害的程度：肾衰竭代偿期血肌酐 < 178μmol/L，肾衰竭失代偿期血肌酐 178~445μmol/L，尿毒症期血肌酐 > 445μmol/L（2005）。②鉴别肾前性少尿（血肌酐增高 ≤ 200μmol/L）和肾实质性少尿（血肌酐增高 > 200μmol/L）。

诊基

3. 尿素氮（BUN）

（1）参考值：成人 3.2～7.1mmol/L。

（2）临床意义：各种肾脏疾患均可使尿素氮升高，且受肾外因素的影响。肾前性因素，如肾血流量不足、体内蛋白质分解过多；肾脏疾病，如急性及慢性肾衰竭、慢性肾炎、肾结核等；肾后性，如尿路结石、前列腺肥大等。

4. 肾小球滤过率（GFR）测定

（1）参考值：男性：125±15mL/min；女性：约低 10%。

（2）临床意义：GFR 减低见于各种原发性、继发性肾脏疾病。GFR 是反映肾功能最灵敏、最准确的指标。GFR 增高见于肢端肥大症、巨人症、糖尿病肾病早期等。

（二）昼夜尿比密试验的临床意义

正常 24 小时尿量 1000～2000mL，夜尿量＜750mL，昼尿量/夜尿量为 3∶1～4∶1，至少 1 次尿比密＞1.018，昼尿中最高与最低尿比密差值＞0.009。尿少、比密高见于各种原因引起的肾血容量不足，急性肾炎及其他影响 GFR 的情况。夜尿多、比密低见于慢性肾炎、间质性肾炎、高血压肾病等。

（三）血尿酸（UA）测定

1. 参考值　男性 150～416μmol/L，女性 89～357μmol/L。

2. 临床意义

（1）血 UA 增高：肾小球滤过功能损伤、痛风、恶性肿瘤、糖尿病、长期禁食。

（2）血 UA 减低：肾小管吸收 UA 功能损害；肝功能严重损害。

六、常用生化检查

（一）血清钾、钠、氯、钙测定

1. 血清钾

（1）参考值：3.5～5.3mmol/L。

（2）临床意义：高钾血症见于急、慢性肾衰竭少尿期及肾上腺皮质功能减退，食入或注入大量钾盐，严重溶血或组织损伤，组织缺氧，代谢性酸中毒。低钾血症见于钾盐摄入不足，呕吐、腹泻等致钾丢失过多，钾在体内分布异常等。

2. 血清钠

（1）参考值：137～147mmol/L。

（2）临床意义：低钠血症见于胃肠道失钠、尿钠排出过多、皮肤失钠、消耗性低钠等；高钠血症可见于输入钠盐过多、原发性醛固酮增多症等。

3. 血清氯

（1）参考值：96～108mmol/L。

（2）临床意义：基本与血钠相同。

4. 血清钙

（1）参考值：2.0～2.7mmol/L。

（2）临床意义：血钙增高见于摄入钙过多，溶骨作用增强，如甲状腺功能亢进，大量摄入维生素 D 中毒，静脉输入钙过多等。血钙降低常见于钙摄入不足，成骨作用增加，吸收减少，肾脏疾病，急性坏死性胰腺炎，代谢性酸中毒等。

（二）血糖、血脂测定

1. 血糖

（1）参考值：葡萄糖氧化酶法 3.9～6.1mmol/L。

（2）临床意义：血糖增高见于<u>糖尿病</u>；内分泌疾病，如肢端肥大症、皮质醇增多症、甲状腺功能亢进症；应激性高血糖，如颅脑损伤、急性脑血管病、大面积烧伤、心肌梗死等，呕吐、脱水，肝源性血糖升高，胰腺病变等。血糖减低见于胰岛素过多，对抗胰岛素的激素分泌不足，如肾上腺皮质激素、生长激素等缺乏，肝糖原贮存缺乏，长期营养不良，急性酒精中毒等。

2. 血脂

（1）正常值：血清总胆固醇为 <5.18mmol/L，血清甘油三酯 <1.70mmol/L。

（2）临床意义：<u>血清总胆固醇增高见于动脉粥样硬化、甲状腺功能减退症、肾病综合征、严重糖尿病等；降低见于甲状腺功能亢进、重症肝病、恶性肿瘤、严重贫血等。血清甘油三酯增高见于冠心病、原发性高脂血症、糖尿病、肥胖症、甲状腺功能减退等；降低见于甲状腺功能亢进、重症肝病、肾上腺皮质功能减退等</u>（2004，2007）。

七、酶学检查

1. 血清淀粉酶

（1）参考值：碘-淀粉比色法：800～1800U/L。

（2）临床意义：<u>急性胰腺炎时，血清淀粉酶于起病后 2～3 小时开始升高，12～24 小时达高峰，2～5 日后恢复正常，超过 5000U/L 即有诊断价值。血清淀粉酶增高亦见于慢性胰腺炎急性发作、胰腺囊肿、急性胆囊炎、流行性腮腺炎等</u>（2005，2011）。

2. 心肌损伤常用酶

（1）血清肌酸激酶（CK）：①参考值：连续检测法 CK 男性为 38～174U/L，女性为 26～140U/L。②临床意义：<u>急性心肌梗死时 CK 活性升高较早，梗死后 3～8 小时开始显著升高，10～36 小时达高峰，3～4 日恢复正常。心肌炎和肌肉疾病、手术、溶栓治疗也可导致 CK 活性增高</u>（2017）。

（2）血清乳酸脱氢酶（LDH）：见"肝病常用的实验室检查"。

3. 心肌肌钙蛋白 T（cTnT）测定

（1）参考值：0.02～0.13μg/L。

（2）临床意义：<u>cTnT 是诊断急性心肌梗死的确定性标志物</u>（2017）；诊断微小心肌损伤。

4. 脑钠肽测定

（1）参考值：BNP1.5～9.0pmol/L，判断值 >22pmol/L（100ng/L）；NT-pro-BNP <125pg/mL。

（2）临床意义：<u>①心衰的诊断、监测和预后评估。②鉴别呼吸困难。③指导心脏病的治疗。</u>

八、免疫学检查

（一）血清免疫球蛋白及补体测定的临床意义

1. 血清免疫球蛋白

（1）免疫球蛋白增高：IgG、IgA、IgM 均增高见于各种慢性感染、慢性肝炎、肝癌、系统性红斑狼疮、类风湿关节炎等。

（2）免疫球蛋白降低：5 种球蛋白均减少见于<u>各类先天性和获得性体液免疫缺陷病及长期应用免疫抑制药者</u>。

2. 补体

（1）总补体活性增高见于各种急性炎症、组织损伤、某些恶性肿瘤等。

（2）总补体活性降低见于各种免疫复合物性疾病，如肾小球肾炎；自身免疫性疾病；补体大量丢失，如外伤、大出血；补体合成不足，如肝硬化、慢性肝炎等。

（二）抗链球菌溶血素"O"、类风湿因子、肥达反应、抗核抗体、测定的临床意义

1. 抗链球菌溶血素"O"　ASO增高见于活动性风湿热、风湿性关节炎、链球菌感染后急性肾小球肾炎、急性上呼吸道感染、皮肤或软组织感染、曾有溶血性链球菌感染等。

2. 类风湿因子　未经治疗的类风湿关节炎较为敏感，阳性率约为80%，滴度常在1:160以上。某些结缔组织病，如系统性红斑狼疮、硬皮病、皮肌炎及风湿活动、肝硬化等亦可出现阳性反应。

3. 肥达反应　血清抗体效价"O">1:80、"H">1:160，考虑伤寒。"O"不高、"H"增高可能曾接种过伤寒疫苗或既往感染过。"O"增高、"H"不高可能为感染早期或其他沙门菌感染。

4. 抗核抗体　阳性多见于未经治疗的系统性红斑狼疮，阳性率可达95%以上。药物性狼疮、混合性结缔组织病、原发性胆汁性肝硬化、全身性硬皮病、多发性肌炎等患者的阳性率也较高。其他自身免疫性疾病如类风湿关节炎、桥本甲状腺炎等也可呈阳性。

（三）肿瘤标志物检测的临床意义

1. 甲胎蛋白（AFP）

（1）参考值：健康成人一般<25μg/L。

（2）临床意义

原发性肝癌：甲胎蛋白是目前诊断肝细胞癌最特异的标志物（2019）。血清中甲胎蛋白>300μg/L可作为诊断原发性肝癌的诊断阈值。

病毒性肝炎、肝硬化：甲胎蛋白可有不同程度增高，但常<300μg/L。生殖腺胚胎肿瘤、胃癌等，血中AFP也可增高。

妊娠：妊娠3~4个月甲胎蛋白上升，孕妇血清中甲胎蛋白异常升高可能为胎儿神经血管瘤。

2. 癌胚抗原

（1）参考值：<5g/L。

（2）临床意义

鉴别原发性和转移性肝癌：原发性肝癌癌胚抗原在正常值以上者不超过9%，转移性肝癌则可高达90%。

消化器官癌症的诊断：癌胚抗原升高主要见于结肠癌、胃癌、胰腺癌等。

其他：如膀胱癌、前列腺癌、肺癌等，癌胚抗原均可增高。

九、尿液检查

（一）一般性状检查

1. 尿量　正常人24小时尿量1000~2000mL。多尿：超过2500mL/24h，见于尿崩症、糖尿病等。少尿或无尿：少于400mL/24h为少尿，少于100mL/24h为无尿，可由肾前性、肾性及肾后性因素引起。

2. 颜色和透明度　正常新鲜尿为黄色或淡黄色，透明。血尿见于泌尿系结石、炎症、结核及血小板减少性紫癜等；血红蛋白尿见于恶性疟疾、蚕豆病等；胆红素尿见于阻塞性黄疸及肝细胞性黄疸；乳糜尿见于丝虫病；脓尿和菌尿见于泌尿系疾病，如肾盂肾炎、膀胱炎等。

3. 气味　烂苹果气味见于糖尿病酮症酸中毒（2020）；尿液有氨味提示膀胱炎及尿潴留。

4. 比重　尿比重在1.015~1.025。尿比重增高见于急性肾炎、糖尿病、肾病综合征及肾前性少尿等；减低见于尿崩症、慢性肾炎、慢性肾衰竭（2005）。

（二）化学检查

1. 蛋白质　尿蛋白定性试验阳性或定量试验 > 150mg/24h 称蛋白尿。

（1）肾小球性蛋白尿：生理性见于剧烈活动、寒冷、精神紧张等；病理性见于肾小球肾炎、肾病综合征（2006）。

（2）肾小管性蛋白尿：常见于肾盂肾炎、间质性肾炎等（2006）。

（3）混合性蛋白尿：见于肾小球肾炎或肾盂肾炎后期、糖尿病、系统性红斑狼疮等。

（4）组织性蛋白尿：肾脏炎症、中毒时排血量增多。

（5）溢出性蛋白尿：见于多发性骨髓瘤、巨球蛋白血症、严重骨骼肌创伤、急性血管内溶血等（2013）。

（6）假性蛋白尿：肾脏以下泌尿道疾病导致大量脓、血、黏液等混入尿中，或阴道分泌物掺入尿中，均可引起蛋白定性试验阳性。

2. 糖　当血糖升高超过肾糖阈，即 8.89mmol/L 时，则定性检测尿糖呈阳性，称为糖尿。

（1）暂时性糖尿：见于强烈的精神刺激、颅脑外伤等。

（2）血糖增高性糖尿：最常见于糖尿病，也可见于甲状腺功能亢进、库欣综合征、嗜铬细胞瘤等。

（3）肾性糖尿：见于慢性肾炎、肾病综合征等。

3. 尿酮体　糖尿病酮症酸中毒时尿酮体呈强阳性；其他，如妊娠剧烈呕吐、重症不能进食均可致尿酮体阳性。

（三）显微镜检查

1. 细胞

（1）红细胞：尿沉渣镜检红细胞 > 3/HP 称镜下血尿；血尿常见于急性肾小球肾炎、慢性肾小球肾炎的发作期、急性膀胱炎、肾结石、肾结核等。

（2）白细胞及脓细胞：尿沉渣镜检白细胞或脓细胞 > 5/HP，称镜下脓尿，见于肾盂肾炎、膀胱炎、尿道炎或肾结核等（2007）。

2. 管型

（1）透明管型：偶见于健康人。明显增多见于肾实质病。

（2）细胞管型：红细胞管型见于急性肾小球肾炎（2010，2013），白细胞管型见于肾盂肾炎、间质性肾炎，肾小管上皮细胞管型见于急性肾小管坏死、肾病综合征、慢性肾炎晚期等。

（3）颗粒管型：提示急、慢性肾炎及肾小球损害。

（4）脂肪管型：见于肾病综合征、慢性肾炎急性发作、中毒性肾病。

（5）蜡样管型：见于慢性肾炎晚期及肾淀粉样变（2010）。

（6）肾衰竭管型：见于慢性肾衰竭少尿期、急性肾衰竭多尿早期。

3. 菌落计数　尿菌落计数 > 10^5/mL 为尿菌阳性，提示尿路感染。

十、粪便检查

（一）一般性状检查

健康成人每天排便 1 次，黄褐色圆柱状软便，婴儿粪便呈金黄色。

1. 水样或粥样稀便　见于各种感染或非感染性腹泻。

2. 米泔样便　见于霍乱（2004，2006，2011，2018）。

3. 冻状便　见于肠易激综合征、慢性菌痢。

4. 鲜血便　见于肠道下段出血。

5. 柏油样便　见于上消化道出血。

诊基

6. 灰白色便 见于阻塞性黄疸（2020）。

7. 细条状便 见于直肠癌。

8. 绿色粪便 提示消化不良。

9. 黏液脓样或脓血便 见于痢疾、溃疡性结肠炎、直肠癌等。阿米巴痢疾以血为主，呈稀果酱样（2005，2018）。细菌性痢疾则以黏液脓样或脓血便为主。

10. 羊粪样便 多见于老年人及经产妇排便无力者。

（二）显微镜检查

1. 细胞

（1）白细胞：正常粪便中不见或偶见，急性菌痢、溃疡性结肠炎等白细胞明显增多。

（2）红细胞：见于下消化道出血、痢疾、溃疡性结肠炎、结肠或直肠癌、痔疮、直肠息肉等。

（3）巨噬细胞：见于细菌性痢疾及溃疡性结肠炎。

2. 寄生虫 肠道寄生虫的诊断主要靠镜检找虫卵、原虫滋养体及其包囊。

3. 化学检查

（1）潜血试验：正常为阴性。阳性见于消化性溃疡活动期、胃癌、钩虫病、消化道炎症、出血性疾病等。消化道癌症呈持续阳性，消化性溃疡呈间断阳性。

（2）胆红素试验：阻塞性黄疸，粪胆原及粪胆素含量明显减少，粪便呈淡黄色或灰白色；溶血性黄疸，粪胆原及粪胆素含量增多，粪色加深。

十一、痰液检查

痰液检查的内容及临床意义

1. 一般性状检查

（1）量：正常人一般不咳痰或仅咳少量无色黏液样痰，当呼吸道有病变时痰量增多（＞50mL/24h），大量痰液见于慢性支气管炎、支气管扩张、肺脓肿、肺结核等。

（2）颜色：红色痰见于肺癌、肺结核、支气管扩张等，粉红色泡沫样痰见于急性肺水肿，铁锈色痰见于肺炎链球菌肺炎；黄痰见于呼吸道化脓性感染，绿脓杆菌感染或干酪性肺炎时痰呈黄绿色；咖啡色痰见于阿米巴肺脓肿（2005，2007，2019，2020）。

（3）性状：黏液性痰见于支气管炎、支气管哮喘和早期肺炎等；浆液性痰见于肺水肿、肺淤血；脓性痰见于支气管扩张症、肺脓肿；血性痰见于肺结核、支气管扩张、肺癌。

（4）气味：血性痰可带有血腥气味见于肺结核、肺癌等，肺脓肿、支气管扩张及肺癌晚期痰液有恶臭。

2. 显微镜检查

（1）直接涂片

白细胞：正常痰内可见少量白细胞及上皮细胞，呼吸道化脓性感染时，痰中白细胞显著增多。支气管哮喘、过敏性支气管炎、肺吸虫病嗜酸细胞增多症患者痰中嗜酸性粒细胞增多。淋巴细胞增多，见于肺结核。

红细胞：脓性痰中可见少量红细胞，呼吸道疾病及出血性疾病，痰中可见多量红细胞。

含铁血黄素细胞：见于心力衰竭引起的肺淤血、肺梗死及肺出血患者。

上皮细胞：鳞状上皮细胞增多，见于急性喉炎和咽炎；柱状上皮细胞增多，见于支气管炎、支气管哮喘等。

结晶：见于支气管哮喘及肺吸虫病患者。

（2）染色涂片：主要用于脱落细胞检查、细菌检查和分枝菌检查。

3. 病原体检查 疑为呼吸道感染性疾病时，可分别做细菌、真菌、支原体等培养。

十二、浆膜腔穿刺液检查

（一）浆膜腔积液分类及形成原因

根据浆膜腔积液的形成原因及性质不同，可分为漏出液和渗出液。浆膜腔积液检查包括一般性状检查、化学检查、显微镜检查和细菌学检查。

1. 漏出液形成的原因　①血浆胶体渗透压降低：如肝硬化、肾病综合征、重度营养不良等。②毛细血管内压力增高：如慢性心功能不全、静脉栓塞等。③淋巴管阻塞：常见于肿瘤压迫或丝虫病引起的淋巴回流受阻。

2. 渗出液形成的原因　①感染性：如胸膜炎、腹膜炎、心包炎等。②化学因素：如血液、胆汁、胃液、胰液等化学性刺激。③恶性肿瘤。④风湿性疾病及外伤等。

（二）渗出液与漏出液的鉴别

1. 漏出液　非炎症所致，外观淡黄，浆液性，透明或微混，<u>比重低于1.015（2009）</u>，放置不自凝，黏蛋白定性阴性，蛋白质定量25g/L以下，葡萄糖定量与血糖相近，细胞数常低于$100 \times 10^6/L$，细胞分类以<u>淋巴细胞为主</u>，乳酸脱氢酶<200U/L，细胞学检查阴性。

2. 渗出液　外观不定，可为黄色、脓性、血行、乳糜性等，多混浊，炎症、肿瘤、物理化学刺激所致，能自凝，比重高于1.018，黏蛋白试验阳性，蛋白>30g/L，葡萄糖定量常低于血糖水平，细胞计数常高于$500 \times 10^6/L$，据不同病因分别以中性粒细胞和淋巴细胞为主，恶性肿瘤者可找到癌细胞，细菌学检查可找到病原菌，<u>乳酸脱氢酶>200U/L（2010）</u>。

十三、脑脊液检查

1. 适应证　脑膜刺激征，怀疑颅内出血，有剧烈头痛、昏迷、抽搐及瘫痪等表现而原因未明，中枢神经系统手术前的常规检查，疑有中枢神经系统恶性肿瘤。

2. 禁忌证　颅压明显增高或伴有显著视盘水肿者。有脑疝先兆者，处于休克、衰竭或濒危状态者，局部皮肤有炎症者，颅后窝有占位性病变者。

3. 常见中枢神经系统疾病的脑脊液特点

（1）化脓性脑膜炎：脑脊液压力显著增高；外观混浊、脓性、可有凝块；细胞数显著增加，以中性粒细胞为主；蛋白质显著增加；葡萄糖明显减少或消失；可有致病菌。

（2）结核性脑膜炎：脑脊液压力增高；外观微混，<u>呈磨玻璃样（2018）</u>，静置薄膜形成；细胞增加，以淋巴细胞为主；蛋白质增加；葡萄糖减少；氯化物明显减少；可找到<u>结核杆菌</u>。

（3）病毒性脑膜炎：脑脊液压力稍增高；外观清晰或微混；细胞增加，以淋巴细胞为主；蛋白质轻度增加，葡萄糖正常或稍高，无细菌。

（4）脑脓肿（未破裂）：脑脊液压力增高，外观无色或黄色微浊，细胞数稍增加，以淋巴细胞为主，蛋白质轻度增加，葡萄糖、氯化物均正常，有或无细菌。

（5）脑肿瘤：脑脊液压力增高；外观无色或黄色；细胞可微增，以淋巴细胞为主；蛋白质轻度增加，葡萄糖、氯化物均正常，无细菌。

（6）蛛网膜下腔出血：脑脊液压力稍增高；外观呈血性；细胞增加，以红细胞为主；蛋白质轻度增加；葡萄糖多增高；氯化物正常，无细菌。

第五单元　心电图诊断

☆ 重点提示

本单元较为重要，在历年考试中都有涉及，但内容不多，首先对于常用心电图导联、心电图各波段及心电轴的正常范围、异常变化的临床意义等基础内容要充分把握，重点掌握房室肥大、心肌梗死、心肌缺血、期前收缩、阵发性心动过速、心房及心室颤动、房室传导阻滞等几个典型症状的心电图表现。

———————————— 考点集合 ————————————

一、常用心电图导联

1. 肢体导联　包括标准导联Ⅰ、Ⅱ、Ⅲ及加压单极肢体导联 aVR、aVL、aVF。标准导联为双极肢体导联，反映其中两个肢体之间电位差变化。加压单极肢体导联属单极导联，基本上代表检测部位电位变化。

2. 胸导联　属单极导联，包括 $V_1 \sim V_6$ 导联。具体安放的位置为：V_1 位于胸骨右缘第 4 肋间；V_2 位于胸骨左缘第 4 肋间（2018）；V_3 位于 V_2 与 V_4 两点连线的中点；V_4 位于左锁骨中线与第 5 肋间相交处；V_5 位于左腋前线 V_4 水平处；V_6 位于左腋中线 V_4 水平处。

二、心电图各波段及心电轴的正常范围，异常变化的临床意义

1. P 波

（1）形态：代表心房除极的电位变化，在大部分导联上一般呈钝圆形，有时可能有轻度切迹。P 波方向在Ⅰ、Ⅱ、aVF、$V_3 \sim V_6$ 导联中均直立，aVR 导联倒置，其余导联呈直立、双向、倒置或低平均可。

（2）时间：正常人 P 波时间≤0.11s。

（3）振幅：P 波振幅在肢体导联 <0.25mV，胸导联 <0.2mV。

2. PR 间期　反映激动从窦房结发出后经心房、房室交界、房室束、束支及浦肯野纤维网传到心室肌所需要的时间。心率在正常范围时，成年人的 PR 间期为 0.12 ~ 0.20s。在幼儿及心动过速的情况下，PR 间期相应缩短。在老年人及心动过缓的情况下，PR 间期可略延长。

3. QRS 波群　代表心室肌除极的电位变化。时间：正常成年人多为 0.06 ~ 0.10s。6 个肢体导联的 QRS 波群振幅（正向波与负向波振幅的绝对值相加）一般不应都 <0.5mV，6 个胸导联的 QRS 波群振幅（正向波与负向波振幅的绝对值相加）一般不应都 <0.8mV，否则称为低电压。

4. Q 波　除 aVR 导联外，正常的 Q 波振幅应小于同导联中 R 波的 1/4，时间应 <0.04s，$V_1 \sim V_2$ 导联中不应有 Q 波，但偶可呈 QS 型。

5. J 点　QRS 波群的终末与 ST 段起初的交接点，称为 J 点，J 点大多在等电位线上，但随 ST 段的偏移而发生移位。

6. ST 段　指自 QRS 波群的终点至 T 波起点间的线段，代表心室缓慢复极过程。正常的 ST 段多为一等电位线，有时亦可有轻微的偏移，但在任一导联，ST 段下移一般不应超过 0.05mV，ST 段上抬在 $V_1 \sim V_3$ 导联不超过 0.3mV，其他导联不超过 0.1mV。

7. T 波　代表心室快速复极时的电位变化。正常 T 波是一个不对称的宽大而光滑的波，前支较长，后支较短；T 波的方向与 QRS 波群主波方向一致；在 R 波为主的导联中，T 波电压不应低于同导联 R 波的 1/10。

8. QT 间期　从 QRS 波群的起点至 T 波终点，代表心室肌除极和复极全过程所需的时间。QT 间期长短与心率的快慢密切相关，心率越快，QT 间期越短，反之则越长。QT 间期的正常范围应为 0.32 ~ 0.44s。

9. 心电轴　正常心电轴的范围为0° ~ +90°；电轴从 +90°顺钟向转动至 -90°范围为心电轴右偏；从 +30°逆钟向转动至 -90°范围为心电轴左偏。心电轴轻度左偏，见于妊娠、肥胖、

大量腹水、横位心脏等；左前分支阻滞、左心室肥大等，可使心电轴显著左偏（2021）。心电轴轻度右偏，见于正常婴幼儿、垂位心脏等（2021）；左后分支阻滞、右心室肥大、广泛心肌梗死等，可使心电轴显著右偏（2016）。

三、常见异常心电图表现

1. 心房、心室肥大

（1）右房肥大：P波尖，幅度≥0.25mV（2010），在Ⅱ、Ⅲ、aVF导联最明显。

（2）左房肥大：P波增宽>0.11s，常呈双峰型，双峰间距≥0.04s。在Ⅰ、Ⅱ、avL导联最明显（2004，2007）。

（3）左室肥大：左心室高电压为诊断左心室肥大的基本条件，主要表现为胸导联；R_{V_5}或R_{V_6}>2.5mV，R_{V_5}或R_{V_6}+S_{V_1}>4.0mV（男）或3.5mV（女）；肢体导联R_I>1.5mV，R_{aVL}>1.2mV，R_{aVF}>2.0mV，R_I+$S_Ⅲ$>2.5mV；心电轴左偏。QRS波群时间延长到0.10~0.11s，V_5导联VAT>0.05s。ST-T改变，以R波为主的导联中，ST段下移≥0.05mV，T波低平、双向或倒置。

（4）右室肥大：QRS波群电压增高和形态改变，以及电轴右偏是诊断右心室肥大的可靠条件。

①R_{V_1}+S_{V_5}>1.2mV，aVR导联的R/Q或R/S>1，R_{aVR}>0.5mV。

②QRS波群形态改变：V_1 R/S>1，V_5 R/S<1，V_1或V_3R的QRS波群呈RS、rsR′、R或qR型。

③心电轴右偏，重症可>+110°；V_1导联VAT>0.03s。

④V_1或V_3R等右胸导联ST-T下移>0.05mV，T波低平、双向或倒置。

2. 心肌梗死

（1）缺血型T波改变：缺血发生于心内膜面，T波高而直立；若发生于心外膜面，出现对称性T波倒置（2005），称"冠状T波"。

（2）损伤型ST段改变：面向损伤心肌的导联出现ST段明显抬高，可形成单相曲线。

（3）坏死型Q波出现：面向坏死区的导联出现异常Q波（宽度≥0.03s，深度≥1/4R）R波振幅降低甚至消失而呈QS波（2004）。

（4）心肌梗死的定位诊断：前间壁V_1~V_3；前壁V_3~V_5；广泛前壁V_1~V_6；下壁Ⅱ、Ⅲ、aVF（2013）；右室V_3R~V_6R。

3. 心肌缺血

（1）心绞痛：典型心绞痛发作时，面对缺血区的导联出现ST段水平型或下垂型下移≥0.1mV，T波低平、双向或倒置。变异型心绞痛常于休息或安静时发病，心电图可见ST段抬高，常伴有T波高耸，对应导联ST段下移，呈现"冠状T波"。

（2）慢性冠状动脉供血不足：ST段改变在R波占优势的导联上呈水平型或下垂型压低，≥0.05mV。T波改变表现为低平、双向或倒置。

4. 期前收缩

（1）室性期前收缩（2013）：提前出现QRS波群，其前无相关P波或P′波；提早出现的QRS波群宽而畸形，而QRS时间≥0.12s；T波方向与QRS波群主波方向相反；有完全性代偿间期。

（2）房性期前收缩（2019）：提早出现的房性P′，形态与窦性P波不同；P′R其间期≥0.12s；房早的QRS波群形态与正常相同；期前收缩后的代偿间期不完全。

（3）交界性期前收缩：提前出现的QRS波群，形态基本正常。出现逆行P′波，可在QRS之前（P′R<0.12s），或QRS之后（RP′<0.20s），或与QRS相重叠。常有完全性代偿间歇。

5. 阵发性室上性心动过速　相当于一系列连续很快的房性或交界性早搏，QRS波频率大多数为 150 ~ 250 次/分，节律一般绝对规则；QRS 波群形态基本正常，QRS 时间≤0.10s；ST – T可无变化，或呈继发性 ST 段下移和 T 波倒置。

6. 心房颤动　P 波消失，代之以一系列大小、形态及间距均不等的心房颤动波（f 波）（2010，2011），频率为 350 ~ 600 次/分，以 V_1 导联最为明显。PR 间距绝对不匀齐，即心室律绝对不规则。QRS 波群形态通常正常，当心室率过快时，发生室内差异性传导，QRS 波群增宽畸形。

7. 房室传导阻滞

（1）一度房室传导阻滞：窦性 P 波规律出现，其后随有 QRS 波群；PR 间期延长，≥0.21s（2004，2007，2020）。

（2）二度房室传导阻滞：①二度 I 型房室传导阻滞：P 波规律出现，PR 间期进行性延长，直至出现一次心室漏搏（P 波后无 QRS 波群）；漏搏后 PR 间期进行性延长，直至漏搏，周而复始；QRS 波群时间、形态大多正常。②二度 II 型房室传导阻滞：窦性 P 波规律出现，PR 间期恒定；部分 P 波后无 QRS 波群；房室传导比例一般为 3∶2、4∶3 等。

（3）三度房室传导阻滞：P 波和 QRS 波群完全无关，而各有其固定的规律性；P 波频率高于 QRS 波群频率，QRS 波群形态正常或宽大畸形。

8. 血钾异常

（1）高钾血症：①早期出现 QT 时间缩短，T 波高尖，双支对称，基底部变窄，即"帐篷状"T 波。②随着高钾血症的加重，可出现 QRS 波增宽，幅度下降，P 波形态逐渐消失。③ST 段下降≥0.05mv。④严重高血钾时，可出现房室传导阻滞、室内传导阻滞、窦性停搏等。

（2）低钾血症：①ST 段压低，T 波低平或倒置。②U 波增高，以 V_2、V_3 导联上最明显，可 >0.1mv。U 波振幅可与 T 波等高，呈驼峰状，或 U > T，或 T、U 波融合。③T 波与 U 波融合时，QU 间期明显延长。④严重低血钾时，可出现各种心律失常，如房室传导阻滞，频发、多源室性期前收缩等。

第六单元　影像诊断

重点提示

本单元亦为重要考点之一，需要记忆的内容非常多。对于呼吸系统常见疾病的影像诊断，消化系统常见疾病的 X 线诊断，泌尿系统常见疾病的 X 线诊断，中枢神经系统常见疾病的 CT 表现均要熟悉掌握。另外，需要了解超声诊断的临床应用，放射性核素诊断，熟悉常见循环系统基本的影像诊断，以及骨、关节病变的 X 线诊断等内容。

━━━━━━ 考点集合 ━━━━━━

一、超声诊断

超声诊断的临床应用

（1）检测肝脏、肾脏、脾、胰腺、子宫及卵巢等实质性脏器的大小、形态、边界及脏器内部回声等，帮助判断有无病变及病变情况。

（2）检测囊性器官，如胆囊、胆道、膀胱及胃等的形态、走向及其功能状态。

（3）检测心脏、大血管和外周血管的结构、功能及其血流动力学状态。

（4）鉴别脏器内局灶性病变的性质，是实质性还是囊性，还可鉴别部分病例的良、恶性。

（5）检测积液。

（6）对各种病变，如急性胰腺炎、甲状腺肿块、子宫肌瘤等经治疗后进行动态随访。

（7）在超声引导下进行穿刺，做细胞学或组织学活检，也可进行某些引流及药物注入治疗等。

二、放射诊断

（一）X线成像的基本原理

1. X线具有一定的穿透力，能穿透人体的组织结构。

2. 被穿透的组织结构，存在着密度和厚度的差异，X线在穿透过程中被吸收的量不同，以致剩余下来的X线量也有差别。

3. 这个有差别的剩余X线经过显像就能获得具有黑白对比、层次差异的X线图像。

（二）X线检查方法

1. 普通检查　包括透视和摄影。

2. 特殊检查　包括软X线摄影、放大摄影、荧光造影等。

3. 造影检查　将造影剂引入器官内或其周围，使其产生明显对比，以显示其形态与功能的方法。造影剂分为高密度造影剂和低密度造影剂，造影方法分为直接引入法和间接引入法。

（三）X线计算机体层成像（CT）的临床应用

CT对头颅病变、脊椎与脊髓、纵隔、肺脏、肝、胆、胰、肾与肾上腺及盆部器官的疾病诊断都有良好的运用价值。CT对中枢神经系统疾病诊断价值较高、应用普遍。对颅内肿瘤、脓肿、肉芽肿、寄生虫病、外伤性血肿、脑损伤、脑梗死、脑出血、椎间盘脱出等诊断结果较准确、可靠。在胸部，CT可以发现较小的肺癌和肺门及纵隔淋巴结转移，对纵隔肿瘤的诊断也有帮助。

（四）磁共振成像（MRI）的临床应用（2013）

与CT相比，MRI检查具有无X线辐射、无痛苦、无骨性伪影的特点，非常适用于多次随访检查。MRI高度的软组织分辨能力，不用对比剂就能清楚显示心脏、血管、体内腔道、肌肉、韧带以及脏器之间的关系等，是颅脑、体内脏器、脊髓、骨与关节软骨、肌肉、滑膜、韧带等部位病变的首选检查方法，临床适应证广泛。但MRI对钙化与颅骨病变的诊断能力较差；难以发现新鲜出血，不能显示外伤性蛛网膜下腔出血；MRI检查时间长，容易产生运动伪影；体内有金属植入物或金属异物者，以及身体带有监护仪的病人不能做MRI检查。

（五）常见呼吸系统疾病的影像诊断

1. 大叶性肺炎

（1）充血期：X线检查无明显变化或仅可见到局部性肺纹理增粗、增生，有时可发现病变区肺野密度稍有增高。

（2）实变期：一般发病后12～24小时开始，X线检查可发现肺野出现均匀性密度增高的片状阴影，有时在实变区中可见到透明的含气支气管影（2011），即支气管气象。炎症累及肺段表现为片状或三角形致密影。

（3）实变消散期：实变区的密度逐渐减退，先从边缘开始，由于病变消散不均匀，表现为散在、大小不等和分布不规则的斑片状致密影。炎症进一步吸收可只留下少量索条状影或完全吸收消散。

2. 支气管肺炎　X线表现为病变常见于两肺下野中、内带，支气管及周围间质的炎症表现为肺纹理增多、增粗和模糊，小叶性渗出与实变则表现为沿肺纹理分布的斑片状模糊致密影，密度不均，可融合成较大的片状影。

诊基

3. 肺脓肿

（1）急性肺脓肿：表现为肺内出现大片致密影，边缘模糊，密度较均匀，可侵及一个肺段或一叶的大部。当病变肺组织发生坏死液化后，则在致密实变区中出现含有液面的空洞，内壁不规则。

（2）慢性肺脓肿：表现为密度不均，排列紊乱的索条状及斑片状影，伴有圆形、椭圆形或不规则的空洞。洞壁厚、内外壁边缘清楚，有或无液平面。

4. 肺结核

（1）原发型肺结核：可表现为原发复合征及胸内淋巴结结核。原发复合征是由肺内原发灶、淋巴管炎及淋巴结炎三者组成。

（2）血行播散型肺结核：急性粟粒型肺结核 X 线表现为大小一致、分布均匀、密度相同的粟粒状病灶，正常肺纹理常不能显示；亚急性及慢性血行播散型肺结核 X 线表现为大小不一、密度不同、分布不均的粟粒样至小斑片状阴影。

（3）继发性肺结核包括浸润型肺结核（成人最常见）、慢性纤维空洞型肺结核。病变多在肺尖和锁骨下区开始，X 线可见渗出、增殖、播散、纤维和空洞等多种性质的病灶同时存在。

（4）慢性纤维空洞性肺结核：X 线表现为两肺上部分多发壁厚的慢性纤维病变及空洞，轮廓度不光整，周围有广泛的纤维索条影及散在的新老病灶。

（5）胸膜炎：少量积液时 X 线可见患侧肋膈角变钝，大量积液时 X 线可见患侧均匀的密度增高阴影，阴影上方呈外高内低状，积液随体位变化而改变。后期可引起胸膜肥厚、粘连、钙化。

5. 肺肿瘤

（1）中心型：早期局限于黏膜内，X 线可无异常，病变发展使管腔狭窄，引起阻塞性肺气肿、阻塞性炎症、阻塞性肺不张。肿瘤同时向腔外生长或（和）伴肺门淋巴结转移时形成肺门肿块影，肺门肿块影是肺癌的直接征象。发生于右上叶的肺癌，肺门肿块及右肺上叶不张连在一起可形成横行"S"状下缘。有时肺癌发展迅速，中心可坏死形成内壁不规则的偏心性空洞。

（2）周围型：X 线表现为密度增高、轮廓模糊的结节状或球形病灶，逐渐发展可形成分叶状肿块（2006）。

（3）细支气管肺泡癌：两肺出现大小不等、边界不清的结节状，进一步发展可融合成大片肿块，形成癌性实变。

（六）常见循环系统疾病的影像诊断

1. 风湿性心脏病

（1）单纯二尖瓣狭窄：X 线表现为左心房及右心室增大，左心耳部凸出，肺动脉段突出，主动脉结及左心室变小，心脏呈鸭梨形。

（2）二尖瓣关闭不全：典型 X 线表现是左心房和左心室明显增大。

（3）主动脉瓣狭窄：X 线可见左心室增大，或伴左心房增大，升主动脉中段局限性扩张，主动脉瓣区可见钙化。

（4）主动脉瓣关闭不全：左心室明显增大，升主动脉、主动脉弓普遍扩张，心脏呈靴形。

2. 高血压心脏病　X 线表现为左心室扩大，主动脉增宽、延长、迂曲，心脏呈靴形。

3. 慢性肺源性心脏病　X 线表现为右下肺动脉增宽≥15mm，右心室增大。

4. 心包积液　X 线表现为心包积液在 300mL 以下者，心影大小和形状可无明显改变，中等量积液，后前位可见心影向两侧普遍增大，心缘正常弧度消失，心脏形态呈烧瓶状，上腔静脉扩张增宽（2004）。

（七）消化系统疾病影像学检查方法

1. 普通检查　普通透视或摄片检查，主要用于急腹症诊断。

2. 造影检查　食道吞钡，观察食道黏膜、轮廓、蠕动和食道扩张度及通畅性；上消化道钡餐检查，包括食道、胃、十二指肠和上段空肠；小肠系钡剂造影；结肠钡剂灌肠造影等。

（八）常见消化系统疾病的影像诊断

1. 食管静脉曲张　X线表现为食管中下段黏膜皱襞稍增宽、增粗或略有迂曲；呈蚯蚓状或串珠状充盈缺损，管壁边缘呈锯齿状（2011）。

2. 食管癌　①黏膜皱襞改变，使正常皱襞消失、中断，形成表面杂乱不规则影像。②管腔狭窄，在浸润癌、肿瘤表现为环状狭窄，边缘较整齐，与正常分界清楚。③腔内充盈缺损，在溃疡性癌可见一个较大的轮廓不规则的长形龛影（2009）。

3. 胃、十二指肠溃疡　①胃溃疡，龛影是胃溃疡的直接X线征象，是诊断的重要依据。溃疡引起的瘢痕性改变可使胃变形。②十二指肠球部溃疡，X线表现直接征象为球部龛影或球部变形（2004）。间接征象有：激惹征；幽门痉挛，开放延迟；胃分泌增多和胃张力及蠕动方面的改变；球部固定压痛。

4. 胃癌　X线表现为充盈缺损，胃腔内出现形状不规则的充盈缺损，胃肠狭窄，多见于蕈伞型癌；胃壁僵硬，蠕动消失，多发于浸润型；龛影见于溃疡，表现为向腔外突出的钡斑阴影，特点是龛影位于胃轮廓之内，形状不规则，内缘不整齐，周围绕以透明带，即环堤，宽窄不一，轮廓不规则而锐利，其中常见结节状或指压迹状充盈缺损（2005，2007），以上表现常称为半月综合征。黏膜皱襞破坏消失或中断，形状固定不变，癌瘤区蠕动消失。

5. 溃疡型结肠炎　钡剂灌肠可见病变肠管痉挛，多呈均匀性、向心性狭窄，结肠袋变浅、消失。

6. 结肠癌　钡剂灌肠造影表现为肠腔内出现充盈缺损，轮廓不规则，黏膜皱襞破坏消失。

7. 胃肠道穿孔　立位X线透视可见两侧膈下有弧形或半月形透亮气体影。若并发急性腹膜炎则可见肠管充气，积液膨胀，肠壁间隔增宽，在腹平片上可见腹部肌肉与脂肪层分界不清（2004）。

8. 肠梗阻　梗阻上段肠管扩张、积气、积液，立位或侧位水平摄片可见肠管扩张，呈长短不一、高低不等的阶梯状气液平面，梗阻以下的肠管闭合，或无气或有少量气体。

9. 原发性肝癌　肝动脉造影可见肿瘤供血的肝动脉扩张，肿瘤内显示病理血管，肝血管受压移位或被肿瘤包绕，可见动静脉瘘等。CT检查可见肝内单发或多发、圆形或类圆形的较低密度肿块影，边界清楚或模糊，周围可见低密度的透亮带；巨块型肝癌中心坏死时可出现更低密度区；对比增强造影全过程呈"快显快出"现象等。

（九）常见泌尿系统疾病的影像诊断

1. 泌尿系结石

（1）肾结石：阳性结石在X线平面上多为圆形、卵圆形或表面带刺的桑椹状致密影，密度高而均匀或浓淡不等，或呈分层状。阴性造影可见肾盂内圆形或卵圆形密度减低影或充盈缺损，还可引起肾盂、肾盏积水扩张等。

（2）输尿管结石：阳性结石平片或CT可见输尿管走行区域内米粒大小的高密度影。造影检查时，见造影剂中止在结石处，其上方尿路扩张。

（3）膀胱结石：阳性结石在平片上常呈圆形或卵圆形，边缘可光滑或毛糙带刺，密度可均匀或不均匀，可呈层状，大小不一。

2. 肾癌　平片上可见肾轮廓局限性增大、膨出，呈分叶状，少数可见不规则钙化影。尿路造影可见肾盏伸长、狭窄、受压变形，或肾盏封闭、扩张。CT可见肾实质内肿块，密度不定。

（十）骨与关节基本病变的X线表现

1. 长骨骨折　X线可见骨皮质连续性中断、骨小梁断裂和歪曲，有边缘光滑锐利的线状透

诊
基

亮阴影，即骨折线。完全性骨折时，骨折线贯穿骨全径；不完全骨折时，骨折线不贯穿全径。

2. 脊柱骨折　X线可见骨折椎体压缩呈楔形，前缘骨皮质嵌压。

3. 椎间盘突出　X线可见椎间隙变窄或前窄后宽；椎体后缘唇样肥大增生、骨桥形成或游离骨块；脊柱生理曲度变直或侧弯。

4. 急性化脓性骨髓炎　X线可见肌间隙模糊或消失，皮下组织与肌间分界模糊等，发病2周后可见骨改变。

5. 慢性化脓性骨髓炎　X线可见明显的修复；骨膜的新生骨增厚，并同骨皮质融合，呈分层状，外缘呈花边状；骨干增粗，轮廓不整，骨密度增高，甚至骨髓腔发生闭塞；可见骨质破坏和死骨。

6. 骨关节结核　长骨结核好发于骺和干骺端。X线早期可见骨质疏松；在骨松质中可见局限性类圆形、边缘较清楚的骨质破坏区，邻近无明显骨质增生现象；骨质破坏区有时可见碎屑状死骨，密度不高，边缘模糊；骨膜反应轻微；病变发展易破坏骺而侵入关节，形成关节结核。

7. 骨肿瘤　恶性肿瘤常有骨膜增生，并且骨膜新生骨可被肿瘤破坏，形成恶性骨肿瘤的特征性X线表现——Codman 三角（2015）。

8. 颈椎病　X线可见颈椎生理曲度变直或向后反向成角，椎体前缘唇样骨质增生或后缘骨质增生、后翘，相对关节面致密，椎间隙变窄，椎间孔变小，钩突关节增生、肥大、变尖，前、后纵韧带及项韧带钙化。

9. 类风湿关节炎　X线可见早期手、足小关节多发对称性梭形软组织肿胀，关节间隙可因积液而增宽，出现软骨破坏后关节间隙变窄；发生在关节边缘的关节面骨质侵蚀是重要早期征象；进一步发展可见骨性关节面模糊、中断，骨质疏松早期发生在受累关节周围，以后可累及全身骨骼；晚期可见四肢肌肉萎缩、关节脱位或半脱位等。

10. 退行性骨关节病　四肢关节退行性骨关节病的X线可见关节间隙变窄，关节面变平，边缘锐利或有骨赘突出。软骨下骨质致密，关节面下方骨内出现圆形或不规整形透明区。脊椎小关节改变包括上下关节突变尖、关节面骨质硬化和关节间隙变窄。椎间盘退行性变表现为椎体边缘出现骨赘，相对之骨赘可连成骨桥；椎间隙前方可见小骨片。

（十一）常见中枢神经系统疾病的影像诊断

脑血管疾病

1. 脑出血　CT示急性期血肿呈圆形、椭圆形或不规则均匀密度增高影，边界清楚；周围有环形密度减低影；局部脑室受压移位；可见脑室或蛛网膜下腔内有积血影。吸收期可见血肿缩小，密度降低，血肿周围变模糊，水肿带增宽。囊变期可见大小不等的囊腔，伴不同程度的脑萎缩。

2. 蛛网膜下腔出血　CT可见脑沟、脑池、脑裂增大，其内见密度增高影（2018）。

3. 脑梗死　出血性脑梗死可见不规则斑点状或片状高密度出血灶影。腔隙性脑梗死典型者可见小片状密度减低影，边缘模糊（2018）。

第十二篇 药 理 学

第一单元 药物作用的基本规律

重点提示

该单元是出题的重点和热点，可以说是每年都会有题。考试基本都是 A1 型题，即基本的概念变化，所以考生在平时应该注意看清概念。因为概念比较多，可能考生复习起来比较困难，但是只要抓住每个特点的关键词就可以。

━━━━━━━━━━ 考点集合 ━━━━━━━━━━

一、药物效应动力学

1. 药物作用与药理效应（选择性、量 – 效关系）

（1）选择性：多数药物在适当剂量时，只对少数器官或组织发生明显作用，而对其他器官或组织的作用较小或不发生作用的特性，称为药物作用的选择性。

（2）量 – 效关系

①定义：在一定剂量范围内，药物剂量的大小与血药浓度成正比，也与药物效应成正比，这种关系称为剂量 – 效应关系，简称量 – 效关系。

②药物剂量：无效量（不出现效应的剂量），最小有效量（刚引起药理效应的剂量），最大有效量（药物产生最大效应所需使用的剂量），极量（国家药典规定对某些药物允许使用的最高剂量，并不一定达到最大有效量），治疗量（介于阈剂量与极量之间，临床使用时对大多数患者有效，而又不会出现中毒的剂量），最小中毒量（刚引起中毒的剂量），致死量（导致死亡的剂量）。

③量 – 效曲线：效价强度是指药物产生一定效应所需的剂量或浓度，数值越小强度越大；效能是指药物可产生的最大效应；强度高的药物用量小，效能高的药物效应强。

④半数效应量：半数有效量（ED_{50}）、半数中毒量（TD_{50}）、半数致死量（LD_{50}）（2014）。

⑤治疗指数（TI）：表示药物安全性的指标，$TI = LD_{50}/ED_{50}$，此数值越大越安全。

2. 药物的不良反应

（1）副作用：药物在治疗剂量时产生与治疗目的无关的作用。

（2）毒性反应：药物剂量过大或用药时间过长而引起的机体损害性反应（2004，2020）。

（3）后遗效应：停药后原血药浓度已降至阈浓度以下而残留的药理效应。

（4）变态反应：也称过敏反应，指少数人对某些药物产生的病理性免疫反应。

（5）继发反应：药物发挥治疗作用所引起的不良后果，又称治疗矛盾（2020）。

（6）致畸作用、致癌作用、致突变作用。

（7）特异质反应。

（8）药物依赖性：指病人连续使用某些药物以后，产生的一种不可停用的渴求现象。可分为生理依赖性和精神依赖性。

3. 药物作用的主要机制

（1）受体机制：①受体：<u>激动药、拮抗药</u>。②非受体机制：<u>影响酶活性、影响离子通道、影响细胞的代谢、影响免疫功能及通过简单的理化作用等</u>。

二、药物代谢动力学

1. 药物的吸收　给药途径：<u>①口服给药，首过消除是指口服给药后，部分药物在胃肠道、肠黏膜和肝脏被代谢灭活，使进入体循环的药量减少的现象（2005）</u>。②其他途径：注射给药、直肠给药、舌下给药、吸入给药、经皮给药。

2. 药物的分布

（1）定义：药物吸收后随血液循环到各组织间液和细胞内液的过程。

（2）影响因素：①与血浆蛋白结合率。②体内屏障：血脑屏障、胎盘屏障、体液 pH 值。

3. 药物的转化

（1）定义：药物作为外源性的活性物质在体内发生化学结构改变的过程。

（2）转化药的器官：①主要器官为<u>肝脏</u>；②其次为肠、肾、肺等组织。

（3）转化步骤分氧化、结合两个时相进行。

（4）在肝脏内，药物转化的酶系统统称<u>肝药酶</u>。

（5）诱导药和抑制药。

4. 药物的排泄及其影响因素

（1）排泄途径：①经胆汁排泄；②经肾脏排泄；③其他排泄途径。

（2）肝肠循环：某些药物经肝脏转化成极性较大的代谢产物，并自胆汁排出后又在小肠中被相应的水解酶转化成原型药物，再被小肠重吸收进入体循环的过程。

5. <u>半衰期和连续多次给药的药 - 时曲线（2014）</u>

（1）半衰期（$t_{1/2}$）即指血浆中药物浓度下降一半所需的时间（2006）。①绝大多数药物的消除过程属于一级消除动力学。②恒比消除：其消除速率总是与血药浓度成正比。③$t_{1/2} = 0.693/ke$（ke 为药物消除速率常数）。

（2）连续多次用药的药 - 时曲线：多次给药，属于一级动力学消除的药物，如每隔 $t_{1/2}$ 等量给药一次，则经过 4～6 个 $t_{1/2}$ 血药浓度可达到一个稳定状态，称稳态血药浓度（C_{ss}）或称坪值。

第二单元　拟胆碱药

☆ 重点提示

本单元从出题频率看呈增加趋势，应引起考生注意。但是其范围仍在毛果芸香碱和新斯的明的药理作用和临床应用。抓住基本概念，面对考试应该不成问题。

━━━━━━━━━━━━ **考点集合** ━━━━━━━━━━━━

一、M 受体兴奋药

毛果芸香碱的作用、应用及不良反应

1. 作用　①缩瞳、降低眼内压、调节痉挛；②<u>促进腺体分泌，以汗腺和唾液腺最为明显（2010）</u>；③兴奋平滑肌。

2. 应用 ①青光眼（2005，2011），降低眼内压；②虹膜睫状体炎（2010），为防止虹膜与晶状体发生粘连，与扩瞳药阿托品交替使用；③口腔干燥。

3. 不良反应 全身性反应，如流涎、发汗、恶心、呕吐等，可用阿托品对抗。

二、抗胆碱酯酶药

新斯的明

1. 作用 ①兴奋骨骼肌，抑制神经肌肉接头处胆碱酯酶活性。②兴奋平滑肌，对胃肠道和膀胱平滑肌有较强的兴奋作用。

2. 应用 ①重症肌无力。②手术后腹胀及尿潴留：兴奋胃肠道和膀胱平滑肌。③阵发性室上性心动过速。④肌松药过量的解毒。

3. 不良反应 ①过量时可引起"胆碱能危象"，产生流涎、出汗、恶心、呕吐、腹痛、腹泻、心动过速和肌无力加重等，甚至呼吸衰竭死亡。②阿托品可对抗 M 样症状。

第三单元 有机磷酸酯类中毒与胆碱酯酶复活药

☆ 重点提示

按照考试大纲的要求，临床应用型的题目比例会有所上升，而机械记忆的题目会减少，所以预计今后此种题目可能分量会明显增加，因而考生应在熟读教材的基础上针对这一部分内容多加练习。

========考点集合========

一、药物解救原则（急性中毒）

1. 清除毒物 ①经皮肤中毒者：用温水、肥皂水清洗皮肤。②经口中毒者：洗胃，再用硫酸镁导泻。③敌百虫中毒：禁用碱性溶液洗胃，以免生成毒性更强的敌敌畏。④硫磷中毒：不可用高锰酸钾洗胃，以防氧化成毒性更强的对氧磷。

2. 解毒药物 ①阿托品：直到 M 样症状缓解，出现阿托品化。②胆碱酯酶复活药：常用药物有氯解磷定、双复磷。

二、胆碱酯酶复活药的作用

氯解磷定 ①主要用于中度和重度有机磷酸酯类中毒的解救；②对骨骼肌作用明显，可使中毒引起的肌束颤动明显减轻或消失；③不易通过血脑屏障，对中枢中毒症状疗效不佳；④必须与阿托品合用对抗体内已积聚的乙酰胆碱。

第四单元 抗胆碱药

☆ 重点提示

本单元仍将是出题的热点，各种题型都可能出现，关键还是阿托品的作用及应用，万变不离其宗，需要仔细加以甄别。

药理

一、阿托品类生物碱

（一）阿托品

1. 作用　阻断 M 胆碱受体（2010，2019，2020）。

（1）抑制腺体分泌：唾液腺和汗腺最为敏感，抑制泪腺及呼吸道分泌次之，对胃酸的分泌影响较小。

（2）松弛平滑肌：作用强弱依次为胃肠道＞膀胱＞胆管＞输尿管＞支气管＞子宫。

（3）扩大瞳孔、升高眼内压和调节麻痹：阻断虹膜环状肌上的 M 受体；禁用于青光眼；视近物模糊不清，只适于视远物，该作用称为调节麻痹。

（4）兴奋心脏、扩张小血管：兴奋心脏，治疗量心率短暂减慢，较大剂量引起心率加快；血管和血压，治疗量对其无明显影响，大剂量可改善微循环，增加组织血流灌注（2005）。

（5）兴奋中枢：剂量由小到大，逐渐表现为由兴奋转为昏迷。

2. 应用

（1）腺体分泌过多：抑制呼吸道腺体及唾液腺分泌，防止分泌物阻塞呼吸道而发生吸入性肺炎，用于全身麻醉前给药，用于严重盗汗、流涎症（2010）。

（2）内脏绞痛：对胃肠绞痛及膀胱刺激症状疗效较好；对胆绞痛及肾绞痛疗效较差，常需与阿片类镇痛药合用。

（3）眼科：虹膜睫状体炎、验光配眼镜和检查眼底。

（4）缓慢型心律失常：窦性心动过缓、房室传导阻滞等缓慢型心律失常（2011）。

（5）休克：用于治疗感染性休克，但休克伴有高热或心动过速时禁用。

（6）解救有机磷酸酯类中毒。

3. 不良反应

（1）副作用：常见有口干、皮肤干燥、视物模糊、扩瞳、心悸、高热、眩晕、排尿困难、便秘等（2004）。

（2）中毒反应：剂量过大除副作用症状加重外，可出现中枢兴奋症状，严重中毒可由兴奋转入抑制，出现昏迷和呼吸麻痹而致死。

4. 禁忌证　前列腺肥大、青光眼。

（二）东莨菪碱

1. 作用　①对中枢有较强的抑制作用；②防晕和止吐（2008）。

2. 应用　①麻醉前给药（2010）；②晕车、晕船（2019）；③用于帕金森病（2005）。

（三）山莨菪碱

1. 作用　①平滑肌解痉作用：与阿托品相似，选择性高。②抑制唾液分泌、扩瞳作用较阿托品弱。

2. 应用　感染性休克、内脏平滑肌绞痛、血管神经性头痛、眩晕症。

二、阿托品的人工合成代用品

1. 合成散瞳药

后马托品：常用扩瞳和调节麻痹，恢复时间较短，但调节麻痹作用不如阿托品完全，用于验光配镜和眼科检查。

2. 合成解痉药

（1）溴化丙胺太林（普鲁苯辛）：对胃肠道解痉和抑制胃酸作用较强，用于治疗胃及十二指肠溃疡，也可用于胃肠痉挛和妊娠呕吐。

（2）贝那替秦（胃复康）：为代表药，有解痉、抑制胃酸分泌和安定作用，适用于溃疡病兼有焦虑症患者。

第五单元　拟肾上腺素药

☆ 重点提示

本单元是出题的重点和热点，每年都会有题。重点掌握去甲肾上腺素、肾上腺素和异丙肾上腺素作用及应用的详细区分方法，考生应该能够根据这些特性熟练地找出合适的匹配。

━━━━━━ 考点集合 ━━━━━━

一、去甲肾上腺素及间羟胺

（一）去甲肾上腺素

1. 作用

（1）对 α 受体具有强大激动作用，对心脏 $β_1$ 受体作用较弱，对 $β_2$ 受体几乎无影响。

（2）收缩血管：激动血管的 $α_1$ 受体，使血管收缩，血压升高，皮肤、黏膜血管收缩最明显。

（3）兴奋心脏：血压急剧升高，反射性兴奋迷走神经可使心率减慢，大剂量可诱发心律失常。

（4）升高血压：升压作用强，收缩压和舒张压均升高。

2. 应用

（1）休克：主要用于各种休克（出血性休克禁用），早期血压骤降时提高血压，以保证心、脑等主要器官的血液供应。

（2）药物中毒性低血压：用去甲肾上腺素静脉滴注（2013），可使血压回升，维持于正常水平。

（3）上消化道出血：口服，收缩黏膜血管以止血。

3. 不良反应

（1）局部组织坏死：静滴时浓度过大，时间过长或泄漏出血管外，都可引起局部缺血坏死。

（2）急性肾衰竭：肾脏血管强烈收缩，产生少尿、无尿和肾实质损伤。

（3）停药后的血压下降。

（二）间羟胺的作用及应用

1. 作用　①对 α 受体兴奋作用较强；对 $β_1$ 受体作用较弱；②促使去甲肾上腺素释放；③升压作用持久。

2. 应用　用于各种休克早期（去甲肾上腺素的代用品）。

二、肾上腺素

1. 作用

（1）兴奋 α 和 β 受体。

（2）兴奋心脏：兴奋心脏 β_1 受体，使心肌收缩力增加，传导加速，心率加快。

（3）收缩血管：兴奋 α 受体，使皮肤黏膜、肾和胃肠道等器官的血管平滑肌收缩，兴奋 β_2 受体，舒张骨骼肌血管和冠状血管。

（4）升高血压：β_2 受体比 α 受体对低浓度肾上腺素的敏感性高，所以以骨骼肌血管的扩张为主；给药后迅速出现明显的升压作用，而后出现微弱的降压作用；若事先给有 α 受体阻滞作用的药物（如氯丙嗪），再给肾上腺素，此时由于 β_2 受体作用占优势，使升压转为降压，称为对肾上腺素作用的翻转。

（5）舒张平滑肌：兴奋支气管平滑肌上的 β_2 受体而使支气管平滑肌舒张；抑制释放过敏介质；兴奋 α 受体，使黏膜血管收缩，消除水肿渗出。

（6）促进代谢：使代谢增强，耗氧量增加。

2. 应用

（1）心搏骤停（溺水、麻醉和手术意外、药物中毒等引起）（2013）。

（2）过敏性休克：为治疗过敏性休克（心脏抑制、血压下降、呼吸困难）的首选药（2011）；激动 α 受体，收缩小动脉和毛细血管，降低通透性；激动 β 受体，改善心功能，缓解支气管痉挛和减少过敏介质释放。

（3）支气管哮喘：解除发作时的支气管平滑肌痉挛，抑制释放过敏物质，减轻气管水肿和渗出。

（4）与局麻药配伍：延缓局麻药的吸收，延长局麻药的麻醉时间，减少吸收中毒的可能性（2005）。

（5）局部止血：收缩血管而止血。

3. 不良反应　①一般为心悸、烦躁、头痛和血压升高；②大剂量时 α 受体兴奋过强使血压剧升，有引发脑出血的危险，老年人慎用；③β_1 受体兴奋过强时，心肌耗氧量增加，可引起心肌缺血和心律失常，甚至纤颤。

三、异丙肾上腺素

1. 作用

（1）有很强的 β 受体兴奋作用，但对 β_1 和 β_2 受体选择性低（2005）。

（2）兴奋心脏：有强大的心脏 β_1 受体兴奋作用，使心肌收缩力增强，心率加快和传导加速。

（3）影响血压：兴奋血管平滑肌的 β_2 受体，使骨骼肌血管明显扩张，平均动脉压和整体血压均下降，总体对血压影响较小。

（4）舒张支气管：兴奋支气管平滑肌的 β_2 受体，使支气管平滑肌明显舒张；抑制过敏物质的释放；消除黏膜水肿作用不如肾上腺素。

（5）促进代谢。

2. 应用　心脏骤停、房室传导阻滞（2011，2013）、支气管哮喘。

四、多巴胺

1. 作用

（1）主要兴奋 α、β 受体及多巴胺受体。

（2）兴奋心脏：高浓度兴奋心脏的 β_1 受体，促释放去甲肾上腺素，使心肌收缩力加强，输出量增加，一般剂量对心律影响不大。

（3）影响血管：激动肾、肠系膜和冠状血管上的多巴胺受体，舒张血管。

（4）影响肾脏：兴奋肾血管多巴胺受体，舒张肾血管，使肾血流量增加，增加尿量

（2020）。

2. 应用　①休克：治疗各种休克，尤其适用于伴有心肌收缩力减弱，尿量减少而血容量已补足的休克。②急性肾衰竭：与利尿药合用治疗（2006，2011）。

第六单元　抗肾上腺素药

☆ 重点提示

本单元每年必有考题出现，各种题型都有可能，其重点范围仍在β受体阻滞药的作用及应用。出题的题点还是非常多的，需要对各个考点都有所了解，才不会束手无策。

━━━━━━━━ 考点集合 ━━━━━━━━

一、α受体阻滞药

酚妥拉明

1. 作用　①舒张血管：阻断 α_1 受体，导致血管舒张，血压下降（降压作用不强，不良反应大，故不用作降压药）。②兴奋心脏：血管扩张和血压下降反射性兴奋心脏，阻断 α_2 受体，使 NE 释放增加，心率加快，心排血量增加。③其他：有拟胆碱作用，胃肠平滑肌张力增加；有拟组胺样作用，胃酸分泌增加，皮肤潮红等。

2. 应用　①外周血管痉挛性疾病。②静脉滴注去甲肾上腺素发生外漏时（2010）。③休克。④急性心肌梗死和顽固性充血性心力衰竭。⑤诊断嗜铬细胞瘤。

二、β受体阻滞药

1. 作用

（1）抑制心脏：阻断心脏 β_1 受体，可使心率减慢，心收缩力减弱，心排血量减少，心肌耗氧量下降；延缓心房和房室结的传导；收缩压和舒张压可明显降低。

（2）收缩支气管平滑肌：阻断支气管平滑肌上的 β_2 受体，使支气管平滑肌收缩。

（3）减慢代谢：抑制交感神经兴奋所引起的脂肪分解，抑制甲亢症状，掩盖低血糖症状。

（4）抑制肾素释放：阻滞肾小球旁器细胞的 β_1 受体，抑制肾素的释放。

（5）内在拟交感活性：有的β受体阻滞药与β受体结合后还有激动交感神经的效应，这种现象称为内在拟交感活性。

（6）膜稳定作用：有些β受体阻滞药具有降低细胞膜对离子的通透性的作用。

2. 应用

（1）心律失常：对过速型心律失常有效。

（2）心绞痛和心肌梗死。

（3）高血压：对1、2级高血压有良好的疗效。

（4）充血性心力衰竭。

（5）青光眼、偏头痛、嗜铬细胞瘤、甲亢等。

3. 不良反应　①心功能不全；②诱发和加剧支气管哮喘；③反跳现象，如突然停药，可引起原病情加重。

药理

第七单元　镇静催眠药

☆ 重点提示

本单元内容比较局限，以后出题的可能性比较小，考生只需掌握苯二氮䓬类的药理作用即可。题型基本保持 A1 型题不变，出题的可能性不大，考生可以不作特别掌握。

─────────── 考点集合 ───────────

苯二氮䓬类

地西泮的作用、应用、不良反应

1. 作用　①镇静催眠作用。②抗焦虑。③抗惊厥癫痫作用：大剂量有较强抗惊厥和癫痫作用。④中枢性肌松作用。

2. 应用　①焦虑症；②失眠；③惊厥和癫痫；④肌痉挛；⑤麻醉前给药。

3. 不良反应

(1) 副作用：常见的不良反应为嗜睡、乏力、头晕、记忆力下降；大剂量偶有共济失调发生。

(2) 依赖性：突然停药可出现戒断症状。

(3) 急性中毒：用氟马西尼抢救。

第八单元　抗癫痫药

重点提示

本单元内容在全书来说并不是重点，因此也不是考试的出题重点，出题基本都围绕抗癫痫药的临床应用，可以考查的内容比较匮乏，继续出题的可能性不大。考生可以不作特别掌握。

─────────── 考点集合 ───────────

1. 苯妥英钠的应用

(1) 癫痫：大发作的首选药，对小发作无效（2020）。

(2) 外周神经痛：三叉神经、舌咽神经和坐骨神经痛等，可使疼痛减轻，发作次数减少（2011）。

(3) 室性心律失常。

2. 苯巴比妥的应用　用于除小发作以外的各型癫痫及癫痫持续状态。

3. 卡马西平的应用　①癫痫：对精神运动性发作疗效较好，对强直 - 阵挛性发作和单纯部分性发作也有效。对小发作效果较差。②外周神经痛：治疗效果优于苯妥英钠。

4. 乙琥胺的应用　是治疗癫痫小发作的首选药。

5. 丙戊酸钠的应用

(1) 对各种类型的癫痫都有一定疗效。

(2) 小发作：疗效较好。

(3) 强直 - 阵挛性发作：有效，但不及苯妥英钠和卡马西平。

(4) 精神运动性发作：疗效挖卡马西平。

（5）顽固性癫痫：有时也可能奏效。

6. 地西泮　静脉注射，是治疗癫痫持续状态的首选药（2020）。

7. 硝西泮　主要用于小发作，特别对肌阵挛性发作及幼儿阵挛性发作效果尤为显著。

8. 氯硝西　①广谱抗癫痫药；②对小发作疗效比地西泮要好；③静脉注射也可治疗癫痫持续状态；④对肌阵挛性发作、幼儿阵挛性发作也有很好效果。

第九单元　抗精神失常药

重点提示

本单元出题频率呈增加趋势，应引起考生注意。可能以后还会有题目出现，关键是理清氯丙嗪的作用机制及不良反应，也是解题的题眼，万变不离其宗。

━━━━━━━━━考点集合━━━━━━━━━

一、抗精神分裂症药

（一）分类及常用药

1. 吩噻嗪类　氯丙嗪（冬眠灵）、硫利达嗪（甲硫达嗪）、三氟拉嗪、氟奋乃静、奋乃静。

2. 硫杂蒽类　氯普噻吨（泰尔登）。

3. 丁酰苯类　氟哌啶醇。

4. 其他类　舒必利、氯氮平。

（二）氯丙嗪

1. 对中枢神经系统的作用

（1）镇静：安定、镇静、有嗜睡感。

（2）抗精神病：精神病患者用药后症状逐渐消失。

（3）镇吐：可抑制延髓的催吐化学感受区，产生镇吐作用。但不能对抗前庭刺激引起的呕吐。

（4）对体温调节的影响：能抑制下丘脑的体温调节中枢，使体温随环境温度的变化而升降（2005，2008）。

（5）加强中枢抑制药的作用：与麻醉药、镇静催眠药、镇痛药和解热镇痛药均有协同作用，合用时应减少后者用量，避免过度抑制。

2. 对自主神经系统的作用

（1）阻断 α 受体：可使肾上腺素的升压作用翻转，还可使血管扩张，产生体位性低血压。

（2）阿托品样作用：大剂量阻断 M 受体，可出现口干、心悸、视物模糊、尿潴留及便秘等副作用。

3. 对内分泌系统的作用

（1）阻断下丘脑垂体通路的 D_2 受体，使垂体内分泌的调节受到抑制。

（2）使催乳素分泌增加。

（3）抑制促性腺激素的分泌，减少促性腺激素的释放，引起排卵迟缓等。

4. 应用

（1）精神分裂症：用于Ⅰ型精神分裂症，但无根治作用，对急性患者疗效好，必须长期用药。

药理

（2）呕吐：可治疗多种疾病及药物引起的呕吐，但对晕动性呕吐无效；<u>可制止顽固性呃逆（2010）</u>。

（3）低温麻醉及人工冬眠：常与其他中枢抑制药合用组成"冬眠合剂"；人工冬眠用于严重感染、高热惊厥及甲状腺危象等病症的辅助治疗。

5. 不良反应

（1）一般不良反应：如嗜睡、困倦、乏力等中枢抑制作用及视物模糊、口干、鼻塞、心悸、便秘、尿潴留等。

（2）锥体外系反应：<u>帕金森病、急性肌张力障碍、静坐不能、迟发性运动障碍</u>。

（3）内分泌：长期用药可致乳房肿大及泌乳、排卵延迟、闭经及生长迟缓等。

二、抗抑郁症药

（一）分类及常用药

1. 三环类抗抑郁药 丙咪嗪、阿米替林。

2. 选择性 NA 抑制剂 马普替林。

3. 选择性 5 – HT 抑制剂 氟西汀（百忧解）、帕罗西汀、舍曲林等。

4. 单胺氧化酶抑制剂 吗氯贝胺（moclobemide）。

（二）氟西汀

1. 作用 5 – HT 再摄取抑制剂，升高突触间隙 5 – HT 的浓度而发挥抗抑郁作用。

2. 应用 用于抑郁症、强迫症和贪食症。

3. 不良反应 口干、食欲减退、恶心、失眠、乏力，少数可见焦虑、头痛。肝肾功能不良者应慎用。禁止合用单胺氧化酶抑制剂。

（三）丙咪嗪

1. 作用 通过抑制神经元对 NA 和 5 – HT 的再摄取而产生抗抑郁作用。

2. 应用

（1）主要用于内源性抑郁症；<u>伴有躁狂状态的抑郁症。对精神分裂症所致的抑郁症疗效较差（2005）</u>。

（2）用于治疗酒精依赖症、慢性疼痛、遗尿症等。

3. 不良反应 某些患者用药后可自抑郁状态转为躁狂，剂量过大时尤易发生，应予以注意。

第十单元 治疗中枢神经系统退行性疾病药

重点提示

本单元不是考试的出题重点，考试题型基本都是 A1 型题，重点注意左旋多巴和卡比多巴的药理作用。

━━━ 考点集合 ━━━

一、抗帕金森病药

1. 左旋多巴

（1）作用：<u>进入脑组织的左旋多巴，在中枢多巴胺脱羧酶的作用下转变为 DA，补充纹状</u>

体中 DA 的不足，产生抗帕金森作用（2005）。

（2）应用

①帕金森病：可用于各种类型，但对吩噻嗪类抗精神病药引起的锥体外系症状无效；显效慢；疗效与疗程有关；一般对轻症及年轻患者疗效较好，对重症及老年患者疗效较差；对肌肉僵直及运动困难者疗效较好，对肌肉震颤者疗效较差。

②肝性脑病：用于急性肝衰竭所致的肝性脑病；左旋多巴在脑内转化成 DA，并进一步转化成 NA，与伪递质相竞争（2005，2010）。

2. 卡比多巴

（1）作用：卡比多巴是外周脱羧酶抑制药，仅抑制外周左旋多巴转化为多巴胺，可减少左旋多巴用量及提高其疗效，还可减轻和防止左旋多巴外周不良反应。

（2）应用：卡比多巴是左旋多巴治疗帕金森病的重要辅助药，常与左旋多巴合用（2015）。

3. 苯海索（安坦）

（1）作用

①阻断中枢胆碱受体而减弱黑质 – 纹状体通路中 ACh 的作用（2006，2018）。

②抗震颤作用。

③外周抗胆碱作用。

（2）应用：治疗帕金森病，改善运动障碍和肌肉强直，但对肌肉僵直、运动迟缓的疗效较差。

二、治疗阿尔兹海默病药

1. 石杉碱甲

（1）作用：属于高选择性、强效、可逆性中枢 AchE 抑制药。能显著改善衰老性记忆障碍及老年痴呆患者的记忆和认知能力。

（2）应用：用于各型痴呆的治疗。

（3）不良反应：恶心、头晕、多汗、腹痛、视物模糊等。严重心动过缓、低血压、心绞痛、哮喘、肠梗阻病人慎用。

2. 美金刚

（1）作用：属于非竞争性 NMDA 受体拮抗药。能改善中度至重度 AD 患者的认知能力和日常生活能力。

（2）应用：用于治疗中晚期重症 AD。

（3）不良反应：轻微眩晕、不安、头重、口干等。

第十一单元　镇　痛　药

☆ 重点提示

本单元以后还是出题的热点，各种题型都可能出现，因此考生应该特别加以注意。重点是吗啡的临床应用和不良反应。题型基本保持 A1 型题不变，出题的题点还是非常多的，需对各个考点都有所了解，才不会束手无策。

一、吗啡

1. 作用

（1）镇痛、镇静：对各种疼痛均有效；有明显的镇静作用，可消除由疼痛所引起的焦虑、紧张、恐惧等，并可产生欣快感。

（2）抑制呼吸：治疗量吗啡可降低呼吸中枢对 CO_2 的敏感性，是吗啡急性中毒致死的主要原因。

（3）缩瞳作用：中毒时可呈针尖样瞳孔。

（4）引起恶心和呕吐：兴奋延髓催吐化学感受区。

（5）镇咳作用：直接抑制延髓咳嗽中枢。

（6）消化系统：兴奋胃肠平滑肌，减慢胃排空；增加小肠和结肠的张力，使推进性蠕动减弱；抑制胆汁、胰液和肠液分泌，引起便秘；兴奋胆道 Oddi 括约肌，诱发或加重胆绞痛，胆绞痛时应与阿托品合用。

（7）心血管系统：抑制血管平滑肌，扩张全身血管，引起体位性低血压；抑制呼吸作用致 CO_2 积聚，可使脑血管扩张，颅内压升高。

（8）其他：提高膀胱括约肌张力，导致尿潴留；对抗缩宫素作用，延长产程；大剂量可收缩支气管（2006）。

2. 应用

（1）疼痛：对各种疼痛均有效，但仅用于其他镇痛药无效的剧痛；对胆绞痛和肾绞痛需加用解痉药（如阿托品等）；对神经压迫性疼痛疗效较差。

（2）心源性哮喘：静脉注射吗啡是治疗的主要措施；具有镇静作用，可迅速缓解患者的紧张、恐惧和窒息感；抑制呼吸作用，使呼吸由浅快变得深慢；扩张外周血管，降低外周阻力，减少回心血量，有利于缓解左心衰竭和消除肺水肿。

3. 不良反应

（1）一般反应：治疗量有时会有恶心、呕吐、便秘、排尿困难等副作用。

（2）耐受性及依赖性。

（3）急性中毒：表现为针尖样瞳孔，呼吸高度抑制，血管扩张导致血压降低，甚至休克。

4. 禁忌证

（1）禁用于分娩止痛。

（2）禁用于哺乳期妇女止痛。

（3）支气管哮喘及肺心病患者禁用。

（4）颅脑损伤的患者禁用。

（5）肝功能严重减退患者禁用。

二、人工合成镇痛药

（一）哌替啶（度冷丁）

1. 作用特点

（1）与吗啡基本相同，有镇痛、镇静、欣快、呼吸抑制和扩张血管作用；镇痛效力弱于吗啡。

（2）提高胃肠道张力和减少推进性蠕动，不引起便秘。

（3）中枢性止咳作用不明显。

2. 应用　①可代替吗啡用于镇痛和心源性哮喘的治疗；②用于麻醉前给药（2010）和人工冬眠。

（二）其他常用人工合成镇痛药

1. 美沙酮　①镇痛效价强度与吗啡相当，用于各种原因引起的剧痛；②成瘾性产生较慢，程度较轻，用于吗啡和海洛因的脱毒治疗。

2. 芬太尼　①主要用于各种原因引起的剧痛；②与氟哌利多合用于神经松弛镇痛，帮助完成某些小手术或医疗检查；③可产生明显欣快感、呼吸抑制和成瘾性。

3. 喷他佐辛（镇痛新）　①主要用于慢性疼痛患者，为非麻醉性镇痛药；②不产生欣快感和成瘾性。

4. 二氢埃托啡　①镇痛作用强，时间短暂；②小剂量间断用药不易产生耐受性，大剂量连续用药易出现耐受和依赖性。

第十二单元　解热镇痛药

☆ 重点提示

本单元考试题型基本都是 A1 型题，出题点一般会在阿司匹林的药理作用及临床应用。

━━━━━━━━━━━考点集合━━━━━━━━━━━

一、阿司匹林

1. 作用
（1）解热镇痛。
（2）抗炎：随剂量增加而增强。
（3）抗血栓形成：小剂量抗凝，抑制血栓影响；大剂量抑制环氧酶活性，减少 PGI_2 合成。
2. 应用
（1）发热、疼痛（头痛、牙痛、神经痛、月经痛和术后创口痛）。
（2）风湿性关节炎或类风湿关节炎（2013）。
（3）防止血栓形成。
3. 不良反应
（1）胃肠道反应（2015）：口服对胃黏膜有直接刺激作用，引起恶心、呕吐、上腹部不适等，还可诱发胃溃疡和出血。
（2）凝血障碍：长期使用者凝血酶原合成减少，凝血时间延长，增加出血性倾向。
（3）过敏反应：白三烯类（LTs）合成增加。
（4）瑞夷（Reye）综合征：毒性感染伴有发热的儿童和青年，服用阿司匹林有发生此综合征的危险，表现为开始有急性感染症状，继而惊厥、频繁呕吐、颅内压增高，甚至昏迷。
（5）水杨酸反应：是剂量过大引起的中毒反应，表现为头痛、眩晕、恶心、呕吐、耳鸣，以及视力和听力减退等。

二、其他解热镇痛药

1. 对乙酰氨基酚
（1）作用特点：解热镇痛作用较强，而抗炎作用弱。
（2）应用：①各种疼痛：头痛、牙痛、神经痛、肌肉痛、关节痛、痛经等；②感冒发热。

药理

2. 布洛芬

（1）作用特点：有较强的抗炎镇痛作用。

（2）应用：①主要用于风湿性关节炎、类风湿关节炎；②疼痛、发热。

3. 塞来昔布

（1）作用特点：选择性抑制 COX－2，抑制 PGI_2 合成。

（2）应用：①主要用于风湿性关节炎、类风湿关节炎和骨关节炎；②手术后疼痛、牙痛、痛经等。

4. 日夜百服宁

（1）作用特点：含有对乙酰氨基酚的复方解热镇痛药。

（2）应用：主要用于减轻感冒发热、头痛、鼻塞、咳嗽等症状。

第十三单元　抗组胺药

重点提示

本单元内容较少，能考的题点不多，今后出题的可能性不大。考生只需掌握 H_1 和 H_2 受体阻滞药的临床应用，面对考试应该不成问题。

━━━━━━━━━━━━━━ 考 点 集 合 ━━━━━━━━━━━━━━

一、H_1 受体阻滞药

1. 作用

（1）抗 H_1 受体：对抗组胺引起的支气管、胃肠道平滑肌收缩；对组胺引起的毛细血管扩张和通透性增加有很强的抑制作用。

（2）抑制中枢：表现有镇静、嗜睡；阿司咪唑<u>不易通过血脑屏障，无抑制中枢作用</u>（2010）。

（3）其他：抗胆碱作用、防晕作用（异丙嗪无此作用）。

2. 应用

（1）<u>皮肤黏膜变态反应性疾病</u>：荨麻疹、花粉症、过敏性鼻炎的首选；对昆虫咬伤所致的皮肤瘙痒和水肿也有良效；对药疹和接触性皮炎有一定疗效；对变态反应性支气管哮喘效果差。

（2）晕动病和呕吐：茶苯海明、苯海拉明和异丙嗪可用于晕动病、放射病等引起的呕吐。

（3）镇静、催眠及术前给药。

3. 常用制剂　第 1 代有异丙嗪和苯海拉明等；第 2 代有吡啶类、羟嗪类及其他类，如阿司咪唑、西替利嗪、氯雷他定等。

二、H_2 受体阻滞药

1. H_2 受体阻滞药的作用及应用

（1）作用：①抑制胃酸分泌。②心血管系统：扩张血管和降压。③调节免疫。

（2）应用：主要用于<u>消化性溃疡</u>，胃肠道出血，胃酸分泌过多症和反流性食管炎，及各种原因引起的免疫功能低下或抗肿瘤的辅助治疗。

2. 常用制剂　西咪替丁、雷尼替丁、法莫替丁、尼扎替丁、罗沙替丁等。

第十四单元 利尿药、脱水药

☆ 重点提示

本单元每年必有考题出现，各种题型出题都有可能，出题点还是很多的，关键是理清各型利尿药的作用及不良反应，其余内容熟悉即可。

━━━━━━━━━━━━━━ 考点集合 ━━━━━━━━━━━━━━

一、利尿药

（一）呋塞米

1. 作用　作用于髓袢升支粗段（2013），利尿，扩张血管（2020）。

2. 应用

（1）严重水肿：对各类水肿均有效，主要用于其他利尿药无效的顽固性水肿和严重水肿。

（2）急性肺水肿和脑水肿。

（3）急慢性肾衰竭。

（4）药物中毒：主要用于经肾排泄的药物中毒抢救。

（5）高血钾和高血钙。

3. 不良反应

（1）水和电解质紊乱：长期用药，利尿过度可引起低血容量、低血钠、低血钾、低血镁及低氯性碱中毒。

（2）耳毒性：应避免与氨基糖苷类抗生素等有耳毒性的药物合用。

（3）胃肠道反应：可致恶心、呕吐、胃肠道出血。

（4）高尿酸血症。

（5）其他：过敏等。

（二）氢氯噻嗪

1. 作用

（1）利尿：促进尿中 Na^+、Cl^- 排出。

（2）抗利尿：使尿崩症患者尿量明显减少，因其排出 Na^+、Cl^-，使血浆渗透压下降，可减轻患者的口渴感。

（3）降压。

2. 应用

（1）轻、中度水肿：是治疗各类轻、中度水肿的首选药。

（2）轻、中度高血压：可单用或合用。

（3）尿崩症：用于肾性尿崩症及垂体性尿崩症。

（4）特发性高钙尿症和肾结石。

3. 不良反应

（1）电解质紊乱：可引起低血钾、低血镁、低氯性碱中毒（2005）。

（2）代谢异常：血糖升高、高脂血症、高尿酸血症（2013）。

（3）过敏。

（4）加重肾功能不良。

药理

（5）高尿酸血症。

（三）螺内酯

1. 作用 ①利尿。②排钠留钾：拮抗醛固酮的作用，促进 Na^+ 和水的排出。

2. 应用 用于醛固酮增多的顽固性水肿。

3. 不良反应 ①久用可致高血钾；②性激素样副作用。

（四）氨苯蝶啶

1. 作用 ①利尿。②排钠留钾：抑制 Na^+ 通道，不受醛固酮水平影响。

2. 应用 与排钾利尿药合用治疗顽固性水肿。

3. 不良反应 ①久用可致高血钾；②引起叶酸缺乏，肝硬化者可发生巨幼红细胞性贫血。

二、脱水药

1. 特点及常用药 ①静脉注射后不易透过毛细血管，迅速提高血浆渗透压，对机体无毒性作用和过敏反应；②易经肾小球滤过，但不易被肾小管重吸收；③在体内不易被代谢；④不易从血管透入组织液中。临床常用药为甘露醇、山梨醇、高渗葡萄糖等。

2. 甘露醇

（1）作用：脱水，口服甘露醇不吸收，只发挥泻下作用；利尿，脱水作用可使循环血量增加，并提高肾小球滤过率；可使 Na^+、Cl^- 等重吸收减少而增加尿量。

（2）应用：脑水肿及青光眼。治疗脑水肿安全有效，为首选药。降低眼内压，可治疗青光眼。预防急性肾衰竭。

（3）不良反应：静脉注射过快可引起一过性头痛、眩晕、视力模糊及注射部位疼痛。慢性心功能不全、尿闭者禁用。

第十五单元　抗高血压药

☆ 重点提示

本单元是出题的重点和热点，几乎每年都会有考题，需要对各个考点都有所了解。按照考试大纲的要求，临床应用型的题目比例会有所上升，而机械记忆的题目会减少，所以预计今后此种题目可能分量会增加，故而考生应在熟读教材的基础上针对这一部分内容多加练习。

━━━━━━━━━━━ 考点集合 ━━━━━━━━━━━

一、利尿降压药

氢氯噻嗪

（1）降压作用：①排钠利尿，使血容量减少而降压（2019）。②长期应用降低血管张力而降低血压。不易发生耐受性，有增强其他降压药的作用。

（2）应用：可单用于 1 级高血压或与其他降压药合用治疗各类高血压，联合用药可增强降压作用，并防止其他药物引起的水钠潴留（2018）。

（3）不良反应：长期大剂量使用可致低血钾，引起血脂、血糖及尿酸升高等。

二、肾素 - 血管紧张素系统抑制药

1. 卡托普利

（1）作用：抑制血管紧张素 I 转化酶（ACE），减少血管紧张素 II 形成（2005）。

（2）应用：用于各型高血压及充血性心力衰竭（2009）。

（3）不良反应：①主要不良反应有咳嗽、血管神经性水肿等。②高血钾、低血压（2005，2006）。

2. 厄贝沙坦

（1）作用：可选择性地与 AT_1 受体结合，阻断 Ang II 引起的血管收缩，从而降低血压（2019）。

（2）应用：各型高血压。

（3）不良反应：主要有头晕、高血钾和与剂量相关的体位性低血压。

三、β 受体阻滞药

美托洛尔

（1）降压作用：①减少心输出量；②抑制肾素分泌。

（2）应用：①用于高血压；②对伴有心排血量偏高或肾素偏高者，以及伴有冠心病、脑血管病变者更适宜。

（3）不良反应：①眩晕、神志模糊、精神抑郁、反应迟钝等。②低血压所致头昏。③心率过慢。长期使用不能突然停药，以免诱发或加重心绞痛。

四、钙通道阻滞药

硝苯地平控释剂

（1）降压作用：抑制细胞外 Ca^{2+} 的内流，选择性松弛血管平滑肌。

（2）应用：用于各型高血压。

五、$α_1$ 受体阻滞药

哌唑嗪（2020）

（1）降压作用：①可舒张小动脉和静脉血管平滑肌；②阻断 $α_1$ 受体（2013）。

（2）应用：①用于 1、2 级高血压及伴有肾功能障碍者；②3 级高血压需合用利尿药或 β 受体阻滞药；③用于嗜铬细胞瘤的治疗；④中、重度充血性心功能不全。

（3）不良反应：①首剂现象：首次用药 90 分钟内出现体位性低血压、心悸、晕厥、意识消失（2010）。②引起水钠潴留。③其他：眩晕、疲乏、鼻塞、口干、尿频、头痛、嗜睡及胃肠道反应等。

六、交感神经末梢阻滞药

利血平

（1）降压作用：主要通过抑制交感神经末梢摄取去甲肾上腺素和多巴胺，耗竭递质而产生降压作用。

（2）应用：不单独使用，常与其他降压药一起合用于高血压。

（3）不良反应：倦怠、晕厥、头痛、性欲减退、乏力、多梦等；少见有柏油样黑色大便、支气管痉挛等。

药理

七、中枢降压药

可乐定

（1）作用：镇静、镇痛、降压：①激动咪唑啉受体，使外周交感张力降低，从而产生降压作用。②激动 α_2 受体，抑制去甲肾上腺素的释放（2013）。③激动脑内阿片受体，促进内源性阿片肽的释放。

（2）应用：①常用于其他降压药无效的中、重度高血压；②较少单独使用，与利尿药合用有协同作用；③可作为吗啡类镇痛药成瘾者的戒毒药（2010）。

（3）不良反应：①口干、嗜睡和便秘。②久用致水钠潴留。③突然停药可引起交感神经亢进的停药综合征，血压骤升、心悸、兴奋、震颤、腹痛、出汗等，应用可乐定或酚妥拉明可缓解或消除；需逐渐减量后再停药。

八、血管扩张药

1. 肼屈嗪

（1）降压作用：通过松弛小动脉平滑肌，降低外周阻力而降压，降压同时伴有反射性交感神经兴奋，使心率加快，心输出量增加，从而减弱其降压作用。

（2）应用：与抗去甲肾上腺素神经药或利尿药合用于中度高血压。

2. 硝普钠

（1）降压作用：直接松弛小动脉和静脉平滑肌，在血管内通过释放 NO 而产生强大的舒张血管作用。

（2）应用：用于高血压危症、充血性心衰及麻醉时控制性降压。

3. 不良反应

（1）肼屈嗪有两类不良反应：多由血管扩张及其反射性反应产生，如头痛、面红、黏膜充血、心动过速，并可诱发心绞痛和心力衰竭。大剂量长期应用可产生红斑狼疮样综合征。

（2）硝普钠的不良反应：头胀痛、面部潮红、恶心、呕吐、出汗和心悸等。

九、抗高血压药物的合理应用

1. 根据高血压程度选药　①1级高血压：调整饮食活动等措施未奏效时，首选作用温和的降压药，如噻嗪类利尿药、ACEI、二氢吡啶类钙拮抗药或 β 受体阻滞药等一种药物。②2级高血压：两种药物联用，常用的四类一线降压药的任何两类均可。③3级高血压：联合用药基础上，改用或加用作用更强的米诺地尔、直接血管扩张药、中枢性降压药等。④高血压危象：静脉滴注或肌注快速起效的药物，如硝普钠。

2. 根据病情特点及并发症选药　①伴有心绞痛者宜用硝苯地平；②伴有心力衰竭者宜用利尿药、ACEI、哌唑嗪等，不宜用 β 受体阻滞药；③伴有肾功能不全者宜用 ACEI、硝苯地平、α–甲基多巴等；④伴有消化性溃疡者，宜用可乐定，禁用利血平；⑤伴有心动过速者宜用美托洛尔等 β 受体阻滞药；⑥伴有支气管哮喘者不宜用 β 受体阻滞药；⑦伴有糖尿病及痛风者不宜用噻嗪类利尿药；⑧伴有精神抑郁者，不宜用利血平。

3. 联合用药　现有药物长期单用常引起耐受性，加大剂量又易致不良反应。联合用药可从不同环节协同降压，又能减轻不良反应，药物用量也相应减少。但要注意同类药物不宜合用。

第十六单元　抗心律失常药

重点提示

本单元出题的题点非常多，需要考生对各考点都有所了解，重点掌握常用抗心律失常药的药理作用及临床应用。记住可区分的特征以用于解题，今后肯定会出题，但万变不离其宗，需要加以甄别。

=======考点集合=======

1. 奎尼丁

（1）作用

①降低自律性：通过阻滞钠通道，适度抑制 Na^+ 内流（2010）。4 相舒张期自动除极速率减慢，心房肌、心室肌和浦肯野纤维的自律性降低。

②减慢传导速度：适度抑制 Na^+ 内流，使动作电位 0 相上升的速率和振幅降低，从而使心房肌、心室肌、浦肯野纤维的传导减慢，可使单向阻滞变为双向阻滞，消除折返激动。

③延长有效不应期：减慢 2 相 Ca^{2+} 内流和 3 相 K^+ 外流（2010），延长 APD 和 ERP。

（2）应用：可用于心房颤动、心房扑动、室上性及室性期前收缩和心动过速的治疗。

2. 利多卡因

（1）作用：①降低自律性：抑制 4 相 Na^+ 内流，促进 K^+ 外流（只作用于浦肯野纤维和心室肌）。②改变传导速度：减慢传导，使单向阻滞变为双向阻滞而消除折返。③相对延长 ERP。

（2）应用：①仅用于治疗室性心律失常，是治疗急性心肌梗死引起的室性心律失常的首选药。②对强心苷中毒所致者有效（2009）。

3. 苯妥英钠

（1）作用：与利多卡因类似，能阻滞钠通道降低浦肯野纤维的自律性，还能与强心苷竞争 $Na^+ - K^+ - ATP$ 酶。

（2）应用：治疗室性心律失常，对强心苷中毒所致心律失常疗效显著。

4. 普萘洛尔

（1）作用：阻滞心脏的 β_1 受体而发挥抗心律失常作用，表现为减慢传导，降低自律性，延长房室结 ERP。

（2）应用：①室上性心律失常：如心房颤动、心房扑动及阵发性室上性心动过速等。②室性心律失常：特别是对由于运动和情绪激动引起者疗效显著。③急性心肌梗死。④焦虑、甲亢等引起的窦性心动过速。

5. 胺碘酮

（1）作用：①阻滞心肌细胞膜钾通道，还可阻滞钠通道和钙通道。②延长有效不应期：抑制 K^+ 外流，抑制复极过程，明显延长 APD 和 ERP。③降低自律性：阻滞钠、钙通道和 β 受体，降低窦房结和浦肯野纤维的自律性。④减慢传导。⑤扩张血管。⑥拮抗 T_3、T_4 受体结合。

（2）应用：广谱抗心律失常药。可用于各种室上性和室性心律失常，对心房扑动、心房颤动和室上性心动过速疗效好。

6. 维拉帕米

（1）作用：①阻滞心肌细胞膜的钙通道，抑制 Ca^{2+} 内流。②降低自律性：减慢 4 相自动除极化速率，主要针对慢反应细胞。③减慢传导速度：使慢反应细胞 0 相除极上升速率减慢、振幅减小，而使冲动传导减慢。④延长动作电位时程和有效不应期。⑤抑制心肌收缩力、扩张

药理

动脉、扩张外周血管。

(2) 应用：阵发性室上性心动过速（2006）；强心苷中毒引起的室性早搏；冠心病、高血压伴心律失常。

第十七单元　抗慢性心功能不全药

☆ 重点提示

本单元内容在全书来说是重点，因此也是考试的出题重点，而且出题基本都围绕强心苷类的药理作用、临床应用及不良反应，能够看出可以成题的内容还是比较多的，继续出题的可能性非常大。考生应该重点掌握。

━━━━━━━━━━━ 考点集合 ━━━━━━━━━━━

一、强心苷类

（一）强心苷的作用及应用

1. 作用

（1）正性肌力：使心肌收缩力加强，降低衰竭心肌耗氧量，增加心排血量。

（2）负性频率：增加心排血量，提高迷走神经兴奋性，从而减慢心率。

（3）对心肌电生理的影响：降低房室结的传导性，降低窦房结的自律性，对心室以上部分心脏传导性和自律性的影响与兴奋迷走神经有关；升高心室浦肯野纤维的自律性。

（4）对心电图的影响：治疗量强心苷主要引起QT间期缩短，S－T段降低呈鱼钩状。

2. 应用　①治疗 CHF；②某些心律失常、心房颤动、心房扑动、阵发性室上性心动过速（2006）。

（二）强心苷的不良反应及防治

1. 不良反应

（1）心脏反应：室性期前收缩最多见且发生早，室颤最为严重。

（2）胃肠道反应：是中毒的早期反应，可有厌食、恶心、呕吐、腹泻、腹痛等（2005）。

（3）中枢神经系统反应：可有眩晕、头痛、失眠。

（4）视觉障碍为强心苷中毒的特征，可表现为黄视、绿视及视物模糊。

2. 防治

（1）预防：纠正各种诱发或加重强心苷中毒的因素，室性期前收缩、窦性心动过缓及视觉障碍是停药指征。

（2）治疗：快速型心律失常应及时补钾；肾功能不全、高钾血症、严重房室传导阻滞者不宜用钾盐，并可选用抗心律失常药；对于缓慢型心律失常，可用阿托品治疗（2018）。

二、减负荷药

（一）利尿药的作用特点、常用药物

1. 作用特点　利尿药可促进 Na^+ 和水的排出，从而减轻心脏的负荷。

2. 常用药物　首选利尿药物是噻嗪类药物，必要时可选用强效利尿药呋塞米，注意补钾与保钾利尿药合用。

（二）血管扩张药的作用特点、常用药物

1. 作用　能扩张小静脉或小动脉，适当减轻心脏的前、后负荷，有助于改善心脏功能。
2. 常用药物　①硝酸甘油：扩张静脉。②肼屈嗪：扩张动脉。③硝普钠、哌唑嗪：扩张动、静脉。

三、血管紧张素转化酶抑制药（ACEI）和血管紧张素Ⅱ受体（AT₁）阻滞药

作用特点：①抑制 ACE，降低肾素 – 血管紧张素系统的活性，扩张血管以减轻心脏负荷。②抑制心肌重构，逆转心室肥厚，改善心肌的顺应性和舒张功能。目前是治疗 CHF 的一线药物。

四、β 受体阻滞药

1. 常用药物　美托洛尔、卡维地洛等。
2. 应用意义　通过阻断 β 受体，可以降低心肌耗氧量，抑制 RAAS 激活，上调 β 受体，恢复心肌对儿茶酚的敏感性，减少心室重构。

第十八单元　抗心绞痛药

☆ 重点提示

本单元出题频率呈增加趋势，应引起考生注意，重点掌握硝酸酯类和 β 受体阻滞药的药理作用及临床应用。记住可以区分的特征以期用于解题，相信考生能够根据这些特性找出合适的匹配。

========考点集合========

一、硝酸酯类

（一）硝酸甘油的作用及应用

1. 作用　①降低心肌耗氧量；②改善缺血区心肌供血。
2. 应用　①用于治疗各类型心绞痛，是治疗稳定型心绞痛的首选药；②急性心肌梗死；③心功能不全。（2009）

（二）硝酸甘油的主要不良反应

1. 常见因血管扩张所继发的搏动性头痛、皮肤潮红、眼内压升高和颅内压增高。
2. 大剂量可见体位性低血压，且可反射兴奋交感神经，导致心绞痛加重。
3. 超剂量可引起高铁血红蛋白症。
4. 长期应用可出现耐受性。

二、β 受体阻滞药

1. 作用　①降低心肌耗氧量；②改善心肌代谢；③增加缺血区血液供应；④促进氧合血红蛋白解离。
2. 应用　①用于稳定型心绞痛和不稳定型心绞痛，对伴有高血压和快速性心律失常者效果更好；②变异型心绞痛不宜应用。
3. 常用药物　普萘洛尔、美托洛尔、阿替洛尔等是临床常用抗心绞痛的 β 受体阻滞药。

三、钙通道阻滞药

（一）钙通道阻滞药的抗心绞痛作用

作用：①降低心肌耗氧量；②增加心肌血液供应，扩张冠脉；③保护缺血的心肌细胞，减轻"钙超载"。

（二）常用药物与应用

1. 硝苯地平　应用于变异型及稳定型心绞痛（2010）、急性心肌梗死、高血压和心力衰竭。

2. 哌克昔林　应用于心绞痛伴心力衰竭或支气管哮喘。

3. 维拉帕米　应用于变异型及稳定型心绞痛、心律失常、高血压。

4. 普尼拉明　应用于各型心绞痛、室性期前收缩、室性心动过速。

5. 地尔硫䓬　应用于各型心绞痛、心律失常、高血压、心肌梗死。

第十九单元　血液系统药

重点提示

本单元内容在全书来说并不是重点，因此也不是考试的出题重点，但因药物较多使复习难度加大，而考生只需巧记每个药物的特点即可。重点是肝素和香豆素类药物的药理作用和临床应用。

━━━━━━━━ 考点集合 ━━━━━━━━

一、抗贫血药

1. 铁制剂

（1）应用：铁剂用于预防和治疗缺铁性贫血，尤其适用于营养不良、生长发育期需求增加的慢性失血引起的贫血。

（2）不良反应：①胃肠道刺激症状：呕吐、腹泻等。②注射用铁剂有局部刺激症状、皮肤潮红、头晕等过敏反应。③小儿误服铁剂 1g 以上可引起急性循环衰竭、休克和胃黏膜凝固性坏死。急救时可应用去铁胺灌胃或肌内注射以结合残存的铁。

2. 叶酸

（1）作用：促进红细胞的生成；对细胞的分裂生长及核酸、氨基酸、蛋白质的合成起着重要的作用；在体内以四氢叶酸的形式起作用；是胎儿生长发育不可缺少的营养素。

（2）应用：①治疗各种原因所致的巨幼红细胞性贫血；②对二氢叶酸还原酶抑制药甲氨蝶呤等引起的巨幼红细胞性贫血，应用一般叶酸制剂无效，需直接选用亚叶酸钙治疗；③对恶性贫血、维生素 B_{12} 缺乏所致的巨幼红细胞性贫血，应用叶酸治疗可改善血象，但不能减轻神经系统症状。

3. 维生素 B_{12}

（1）作用：①促进红细胞的发育和成熟；②维生素 B_{12} 可促进四氢叶酸的循环利用；③保持神经系统健全，可消除异常脂肪酸。

（2）应用：①恶性贫血及巨幼红细胞性贫血；②神经炎、神经萎缩等神经系统疾病。

二、止血药

维生素 K

（1）作用：维生素 K 在肝脏参与凝血因子Ⅱ、Ⅶ、Ⅸ、Ⅹ的合成。

（2）应用：①维生素 K 缺乏引起的出血；②杀鼠药敌鼠中毒、胆道蛔虫所致的胆绞痛。

三、抗凝血药

1. 肝素

（1）作用：①抗凝作用：加速对Ⅱa、Ⅸa、Ⅹa、Ⅺa、Ⅻa 等的灭活。②抗血栓作用。

（2）应用：①血栓栓塞性疾病。②缺血性心脏病：不稳定型心绞痛、急性冠脉闭塞。③弥漫性血管内凝血（DIC）。④体外抗凝：如心血管手术、血液透析和心导管检查时防止血栓形成（2010）。

（3）不良反应：①自发性出血：表现为皮肤瘀点或瘀斑、血肿、咯血、血尿、呕血、便血及颅内出血等，严重出血需缓慢静脉注射硫酸鱼精蛋白解救（2013）。②其他：皮疹、发热等过敏反应，孕妇使用可引起早产和胎儿死亡，长期应用可引起脱发、骨质疏松等。

2. 香豆素类药物

（1）作用：①维生素 K 的拮抗药，阻止凝血因子Ⅱ、Ⅶ、Ⅸ、Ⅹ前体成为凝血因子而抗凝；②抑制凝血酶诱导的血小板聚集作用。

（2）应用：①防止血栓形成和发展；②作为心肌梗死的辅助用药；③术后防止静脉血栓的发生。

（3）不良反应：①过量可发生自发性出血；②可发生皮肤和软组织坏死、胃肠道反应、粒细胞增多等；③华法林可能引起肝脏损害，并有致畸作用。

四、纤维蛋白溶解药

1. 作用　①直接或间接激活纤溶酶原成为纤溶酶，促进纤维蛋白溶解；②对血浆和血栓中的纤溶酶原选择性低；③作用时间短；④对新形成的血栓疗效好，对陈旧性血栓溶解作用差。

2. 应用　主要用于血栓栓塞性疾病，如急性心肌梗死、脑栓塞、肺栓塞、深静脉血栓、眼底血栓等。

3. 常用药物　链激酶、尿激酶、组织型纤溶酶原激活剂。

五、抗血小板药

1. 阿司匹林

（1）作用：①使 TXA_2 合成减少；②抑制血小板聚集而阻止血栓形成。

（2）应用：小剂量用于防治心脑血栓形成、心绞痛、心肌梗死、一过性脑缺血发作等。

2. 氯吡格雷

（1）作用：与血小板膜表面 ADP 受体结合，从而抑制血小板相互聚集。

（2）应用：防治心肌梗死、缺血性脑血栓、闭塞性脉管炎和动脉粥样硬化及血栓栓塞引起的并发症。

3. 双嘧达莫（潘生丁）

（1）作用：抑制磷酸二酯酶，抑制腺苷摄取而激活腺苷酸环化酶，防止血小板黏附于血管壁损伤部位，抗血栓形成，扩张冠脉。

（2）应用：与口服抗凝药合用治疗血栓栓塞性疾病，如急性心肌梗死，防止心瓣膜置换术血栓形成。

药理

4. 依前列醇

（1）作用：激活腺苷酸环化酶，防止血小板聚集，舒张血管作用明显。

（2）应用：①治疗某些心血管疾病以防高凝状态，防止血栓形成；②用于严重外周血管性疾病、缺血性心脏病、原发性肺动脉高压、血小板消耗性疾病等。

第二十单元　消化系统药

重点提示

　　因本考点内容比较少，能考的题点不多，今后出题的可能性不大。考试题型基本都是 A1 型题，多是药物作用、应用的考查。重点是 H_2 受体阻断药和质子泵抑制药的药理作用和临床应用。

======================= 考点集合 =======================

一、抗消化性溃疡药

1. 抗酸药常用制剂　氢氧化镁、三硅酸镁、氧化镁、氢氧化铝、碳酸钙、碳酸氢钠。

2. H_2 受体阻断药　常用药物有西咪替丁、雷尼替丁、法莫替丁、尼扎替丁、罗沙替丁等。

（1）作用：①抑制胃酸分泌。②调节免疫。③其他：西咪替丁有抗雄性激素和药酶抑制作用，能延缓华法林、苯妥英钠、茶碱、普萘洛尔等药物的代谢，合用时应调整合用药的剂量，雷尼替丁有弱的药酶抑制作用，法莫替丁、尼扎替丁不影响药酶活性。

（2）应用：消化性溃疡、胃肠道出血、胃酸分泌过多症和食管炎等与胃酸分泌相关的疾病。

3. 质子泵抑制药　常用药物有奥美拉唑、兰索拉唑、泮托拉唑和雷贝拉唑等。

（1）作用：①抑制胃酸分泌；②抗 Hp。

（2）应用：用于胃、十二指肠溃疡，反流性食管炎等。

4. 黏膜保护药　前列腺素衍生素、硫糖铝、铋制剂。

（1）作用：抑制胃酸分泌，增强胃黏膜的保护屏障，防止一些有害因素损害胃黏膜。

（2）应用：主要用于消化性溃疡的防治。

5. 抗幽门螺杆菌药

（1）抗溃疡类药：抗幽门螺杆菌作用较弱，单用疗效差，如硫糖铝。

（2）抗菌药：<u>阿莫西林</u>、<u>甲硝唑</u>、四环素、呋喃唑酮、庆大霉素等。

二、止吐药与胃肠止吐药

1. 分类及常用药

（1）抗胆碱药：东莨菪碱用于防治晕动病和内耳眩晕症。

（2）抗组胺药：常用药物有苯海拉明、茶苯海明、异丙嗪、美克洛嗪、羟嗪和布克利嗪等，主要用于晕动病，或内耳眩晕症、手术、妊娠呕吐。

（3）抗精神失常药：氯丙嗪、硫乙拉嗪对各种原因的呕吐都有止吐作用，但对晕动病无效。

（4）胃肠促动力药：常用药物有多潘立酮、甲氧氯普胺和西沙必利等。用于胃食管反流病，慢性功能性、非溃疡性消化不良，胃轻瘫及便秘等。

（5）5 - HT_3 受体阻断药：昂丹司琼、格拉司琼、托烷司琼等能阻断中枢及迷走神经传入纤维的 5 - HT$_3$ 受体，止吐作用强大。对一些强致吐作用的化疗药（如顺铂、环磷酰胺、阿霉素等）引起的呕吐有迅速强大的预防和抑制作用，但对晕动病及去水吗啡引起的呕吐无效。

2. 多潘立酮

（1）作用：多巴胺受体阻断剂，能阻断胃肠 D$_2$ 受体，加强胃肠蠕动，促进胃的排空，协调胃肠运动，防止食物反流。对结肠作用很弱。多潘立酮与甲氧氯普胺相比少有中枢神经系统的药理作用。

（2）应用：①恶心、呕吐：手术、药物、疾病、检查等各种原因引起的恶心、呕吐，以及胃食管反流病等。②胃轻瘫。③胃溃疡的辅助治疗。

（3）不良反应：①中枢神经系统反应；②内分泌紊乱，促催乳素分泌，可引起泌乳和月经失调、乳房胀痛。

第二十一单元　呼吸系统药

重点提示

本单元内容比较局限，出题的可能性较小，考生只需掌握各型平喘药的药理作用及临床应用即可。根据大纲，以后出题可能更联系临床，病例分析题中夹带药理内容是出题方向。

━━━ 考点集合 ━━━

一、镇咳药

常用制剂有可待因、喷托维林、右美沙芬、苯丙哌林、氯哌斯汀、苯佐那酯。

二、祛痰药

1. 促进黏液分泌药　如氯化铵（2013）、愈创甘油醚、碘化钾、酒石酸锑钾等。

2. 溶解黏痰药　如乙酰半胱氨酸、溴己新（必消痰）、糜蛋白酶、羧甲司坦、泰洛沙泊等。

三、平喘药

1. β$_2$ 受体激动药

（1）分为选择性和非选择性两类。前者常用药物有沙丁胺醇、特布他林、氯丙那林、丙卡特罗、吡布特罗、克仑特罗、非诺特罗、沙美特罗等；后者有肾上腺素、异丙肾上腺素和麻黄碱。

（2）沙丁胺醇、特布他林、克仑特罗为中效 β$_2$ 受体激动药，可用于平喘；福莫特罗、沙美特罗为长效 β$_2$ 受体激动药，用于慢性哮喘与慢性阻塞性肺疾病，能缓解症状。

2. 氨茶碱

（1）作用：①具有较强的直接松弛支气管平滑肌作用；②有强心、利尿作用；③兴奋中枢、促进胃酸分泌（2011，2020）。

（2）应用：①用于各型哮喘，急性哮喘用氨茶碱缓慢推注；②用于急性心功能不全、肾性水肿；③用于胆绞痛。

（3）不良反应：①兴奋不安、失眠和消化道刺激反应；②剂量过大可致心律失常、心悸等。

3. 色甘酸二钠平喘药

（1）作用：①稳定肥大细胞膜；②直接抑制引起支气管痉挛的某些反射；③降低病人过高的支气管反应性；④抑制感觉神经末梢释放的 P 物质、神经激肽 A 和 B 等诱导的气管平滑肌痉挛和黏膜水肿。

（2）应用：①色甘酸钠为哮喘的预防性用药，对外源性哮喘疗效好，内源性哮喘次之；②扎普司特对过敏性哮喘疗效较好，对过敏性鼻炎和皮炎有效；③酮替芬疗效优于色甘酸钠，对儿童哮喘效果好。

4. 糖皮质激素

（1）平喘作用：①抑制多种参与哮喘发病炎性细胞因子和黏附分子的生成；②抑制变态反应，减少过敏介质释放；③降低气道血管通透性，加强儿茶酚胺对腺苷酸环化酶的激活作用；④非特异的抗炎作用，能抑制气道高反应性。

（2）应用：一些新型吸入用的糖皮质激素类药物，如曲安西龙、倍他米松、二丙酸倍氯米松、布地奈德、曲安奈德、氟尼缩松等用于临床，有强大的局部抗炎作用，主要用于气道扩张药不能有效控制的慢性支气管哮喘、反复发作的顽固性哮喘和哮喘持续状态。

第二十二单元　糖皮质激素

☆ 重点提示

本单元每年必有题出现，各种题型都有可能，关键还是理清糖皮质激素的临床应用及不良反应，也是解题的题眼。出题的题点还是非常多的，需要对各个考点都有所了解，才不会束手无策。

━━━━━━━━ 考点集合 ━━━━━━━━

一、糖皮质激素的分类及常用药物

1. 短效　<u>氢化可的松、可的松（2005）</u>。
2. 中效　泼尼松、泼尼松龙、甲泼尼龙、曲安西龙。
3. 长效　地塞米松、倍他米松。
4. 外用　氟氢可的松、氟轻松、倍氯米松。

二、糖皮质激素的药理作用

1. 抗炎

（1）对<u>细菌、病毒等病原微生物无影响</u>，但能抑制感染性炎症和非感染性炎症，改善红、肿、热、痛等症状。

（2）抗炎作用环节主要有：抑制磷脂酶 A_2、稳定溶酶体膜、降低毛细血管通透性、抑制吞噬细胞功能、抑制炎症细胞功能、抑制炎症后期肉芽组织的增生、抑制某些细胞因子及黏附因子的产生。

2. 抑制免疫。

3. 抗内毒素　<u>提高机体对细胞内毒素的耐受力</u>。

4. 抗休克　常用于严重休克的抢救，<u>对感染中毒性休克疗效尤好（2017，2020）</u>。

5. 影响血液与造血系统　增强骨髓造血功能，使红细胞和血红蛋白含量增加，血小板增多，中性粒细胞增多，淋巴细胞减少。

6. 物质代谢影响　升高血糖、负氮平衡、促进脂肪分解及重新分布、核酸代谢、水钠潴留及低 K^+、Ca^{2+}。

7. 其他　①退热。②中枢兴奋。③促进消化：可刺激胃产生胃酸和胃蛋白酶，加快消化性溃疡的进展。

三、糖皮质激素的应用

1. 肾上腺皮质功能不全　用于肾上腺皮质功能减退症、肾上腺危象和肾上腺次全切除术后。

2. 严重感染　主要用于中毒性感染或同时伴有休克者。

3. 防止某些炎症后遗症。

4. 免疫性疾病　如风湿性关节炎、类风湿关节炎、肾病综合征。

5. 器官移植。

6. 过敏性疾病。

7. 休克　大剂量对各种休克均有一定的疗效（2006）。

8. 血液病　用于治疗急性淋巴细胞性白血病、再生障碍性贫血、粒细胞减少症。

9. 皮肤病　局部应用治疗皮炎、湿疹。

四、糖皮质激素的不良反应及禁忌证

1. 不良反应（2010）　医源性肾上腺皮质功能亢进症（库欣综合征）、诱发或加重感染、消化系统反应、骨质疏松、延缓伤口愈合、肾上腺皮质萎缩和功能不全（停药反应）、反跳现象、神经精神异常、白内障、青光眼（2005）。

2. 禁忌证　①抗生素不能控制的感染。②溃疡性疾病（2018）、创伤和术后修复。③心血管系统疾病。④骨质疏松、骨折。⑤严重的精神病和癫痫。⑥其他：糖尿病患者、孕妇等。

第二十三单元　抗甲状腺药

重点提示

本单元出题基本都围绕抗甲状腺药物的药理作用及不良反应。考点不多，考生可以不作特别掌握。

━━━━━ 考点集合 ━━━━━

硫脲类

（1）作用：抑制甲状腺激素的生物合成（2005，2013，2019）。

（2）应用：①甲状腺功能亢进症。②甲状腺术前准备：手术前宜先用硫脲类将甲状腺功能控制到正常或接近正常。③甲状腺危象时做辅助治疗。

（3）不良反应：①过敏反应；②消化道反应；③粒细胞减少；④甲状腺肿及甲状腺功能减退。

第二十四单元　降血糖药

重点提示

本单元药物在临床上常用，但出题的频率却不是很高。考生应重点掌握胰岛素和各型降血

药
理

糖药的药理作用及临床应用。考试题型基本都是 A1 型题。

————————— 考点集合 —————————

一、胰岛素

1. 作用

（1）降血糖：加速葡萄糖的利用，降低血糖；抑制葡萄糖的生成。

（2）脂肪代谢：促进脂肪合成并抑制其分解。

（3）正氮平衡：增加氨基酸的转运和蛋白质的合成，抑制其分解。

（4）促钾转运。

（5）促生长。

2. 应用

（1）糖尿病：治疗糖尿病的最主要药物，对胰岛素缺乏的各型糖尿病均有效；主要用于重症糖尿病，2 型糖尿病经饮食控制或用口服降血糖药未能控制者，合并重度感染、消耗性疾病、高热、妊娠、创伤及手术的各型糖尿病（2005）。

（2）糖尿病急性并发症：如糖尿病酮症酸中毒或非酮症性高渗昏迷。

3. 不良反应　①低血糖反应；②过敏反应；③胰岛素耐受性；④局部反应。

二、口服降血糖药

1. 磺酰脲类

（1）作用：①降血糖。②抗利尿作用（2019）。③对凝血功能的影响：使血小板的数目减少，黏附力减弱，还刺激纤溶酶原的合成，恢复纤溶酶活力。

（2）应用：①糖尿病，用于胰岛功能尚存的 2 型糖尿病饮食控制无效者。②尿崩症（2010），氯磺丙脲可使尿量减少，与氢氯噻嗪合用可提高疗效。

（3）不良反应：①胃肠道反应：肠胃不适、恶心、腹泻等。②过敏反应：皮肤过敏、粒细胞减少和胆汁淤积性黄疸。③低糖血症（2005）。

2. 二甲双胍

（1）作用：使糖尿病患者血糖明显降低。①促进组织对葡萄糖的摄取和利用。②降低葡萄糖在肠道的吸收。③增加肌肉组织中的无氧糖酵解。④减少肝细胞糖异生。⑤增加胰岛素与其受体结合。⑥降低血中胰高血糖素水平。此外，还可改善血脂代谢，降低 LDL 及 VLDL、甘油三酯及胆固醇水平。

（2）应用：用于单用饮食控制无效的轻、中度 2 型糖尿病，尤其肥胖伴胰岛素抵抗者（2006）。

（3）不良反应：①一般反应：常见有厌食、口苦、口腔金属味、胃肠刺激等，减量或停药后消失。②低糖血症。③乳酸血症及酮症（2008，2013）。④维生素 B_{12} 和叶酸缺乏。

3. α–葡萄糖苷酶抑制药

（1）作用：减慢水解及产生葡萄糖的速度并延缓葡萄糖的吸收，使餐后血糖峰值降低。

（2）应用：主要用于轻、中度 2 型糖尿病患者。

（3）不良反应：主要是胃肠道反应。

4. 胰岛素增效药

（1）作用：主要是增加肌肉和脂肪组织对胰岛素的敏感性而发挥降低血糖作用。

（2）应用：主要用于 2 型糖尿病患者。

第二十五单元　合成抗菌药

重点提示

本单元重点在磺胺类药物的药理作用及临床应用。

━━━━━━━━━━━━━━━━━ 考点集合 ━━━━━━━━━━━━━━━━━

一、氟喹诺酮类药物

1. 抗菌作用

（1）对革兰阴性菌、铜绿假单胞菌有效，对金黄色葡萄球菌、肺炎链球菌、溶血性链球菌等革兰阳性球菌也有效。

（2）对衣原体、支原体、军团菌及结核杆菌有较强作用。

2. 应用

（1）呼吸系统感染：左氧氟沙星、莫西沙星与万古霉素合用，为青霉素高度耐药的肺炎链球菌感染首选。氟喹诺酮类（除诺氟沙星外）可代替大环内酯类用于支原体肺炎、衣原体肺炎、嗜肺军团菌引起的军团病。

（2）泌尿生殖道感染：环丙沙星、氧氟沙星与β-内酰胺类同为首选药。环丙沙星是铜绿假单胞菌性尿道炎的首选药。氟喹诺酮类对敏感菌所致的急、慢性前列腺炎以及复杂性前列腺炎，均有较好疗效。

（3）肠道感染与伤寒：首选用于治疗志贺菌引起的急、慢性菌痢和中毒性菌痢，以及鼠伤寒沙门菌、猪霍乱沙门菌、肠炎沙门菌引起的胃肠炎。对沙门菌引起的伤寒或副伤寒，应首选氟喹诺酮或头孢曲松。本类药物也可用于旅行性腹泻。

（4）对脑膜炎奈瑟菌具有强大的杀菌作用，其在鼻咽分泌物中浓度高，可用于鼻咽部带菌者的根除治疗。

3. 不良反应　①胃肠道反应；②中枢神经系统毒性；③光敏反应；④心脏毒性；⑤软骨损害；⑥其他，包括跟腱炎、肝毒性、替马沙星综合征、过敏等。

二、磺胺类药物

常用药物有磺胺甲噁唑（SMZ）、磺胺异噁唑（SIZ）、磺胺嘧啶（SD）等。

1. 抗菌作用

（1）磺胺药是广谱抑菌药，对大多数革兰阳性菌和革兰阴性菌、部分放线菌及沙眼衣原体、弓形体、疟原虫等病原体均有较好的抗菌活性。

（2）对病毒、螺旋体、支原体、立克次体无效。

2. 不良反应（2010）　①泌尿系统反应；②过敏反应；③血液系统反应；④肝损害；⑤其他，恶心、呕吐、头痛、头晕、嗜睡。

三、甲氧苄啶（TMP）

1. 抗菌增效作用　与磺胺药合用，可使细菌四氢叶酸的合成受到双重阻断，使磺胺药的抗菌作用增强。

2. 复方制剂　常与 SMZ 或 SD 合用或制成复方制剂，发挥协同抗菌作用；还与其他抗菌药合用，治疗呼吸道、泌尿道、软组织感染，败血症，脑膜炎以及伤寒、副伤寒，菌痢等肠道感

药理

染（2005）。

四、硝咪唑类

1. 甲硝唑

（1）作用：①厌氧菌所致的各种感染，如腹腔、盆腔感染，牙周脓肿，骨髓炎，脓胸等；②幽门螺杆菌所致的消化性溃疡；③与广谱青霉素或氨基糖苷类合用预防术后厌氧菌感染；④滴虫和阿米巴原虫所致的相关感染。

（2）不良反应：①消化道反应；②大剂量见神经系统症状；③荨麻疹、皮肤潮红、瘙痒等变态反应及排尿困难、黑尿。

2. 替硝唑　抗厌氧菌和原虫的活性较甲硝唑为强，临床应用与甲硝唑相同。

五、硝基呋喃类

1. 呋喃妥因（呋喃坦啶）　酸性尿中抗菌活性增强，尿中浓度高，主要用于大肠埃希菌、肠球菌和葡萄球菌引起的泌尿道感染，如肾盂肾炎、膀胱炎、前列腺炎和尿道炎等。

2. 呋喃唑酮（痢特灵）　口服很少吸收，主治菌痢、肠炎等消化道感染，栓剂可治阴道滴虫病。还可用于溃疡病。

第二十六单元　抗　生　素

☆ 重点提示

本单元每年必有题出现，各种题型出题都有可能，出题点非常多，需要对各个考点都有所了解。记住可以区分的特征以用于解题，需要答题时仔细加以鉴别。

━━━━━━━━━━ 考点集合 ━━━━━━━━━━

一、青霉素

（一）青霉素 G 的抗菌作用

1. 对敏感病菌有杀菌作用。

2. 抗菌谱

（1）革兰阳性球菌：溶血性链球菌、肺炎球菌、草绿色链球菌。

（2）革兰阳性杆菌：白喉杆菌、炭疽杆菌、产气荚膜杆菌、破伤风梭菌、乳酸杆菌。

（3）革兰阴性球菌：脑膜炎球菌和淋球菌。

（4）其他：螺旋体、梅毒螺旋体、钩端螺旋体、放线杆菌等。

3. 对真菌、立克次体、病毒和原虫无效。

（二）青霉素 G 的应用

①对敏感的革兰阳性球菌、阴性球菌、螺旋体感染，可作为首选治疗药（2010）。②溶血性链球菌引起的咽炎、扁桃体炎、猩红热、蜂窝织炎、败血症等（2013）。③草绿色链球菌引起的心内膜炎。④肺炎球菌所致的大叶肺炎、中耳炎等。⑤脑膜炎球菌引起的流行性脑脊髓膜炎。⑥作为治疗放线菌病、钩端螺旋体病、梅毒、回归热等及预防感染性心内膜炎发生的首选药。⑦与抗毒素合用治疗破伤风、白喉患者。

（三）青霉素 G 的不良反应及过敏性休克的防治

1. 不良反应

（1）水电解质紊乱：高钾血症、高钠血症。

（2）变态反应：过敏反应最严重。

（3）赫氏反应：青霉素在治疗梅毒、钩端螺旋体病、雅司、鼠咬热或炭疽时，可有症状加剧的现象。

（4）其他。

2. 过敏性休克的防治

（1）详细询问病史，有过敏史者禁用。

（2）初次使用、用药间隔 3 日以上、药品批号或厂家改变时均应皮试，阳性禁用。

（3）不在无急救药物（如肾上腺素）和抢救设备的条件下使用。

（4）避免滥用和局部用药。

（5）避免在饥饿时注射。

（6）注射液应当新鲜配制，立即使用。

（7）注射后观察 30 分钟，一旦休克发生，立即皮下或肌内注射肾上腺素 0.5～1.0mg，严重者静脉注射或心腔内注射，必要时可加用糖皮质激素和抗组胺药。

（四）半合成青霉素

1. 青霉素 V

（1）作用：耐酸，口服吸收好，但不耐酶。抗菌谱与青霉素 G 相同，抗菌活性较青霉素弱。

（2）应用：主要用于革兰阳性球菌引起的轻度感染，也常用于风湿热的预防。

2. 苯唑西林、氯唑西林、双氯西林 G、氟氯西林

（1）作用：对革兰阳性细菌的作用不及青霉素，对革兰阴性肠道杆菌或肠道球菌也没有明显作用。

（2）应用：主要用于耐青霉素的金黄色葡萄球菌感染的治疗。

3. 氨苄西林

（1）作用：耐酸，可口服。对革兰阴性杆菌有较强的抗菌作用。

（2）应用：治疗敏感菌所致的呼吸道感染、伤寒、副伤寒、尿路感染、胃肠道感染、软组织感染、脑膜炎、败血症、心内膜炎等。

4. 阿莫西林

（1）作用：抗菌谱与抗菌活性与氨苄西林相似。

（2）应用：用于敏感菌所致的呼吸道、尿道、胆道感染以及伤寒的治疗，以及活动性胃炎和消化性溃疡的治疗。

5. 羧苄西林

（1）作用：对铜绿假单胞菌作用强（2010）。

（2）应用：主要用于烧伤继发铜绿假单胞菌感染（2018）。

二、头孢菌素类

（一）各代头孢菌素类的抗菌作用

1. 第一代

（1）对革兰阳性菌作用强于第二、第三代。

（2）对革兰阴性菌作用弱于第二、第三代。

（3）可被 β－内酰胺酶破坏。

2. 第二代

（1）对革兰阳性菌和革兰阴性菌都有效，但作用都不强，治疗混合感染较好。

（2）对 β－内酰胺酶较稳定。

（3）对厌氧菌有一定作用，对铜绿假单胞菌无效。

3. 第三代

（1）对革兰阳性菌作用差，对革兰阴性菌作用强。

（2）对铜绿假单胞菌及厌氧菌均有较强作用。

（3）对 β－内酰胺酶高度稳定。

4. 第四代

（1）代表药物：头孢匹罗、头孢匹肟。

（2）主要用于耐第三代头孢菌素的革兰阴性杆菌所致的严重感染和耐药金黄色葡萄球菌感染。

（二）各代头孢菌素类的应用

1. 第一代

（1）常用的药物有：头孢噻吩、头孢唑林、头孢拉定、头孢氨苄。

（2）主要用于革兰阳性菌所致的呼吸道和尿路感染，以及皮肤、软组织感染等。

2. 第二代

（1）常用的药物有：头孢呋辛、头孢孟多、头孢克洛。

（2）主要用于治疗感染所致的肺炎、菌血症、尿路感染和其他组织器官感染。

3. 第三代

（1）常用的药物有：头孢曲松、头孢哌酮、头孢他啶。

（2）主要用于尿路感染及危及生命的败血症、脑膜炎、骨髓炎、肺炎等。

（三）各代头孢菌素类的不良反应

1. 过敏反应　5%～10% 与青霉素抗生素有交叉过敏现象。

2. 肾脏毒性

（1）第一代大剂量可出现肾近曲小管坏死。

（2）第二代肾毒性降低。

（3）第三代肾毒性更低。

3. 神经系统　偶可见头痛、头晕等。

4. 血液系统　第二代的头孢孟多和第三代的头孢哌酮可引起凝血酶原或血小板减少。

5. 二重感染　第三、第四代头孢菌素偶见二重感染或肠球菌、铜绿假单胞菌和念珠菌的增殖现象。

6. 其他

（1）静脉给药可发生静脉炎。

（2）口服可引起胃肠反应。

（3）大量静脉注射还应注意高钠血症的发生。

三、大环内酯类

（一）阿奇霉素的抗菌作用

1. 抗菌谱较红霉素广，对革兰阴性菌明显强于红霉素。

2. 对某些细菌表现为快速杀菌作用。

（二）阿奇霉素的应用

1. 治疗化脓性链球菌引起的急性咽炎、急性扁桃体炎以及敏感菌引起的急性支气管炎、慢性支气管炎急性发作。

2. 治疗肺炎链球菌、流感杆菌及肺炎支原体所致的肺炎。

3. 治疗衣原体引起的泌尿道感染和宫颈炎，以及敏感菌所致皮肤软组织的感染。

（三）阿奇霉素的不良反应

1. 胃肠道反应　口服大剂量可出现恶心、呕吐、腹痛和腹泻。

2. 偶见肝功能异常与外周白细胞下降。

四、林可霉素类

（一）林可霉素、克林霉素的抗菌作用

1. 对厌氧菌有良好的抗菌作用（2018）。

2. 对革兰阳性菌均高度敏感；对阴性球菌也敏感；对人型支原体、沙眼支原体敏感。

3. 对肠球菌、MRSA、肺炎支原体、革兰阴性菌无效。

（二）林可霉素、克林霉素的应用

1. 治疗金黄色葡萄球菌所致的骨髓炎的首选药。

2. 用于治疗各种厌氧菌感染和需氧革兰阴性球菌引起的呼吸道感染、败血症等。

（三）林可霉素、克林霉素的不良反应

1. 胃肠道反应。

2. 过敏。

五、氨基糖苷类

（一）氨基糖苷类的抗菌作用

1. 抗菌谱较广，主要对各种需氧革兰阴性杆菌有强大的杀菌作用。

2. 对革兰阴性球菌作用较差。

3. 对革兰阳性球菌中各型链球菌作用微弱，对厌氧菌不敏感。

（二）氨基糖苷类的应用

1. 敏感需氧革兰阴性杆菌所致的全身感染。

2. 口服治疗消化道感染、肠道术前准备、肝性脑病，如新霉素。

3. 制成外用软膏或眼膏或冲洗液可治疗局部感染。

4. 链霉素、卡那霉素可作为结核病治疗药物。

（三）氨基糖苷类的不良反应

1. 耳毒性　可引起前庭功能障碍和耳蜗神经损害（2020）。

2. 肾毒性。

3. 过敏反应　可引起过敏性休克，尤其是链霉素。

4. 神经肌肉阻滞作用。

六、四环素类

（一）四环素的抗菌作用和不良反应

1. 抗菌谱广　①革兰阳性和阴性菌（对阳性菌的作用＞阴性菌）；②极高浓度时具有杀菌

作用；③对伤寒杆菌、副伤寒杆菌、铜绿假单胞菌、结核分枝杆菌、真菌和病毒无效。

2. 抗菌活性 对革兰阳性菌的作用不如青霉素类和头孢菌素类；对革兰阴性菌的作用不如氨基糖苷类及氯霉素类。

3. 不良反应 局部刺激，二重感染，影响骨、牙的生长，肝、肾损害。

（二）氯霉素的抗菌作用和不良反应

1. 广谱抗菌药。

2. 对革兰阴性菌的抑制作用强于革兰阳性菌。

3. 对流感杆菌、肺炎链球菌、脑膜炎球菌为杀菌药。

4. 对革兰阳性菌的抗菌活性不如青霉素类和四环素类。

5. 对立克次体属、支原体、螺旋体和沙眼支原体等也有抑制作用。

6. 对结核分枝杆菌、真菌、原虫和病毒无效。

7. 对伤寒杆菌、流感杆菌、副流感杆菌和百日咳杆菌的作用比其他抗生素强。

8. 不良反应 抑制骨髓造血功能、灰婴综合征、胃肠道反应。

第二十七单元 抗真菌药与抗病毒药

重点提示

本单元考题内容比较少，能考的题点不多，所以以后出题的可能性不大。重点在阿昔洛韦和利巴韦林的药理作用及临床应用。

———— 考 点 集 合 ————

一、抗真菌药

1. 两性霉素 B 广谱抗真菌药，对各种深部真菌有强大抑制作用。静脉滴注用于深部真菌感染，脑膜炎时还可配合鞘内注射。口服仅用于肠道真菌感染。局部应用可治疗浅部真菌感染。

2. 制霉菌素 对白色念珠菌及隐球菌有抑制作用。毒性大。局部用于防治皮肤、口腔及阴道念珠菌感染；口服用于胃肠道感染；可与广谱抗生素合用防止真菌引起的二重感染。

3. 咪康唑 咪唑类广谱抗真菌药。临床主要局部用于治疗五官、皮肤、阴道的念珠菌感染。

4. 特比萘芬 丙烯类广谱抗真菌药。用于治疗由皮肤癣菌引起的甲癣、体癣、股癣、手癣及足癣。

5. 氟胞嘧啶 人工合成抗真菌药，抗菌谱窄，仅对酵母菌和酵母样菌有较强的抑制作用，另对着色真菌、烟曲菌等也有抗菌作用。主要用于敏感菌引起的深部感染。

二、抗病毒药

1. 阿昔洛韦

（1）作用：①广谱高效抗病毒药；②对单纯疱疹病毒的作用最强，对乙型肝炎病毒也有一定作用；③对 RNA 病毒无效。

（2）应用：①治疗 HSV 感染的首选药；②局部应用治疗 HSV 引起的皮肤和黏膜感染；③口服或静脉注射治疗生殖器疱疹、疱疹病毒脑炎等；④对乙型肝炎有明显近期效果。

2. 利巴韦林

（1）作用：属广谱抗病毒药，对多种 DNA、RNA 病毒有效。

（2）应用：①治疗流感病毒引起的呼吸道感染、疱疹病毒性角膜炎、结膜炎、口腔炎、小儿病毒性肺炎等；②对甲型肝炎也有一定疗效。

第二十八单元　抗结核病药

重点提示

按照考试大纲要求，临床应用型的题目比例会有所上升，而机械记忆的题目会减少，预计今后此种题目分量会明显增加，故考生应在熟读教材的基础上，针对这部分内容多加练习。该单元的重点是各种抗结核药的临床应用及不良反应。

考点集合

1. 分类及常用药物

（1）一线和二线：前者包括异烟肼、利福平、链霉素、乙胺丁醇、吡嗪酰胺（2013，2018），以及喹诺酮类的环丙沙星、氧氟沙星、利福喷汀、利福定和司帕沙星等；后者包括氨基水杨酸、乙硫异烟胺、卡那霉素、卷曲霉素、阿米卡星等。一线抗结核药疗效好、不良反应较少，在治疗中首选。二线抗结核药毒性较大或疗效较低，主要用于对一线抗结核药产生耐药性时的替换治疗。

（2）按作用机制的不同分：①阻碍细菌细胞壁合成的药物，如环丝氨酸、乙硫异烟胺；②干扰结核杆菌代谢的药物，如对氨基水杨酸钠；③抑制 RNA 合成药，如利福平；④抑制结核杆菌蛋白合成药，如链霉素和紫霉素等；⑤多种机制共存或机制未明的药物，如异烟肼、乙胺丁醇。

2. 异烟肼

（1）药动学特点：口服吸收快而完全。主要在肝内代谢为乙酰化异烟肼和异烟酸，代谢产物与少量原形药物由肾脏排出。

（2）应用：各种类型结核病的首选药。

（3）不良反应：①神经系统反应：常见周围神经炎，大剂量可见中枢神经系统反应。同服维生素 B_6 可防治。②肝脏毒性：肝功能不良者慎用。③胃肠反应，过敏反应。

3. 利福平

（1）抗菌作用：①广谱抗菌（2011）；②对结核杆菌、麻风杆菌有强大抗菌作用；③对革兰阴性菌、沙眼衣原体和某些病毒也有抑制作用；④抗菌作用机制是阻碍 mRNA 合成。

（2）应用：用于治疗各种结核病及重症患者；耐药金黄色葡萄球菌及其他敏感细菌所致的感染；麻风病；局部用药可用于沙眼、急性结膜炎及病毒性角膜炎的治疗。

4. 链霉素

（1）应用：第一个有效的抗结核药物，与其他抗结核药合用于浸润性肺结核、粟粒型结核等，对急性渗出型病灶疗效好。

（2）不良反应：耐药性、耳毒性（2020）。

5. 乙胺丁醇

（1）应用：与异烟肼或利福平合用治疗各型结核病。

（2）不良反应：可导致球后视神经炎，表现为弱视、视野缩小、红绿色盲（2013）。

6. 合理应用　早期、适量、联合、规律及全程用药。

第二十九单元 抗恶性肿瘤药

重点提示

本单元注意对概念的掌握。

━━━━━━━━━━━━ **考点集合** ━━━━━━━━━━━━

一、分类及常用药

1. 根据化学结构和来源分 ①烷化剂，直接破坏 DNA 并阻止其复制，属周期非特异性，如氮芥类、乙烯亚胺类、亚硝脲类等；②抗代谢药，阻止核酸代谢，属周期特异性，如二氢叶酸还原酶抑制药、嘧啶类核苷酸拮抗药、嘌呤类核苷酸拮抗药；③抗肿瘤抗生素，干扰转录过程及阻止 RNA 合成，属周期非特异性，如蒽环类抗生素、普卡霉素类、放线菌素类；④抗肿瘤植物药，影响蛋白质的合成，属周期特异性，如鬼臼毒素类、长春碱类、喜树碱类；⑤激素，如肾上腺皮质激素、雌激素及其拮抗药、雄激素等；⑥铂类配合物，阻止核酸代谢，属周期非特异性，如顺铂及卡铂等。

2. 根据细胞增殖周期分 ①细胞周期非特异性药物，主要杀灭增殖期细胞，如烷化剂、抗肿瘤抗生素等；②细胞周期特异性药物，仅杀灭某一增殖周期细胞，对静止期细胞不敏感，如抗代谢药物主要作用于 S 期，长春碱类主要作用于 M 期。

3. 根据抗恶性肿瘤药作用机制分

(1) 干扰核酸生物合成：根据药物主要干扰的生化步骤可分为：①二氢叶酸还原酶抑制剂（抗叶酸药），如甲氨蝶呤；②胸苷酸合成酶抑制药，如氟尿嘧啶；③嘌呤核苷酸互变抑制药，如巯基嘌呤；④核苷酸还原酶抑制剂，如羟基脲（2020）；⑤DNA 多聚酶抑制剂，如阿糖胞苷。

(2) 破坏 DNA 结构与功能：①烷化剂，如环磷酰胺；②铂类配合物，如顺铂；③丝裂霉素和博来霉素依托泊苷，抑制拓扑异构酶，使 DNA 不能修复，如喜树碱类。

(3) 干扰转录过程和阻止 RNA 合成：如柔红霉素、阿霉素、表阿霉素、吡喃阿霉素等蒽环类抗生素。

(4) 干扰蛋白质合成与功能：①影响纺锤丝形成和功能，如长春碱类、紫杉醇等（2020）；②干扰核蛋白体功能，如三尖杉生物碱类；③影响氨基酸供应，如门冬酰胺酶。

(5) 影响激素平衡的药物：①如糖皮质激素、雌激素、雄激素等激素类或其拮抗药；②通过与芳香化酶结合，并阻断其将雄激素转化为雌激素，抑制肿瘤生长，如氨鲁米特、弗隆。

二、不良反应

①骨髓抑制——通常先见白细胞减少，后出现血小板减少。②消化道反应，恶心、呕吐最常见，系药物直接刺激胃肠道、作用于延脑呕吐中枢以及刺激呕吐化学感受区所致。③脱发。④重要器官及神经系统损害——心脏毒性以阿霉素常见；博来霉素长期大量应用可引起肺纤维化；门冬酰胺酶、环磷酰胺等可引起肝损害；大剂量环磷酰胺可引起出血性膀胱炎；铂损害肾小管；长春碱类、顺铂有神经毒性。⑤过敏反应，如门冬酰胺酶、博来霉素等静脉注射后容易引起过敏反应。⑥烷化剂等抗恶性肿瘤药物具有致癌性、致突变性及免疫抑制作用，产生与化学治疗相关的第二原发恶性肿瘤。⑦不育和致畸。

第十三篇　传染病学

第一单元　传染病学总论

重点提示

　　本单元内容在全书不是重点，因此也不是考试的出题重点，因为概念比较多，可能考生看起来比较困难，但只要抓住每个特点的关键词就可以。重点在传染病学基础理论，考试题型基本都是A1型题，也是基本的概念变化，所以考生在平时应该注意看清概念。

==============考点集合==============

一、感染与免疫

　　1. 感染的概念　病原体和寄生虫感染进入人体的过程。

　　2. 感染过程的表现

　　（1）隐性感染：又称亚临床感染（2017）。只能通过免疫学检查才能发现，最常见（2016）。

　　（2）显性感染：感染后不但引起机体免疫应答，还导致组织损伤，引起病理改变和临床表现（2011）。

　　（3）病原携带状态：人体不出现临床症状，较常见（2011）。

　　（4）潜伏感染：由于机体免疫功能足以将病原体局限化而不引起显性感染，成为携带者，待机体免疫功能下降时，才引起显性感染。

　　（5）病原体被清除：人体具有强大的防御体系，病原体在入侵部位即被消灭，或排出体外，不出现病理损害和临床表现。

　　3. 感染过程中病原体的作用　毒力，侵袭力，数量，变异性（2016）。

　　4. 感染过程中的免疫应答作用

　　（1）非特异性免疫：屏障，吞噬和体液因子。皮肤黏膜屏障和单核巨噬细胞系统，中性粒细胞和补体、溶菌酶和细胞因子等。

　　（2）特异性免疫：体液免疫和细胞免疫——特异性被动免疫和特异性免疫清除。

二、传染病流行过程

　　1. 传染病流行过程三环节

　　（1）传染源：①患者；②隐性感染者；③病原携带者及受感染的动物。

　　（2）传播途径：①呼吸道传播（非典、结核病等）；②消化道传播（霍乱、痢疾等）；③血液和体液传播（乙肝、丙肝等）；④母婴垂直传播（艾滋、梅毒等）；⑤虫媒传播（乙脑、出血热等）；⑥接触传播（性病、狂犬病等）；⑦土壤传播（破伤风、炭疽等）⑧医源性感染。

　　（3）易感人群：主要是指没有特异性免疫保护的人群。

2. 影响流行过程的环境因素

（1）自然因素：地理因素（地方性）、气候因素（季节性）和生态环境（自然源性传染病）。

（2）社会因素：社会制度、经济和生活条件、文化水平对流行过程有决定性影响。

三、传染病的特征

1. 基本特征　有病原体、有传染性、有流行病学特征（流行性、季节性、地方性）、有感染后免疫（2004，2006）。

2. 临床特征

（1）病程发展的阶段性：潜伏期、前驱期、症状明显期、恢复期、复发与再燃和后遗症期。

（2）常见的症状与体征：发热、发疹、毒血症状、单核－巨噬细胞系统反应。

四、传染病的诊断

1. 临床资料

（1）病史及症状。

（2）体格检查：麻疹的科氏斑、破伤风的牙关紧闭、狂犬病的恐水怕风、流脑的脑膜刺激征和瘀点瘀斑、出血热的酒醉貌和鞭击样出血点。

2. 流行病学资料　①传染病的地区分布。②传染病的时间分布。③传染病的人群分布。④了解传染病的接触史、预防接种史，也有助于建立诊断。

3. 实验室检查及其他检查。

五、传染病的治疗

1. 治疗原则　综合治疗的原则：治疗、护理与隔离、消毒并重，一般治疗、对症治疗与特效治疗结合。中医中药的治疗原则：积极参与。

2. 治疗方法　①一般及支持疗法；②病原或特效疗法；③对症治疗；④康复疗法；⑤中医治疗。

六、传染病的预防

1. 管理传染源　主要以隔离为主（时间以潜伏期为依据），并清除可能被污染或已经被污染的物品。

（1）患者或疑似病人早期隔离、早期治疗。

（2）接触者进行检疫，药物预防或预防接种。

（3）病原携带者——治疗、调整工作岗位。

（4）动物传染源（根据经济价值处理）。

2. 切断传播途径

（1）隔离：①严密隔离。②呼吸道隔离。③消化道隔离。④血液－体液隔离（2020）。⑤接触隔离。⑥昆虫隔离。⑦保护性隔离（2020）。

（2）消毒：①分类（疫源地消毒及预防性消毒）。②消毒方法（物理消毒法和化学消毒法）。

3. 保护易感人群　①提高人群的非特异性免疫力；②增强特异性免疫力。

第二单元　病毒感染

☆ 重点提示

本考点是出题的重点和热点，可以说是每年都会有题。出题的题点还是非常多的，需要对各个考点都有所了解，才不会束手无策。但是其重点范围仍在临床表现和诊断，各种题型都可能出现，记住可以区分的特征以期用于解题，万变不离其宗，答题时需仔细加以甄别。

========================== 考点集合 ==========================

一、病毒性肝炎

（一）病原学

1. 甲型肝炎病毒　小 RNA 病毒科。
2. 乙型肝炎病毒　嗜肝 DNA 病毒（2010，2013，2016，2019）。
3. 丙型肝炎病毒　单链 RNA 病毒。
4. 丁型肝炎病毒　是一种单负链 RNA 缺陷病毒，需要乙肝病毒作为衣壳（2008）。
5. 戊型肝炎病毒　单正链 RNA 病毒。

（二）流行病学

1. 传染源

甲型：病人和隐性感染者。

乙型：急性、慢性患者或无症状 HBsAg 携带者。

2. 传播途径

甲型：粪 – 口传播（2007）。

乙型：输血及血制品以及使用污染的注射器或针刺器具等传播；母婴传播；性接触传播；日常生活密切接触传播（2005，2017）。

丙型：基本同乙肝，但以输血途径感染更常见。

丁型：伴随乙肝一起传播。

戊型：粪 – 口传播（2005）。

3. 易感人群

甲型：没有特异性免疫的人群都易感（黄色人种更易感）。

乙型：普遍易感，但有特异性免疫力的人群相对不易感。

丙肝：普遍易感。

丁肝：乙肝患者易感。

戊肝：同甲肝。

4. 流行特征　分布遍及全世界，不同地区各型肝炎感染率有很大差别。

（三）发病机制及病理

1. 发病机制

（1）甲型肝炎：HAV 大量增殖，使肝细胞轻微破坏。随后细胞免疫起了重要作用。

（2）乙型肝炎：肝细胞病变主要取决于机体的免疫应答，尤其是细胞免疫应答。乙型肝炎的肝外损伤主要由免疫复合物引起。

（3）丙型肝炎：①HCV 直接杀伤作用；②宿主免疫因素；③自身免疫；④细胞凋亡。

传染

· 517 ·

（4）丁型肝炎：①HDV 本身及其表达产物。②宿主免疫反应。

（5）戊型肝炎：细胞免疫。

2. 病理　肝细胞变性和坏死、炎症渗出反应、肝细胞再生、纤维组织增生。

（四）临床表现

各型肝炎的潜伏期长短不一，甲型肝炎为 2~6 周，乙型肝炎为 4~24 周，丙型肝炎为 2~26 周，丁型肝炎为 4~20 周，戊型肝炎为 2~9 周（2016）。

1. 急性肝炎　根据有无黄疸分为两型。以黄疸型肝炎为例，介绍病变过程的基本特点。

（1）黄疸前期：多数起病缓慢，可有恶寒发热，主要症状为乏力、食欲减退、恶心呕吐、肝区胀痛、腹胀、便秘或腹泻等。

（2）黄疸期：巩膜、皮肤出现黄染，黄疸日益加深，皮肤瘙痒，大便色浅，肝多肿大，质地充实有压痛、叩击痛。约 10% 的病人脾大。肝功能检查有明显异常。

（3）恢复期：黄疸等症状渐消退，精神食欲明显好转，肝逐渐回缩，肝功能渐趋正常。

2. 慢性肝炎

（1）轻度：临床症状、体征轻微或缺如，肝功能指标仅 1 或 2 项轻度异常。

（2）中度：症状、体征、实验室检查居于轻度和重度之间。

（3）重度：有明显或持续的肝炎症状，如乏力、食欲不振、腹胀、尿黄、便溏等，有肝病面容、肝掌、蜘蛛痣、脾大等体征，且无门脉高压表现者。ALT、AST 反复或持续升高、白蛋白降低或 A/G 比值异常，丙种球蛋白明显升高如发生 ALT 和 AST 大幅升高，胆红素超出正常值，提示重症化倾向，可迅速向肝衰竭发展。

3. 重型肝炎　极度乏力，严重消化道症状，神经、精神症状，有明显出血现象，凝血酶原时间显著延长及凝血酶原活动度（PTA）<40%。黄疸进行性加深，胆红素上升大于正常值 10 倍。可出现中毒性鼓肠、肝臭、肝肾综合征等。可见扑翼样震颤及病理反射，肝浊音界进行性缩小，胆酶分离，血氨升高等。

4. 淤胆型肝炎　临床上以梗阻性黄疸为主要表现，有乏力、皮肤瘙痒、肝大、大便呈灰白色，但消化道症状较轻。肝功能示直接胆红素、ALP、γ-GT、胆固醇增高，黄疸持续 3 周以上（2006，2007，2017）。

5. 肝炎肝硬化　门静脉高压（典型表现：腹水、脾大和侧支循环的建立），预后差。

（五）实验室检查及其他检查

1. 血象　改变不大，慢性者白细胞有时略降低。

2. 肝功能检查　胆红素和转氨酶不同程度升高，白蛋白降低，凝血时间延长。

3. 病原学检查（2016）

（1）直接法：检测血清及肝组织中的病原体 DNA、RNA。

（2）间接法：检测血清中的特异性抗体。

4. 甲胎蛋白（AFP）　AFP 明显升高提示有肝细胞癌发生。

5. 肝活检　对病毒性肝炎的诊断和分型十分重要。

6. 影像学检查　超声、CT 及 MRI，旨在了解大小和内部结构形状，鉴别一些占位的性质。

（六）诊断与鉴别诊断

1. 诊断

（1）急性肝炎：起病较急，常有畏寒、发热、乏力、食欲缺乏、恶心、呕吐等急性感染症状。肝大，质偏软，ALT 显著升高。

（2）慢性肝炎：常有乏力、厌油、肝区不适等症状，可有肝病面容、肝掌、蜘蛛痣、胸前毛细血管扩张，肝大质偏硬，脾大等体征。

（3）重型肝炎（肝衰竭）：急性黄疸型肝炎病情迅速恶化，2周内出现Ⅱ度以上肝性脑病或其他重型肝炎表现者，为急性肝衰竭；15天至26周出现上述表现者为亚急性肝衰竭；在慢性肝病基础上出现的急性肝功能失代偿为慢加急性（亚急性）肝衰竭。在肝硬化基础上出现的重型肝炎为慢性肝衰竭。

（4）淤胆型肝炎：起病类似急性黄疸型肝炎，黄疸持续时间长，症状轻，有肝内梗阻的表现。

（5）肝炎肝硬化：多有慢性肝炎病史。有乏力，腹胀，尿少，肝掌，蜘蛛痣，脾大，腹水，双下肢水肿，胃底食管下段静脉曲张，白蛋白下降，A/G倒置等肝功能受损和门脉高压表现。

2. 鉴别诊断　主要鉴别各种病毒型（甲、乙、丙、丁、戊及未分型类），酒精性肝炎，药物性肝炎，非酒精性脂肪肝及自身免疫性肝病等。

（七）治疗

1. 急性肝炎　休息、营养、保肝退黄等支持对症处理。急性病毒性肝炎多为自限性，一般不需抗病毒治疗。但急性丙型肝炎若发现 HCV RNA 阳性，尽快开始抗病毒治疗，可治愈（2017）。

2. 慢性肝炎　在一般营养支持治疗的基础上，应用抗病毒药物、调整机体免疫功能及改善肝细胞功能的药物治疗（2016）。

3. 重型肝炎　一般营养支持治疗，病因治疗，促进肝细胞再生，抗内毒素血症，人工肝支持，肝移植。

（八）预防

1. 管理传染源　急性期应隔离，积极治疗。

2. 切断传播途径　血液透析病房应加强卫生管理，尽量用一次性注射输液用品。

3. 保护易感人群　目前已经成功研制的疫苗有甲肝疫苗和乙肝疫苗。

二、流行性感冒

（一）病原学

1. 流感病毒属正黏病毒科，直径80～120nm，呈球形或丝状，由核心和包膜组成。

2. 流感病毒的变异，最常发生于甲型，主要形式有两种：①抗原漂移，变异幅度小，属于量变，不会引起流感的大规模流行，出现频率较高，且有逐渐积累效应；②抗原转换，变异幅度大，属于质变，形成新的病毒亚型，会引起流感的全球性大流行，发生频率较低，且缓慢。

3. 流感病毒不耐热，100℃ 1分钟或56℃ 30分钟灭活，对常用消毒剂及紫外线敏感，耐低温和干燥，真空干燥或 -20℃以下仍可存活。

（二）流行病学

1. 传染源　主要为流感患者和隐性感染者。潜伏期即有传染性，发病3日内传染性最强（2015）。

2. 传播途径　主要经呼吸道 - 空气飞沫传播。

3. 易感人群　普遍易感。

4. 流行特征　一般散发，多发于冬春季。根据世界上已发生的4次大流行情况分析，一般10～15年发生一次大流行。流感在流行病学上最显著的特点为：突然暴发，迅速蔓延，波及面广，具有一定的季节性，一般流行6～8周后会自然停止。甲型流感常引起暴发流行，乙型流感呈局部流行或散发，亦可大流行，丙型以散发为主。

（三）发病机制与病理

1. 发病机制　流感病毒经呼吸道吸入后，通过血凝素与呼吸道表面纤毛柱状上皮细胞的唾液酸受体结合而进入细胞，在细胞内进行复制，引起上呼吸道症状，并在上皮细胞变性坏死后排出较多量的病毒，随呼吸道分泌物排出引起传播，上皮细胞变性、坏死、溶解或脱落后，产生炎症反应。

2. 病理　单纯型流感病变主要发生在上、中呼吸道（2018），表现为纤毛柱状上皮细胞的变性、坏死和脱落，黏膜充血、水肿和单核细胞浸润。流感病毒性肺炎的病理特征为肺充血、水肿，支气管黏膜坏死，气道内有血性分泌物，黏膜下层灶性出血，肺泡内含有渗出液（2016），严重时有肺透明膜形成。

（四）临床表现

潜伏期通常为 1～3 日，最短数小时。起病多急骤，主要以全身中毒症状为主，呼吸道症状轻微或不明显。发热通常持续 3～4 日。

1. 单纯型流感　最常见（2018），骤起畏寒、发热，体温可达 39～40℃，头痛、全身酸痛、咽干、乏力及食欲减退等全身症状明显；咳嗽、流涕、鼻塞、咽痛等呼吸道症状较轻。

2. 肺炎型流感　较少见，可以由单纯型转为肺炎型，或直接表现为肺炎型，多发生在 2 岁以下的小儿、老人、孕妇，或原有慢性基础疾病者。特点是在发病后 24 小时内出现高热、烦躁、呼吸困难、咳血痰和明显发绀，可进行性加重，抗菌治疗无效，可因呼吸循环衰竭在 5～10 日内死亡。两肺可有呼吸音减低、湿啰音或哮鸣音，但无肺实变体征。X 线胸片可见双肺广泛小结节性浸润，近肺门较多。

3. 其他类型　包括中毒型、胃肠型、脑炎型等少见类型。

4. 并发症

（1）呼吸道并发症：细菌性气管炎、细菌性支气管炎、细菌性肺炎。

（2）肺外并发症：雷耶综合征、中毒性休克、骨骼肌溶解、心肌炎、心包炎。

（五）实验室检查与其他检查

1. 血液检查　白细胞总数正常或降低，淋巴细胞相对增加。

2. 血清学检查　急性期（发病后 7 日内采集）和恢复期（间隔 2～3 周采集）双份血清进行补体结合试验或血凝抑制试验，后者抗体滴度与前者相比有 4 倍或以上升高，有助于确诊（回顾性诊断）。灵敏度、特异性均较差。

3. 病毒特异抗原及其核酸检查　取患者呼吸道标本或肺标本，采用免疫荧光或酶联免疫法检测甲、乙型流感病毒型特异的核蛋白（NP）或基质蛋白（M1）及亚型特异的血凝素蛋白。

4. 快速诊断法　取患者鼻黏膜压片染色找到包涵体，免疫荧光检测抗原。

5. 胸部影像学检查　重症患者胸部 X 线检查可显示单侧或双侧肺炎。

（六）诊断与鉴别诊断

1. 诊断　在同一地区，流行季节，短时间之内出现大量流感样病例，应考虑流感。诊断分为疑似病例与确诊病例。

2. 鉴别诊断　主要与普通感冒和流行性非典型性肺炎鉴别（2016）。

（七）治疗

1. 治疗原则　①隔离患者。②起病 1～2 日内应用抗流感病毒药物治疗。③加强支持治疗和防治并发症。④合理应用对症治疗药物。儿童忌用阿司匹林制剂，以免诱发致命的雷耶（Reye）综合征。

2. 抗流感病毒药物治疗

（1）离子通道 M_2 阻滞剂。

（2）神经氨酸酶抑制剂：<u>奥司他韦是目前较为理想的抗病毒药物，发病初期使用（2016，2017）</u>。扎那米韦适用于成年患者和 12 岁以上的青少年患者，治疗甲型和乙型流感，每日 20mg，间隔 12 小时，分两次吸入，连用 5 日。

三、人感染高致病性禽流感

（一）病原学

1. 该病是由甲型禽流感病毒引起。

2. 禽流感病毒属于<u>正黏病毒科</u>，属甲型流感病毒，包括其全部亚型。根据其致病性，禽流感病毒可分为高致病性、低致病性和非致病性三大类，其中 <u>H5 和 H7 亚型为高致病性，又以 H5N1 致病性最强（2016）</u>。

（二）流行病学

1. **传染源** 主要为病禽、带毒的禽。野禽在自然传播中发挥了重要作用，特别是感染 H5N1 亚型病毒的鸡、鸭。

2. **传播途径** <u>主要经呼吸道传播（2013）</u>，通过密切接触感染的禽类及其分泌物、排泄物，受污染的水及直接接触病毒株被感染。目前尚无人与人之间直接传播的确切证据。

3. **易感人群** 偶可感染人。发病与年龄、性别无关，12 岁以下的儿童病情较重。

4. **发病季节** 禽流感一年四季均可发生。

（三）发病机制与病理

1. 发病机制

（1）禽流感病毒的致病性：①大多流感暴发与病毒株亚型 H5 和 H7 有关。目前仅发现 H5N1、H9N2 和 H7N7 能直接感染人，H5N1、H7N9 禽流感具有高致病性；②家禽体内一些酶类也可增加流感病毒的毒力。

（2）致病性的分子生物学基础：①病毒的基因及其产物，如血凝素、神经氨酸酶和多聚酶是决定毒力的关键；②血凝素蛋白重链和轻链连接肽及附近糖基化的位点也影响其毒力。

（3）禽流感病毒可触发免疫"风暴"：人一旦感染了 H5N1、H7N9 流感病毒，其支气管和肺泡上皮的促炎细胞因子和趋化因子水平明显增高，<u>可引起反应性嗜血细胞综合征</u>，导致各器官严重的病理损伤。

2. **病理** 病理改变以肺部最明显，可见到肺泡和支气管黏膜损伤严重，肺实质出血和坏死，肺泡内大量淋巴细胞浸润，肺泡内有透明膜形成，有严重的弥漫性损伤，并伴有间隔纤维形成。

<u>（四）临床表现（2016）</u>

潜伏期一般为 1~7 日，通常为 2~4 日。急性起病，早期表现类似流感。主要为发热，<u>体温大多持续在 39℃ 以上</u>，热程 1~7 日，一般为 3~4 日，可伴有眼结膜炎、流涕、鼻塞、咳嗽、咽痛、头痛和全身不适。部分患者可有消化道症状。体征可见眼结膜轻度充血，咽部充血，肺部有干啰音等，半数患者有肺部实变体征。H7N9 患者常快速进展为急性呼吸窘迫综合征、感染性休克和多器官功能障碍综合征，H7 亚型感染者症状较轻，H9N2 和 H10N7 感染者仅出现一过性流感症状。

（五）实验室检查与其他检查

1. **血常规检查** 多数患者外周血白细胞、淋巴细胞和血小板不同程度减少。

2. 血生化检查　部分患者肝功能异常，表现为 ALT、AST 升高，亦可出现 BUN 的升高。

3. 病原及血清学检查

（1）病毒抗原及基因检测：取患者呼吸道标本，采用免疫荧光法（或酶联免疫法）检测甲型流感病毒核蛋白抗原（NP）及禽流感病毒 H 亚型抗原。

（2）病毒分离：从患者呼吸道标本（如鼻咽分泌物、口腔含漱液、气管吸出物或呼吸道上皮细胞）中分离禽流感病毒（2016）。

（3）血清学检查。

4. 其他检查　重症患者胸部 X 线检查可显示单侧或双侧肺炎，严重者呈"白肺"。

（六）诊断与鉴别诊断

1. 诊断　根据流行病学资料、临床症状和病原分离而确诊（2016）。

2. 鉴别诊断　注意与流感、普通感冒、细菌性肺炎、SARS、传染性单核细胞增多症、巨细胞病毒感染、衣原体肺炎、支原体肺炎等疾病相鉴别，确诊需依据实验室检查，如病原体分离、血清学检查和核酸检测。

（七）治疗

1. 一般治疗　对疑似和确诊患者应进行隔离治疗。加强支持治疗，预防并发症。

2. 对症治疗　可应用解热药、缓解鼻黏膜充血药、止咳祛痰药等。儿童忌用阿司匹林制剂，以防发生雷耶综合征。

3. 抗流感病毒治疗　应在发病 48 小时内试用抗流感病毒药物。

（1）神经氨酸酶抑制剂：奥司他韦对禽流感病毒 H5N1 和 H9N2 有抑制作用（2017）。成人每日 150mg，儿童每日 3mg/kg，分 2 次口服，5 日为一疗程。扎那米韦是第一个新型抗流感病毒的神经氨酸酶抑制剂，对病毒的各种变异株均有作用，是一种雾化吸入剂，每次 10mg，每日 2 次，现已批准用于治疗无并发症的、年龄满 7 岁的急性流感患者。

（2）离子通道 M_2 阻滞剂：金刚烷胺和金刚乙胺可抑制禽流感病毒株的复制，早期应用可阻止病情发展。金刚烷胺成人每日 100~200mg，儿童每日 5mg/kg，分 2 次口服，5 日为一疗程。治疗过程中应注意中枢神经系统和胃肠道副作用，有癫痫病史者忌用。

4. 重症患者的治疗　对出现呼吸障碍者给予吸氧及其他呼吸支持，防治继发细菌感染，必要时进行免疫调节治疗。

5. 抗生素治疗　在明确或有充分证据提示继发细菌感染时使用，可选用氟喹诺酮类或大环内酯类抗生素。

四、艾滋病

（一）病原学

1. 形态结构　单链 RNA 病毒，属于反转录病毒科。球形，外层为类脂包膜，内部为圆柱状核心。

2. 生物学特性　对热敏感；酒精、漂白粉、次氯酸钠均能灭活。

（二）流行病学

1. 传染源　艾滋病患者和无症状 HIV 感染者。

2. 传播途径　①性接触传播。②输血注射传播。③母婴传播。④其他传播途径：被 HIV 污染的针头刺伤、人工授精。⑤一般接触不会传播艾滋病（2005，2006，2007，2010，2011，2016）。

3. 易感人群

（1）易感人群：普遍易感。

（2）高危人群：①同性恋者；②性乱交者；③静脉注射吸毒者；④血友病和多次输血者。

4. 流行特征　联合国艾滋病规划署估计，截至2017年底，全球现存活HIV/AIDS患者3690万例，当年新发HIV感染者180万例，有2170万例正在接受高效联合抗反转录病毒治疗，俗称"鸡尾酒疗法"，现在又称抗反转录病毒治疗。

（三）发病机制与病理

1. 发病机制　$CD4^+$T淋巴细胞在HIV直接和间接作用下，细胞功能受损和大量破坏，导致细胞免疫缺陷（2013，2017）。且同时侵犯其他类型免疫细胞：单核吞噬细胞、B淋巴细胞、NK细胞损伤（2011）。

2. 病理

（1）累及全身多系统器官，病理变化复杂。

（2）淋巴结病变。

（3）胸腺病变：萎缩性、退行性、炎性病变。

（4）中枢神经系统病变：神经胶质细胞的灶性坏死，血管周围炎性浸润和脱髓鞘改变。

（四）临床表现

1. 急性感染期

少数急性感染者有临床症状，通常持续数日到数周后自然消失，平均为1～2周，以发热最为常见，可伴有头痛、咽痛、恶心、呕吐、腹泻、皮疹、关节痛、淋巴结肿大以及神经系统症状。

2. 无症状感染期　持续时间一般为6～8年（2016，2017），短可数月，长可达15年。临床无明显症状，但血中可检出病毒及抗体，有传染性。

3. 艾滋病期　持续1个月以上的发热、盗汗、腹泻，体重减轻。部分患者可表现为神经精神症状，如记忆力减退、精神淡漠、性格改变、头痛、癫痫及痴呆等，还可出现持续性全身性淋巴结肿大（2016）。

（五）实验室检查

1. 常规检查　不同程度贫血、白细胞计数降低。尿常规常发现尿蛋白。

2. 免疫学检查　T细胞绝对计数下降，$CD4^+/CD8^+ < 1.0$。迟发型变态反应皮肤试验阴性。

3. 病原学检查

（1）HIV抗体筛查检测阳性率可达99%，诊断的金标准。

（2）抗原检查：ELISA法检测p24抗原。

（3）病毒载量测定：RT-PCR等。

（六）诊断

1. 确诊病例　有流行病学资料支持，有感染可能，病原学检测明确机体存在HIV，并且有临床症状者。

2. 疑似病例　流行病学资料和临床症状支持，但病原学检测HIV抗体初筛可疑阳性者。

（七）预防

1. 管理传染源。

2. 切断传播途径。

3. 保护易感人群。

传染

五、流行性出血热

（一）病原学

1. 病原体　为流行性出血热病毒，属布尼亚病毒科中的汉坦病毒属，为单股负链 RNA 病毒。

2. 生物学特性　病毒的 G1、G2 蛋白上存在中和抗原和血凝素抗原，并能诱导中和抗体。病毒的抵抗力弱，对脂溶剂很敏感，易被紫外线及 γ 射线灭活，一般消毒剂（碘酒、乙醇、甲醛溶液等）均可将病毒杀灭。

（二）流行病学

1. 传染源　黑线姬鼠和褐家鼠（2010，2013）是主要的传染源，人传染罕见。

2. 传播途径（2007）

（1）接触传播。

（2）呼吸道传播。

（3）消化道传播。

（4）垂直传播。

（5）虫媒传播。

3. 易感人群　人群普遍易感。感染后免疫力较持久，罕见有二次感染发病者。

4. 流行特征　①地区性；②季节性和周期性；③人群分布（青壮年男性农民多见）。

（三）发病机制与病理

1. 发病机制　病毒直接作用、免疫损伤作用。

2. 病理

（1）以小血管和肾脏病变最明显（2010，2011，2014，2016，2018），其次为心、肝、脑等脏器。

（2）基本病理变化为以小血管（小动脉、小静脉、毛细血管）变性和坏死为主的典型病理特征。

（四）临床表现

1. 发热期　（3～6 天）主要为感染中毒症状和毛细血管损伤和肾脏损害。

起病较急骤（20% 左右起病较缓），大多突发畏寒、发热，1～2 天内体温达 39～40℃，热型无特殊。可有乏力、倦怠、关节肌肉酸痛等非特异症状。热度高或热程较长者病情较重。常有典型的"三痛"（头痛、腰痛、眼眶痛）（2017）。

2. 低血压休克期　在热退的同时或热退后发生四肢厥冷、血压下降、脉压减小、发绀等（2017），后期尿量开始减少。

3. 少尿期　少尿甚至无尿。可引起尿毒症、酸中毒和水及电解质紊乱，重者可出现高血容量综合征和肺水肿。可并发内脏出血或原有出血加重、感染等。常有厌食、恶心、腹泻、头晕、抽搐，甚至昏迷等表现。

4. 多尿期　本期水电紊乱达高峰，软弱无力，脱水、低钾、低钠，甚至出现第二次休克。

5. 恢复期　尿量恢复到每天 2000mL 以下。上述各型症状逐渐恢复好转，体力恢复。

6. 临床分型

（1）轻型：体温 39℃ 以下，中毒症状轻，肾损害轻，无休克和少尿等；

（2）中型：体温 39～40℃，中毒症状较重，有明显球结膜水肿等；

（3）重型：体温 >40℃，中毒症状及渗出体征严重，中毒性精神症状，休克和肾损害严重；

（4）危重型：<u>在重型基础上并出现以下情况之一者</u>：难治性休克；有重要脏器出血；少尿超出 5 天或无尿 2 天以上，BUN 超出 42.84mmol/L（120mg/dl）；出现心力衰竭、肺水肿、中枢神经合并症（脑水肿等）；严重继发感染；

（5）非典型：发热 38℃以下，皮肤黏膜散在出血点，尿蛋白（±），血、尿特异性抗原或抗体阳性者。

（五）实验室检查

1. 血象

（1）<u>早期白细胞增高</u>，一般达（15～30）×10⁹/L，少数重症患者白细胞达（50～200）×10⁹/L。

（2）早期外周血中性粒细胞可略高，重者可见幼稚细胞，呈类白血病反应。出现异常淋巴细胞有早期诊断意义，第 1～2 病日即可出现。

（3）第 2 病日起开始减少，一般在（50～80）×10⁹/L 左右。

2. 尿常规　蛋白尿多出现在第 2 病日，1 日之内尿蛋白迅速增加，少尿期还可出现膜状物和絮状物。有明显的早期诊断意义。

3. 血液生化检查　尿素氮及肌酐，血酸碱度，电解质，肝功能。

4. 凝血功能检查　一般<u>血小板均减少</u>。

5. 血清学检查　特异性血清、特异性抗体、特异性抗原检测。

6. 病原学检查　病原体 RNA 检测。

7. 其他检查　心电图、眼压和眼底、胸部 X 线。

（六）诊断与鉴别诊断

1. 诊断

（1）临床诊断：流行病学资料，问病史时应重视询问鼠类接触史（居住环境）。<u>典型的三主症为发热、出血、肾脏受损表现（2005）</u>。"三红""三痛"，热退病情反而加重。典型的五期经过。

（2）实验室诊断：外周血 WBC 增多，异型淋巴细胞、大量尿蛋白、血小板减少、尿蛋白于短期内急剧增加，如见膜状物及包涵体更有助于诊断。血清特异性抗体 IgM 阳性，血或尿标本病毒抗原或病毒 RNA 阳性可确诊。

2. 鉴别诊断

（1）发热期：上呼吸道感染、败血症等。

（2）休克期：其他感染性休克。

（3）少尿期：急性肾炎、其他原因引起的急性肾衰竭。

（七）治疗

1. 发热期治疗　①抗病毒（利巴韦林）；②减轻外渗；③改善中毒症状；④预防 DIC（2016，2017）。

2. 低血压休克期治疗　①补充血容量；②强心；③纠正酸中毒；④<u>血管活性药物与糖皮质激素应用（2007，2010）</u>。

3. 少尿期治疗　<u>①稳定内环境；②促进利尿；③导泻和放血疗法；④透析疗法（2010，2016，2017，2020）</u>。

4. 多尿期治疗

（1）<u>多尿期应积极补充水、电解质，尤其是补钾。以口服补液为主（2005，2020）</u>。

（2）防治继发感染。

5. 恢复期治疗　加强营养，休息 1～2 个月，逐步恢复工作。

6. 积极防治并发症　病程中应积极防治腔道大出血、心衰、肺水肿、急性呼吸窘迫综合征及各种继发感染等。

（八）预防

1. 控制传染源　灭鼠、防鼠。

2. 切断传播途径　加强食品和环境卫生管理。注意个人防护：不用手接触鼠类及其排泄物，野外作业防止皮肤损伤，加强实验室管理。

3. 保护易感人群　注射减毒活疫苗主动免疫。

六、狂犬病

（一）病原学

狂犬病毒属弹状病毒科拉沙病毒属。

（二）流行病学

1. 传染源　带狂犬病毒的动物是主要传染源，我国由病犬传播的狂犬病占 80%～90%。

2. 传播途径　本病主要通过被患病动物咬伤传播（2016）。

3. 易感人群　人群普遍易感。被病兽咬伤后是否发病与下列因素有关：①咬伤部位：头、面、颈、手指处被咬伤后发病机会多。②咬伤的严重性：创口深而大者发病率高。③局部处理情况：咬伤后迅速彻底清洗者发病机会少。④及时、全程、足量注射狂犬疫苗和免疫球蛋白者发病率低。⑤被咬伤者免疫功能低下或免疫缺陷者发病机会多。

（三）发病机制与病理

1. 发病机制　发病机制分为三个阶段：①局部组织内小量繁殖期；②侵入中枢神经期；③从中枢神经向各器官扩散期。

2. 病理　病理变化主要为急性弥漫性脑脊髓炎，脑膜多正常，脑实质和脊髓充血、水肿及微小出血灶，咬伤部位相应的背根神经节、脊髓段病变一般比较严重，延髓、海马、脑桥、小脑等处受损也较显著。

（四）临床表现

1. 前驱期　常有发热、头痛、乏力、纳差、恶心、周身不适等症状。对痛、声、风、光等刺激开始敏感，并有咽喉紧缩感。50%～80% 患者伤口部位及其附近有麻木、发痒、刺痛或虫爬、蚁走感，由于病毒刺激周围神经元引起（2017）。本期持续 2～4 日。

2. 兴奋期　患者高度兴奋，表现为极度恐惧、恐水、恐风。恐水是本病的特殊症状，但不一定每例都出现，在饮水、见水、听流水声或谈及饮水时，可引起严重咽喉肌痉挛。患者渴极而怕饮水，饮而不能下咽，常伴有声嘶和脱水。因声带痉挛，吐字不清，声音嘶哑，甚至失音。怕风亦是本病常见的症状，微风、吹风均可引起咽肌痉挛。由于自主神经功能亢进，患者出现大汗流涎，体温可达 40℃以上，心率快，血压升高，瞳孔扩大，但患者神志大多清醒，部分患者可出现精神失常、定向力障碍、幻觉、谵妄等。病程进展很快，多在发作中死于呼吸或循环衰竭。本期持续 1～3 日。

3. 麻痹期　痉挛减少或停止，患者逐渐安静，出现弛缓性瘫痪，尤以肢体软瘫为多见（2016）。呼吸变慢及不整，心搏微弱，神志不清，最终因呼吸麻痹和循环衰竭而死亡。本期持续 6～18 小时。

本病全程一般不超过 6 日。

（五）实验室检查

1. 血、尿常规和脑脊液检查　白细胞总数（10～20）×10⁹/L 不等，中性粒细胞多在 80%

以上。

2. 病原学检查　检测抗原；分离病毒。

3. 病毒抗体检测　可采用间接免疫荧光法进行检测，缺少早期诊断价值，主要用于流行病学调查或证实狂犬病诊断。

（六）诊断

根据患者过去被病兽或可疑病兽咬伤、抓伤史及典型的临床症状，如恐水、恐风、咽喉肌痉挛等，即可做出临床诊断。

（七）预防

目前狂犬病尚无有效的治疗方法，病死率接近 100%（2017）。

1. 控制传染源　家养的犬，应定期进行预防接种。发现病犬立即捕杀，尸体应深埋，不准食用。对疑似狂犬者，应设法捕获，并隔离观察 10 日。如死亡或出现症状，应取脑组织检查，深埋或焚毁。

2. 伤口的处理　被咬伤者要及时处理伤口。在咬伤的当时，先局部挤压、针刺使其尽量出血，再用 20% 肥皂水充分冲洗创口，后用 5% 碘酊反复涂拭（2017）。如有抗狂犬病免疫球蛋白或免疫血清，则在伤口底部和周围行局部浸润注射。

3. 预防接种

（1）疫苗接种：可用于暴露后预防，也可用于暴露前预防。国内主要采用 VERO 细胞疫苗和地鼠肾细胞疫苗。

（2）免疫球蛋白注射：常用马或人源性抗狂犬病毒免疫球蛋白和免疫血清，以人狂犬免疫球蛋白（HRIG）为佳。

七、流行性乙型脑炎

（一）病原学

1. 乙型脑炎病毒属虫媒病毒乙组的黄病毒科，直径 40~50nm，球形，核心为单股正链 RNA。

2. E 蛋白是病毒的主要抗原成分，可诱导机体产生中和抗体和血凝抑制抗体。

3. 乙脑病毒对热、乙醚和酸等常用消毒剂敏感，100℃2 分钟、56℃30 分钟即可灭活，但耐低温和干燥。在蚊虫体内繁殖的适宜温度为 25~30℃。

（二）流行病学

1. 传染源　人不是主要的传染源，猪是本病主要的传染源。蝙蝠可作为本病的长期寄存宿主。检测猪的乙脑病毒感染率可预测当年在人群中的流行趋势。

2. 传播途径　乙脑主要通过蚊虫叮咬而传播。在我国三带喙库蚊是主要的传播媒介，其次是东方伊蚊和中华按蚊。

3. 易感人群　人群对乙脑病毒普遍易感。感染乙脑病毒后多为隐性感染，显性极少。感染后可获得持久的免疫力。母亲传递的抗体对婴儿具有保护作用。

4. 流行特征　东南亚和西太平洋地区是乙脑的主要流行区。主要与蚊虫繁殖、气温、雨量及人口流动（如大学新生入学、新兵入伍）、交通状况、卫生措施（防蚊灭蚊）等因素有关。发病人群以 10 岁以下儿童为主，尤以 2~6 岁儿童发病率为高。

（三）发病机制与病理

1. 发病机制　乙脑患者脑组织损伤主要与乙脑病毒对神经组织的直接侵袭有关，可致神经细胞坏死、胶质细胞增生及炎性细胞浸润。

2. 病理　本病为全身性感染，但主要病变在中枢神经系统，脑组织病变范围广，以大脑皮质、间脑和中脑病变最为严重，可累及脊髓。主要病理变化包括神经细胞肿胀、变性及坏死，可液化形成镂空筛网状软化灶；脑实质淋巴细胞和大单核细胞浸润，胶质细胞弥漫性增生；脑实质及脑膜血管充血扩张，大量浆液渗出，形成脑水肿。

（四）临床表现

乙脑潜伏期为 4～21 日，一般为 10～14 日。

1. 初期　病程的 1～2 日。起病急骤，发热，体温在 1～3 日内达到 39～40℃，伴头痛、食欲不振、呕吐，多有嗜睡和精神倦怠。少数患者可有颈项强直。头痛是乙脑最常见和最早出现的症状。

2. 极期（2017）　病程的 4～10 日，此期多为脑实质损害的表现。

（1）高热：此期发热达顶点，可达 40℃ 以上，一般持续 7～10 日，重者可达 3 周。发热越高，持续时间越长，病情越重。

（2）意识障碍：表现可轻可重，可见嗜睡、谵妄、昏迷或定向力障碍等。意识障碍最早可见于病程的 1～2 日，以 3～8 日多见，一般持续 1 周左右，重者可长达 1 个月以上。

（3）惊厥或抽搐：多于病程第 2～5 日出现，是病情严重的表现。可由脑实质炎症、脑缺氧、脑水肿及高热等原因引起。

（4）呼吸衰竭：多见于深度昏迷的患者。主要为中枢性呼吸衰竭。

（5）颅内高压及脑膜刺激征。

（6）其他神经系统症状和体征：常有浅反射先减弱后消失，深反射先亢进后消失，锥体束征阳性。昏迷者可有肢体强直性瘫痪、偏瘫或全瘫，伴肌张力增高，还可伴膀胱和直肠麻痹（大、小便失禁或尿潴留）。

3. 恢复期　病程的 8～12 日，患者体温逐渐下降，于 2～5 日内降至正常，神经系统症状和体征逐日好转，一般于 2 周左右可完全恢复。重症患者可留有神志迟钝、痴呆、失语、多汗、吞咽困难、颜面瘫痪、四肢强直性瘫痪或扭转痉挛等。

4. 后遗症期　发病半年后，5%～20% 重症患者仍有意识障碍、痴呆、失语、肢体瘫痪、扭转痉挛和精神失常等，称为后遗症。

5. 分型（2016）

（1）轻型：体温 39℃ 以下，神志始终清楚，有轻度头痛、恶心呕吐、嗜睡等，无抽搐，脑膜刺激征不明显。病程 5～7 日。

（2）普通型：体温 39～40℃，嗜睡或浅昏迷，偶有抽搐及病理反射阳性，脑膜刺激征明显。病程 7～14 日，多无后遗症。

（3）重型：体温 40℃ 以上，昏迷，反复或持续性抽搐，病理反射阳性，深反射先亢进后消失。可有肢体瘫痪或呼吸衰竭。病程多在 2 周以上，恢复期常有精神异常、瘫痪、失语等，部分患者留有不同程度的后遗症。

（4）极重型（暴发型）：起病急骤，体温于 1～2 日内升至 40℃ 以上，常反复或持续性抽搐，深度昏迷，迅速出现脑疝及中枢性呼吸衰竭等。多于 3～5 日内死亡。

（五）实验室检查

1. 血象　白细胞总数常增高，多为（10～20）×10⁹/L，中性粒细胞 80% 上，嗜酸性粒细胞常减少。

2. 脑脊液　脑脊液压力增高，外观清或微混，白细胞计数多为（50～500）×10⁹/L，分类早期以中性粒细胞稍多，以后以单核细胞为主，糖及氯化物正常，蛋白质轻度升高。

3. 血清学检查

（1）特异性 IgM 抗体测定：目前多用此法进行早期诊断（2001～2005，2013，2016，2020）。

（2）血凝抑制试验：血凝抑制抗体出现较早，一般在病后 4～5 天出现，2 周达高峰，抗体水平维持数年，可用于临床诊断及流行病学调查。

（3）补体结合试验：为 IgG 抗体，多在发病后 2 周出现，5～6 周达高峰，1 年后消失。

4. 病原学检查

（1）病毒分离：病程第 1 周内死亡病例的脑组织中可分离到病毒，但脑脊液和血中不易分离到病毒。

（2）病毒抗原或核酸检测：在组织、血液或其他体液中采用直接免疫荧光或 RT－PCR 检测。

（六）诊断与鉴别诊断

1. 诊断

（1）流行病学资料：严格的季节性（7～9 月），10 岁以下儿童多见。但近年来成年人病例有增加趋势。

（2）临床特征：起病急、高热、头痛、呕吐、意识障碍、抽搐、病理征及脑膜刺激征阳性等。

（3）实验室检查：外周血白细胞及中性粒细胞均增高；脑脊液压力高，细胞数轻度增高，蛋白稍高，糖及氯化物正常；血清特异性 IgM 或脑脊液抗原检测阳性可做出早期诊断。

2. 鉴别诊断

（1）中毒型菌痢：本病与乙脑均多发生于夏秋季，10 岁以下儿童多见，但起病较乙脑更急，常在发病 24 小时内迅速出现高热、抽搐、意识障碍和循环衰竭。脑膜刺激征常阴性。肛拭子取便或生理盐水灌肠镜检，可见大量白细胞或脓细胞（2017）。

（2）结核性脑膜炎：无季节性，多有结核病史或接触史。起病缓慢，病程长，脑膜刺激征明显。脑脊液呈毛玻璃样。

（3）化脓性脑膜炎：患者脑膜刺激征显著，脑脊液外观混浊，脑脊液及血液细菌学检查可找到相应的病原菌。脑膜炎球菌所致者，多发生于冬春季，皮肤黏膜常有瘀点、瘀斑。

（七）治疗

1. 一般治疗　患者应住院隔离于有防蚊设施的病室，控制室温在 30℃ 以下。注意水及电解质平衡。

2. 对症治疗（2018）

（1）降温：物理降温，药物降温，亚冬眠疗法。

（2）止痉：包括去除病因及镇静解痉。①高热所致者以降温为主。②脑水肿所致者以脱水降低颅内压为主，可用 20% 甘露醇快速静脉滴注或推注（20～30 分钟内）（2016）。③因脑实质病变引起的抽搐，可使用镇静剂，首选地西泮；水合氯醛鼻饲或灌肠。巴比妥钠可用于预防抽搐。

（3）防治呼吸衰竭：①氧疗；②由脑水肿所致者应用脱水剂；③中枢性呼吸衰竭可用呼吸兴奋剂，首选山梗菜碱，亦可用尼可刹米、山梗菜碱、二甲弗林等交替使用。若缺氧明显时，可经鼻导管使用高频呼吸器治疗。必要时可行气管插管或气管切开，人工辅助呼吸；④呼吸道分泌物梗阻所致者，吸痰和加强翻身引流；⑤改善微循环，减轻脑水肿，可用血管扩张剂，如东莨菪碱，也可用酚妥拉明、山莨菪碱等。

3. 糖皮质激素的应用。

传染

4. 恢复期及后遗症处理。

第三单元　细菌感染

☆ 重点提示

重点掌握流行性脑脊髓膜炎。细菌感染疾病比较常见，近几年考题明显增多，出题的题点还是非常多的，复习的重点应该放在临床表现和鉴别诊断，考生平时都要善于总结这些特征性的知识点。

────────── **考点集合** ──────────

一、流行性脑脊髓膜炎

（一）病原学

1. 生物学特性　脑膜炎奈瑟菌、革兰阴性双球菌、内毒素是致病重要因素（2005）。

2. 主要流行菌群　A 群（大流行，我国主要流行株）、B 群、C 群（散发和小流行），但目前 B、C 群的感染率有上升趋势。

（二）流行病学

1. 传染源　带菌者和患者（2017）。

2. 传播途径　呼吸道飞沫直接传播（2007，2017）。

3. 易感人群　普遍易感，但以 6 个月至 2 岁的儿童常见。

4. 流行特征　高发期，11 月至次年 5 月（3~4 月为高峰）；我国流行菌株以 A 群为主。

（三）发病机制及病理

1. 发病机制　主要的致病物质：内毒素（2006）。

2. 病理

（1）败血症期：血管内皮损害、血管壁炎症、坏死和血栓形成及血管周围出血。

（2）脑膜炎期：软脑膜和蛛网膜。

（3）暴发型脑膜脑炎期：脑实质病变。

（四）临床表现

1. 普通型

（1）前驱期：多数无症状，少数表现为低热，咽痛，轻咳，鼻咽分泌物增多。此期传染性最强（2017）。

（2）败血症期：①突发寒战、高热、头痛、呕吐、精神萎靡等；②瘀点、瘀斑（最重要的体征）。

（3）脑膜炎期

症状：剧烈头痛，喷射性呕吐，烦躁不安。

体征：①脑膜刺激征；②血压增高。

（4）恢复期：体温下降，瘀点、瘀斑消失，症状好转，神经系统检查正常。

2. 暴发型　分为三型。

（1）休克型：循环衰竭为主要特征。

（2）脑膜脑炎型：中枢神经系统症状为特征。

（3）混合型：以上两型同时存在，病死率高。

3. 轻型　不典型，发热，头痛症状轻，脑膜刺激征缺如。

4. 慢性型　间歇发热、皮疹及关节疼痛，诊断主要依据发热期反复多次的血培养阳性。

（五）实验室检查

1. 血象　白细胞升高一般都在 $20 \times 10^9/L$ 以上，以中性为主。

2. 脑脊液检查　明确诊断的重要方法。压力上升，外观混浊，白细胞上升，蛋白质上升，糖下降，氯化物下降（2006，2008，2017）。

3. 细菌学检查　涂片（脑脊液沉淀涂片染色后查找病原体，阳性率可达 80% ~ 90%，为早期诊断的主要方法）（2006）。

4. 血清学检查　特异性抗原，特异性抗体（2018）。

5. 分子生物学检查　PCR 技术检测。

（六）诊断与鉴别诊断

1. 诊断　根据流行病学资料、临床表现、实验室检查可确诊。

2. 鉴别诊断　应与其他各种类型脑膜炎、脑膜脑炎等鉴别。鉴别要点如下：

（1）其他细菌引起的化脓性脑膜炎：①无季节性，多散发；②无瘀点、瘀斑；③多伴原发灶；④病原学检查。

（2）结核性脑膜炎：①TB 病史或 TB 接触史。②起病慢，病程长，TB 中毒症状。③无瘀点、瘀斑。④CSF：磨玻璃改变。⑤CSF 涂片查抗酸杆菌。

（3）流行性乙型脑炎：①夏秋季；②无瘀点、瘀斑；③脑实质损伤为主；④CSF 外观清亮。

（七）治疗

1. 一般治疗　早诊断，早隔离，保证液体量、热量供应，监测生命体征，降温，营养支持治疗。

2. 抗菌治疗（2018）　抗生素治疗原则：早期、足量、连续、足疗程。首选：青霉素 G（2004，2010）（成人剂量为 800 万 U，每 8 小时 1 次。儿童剂量为 20 万 ~ 40 万 U/kg，分 3 次加入 5% 葡萄糖液中静脉滴注）。亦可选用头孢菌素、氯霉素或磺胺。

3. 对症治疗　脱水降颅压，高热用物理及药物降温，惊厥用地西泮等处理。

4. 暴发型的救治　在住院治疗的同时，抗休克（扩充血容量，纠正酸中毒，使用血管活性药（2017），DIC 治疗（肝素），肾上腺皮质激素，保护重要脏器功能。

（八）预防

1. 控制传染源　患者隔离时间为症状消失后 3 天，密切接触者医学观察 7 日（2017，2019）。

2. 切断传播途径　必要时空气消毒，及时有效地处理污染物。

3. 保护易感人群　注射脑膜炎球菌 A 群多糖菌苗。药物预防：复方磺胺甲噁唑。头孢曲松、氧氟沙星也可选用。

二、伤寒

（一）病原学

1. 形态结构　有周身鞭毛及菌毛，革兰阴性杆菌，无芽孢，无荚膜。伤寒杆菌可产生内毒素（2016）。

2. 生物学特性　具有菌体（O）抗原、鞭毛（H）抗原、表面（Vi）抗原。生活能力较强，能耐热，在水中存活 2 ~ 3 周，在冰冻环境中可存活数月。对热抵抗力不强，60℃ 15 分钟即可杀死。对一般化学药品敏感。

（二）流行病学

1. 传染源　患者及带菌者。

2. 传播途径　主要<u>经粪 – 口途径传播</u>（2017，2020）。散发流行多经日常生活接触传播。

3. 易感人群　人群普遍易感。病后可获持久免疫力。

（三）发病机制及病理

1. <u>发病机制（2017）</u>　回肠下段→黏膜上皮屏障→单核 – 吞噬细胞，初发病灶→肠系膜淋巴结→胸导管→血液循环，第一次菌血症（潜伏期）→单核 – 巨噬细胞系统→血液循环，第二次菌血症→肝、脾、胆、骨髓、肾和皮肤→肠壁淋巴结髓样肿胀、增生、坏死→随胆汁排到肠道，一部分随粪便排出体外→使原先致敏的淋巴组织发生更严重的炎症反应→肠出血、肠穿孔。

2. 病理　主要病理特点是<u>全身单核巨噬细胞系统的增生性反应（2011），尤以回肠末段的集合淋巴结和孤立淋巴滤泡最为显著（2010，2016）</u>。

（四）临床表现（2016）

1. 潜伏期　3～60 日，通常 1～2 周（2013）。

2. 临床分期

（1）初期：起病缓慢。发热是最早症状，伴头痛、乏力等。

（2）极期：<u>①高热；②消化系统症状（右下腹可有轻压痛）；③神经系统症状；④循环系统症状；⑤皮疹（玫瑰疹）；⑥肝脾大（2005）</u>。

（3）缓解期。

（4）恢复期。

3. 临床类型

（1）轻型：全身毒血症状轻，病程短，1～2 周痊愈。多见于发病前曾接受伤寒菌苗注射或发病初期已应用过有效抗菌药物治疗者，在儿童病例中亦非少见。

（2）暴发型：起病急，毒血症状严重，有畏寒，高热，血压下降，中毒性脑病，心肌炎，肝炎，肠麻痹，休克。

（3）迁延型：起病与典型伤寒相似，发热持续不退，可达 5 周以上。伴有慢性血吸虫病的伤寒患者常属此型。

（4）小儿伤寒：年龄越小，临床表现越不典型。

（5）老年伤寒：体温多不高，症状多不典型，虚弱现象明显。<u>易并发支气管肺炎与心功能不全</u>，常有持续的肠功能紊乱和记忆力减退，病程迁延，恢复不易，病死率较高。

（6）复发与再燃：传染病患者进入恢复期后，有些传染病患者体温恢复正常，稳定一段时间以后，发热等初发病症状再度出现，称为复发；有些患者体温开始降低但尚未降至正常时，体温再度升高，初发病的症状再度出现，称为再燃。复发或再燃都是由于潜伏于血液或组织中的病原体再次繁殖所致，可见于伤寒、疟疾等传染病。

4. 常见并发症　肠出血、肠穿孔、中毒性肝炎、中毒性心肌炎、肺炎、胆囊炎、骨髓炎、肾盂肾炎等。

（五）实验室检查

1. 常规检查　<u>白细胞计数减少或正常，伴中性粒细胞减少和嗜酸性粒细胞消失（2010，2017）</u>。高热时可有轻度蛋白尿。<u>大便潜血试验阳性</u>。

2. 病原学培养

（1）<u>血培养是确诊的证据，第 1 周阳性率最高，可达 80%～90%（2017，2018）</u>，以后阳性率逐渐下降，第四周时常转为阴性。

（2）骨髓培养阳性率较血培养高，可达90%。尤其适合于已用抗生素药物治疗，血培养阴性者（2011，2017）。

（3）粪便培养，从潜伏期起便可获阳性（2017），第3～4周可高达75%。

（4）尿培养：病程后期阳性率可达25%，但应避免粪便污染（2010，2011）。

3. 肥达反应　病程第1周阳性反应不多，一般从第2周开始阳性率逐渐增高，至第3～4周可达90%，正常人血清中可能有低效价凝集抗体存在，通常"O"效价≥1∶80，"H"效价≥1∶160，或者"O"抗体效价有4倍以上升高，才有诊断价值（2015）；每周检查1次，如凝集效价逐次递增，则更具诊断意义。

（六）诊断

确诊标准为血、骨髓、尿、大便、玫瑰疹刮取物中，任一种标本分离到伤寒杆菌。血清特异性抗体阳性，肥达反应"O"抗体凝集效价≥1∶80，"H"抗体凝集效价≥1∶160，恢复期效价增高4倍以上者。

（七）治疗

1. 一般治疗及对症治疗　消化道隔离，营养支持治疗，以高热量、高维生素、易消化、低糖、低脂肪的食物为主。注意皮肤及口腔护理，观察生命体征。高热当物理降温，便秘可用开塞露灌肠。

2. 抗菌治疗　氟喹诺酮类药物为首选。第三代头孢菌素更适用于孕妇、儿童、哺乳期妇女及氯霉素耐药菌所致伤寒者。还有氯霉素、氨苄西林（2018）和SMZ等均有效。

3. 常见并发症的治疗

（1）肠出血：绝对卧床休息，严密观察生命体征及便血情况；禁食；静脉滴注葡萄糖生理盐水，注意电解质平衡，并加用维生素K、卡巴克洛、抗血纤溶芳酸、止血粉等止血药；根据出血情况，酌量输血；如病人烦躁不安，可注射镇静药，禁用泻剂及灌肠；经积极治疗仍出血不止者，应考虑手术治疗。

（2）肠穿孔：除局限者外，肠穿孔伴发腹膜炎的患者应及早手术治疗，同时加用足量有效的抗生素控制腹膜炎。

（3）中毒性心肌炎：卧床休息，注意输液量和速度，营养心肌治疗。必要时应用糖皮质激素。有心衰者，可酌情使用小剂量毛花苷C等强心剂。

（八）预防

1. 控制传染源　病人和带菌者按肠道传染病隔离，至培养连续2次阴性为止（2016）。

2. 切断传播途径　加强饮食、饮用水和粪便的卫生管理，消灭苍蝇。

3. 保护易感人群　提高人群免疫力，也可口服死菌疫苗主动免疫，但效果不理想。

三、细菌性痢疾

（一）病原学

1. 分型分群　痢疾杆菌属肠杆菌科志贺菌属，为革兰阴性杆菌，无鞭毛。

分型：目前分为A、B、C、D 4群（分别相当于痢疾、福氏、鲍氏和宋内志贺菌）及40个血清型及多个亚型。痢疾志贺菌感染病情较重，福氏志贺菌感染易转为慢性，宋内志贺菌感染病情轻。宋内志贺菌抵抗力最强，福氏志贺菌次之，痢疾志贺菌最弱（2016）。志贺菌可产生内毒素及外毒素。痢疾志贺菌产生外毒素的能力最强（2013）。

2. 生物学特性　志贺菌抵抗力弱，加热60℃10分钟可被杀死，对酸和一般消毒剂敏感。在粪便中数小时内死亡，在污染物品及瓜果、蔬菜上可存活10～20日。

（二）流行病学

1. 传染源　急、慢性菌痢患者及带菌者。

2. 传播途径　粪－口途径。

3. 易感人群　普遍易感，免疫力不持久，无交叉免疫。

4. 流行特征　主要在发展中国家，我国发病率仍显著高于发达国家，但发病率有逐年下降的趋势。有明显季节性。

（三）发病机制及病理

1. 发病机制（2017）　志贺菌进入机体后是否发病，取决于三个要素：细菌数量、致病力和人体抵抗力。主要致病物质是内毒素。外毒素具有细胞毒性。

2. 病理　急性菌痢的基本病理变化为急性弥漫纤维蛋白渗出炎症（2011），重者有浅表溃疡形成。病变部位以乙状结肠和直肠为主（2010，2016），严重者可累及整个结肠。

（四）临床表现

潜伏期一般为 1～4 日（2013）。

1. 急性菌痢（2011）

（1）典型菌痢：①高热，寒战；②腹痛，腹泻，里急后重；③黏液脓血便；④左下腹压痛，肠鸣音亢进。

（2）轻型菌痢：①毒血症状轻，低热或不发热；②肠道症状轻，腹泻次数少，无脓血；③轻度腹痛，无明显里急后重。

（3）重型菌痢：①急起发热，腹泻每天 30 次以上，为稀水脓血便，偶尔排出片状假膜，甚至大便失禁，腹痛、里急后重明显。②后期可出现严重腹胀及中毒性肠麻痹，常伴呕吐，严重失水可引起外周循环衰竭。

（4）中毒型菌痢：分为休克型、脑型和混合型（2016）。

2. 慢性菌痢　为病程超过 2 个月者（2011）。大便间歇或经常带黏液及脓血，伴有不同程度的腹痛、腹胀。

（1）主要原因：①治疗不当；②耐药，福氏志贺菌感染；③免疫力低；④基础疾病。

（2）分型：慢性迁延型、急性发作型、慢性隐匿型。

（五）实验室检查及其他检查

1. 粪便常规　黏液脓血便，WBC≥15 个/高倍视野。

2. 细菌培养　确诊菌痢的金标准（2021）。应取早期、新鲜、未与尿液混合、含黏液脓血的粪便或肠拭子，多次送检，可提高检出阳性率。

3. 特异性核酸检测　灵敏度高、特异性强、对标本要求低。

4. 血常规　血常规白细胞升高，中性粒细胞升高，慢性者伴有贫血。

（六）诊断与鉴别诊断

1. 诊断

（1）急性菌痢：①夏秋季，有进食不洁食物或与菌痢病人接触史；②临床表现为发热、腹痛、腹泻、里急后重及黏液脓血便，左下腹明显压痛；③实验室检查。

（2）慢性菌痢：①病人有急性菌痢史；②病程超过 2 个月而疾病未愈。

（3）中毒型菌痢（2021）：①儿童多见，以严重毒血症状、休克和（或）中毒性脑病为主要表现；②胃肠道症状轻微，甚至无腹痛、腹泻；③取便送检；④粪便镜检痢疾杆菌阳性。

2. 鉴别诊断　①急性菌痢（急性阿米巴痢疾、食物中毒、其他肠道感染、肠套叠、急性坏死性出血性小肠炎）；②慢性菌痢（肠道癌症、溃疡性结肠炎、慢性血吸虫病）；③中毒型菌痢（流行性乙型脑炎）。

（七）治疗

1. 急性菌痢的治疗

（1）一般治疗：隔离休息、易消化高能量饮食、保证足够水分、电解质及酸碱平衡。

（2）病因治疗：氟喹诺酮类（首选，常用环丙沙星、左氧氟沙星、加替沙星）（2001～2005，2017）、三代头孢菌素（匹美西林、头孢曲松、头孢哌酮、阿奇霉素）、小檗碱。

2. 中毒型菌痢的治疗（2013）　在病原治疗的基础上结合以下治疗。

（1）休克型的治疗：①扩充血容量及纠正酸中毒（低分子右旋糖酐、葡萄糖盐水、5%碳酸氢钠以纠正酸中毒）。②血管活性药（山莨菪碱解除微血管痉挛；多巴胺、酚妥拉明或间羟胺升压）。③保护重要脏器功能（心脏，肾脏）。④短期应用糖皮质激素。⑤防止 DIC。

（2）脑型的治疗：①20%甘露醇，6～8 小时重复使用。②血管活性药改善脑血管痉挛。③应用糖皮质激素。④防治呼吸衰竭：中枢型呼吸衰竭；周围型呼吸衰竭。

3. 慢性菌痢的治疗

（1）一般治疗：生活规律、进食易消化食物，积极治疗并存的慢性疾病。

（2）病原治疗：根据药敏选择有效抗生素。需要联合用药，疗程长，1～3 个疗程。药物保留灌肠疗法。

（3）对症治疗：①解痉药物；②应用微生态制剂。

（八）预防

1. 管理传染源　早期发现病人和带菌者，及时隔离和彻底治疗。

2. 切断传播途径　养成良好个人卫生习惯，特别注意饮食和饮水卫生。

3. 保护易感人群　流行季节可口服依链株活菌苗。

四、霍乱

（一）病原学

1. 分类　O_1 群、非 O_1 群和不典型 O_1 群，其中 O_1 群是主要的流行株。

（1）O_1 群霍乱弧菌。两个生物型：古典生物型、埃尔托生物型（2018，2020）。三个血清型：小川型、稻叶型、彦岛型。

（2）其他类型：非 O_1 群霍乱弧菌、O_{139} 血清型霍乱弧菌（2020）。

2. 生物学特性　①对干燥、日光、热、酸及一般消毒剂均敏感；②在自然环境中存活时间较长；③在鱼虾或贝壳生物中存活期 1 年以上；④在正常胃酸中能存活 4 分钟。

（二）流行病学

1. 传染源　患者和带菌者为主要传染源。

2. 传播途径　粪－口途径传播。经水传播是最主要途径（2010），常引起暴发流行（2013）。日常生活中经接触可传播，苍蝇也可传播。

3. 易感人群　人群普遍易感，且感染后免疫时间短，可再次感染。

4. 流行特征　①季节性：夏秋季为流行季节，高峰期 7～10 月。②地区性：沿江沿海地区发病较多。

5. O_{139} 群霍乱的流行特征　①以成人为主，男多于女。②主要经水和食物传播。③O_{139} 群是首次发现的新流行株，人群普遍易感。④现有的霍乱菌苗对 O_{139} 群霍乱无保护作用。

（三）发病机制及病理

1. 发病机制　霍乱弧菌突破胃酸屏障，进入小肠→穿过肠黏膜的黏液层→在小肠的碱性环境下大量繁殖，并产生霍乱肠毒素→隐窝细胞和杯状细胞分泌并抑制绒毛膜细胞吸收→米泔水样大便（2005，2007，2011，2016）。

2. 病理　严重脱水引起的病变，而组织器官器质性损害轻微。

（四）临床表现

1. 潜伏期　1~3天（数小时至7天）。大多急起，少数有前驱症状。

2. 典型表现

（1）泻吐期

腹泻：无痛性剧烈腹泻（2017），不伴里急后重。黄色水样、米泔样水便或洗肉水样血便（2006，2011），无粪臭。大便量多次频。

呕吐：先泻后吐，喷射状，次数不多，少有恶心。呕吐物初为胃内容物，继之为水样或米泔水样。

无发热，其中 O_{139} 血清型霍乱发热、腹痛比较常见，并发菌血症。

（2）脱水期：出现脱水和循环衰竭。表情淡漠，或烦躁不安，甚至昏迷。声音嘶哑、眼窝凹陷、口唇干燥、皮肤弹性差或消失、手指皱瘪，脉搏细速或不能触及，血压低甚至休克，少尿或无尿。代谢性酸中毒（呼吸增快，意识障碍），肌肉痉挛（低钠引起腓肠肌和腹直肌痉挛），低血钾（肌张力减低，腱反射消失，鼓胀，心律失常），循环衰竭（低血容量性休克）。

（3）恢复及反应期：症状逐渐消失。反应性低热因循环改善后肠毒素吸收增加造成。

3. 临床类型　主要分三型——轻型、中型（典型）、重型。

表现	轻型	中型	重型
大便次数	10次以下	10~20次	20次以上
脱水（体重%）	5%以下	5%~10%	10%以上
神志	清	不安或呆滞	烦躁，昏迷
声音	正常	轻度嘶哑	嘶哑或失声
皮肤	正常或稍干，弹性稍差	弹性差，干燥	弹性消失，干皱
口唇	正常或稍干	干燥	极干
前囟、眼窝	无或稍陷	明显下凹	深凹，目不可闭
肌肉痉挛	无	有	严重
脉搏	正常	稍细、快	微弱而速或无
收缩压	正常	70~90mmHg	<70mmHg 或测不到
尿量	正常或稍减少	<500mL	<50mL
血浆比重	1.025~1.030	1.030~1.040	>1.040

除上述三种临床类型外，尚有一种罕见的暴发型或称中毒型，又称"干性霍乱"（2013）。本型起病急骤，尚未出现腹泻和呕吐症状，病人即因循环衰竭而死亡。

（五）实验室检查（2011）

1. 常规检查　由于血液浓缩，白细胞增高（2010），红细胞及血红蛋白增高。

血生化检查：血清钾、钠、氯正常或降低，碳酸氢钠下降。

2. 粪便检查

（1）便常规：黏液、少量红白细胞。

（2）涂片染色：革兰阴性、稍弯曲弧菌。

（3）悬滴检查：运动活泼呈穿梭状的弧菌，此为动力试验阳性。

3. 增菌培养　提高检出率和早期诊断。

4. 血清学检查　双份血清抗凝集素抗体滴度增长4倍以上，有诊断意义。主要用于流行病学调查、回顾性诊断或粪便培养阴性可疑患者的诊断（2016）。

5. 快速辅助检测　主要检测 O_1 群和 O_{139} 群霍乱弧菌抗原成分。

（六）诊断

1. 诊断标准

（1）有腹泻症状，粪便培养霍乱弧菌阳性。

（2）霍乱流行期间，在疫区内有典型的霍乱腹泻症状，做双份血清凝集素试验，滴度4倍上升或杀弧菌抗体呈8倍以上增长者可诊断。

（3）疫源检索中发现粪便培养阳性前后5天内有腹泻症状者。

2. 疑似病例诊断标准　具有下列两项之一者诊断为疑似霍乱。

（1）具有典型霍乱症状的首发病例病原学检查尚未肯定前。

（2）霍乱流行期间与霍乱患者有明确接触史，并发生泻吐症状，而无其他原因可查者。疑似患者应进行隔离、消毒，做疑似霍乱的疫情报告，并每天做粪便培养，若连续2次粪便培养阴性，可做否定诊断，并做疫情订正报告。

（七）治疗

1. 补液疗法

（1）补液原则：①早期、迅速、足量（2004）。②先盐后糖，先快后慢。③纠酸补钙，见尿补钾。

（2）补液种类：①静脉补液：5∶4∶1溶液。补液量与速度应根据患者的失水程度、血压、脉搏、尿量和血浆比重等决定，最初24小时总入量按临床分型的轻、中、重分别给3000～4000mL、4000～8000mL、8000～12000mL。②口服补液：补液盐。成人轻、中型脱水在最初6小时内每小时服750mL，体重不足20kg的儿童每小时服250mL。

2. 抗菌治疗　抗菌药：减少腹泻量，缩短泻吐期和排菌期；不能替代补液措施。

3. 对症治疗

（1）中毒性休克：糖皮质激素及血管活性药物。

（2）急性肺水肿及心力衰竭：调整输液速度，镇静，强心，利尿。

（3）低钾血症：口服或静滴氯化钾。

（4）急性肾衰竭：纠正酸中毒和电解质紊乱，透析治疗。

（5）小檗碱临床应用可减轻腹泻。

（八）预防（2017）

1. 控制传染源

（1）按甲类传染病管理，建立健全腹泻门诊，病人登记，采便培养。

（2）隔离治疗病人：停用抗菌药后大便培养每日一次，连续3次阴性，可解除隔离（2019）。

（3）接触者检疫5天（2006，2011，2017），服药预防。

2. 切断传播途径　做好"三管一灭"，养成良好的卫生习惯。

3. 保护易感人群　口服霍乱疫苗。

传染

五、结核病

（一）病原学

结核分枝杆菌在分类学上属于放线菌目、分枝杆菌科、分枝杆菌属。

（二）流行病学

1. 传染源　开放性肺结核患者。

2. 传播途径　①呼吸道传播。②消化道传播。③垂直传播。⑤其他途径传播（经皮肤伤口感染和上呼吸道直接接种）。

3. 易感人群　生活贫困、居住拥挤、营养不良等因素是结核病高发的原因。免疫抑制状态患者尤其好发结核病。

4. 流行特征　目前我国结核病年发患者约为 90 万，仅次于印度和印度尼西亚，居世界第三。

（三）发病机制与病理

1. 发病机制　结核感染的发病机制中，由 T 组胞介导的细胞免疫对结核病发病、演变及转归产生决定性影响。迟发性变态反应则是宿主对结核分枝杆菌形成免疫应答的标志。

2. 病理　①渗出型病变。②增生型病变。③干酪样坏死。

（四）临床表现

1. 肺结核的症状和体征

（1）多数为长期午后或傍晚低热，可伴有倦息、乏力、夜间盗汗。

（2）浸润性病灶咳嗽轻微，干咳或仅有少量黏液痰。有空洞形成时痰量增加，若伴继发感染，痰呈脓性。合并支气管结核则咳嗽加剧，可出现刺激性呛咳，伴局限性哮鸣或喘鸣。

（3）体征取决于病变性质、部位、范围或程度。

2. 肺外结核的临床类型和表现　肺结核是结核病的主要类型，此外，其他如淋巴结结核、骨关节结核，消化系统结核、泌尿系统结核病、生殖系统结核以及中枢神经系统结核构成整个结核病的疾病谱。

（五）实验室检查

1. 细菌学检查　确诊肺结核最特异性的方法。①涂片。②细菌培养。③分子生物学检测技术聚合酶链反应（PCR）技术。

2. 影像学检查。

3. 免疫学检查　结核分枝杆菌素（简称结素）试验；特异性结核抗原多肽刺激后的全血或细胞 IFN－γ 测定。

（六）诊断

1. 诊断

（1）病史和临床表现：①反复发作或迁延不愈的咳嗽咳痰，或呼吸道感染经抗炎治疗 3～4 周仍无改善。②痰中带血或咯血。③长期低热或所谓"发热待查"。④体检肩胛间区有湿啰音或局限性哮鸣音。⑤有结核病诱因或好发因素。⑥关节疼痛和皮肤结节性红斑等变态反应性表现。⑦有渗出性胸膜炎、肛瘘、长期淋巴结肿大、既往史以及有家庭开放性肺结核密切接触史者。

（2）潜伏性结核感染的诊断：以皮肤结素试验或 γ－干扰素释放试验阳性而无活动性结核的临床表现和影像学改变为特征。

（3）活动性结核的诊断：①确诊病例。②临床诊断病例。③疑似病例。

（4）肺外结核的诊断：结合病史、临床表现、实验室及其他检查、诊断性抗结核治疗效果综合诊断。

（5）结核病的诊断分类：原发性肺结核（代号：Ⅰ型）、血行播散型肺结核（代号：Ⅱ型）、继发型肺结核（代号：Ⅲ型）、气管、支气管结核（代号：Ⅳ型）、结核性胸膜炎（代号：Ⅴ型）。

（七）预防

1. 建立防治系统。

2. 早期发现和彻底治疗患者。

3. 疫苗　卡介苗。

六、布鲁菌病

（一）病原学

布鲁菌属是一组革兰阴性短小杆菌，兼性细胞内寄生。脂多糖在致病中起重要作用。

（二）流行病学

1. 传染源　与人类有关的传染源主要是羊、牛及猪，其次是犬、鹿、马、骆驼等。

2. 传播途径

（1）经皮肤及黏膜接触传染。

（2）经消化道传染。

（3）经呼吸道传染。

（4）其他：如苍蝇携带，蜱虫叮咬。

3. 易感人群　人群普遍易感，病后可获较强免疫力。

4. 流行特征　我国自20世纪90年代中期起疫情持续快速上升，布鲁菌病成为报告发病率上升速度最快的传染病之一。

（三）发病机制与病理

1. 发病机制　皮肤或黏膜→淋巴结，局部原发病灶，菌血症→肝、脾、淋巴结、骨髓，多发性病灶，菌血症、毒血症和败血症

2. 病理变化　在急性期常有弥漫性细胞增生，慢性期则可出现由上皮细胞、巨噬细胞、浆细胞及淋巴细胞组成的肉芽肿。其他如心血管系统、运动系统、生殖系统、神经系统等均常有轻重不等的病变。

（四）临床表现

1. 潜伏期　一般1~3周，平均2周。

2. 急性感染　多缓慢起病，主要症状为发热、多汗、乏力、肌肉和关节疼痛、睾丸肿痛等。

3. 慢性感染　一类是全身性非特异性症状，类似神经症状和慢性疲劳综合征；另一类是器质性损害，其中以骨骼－肌肉系统最为常见，如大关节损害、肌腱挛缩等。

4. 并发症和后遗症

（1）血液系统：可见贫血、白细胞和血小板减少、血小板减少性紫癜、再生障碍性贫血以及噬血细胞综合征。

（2）眼睛：可见葡萄膜炎、视神经炎、视神经盘水肿及角膜损害，多见于慢性布鲁菌病。

（3）神经及精神系统：脑膜炎、脑膜脑炎、脊髓炎、多发性神经根神经病等神经系统并发症。部分患者还可出现精神症状。

（4）心血管系统：主要为心内膜炎，病死率较高；

（5）运动系统：部分患者表现为关节疼痛、畸形和功能障碍等。

（6）其他：妊娠妇女罹患布鲁菌病如不进行抗菌治疗，流产、早产、死产均可发生。

（五）实验室及其他检查

1. 外周血象　白细胞计数正常或偏低。淋巴细胞相对或绝对增加，可出现少数异型淋巴细胞。红细胞沉降率在急性期加快，慢性期则正常或偏高，持续增高提示有活动性。

2. 病原学检查　取血液、骨髓、组织、脑脊液等做细菌培养，急性期培养阳性率高。

3. 免疫学检查　①平板凝集试验。②试管凝集试验（SAT）。③补体结合试验（CFT）。④布鲁菌病抗 - 人免疫球蛋白试验。⑤酶联免疫吸附试验（ELISA）。

4. 特殊检查　①X 线、CT、MRI 等影像学检查。②心电图和心肌酶。③肝功能检查。④淋巴结活检。⑤脑脊液及脑电图检查。

（六）诊断

1. 急性感染　可通过流行病学史、临床表现和实验室检查诊断：①流行病学接触史：有传染源密切接触史或疫区生活接触史。②具有该病临床症状和体征并排除其他疑似疾病。③实验室检查：病原分离、试管凝集试验、ELISA 等检查阳性。凡具备①、②项和第③项中的任何一项检查阳性即可确诊为布鲁菌病。

2. 慢性感染者和局灶性感染者诊断有时相当困难，获得细菌培养结果最为可靠。

（七）治疗

1. 急性感染

（1）对症和一般治疗：高热者可用物理方法降温，持续不退者可用退热剂；合并睾丸炎者，可短期加用小剂量糖皮质激素；合并脑膜炎者需给予脱水治疗。

（2）病原治疗：①成人及 8 岁以上儿童（多西环素）。②8 岁以下儿童（利福平联合复方新诺明）。③孕妇（利福平联合复方新诺明）。

（3）并发症：存在合并症者一般可考虑应用三联或三联以上药物治疗。

2. 慢性感染　病原治疗、脱敏治疗及对症治疗。

（八）预防

对疫区的传染源进行检疫，治疗或捕杀病畜，加强畜产品的消毒和卫生监督，做好高危职业人群的劳动防护和菌苗接种。对流行区家畜普遍进行菌苗接种可防止本病流行。必要时可用药物预防。

第四单元　消毒与隔离

重点提示

本单元内容较为次要，考试虽然偶有涉及，但考查相对简单，考生只需对基础概念内容了解即可。

━━━━━━━ 考点集合 ━━━━━━━

一、消毒

1. 概念　用物理、化学或生物方法杀灭或清除所在环境的病原微生物，但不包括芽孢。

2. 目的　防止感染。

3. 种类　分疫源地消毒和预防性消毒两种。

（1）疫源地消毒：是指对有传染源（病者或病原携带者）存在的地区进行消毒，以免病原体外传。可分为终末消毒和随时消毒。

（2）预防性消毒：是指未发现传染源情况下，对可能被病原体污染的物品、场所和人体进行消毒。

4. 消毒方法

（1）物理消毒法：有热力、光照、微波、辐射、过滤除菌等方法。

（2）化学消毒法：醇类、含碘化合物、含氯化合物、醛类、杂环类气体、过氧化物类、酚类、季胺盐类和洗必泰等。

5. 消毒方法的监测。

二、隔离

1. 概念　将传染病病人及带菌者在传染期间安置在指定的地点与健康人群分开，便于治疗和护理（2005）。同时，便于污染物的消毒，缩小污染范围，减少传染病传播的机会。这样，既有利于防止传染病的蔓延，也有利于病人的康复。

2. 种类　根据控制传染源和切断传播途径的原则选择相应的隔离方法。主要分为严密隔离、呼吸道隔离、肠道隔离、接触隔离、血液－体液隔离、虫媒隔离和保护性隔离。

3. 期限　根据传染病的最长传染期而确定的，同时应根据临床表现和微生物检验结果来决定是否可以解除隔离。

三、医院感染的预防

1. 医院感染的概念　住院病人在医院内获得的感染，包括在住院期间发生的感染和在医院内获得出院后发生的感染，但不包括入院前已开始或入院时已存在的感染。医院工作人员在医院内获得的感染也属医院感染。

2. 医院感染的防护原则　以保护医务工作人员和患者免受感染为主要原则。发生医院感染的原因虽然多种多样，但只要加强管理，采取行之有效的措施，将近2/3的医院感染是可预防的。

第十四篇　医学伦理学

第一单元　医学伦理学与医学目的、医学模式

重点提示

本单元内容在医学伦理学中来说并不是重点，因此也不是考试的出题重点，而且成题的内容比较匮乏，考生基本掌握即可。

━━━━━━━━━━━━ **考点集合** ━━━━━━━━━━━━

一、医学伦理学

1. 伦理学、医学伦理学、医学道德

（1）伦理学：亦称道德哲学，是关于道德现象及其理论的学科。道德是人们在社会生活实践中形成，由经济基础决定，用善恶标准评价，以社会舆论、内心信念和传统习俗来调节的人与人、人与社会、人与自然之间关系的原则和规范的总和。

（2）医学伦理学：是伦理学与医学相互交融的一门学科，是应用伦理学的理论、方法研究医学活动中的道德的科学。主要目的是为医疗实践及其相关领域的活动，提供价值标准和行为规范。

（3）医学道德：简称医德，是医务人员处理与患者、与社会关系的原则和规范，医务人员的道德品质对人民健康和医疗质量具有保障作用，对医疗卫生事业具有促进作用，对社会文明具有推动作用。

2. 医学伦理学的研究对象　医务人员与患者的关系；医务人员相互之间的关系；医务人员与社会之间的关系；医务人员与医学科学发展之间的关系。

3. 医学伦理学的研究内容　医学道德理论、规范体系、实践。

二、医学模式与医学目的

1. 医学目的　是医学在一定历史条件下为满足特定的人类群体或个体对医学的需求而形成的目标。这种需求影响到了医学的技术模式和医务人员的行为模式，实际上体现了人们对医学实现的理想和愿望。

2. 生物 - 心理 - 社会医学模式　此为现行的医学模式，1977 年由美国罗彻斯特大学精神病学和内科学教授恩格尔提出。这种模式认为人的心理与生理、精神与躯体、机体内外环境是一个完整的统一体，心理、社会因素与疾病的发生、发展、转化有着密切的联系。强调生物、心理、社会三因素是相互联系、不可分割的。

第二单元　中国医学的道德传统

重点提示

本单元需熟记孙思邈"论大医精诚"、屠呦呦探索出了青蒿素药物新的适应证，其余内容考题不多。

========= 考点集合 =========

一、中国古代医学家的道德境界

1. 张仲景　反对"孜孜汲汲，惟名利是务"。救治病人不分贵贱贫富，"上以疗君亲之疾，下以救贫贱之厄"。

2. 孙思邈　《备急千金要方》中如"论大医习业""论大医精诚"提出的医德原则和医德规范成为中国传统医德的重要内容。

二、中国现代医学家的道德境界

1. 张孝骞　重视搜集、分析临床第一手资料，有用记录本记录疑难病例的习惯。"每一个病例都是一个研究课题"、"和病人在一起"。

2. 林巧稚　不论患者是高级干部还是贫苦农民，都同样认真，同样负责，一丝不苟；"万婴之母"。

三、中国当代医学家的道德境界

1. 屠呦呦　六十多年潜心中医药科技创新，勇于克服困难，近90岁高龄探索出了青蒿素药物新的适应证。

2. 钟南山　"公共卫生事件应急体系建设的重要推动者"，率先摸索出有效防治"非典"的方案。如今的钟南山院士仍坚守在临床一线，参与门诊、会诊、查房的工作。2020年，在抗击新冠肺炎的战斗中，钟南山院士是国家专家组组长，从疫情发生到中国防控疫情取得重大战略性成果，始终奔波在防控疫情前线。

第三单元　医学伦理学的理论基础

重点提示

本单元概念比较多，可能考生看起来比较困难，需要抓住每个的特点。重点在生命质量论、人道论。

========= 考点集合 =========

一、生命论

1. 生命神圣论　人的生命至高无上，神圣不可侵犯。

2. 生命质量论

（1）标准：①主要质量，指人体的身体和智力状态；②根本质量，指生命的目的、意义及与其他人在社会、道德上的相互作用；③操作质量，如利用智商、测量智能方面的质量。

（2）伦理意义：有利于提高人口素质、控制人口增长、人类自我认识的飞跃。为医务人员对某些不同生命质量的病人，采取相应的治疗原则、方法和手段提供理论依据，对于合理、公正地分配卫生资源也有十分重要的意义。

3. 生命价值论

（1）标准：①生命的内在价值，即生命本身的质量（体力和智力）是生命价值判断的前提和基础；②生命的外在价值，即某一生命对他人、社会的贡献，是生命价值的目的和归宿。

（2）伦理意义：将生命的内在价值和外在价值统一起来，并以此来评价生命的价值，可以避免就个体生命的某一阶段或某个时期来判断生命的价值。

二、人道论

1. 医学人道主义的含义　内涵包括：在关于人的价值标准问题上，认为人的生命是宝贵的，人的生命和尊严具有最高的价值，应当受到尊重。在如何行动的问题上，医学人道主义要求医务人员应当同情、关心、尊重和爱护患者，努力为他们免除疾病的痛苦，维护他们的身体健康。

2. 医学人道主义的核心内容（2021）　尊重病人生命，尊重病人的人格，尊重病人的权利（2011）。

三、美德论

1. 美德论的含义　以行为者为中心，研究和探讨人应该具有什么样的美德和品格，什么是有意义的生活。

2. 医德品质的含义　指医务人员在长期的职业行为中形成和表现出来的稳定的医学道德气质、习惯和特征。医德品质是医德认识、医德情感和医德意志的统一。

3. 医德品质的内容（2021）　仁爱、严谨、诚挚、公正、奉献。

四、功利论

1. 功利论的含义　功利论是以"功利"作为道德标准的学说，认为追求利益就是道德的标准。

2. 功利论的主要特征

（1）用"功利"来定义善的内涵，功利是指对有感受力的存在者而言的利益、好处、快乐、善或幸福。

（2）强调行为的结果，不重视行为的动机，即"最大多数人的最大幸福"原则。

五、道义论

1. 道义论的含义　又称义务论，认为道德上应当采取的具体行动或行动准则的正确性不是由行为的后果所决定的，而是由这一行为或这种行为准则的自身固有特点所决定的。医学道义论主要研究医务人员职业道德规范。

2. 道义论的主要特征

（1）强调行为动机的重要性，只要行为的动机是善的，不管结果如何，这个行为都是道德的。

（2）强调原则的超验性，以人的理性为基础，而不进行感性经验的证明。

（3）立足于全体社会成员的普遍性，而不是从个体的利益出发提出准则。

第四单元 医学道德的规范体系

☆ 重点提示

本单元是出题的重点和热点，几乎每年都会有题。各种题型出题都有可能，根据现行的大纲，内容变化较多，考生应熟读教材。

————— 考点集合 —————

一、医学道德原则

1. 尊重 在医疗活动中，同情、关心、体贴患者。尊重患者的人格；尊重患者的自主决定权；尊重患者的隐私；尊重患者家属（2013）。

2. 无伤 从患者的利益出发；为患者提供最佳的诊治、护理，努力避免对患者造成不应有的伤害；不做过度检查，不做过度治疗（2020）。

3. 公正 在医疗服务中一视同仁，公平、正直地对待每一位患者；公正分配医疗卫生资源；公正对待患者。

二、医学道德规范

1. 医学道德规范的含义 医学道德规范是医务人员在各种医学活动中应遵守的行为准则，是医学道德基本原则的具体体现，是医务人员道德行为和道德关系普遍规律的反映。

2. 医学道德规范的内容 救死扶伤，忠于医业；钻研医术，精益求精；一视同仁，平等待患；慎言守密，礼貌待人；廉洁奉公，遵纪守法；互学互尊，团结协作。

三、医学道德范畴

1. 权利与义务
（1）患者权利：①平等享有医疗的权利。②获得自己所患疾病真实情况、共同参与诊断和医疗方案的制订和实施等知情同意的权利。③监督医疗过程的权利。④有要求对个人隐私保密的权利。⑤拒绝治疗、拒绝参加临床试验的权利。

（2）医务人员权利：医务人员的权利具有一定的自主性，自主性包括：①有权对患者的疾病做出判断，采取必要的治疗措施。②有权根据病情的需要开具诊断证明。③有权要求患者或患者家属配合诊治。④在特殊情况下，医师还享有干涉权，如患者的自主选择意向违背社会利益、他人利益、其自身根本利益时，医师可干涉患者的权利，使患者的自主选择无效。

（3）医务人员的义务：①为患者诊治疾病，尽最大的努力为患者服务。②为患者解除躯体痛苦和精神上的痛苦。③向患者、患者家属说明病情、诊断、治疗和预后。④面对疫情和重大自然灾害，进入疫区、灾区抢救伤员，保护群众健康。

2. 情感与良心
（1）情感：医务人员对患者、对医疗卫生工作的职业态度和内心体验。内容包括：①同情感。②责任感。③事业感。

（2）良心：是医务人员道德情感的深化，是医务人员在履行义务的过程中形成的道德责任感和自我评价能力（2006）。作用：①医疗行为前的选择作用。②医疗行为中的监督作用。③医疗行为后的评价作用。

3. 审慎与保密

（1）审慎：指医务人员在医疗行为之前的周密思考和医疗过程中的谨慎认真。道德要求：医务人员在医疗实践的各个环节，应自觉地做到认真负责、谨慎小心、兢兢业业、一丝不苟，不断提高业务水平，在技术上做到精益求精。

（2）保密：道德要求：询问病史、查体从诊断疾病的需要出发，不有意询问患者的隐私，对在诊疗中知晓的患者隐私，为患者保守秘密，对于某些可能给患者带来沉重精神打击的诊断和预后，积极与患者家属、亲友配合，避免泄露患者的危重病情。

4. 荣誉与幸福

（1）荣誉：是履行了对患者、对社会的责任、义务后，得到赞许、表扬、奖励，是个人荣誉与集体荣誉的统一。

（2）幸福：是物质生活和精神生活的统一，既包含物质生活的改善和提高，又包含精神生活的充实。医务人员只有为患者精心治疗，使患者恢复健康，才能获得幸福感。

第五单元　处理与患者关系的道德要求

☆ 重点提示

本单元出题频率呈增长趋势，应引起考生注意。出题的题点还是非常多的，需要对各个考点都有所了解，才不会束手无策。重点在医患关系的基本内容及其模式，考试题型基本都是 A1 型题。

━━━━━ 考点集合 ━━━━━

一、医患关系的特点

1. 医患关系　是医疗活动中最大量、首要的关系，是医学伦理学的核心问题和主要研究对象。狭义的医患关系指行医者与患者的关系。广义的医患关系指以医务人员为一方的群体与以患者及其家属等为一方的群体之间的医疗人际关系。

2. 医患关系的内容　可分为技术方面和非技术方面两部分。

（1）技术方面的关系：医患间因诊疗方案、措施的制定和实施而产生的关系。

（2）非技术方面的关系：医患交往过程中在社会、法律、道德、心理、经济等方面建立起来的人际关系。如医患间的道德关系、经济关系、价值关系、法律关系等。

3. 医患关系的模式　根据医生和患者的地位、主动性大小，分为主动－被动型、指导－合作型、共同参与型。1976 年美国学者萨斯和荷伦德提出。

4. 影响医患关系的主要因素

（1）医生方面：医生的医疗观、道德修养、服务态度和责任感等。

（2）病人方面：不遵守就医道德、对医务人员不信任等。

（3）管理、社会方面：医院管理制度上的缺陷、国家对卫生事业的资金投入不足、社会上的不正之风仍然严重存在、卫生法规不够健全等。

二、与患者沟通的道德要求

1. 与患者沟通的原则、方法

（1）与患者沟通的原则：①尊重原则。②自律原则。③科学原则。

（2）与患者沟通的方法：①认真、仔细地倾听。②有针对性地说明。③在沟通中深入分析、及时判断。

2. 医患冲突的防范　①理解患者、患者家属的紧张焦虑心情，避免误解。②发现矛盾，及时沟通化解。③出现纠纷，尽快向上级和有关部门报告，有效处置。

第六单元　处理医务人员之间关系的道德要求

重点提示

本单元不是考试的重点内容，了解正确处理医务人员之间关系的道德原则即可。

━━━━━━ 考点集合 ━━━━━━

一、正确处理医务人员之间关系的意义

1. 有利于提高医疗服务水平。
2. 有利于医务人员成才。

二、正确处理医务人员之间关系的道德原则

1. 互相尊重。
2. 互相支持。
3. 互相监督。
4. 互相学习。

第七单元　临床诊疗的道德要求

☆ 重点提示

本单元一直是出题的热点，以后将还是热点，A1、B1 两种题型都可能出现，因此考生应该特别加以注意，重点在临床诊疗的道德原则。

━━━━━━ 考点集合 ━━━━━━

一、临床诊疗的道德内涵

1. 临床诊疗的道德内涵　指医务人员在诊疗过程中处理好各种关系的行为准则和特殊医德要求，是医德原则、规范在临床医疗实践中的具体运用。
2. 临床诊疗的道德原则　<u>最优化原则（2013）</u>、知情同意原则、保密原则、生命价值原则。

二、临床诊断的道德要求

1. 中医四诊　<u>安神定志、实事求是（2006）</u>。
2. 体格检查　全面系统，认真细致；关心体贴，减少痛苦；尊重病人，公正无私。
3. 辅助检查　目的明确，诊治需要；知情同意，尽职尽责；综合分析，切忌片面；密切联系，加强协作。

三、临床诊疗的道德要求

1. 诊治急症病人的道德要求　①随机性强，时间性强，协作性强。②争分夺秒，全力抢

伦理

救，及时与家属沟通。③敢于承担风险，与相关科室医务人员密切配合。

2. 中医治疗的道德要求　①帮助患者建立对中医治疗的认知。②中医治疗大多是一位医生为一位患者服务，医生要尊重患者的隐私。③尽量减轻患者痛苦。④确保安全。

3. 药物治疗的道德要求　①对症下药，剂量安全。②合理配伍，细致观察。③节约费用，公正分配。

4. 手术治疗的道德要求　①手术前：严格掌握手术指征，动机正确，必须做到知情同意，必须认真做好术前准备。②手术中：要关心病人，体贴入微，态度严肃，作风严谨，精诚团结，密切协作。③手术后：要严密观察，勤于护理，减轻患者痛苦，加速患者康复。

5. 心理治疗的道德要求　①要掌握和运用心理治疗的知识、技巧去开导病人。②要有同情、帮助病人的诚意。③要以健康、稳定的心理状态去影响和帮助病人。④要保守病人的秘密、隐私。

6. 康复治疗的道德要求　①理解与同情患者。②关怀与帮助。③联合与协作。

7. 临终关怀的道德要求　①尊重患者的人格、权利。②照护为主，缓解患者的疼痛。③给患者以心理支持。④给患者家属以安慰。

四、新技术临床应用的道德要求

1. 实施人类辅助生殖技术的伦理原则　①有利于患者的原则。②夫妻双方自愿和知情同意的原则。③确保后代健康的原则。④维护社会公益的原则。⑤互盲和保密的原则。⑥严防精子、卵子商品化的原则。⑦伦理监督原则。

2. 人体器官移植的伦理原则　①知情同意原则。②尊重原则。③效用原则。④禁止商业化原则。⑤保密原则。⑥伦理审查原则。

3. 人类胚胎干细胞研究和应用的伦理原则　①尊重原则。②知情同意原则。③安全和有效原则。④防止商品化原则（2020）。

4. 基因诊断和基因治疗的伦理　①尊重与平等的原则。②知情同意的原则。③保护隐私原则。④以治疗为目的原则。

第八单元　医学研究的道德要求

重点提示

本单元的重点在人体试验的道德原则。

━━━━━━━━ 考点集合 ━━━━━━━━

一、医学科研工作的基本道德要求

1. 道德准则　实事求是，真诚协作。
2. 工作作风　严肃的治学态度，严格的工作作风，严密的科学手段。

二、人体试验的道德要求

人体试验的道德原则　知情同意（2018）、维护病人利益、医学目的、伦理审查与科学审查统一原则。

第九单元　医学道德的评价与良好医德的养成

☆ 重点提示

本单元是出题的重点和热点，几乎每年都会有题。其范围多在医学道德评价的方式。考试题型基本都是 A1 型题。

========== 考点集合 ==========

一、医学道德评价

1. 医德评价的标准
(1) 疗效标准：有利于疾病的缓解、痊愈和生命的安全（2020）。
(2) 社会标准：有利于人类生存环境的保护和改善（2020）。
(3) 科学标准：有利于医学科学的发展和社会的进步。
2. 医德评价的依据　动机与效果的辩证统一；目的和手段的辩证统一。
3. 医德评价的方式　社会舆论、内心信念和传统习俗。

二、医学道德教育的方法

1. 医德教育的意义　有助于医务人员内在品质的形成；是形成良好医风的重要环节；是促进医学科学发展的重要措施。
2. 医德教育的方法　提高医德认识、培养医德情感、锻炼医德意识、坚定医德信念、养成医德行为和习惯五个方面。

三、医学道德修养

医德修养是指医务人员按照一定的医德原则和规范进行自我改造、自我锻炼、自我培养的医德实践过程，以及在此基础上所要达到的医德境界。包括在医疗实践中所形成的情操、举止、仪表、品行等。

伦理

第十五篇 卫生法规

重点提示

本篇内容在历年考试中所占份额很小，且大多为对概念的考查。不建议考生通读教材，故将历年真题以及相对重点的内容进行整理，以期提高应试效率。

════════ 考点集合 ════════

【历年考点及重点辑要】

- 卫生行政法规：国务院根据宪法和法律制订行政法规，由总理签署国务院令公布（2004，2011）。
- 卫生法的基本原则：卫生保护原则；预防为主原则（2021）；公平原则；保护社会健康原则；患者自主原则。
- 承担民事责任的方式包括停止侵害；排除妨碍；消除危险；返还财产；恢复原状；修理、重做、更换；继续履行；赔偿损失；支付违约金；消除影响、恢复名誉、赔礼道歉（2005）。卫生法所涉及的民事责任以"赔偿损失"为主要形式（2004）。
- 行政处罚主要有警告、罚款、没收非法财物、没收违法所得、责令停产停业、暂扣或吊销有关许可证等（2020）。
- 行政处分主要有警告、记过、记大过、降级、撤职、开除6种。
- 刑罚，分为主刑和附加刑两种。主刑是指对犯罪分子独立适用的主要刑罚方法，只能独立适用，不能附加适用，种类有管制、拘役、有期徒刑、无期徒刑和死刑5种。附加刑是指补充主刑适用的刑罚方法，可以附加于主刑适用，也可以独立适用，种类有罚金、剥夺政治权利和没收财产3种（2006）。
- 医师注册后被吊销医师执业证书，所在医疗卫生机构应当在三十日内报告准予注册的卫生健康主管部门，准予注册的卫生健康主管部门应当及时注销注册（2005）。
- 被吊销医师执业证书不满二年，不予注册。
- 执业医师的义务：①树立敬业精神，恪守职业道德，履行医师职责，尽职尽责救治患者，执行疫情防控等公共卫生措施。②遵循临床诊疗指南，遵守临床技术操作规范和医学伦理规范等。③尊重、关心、爱护患者，依法保护患者隐私和个人信息。④努力钻研业务，更新知识，提高医学专业技术能力和水平，提升医疗卫生服务质量。⑤宣传推广与岗位相适应的健康科普知识，对患者及公众进行健康教育和健康指导。⑥法律、法规规定的其他义务。
- 医师在执业活动中违反法律、法规、规章或者执业规范，造成医疗事故或者其他严重后果，由县级以上人民政府卫生健康主管部门责令改正，给予警告；情节严重的，责令暂停六个月以上一年以下执业活动直至吊销医师执业证书（2006）。
- 非医师行医的，由县级以上人民政府卫生健康主管部门责令停止非法执业活动，没收违法所得和药品、医疗器械，并处违法所得二倍以上十倍以下的罚款，违法所得不足一万元的，按一万元计算。

- 药品管理法的立法目的是为加强药品管理，保证药品质量，增进药品疗效，保障公众用药安全和合法权益，保护和促进公众健康（2004）。
- 有下列情形之一的，为假药：①药品所含成分与国家药品标准规定的成分不符；②以非药品冒充药品或者以他种药品冒充此种药品；③变质的药品；④药品所标明的适应证或者功能主治超出规定范围（2004，2020）。
- 有下列情形之一的，为劣药：①药品成分的含量不符合国家药品标准；②被污染的药品；③未标明或者更改有效期的药品；④未注明或者更改产品批号的药品；⑤超过有效期的药品；⑥擅自添加防腐剂、辅料的药品；⑦其他不符合药品标准的药品（2005，2020）。
- 特殊药品有麻醉药品、精神药品、医疗用毒性药品、放射性药品（2008）。
- 为门（急）诊患者开具的麻醉药品注射剂，每张处方为一次常用量；控缓释制剂，每张处方不得超过 7 日常用量；其他剂型，每张处方不得超过 3 日常用量（2005）。
- 第一类精神药品注射剂，每张处方为一次常用量；控缓释制剂，每张处方不得超过 7 日常用量；其他剂型，每张处方不得超过 3 日常用量。哌甲酯用于治疗儿童多动症时，每张处方不得超过 15 日常用量（2005）。
- 普通处方、急诊处方、儿科处方保存期限为 1 年；医疗用毒性药品、第二类精神药品处方保存期限为 2 年；麻醉药品和第一类精神药品处方保存期限为 3 年。
- 医疗单位供应和调配毒性药品，凭医师签名的正式处方。每次处方剂量不得超过 2 日极量。
- 处方一般不超过 7 日用量，急诊处方不超过 3 日用量（2004，2005）。
- 药师调剂处方时必须做到"四查十对"：查处方，对科别、姓名、年龄；查药品，对药名、剂型、规格、数量；查配伍禁忌，对药品性状、用法用量；查用药合理性，对临床诊断（2008）。
- 生产、销售假药的，没收违法生产、销售的药品和违法所得，责令停产停业整顿，吊销药品批准证明文件，并处违法生产、销售的药品货值金额十五倍以上三十倍以下的罚款。
- 生产、销售劣药的，没收违法生产、销售的药品和违法所得，并处违法生产、销售的药品货值金额十倍以上二十倍以下的罚款（2004）。
- 生产、销售的中药饮片不符合药品标准，尚不影响安全性、有效性的，责令限期改正，给予警告；可以处十万元以上五十万元以下的罚款。
- 传染病防治实行预防为主的方针，防治结合、分类管理、依靠科学、依靠群众（2004）。
- 甲类传染病包括鼠疫、霍乱（2005，2021）。
- 乙类传染病是指：传染性非典型肺炎、艾滋病、病毒性肝炎、脊髓灰质炎、人感染H7N9 禽流感、人感染高致病性禽流感、麻疹、流行性出血热、狂犬病、流行性乙型脑炎、登革热、炭疽、细菌性和阿米巴性痢疾、肺结核、伤寒和副伤寒、流行性脑脊髓膜炎、百日咳、白喉、新生儿破伤风、猩红热、布鲁菌病、淋病、梅毒、钩端螺旋体病、血吸虫病、疟疾、新型冠状病毒感染的肺炎（2005，2014，2021）。
- 丙类传染病是指：流行性感冒（甲型 H1N1 流感）、流行性腮腺炎、风疹、急性出血性结膜炎、麻风病、流行性和地方性斑疹伤寒、黑热病、包虫病、丝虫病，除霍乱、细菌性和阿米巴性痢疾、伤寒和副伤寒以外的感染性腹泻病、手足口病（2003，2016，2021）。
- 对乙类传染病中传染性非典型肺炎、炭疽中的肺炭疽、脊髓灰质炎，采取本法所称甲

- 类传染病的预防、控制措施。
- 医疗机构发现甲类传染病时，对病人、病原携带者予以隔离治疗，隔离期限根据医学检查结果确定；对疑似病人，确诊前在指定场所单独隔离治疗（2003）。
- 医疗机构对本单位内被传染病病原体污染的场所、物品以及医疗废物，必须依照法律、法规的规定实施消毒和无害化处置。
- 省、自治区、直辖市人民政府可以决定对本行政区域内的甲类传染病疫区实施封锁。
- 2020年1月，经国务院批准，中华人民共和国国家卫生健康委员会发布公告，将新型冠状病毒感染的肺炎纳入《中华人民共和国传染病防治法》规定的乙类传染病，并采取甲类传染病的预防、控制措施。
- 国家对儿童实行预防接种证制度。国家免疫规划项目的预防接种实行免费。医疗机构、疾病预防控制机构与儿童的监护人应当相互配合，保证儿童及时接受预防接种。具体办法由国务院制定（2008）。
- 突发事件应急工作，应当遵循预防为主、常备不懈的方针，贯彻统一领导、分级负责、反应及时、措施果断、依靠科学、加强合作的原则（2005）。
- 发生或者发现不明原因的群体性疾病的，医疗卫生机构应当在2小时内向所在地县级人民政府卫生行政主管部门报告（2018）。
- 发生医疗纠纷，医患双方可以通过下列途径解决：双方自愿协商；申请人民调解；申请行政调解；向人民法院提起诉讼；法律、法规规定的其他途径。
- 医患双方对死因有异议的，应当在患者死亡后48小时内进行尸检，具备尸体冻存条件的，可以延长至7日。
- 医疗机构篡改、伪造、隐匿、毁灭病历资料的，对直接负责的主管人员和其他直接责任人员，由县级以上人民政府卫生主管部门给予或者责令给予降低岗位等级或者撤职的处分，对有关医务人员责令暂停6个月以上1年以下执业活动。
- 尸检机构出具虚假尸检报告的，由县级以上人民政府卫生、司法行政部门依据职责没收违法所得，并处5万元以上10万元以下罚款。
- 国家大力发展中医药事业，实行中西医并重的方针，鼓励中西医相互学习、相互补充、共同提高，推动中医、西医两种医学体系的有机结合，全面发展我国中医药事业（2004，2005）。
- 中医药教育应当遵循中医药人才成长规律，以中医药内容为主，体现中医药文化特色，注重中医药经典理论和中医药临床实践、现代教育方式和传统教育方式相结合。
- 医疗卫生与健康事业应当坚持以人民为中心，为人民健康服务。医疗卫生事业应当坚持公益性原则。